Enfermagem Gerontológica

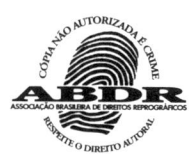 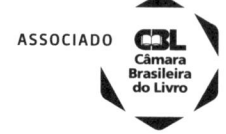

E42e   Eliopoulos, Charlotte.
        Enfermagem gerontológica / Charlotte Eliopoulos ; tradução:
Regina Machado Garcez ; revisão técnica: Vera Catarina
Castiglia Portella. – 9. ed. – Porto Alegre : Artmed, 2019.
        xx, 543 p. : il. ; 25 cm.

        ISBN 978-85-8271-481-2

        1. Enfermagem – Gerontologia. I. Título.

                                                      CDU 614.253.5

Catalogação na publicação: Karin Lorien Menoncin – CRB-10/2147

Charlotte Eliopoulos, PhD, MPH, RN
Specialist in Holistic Gerontological Care

Enfermagem Gerontológica

9ª edição

Tradução:
Regina Machado Garcez

Revisão técnica:
Vera Catarina Castiglia Portella
Professora da Escola de Enfermagem da Universidade Federal do Rio Grande do Sul (UFRGS).
Livre docente em Administração de Enfermagem pela Universidade do Estado do Rio de Janeiro (UERJ).
Mestre em Administração de Recursos Humanos pela UFRGS.
Doutora em Informática na Educação pela UFRGS.

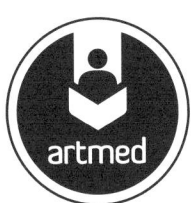

Porto Alegre
2019

Obra originalmente publicada sob o título *Gerontological nursing*, 9th Edition
ISBN 9780060000387

Copyright©2017 Lippincott Williams & Wilkins, a Wolters Kluwer business.
Lippincott Williams & Wilkins/Wolters Kluwer Health did not participate in the translation of this title.
Published by arrangement with Lippincott Williams & Wilkins/Wolters Kluwer Health Inc. USA

Indicações, reações colaterais e programação de dosagens estão precisas nesta obra, mas poderão sofrer mudanças com o tempo. Recomenda-se ao leitor sempre consultar a bula da medicação antes de sua administração. Os autores e editoras não se responsabilizam por erros ou omissões ou quaisquer consequências advindas da aplicação de informação contida nesta obra.

Gerente editorial: *Letícia Bispo de Lima*

Colaboraram nesta edição:

Preparação de originais/leitura final: *Vânia Cavalcanti de Almeida*

Arte sobre capa original: *Márcio Monticelli*

Projeto gráfico e editoração: *Techbooks*

Reservados todos os direitos de publicação, em língua portuguesa, à
ARTMED EDITORA LTDA., uma empresa do GRUPO A EDUCAÇÃO S.A.
Av. Jerônimo de Ornelas, 670 – Santana
90040-340 Porto Alegre RS
Fone: (51) 3027-7000   Fax: (51) 3027-7070

Unidade São Paulo
Rua Doutor Cesário Mota Jr., 63 – Vila Buarque
01221-020 São Paulo SP
Fone: (11) 3221-9033

SAC 0800 703-3444 – www.grupoa.com.br

É proibida a duplicação ou reprodução deste volume, no todo ou em parte, sob quaisquer formas ou por quaisquer meios (eletrônico, mecânico, gravação, fotocópia, distribuição na Web e outros), sem permissão expressa da Editora.

*Dedico este livro a meu marido, George Considine,
pela paciência, apoio e estímulo sem fim.*

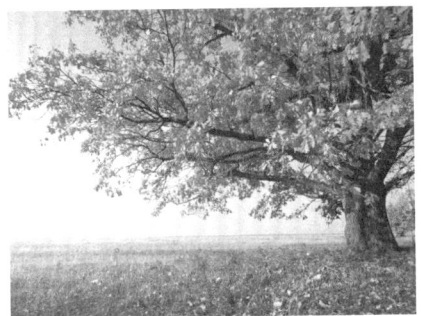

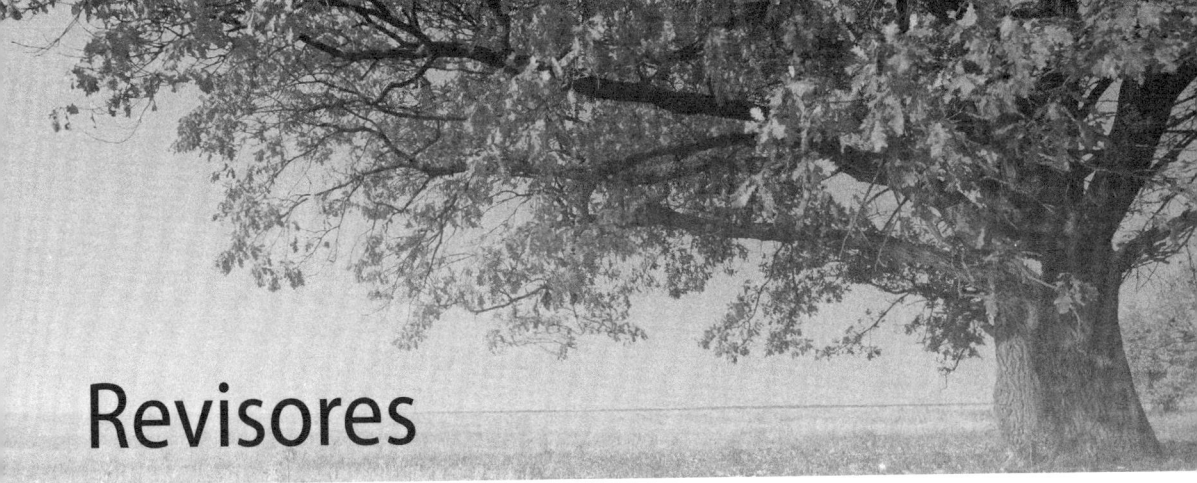

Revisores

Amy Langley
Health Science Division Director
Snead State Community College
Boaz, Alabama

Betsy D. Gulledge, PhD, RN, CNE, NEA-BC
Associate Dean/Assistant Professor of Nursing
Jacksonville State University
Jacksonville, Alabama

Carol Amann, PhD, RN-BC, CDP
Assistant Professor for the Villa Maria School of Nursing
Gannon University
Erie, Pennsylvania

Carolyn Sue-Ling, MSN, MPA, RN
Instructor
University of South Carolina Aiken
Aiken, South Carolina

Celeste Brown-Apoh, RN, MSN
Instructor
Rowan College at Burlington County
Pemberton, New Jersey

Cheryl Harrington, MSN, RN, MHA
Clinical Simulation Specialist
Morningside College
Sioux City, Iowa

Cordelia Schaffer, MSN, RN, CHPN
Associate Professor
Westminster College
Salt Lake City, Utah

Crystal Schauerte-O'Connell
Program Coordinator, Year 2
Algonquin College
Ottawa, Ontario

Debora Lemon, MN, RN
Associate Professor
Lewis-Clark State College
Lewiston, Idaho

Debra Parker, DNP, RN
Assistant Professor
Indiana Wesleyan University
Marion, Indiana

Dr. Melissa Brock, MSM, MSN, ANP-C, DHEd
Nursing Professor
Indiana Wesleyan University
Indianapolis, Indiana

Erica Williams-Woodley, MSN, NP
Assistant Professor of Nursing
Bronx Community College
New York, New York

Evelyn Biray, RN, MS, PMed, CCRN, CMSRN
Professor of Nursing
Long Island University Brooklyn
New York, New York

Florida Freeman, PhD, MSN, RN
Professor of Nursing
University of St. Francis
Joliet, Illinois

Jan Atwell, MSN, RN
Clinical Assistant Professor
Missouri State University
Springfield, Missouri

Jane Zaccardi, MA, RN, GCNS-BC
Director of Practical Nursing and Health Occupations Programs
Johnson County Community College
Overland Park, Kansas

Jean Burt, MSN, RN
Instructor
Wilbur Wright College
Chicago, Illinois

Jodie Fox, MSN, RN-BC
Assistant Professor
Viterbo University
Lacrosse, Wisconsin

Jon F. Nutting, MA, RN-BC
Instructor
Galen College of Nursing
Tampa Bay Campus
St. Petersburg, Florida

Judy L. Barrera, RN, CNS
Clinical Learning Lab Coordinator
Galen College of Nursing
Louisville, Kentucky

Kris Hale, MSN, RN
Professor/Department Chair
San Diego City College
San Diego, California

Laly Joseph, DVM, DNP, MSN, RN, C, ARNP, BC
Clinical Assistant Professor
Fairleigh Dickinson University
Teaneck, New Jersey

LoriAnn Pajalich, MS, RN, CNS, GCNS-BC
Assistant Professor of Nursing
Wilkes University
Wilkes-Barre, Pennsylvania

Mary Alice Momeyer, DNP, ANP-BC, GNP-BC
Assistant Clinical Professor
The Ohio State University
College of Nursing
Columbus, Ohio

Mary Jane Holman, RN
Instructor
Louisiana State University Shreveport
Shreveport, Louisiana

Maura C. Schlairet, EdD, MA, MSN, RN, CNL (A/H)
Professor of Nursing
Valdosta State University
Valdosta, Georgia

Michael T. Valenti, AAS, BS, MS
Assistant Professor of Nursing
Long Island University
Brookville, New York

Nichole Spencer, MSN, APRN, ANP-C
Assistant Professor of Nursing
William Jewell College
Liberty, Missouri

Nicola Contreras, MSN, RN
VN/ADN Faculty
Galen College of Nursing
San Antonio, Texas

Ronnie Knabe, MSN, RN, CCRN
Associate Professor, Nursing
Bakersfield College
Bakersfield, California

Sherri Cozzens, RN, MS
Nursing Faculty
De Anza College
Cupertino, California

Stephanie Vaughn, PhD, RN, CRRN, FAHA
Professor/Director School of Nursing
California State University, Fullerton
Fullerton, California

Susan McClendon, MSN, RN, CNS
Nursing Faculty
Lakeland Community College
Kirkland, Ohio

Teresa M. Page, DNP, EdS, MSN, RN, FNP-BC
Assistant Professor of Nursing
Liberty University
Lynchburg, Virginia

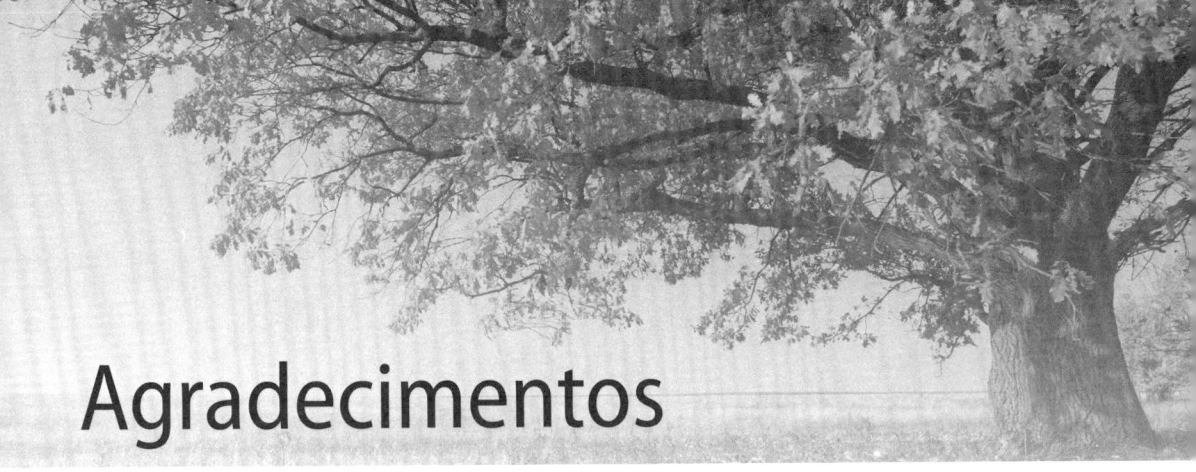

Agradecimentos

Foram muitas as pessoas importantes no surgimento e desenvolvimento deste livro. Serei eternamente grata a Bill Burgower, editor da Lippincott, que há décadas ouviu meu desejo de oferecer conteúdo diferenciado aos estudantes e profissionais de enfermagem gerontológica, incentivando-me a escrever a 1ª edição deste livro. Muitos integrantes maravilhosos da equipe da Wolters Kluwer me orientaram e me auxiliaram desde então - entre eles, Natasha McIntyre, editora de aquisição, sempre disponível para esclarecer minhas dúvidas; Meredith Brittain, editora de desenvolvimento sênior, que trouxe novo olhar ao livro, aperfeiçoando o que não estava tão bom, usando suas esplêndidas habilidades editoriais; Dan Reilly e Leo Gray, assistentes editoriais, que, em momentos diferentes deste projeto, dedicaram-se aos detalhes que contribuem para uma obra de qualidade, e Priscilla Crater, gerente de projetos, que acompanhou este livro dos originais à impressão.

Por fim, tenho uma dívida imensa com os mentores e líderes do cuidado gerontológico, que com generosidade incentivaram a produção deste livro, e também com os idosos com quem tive contato, os quais me sensibilizaram, mostrando a sabedoria e a beleza do envelhecimento.

Charlotte Eliopoulos

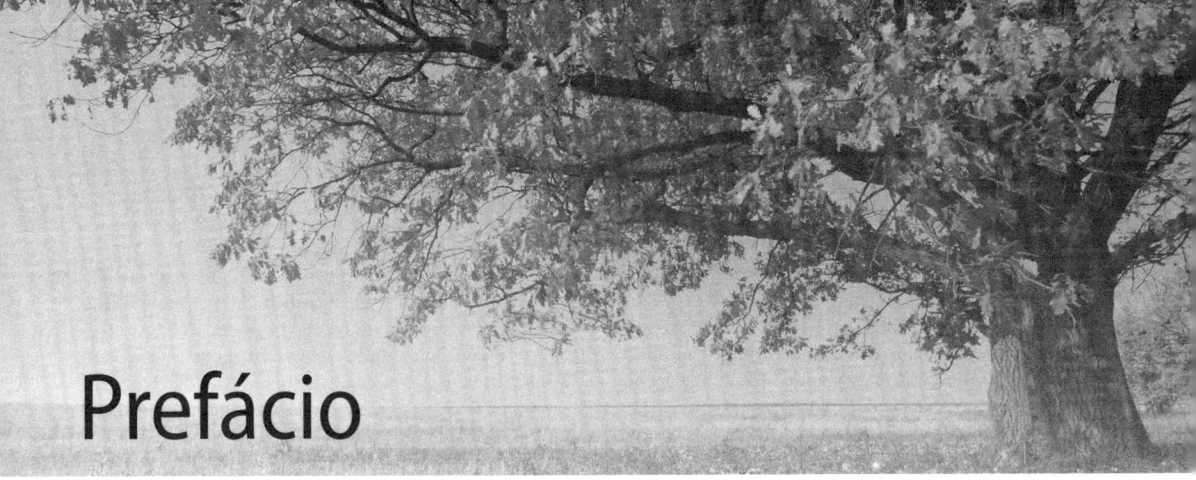

Prefácio

Conscientes disso ou não, a maior parte dos enfermeiros, hoje em dia, tem algum contato com a enfermagem gerontológica. Os hospitais atendem cada vez mais idosos, cujas mudanças associadas ao envelhecimento, os múltiplos diagnósticos e as complexidades psicossociais proporcionam muitos desafios. Os locais que oferecem cuidados de longo prazo vão além das casas geriátricas: muitos idosos permanecem fora dessas instituições, gerando novas demandas para serviços de enfermagem oferecidos de maneira diferenciada. Há também os idosos que comandam famílias com várias gerações e cuidam dos membros mais jovens, o que os leva a terem contato com enfermeiros de outras especialidades.

Mas não somente é maior a procura dessa população por diferentes especialidades, como seus profissionais estão sendo colocados diante de novos desafios: tais pacientes são mais bem informados sobre as próprias condições de saúde e desejam receber explicações sobre opções de tratamento, por exemplo. Muitos estão usando terapias complementares, desejando abordagens que as integrem ao cuidado tradicional. Querem não somente suas doenças controladas, mas melhorar suas capacidades para que possam ter uma vida ativa e com sentido. Talvez escolham interromper tratamentos que poderiam prolongar sua vida, optando pela liberdade de aproveitá-la pelo tempo que lhes restar. Desafios assim exigem que os enfermeiros conheçam o processo de envelhecimento e os cuidados geriátricos e que sejam hábeis para se informar sobre o que importa para esta faixa etária, oferecendo-lhe um cuidado holístico. Sem dúvida, estes são tempos estimulantes para a enfermagem gerontológica!

Enfermagem gerontológica evoluiu desde sua 1ª edição, cujo foco estava em abordar o processo de envelhecimento e as mudanças singulares necessárias a uma investigação, planejamento e oferecimento adequados de cuidados ao idoso. Compreendemos hoje que a abordagem "uma só receita para todos" não é correta no cuidado gerontológico, uma vez que cresce a diversidade dessa população. Além da expectativa de assistência do enfermeiro gerontólogo no controle de suas condições médicas, os adultos de nosso tempo podem querer indicação de exercícios para o cérebro com vistas a melhorar a função mental; informações sobre o valor dos suplementos feitos a partir de extratos vegetais ou em relação à prescrição de estratégias para preencher o vazio resultante da aposentadoria de um trabalho estimulante; sobre sugestões do melhor lubrificante para facilitar a relação sexual; e recomendações acerca do melhor método para diminuir as rugas. Esta nova edição de *Enfermagem gerontológica* reúne conhecimentos baseados em evidências que podem auxiliar o enfermeiro gerontólogo a conduzir o cuidado com competência e sensibilidade, compreendendo de forma holística a complexidade de necessidade da população idosa.

ORGANIZAÇÃO TEXTUAL

Esta 9ª edição foi organizada em cinco Partes:

- A Parte 1, "A experiência do envelhecimento", reúne conhecimentos básicos sobre a população idosa e o processo de envelhecimento. A crescente diversidade cultural e sexual dessa população é o assunto, além de abordar as transições da vida e as mudanças que costumam ocorrer no corpo e na mente.
- A Parte 2, "Fundamentos da enfermagem gerontológica", permite entender o desenvolvimento e o alcance da especialidade, contemplando descrições dos vários cenários em que são oferecidos serviços aos idosos. São também analisados os aspectos legais e éticos relevantes para a enfermagem gerontológica, e oferecida orientação sobre como aplicar um modelo holístico ao cuidado gerontológico.
- A Parte 3, "Promoção da saúde", trata da importância das medidas de prevenção de doenças e de maximizar a funcionalidade. Os capítulos dedicados à nutrição e à hidratação, ao sono e ao repouso, ao conforto e ao controle da dor, à segurança e aos medicamentos embasam o enfermeiro na promoção da saúde básica e na prevenção de complicações passíveis de serem evitadas. Um capítulo voltado à espiritualidade dá suporte à abordagem

holística, que faz sentido no cuidado gerontológico. Além disso, como as pessoas costumam se sentir bastante à vontade com os enfermeiros para tratar de assuntos delicados, foi incluído um capítulo sobre sexualidade e intimidade.
- A Parte 4, "Cuidados geriátricos", dedica-se à respiração, circulação, digestão e eliminação intestinal e urinária, saúde do sistema reprodutor, mobilidade, função neurológica, visão e audição, função endócrina, saúde da pele e câncer. Para cada uma dessas áreas analisa-se o impacto do envelhecimento, das intervenções que promovem a saúde, das características específicas e do tratamento das doenças, bem como das abordagens integradas. Além de um capítulo sobre transtornos da saúde mental, são discutidos também o *delirium* e a demência, pois há prevalência e desafios reconhecidos relativos a essas condições na população geriátrica. Por fim, uma vez que condições crônicas afetam grande parte dos idosos, o último capítulo desta Parte dedica-se às ações de enfermagem para auxiliar tais indivíduos a terem uma vida plena mesmo diante dessa situação.
- Os variados desafios enfrentados pelos enfermeiros gerontológicos em diferentes locais de atendimento são assunto da Parte 5, "Ambientes e tópicos especiais nos cuidados geriátricos": nela, cuidados de reabilitação, cuidados de longo prazo, cuidados oferecidos pela família e cuidados no final da vida são temas de destaque.

RECURSOS

Esta edição conta com muitos recursos para enriquecer o conteúdo:

- **Objetivos de aprendizagem:** proporcionam ao leitor uma visão do que a leitura do capítulo proporcionará.
- **Resumo do capítulo:** oferece um panorama do conteúdo do capítulo.
- **Termos para conhecer:** reúne conceitos importantes sobre o assunto a ser abordado.
- **Dica de comunicação:** traz sugestões que visam facilitar a instrução do paciente e a troca de informações com pessoas idosas.
- **Estudo de caso:** apresenta situações clínicas que estimulam o raciocínio crítico.
- **Alerta de domínio conceitual:** esclarece e/ou aborda temas fundamentais para a enfermagem que podem ou ser malcompreendidos ou não ser discutidos por suas especificidades.
- **Conceito-chave:** evidencia os conceitos fundamentais.
- **Para refletir:** uma nova oportunidade para pensar sobre o conteúdo abordado.
- **Guia de investigação:** delineia os componentes das observações gerais e a investigação física dos principais sistemas orgânicos.
- **Destaque de diagnósticos de enfermagem:** traz um panorama de diagnósticos de enfermagem selecionados, comuns na população idosa.
- **Plano de cuidados de enfermagem*:** demonstra as etapas para desenvolvimento de diagnósticos, metas e ações de enfermagem a partir de necessidades identificadas.
- **Aplicando conhecimento na prática:** apresenta pesquisas atualizadas e descreve como aplicar o respectivo conhecimento na prática.
- **Aprendendo na prática:** traz exemplos concretos da vida real, com desafios que podem ser encontrados pelo enfermeiro em sua prática.
- **Exercitando o pensamento crítico:** orienta a prática.
- **Recursos Online e Bibliografia:** indicam outras pesquisas sobre o assunto.

---

*N. de R.T. A autora não utiliza, nesta obra, a terminologia proposta pela NANDA 2015-2017 porque esta classificação ainda não contempla o idoso em todas as suas dimensões. Por esse motivo, é feita uma adaptação do modelo proposto pela NANDA para contemplar as características identificadas no idoso a partir de sua prática profissional. Vale mencionar que a NANDA 2018-2020 (Porto Alegre: Artmed Editora, 2018) também segue esse modelo.

Sumário resumido

UNIDADE 1   A EXPERIÊNCIA DO ENVELHECIMENTO   1

1. A população que envelhece   2
2. Teorias do envelhecimento   11
3. Diversidades   24
4. Transições da vida e história   37
5. Mudanças comuns do envelhecimento   54

UNIDADE 2   FUNDAMENTOS DA ENFERMAGEM GERONTOLÓGICA   73

6. A especialidade da enfermagem gerontológica   74
7. Coleta de dados e planejamento holístico dos cuidados   91
8. Aspectos legais da enfermagem gerontológica   105
9. Aspectos éticos da enfermagem gerontológica   117
10. O contínuo dos cuidados na enfermagem gerontológica   126

UNIDADE 3   PROMOÇÃO DA SAÚDE   141

11. Nutrição e hidratação   142
12. Sono e repouso   156
13. Conforto e manejo da dor   166
14. Segurança   177
15. Espiritualidade   197
16. Sexualidade e intimidade   207
17. Uso seguro de medicamentos   224

UNIDADE 4   CUIDADOS GERIÁTRICOS   251

18. Respiração   252
19. Circulação   268
20. Digestão e eliminação intestinal   292
21. Eliminação urinária   307
22. Saúde do sistema reprodutivo   319
23. Mobilidade   328
24. Função neurológica   352
25. Visão e Audição   364
26. Função endócrina   378
27. Saúde do sistema tegumentar   390
28. Câncer   401
29. Transtornos de saúde mental   410
30. Delirium e demência   427
31. Como viver em harmonia com problemas crônicos   442

UNIT 5   AMBIENTES E TÓPICOS ESPECIAIS NOS CUIDADOS GERIÁTRICOS   455

32. Cuidados de reabilitação e recuperação   456
33. Cuidados a pacientes graves   473
34. Cuidados de longo prazo   487
35. Cuidados oferecidos pela família   500
36. Cuidados no final da vida   511

Índice   525

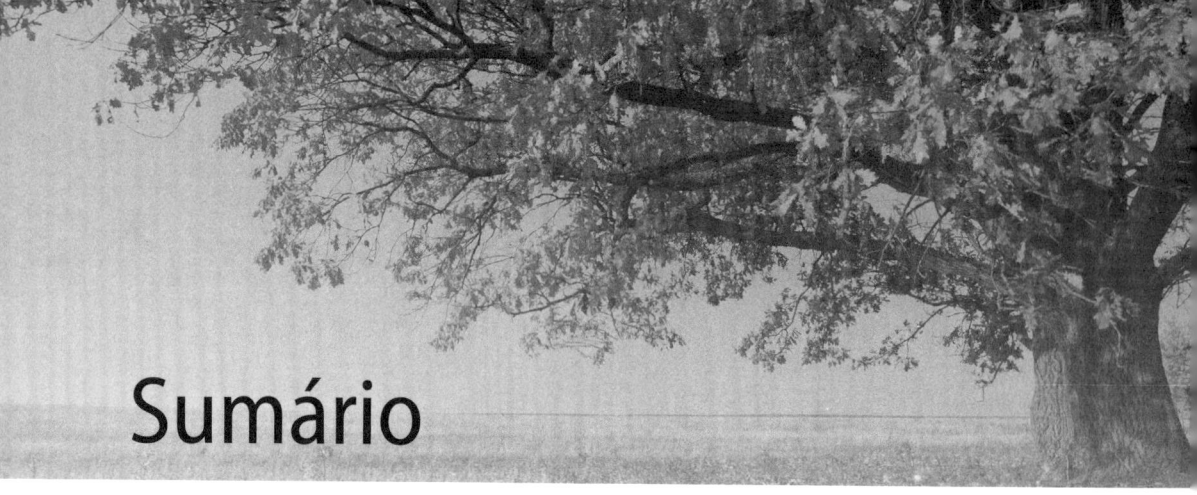

Sumário

UNIDADE 1 A EXPERIÊNCIA DO ENVELHECIMENTO 1

1 A população que envelhece 2
Como os idosos têm sido vistos ao longo da história 3
Características da população de adultos idosos 3
   Crescimento populacional e aumento da expectativa de vida 4
   Implicações do estado civil na vida dos idosos 5
   Renda e emprego 5
Plano de saúde 6
   Perfil da saúde do idoso 7
Implicações do envelhecimento da população 8
   Impacto dos baby boomers 8
   Prestação e pagamento de serviços 9

2 Teorias do envelhecimento 11
Teorias biológicas do envelhecimento 12
   Teorias estocásticas 13
   Teorias não estocásticas 14
Teorias sociológicas do envelhecimento 16
   Teoria do desengajamento 16
   Teoria da atividade 17
   Teoria da continuidade 17
   Teoria da subcultura 18
   Teoria da estratificação etária 18
Teorias psicológicas do envelhecimento 18
   Etapas do desenvolvimento 18
   Transcendência gerontológica 19
Teorias de enfermagem relativas ao envelhecimento 19
   Teoria das consequências funcionais 19
   Teoria do florescimento 19
   Teoria do envelhecimento de sucesso 19
Aplicação das teorias do envelhecimento à prática da enfermagem 20

3 Diversidade 24
Aumento da diversidade da população de adultos idosos 25
Visão geral dos diversos grupos de adultos idosos nos Estados Unidos 25
   Hispano-americanos 26
   Americanos negros 27
   Asiático-americanos 28
   Judeus americanos 30
   Nativos americanos 30
   Muçulmanos 31
   Idosos gays, lésbicas, bissexuais e transgêneros 32
Considerações de enfermagem sobre o cuidado culturalmente pertinente aos idosos 32

4 Transições e história de vida 37
Preconceito contra idosos 38
Mudanças nos papéis e nas relações familiares 38
   Criação de filhos 39
   Criação de netos 39
Perda do cônjuge 41
Aposentadoria 42
   Perda do papel profissional 42
   Redução da renda 43
Mudanças na saúde e nas funções 44
Efeitos cumulativos das transições de vida 45
   Redução do mundo social 45
   Consciência da mortalidade 47
Reação às transições da vida 47
   Revisão e história de vida 47
   Autorreflexão 49
   Fortalecimento dos recursos internos 50

5 Mudanças comuns no envelhecimento 54
Mudanças no corpo 55
   Células 55
   Aparência física 55

Sistema respiratório 56
Sistema cardiovascular 57
Sistema gastrintestinal 59
Sistema urinário 60
Sistema reprodutivo 60
Sistema musculoesquelético 61
Sistema nervoso 62
Órgãos dos sentidos 63
Sistema endócrino 65
Sistema tegumentar 66
Sistema imune 66
Termorregulação 67
Mudanças na mente 67
Personalidade 67
Memória 67
Inteligência 67
Aprendizagem 68
Alcance da atenção 69
Implicações para a enfermagem das mudanças relativas ao envelhecimento 69

UNIDADE 2   FUNDAMENTOS DA ENFERMAGEM GERONTOLÓGICA   73

6 A especialidade da enfermagem gerontológica   74

Elementos essenciais da prática da enfermagem gerontológica 77
Prática baseada em evidências 77
Padrões 77
Competências 77
Princípios 78
Papéis na enfermagem gerontológica 81
Agente de cura 81
Cuidador 82
Educador 82
Defensor 82
Inovador 82
Papéis da prática avançada de enfermagem 83
Autocuidado e apoio à vida 83
Seguindo práticas positivas de cuidados de saúde 83
Fortalecimento e formação de conexões 84
Compromisso com um processo dinâmico 85
O futuro da enfermagem gerontológica 86
Utilização de práticas baseadas em evidências 86
Pesquisas avançadas 87
Promoção de cuidados integrados 87
Educar os cuidadores 88
Desenvolvimento de novos papéis 88
Como equilibrar cuidados qualificados e custos dos cuidados de saúde 88

7 Coleta de dados e planejamento holístico dos cuidados   91

Cuidados gerontológicos holísticos 92
Levantamento holístico das necessidades 92
Necessidades relativas à promoção da saúde 93
Necessidades relacionadas a desafios de saúde 94
Requisitos para o atendimento das necessidades 94
Processos de enfermagem gerontológica 95
Exemplos de aplicação 95
Aplicação do modelo holístico: d. Celina 97
O enfermeiro como agente de cura 103
Características da cura 104

8 Aspectos legais da enfermagem gerontológica   106

Leis que regulam a prática da enfermagem gerontológica 107
Riscos legais na enfermagem gerontológica 107
Imperícia 107
Sigilo 110
Consentimento do paciente 110
Competência do paciente 111
Supervisão da equipe 112
Medicamentos 112
Contenções 112
Prescrições por telefone 113
Ordens de não reanimar 113
Antecipação de orientações e questões relativas à morte e ao morrer 114
Abuso de idosos 115
Proteções legais para os enfermeiros 116

9 Aspectos éticos da enfermagem gerontológica   118

Filosofias que orientam o pensamento ético 119
A ética na enfermagem 119
Padrões éticos externos e internos 119
Princípios éticos 120
Considerações culturais 120
Dilemas éticos enfrentados por enfermeiros gerontólogos 121
Mudanças que aumentam os dilemas éticos para os enfermeiros 123
Medidas para auxiliar os enfermeiros a tomar decisões éticas 124

10 O contínuo dos cuidados na enfermagem gerontológica 127

Serviços no contínuo de cuidados para idosos 128
Serviços de apoio e prevenção 129
Serviços de cuidados parciais e intermitentes 132
Serviços completos e contínuos de atendimento 136
Serviços complementares 137
Adequação dos serviços às necessidades 138
Cenários e papéis para os enfermeiros gerontólogos 139

UNIDADE 3   PROMOÇÃO DA SAÚDE   143

11 Nutrição e hidratação 144

Necessidades nutricionais dos idosos 145
Quantidade e qualidade das necessidades calóricas 145
Suplementos alimentares 148
Necessidades especiais das mulheres 149
Necessidades de hidratação dos idosos 150
Promoção da saúde oral 151
Ameaças à boa nutrição 152
Indigestão e intolerância alimentar 152
Anorexia 152
Disfagia 152
Constipação 153
Desnutrição 153
Como abordar a condição nutricional e hídrica dos idosos 153

12 Sono e repouso 158

Mudanças no sono relativas ao envelhecimento 159
Ciclos circadianos de sono-vigília 159
Estágios do sono 159
Eficiência e qualidade do sono 159
Distúrbios do sono 160
Insônia 160
Mioclonia noturna e síndrome das pernas inquietas 161
Apneia do sono 161
Problemas clínicos que afetam o sono 161
Medicamentos que afetam o sono 162
Outros fatores que afetam o sono 162
Promoção do repouso e do sono nos idosos 162
Medidas farmacológicas para promover o sono 162
Medidas não farmacológicas para promover o sono 163

13 Conforto e manejo da dor 168

Conforto 169
Dor: um fenômeno complexo 169
Prevalência da dor nos idosos 169
Tipos de dor 169
Percepção da dor 170
Efeitos da dor sem alívio 170
Coleta de dados da dor 170
Uma abordagem integrada ao controle da dor 172
Terapias complementares 173
Mudanças na dieta 174
Medicamentos 175
Conforto 176

14 Segurança 179

Envelhecimento e riscos à segurança 180
Importância do ambiente para a saúde e o bem-estar 180
Impacto do envelhecimento na segurança e no funcionamento do ambiente 182
Iluminação 183
Temperatura 184
Cores 185
Odores 185
Revestimentos do piso 185
Mobiliário 186
Estimulação sensorial 186
Controle de ruídos 187
Perigos no banheiro 187
Perigos de incêndio 188
Considerações psicossociais 188
O problema das quedas 189
Riscos e prevenção 189
Riscos associados a imobilizadores 192
Intervenções para reduzir riscos intrínsecos à segurança 193
Redução de riscos à hidratação e à nutrição 193
Tratamento de riscos associados a déficits sensoriais 193
Abordagem de riscos associados a limitações da mobilidade 194
Monitoração da temperatura corporal 194
Prevenção de infecção 194
Sugestão de roupas de acordo com a sensibilidade 195
Uso cauteloso de medicamentos 195
Como evitar crimes 195
Promoção da direção segura 195
Promoção de detecção precoce de problemas 196
Abordagem dos riscos associados a prejuízos funcionais 196

15 Espiritualidade 199

Necessidades espirituais 200
   Amor 200
   Significado e propósito 200
   Esperança 200
   Dignidade 200
   Perdão 200
   Gratidão 200
   Transcendência 201
   Expressão de fé 201
Levantamento das necessidades espirituais 201
Abordagem das necessidades espirituais 201
   Estar disponível 202
   Respeitar crenças e práticas 202
   Promover momentos de solidão 206
   Promover a esperança 206
   Auxiliar a descoberta de significado em situações de desafio 206
   Possibilitar as práticas religiosas 207
   Orar com e em nome de 207

16 Sexualidade e intimidade 209

Atitudes em relação ao sexo e os idosos 210
Realidades do sexo no idoso 211
   Comportamento e papéis sexuais 211
   Intimidade 212
   Mudanças e respostas sexuais relativas à idade 212
   Menopausa como uma jornada à conexão interior 212
   Manejo de sintomas e educação do paciente 214
   Autoaceitação 215
   Andropausa 216
Identificação de barreiras à atividade sexual 216
   Indisponibilidade de um parceiro 217
   Barreiras psicológicas 217
   Disfunção erétil 221
   Condições médicas 220
   Efeitos adversos de medicamentos 222
   Déficit cognitivo 222
Promoção de uma função sexual saudável 223

17 Uso seguro de medicamentos 226

Efeitos do envelhecimento no uso de medicamentos 227
   Polifarmácia e interações 227
   Farmacocinética alterada 231
   Farmacodinâmica alterada 232
   Risco aumentado de reações adversas 232
Promoção do uso seguro dos fármacos 233
   Como evitar fármacos potencialmente inadequados: critérios de Beers 233
   Análise da necessidade e da eficácia dos fármacos prescritos 233
   Promoção da administração segura e eficaz 234
   Desenvolvendo o pensamento crítico 236
   Monitoração de dados laboratoriais 237
Alternativas aos fármacos 237
Revisão de fármacos selecionados 238
   Analgésicos 238
   Antiácidos 240
   Antibióticos 240
   Anticoagulantes 241
   Anticonvulsivantes 241
   Fármacos antidiabetes (hipoglicêmicos) 242
   Anti-hipertensivos 243
   Anti-inflamatórios não esteroides 244
   Fármacos redutores do colesterol 244
   Fármacos para melhorar a cognição 245
   Digoxina 245
   Diuréticos 246
   Laxantes 247
   Fármacos psicoativos 247

UNIDADE 4   CUIDADOS GERIÁTRICOS 253

18 Respiração 254

Efeitos do envelhecimento na saúde do sistema respiratório 255
Promoção da saúde respiratória 255
Problemas respiratórios relacionados 259
   Doença pulmonar obstrutiva crônica 259
   Pneumonia 262
   Gripe (influenza) 263
   Câncer de pulmão 264
   Abscesso pulmonar 264
Considerações gerais de enfermagem relativas a problemas respiratórios 264
   Reconhecimento de sintomas 264
   Prevenção de complicações 265
Garantia de uma administração segura de oxigênio 265
   Realização de drenagem postural 266
   Promoção da tosse produtiva 267
   Uso de terapias complementares 267
   Promoção do autocuidado 267
   Reforçar o incentivo 268

19 Circulação 270

Efeitos do envelhecimento na saúde cardiovascular 271
Promoção da saúde do sistema cardiovascular 271
   Nutrição adequada 272
   Exercício adequado 273

Como evitar o vício do cigarro 273
Controle do estresse 273
Intervenções proativas 273
Doença cardiovascular e as mulheres 274
Problemas cardiovasculares relacionados 274
  Hipertensão 274
  Hipotensão 279
  Insuficiência cardíaca congestiva 279
  Embolia pulmonar 282
  Doença da artéria coronária 282
  Hiperlipidemia 283
  Arritmias 284
  Doença vascular periférica 284
Considerações gerais de enfermagem para problemas cardiovasculares 287
  Prevenção 287
  Como manter o paciente informado 287
  Prevenção de complicações 287
  Promoção da circulação 288
  Promoção de cuidados dos pés 289
  Manejo de problemas associados à doença vascular periférica 289
  Promoção da normalidade 290
  Integração de terapias complementares 290

20 Digestão e eliminação intestinal 294
Efeitos do envelhecimento na saúde do sistema gastrintestinal 295
Promoção da saúde gastrintestinal 295
Considerações gerais de enfermagem relativas a problemas gastrintestinais 299
  Boca seca (xerostomia) 299
  Problemas dentários 299
  Disfagia 300
  Hérnia de hiato 301
  Câncer de esôfago 301
  Úlcera péptica 301
  Câncer de estômago 302
  Doença diverticular 303
  Câncer colorretal 303
  Constipação crônica 304
  Flatulência 305
  Obstrução intestinal 305
  Impactação fecal 306
  Incontinência fecal 306
  Apendicite aguda 306
  Câncer de pâncreas 307
  Doença do trato biliar 307

21 Eliminação urinária 309
Efeitos do envelhecimento na eliminação urinária 310
Promoção da saúde do sistema urinário 311
Alguns problemas urinários 312
  Infecção do trato urinário 313
  Incontinência urinária 314
  Câncer de bexiga 317
  Cálculos renais 318
  Glomerulonefrite 318
Considerações gerais de enfermagem para problemas urinários 318

22 Saúde do sistema reprodutivo 321
Efeitos do envelhecimento no sistema reprodutivo 322
Promoção da saúde do sistema reprodutivo 322
Alguns problemas do sistema reprodutivo 322
  Problemas no sistema reprodutivo da mulher 322
  Problemas no sistema reprodutivo do homem 326

23 Mobilidade 330
Efeitos do envelhecimento na função musculoesquelética 331
Promoção da saúde musculoesquelética 331
  Promoção do exercício físico em todas as faixas etárias 331
  Programas de exercício adaptados para idosos 333
  A conexão mente-corpo 335
  Prevenção do sedentarismo 338
  Nutrição 340
Problemas musculoesqueléticos 340
  Fraturas 341
  Osteoartrite 344
  Artrite reumatoide 347
  Osteoporose 347
  Gota 348
  Problemas podiátricos 348
Considerações gerais de enfermagem para problemas musculoesqueléticos 350
  Manejo da dor 350
  Prevenção de lesão 350
  Promoção da independência 351

24 Função neurológica 354
Efeitos do envelhecimento no sistema nervoso 355
Promoção da saúde do sistema neurológico 355
Doenças neurológicas relacionadas 357
  Doença de Parkinson 357
  Acidentes isquêmicos transitórios 360
  Acidentes vasculares encefálicos (AVE) 360

Considerações gerais de enfermagem para atender pacientes com problemas neurológicos   361
   Promoção da independência   361
   Prevenção de lesão   363

25 Visão e audição   366

Efeitos do envelhecimento na visão e na audição   367
Promoção da saúde do sistema sensorial   367
   Promoção da visão   367
   Promoção da audição   368
   Levantamento de problemas   368
Problemas visuais e auditivos, e intervenções de enfermagem relacionadas   371
   Deficiências visuais   371
   Deficiências auditivas   376
Considerações gerais de enfermagem para deficiências visuais e auditivas   377

26 Função endócrina   380

Efeitos do envelhecimento na função endócrina   381
Problemas endócrinos e considerações de enfermagem relacionadas   381
   Diabetes melito   381
   Hipotireoidismo   389
   Hipertireoidismo   390

27 Saúde do sistema tegumentar   392

Efeitos do envelhecimento na pele   393
Promoção da saúde do sistema tegumentar   393
Problemas de pele relacionados   394
   Prurido   394
   Ceratose   396
   Ceratose seborreica   396
   Câncer de pele   396
   Lesões vasculares   397
   Lesão por pressão   398
Considerações gerais de enfermagem para problemas de pele   401
   Promoção da normalidade   401
   Uso de terapias complementares   401

28 Câncer   403

Envelhecimento e câncer   404
   Desafios específicos para os idosos com câncer   404
   Explicações para o aumento da incidência de câncer entre os idosos   404
Fatores de risco, prevenção e sondagens   404
Tratamento   406
   Tratamento convencional   406
   Tratamento complementar   407
Considerações de enfermagem para idosos com câncer   408
   Promoção de educação ao paciente   408
   Promoção de cuidados excelentes   408
   Promoção de apoio aos pacientes e às famílias   408

29 Transtornos de saúde mental   412

Saúde mental e envelhecimento   413
Promoção da saúde mental dos idosos   413
Problemas de saúde mental   414
   Depressão   414
   Ansiedade   420
   Abuso de substâncias   421
   Paranoia   423
Considerações de enfermagem para problemas de saúde mental   423
   Monitorização de medicamentos   423
   Promoção de um autoconceito positivo   423
   Manejo de problemas comportamentais   425

30 *Delirium* e demência   429

Delirium   430
Demência   434
   Doença de Alzheimer   434
   Outras demências   436
   Cuidados de pacientes com demência   437

31 Como viver em harmonia com problemas crônicos   444

Problemas crônicos e os idosos   445
Metas de cuidados crônicos   445
Levantamento de necessidades de cuidados a idosos com danos crônicos   448
Maximização dos benefícios dos cuidados crônicos   449
   Seleção de um médico especialista em tratar pessoas com doenças crônicas   449
   Ter um conselheiro de cuidados crônicos   449
   Aumento dos conhecimentos   450
   Localização de grupo de apoio   450
   Escolhas inteligentes de estilo de vida   451
   Uso de terapias complementares   451
Fatores que influenciam o curso dos cuidados crônicos   452
   Mecanismos de defesa e implicações   452
   Fatores psicossociais   453
   Impacto dos cuidados contínuos na família   453
   Necessidade de cuidados institucionais   453
Cuidados crônicos: um desafio de enfermagem   454

UNIDADE 5 AMBIENTES E TÓPICOS ESPECIAIS NOS CUIDADOS GERIÁTRICOS 457

32 Cuidados de reabilitação e recuperação 458

Cuidados de reabilitação e recuperação 459
A vida com uma incapacidade 460
  Importância da atitude e da capacidade de enfrentamento 460
  Perdas que acompanham a incapacidade 461
Princípios da enfermagem reabilitadora 461
Avaliação funcional 462
Intervenções para facilitar e melhorar as funções 463
  Como facilitar o posicionamento correto 463
  Assistência com exercícios de amplitude de movimentos 464
  Como ajudar com auxiliares da mobilidade e tecnologia de assistência 467
  Ensino sobre treinamento de eliminações intestinal e urinária 471
  Manutenção e promoção da função mental 471
  Uso de recursos da comunidade 472

33 Cuidados a pacientes graves 475

Riscos associados à hospitalização dos idosos 476
Cuidados cirúrgicos 477
  Riscos especiais para os idosos 477
  Considerações de cuidados pré-operatórios 478
  Considerações de cuidados pré-operatórios, intraoperatórios e pós-operatórios 479
Cuidados de emergência 484
Infecções 486
Planejamento da alta dos idosos 487

34 Cuidados de longo prazo 490

Evolução dos cuidados institucionais de longo prazo 491
  Antes do século XX 491
  No século XX 492
  Lições da história 493
As casas de repouso atuais 493
  Padrões das instituições de cuidados prolongados 493
  Moradores de casas de cuidados prolongados 494
  Papéis e responsabilidades dos enfermeiros 497
Outros locais de atendimento prolongado 499
  Comunidades de vida assistida 499
  Atendimento de saúde nas comunidades e domiciliares 499
Olhando para o futuro: um novo modelo de cuidados de longo prazo 499

35 Cuidados oferecidos pela família 503

A família do idoso 504
  Identificação dos membros da família 504
  Papéis dos membros da família 504
  Dinâmica e relações familiares 505
Abrangência dos cuidados na família 506
Cuidados à longa distância 506
Proteção da saúde do idoso e do cuidador 509
Disfunção e abuso na família 510
Recompensas pelos cuidados na família 512

36 Cuidados no final da vida 514

Definições de morte 515
Experiência da família com o processo de morte 515
Apoio ao indivíduo que está morrendo 516
  Estágios do processo de morte e intervenções de enfermagem relacionadas 517
  Suicídio racional e suicídio assistido 520
  Desafios dos cuidados físicos 521
  Necessidades de cuidados espirituais 523
  Sinais de morte iminente 524
  Orientações antecipadas 524
Apoio à família e aos amigos 524
  Apoio durante os estágios do processo de morte 524
  Ajuda à família e aos amigos após a morte 525
Apoio à equipe de enfermagem 526

Índice 529

Índice de conteúdo selecionado

Estudo de caso

Capítulo 1, p. 6
Capítulo 2, p. 15
Capítulo 3, p. 29
Capítulo 4, p. 46
Capítulo 5, p. 68
Capítulo 6, p. 79
Capítulo 7, p. 95
Capítulo 8, p. 114
Capítulo 9, p. 125
Capítulo 10, p. 132
Capítulo 11, p. 148
Capítulo 12, p. 164
Capítulo 13, p. 176
Capítulo 14, p. 192
Capítulo 15, p. 207
Capítulo 16, p. 220
Capítulo 17, p. 236
Capítulo 18, p. 267
Capítulo 19, p. 291
Capítulo 20, p. 305
Capítulo 21, p. 318
Capítulo 22, p. 324
Capítulo 23, p. 340
Capítulo 24, p. 363
Capítulo 25, p. 378
Capítulo 26, p. 389
Capítulo 27, p. 394
Capítulo 28, p. 409
Capítulo 29, p. 422
Capítulo 30, p. 439
Capítulo 31, p. 451
Capítulo 32, p. 471
Capítulo 33, p. 487
Capítulo 34, p. 498
Capítulo 35, p. 511
Capítulo 36, p. 525

Guia de investigação

Guia de investigação 11-1 Estado nutricional, p. 155
Guia de investigação 13-1 Dor, p. 171
Guia de investigação 15-1 Necessidades espirituais, p. 202
Guia de investigação 16-1 Saúde sexual, p. 218
Guia de investigação 18-1 Função respiratória, p. 257
Guia de investigação 19-1 Função cardiovascular, p. 275
Guia de investigação 20-1 Função gastrointestinal, p. 297
Guia de investigação 21-1 Função urinária, p. 311
Guia de investigação 22-1 Saúde do sistema reprodutivo, p. 323
Guia de investigação 23-1 Função musculoesquelética, p. 342
Guia de investigação 24-1 Função neurológica, p. 356
Guia de investigação 25-1 Visão e audição, p. 369
Guia de investigação 27-1 Estado da pele, p. 395
Guia de investigação 29-1 Saúde mental, p. 415
Guia de investigação 30-1 Saúde mental, p. 433

Plano de cuidado de enfermagem

Plano de cuidado de enfermagem 7-1 Cuidados holísticos de d. Celina, p. 97
Plano de cuidado de enfermagem 18-1 Idoso com doença pulmonar obstrutiva crônica, p. 261
Plano de cuidado de enfermagem 19-1 Idoso com insuficiência cardíaca, p. 280
Plano de cuidado de enfermagem 20-1 Idoso com hérnia de hiato, p. 302
Plano de cuidado de enfermagem 20-2 Idoso com incontinência fecal, p. 307
Plano de cuidado de enfermagem 21-1 Idoso com incontinência urinária, p. 316
Plano de cuidado de enfermagem 22-1 Idoso que se recupera de cirurgia de próstata, p. 327
Plano de cuidado de enfermagem 23-1 Idoso com osteoartrite, p. 345
Plano de cuidado de enfermagem 24-1 Idoso com AVE: período de convalescença, p. 362
Plano de cuidado de enfermagem 25-1 Idoso com glaucoma de ângulo aberto, p. 373
Plano de cuidado de enfermagem 30-1 Idoso com doença de Alzheimer, p. 440

PARTE 1

A experiência do envelhecimento

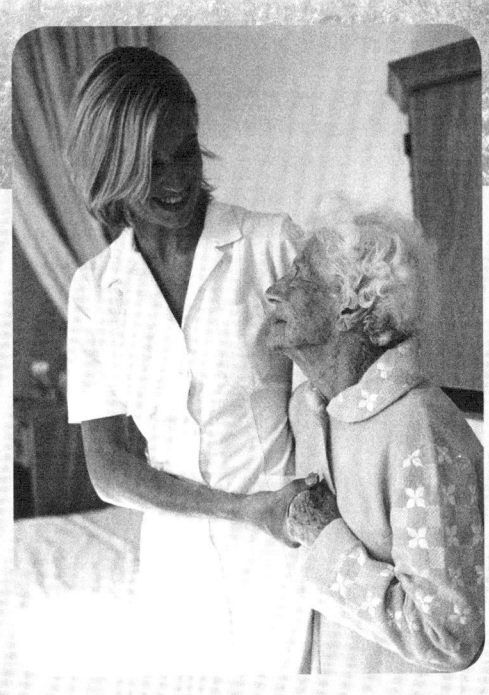

1. A população que envelhece
2. Teorias do envelhecimento
3. Diversidades
4. Transições da vida e história
5. Mudanças comuns do envelhecimento

CAPÍTULO 1

A população que envelhece

VISÃO GERAL

Como os idosos têm sido vistos ao longo da história

Características da população de adultos idosos
  Crescimento populacional e aumento da expectativa de vida
  Implicações do estado civil na vida dos idosos
  Renda e emprego

Plano de saúde
  Perfil da saúde do idoso

Implicações do envelhecimento da população
  Impacto dos *baby boomers*
  Prestação e pagamento de serviços

OBJETIVOS DE APRENDIZAGEM

A leitura deste capítulo possibilitará a você:

1. Explicar as diversas formas como os idosos têm sido vistos ao longo da história.
2. Descrever as características do envelhecimento da população atual de idosos em relação a:
   - expectativa de vida,
   - estado civil,
   - moradia,
   - renda e emprego,
   - estado de saúde.
3. Discutir as mudanças projetadas para as futuras gerações de idosos e as implicações para o atendimento de saúde.

TERMOS PARA CONHECER

Comorbidade: a presença simultânea de múltiplas condições crônicas

Compressão da morbidade: uma hipótese de que doenças graves e declínio podem ser retardados ou postergados, de modo que uma expectativa ampliada de vida resulte em anos mais funcionais e saudáveis

Expectativa de vida: estimativa da quantidade de anos que uma pessoa pode viver

Longevidade: o máximo de anos que uma pessoa tem o potencial de viver

"As famílias esquecem os parentes mais velhos", "a maior parte das pessoas torna-se senil quando envelhece", "a Previdência Social proporciona a todos os idosos uma renda decente de aposentadoria", "a maioria dos idosos mora em instituições especiais", "o Medicare cobre a totalidade dos custos relacionados ao atendimento de saúde para as pessoas idosas". Esses e outros mitos ainda são perpetuados a respeito da população idosa. Informações erradas sobre essa população constituem uma injustiça não apenas para essa faixa etária, mas para pessoas de todas as idades que precisam de informações corretas para, de forma realista, prepararem-se para a velhice. Enfermeiros gerontólogos devem conhecer os fatos referentes à população mais velha de modo a, efetivamente, oferecer serviços e informar o público em geral.

COMO OS IDOSOS TÊM SIDO VISTOS AO LONGO DA HISTÓRIA

Os integrantes da atual população idosa nos Estados Unidos sacrificaram-se e ofereceram seu vigor e alma para fazer a grandeza do país. Foram os orgulhosos veteranos nas Guerras Mundiais, os corajosos imigrantes que se aventuraram em terras desconhecidas, os empreendedores intrépidos que se arriscaram para criar riquezas e oportunidades de emprego, os rebeldes universitários que defenderam os direitos das minorias, além dos pais altruístas que lutaram para dar aos filhos uma vida melhor. Conquistaram respeito, admiração e dignidade. Atualmente, essa população é vista de forma mais positiva e sem preconceitos, com mais conhecimento do que mitos e mais preocupação do que negligência. Essa percepção positiva nem sempre, porém, foi a norma.

Historicamente, as sociedades perceberam os idosos de formas diferenciadas. Na época de Confúcio, havia uma correlação direta entre a idade de um indivíduo e o grau de respeito devido a ele. Os antigos egípcios temiam envelhecer e experimentavam uma infinidade de poções e providências para manter a juventude. Já entre os gregos antigos, as opiniões se dividiam; Platão promovia os idosos como os melhores líderes da sociedade, enquanto Aristóteles lhes negava qualquer papel em assuntos governamentais. Nas nações conquistadas pelo Império Romano, era comum que doentes e idosos fossem os primeiros a ser assassinados. Pode-se encontrar na Bíblia a preocupação divina com o bem-estar da família e o princípio de que as pessoas respeitem os idosos (*Honra teu pai e tua mãe... Êxodo, 20:12*). Ainda assim, a honra conferida aos idosos não se manteve.

A era medieval deu margem a posições radicalizadas quanto à superioridade dos mais jovens, manifestadas na rebeldia de filhos contra pais. Embora na Inglaterra tenham sido criadas leis para os pobres, no começo do século 17, garantindo cuidados aos destituídos e possibilitando aos idosos sem recursos familiares uma modesta rede de segurança, muitos desses ganhos foram perdidos durante a Revolução Industrial. Nenhuma legislação trabalhista protegeu pessoas com mais idade; quem não conseguiu se adaptar às condições dos locais de trabalho na indústria passou a depender dos descendentes ou foi obrigado a mendigar nas ruas para se sustentar.

O primeiro passo importante para melhorar a vida dos idosos americanos se efetivou com a aprovação da Lei Federal de Seguro para Idosos, parte da Lei de Previdência Social, de 1935, que trouxe alguma proteção financeira para a população idosa. O acentuado "envelhecimento" foi alvo de conscientização na década de 1960, e os Estados Unidos reagiram com a criação da Administração do Envelhecimento, iniciativa da Lei dos Idosos Americano, além da introdução do Medicaid e do Medicare, em 1965 (Quadro 1.1).

Desde então, a sociedade americana vem demonstrando acentuado despertar do interesse pelos idosos em razão de seu número crescente. Uma atitude mais humana em relação ao conjunto da sociedade beneficiou os indivíduos mais velhos, com melhorias no atendimento de saúde e nas condições de vida em geral, garantindo a mais pessoas a oportunidade de chegar à velhice e viver mais anos compensadores na fase conhecida como velhice, em comparação com as gerações precedentes (Fig. 1.1).

CARACTERÍSTICAS DA POPULAÇÃO DE ADULTOS IDOSOS

Os idosos costumam ser definidos como pessoas com 65 anos ou mais. Houve um tempo em que todos com mais

---

QUADRO 1.1 — **Programas públicos de benefício para idosos americanos**

Ano	
1900	Leis de aposentadoria aprovadas em alguns estados
1935	Lei de Previdência Social
1961	Primeira Conferência da Casa Branca sobre o Envelhecimento
1965	Americanos Idosos: programas de alimentação, emprego e transporte para idosos, Administração do Envelhecimento: Medicare (art. 18 da Lei de Previdência Social) Medicaid (art. 19 da Lei de Previdência Social) para pobres e deficientes de todas as idades
1972	Promulgação da Renda Previdenciária Suplementar
1991	Implementação da lei de Reforma de Instituições de Atendimento de Longa Permanência

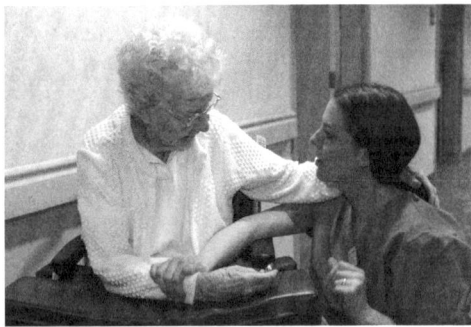

FIGURA 1.1 • É importante que os enfermeiros gerontólogos trabalhem para estender a vida dos idosos tendo em mente a necessidade de melhorar a qualidade desse tempo estendido.

de 65 anos eram categorizados como "idosos"; no entanto, hoje reconhece-se que existe muita diversidade entre as diferentes faixas etárias mais para o final da vida. Os indivíduos idosos podem ser divididos nas seguintes categorias:

- idosos jovens: 65 a 74 anos
- idosos: 75 a 84 anos
- idosos mais velhos, 85+ anos

O perfil, os interesses e os desafios no atendimento de saúde de cada um desses subgrupos podem ser muito diferentes. Por exemplo, um indivíduo com 66 anos de idade pode querer fazer uma cirurgia estética para competir no mercado de trabalho dos executivos; uma mulher, aos 74 anos, pode ter acabado de se casar novamente e deseja cuidar do ressecamento do canal vaginal; pode haver aquele indivíduo que, aos 82 anos de idade, se preocupa com a artrite dos joelhos que limita sua capacidade para jogar golfe; e é possível que um indivíduo, com 100 anos de vida, anseie por uma forma de corrigir os prejuízos da visão para conseguir assistir à televisão.

Além da idade cronológica, ou dos anos de vida de uma pessoa desde seu nascimento, idade funcional é um termo usado pelos gerontólogos para descrever as funções física, psicológica e social. Isso é relevante porque a maneira como adultos com mais idade se sentem e funcionam pode ser um melhor indicador de suas necessidades do que sua idade cronológica. Idade percebida é outro termo empregado para descrever como as pessoas calculam a idade de alguém com base na aparência. Há pesquisas que mostram a correlação entre idade percebida e saúde, além de como os idosos são tratados por outras pessoas com base na idade do idoso percebida e sua relação com a saúde (Sutin, Stephan, Carretta e Terracciano, 2014).

Identidade etária é a maneira como as pessoas sentem ou percebem a própria idade. Alguns idosos perceberão outros da mesma idade como mais velhos, relutando em se unir a esses grupos de pessoas com "mais idade" e respectivas atividades, uma vez que as encaram como "pessoas velhas" e diferentes deles.

Qualquer estereótipo relativo aos mais velhos precisa ser descartado; uma maior diversidade é o que deve ficar mais evidente do que a homogeneidade. Além disso, generalizações baseadas na idade têm de ser eliminadas, como comportamento e função, e a autoimagem é capaz de revelar mais sobre prioridades e necessidades do que apenas a idade cronológica.

 DICA DE COMUNICAÇÃO

Nem todas as pessoas com a mesma idade são semelhantes quanto a estilo de linguagem, familiaridade com o vocabulário atual, uso da tecnologia, educação e experiências de vida. Estilo e método de comunicação devem se basear na competência linguística, estilo e preferências individuais identificados.

Crescimento populacional e aumento da expectativa de vida

A quantidade de pessoas idosas cresceu acentuadamente na maior parte do século 20. Exceto a década de 1990, a população idosa aumentou a uma taxa maior do que a da população total com menos de 65 anos. O U.S. Census Bureau projeta que um aumento substancial na quantidade de pessoas com mais de 65 anos ocorrerá entre 2010 e 2030 em razão do impacto dos chamados *baby boomers*, que começaram a ingressar nesse grupo em 2011. Em 2030, projeta-se que esse grupo representará quase 20% da população total de americanos.

No momento, as pessoas com mais de 65 anos representam mais de 13% da população americana. Isso se deve, em parte, ao aumento da **expectativa de vida**. Esta, para a maior parcela dos americanos, aumentou consequente à evolução no controle das doenças e na tecnologia da saúde, a uma menor taxa de mortalidade de bebês e de crianças e às melhorias nas condições sanitárias e de vida. Mais pessoas têm chegado à velhice agora do que em épocas anteriores. Em 1930, pouco mais de seis milhões chegaram aos 65 anos ou além, e a média da expectativa de vida era de 59,7 anos. Em 1965, a expectativa de vida era de 70,2, com a população idosa ultrapassando os 20 milhões. A expectativa de vida hoje está em 78,2, com mais de 34 milhões de pessoas acima de 65 anos (Tabela 1.1). Além de cada vez mais indivíduos chegarem à velhice, estes vivem ainda mais anos do que antes; a quantidade de pessoas com 70 e 80 anos de idade tem aumentado de forma sistemática, e espera-se que continue a aumentar. Projeta-se que a população com mais de 85 anos duplicará por volta de 2036 e triplicará por volta de 2049. A longevidade, atualmente, é de 122 anos para os seres humanos.

TABELA 1.1	Diferenças na expectativa de vida no nascimento por raça, sexo e origem hispânica					
	Brancos, asiáticos e moradores de ilhas do Pacífico, não hispânicos		Negros e indígenas americanos e nativos do Alasca, não hispânicos		Hispânicos (todas as raças)	
	Homens	Mulheres	Homens	Mulheres	Homens	Mulheres
2012	77,1	81,7	71,7	78,0	78,9	83,7
2030 (Projeção)	79,9	84,1	79,9	84,1	80,2	84,5

Fonte: National Center for Health Statistics. (2013). *Table 18. Life expectancy at birth, at age 65, and at age 75 by sex, race, and national origin: United States, selected years. Health, United States, 2013.* Hyattsville, MD: National Center for Health Statistics. Disponível em: <http://www.cdc.gov/nchs/data/hus/hus13.pdf#018>; U.S. Census Bureau. *Table 10. Projected life expectancy at birth by sex, race, and Hispanic origin for the United States.* Disponível em: <http://www.census.gov/population/projections/data/national/2012/summarytables.html>.

CONCEITO-CHAVE

Maior número de pessoas atinge e vive períodos mais longos de vida na velhice em comparação com outras épocas.

PARA REFLETIR

Uma proporção maior de idosos na nossa sociedade significa que os mais jovens terão encargos financeiros mais elevados para manter a população dos mais velhos. As famílias mais jovens devem se sacrificar para manter os serviços para os idosos? Por que sim ou por que não?

Embora a expectativa de vida tenha aumentado, ela ainda difere em relação a raça e sexo, conforme mostra a Tabela 1.1. Do final da década de 1980 até hoje, aumentou a distância na expectativa de vida de indivíduos brancos e negros em razão de declínio na expectativa de vida da população negra. O U.S. Department of Health and Human Services atribui esse declínio a doenças cardíacas, câncer, homicídios, diabetes e condições perinatais. Trata-se de uma realidade que ressalta a necessidade de os enfermeiros se preocuparem com questões de saúde e sociais de pessoas de todas as faixas etárias em razão de seu impacto no processo de envelhecimento populacional.

Ao mesmo tempo em que a distância na expectativa de vida aumentou entre as raças, diminuiu entre os sexos. No decorrer do século 20, a proporção de homens para mulheres diminuiu muito, a ponto de haver menos de sete homens com mais idade para cada 10 mulheres com mais idade. Essa proporção diminuiu a cada década. No século 21, porém, essa tendência mostra mudanças, sendo que a proporção de homens para mulheres está aumentando.

Ainda que uma vida mais longa seja desejável, mais importante é a qualidade dessa longevidade. Mais anos de vida têm pouco significado se os anos adicionais forem de desconforto, incapacitação e qualidade de vida insatisfatória. O que levou a uma hipótese desenvolvida por James Fries, professor na Stanford University, chamada de **compressão da morbidade** (Fries, 1980; Swartz, 2008). Essa hipótese sugere que, mediante retardo ou compressão de doença grave e declínio, ao longo dos anos imediatamente anteriores à morte, as pessoas podem ter uma vida longa e aproveitar uma condição funcional e saudável na maior parte dela.

Implicações do estado civil na vida dos idosos

Taxas mais elevadas de sobrevida das mulheres, além da prática de elas casarem com homens mais velhos, não surpreendem em relação ao fato de mais de metade das mulheres com mais de 65 anos estar viúva e de a maioria dos homens da mesma idade ser formada por indivíduos casados. Pessoas casadas têm taxa de mortalidade menor na comparação com as não casadas, sendo que os homens têm vantagem bem maior.

A maioria dos adultos idosos mora com o cônjuge ou outro familiar, embora mais do que o dobro de mulheres, em comparação a homens, more sozinho na velhice tardia. A probabilidade de indivíduos de ambos os sexos viverem sozinhos aumenta com a idade para ambos os sexos. A maioria dos idosos tem contato com a família, não sendo esquecidos ou negligenciados. As realidades de envelhecimento na família são discutidas com detalhes no Capítulo 35.

CONCEITO-CHAVE

As mulheres têm mais probabilidade de ficarem viúvas e viver sozinhas na velhice do que os homens.

Renda e emprego

O percentual de idosos que vivem abaixo do nível de pobreza está diminuindo, com cerca de 10% nessa categoria, atualmente. Entretanto, os indivíduos dessa faixa

| QUADRO 1.2 | Previdência social e receita previdenciária suplementar |

Previdência Social: é pago um cheque-benefício a trabalhadores aposentados com uma idade mínima específica (p. ex., 65 anos), a trabalhadores incapacitados de qualquer idade e a cônjuges e filhos menores desses trabalhadores. O benefício não está condicionado a necessidades financeiras. Destina-se a ser um suplemento a outras fontes de renda na aposentadoria.

Receita Previdenciária Suplementar: cheque-benefício pago a pessoas com mais de 65 anos e/ou incapacitadas, com base em necessidades financeiras.

etária ainda têm problemas financeiros. A maioria depende da Previdência Social para mais de metade da renda (Quadro 1.2). As mulheres e as minorias têm muito menos renda do que os homens brancos. Ainda que o valor médio de casas pertencentes a idosos beire duas vezes a média nacional em virtude da grande predominância de proprietários desses imóveis na velhice, muitos idosos são "ricos em bens e pobres em moeda circulante". O declínio recente nos preços das moradias, entretanto, tornou esse tipo de bem menos valorizado para muitos idosos.

Embora esteja aumentando o percentual da população total representada pelos idosos, estes constituem um percentual de trabalhadores que diminui permanentemente na força de trabalho. A saída de homens ainda jovens do mercado de trabalho é uma das mais importantes tendências desde a Segunda Guerra Mundial. No entanto, houve aumento significativo no percentual de mulheres de meia-idade empregadas, embora pouco tenha mudado quanto à participação de mulheres de 65 anos ou mais na força de trabalho. A maior parte dos chamados *baby boomers* manifesta o desejo e a necessidade de continuar trabalhando ao ingressarem na idade em que poderiam se aposentar.

 CONCEITO-CHAVE

Embora a Previdência Social pretenda suplementar outras fontes de renda para pessoas idosas, ela ainda constitui a principal fonte de renda para mais de metade delas.

PLANO DE SAÚDE

Esta década tumultuou os sistemas de reembolso de cuidados de saúde, nos Estados Unidos, e as alterações continuarão uma vez que a necessidade de garantir que todos os americanos tenham acesso a atendimento de saúde acarreta custos insustentáveis. Aprovado em 1965 como o Item 18 da Lei de Previdência Social, o Medicare é o programa de saúde para idosos aptos a receberem os benefícios da Previdência Social. Esse programa susten-

ESTUDO DE CASO

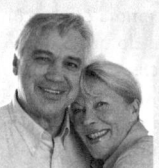

O casal Pedro e Sandra Murdock tem 67 anos de idade e goza de boa saúde. Ele é dono de várias propriedades e as administra, tendo de manter os registros, responder a demandas dos inquilinos e planejar as tarefas de manutenção. D. Sandra é enfermeira em um centro de saúde comunitário para crianças. Ambos trabalham em horário integral e amam o que fazem; os dois, entretanto, reconhecem que seu nível de energia não é mais o mesmo e que precisam de mais tempo para realizar tarefas a que estavam acostumados.

Ainda que d. Sandra veja aspectos positivos em sua profissão, sente que, após muitos anos trabalhando, merece descansar e aproveitar outras atividades. Ao sugerir ao marido que ele se aposente ou, pelo menos, reduza as atividades de trabalho para que possam aproveitar juntos esse período de vida, ele insiste na continuação do trabalho, pois crê que a renda ajuda a manter o estilo de vida do casal, dizendo ainda não ter outras atividades de interesse. Ela acha que ele não está sendo realista, pois, d. Sandra acredita, o casal "conseguiria ter uma boa vida com a Previdência Social" e lembra ao marido repetidamente que estão em idade de se aposentar.

DESENVOLVENDO O PENSAMENTO CRÍTICO

- Quais aspectos seriam úteis para o casal decidir se se aposenta ou se continua em atividade?
- Quais atitudes o casal poderia ter tomado antes para decidir entre se aposentar e continuar em atividade?
- Quais as implicações para a sociedade se pessoas como sr. Pedro e d. Sandra Murdock permanecem trabalhando?

tado pelo governo federal cobre serviços hospitalares e médicos, com limitação nos serviços de saúde domiciliar especializada e de enfermagem domiciliar, na sua Parte A. Não há cobertura para serviços de prevenção e atendimento não especializado (p. ex., assistência pessoal de atendimento). De modo a suplementar a cobertura básica, uma pessoa pode adquirir a Parte B do Medicare, que inclui serviços médicos e de enfermagem, radiografias, exames laboratoriais e diagnósticos, vacinas contra gripe e pneumonia, transfusões de sangue, diálise renal, procedimentos hospitalares sem internação, transporte limitado em ambulância, fármacos imunossupressores para receptores de transplante de órgãos, quimioterapia, tratamentos hormonais e outros tratamentos médicos ambulatoriais, realizados em consultório médico. A Parte B ainda auxilia no pagamento de equipamento médico durável, incluindo bengalas, andadores, cadeira de rodas e transporte para pessoas com dificuldade de locomoção. Próteses, como membros artificiais e próteses mamárias após mastectomia, óculos após cirurgia de catarata e oxigênio para uso domiciliar estão também cobertos. A Parte C do Medicare, ou Planos de Vantagem Medicare, dá às pessoas a opção de adquirirem cobertura por meio de planos de saúde privados, cobrindo os benefícios não oferecidos pelas Partes A e B do Medicare, além de serviços adicionais. Ainda que regulamentados e custeados pelo governo federal, esses planos são administrados por empresas privadas de seguro. Alguns ainda incluem benefícios de prescrição de medicamentos, o que é conhecido como um Medicare Advantage Prescription Drug Plan (Plano de Vantagem Medicare de Prescrição de Medicamentos), ou Parte D do Medicare.

Quem atende aos critérios quanto à renda pode se qualificar para o Medicaid, o programa de saúde para pessoas pobres de qualquer idade. Esse programa foi elaborado ao mesmo tempo que o Medicare e é o Item 19 do Social Security Act. O Medicaid suplementa o Medicare para pessoas idosas empobrecidas, com a maior parte do atendimento em instituições para idosos coberta por tal programa. O Medicaid tem apoio de recursos federais e estaduais. Provisionamento no Affordable Care Act amplia os benefícios do Medicaid a várias outras pessoas idosas que não se qualificavam antes para o programa.

Pessoas de todas as idades podem adquirir plano de saúde de longo prazo para cobertura dos custos de atendimento de saúde não pagos pelo Medicare ou por outro plano de saúde. Essas políticas propiciam benefícios de atendimento domiciliar, folgas de cuidadores, cuidados-dia para adultos, atendimento de saúde institucional, vida assistida e outros serviços. As políticas variam quanto a períodos de espera, montante de recursos pagos por dia ou mês e tipos de serviços possíveis. Embora trazendo benefícios, o seguro-saúde de longo prazo não tem atraído muitos adeptos. Parte dos motivos reside no alto custo das apólices para pessoas idosas e, ainda que mais baratos para pessoas de faixa etária mais jovem, indivíduos mais jovens e mais saudáveis tendem a não pensar em cuidados no longo prazo.

Perfil da saúde do idoso

A população idosa tem menos doenças agudas do que indivíduos mais jovens e uma taxa de morte mais baixa em decorrência desses problemas. Porém, os idosos com alguma doença grave costumam necessitar de períodos maiores de recuperação, com mais complicações decorrentes dessas condições.

As doenças crônicas são um problema grave para os idosos. A maioria deles tem, pelo menos, uma doença crônica e o comum é apresentarem múltiplas condições crônicas, a que se dá o nome de **comorbidade**, demandando cuidados a várias condições simultâneas (Quadro 1-3). Condições crônicas resultam em certas limitações nas atividades da vida diária (AVD) e nas atividades instrumentais da vida diária (AIVD) para vários indivíduos. Quanto mais idade tiver a pessoa, maior a probabilidade de apresentar dificuldades em atividades de autocuidado e vida independente.

 CONCEITO-CHAVE

As doenças crônicas mais predominantes na população idosa são as que podem causar impacto significativo na independência e na qualidade da vida diária.

Doenças crônicas são ainda as principais causas de morte (Tabela 1.2). Nas últimas três décadas, ocorreu um desvio nas taxas de mortalidade resultante de causas

---

QUADRO 1.3 — Dez condições crônicas principais que afetam a população com 65 anos ou mais

1. Artrite
2. Pressão sanguínea elevada
3. Prejuízos auditivos
4. Problemas cardíacos
5. Deficiências visuais (inclusive catarata)
6. Deformações ou prejuízos ortopédicos
7. Diabetes melito
8. Sinusite crônica
9. Febre do feno e rinite alérgica (sem asma)
10. Veias varicosas

Fonte: Centers for Disease Control and Prevention, Chronic Disease Prevention and Health Promotion. Recuperado de http://www.cdc.gov/chronicdisease/index.html

TABELA 1.2	Principais causas de morte de pessoas com 65 anos ou mais

- Doença cardíaca
- Neoplasias malignas
- Doenças respiratórias inferiores crônicas
- Doença vascular encefálica
- Doença de Alzheimer
- Diabetes melito
- Gripe e pneumonia
- Acidentes (lesões não intencionais)
- Nefrite, síndrome nefrótica e nefrose
- Septicemia

Do National Center for Health Statistics. (2016). Tabela 1. *Deaths, percentage of total deaths, and death rates for the 10 leading causes of death in selected age groups, by race and sex: Estados Unidos, 2013*. National Vital Statistics Reports, Vol. 65, No. 2, February 16, 2016. Disponível em: <http://www.cdc.gov/nchs/data/nvsr/nvsr65/nvsr65_02.pdf>.

variadas; houve redução nas mortes por doenças cardíacas e aumento nas mortes por câncer.

 Alerta de domínio conceitual

Ao planejar sessões de instrução de saúde a idosos, abordando os riscos à saúde que enfrentam, o enfermeiro deve orientar sobre riscos para câncer, (sondagem, reconhecimento e tratamento dessa condição). Usualmente, as sessões priorizam doenças cardíacas, embora as mortes decorrentes delas estejam diminuindo, e as decorrentes do câncer, aumentando.

Apesar dos avanços na condição de saúde da população idosa, há disparidades. Pesquisas mostram que minorias de idosos apresentam níveis mais baixos de saúde e funcionamento. A quantidade de hispânicos, negros e asiáticos idosos admitidos tem aumentado em instituições de cuidados a idosos, ao passo que a quantidade de brancos idosos, nessas instituições, está diminuindo (Feng, Fennell, Tyler, Clark e Mor, 2011).

IMPLICAÇÕES DO ENVELHECIMENTO DA POPULAÇÃO

O número crescente de pessoas com mais de 65 anos causa impacto nas agências de saúde e assistência social e nos provedores de atendimento de saúde, inclusive nos enfermeiros gerontólogos que dão assistência para essa população. O aumento do número de idosos obriga essas agências e provedores a prever as necessidades futuras de serviços e o pagamento por eles.

Impacto dos *baby boomers*

Ao prever as necessidades e os serviços para as futuras gerações de idosos, os enfermeiros gerontólogos devem levar em conta as realidades dos *baby boomers* que serão os próximos cidadãos idosos. Seu impacto no aumento da população idosa é tal que está sendo conhecido como onda de maré demográfica ou estatística. Os *baby boomers* começaram a ingressar nos anos de velhice em 2011, continuando até 2030. Embora constituam um grupo bastante diversificado, representando pessoas tão diferentes quanto Bill Clinton, Bill Gates e Cher, apresentam algumas características claramente definidas que os separam dos outros grupos:

- a maioria tem filhos, ainda que a baixa taxa de natalidade nesse grupo signifique que terão menos filhos biológicos a ampará-los na velhice.
- Têm melhor educação do que as gerações anteriores, com pouco mais de metade tendo frequentado uma universidade.
- Sua renda doméstica tende a ser superior à dos demais grupos, em parte devido a duas receitas (três entre quatro mulheres da geração de *baby boomers* estão trabalhando), e a maioria tem casa própria.
- Preferem um estilo de roupa mais casual do que as gerações de idosos anteriores.
- Gostam demais de produtos de alta tecnologia; possivelmente têm computador e passam várias horas conectados, diariamente.
- Seu tempo de lazer é menor do que o de outros adultos e têm maior tendência a relatar estresse no final do dia.
- Como precursores do movimento *fitness*, exercitam-se com maior frequência do que outros indivíduos.

Podem ser feitas algumas suposições relativas à população de *baby boomers* quanto a seu ingresso na velhice. São consumidores de atendimento de saúde mais bem-informados, desejando assumir um papel bastante

 DICA DE COMUNICAÇÃO

Muitos *baby boomers* querem ser consumidores de saúde informados e estão à vontade com a comunicação por email e mensagens de texto. Podem preferir lembretes eletrônicos de consultas e relatórios de exames diagnósticos em vez de telefonemas, valorizando páginas na internet a relatos de dados sobre suas condições e tratamentos. Alguns membros dessa geração, todavia, não estão tão envolvidos com tecnologias, preferindo meios tradicionais de comunicação, portanto é relevante perguntar como preferem se comunicar para a coleta de dados.

ativo em seus cuidados de saúde; seu acesso a informações costuma possibilitar tanto maior conhecimento como profissionais de saúde mais bem qualificados. É bastante provável que não se satisfarão com as condições atuais das casas de longa permanência e exigirão que as instituições sejam equipadas com computadores com acesso à rede junto ao leito, academias esportivas, lanchonete, piscinas e terapias complementares. Suas famílias heterogêneas poderão precisar de atenção especial em razão de exigências potenciais de cuidados de saúde dos vários grupos de padrastos e "avós padrastos". Os planos de serviços e projetos arquitetônicos deverão levar isso em conta.

Prestação e pagamento de serviços

O número crescente de pessoas com mais de 65 anos também causa impacto no governo, a fonte de pagamento de muitos dos serviços de que os idosos necessitam. Essa faixa etária tem taxas superiores de hospitalização, cirurgia e visitas médicas na comparação a outras faixas (Tabela 1.3), com maior probabilidade de esse atendimento ser custeado mais por recursos públicos do que por seguradoras privadas ou pelos próprios idosos.

Menos de 5% da população de idosos estão em casas de longa permanência, em comunidades de vida assistida, ou em outras instituições, em algum momento de suas vidas. Cerca de um em cada quatro idosos permanecerá algum tempo em uma casa de longa permanência, nos últimos anos de vida. A maior parte das pessoas que passam a morar em casas de longa permanência como moradores particulares gasta seus recursos ao término do primeiro ano e requerem apoio governamental para seu atendimento; a maior parte do orçamento do Medicaid é usada em cuidados de longo prazo.

Com o crescimento do percentual da população idosa, a sociedade enfrentará maior demanda da prestação de serviços e de seu pagamento para essa faixa etária. Nessa era de déficits orçamentários, encolhimento de receita e aumento da competição por obtenção de recursos para outros interesses especiais, podem surgir dúvidas sobre a manutenção da capacidade do governo de oferecer aos idosos uma ampla gama de serviços. Pode haver certa preocupação quanto à população de idosos estar utilizando uma quantidade desproporcional de recursos provenientes dos impostos e seja necessário estabelecer limites.

Os enfermeiros gerontólogos devem se envolver ativamente em discussões e decisões relativas ao uso racional dos serviços para que os direitos dos idosos sejam expressos e protegidos. Da mesma forma, devem assumir a liderança no desenvolvimento de métodos com eficiência de custos para o oferecimento de cuidados que não comprometam a qualidade dos serviços para essa população.

> **CONCEITO-CHAVE**
>
> Os enfermeiros gerontólogos precisam garantir que as tentativas de contenção de custos não coloquem em risco o bem-estar dos idosos.

APLICANDO CONHECIMENTO NA PRÁTICA

Geographical Variation in Health-Related Quality of Life Among Older US Adults, 1997-2010

Fonte: Kachan, D., Tannebaum, S. L., LeBanc, W. G., McClure, L. A., & Lee, D. J. (2014). Preventing Chronic Disease, 11:140023. doi: 10.5888/pcd11.140023#_blank. Disponível em: <http://dx.doi.org/10.5888/pcd11.140023>.

Ainda que a qualidade de vida relativa à saúde seja entendida como previsor de morbidade e mortalidade, não há uma investigação dessa variação geográfica. Essa pesquisa pretendeu investigar o assunto, comparando a HRQOL em todos os estados e no Distrito de Colúmbia, usando o Índice de Limitação de Saúde e Atividade, em que valores mais altos indicaram saúde melhor. Dados do Levantamento Nacional de Saúde por Entrevistas, para pessoas a partir de 65 anos foram analisados como parte da pesquisa.

A pesquisa constatou taxas mais baixas de saúde entre moradores do Alasca, Alabama, Arkansas, Mississippi e West Virginia; e as mais elevadas entre moradores do Arizona, Delaware, Nevada, New Hampshire e Vermont. Moradores do noroeste apresentaram taxas de saúde mais altas do que os do meio-oeste e sul, após ajustes de estatísticas sociológicas, comportamentos de saúde e tipo de levantamento. Observou-se que idosos que migraram do sul para outros estados tinham taxas mais altas de incapacitação. Moradores idosos da Flórida apresentaram expectativa de vida mais elevada do que idosos de outros estados, fato atribuído a maior obediência a recomendações de exercícios físicos e a

TABELA 1.3	Duração média da permanência hospitalar					
Idade (anos)	< 18	18-44	45-64	65-74	75-84	85+
Dias de permanência	4,8	3,6	5	5,4	5,7	5,6

National Center for Health Statistics. (2013). *Health, United States, 2013. Table 98. Average length of stay in nonfederal short-stay hospitals, by sex, age, and selected first-listed diagnosis: United States, selected years 1990–2010.* Disponível em: <http://www.cdc.gov/injury/wisqars/pdf/leading_causes_of_death_by_age_group_2011-a.pdf>.

menor uso do cigarro. Moradores idosos do Alasca apresentaram a mais alta prevalência de bebida de todos os estados, o que pode contribuir para escores de saúde mais baixos dessa população.

Entender as diferenças na condição de saúde entre os estados e os fatores que as influenciam pode ajudar a identificar e adaptar necessidades de promoção e educação de saúde a pessoas de todas as idades, capazes de contribuir para gerações futuras mais saudáveis de idosos.

APRENDENDO NA PRÁTICA

Você se encontra na sala de descanso de uma unidade hospitalar, em que vários enfermeiros estão comendo o bolo de aniversário de 66 anos de idade da enfermeira Clara. "Estou muito feliz por ter colaboradores como vocês e um trabalho que me dá um senso de propósito", comentou a aniversariante, no agradecimento a todos, saindo em seguida da sala.

A enfermeira Bete, em voz baixa, comentou com a pessoa a seu lado, "Não consigo entender. Tenho metade da idade da Clara e esse trabalho retira minhas energias; assim, o mesmo deve acontecer a ela. E mais, é comum termos de realizar o trabalho pesado que ela não consegue fazer".

"Sei que ela não tem as capacidades físicas que alguns podem ter", diz a enfermeira Eliana, "mas, sem dúvida, ela é uma fonte sólida de informações e os pacientes a amam".

"Sim, mas isso não me alivia, quando tenho de agir por ela", reage a enfermeira Bete.

Quais são os desafios de haver gerações diferentes no local de trabalho? Devem os funcionários com mais idade ter benefícios e, em caso positivo, o que pode ser feito para isso?

EXERCÍCIOS DE PENSAMENTO CRÍTICO

1. Quais os fatores que influenciam o desejo da sociedade de oferecer assistência aos idosos e evidenciar uma atitude positiva em relação a eles (p. ex., condições econômicas gerais para todas as faixas etárias)?
2. Listar as mudanças antecipadas nas características da população futura de idosos e descrever suas implicações para a enfermagem.
3. Quais problemas as mulheres idosas podem ter, em consequência da diferença de sexo, na expectativa de vida e na receita financeira?
4. Citar algumas diferenças entre americanos idosos brancos e negros.

Resumo do capítulo

Aumentos na expectativa de vida resultaram em pessoas com mais de 65 anos atualmente constituindo mais de 13% da população americana. Apesar do aumento da expectativa de vida, em geral, a da população negra é mais baixa do que a da branca, reforçando a importância da abordagem de problemas de saúde e sociais ao longo das etapas de vida, promovendo expectativas de vida maiores e mais saudáveis. Além do prolongamento da vida, é também necessário se preocupar com a compressão da morbidade de modo a garantir mais anos de vida qualificados.

A principal fonte de plano de saúde dos idosos americanos é o Medicare. O Medicaid proporciona seguro-saúde suplementar a pessoas com baixa renda.

Embora condições graves acometam idosos a uma taxa menor do que aos mais jovens, quando elas ocorrem na população idosa costumam resultar em mais complicações e períodos mais longos de recuperação. As doenças crônicas são os principais problemas de saúde entre os idosos, com uma maioria sendo afetada por, pelo menos, uma doença crônica. As condições crônicas contribuem para as principais causas de morte.

Os *baby boomers*, um grupo formado por pessoas nascidas entre 1946 e 1964, começaram a ingressar na velhice e estão alterando o perfil da população idosa. Apresentam alta diversidade e são mais bem-educados, têm menos filhos, receita doméstica maior e fazem mais uso da tecnologia do que as gerações anteriores. Os enfermeiros gerontólogos serão desafiados a admitir a diversidade entre os idosos quando auxiliarem essas pessoas a promoverem a saúde e a realizarem atividades de controle de doenças.

Recursos *online*
National Center for Health Statistics
http://www.cdc.gov/nchs

Bibliografia

Feng, Z., Fennell, M. L., Tyler, D. A., Clark, M., & Mor, V. (2011). Growth of racial and ethnic minorities in U.S. nursing homes driven by demographics and possible disparities in options. *Health Affairs, 33*(7), 1358–1365.

Fries, J. F. (1980). Aging, natural death, and the compression of morbidity. *New England Journal of Medicine, 303*(3), 130–135.

Sutin, A. R., Stephan, Y., Carretta, H., & Terracciano, A. (2014). Perceived discrimination and physical, cognitive, and emotional health in older adulthood. *American Journal of Geriatric Psychiatry, 22*(3), 164–167.

Swartz, A. (2008). James Fries: healthy aging pioneer. *American Journal of Public Health, 98*(7), 1163–1166.

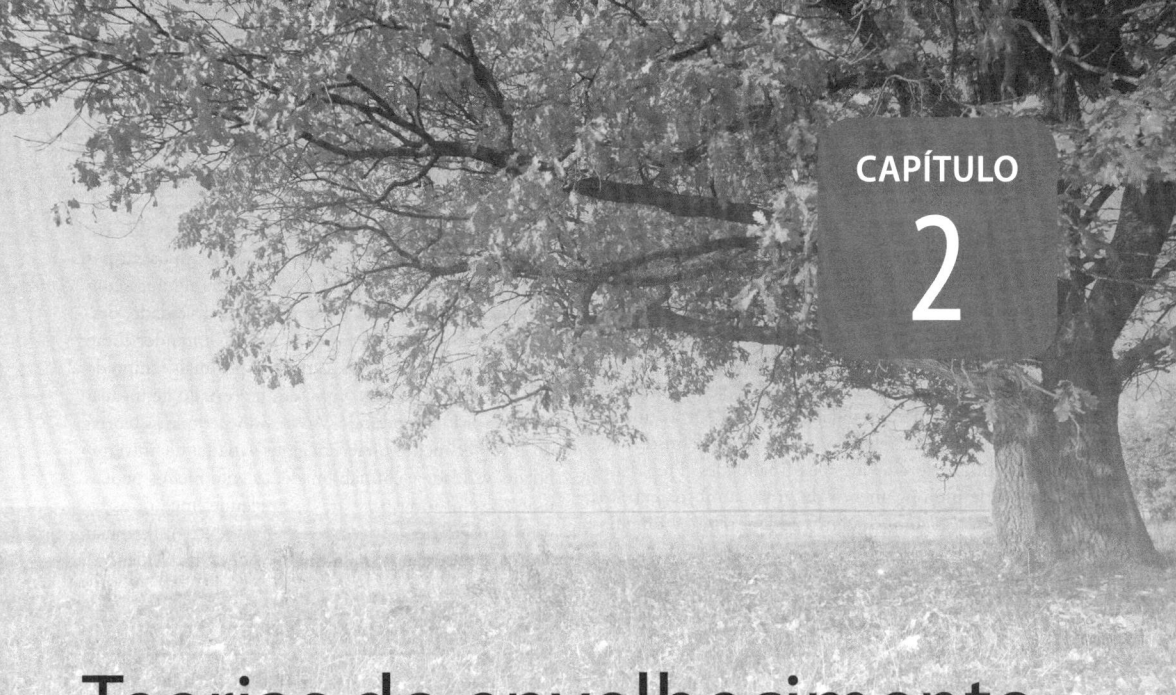

CAPÍTULO 2

Teorias do envelhecimento

VISÃO GERAL

Teorias biológicas do envelhecimento
  Teorias estocásticas
  Teorias não estocásticas

Teorias sociológicas do envelhecimento
  Teoria do desengajamento
  Teoria da atividade
  Teoria da continuidade
  Teoria da subcultura
  Teoria da estratificação etária

Teorias psicológicas do envelhecimento
  Etapas do desenvolvimento
  Transcendência gerontológica

Teorias de enfermagem relativas ao envelhecimento
  Teoria das consequências funcionais
  Teoria do florescimento
  Teoria do envelhecimento de sucesso

Aplicação das teorias do envelhecimento à prática da enfermagem

OBJETIVOS DE APRENDIZAGEM

A leitura deste capítulo possibilitará a você:

1. Discutir a mudança de foco em relação à aprendizagem dos fatores que influenciam o envelhecimento.
2. Listar as principais teorias biológicas do envelhecimento.
3. Descrever as principais teorias psicossociais do envelhecimento.
4. Identificar os fatores que promovem um processo saudável de envelhecimento.
5. Descrever a forma pela qual enfermeiros gerontólogos conseguem aplicar teorias do envelhecimento a sua prática.

TERMOS PARA CONHECER

Envelhecimento: o processo de envelhecer, iniciado no nascimento

Teorias não estocásticas: explicam o envelhecimento biológico como consequência de um processo complexo e predeterminado

Teorias estocásticas: entendem os efeitos do envelhecimento biológico como resultantes de ataques do ambiente interno e externo

Durante séculos, as pessoas se perguntam sobre o mistério do **envelhecimento**, buscando compreendê-lo; algumas com a esperança de alcançar a juventude eterna, outras querendo a chave da imortalidade. Ao longo da história, ocorreram várias buscas da fonte da juventude e a mais famosa remonta a Ponce de León. As relíquias dos antigos egípcios e chineses mostram evidências de preparados para prolongar a vida ou alcançar a imortalidade, e muitas outras culturas propuseram regimes alimentares específicos, misturas de ervas e rituais com as mesmas finalidades. Preparados antigos de prolongamento da vida, como os extratos feitos com testículos de tigre, podem parecer ridículos se comparados com medidas mais modernas, como injeções de tecido embrionário e *botox*. Mesmo pessoas que não aprovam tais práticas podem fazer uso de elementos nutricionais, cremes estéticos e *spas* exóticos, que prometem a manutenção da juventude e o retardo do início ou do surgimento da velhice.

Não há um fator único conhecido como causador do envelhecimento ou com poder de evitá-lo; assim, é irreal achar que uma única teoria possa explicar as complexidades desse processo. Pesquisas sobre o envelhecimento biológico, psicológico e social continuam a ser realizadas e, ainda que parte desse interesse se concentre em obter a juventude eterna, a maioria das pesquisas sérias busca melhor entendimento do processo de envelhecimento para que os indivíduos possam passar por essa etapa com mais saúde, postergando algumas consequências negativas associadas a ela. Na verdade, pesquisas recentes concentram-se mais em aprender como manter saudáveis e ativas as pessoas por mais tempo do que em prolongar suas vidas, em um estado de incapacidade por longo período. Ao reconhecer que as teorias do envelhecimento oferecem graus variados de universalidade, validade e confiabilidade, os enfermeiros podem usar essas informações para compreender melhor os fatores capazes de, positiva e negativamente, influenciar a saúde e o bem-estar de indivíduos de todas as idades.

TEORIAS BIOLÓGICAS DO ENVELHECIMENTO

O processo de envelhecimento biológico é diferente não apenas entre as espécies, mas também entre os indivíduos. Algumas assertivas gerais podem ser feitas sobre as mudanças antecipadas nos órgãos, como descrito no Capítulo 5; todavia, não há dois indivíduos que envelheçam da mesma maneira (Fig. 2.1). Serão encontrados graus variados de mudanças fisiológicas, capacidades

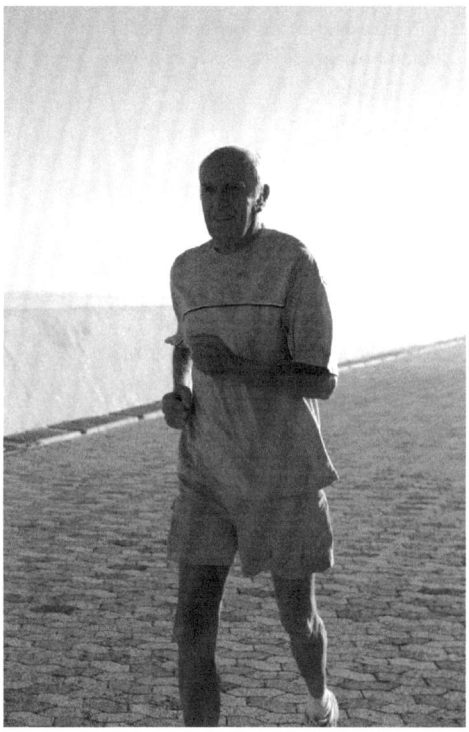
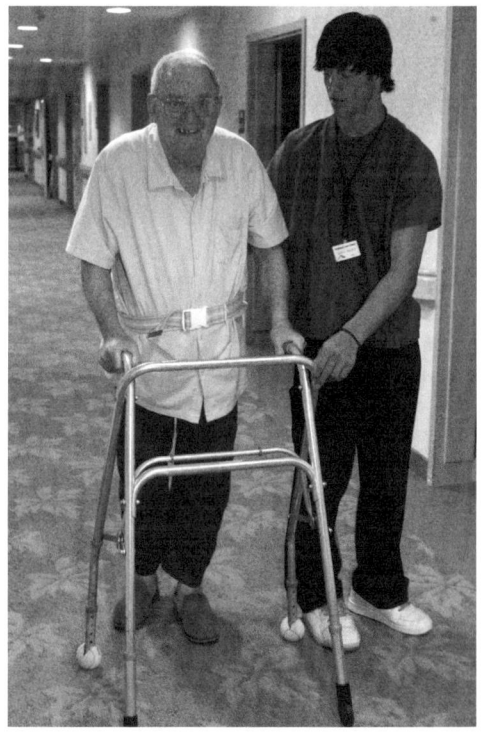

FIGURA 2.1 • Envelhecer é um processo marcadamente individual, demonstrado pelas diferenças entre pessoas da mesma idade.

e limitações em determinada faixa etária. Além disso, a taxa de envelhecimento entre diferentes sistemas do organismo, em um único indivíduo, pode variar, com determinado sistema mostrando declínio significativo, enquanto outro não evidencia mudanças importantes.

> **CONCEITO-CHAVE**
>
> O processo de envelhecimento varia não somente entre indivíduos, mas também nos diferentes sistemas do organismo de um mesmo indivíduo.

Para explicar o envelhecimento biológico, há teóricos que pesquisaram vários fatores, internos e externos ao corpo humano, dividindo-os em duas categorias: estocásticos e não estocásticos. As **teorias estocásticas** entendem os efeitos do envelhecimento como resultantes de ataques aleatórios do ambiente interno e externo. As **teorias não estocásticas** entendem as alterações do envelhecimento em consequência de um processo complexo e predeterminado.

Teorias estocásticas

Teoria do elo cruzado

Propõe que a divisão celular é ameaçada por radiação ou uma reação química em que um agente da ligação cruzada se agrega a uma linhagem do DNA, evitando a repartição normal das linhagens durante a mitose. Com o tempo, mediante acúmulo desses agentes do elo cruzado, dá-se a formação de agregados densos que impedem o transporte intracelular; logo, os órgãos e os sistemas do organismo falham. Um dos efeitos do elo cruzado no colágeno (tecido conectivo importante nos pulmões, no coração, nos vasos sanguíneos e nos músculos) é a redução da elasticidade tecidual, associada a muitas mudanças relativas à idade.

Teoria dos radicais livres e da lipofucina

A teoria dos radicais livres sugere que envelhecer resulta de um metabolismo oxidativo e de efeitos dos radicais livres (Hayflick, 1985). Os radicais livres são moléculas altamente instáveis e reagentes, com uma carga elétrica excedente gerada pelo metabolismo do oxigênio. Podem advir do metabolismo normal, de reações com outros radicais livres, ou da oxidação do ozônio, de pesticidas e outros poluentes. Essas moléculas podem danificar proteínas, enzimas e o DNA pela substituição de moléculas com informações biológicas úteis por moléculas defeituosas, criadoras de alterações genéticas. Acredita-se que esses radicais livres se autoperpetuam, isto é, geram outros radicais livres. O declínio físico do corpo ocorre, com o tempo, devido ao acúmulo dos danos decorrentes dessas moléculas. O organismo, entretanto, tem antioxidantes naturais capazes de contra-atacar, até certo ponto, os efeitos dos radicais livres. Além disso, betacaroteno e as vitaminas C e E são antioxidantes que oferecem proteção contra esses radicais.

Há um grande interesse no papel dos "pigmentos do envelhecimento" da lipofucina – um derivado da oxidação das lipoproteínas que pode ser visto apenas com microscópio fluorescente – no processo de envelhecimento. Pelo fato de a lipofucina ser associada à oxidação de lipídeos insaturados, acredita-se que tenha um papel semelhante ao dos radicais livres, no processo de envelhecimento. Com o acúmulo da lipofucina, há interferência na difusão e no transporte de metabólitos essenciais e de moléculas portadoras de informações nas células. Há uma relação positiva entre a idade de uma pessoa e a quantidade de lipofucina no organismo. Pesquisadores descobriram a presença dessa substância em outras espécies, em quantidades proporcionais ao seu período de vida (p.ex., um animal com um décimo de tempo de vida de uma pessoa acumula lipofucina a uma taxa cerca de 10 vezes maior do que a dos seres humanos).

Teorias do uso e desgaste

A comparação do desgaste corporal com máquinas que perdem a capacidade de funcionamento com o tempo surgiu durante a Revolução Industrial. As teorias do uso e desgaste atribuem o envelhecimento ao uso repetitivo do corpo e a lesões repetidas causadas com o passar do tempo, enquanto o corpo desempenha suas funções altamente especializadas. Tal como qualquer máquina complicada, o corpo funcionará com menos eficiência em virtude do uso prolongado e de inúmeras agressões ao organismo (p.ex., tabagismo, dieta insatisfatória e abuso de substâncias).

Nos últimos anos, os efeitos do estresse na saúde física e psicológica têm sido amplamente discutidos. O estresse sofrido pelo organismo pode causar efeitos adversos, levando a condições como úlceras gástricas, ataques cardíacos, tireoidite e dermatoses inflamatórias. Entretanto, pelo fato de as pessoas reagirem de forma diversa aos estresses da vida – tanto há as que ficam sobrecarregadas com uma agenda da agitada rotina moderna, quanto as que podem frustrar-se diante de um ritmo lento e monótono –, o papel do estresse no envelhecimento é inconclusivo.

Teorias evolucionistas

As teorias evolucionistas do envelhecimento estão relacionadas com genética e levantam a hipótese de que as diferenças no processo de envelhecimento e na longevidade das várias espécies resultam de uma interposição de processos de mutação e seleção natural (Ricklefs, 1998; Gavrilov e Gavrilova, 2002). Atribuir o envelhecimento ao processo de seleção natural associa essas teorias àquelas que fundamentam a evolução.

Existem vários grupos gerais de teorias que associam envelhecimento e evolução. A *teoria do acúmulo de mutações* sugere que o envelhecimento é consequência do declínio, com a idade, da força da seleção natural. Em outras palavras, as mutações genéticas que afetam as crianças serão finalmente eliminadas porque estas não terão vivido o suficiente para se reproduzir e passar aquelas mutações a outras gerações. Entretanto, mutações genéticas que surgem posteriormente na vida acumular-se-ão porque os idosos por elas afetados já as terão passado aos descendentes.

A teoria da pleiotropia antagônica sugere que genes mutantes acumulados ao longo da vida que causam efeitos negativos tardios podem ter efeitos benéficos precoces. Pressupõe-se que isso aconteça em razão de os efeitos desses genes aparecerem de forma oposta no final de vida daquela no começo de vida, ou em razão de um determinado gene poder apresentar múltiplos efeitos entre positivos e negativos.

A *teoria soma descartável* difere das demais teorias evolucionistas. Ela postula que envelhecer está mais relacionado com o uso da energia do corpo do que com a genética. Sustenta que o organismo precisa usar energia para o metabolismo, a reprodução, a manutenção das funções e os reparos e que, com o suprimento finito de energia dos alimentos para realizar tais funções, resulta algum comprometimento. Pela evolução, os organismos aprenderam a priorizar o gasto de energia para as funções reprodutivas, mais do que para outras funções capazes de manter indefinidamente o organismo; assim, sobrevêm, finalmente, declínio e morte.

CONCEITO-CHAVE

As teorias evolucionistas sugerem que envelhecer "é, fundamentalmente, consequência de forças evolucionistas, e não de idiossincrasias bioquímicas ou celulares... um fenômeno mais darwiniano do que bioquímico" (Rose, 1998).

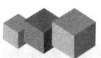

Alerta de domínio conceitual

A teoria evolucionista do envelhecimento propõe que as pessoas estão vivendo mais tempo em razão da ênfase na seleção natural por reprodução, ao passo que a teoria biogerontológica do envelhecimento atribui uma vida mais longa à prevenção e ao controle dos elementos patogênicos.

Biogerontologia

O estudo da relação entre envelhecimento e processos de doença é chamado de *biogerontologia* (Miller, 1997). Bactérias, fungos, vírus e outros organismos podem ser responsáveis por algumas mudanças fisiológicas durante o processo de envelhecimento. Em alguns casos, esses patógenos podem estar presentes no corpo durante décadas, antes de começarem a influenciar os sistemas do organismo. Ainda que não haja evidências conclusivas ligando esses organismos ao declínio do corpo, vem sendo estimulado o interesse por essa teoria pelo fato de tanto as pessoas como os animais terem expectativa de vida maior mediante o controle ou a eliminação de alguns patógenos, por meio de imunizações e fármacos antimicrobianos.

Teorias não estocásticas

Apoptose

Processo contínuo de morte celular programada em razão de eventos bioquímicos (Green, 2011). Nesse processo, a célula encolhe, ocorrendo fragmentação nuclear e do DNA, ainda que a membrana conserve a integridade. É diferente da morte celular que ocorre por lesão, em que há edema da célula e perda da integridade da membrana. De acordo com essa teoria, tal morte celular programada é parte do processo normal de desenvolvimento, que continua ao longo da vida.

Teorias genéticas

Entre as teorias genéticas mais antigas, a do *envelhecimento programado* defende que animais e pessoas nascem com um programa genético ou um relógio biológico, que predetermina o tempo de vida (Hayflick, 1965). Vários estudos apoiam essa ideia de um programa genético predeterminado para um período de vida. Por exemplo, algumas pesquisas mostram uma relação positiva entre idade dos pais e tempo de vida dos filhos. Além disso, ensaios de proliferação celular *in vitro* demonstram que várias espécies têm um número finito de divisões celulares. Fibroblastos de tecido embrionário passam por um número maior de divisões celulares do que os derivados de tecido adulto e, entre várias espécies, quanto maior o período de vida, maior o número de divisões celulares. Esses estudos apoiam a teoria de que a senescência – o processo de envelhecimento – está sob controle genético e ocorre no nível celular (Harvard Gazette Archives, 2001; Martin, 2009; University of Illinois at Urbana-Champaign, 2002).

A *teoria do erro* também propõe uma determinação genética do envelhecimento. Defende que mutações genéticas são responsáveis pelo envelhecimento porque causam o declínio de órgãos em consequência de mutações celulares que se autoperpetuam, como as mostradas na Figura 2.2.

Alguns teóricos acreditam que o envelhecimento ocorresse quando uma substância do crescimento falha em ser produzida, levando à interrupção do crescimento e da reprodução das células. Outros levantaram hipóte-

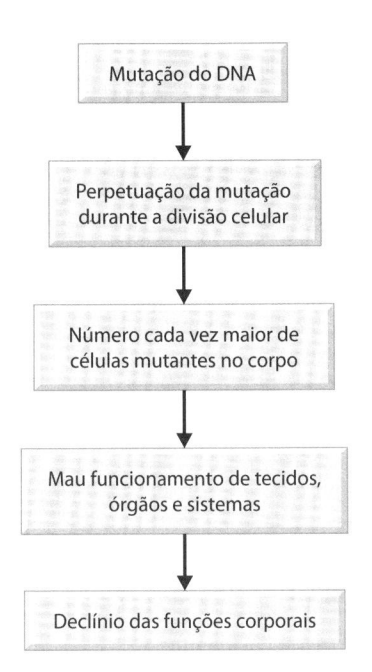

FIGURA 2.2 • A teoria do erro também propõe uma determinação genética do envelhecimento.

Fluxograma: Mutação do DNA → Perpetuação da mutação durante a divisão celular → Número cada vez maior de células mutantes no corpo → Mau funcionamento de tecidos, órgãos e sistemas → Declínio das funções corporais

ses de que um fator de envelhecimento responsável pelo desenvolvimento e pela maturidade celular ao longo da vida é produzido em excesso, apressando, assim, o envelhecimento. Há os que supõem que a capacidade celular para funcionar e dividir-se fica prejudicada. Embora tenham sido realizadas pesquisas mínimas em apoio à teoria, envelhecer pode resultar de uma capacidade reduzida do ácido ribonucleico para sintetizar e traduzir mensagens.

> **PARA REFLETIR**
>
> Quais padrões de envelhecimento são aparentes em sua família biológica? O que você pode fazer para influenciá-los?

Reações autoimunes

Acredita-se que os órgãos primários do sistema imune, o timo e a medula óssea, possam ser influenciados pelo processo de envelhecimento. A reação imune reduz-se após a fase de adulto jovem. O peso do timo diminui durante a vida adulta, da mesma forma que a capacidade de produzir diferenciação das células T. O nível do hormônio do timo é menor após 30 anos de vida e não é detectável no sangue de pessoas com mais de 60 anos (Goya, Console, Herenu, Brown e Rimoldi, 2002; Williams, 1995). Relacionado a isso, há declínio na resposta imune humoral, retardo na rejeição a aloenxertos de pele e redução na intensidade da hipersensibilidade retardada e na resistência a tumores celulares. As células-tronco da medula óssea funcionam com menos eficiência. A redução na função imune fica evidente por um aumento na incidência de infecções e de muitos cânceres com o envelhecimento.

Alguns teóricos creem que a redução nas atividades imunes também pode aumentar a resposta autoimune com o envelhecimento. Uma das hipóteses relativa ao papel das reações autoimunes no processo de envelhecimento é a de que as células sofrem mudanças com o passar do tempo, com o corpo enganando-se ao identificar essas células envelhecidas e irregulares como agentes estranhos, passando a criar anticorpos para atacá-las. Outra explicação para essa reação pode ser a de que as células estão normais na velhice, embora uma ruptura no sistema de memória químico-imunológica do organismo leve a uma interpretação errada das células nor-

ESTUDO DE CASO

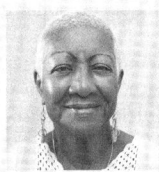

Você se voluntaria para uma organização de serviços envolvida em vários projetos comunitários. D. Augusta, uma das voluntárias com quem trabalha, informa a você e a outros voluntários que ela e o marido se tornaram distribuidores de "um produto fantástico que faz você parecer e sentir-se mais jovem". Alega que ambos vêm usando o produto há quase um ano e viram melhoras significativas na aparência e sensações. O casal tem quase 70 anos de idade e permanece atraente e ativo.

D. Augusta distribui convites aos voluntários para um encontro na casa dela, de modo que sejam transmitidas informações sobre os produtos. Muitos mostram grande interesse e indicam que comparecerão. Um dos voluntários vira-se, depois, para você e diz "Você é enfermeira. Acha que essas coisas funcionam?".

DESENVOLVENDO O PENSAMENTO CRÍTICO

- Como os consumidores podem avaliar as informações a respeito de produtos contra o envelhecimento?
- Quais conselhos baseados em evidências podem ser dados às pessoas que envelhecem, ajudando-as a reduzir o potencial de alguns efeitos negativos desse processo?

mais como substâncias "estranhas". Formam-se anticorpos para atacar e livrar o organismo dessas substâncias, com a consequente morte celular.

Teorias neuroendócrina e neuroquímica

Sugerem que envelhecer resulta de mudanças no cérebro e nas glândulas endócrinas. Alguns teóricos alegam que hormônios específicos da hipófise anterior promovem o envelhecimento. Outros acham que um desequilíbrio químico no cérebro prejudica a divisão celular saudável por todo o corpo.

Teorias da radiação

A relação entre radiação e idade continua a ser investigada. Pesquisas com ratos, camundongos e cães mostram que o tempo de vida se reduz consequente a doses não letais de radiação. Sabe-se que a exposição repetida à radiação ultravioleta causa elastose solar, o enrugamento da pele semelhante ao que se dá na "velhice", consequência da substituição do colágeno pela elastina. Essa radiação ultravioleta também é um dos fatores do desenvolvimento de câncer de pele. A radiação pode induzir mutações celulares que promovem o envelhecimento.

Teorias nutricionais

A importância de se ter uma boa alimentação ao longo da vida é tema constante em uma sociedade conscientizada quanto à nutrição. Não há mistérios em relação ao impacto da alimentação na saúde e no envelhecimento. Sabe-se que a obesidade aumenta o risco de muitas doenças, além de encurtar a vida (NIDDK, 2001; Preston, 2005; Taylor e Ostbye, 2001).

A qualidade da alimentação é tão importante quanto a quantidade. Deficiências de vitaminas e de outros nutrientes e o excesso destes, como o de colesterol, podem causar muitos processos de doença. Recentemente, a influência dos suplementos alimentares no processo de envelhecimento tem recebido maior atenção; a vitamina E, o pólen de abelhas, o ginseng, a centelha asiática, a menta e as algas estão entre os nutrientes que parecem promover uma vida saudável e longa (Margolis, 2000; Smeeding, 2001). Embora ainda não esteja bem compreendida a relação completa entre dieta e envelhecimento, já se conhece o suficiente para sugerir que uma boa dieta pode minimizar ou eliminar alguns efeitos danosos do processo de envelhecimento.

> **CONCEITO-CHAVE**
>
> É importante que os enfermeiros orientem os idosos a analisar bem os produtos que, alegadamente, causam, interrompem ou revertem o processo de envelhecimento.

Teorias ambientais

São conhecidos vários fatores ambientais que ameaçam a saúde, possivelmente associados ao processo de envelhecimento. A ingestão de mercúrio, chumbo, arsênico, isótopos radiativos, alguns pesticidas e outras substâncias pode causar mudanças patológicas nos seres humanos. Fumar e inalar a fumaça do tabaco e outros elementos que poluem o ar também traz efeitos adversos. Finalizando, excessiva densidade populacional, elevados níveis de ruído e outros fatores ambientais parecem influenciar a forma como envelhecemos.

> **PARA REFLETIR**
>
> Você acha que é responsabilidade dos enfermeiros proteger e melhorar o ambiente? Por quê?

TEORIAS SOCIOLÓGICAS DO ENVELHECIMENTO

Teoria do desengajamento

As teorias sociológicas tratam do impacto da sociedade nos adultos idosos e vice-versa. São teorias que costumam refletir a visão em voga sobre os idosos. As normas sociais influenciaram a forma de se entender os papéis e as relações das pessoas mais velhas.

Desenvolvida por Elaine Cumming e William Henry, a teoria do desengajamento (Cumming, 1964; Cumming e Henry, 1961) é uma das primeiras teorias do envelhecimento, sendo a mais controvertida e amplamente discutida. Entende o envelhecimento como um processo em que indivíduo e sociedade, gradativamente, retraem-se ou desvinculam-se, um do outro, para a satisfação e o benefício mútuos. O benefício para as pessoas é o de conseguirem refletir e centrar-se em si mesmas, estando liberadas dos papéis sociais. O valor do desengajamento para a sociedade reside no fato de que alguma forma de ordenamento está sendo estabelecida para a transferência de poder dos mais velhos para os jovens, possibilitando à sociedade a manutenção do seu funcionamento mesmo após a morte de seus membros. A teoria não explicita se é a sociedade ou o indivíduo que inicia o processo de desengajamento.

Ficam óbvias várias dificuldades com essa ideia, e a teoria está, no momento, desacreditada (Johnson, 2009). Muitos idosos querem permanecer integrados e não desejam que sua principal satisfação se restrinja à reflexão sobre os anos de juventude. Senadores, juízes da Suprema Corte, professores universitários e muitos voluntários idosos estão entre aqueles que costumam alcançar satisfação quando não se desvinculam da sociedade, oferecendo a ela um serviço importante. Devido a saúde do indivíduo, as práticas culturais, as normas sociais e outros fatores que podem influenciar em que grau a pessoa participará na sociedade durante os próximos anos, há críticos dessa teoria que alegam que o desengajamento não seria necessário se a sociedade melhorasse os cuidados de saúde e os recursos financeiros para essa população, além de ampliar sua integração, oportunidades e o respeito que ela merece.

Um exame criterioso da população estudada no desenvolvimento da teoria do desengajamento aponta suas limitações. O padrão de desvinculação descrito por Cumming e Henry baseou-se em um estudo de 172 pessoas de classe média, entre 48 e 68 anos de idade; um grupo cujos integrantes tinham, além de moradias confortáveis, renda, educação e prestígio profissional maiores do que a população idosa em geral. Não houve participantes negros ou pessoas com doenças crônicas no estudo. Aconselha-se cautela na generalização dos achados para toda a população de idosos, visto que o estudo foi realizado com menos de 200 pessoas que, normalmente, não representam a média dos idosos (esse estudo exemplifica algumas limitações das pesquisas gerontológicas anteriores à década de 1970). Embora os enfermeiros devam considerar que algumas pessoas idosas possam querer se desvincular do núcleo social, não se trata, necessariamente, de um processo que se possa esperar de todos os indivíduos dessa faixa etária.

Teoria da atividade

Opostamente à teoria do desengajamento, a da atividade afirma que uma pessoa idosa deve manter o estilo de vida da meia-idade, negando, o máximo possível, a existência da velhice; afirma, ainda, que a sociedade deve aplicar à vida dos idosos as mesmas normas que aplica aos indivíduos de meia-idade, sem defender a redução de atividade, interesse e envolvimento à medida que seus membros envelhecem (Havighurst, 1963). É uma teoria que sugere formas de manter a atividade na presença de múltiplas perdas associadas ao processo de envelhecimento, por exemplo, substituindo as atividades físicas por intelectuais, consequente à redução da capacidade física, e o papel profissional por outros, depois da aposentadoria, estabelecendo novas amizades diante da perda das antigas. Em vez de aceitação, deve haver resistência e vitória diante de uma saúde que declina, papéis que são perdidos, recursos financeiros menores, círculo de amizades diminuído e outros obstáculos à manutenção de uma vida ativa.

Essa teoria tem seus méritos. Costuma-se acreditar que a atividade seja mais aceitável do que a inatividade, uma vez que se manter ativo facilita o bem-estar físico, mental e social. Tal como uma profecia que se autorrealiza, a expectativa de uma vida ativa na velhice pode ser concretizada para o bem dos adultos idosos e da sociedade. Consequente à visão negativa que a sociedade tem da inatividade, estimular um estilo de vida ativo entre os idosos é coerente com os valores sociais. Também em apoio à teoria da atividade está a relutância de muitos idosos em se aceitarem como idosos.

Um dos problemas relativos a essa teoria está no pressuposto de que a maioria dos idosos deseja, e é capaz de manter, um estilo de vida da meia-idade. Alguns indivíduos querem que seu mundo diminua de modo a organizarem a redução das próprias capacidades ou sua preferência por papéis menos ativos. Vários idosos não têm recursos físicos, emocionais, sociais ou econômicos para manter papéis ativos na sociedade. Enquanto se espera que tenham um estilo de vida ativo da meia-idade, com uma renda menor do que a metade da renda dos indivíduos de meia-idade, os idosos podem achar que a sociedade está lhes passando mensagens conflitantes. Há necessidade de mais pesquisas e compreensão sobre os efeitos nos idosos que não têm mais a capacidade de atender às expectativas de se manterem ativos.

Teoria da continuidade

A teoria da continuidade do envelhecimento, também conhecida como teoria do desenvolvimento, associa personalidade e predisposição para determinadas ações na velhice a fatores semelhantes em outras fases das etapas de vida (Neugarten, 1964). Diz-se que a personalidade e padrões básicos de comportamento permanecem inalterados quando o indivíduo envelhece. Por exemplo, pessoas ativas aos 20 anos de idade serão, provavelmente, ativas aos 70, enquanto jovens reclusos não serão mais sociáveis ao envelhecer. Padrões desenvolvidos ao longo do tempo determinarão se as pessoas permanecerão envolvidas e ativas ou se se afastarão e ficarão inativas.

O reconhecimento de que aspectos peculiares de cada pessoa possibilitam adaptações múltiplas ao envelhecimento e que há um potencial para uma variedade de reações confere validade e sustentação a essa teoria. Envelhecer é um processo complexo e a teoria da continuidade dá mais ênfase a isso do que outras teorias. Embora a totalidade das implicações e do impacto dessa teoria promissora esteja ainda em estágio de pesquisa, ela oferece uma perspectiva razoável. Além do mais, incentiva os jovens a considerar que suas atividades presentes formam uma base para seu próprio futuro como adultos idosos.

> **CONCEITO-CHAVE**
>
> Padrões psicológicos básicos são coerentes ao longo da vida.

Teoria da subcultura

Trata-se de uma teoria que encara o idoso como parte de um grupo com normas, crenças, expectativas, hábitos e questões distintos que os separam do resto da sociedade (Rose, 1965). A formação de uma subcultura pelos idosos seria uma reação às atitudes e tratamento negativos de parte da sociedade. Pessoas de mais idade são aceitas pelo grupo da própria faixa etária, sentindo-se ali mais confortáveis. Um dos componentes dessa teoria defende uma reforma social e fortalecimento das populações de idosos, de modo que seus direitos e necessidades possam ser respeitados.

Diante da diversificação da população de idosos, de maior acolhimento de suas necessidades e do reconhecimento de seu poder, pode-se pensar que essa teoria tem, atualmente, menos relevância do que tinha na década de 1960, quando foi apresentada.

Teoria da estratificação etária

Desenvolvida na década de 1970, essa teoria sugere que a sociedade está estratificada por faixas etárias (Riley, Johnson e Foner, 1972). Pessoas de uma mesma faixa etária costumam ter experiências, crenças, atitudes e transições de vida similares, que lhes propiciam uma história pessoal a ser compartilhada. Novas faixas etárias formam-se continuamente, com o nascimento de outras pessoas, sendo, então, dinâmica a interação entre sociedade e população que envelhece. Com o envelhecimento de cada grupo etário, nele há uma experiência única com a sociedade, inclusive uma influência sobre esta, configurando-se uma interdependência entre a sociedade e o grupo.

> **PARA REFLETIR**
>
> Qual é sua expectativa quanto à diferença entre a experiência de envelhecimento das gerações X e Y e entre a dos *baby boomers* e seus pais?

TEORIAS PSICOLÓGICAS DO ENVELHECIMENTO

Etapas do desenvolvimento

As teorias psicológicas do envelhecimento investigam os processos mentais, o comportamento e os sentimentos das pessoas durante as etapas da vida, além de alguns mecanismos usados por elas para o enfrentamento dos desafios que encontram na velhice. Entre essas teorias, há as que descrevem o processo de envelhecimento psicológico saudável advindo da realização bem-sucedida das etapas do desenvolvimento. As etapas do desenvolvimento são os desafios que precisam ser enfrentados e os ajustes a serem feitos em resposta a experiências de vida que são parte do crescimento contínuo do adulto ao longo da vida.

Erik Erikson (1963) descreveu oito estágios pelos quais o indivíduo evolui da infância à velhice, e os desafios, ou etapas, que têm de enfrentar em cada um desses estágios (Tabela 2.1). O desafio da velhice é aceitar e encontrar sentido na vida vivida pelo indivíduo, o que confere ao ego a integridade que ajuda na adaptação e no enfrentamento da realidade do envelhecimento e da mortalidade. Sentimentos de raiva, amargura, depressão e inadequação podem resultar em inadequação da integridade do ego (p. ex., desespero).

Ao aperfeiçoar a descrição de Erikson das etapas da velhice, no oitavo estágio do desenvolvimento, Robert Peck (1968) detalhou três desafios específicos enfrentados pelos idosos que influenciam o resultado de integridade do ego ou desespero:

- *Diferenciação do ego* versus *preocupação com papéis:* alcançar satisfação consigo mesmo mais como pessoa do que em razão de papéis parentais ou profissionais.
- *Transcendência corporal* versus *preocupação com o corpo:* encontrar prazeres psicológicos mais do que

TABELA 2.1	Etapas do desenvolvimento de Erikson	
Estágio	**Atingido satisfatoriamente**	**Atingido insatisfatoriamente**
Fase de bebê	Confiança	Desconfiança
Criança que começa a andar	Autonomia	Vergonha
Infância inicial	Iniciativa	Culpa
Infância intermediária	Produtividade	Inferioridade
Adolescência	Identidade	Difusão identitária
Fase adulta	Intimidade	Isolamento
Meia-idade	Criação	Autoabsorção
Adulto idoso	Integridade	Desesperança

se concentrar em problemas de saúde ou limitações físicas impostas pela idade.
- *Transcendência do ego* versus *preocupação com o ego*: obter satisfação pela reflexão sobre o passado e as realizações mais do que se preocupar com a quantidade de anos ainda por serem vividos.

Robert Butler e Myrna Lewis (1982) delinearam as demais etapas do desenvolvimento dos anos finais da vida:

- Adaptação às próprias enfermidades.
- Desenvolvimento de um senso de satisfação com a vida vivida.
- Preparação para a morte.

Transcendência gerontológica

Teoria recente que sugere que o envelhecimento significa uma transição de uma metaperspectiva racional e materialista para uma visão cósmica e transcendente (Tornstam, 2005). Com o envelhecimento, as pessoas preocupam-se menos com o corpo físico, posses materiais, relações sem sentido e interesses próprios, desejando, em vez disso tudo, uma vida com mais significado e uma conexão maior com os outros. Há um desejo de de ficar no anonimato e investir tempo na descoberta de aspectos da própria personalidade desconhecidos até então.

> **PARA REFLETIR**
>
> Como você encara os exemplos de transcendência gerontológica na vida das outras pessoas e na sua própria?

> **CONCEITO-CHAVE**
>
> Os enfermeiros podem promover alegria e sentimento de propósito nos idosos, ao encarar a velhice como oportunidade de desenvolvimento e satisfação contínuos em vez de um período de vida depressivo e sem sentido.

TEORIAS DE ENFERMAGEM RELATIVAS AO ENVELHECIMENTO

Embora haja muitas teorias clássicas que descrevem o envelhecimento biológico, social e psicológico, nenhuma integra todas essas dimensões do envelhecimento em uma teoria holística. Pelo fato de os enfermeiros abordarem todos os aspectos da pessoa, as teorias que oferecem a perspectiva holística teriam valor como orientadoras do atendimento da enfermagem. Em uma tentativa de abordagem dessa necessidade, vários enfermeiros elaboraram, recentemente, teorias do envelhecimento.

Teoria das consequências funcionais

A Teoria das Consequências Funcionais para a Promoção do Bem-estar nos Idosos (Miller, 2014) integra teorias do envelhecimento e de enfermagem holística. Advoga que os enfermeiros são capazes de promover o bem-estar, tratando holisticamente as pessoas, admitindo a interconexão de corpo, mente e espírito. O que resulta das alterações relativas ao envelhecimento e fatores de risco pode incluir consequências funcionais positivas ou negativas (i.e., resultados de bem-estar) para pessoas idosas. Por meio de intervenções promotoras de bem-estar e elementos que minorem ou reduzam o impacto de fatores negativos, os enfermeiros conseguem promover consequências funcionais positivas.

Teoria do florescimento

Embasados na compreensão de que teorias do envelhecimento negligenciam a integração de todas elas em um só corpo teórico, os autores da teoria do florescimento propõem que tudo que afeta as pessoas ao longo de suas vidas deve ser unido de modo a criar uma visão holística do envelhecimento (Haight, Barba, Tesh, & Courts, 2002). Fundamentam essa proposta no fracasso do conceito de florescimento ou prosperidade relacionado a idosos internados em instituições especiais (Newbern & Krowchuk, 1994); as características clínicas de idosos que fracassam em florescer incluem ausência de conexão, incapacidade de encontrar sentido na vida, problemas nas relações sociais e disfunção física e cognitiva. Diferentemente, florescer é possível quando existe harmonia entre as pessoas e os ambientes físico e humano em que convivem. O processo de florescimento é contínuo, permitindo ao indivíduo encontrar sentido na vida e adaptar-se às alterações. É uma teoria que reforça a importância de os enfermeiros analisarem os vários fatores capazes de impactar a saúde e a qualidade de vida da população idosa.

Teoria do envelhecimento de sucesso

Ao integrar o modelo de adaptação de Roy à teoria da transcendência gerontológica e a outros livros sobre o envelhecimento, Flood (2005) tenta elaborar uma teoria da enfermagem para orientar os cuidados prestados aos idosos. O Modelo de Adaptação da Enfermagem, desenvolvido por Sister Callista Roy, entendeu a pessoa como um ser biopsicossocial que interage, permanentemente, com o ambiente interno e externo em constante mudança e a ele se adapta (Roy & Andrews, 2008). Roy percebeu a saúde em um contínuo, envolvendo a pessoa que se torna integrada e inteira.

A Teoria do Envelhecimento de Sucesso não somente leva em conta o envelhecimento exitoso, em termos do bem-estar físico, mental e espiritual do adulto, mas também a autovalorização individual. Flood levanta a hipótese de que pessoas com altos níveis de controle pessoal e afeto positivo experimentam níveis mais altos de bem-estar ao envelhecer, em razão de sua capacidade de participação em atividades de promoção da saúde. Níveis mais altos de saúde física, em contrapartida, contribuem para uma espiritualidade mais profunda. Tais fatores propiciam maior satisfação com a vida e uma percepção positiva da condição da pessoa que envelhece. Auxiliando indivíduos de mais idade a atingirem níveis elevados de saúde e controle pessoal sobre a própria vida, os enfermeiros poderão ajudá-las a terem uma visão positiva de suas vidas.

> **DICA DE COMUNICAÇÃO**
>
> Uma vez ou outra, os enfermeiros podem escutar as pessoas mencionarem fatores que influenciam o envelhecimento e sugestões de abordagem. Isso pode variar desde afirmações como "não há o que fazer sobre a forma de envelhecer" até "o suplemento x pode evitar qualquer sinal de envelhecimento". Essas ideias podem atrapalhar as pessoas a assumirem uma conduta para um processo saudável de envelhecimento ou levá-las a arriscarem a saúde e recursos financeiros com produtos antienvelhecimento não comprovados. Esclarecer ideias erradas traz benefícios (Quadro 2.1).

APLICAÇÃO DAS TEORIAS DO ENVELHECIMENTO À PRÁTICA DA ENFERMAGEM

A quantidade, a diversidade e a complexidade de fatores com potencial de influenciar o processo de envelhecimento mostram que não há uma só teoria biológica que possa, de forma adequada, explicar a causa desse fenômeno. Mesmo a realização de pesquisas com populações de reconhecida alta expectativa de vida, como os habitantes do Cáucaso na região sul da Rússia, não atribuiu a longevidade a um fator isolado.

Os processos biológicos, psicológicos e sociais do envelhecimento são inter-relacionados e interdependentes. Com frequência, a perda de um papel social afeta a sensação de ser útil de um indivíduo, acelerando o declínio físico. Uma saúde insatisfatória pode obrigar à aposentadoria, promovendo isolamento social e empobrecer o conceito que se tem de si mesmo. Embora algumas mudanças ocorram independentemente, como eventos separados, a maioria tem relação íntima com outros fatores relacionados à idade. Enfermeiros criteriosos terão a mente aberta para escolher as teorias do envelhecimento que utilizam ao atender adultos idosos; conhecerão também as limitações dessas teorias.

Os enfermeiros podem adaptar essas teorias, identificando elementos que, reconhecidamente, influenciam o envelhecimento, utilizando-os como fundamento para a promoção de práticas positivas. O Quadro 2.2

QUADRO 2.1 | **Fatores que contribuem para uma vida longa e saudável**

Dieta: um bom estado de saúde que contribui para a longevidade é apoiado pela redução do consumo de gorduras saturadas, limitação do consumo diário de gorduras abaixo de 30% da ingestão calórica, evitar a obesidade, redução da quantidade de alimentos de origem animal, substituição de açúcares refinados por carboidratos complexos naturais e aumento do consumo de grãos integrais, verduras e frutas.

Atividade: o exercício é elemento importante para a boa saúde. Aumenta a força e a resistência, promove a função cardiopulmonar e traz outros benefícios que podem influenciar um processo de envelhecimento saudável.

Lazer e risadas: rir provoca a liberação de endorfinas, estimula o sistema imune e reduz tensões. Ter bom humor nas rotinas diárias e sentir-se alegre apesar dos problemas contribui para uma boa saúde. Esta tem sido uma sugestão desde a época de Salomão, que dizia que "um coração alegre é um bom remédio, mas um espírito deprimido resseca os ossos" (Provérbios, 17:22).

Fé: uma fé sólida e o hábito de orar, além de frequentar um templo religioso, têm relação direta com taxas menores de doença física e mental. Religião e espiritualidade podem ter um efeito benéfico na duração e na qualidade de vida.

Autonomia: perder o controle sobre a própria vida pode ameaçar a autoconfiança e reduzir a independência no autocuidado. O máximo controle e a tomada de decisões podem ter efeito positivo na morbidade e na mortalidade.

Manejo do estresse: é rara a pessoa que desconhece as consequências negativas do estresse. Tensões específicas — como surgimento de condições crônicas, aposentadoria, morte de entes queridos e mudança na aparência física, que quase sempre acompanham o envelhecimento, podem trazer importantes efeitos prejudiciais. O abrandamento de tensões sempre que possível e o uso de técnicas eficazes de manejo do estresse são intervenções úteis.

> **QUADRO 2.2** Como auxiliar as pessoas a enfrentar os desafios psicossociais do envelhecimento
>
> **VISÃO GERAL**
>
> À medida que as pessoas avançam nas etapas de vida, enfrentam desafios e adaptações em resposta às experiências da vida conhecidas como etapas do desenvolvimento. Essas etapas podem ser descritas como:
>
> - enfrentamento de perdas e mudanças
> - estabelecimento de papéis significativos
> - exercício da independência e do controle
> - descoberta de propósito e sentido na vida
>
> A satisfação consigo mesmo e com a vida resulta da realização bem-sucedida dessas etapas; infelicidade, amargura e medo do futuro podem resultar da não adaptação às realidades do envelhecimento e da rejeição a elas.
>
> **META**
>
> Pessoas que envelhecem expressarem um sentimento de integridade do ego e de bem-estar psicossocial.
>
> **AÇÕES**
>
> - Perguntar sobre as histórias de vida do paciente; perguntar sobre família, fé, histórias profissionais, lazer, realizações e experiências vividas. Incentivar os pacientes a discutirem esses tópicos e escutar com interesse.
> - Dar atenção aos interesses de toda uma vida, mas oferecer oportunidades para que os pacientes tenham novos prazeres e interesses.
> - Acolher o relato dos pacientes a respeito daquilo que lamentam e de suas insatisfações. Ajudá-los a colocar tudo isso em perspectiva no todo vivido e nas suas realizações.
> - Estimular as lembranças entre os pacientes e os familiares. Ajudar as famílias e os funcionários a compreender o valor terapêutico das lembranças.
> - Respeitar a fé dos pacientes e auxiliá-los no atendimento das necessidades espirituais (p. ex., ajudá-los a localizar uma igreja de sua fé, solicitar visitas de um religioso, rezar com os pacientes, ou por eles, conseguir uma Bíblia ou outro livro religioso).
> - Usar senso de humor como terapia.
> - Se os pacientes morarem em uma instituição, personalizar o ambiente o máximo possível.
> - Reconhecer os elementos positivos e as características peculiares de cada paciente.

enfatiza alguns fatores a serem levados em consideração para um processo saudável de envelhecimento.

Além disso, os enfermeiros gerontólogos têm o importante papel de auxiliar as pessoas que envelhecem a ter saúde, realizações e sensação de bem-estar. Além de adotarem medidas específicas para ajudar os idosos a vencer seus desafios psicossociais (Quadro 2.2), esses profissionais devem ser sensíveis ao imenso impacto das próprias atitudes em relação ao envelhecimento nos pacientes. Os que entendem o envelhecimento como um declínio progressivo que culmina na morte podem ter uma visão da velhice deprimente, inútil, suscitando desesperança e impotência nos adultos mais velhos. Os que encaram essa fase como um processo de desenvolvimento contínuo podem valorizar a velhice como uma oportunidade de obtenção de novas formas de satisfações e compreensão, trazendo alegria e sensação de propósito para os pacientes.

> **PARA REFLETIR**
>
> Como você avaliaria a qualidade dos fatores que promovem a longevidade na sua própria vida?

APLICANDO CONHECIMENTO NA PRÁTICA

Construction, Deconstruction, and Reconstruction: The Roots of Successful Aging Theories

Fonte: Topaz, M., Troutman-Jordan, M., & MacKenzie, M. (2014). Nursing Science Quarterly, 27(3), 226–233.

Trata-se de artigo que revisa, analiticamente, a evolução das teorias que explicam um envelhecimento exitoso, na medida que se relacionem com a enfermagem. Teorias do envelhecimento surgem no começo do século 20, dominadas pela crença de que a verdade absoluta poderia advir de uma objetividade e observação científicas. O processo de envelhecimento foi entendido como similar em todas as pessoas, caracterizado por uma redução da capacidade funcional. A maior parte dos teóricos da enfermagem, nessa época, colaborou com a ideia dos teóricos, entendendo o envelhecimento como um processo biológico e funcional comum a todos.

A era da pós-modernidade desconstruiu os limites. Mais do que entender o envelhecimento como uma experiência universal, os teóricos do período acreditaram que cada pessoa, individualmente, definia o significado do envelhecimento. Desafiaram o estereótipo dos adultos idosos.

Durante esse período, houve um aumento de metodologias qualitativas e de diversificadas teorias de enfermagem que promovem uma abordagem holística dos indivíduos e de seu atendimento.

O século 21 trouxe a reconstrução das teorias do envelhecimento. Um entendimento subjetivo foi valorizado junto da busca por mais conhecimentos sobre o processo. O envelhecimento exitoso foi conceituado como a capacidade de preservar a função física e mental e de adaptar-se às mudanças dessa fase da vida, possibilitando um contínuo envolvimento ativo na vida. Ademais, foi reconhecido o importante papel da espiritualidade positiva no envelhecimento mais satisfatório. Intervenções de auxílio aos idosos na adaptação e atendimento às próprias metas pessoais tornaram-se parte do foco da enfermagem.

É importante que os enfermeiros entendam a evolução das teorias do envelhecimento satisfatório porque influenciam valores e crenças sobre o processo de envelhecer e os idosos. Desde perceber igualmente todos os indivíduos que envelhecem e priorizar os cuidados quanto aos declínios funcionais antecipados até adotar uma visão holística, que respeite as diferenças individuais nas experiências e desejos no envelhecimento, as abordagens aos cuidados são bastante influenciadas por teorias predominantes.

APRENDENDO NA PRÁTICA

Você está dando uma aula sobre práticas positivas de saúde a um grupo, em um centro comunitário para idosos. Terminada a aula, acontece uma discussão animada e um dos participantes mais velhos comenta "Independentemente do que você faça, a forma como você envelhece é decidida por seus ancestrais. Meus avós comiam toneladas de alimentos gordurosos e jamais fizeram exercícios, vivendo até seus 90 anos".

"Oh, você se engana", diz outro elemento do grupo. "Tomo um suplemento que meu vizinho vende e que acaba com os problemas hereditários e estou bem mais saudável do que meus pais quando tinham a minha idade".

Como você reagiria a esses comentários e orientaria o debate?

EXERCITANDO O PENSAMENTO CRÍTICO

1. Quais processos de doença têm sua causa atribuída a fatores que, supostamente, influenciam o envelhecimento, ou quais os processos relacionados a esses fatores?
2. Você é convidado a falar sobre questões ambientais a um grupo comunitário. Quais recomendações daria para promover um ambiente saudável?
3. Reflita sobre a vida cotidiana em sua comunidade. Quais exemplos você encontra de oportunidades de envolvimento e de desengajamento de pessoas idosas?
4. Quais métodos específicos você poderia usar para auxiliar um idoso a alcançar a integridade do ego?

Resumo do capítulo

Há variações no processo de envelhecimento, não apenas entre pessoas, mas também entre os sistemas do organismo de cada pessoa. O envelhecimento biológico é descrito pelas teorias estocásticas que encaram o processo como resultante de ataques randômicos do ambiente interno e externo; já as teorias não estocásticas entendem o processo de envelhecer como algo complexo e predeterminado. As teorias estocásticas incluem a teoria do elo cruzado, dos radicais livres, da lipofucina, do uso e desgaste, a teoria evolutiva e a teoria biogerontológica. As teorias não estocásticas descrevem o papel da apoptose, da programação e mutações genéticas, das reações autoimunes, da neuroendocrinologia, da neuroquímica, da radiação, da nutrição e do ambiente, no processo de envelhecimento.

Entre as teorias sociológicas do envelhecimento, a do desengajamento é uma das mais antigas, entendendo o envelhecer como um processo em que sociedade e indivíduo, pouco a pouco, afastam-se, ou se desengajam, para a satisfação e o benefício mútuos; é uma teoria que ficou desacreditada. A teoria da atividade propõe que, para envelhecer de forma saudável, as pessoas têm de permanecer ativas e envolvidas na sociedade. Ao admitir que nem todas as pessoas se afastam ou mantêm atividades sociais ao envelhecer, a teoria da continuidade sugere que os indivíduos manterão, na velhice, os padrões de envolvimento praticados até então. Em razão de normas, crenças e questões diferentes, há quem teorize que os idosos constituem uma subcultura; essa teoria, porém, pode ter menos relevância, uma vez que a população de idosos se tornou mais diversificada. A sugestão da teoria da estratificação é de que as semelhanças entre as várias faixas etárias as conduzem a experiências e interações singulares com a sociedade. As teorias psicológicas do envelhecimento investigam os processos mentais, o comportamento e os sentimentos das pessoas durante suas etapas de vida, além de alguns mecanismos usados por elas para o enfrentamento dos desafios que encontram na velhice. Erikson descreveu as tarefas do desenvolvimento enfrentadas pelas pessoas em cada estágio da vida, sendo que a tarefa da velhice é encontrar a integridade do ego *versus* o desespero. Peck elaborou isso um pouco mais, oferecendo desafios específicos enfrentados pelos mais velhos, quando lutam pela integridade do ego; Butler e Lewis também ofereceram tarefas do desenvolvimento específicas ao final da vida. Há quem proponha que, com o envelhecimento, ocorre uma transição de preocupações materiais para não materiais, algo conhecido como gerotranscendência.

A jornada do envelhecimento pode ser única para cada pessoa e impactada por vários fatores. Portanto, os enfermeiros têm de adotar um foco holístico ao coletar dados, planejar e oferecer cuidados.

Bibliografia

Butler, R. N., & Lewis, M. I. (1982). *Aging and mental health* (3rd ed., pp. 142, 376). St. Louis, MO: Mosby.

Cumming, E. (1964). New thoughts on the theory of disengagement. In R. Kastenbaum (Ed.), *New thoughts on old age*. New York, NY: Springer-Verlag.

Cumming, E., & Henry, E. (1961). *Growing old: The process of disengagement*. New York, NY: Basic Books.

Erikson, E. (1963). *Childhood and society* (2nd ed.). New York, NY: Norton.

Flood, M. (2005). A mid-range nursing theory of successful aging. *Journal of Theory Construction & Testing, 9*(2), 35-39.

Gavrilov, L. A., & Gavrilova, N. S. (2002). Evolutionary theories of aging and longevity. *The Scientific World Journal, 2*, 339-356.

Goya, R. G., Console, G. M., Herenu, C. B., Brown, O. A., & Rimoldi, O. J. (2002). Thymus and aging: Potential of gene therapy for restoration of endocrine thymic function in thymus-deficient animal models. *Gerontology, 48*(5), 325-328.

Green, D. (2011). *Means to an end*. New York, NY: Cold Spring Harbor Laboratory Press.

Haight, B. K., Barba, B. E., Tesh, A. S., & Courts, N. F. (2002). Thriving: A life span theory. *Journal of Gerontological Nursing, 28*(3), 14-22.

Harvard Gazette Archives. (2001). *Scientists identify chromosome location of genes associated with long life*. Harvard University Gazette. Recuperado de http://www.news.harvard.edu/gazette/2001/08.16/chromosomes.html.

Havighurst, J. (1963). Successful aging. In R. H. Williams, C. Tibbitts, & W. Donahue (Eds.), *Processes of aging* (Vol. 1, p. 299). New York, NY: Atherton Press.

Hayflick, L. (1965). The limited in vitro lifetime of human diploid cell strains. *Experimental Cell Research, 37*, 614-636.

Hayflick, L. (1985). Theories of biologic aging. *Experimental Gerontology, 10*, 145-159.

Johnson, M. (2009). Spirituality, finitude, and theories of the life span. In V. I. Bengston, M. Silverstein, N. M. Putney, & D. Gans (Eds.), *Handbook of theories of aging* (2nd ed., pp. 659-674). New York, NY: Springer Publishing Co.

Margolis, S. (Ed.). (2000). Vitamin E recommendations. *The Johns Hopkins Medical Letter: Health After 50, 12*(1), 8.

Martin, G. M. (2009). Modalities of gene action predicted by the classical evolutionary theories of aging. In V. I. Bengston, M. Silverstein, N. M. Putney, & D. Gans (Eds.), *Handbook of theories of aging* (2nd ed., pp. 179-191). New York, NY: Springer Publishing Co.

Miller, C. A. (2014). *Nursing for wellness in older adults* (7th ed., pp. 40-45). Philadelphia, PA: Wolters Kluwer Health/Lippincott Williams & Wilkins.

Miller, R. A. (1997). When will the biology of aging become useful? Future landmarks in biomedical gerontology. *Journal of the American Geriatrics Society, 45*, 1258-1267.

National Institute of Diabetes and Digestive and Kidney Diseases of the National Institutes of Health. (2001). *Understanding adult obesity*. Bethesda, MD: Author. NIH Publication No. 01-3680.

Neugarten, L. (1964). *Personality in middle and late life*. New York, NY: Atherton Press.

Newbern, V. B., & Krowchuk, H. V. (1994). Failure to thrive in elderly people: A conceptual analysis. *Journal of Advanced Nursing, 19*(5), 840-849.

Peck, R. (1968). Psychological developments in the second half of life. In B. Neugarten (Ed.), *Middle age and aging* (p. 88). Chicago, IL: University of Chicago.

Preston, S. H. (2005). Deadweight? The influence of obesity on longevity. *New England Journal of Medicine, 352*(11), 1135-1137.

Ricklefs, R. E. (1998). Evolutionary theories of aging: confirmation of a fundamental prediction, with implications for the genetic basis and evolution of life span. *The American Naturalist, 152*(1), 24-44.

Riley, M. M., Johnson, M., & Foner, A. (1972). *Aging and society, vol. 3: A sociology of age stratification*. New York, NY: Russell Sage Foundation.

Rose, A. M. (1965). The subculture of the aging: A framework for research in social gerontology. In A. M. Rose, & W. Peterson (Eds.), *Older people and their social worlds*. Philadelphia, PA: F.A. Davis.

Rose, M. R. (1998). Darwinian anti-aging medicine. *Journal of Anti-Aging Medicine, 1*, 106.

Roy, C., & Andrews, H. A. (2008). *The Roy adaptation model* (3rd ed.). Upper Saddle River, NJ: Prentice-Hall.

Smeeding, S. J. W. (2001). Nutrition, supplements, and aging. *Geriatric Nursing, 22*(4), 219-224.

Taylor, D. H., & Ostbye, T. (2001). The effect of middle- and old-age body mass index on short-term mortality in older people. *Journal of the American Geriatrics Society, 49*(10), 1319-1326.

Tornstam, L. (2005). *Gerotranscendence: A developmental theory of positive aging*. New York, NY: Springer.

University of Illinois at Urbana-Champaign. (2002). *Study backs theory that accumulating mutations of "quiet" genes foster aging*. Science News Daily. Recuperado de http://www.sciencedaily.com/releases/2002/10/021015073143.htm.

Williams, M. E. (1995). *The American Geriatrics Society's complete guide to aging and health* (p. 13). New York, NY: Harmony Books.

CAPÍTULO 3

Diversidade

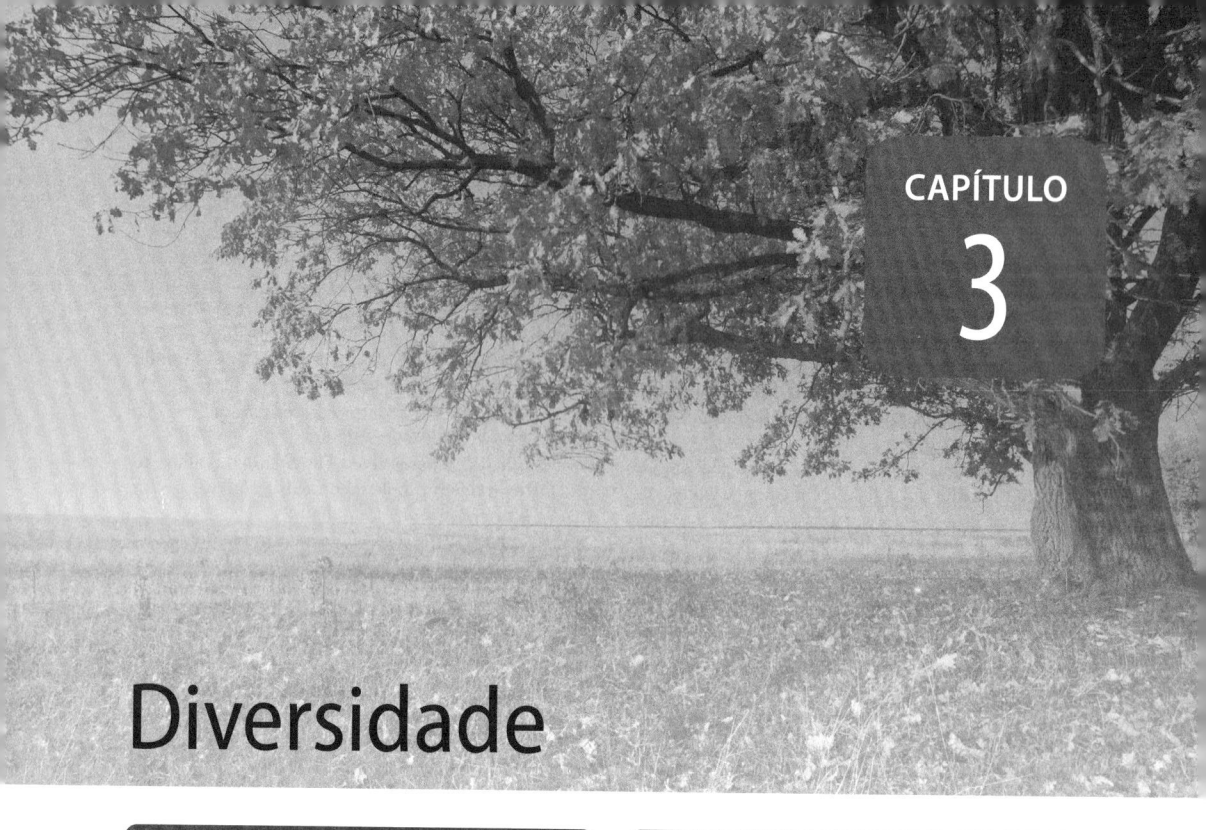

VISÃO GERAL

Aumento da diversidade da população de adultos idosos

Visão geral dos diversos grupos de adultos idosos nos Estados Unidos
- Hispano-americanos
- Americanos negros
- Asiático-americanos
- Judeus americanos
- Nativos americanos
- Muçulmanos
- Idosos gays, lésbicas, bissexuais e transgêneros

Considerações de enfermagem sobre o cuidado culturalmente pertinente aos idosos

OBJETIVOS DE APRENDIZAGEM

A leitura deste capítulo possibilitará a você:

1. Descrever as mudanças projetadas na diversidade da população de idosos nos Estados Unidos.
2. Descrever as visões peculiares que importantes grupos étnicos têm da saúde e da cura.
3. Identificar como o atendimento de enfermagem poderá ser modificado para incluir pessoas de origens étnicas diferentes.

TERMOS PARA CONHECER

Bissexual: alguém sexualmente atraído por pessoas de ambos os sexos

Cultura: crenças e valores partilhados por um grupo; as crenças, costumes, práticas e comportamento social de determinado grupo de pessoas

Étnico: grupo de pessoas que partilham uma herança racial, nacional, religiosa, linguística ou cultural comum

Etnogeriatria: os efeitos da etnia e da cultura na saúde e bem-estar da população idosa

Gay: pessoa sexualmente atraída por outra de mesmo sexo; homossexual

Lésbica: mulher sexualmente atraída por outra mulher

Raça: grupo de pessoas que partilham algumas características biológicas

Transgênero: pessoa cuja identidade, aparência e/ou comportamento varia daquilo que a cultura entende como convencional para seu gênero; por vezes referido como transexual ou travesti

AUMENTO DA DIVERSIDADE DA POPULAÇÃO DE ADULTOS IDOSOS

As projeções populacionais oferecem suporte ao dado de que a população de adultos idosos nos Estados Unidos está se tornando mais diversificada, étnica e racialmente. Quase uma a cada oito pessoas, nos Estados Unidos, fala outro idioma que não o inglês em casa, com um terço delas usando o espanhol (Wan, Sengupta, Velkoff e DeBarros, 2005). Em 2000, cerca de 84% dos americanos idosos compunham-se de brancos não hispânicos; há projeções no sentido de que essa população sofrerá redução para 64%, por volta de 2050. Durante o mesmo período, haverá um drástico aumento entre idosos hispânicos, que representarão cerca de 20% dos idosos. A população de idosos negros aumentará de 8% para mais de 12% nesse período. Por volta de 2020, um quarto dos idosos americanos pertencerá a um grupo minoritário racial ou **étnico** (Administration on Aging, 2014; U.S. Census Bureau, 2014). E, além da diversidade racial e étnica, haverá números crescentes de **lésbicas**, **gays**, **bissexuais** e **transgêneros** ingressando na fase da maturidade e apresentando um conjunto único de desafios.

> **CONCEITO-CHAVE**
>
> **Etnogeriatria** é um termo usado para descrever os efeitos da etnia e da **cultura** na saúde e no bem-estar dos idosos. A American Geriatrics Society identifica isso como um componente importante da geriatria.

A crescente diversidade da população idosa traz desafios à enfermagem gerontológica para prestar o cuidado com competência cultural. É fundamental para esse tipo de atendimento compreender:

- experiências de indivíduos com origens étnicas ou raciais similares;
- crenças, os valores, as tradições e as práticas de vários grupos raciais e étnicos;
- as necessidades específicas relativas à saúde, experiências e riscos de vários grupos raciais e étnicos com orientação sexual similar;
- as próprias atitudes e crenças relativas a pessoas de vários grupos étnicos e raciais, a pessoas com as mesmas orientações sexuais, além das atitudes de colegas de trabalho;
- as barreiras linguísticas que podem influenciar a capacidade de comunicação dos pacientes sobre informações relacionadas à saúde, à compreensão de instruções, ao consentimento informado e à participação plena em seus cuidados.

Entender as diferentes orientações étnicas, culturais e sexuais é útil para acabar com estereótipos e inclinações que possam interferir nos cuidados eficazes e para demonstrar uma valorização das características individuais de cada indivíduo.

VISÃO GERAL DOS DIVERSOS GRUPOS DE ADULTOS IDOSOS NOS ESTADOS UNIDOS

Pessoas de inúmeros países buscaram nos Estados Unidos em oportunidades para uma vida melhor, em uma nova nação. Até certo ponto, assimilaram e adotaram o estilo de vida americano; entretanto, os valores e os costumes instilados nelas pelas culturas nativas costumam estar muito arraigados, além do idioma e das diferenças biológicas. Os antecedentes únicos dos imigrantes influenciam a maneira como o novo mundo reage a eles, bem como sua maneira de reagir ao ambiente que os cerca. Para compreender a singularidade de cada idoso com que os enfermeiros se deparam, devem ser consideradas as influências de origem étnica.

Os membros de um grupo étnico ou cultural compartilham uma história, uma linguagem, costumes e características similares; além disso, têm crenças diferentes em relação ao envelhecimento e aos idosos. As normas étnicas podem influenciar a dieta, a reação à dor, a complacência com as atividades de autocuidados e os tratamentos médicos, a confiança nos provedores de cuidados de saúde e outros fatores. As responsabilidades tradicionais conferidas aos idosos de alguns grupos étnicos podem lhes propiciar papéis importantes e *status* elevado.

Estudos sobre influências culturais no envelhecimento e seus efeitos nos idosos são esparsos, embora estejam aumentando. Experiências e observações podem favorecer o entendimento das características peculiares de grupos étnicos específicos. Ainda que existam diferenças individuais em determinado grupo étnico, e estereótipos não devam ser criados, compreender as características gerais de etnias diferentes pode auxiliar os enfermeiros a oferecerem atendimento mais individualizado e culturalmente pertinente.

> **CONCEITO-CHAVE**
>
> Embora a origem étnica seja importante, o enfermeiro precisa lembrar que nem todas as pessoas observam as crenças, os valores, os papéis e as tradições do grupo a que pertencem. Um olhar estereotipado sobre pessoas que pertencem ao mesmo grupo cultural ou étnico contraria o atendimento individualizado.

Hispano-americanos

O termo *hispânico* abrange uma variedade de pessoas que falam a língua espanhola nos Estados Unidos, México, Cuba e Porto Rico. Os hispânicos atualmente representam cerca de 6% da população idosa americana, mas há expectativas de que esse percentual aumente. Atualmente, há cerca de 250 mil hispano-americanos moradores dos Estados Unidos, e o segmento de crescimento mais rápido na população norte-americana é o de idosos hispano-americanos, com mais de 65 anos de idade.

> **CONCEITO-CHAVE**
>
> Os termos *hispânico* e *latino* costumam ser usados de forma indiferenciada e, nos Estados Unidos, ambos se igualam. Tecnicamente, entretanto, há diferenças: *latino* refere-se a pessoas de países de influência romana (p. ex., Espanha, Itália e Portugal), ao passo que *hispânico* descreve pessoas de países sob influência espanhola (p. ex., México, América Central e a maior parte da América do Sul).

Embora os mexicanos morassem na região sudoeste dos Estados Unidos, décadas antes da chegada dos ingleses, a maior parte da imigração de mexicanos ocorreu durante o século XX, em razão da Revolução Mexicana e das condições econômicas insatisfatórias no seu país. Essas condições insatisfatórias continuam enviando imigrantes para os Estados Unidos. Calcula-se que haja mais de 8 milhões de mexicanos neste país, e mais uma estimativa de 3 a 5 milhões de imigrantes ilegais, cuja maior parte mora na Califórnia e no Texas.

A maioria dos porto-riquenhos emigrou para os Estados Unidos após ter a garantia de cidadania a todos. Depois da Segunda Guerra Mundial, quase um terço de todos os moradores de Porto Rico emigrou para os Estados Unidos; na década de 1970, começou a "imigração inversa", em que os porto-riquenhos retornaram à ilha natal. Cerca de 1 milhão de porto-riquenhos mora na cidade de Nova Iorque, onde muitos se estabeleceram.

A maioria dos imigrantes cubanos chegou recentemente aos Estados Unidos, com um número superior a 1 milhão de cubanos norte-americanos tendo abandonado Cuba após a tomada do poder por Fidel Castro. Mais de 25% dos cubanos moram na Flórida, com outros grupos grandes em Nova Iorque e Nova Jérsei. Entre todos os hispânicos, os cubanos são os que têm melhor nível educacional e os salários mais elevados.

> **CONCEITO-CHAVE**
>
> Embora mortes por câncer tenham diminuído nos demais grupos, continuam desproporcionalmente elevadas entre hispano-americanos e afro-americanos (American Cancer Society, 2014a, 2014b).

Muitos hispânicos entendem os estados de saúde e de doença como atos divinos; tratar o corpo com respeito, ter uma vida correta e rezar são atos recompensados por Deus com uma boa saúde. Surge uma doença quando alguém houver transgredido as boas práticas da vida ou estiver sendo punido por Deus. Medalhas e cruzes podem ser sempre usadas para propiciar o bem-estar, e a oração tem papel importante no processo de cura. A doença pode ser encarada como assunto de família, com múltiplos parentes envolvidos nos cuidados da pessoa doente. A consultarem profissionais da medicina ocidental para tratar de seus problemas de saúde, muitos hispânicos preferem os profissionais tradicionais nas respectivas culturas, como:

- *curandeiros*: mulheres com conhecimentos especiais e qualidades carismáticas;
- *massagistas*: pessoas que fazem massagens e manipulam ossos e músculos;
- *espiritualistas*: pessoas que analisam sonhos, cartas e premonições;
- *bruxas*: mulheres praticantes de feitiçaria;
- *senhoras*: mulheres mais velhas que aprenderam medidas curativas especiais;

Os hispânicos têm alta consideração por seus parentes idosos. A velhice é vista como um período positivo, em que o mais velho pode colher o que plantou na vida. Os hispânicos podem ter a expectativa de os filhos cuidarem dos pais idosos, e as famílias podem tentar evitar a internação a qualquer custo. Na verdade, esse grupo apresenta uma taxa menor de uso de casas de longa permanência do que a população em geral; menos de 7% dos moradores dessas casas são hispânicos.

> **DICA DE COMUNICAÇÃO**
>
> Os enfermeiros podem descobrir que o inglês é uma segunda língua para alguns hispânicos, o que fica claro nos períodos de doença, quando a tensão leva a um retorno ao idioma nativo. Pode ser chamado um intérprete para facilitar a comunicação. Além disso, alguns hispânicos podem ser mais competentes no uso do inglês falado, mais do que lido e escrito; isso precisa ser levado em conta quando usadas instruções escritas ou questionários orais.

Ainda que pessoas hispânicas e não hispânicas mais velhas tenham tipos similares de doenças crônicas, os hispânicos idosos visitam menos os consultórios médicos ou conseguem menos serviços de prevenção (p. ex., mamografias e vacinas), havendo maior probabilidade de dificuldades para conseguirem atendimento (Georgetown University Center on an Aging Society, 2012).

Americanos negros

Embora quase 14% da totalidade da população americana seja negra, os negros representam apenas 8,4% da população de idosos. A maior parte desse grupo descende de africanos. Historicamente, americanos negros têm padrão de vida inferior e menos acesso a atendimento de saúde na comparação com a população de brancos. Reflexo disso está na menor expectativa de vida dos negros americanos (consultar as estatísticas no Capítulo 1). Todavia, logo que um negro chega à sétima década de vida, sua sobrevida começa a se igualar à dos brancos com a mesma idade.

Sobreviver à velhice é considerado, por esse grupo étnico, um importante acontecimento, que reflete força, riqueza de recursos e fé; assim, a velhice pode ser considerada um triunfo pessoal para os negros, e não uma maldição apavorante. Levando-se em conta sua história, não deve surpreender o fato de muitos idosos negros:

- apresentarem muitos problemas de saúde acumulados ao longo da vida resultante de um padrão insatisfatório de vida e do acesso limitado aos serviços de atendimento de saúde;
- manterem crenças e práticas de saúde que podem não ser convencionais para permanecerem saudáveis e tratarem a doença;
- terem o dobro de possibilidade de viverem na pobreza se comparados a outros adultos idosos, o que pode influenciar a forma como usam serviços de saúde;
- procurarem os mais velhos da família ao tomarem decisões e serem cuidados, não usando agências formais de serviços;
- apresentarem certo grau de cautela ao interagir com os serviços de saúde, como uma defesa contra o preconceito (Egede, 2006)

Vários subgrupos na população negra, como africanos, haitianos e jamaicanos, têm costumes e crenças peculiares. As diferenças podem aparecer mesmo entre negros americanos de várias regiões do país. Os enfermeiros devem ser sensíveis para o fato de não perceberem e nem respeitarem essas diferenças que podem ser interpretadas como sinal de humilhação ou preconceito.

A cor negra da pele é consequência de elevado teor de melanina e pode complicar o uso da cor de pele para a detecção de problemas de saúde. Para o diagnóstico correto de cianose, por exemplo, deve-se examinar o leito das unhas, as palmas das mãos e as solas dos pés, as gengivas e debaixo da língua. A ausência de uma tonalidade avermelhada ou de brilho na pele pode indicar palidez. Petéquias são mais bem detectadas na conjuntiva, no abdome e na mucosa da boca.

Hipertensão é um problema de saúde predominante entre os negros americanos que os acomete a uma taxa maior do que a indivíduos brancos. Um dos fatores responsáveis por esse problema é a resposta noturna de lenta percepção. Basta um declínio pequeno na pressão sanguínea durante o sono para que a tensão no coração e nos vasos aumente; acredita-se que isso ocorra mais nos negros do que em qualquer outro grupo. O monitoramento da pressão sanguínea é uma medida preventiva importante para os pacientes negros (Fig. 3.1).

Além da hipertensão, outros problemas de saúde são mais comuns entre os negros do que entre os brancos. Por exemplo, em comparação com a população branca, a negra apresenta um predomínio de doença cardíaca, câncer e diabetes, e uma taxa de morte mais elevada em decorrência dessas doenças (Centers fot Disease Control and Prevention 2014b).

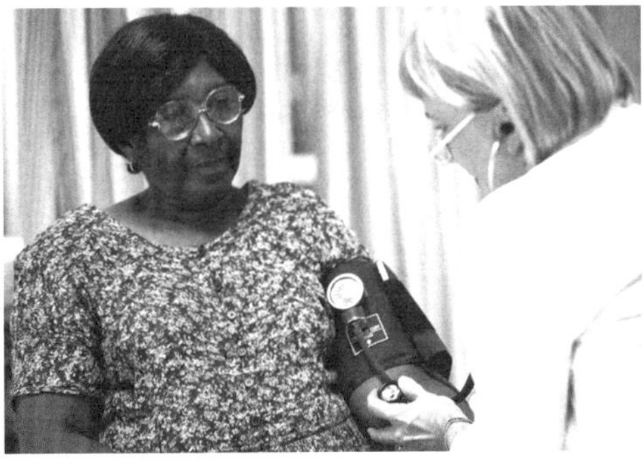

FIGURA 3.1 ● O monitoramento da pressão sanguínea é uma intervenção importante para populações com maior risco de hipertensão.

Em anos recentes, HIV e Aids tornaram-se a terceira causa principal de morte entre os homens afro-americanos; a população afro-americana apresenta a taxa mais alta de infecção por HIV entre outros grupos étnicos e raciais (Centers for Disease Control and Prevention, 2014b). A elevada prevalência dessas doenças nesse grupo sugere a necessidade de educação e aconselhamento de adultos jovens para a promoção de um estilo de vida saudável e para a longevidade.

De acordo com o Centers for Disease Control and Prevention (2014c), os afro-americanos, comparados aos brancos, têm mais probabilidade de fumar, ficarem obesos e apresentarem condição de saúde insatisfatória. Muitas causas de morbidade e mortalidade entre os negros americanos podem ser evitadas e realmente controladas por mudanças no modo de vida (p. ex., boa alimentação, exercícios regulares, manejo eficiente do estresse) e com exames regulares de saúde. Essas são considerações importantes para o planejamento dos serviços de saúde para as comunidades.

Apesar dos problemas de saúde dos negros americanos mais idosos, sua taxa de internação em instituições especiais é mais baixa do que a da população branca: cerca de 13% deles têm atendimento institucional durante a vida em comparação com 23% dos brancos idosos (Centers for Disease Control and Prevention, 2014a).

Asiático-americanos

Mais de dez milhões de asiático-americanos moram nos Estados Unidos, representando cerca de 4% da população. São um grupo diversificado, formado por indivíduos de países como China, Japão, Filipinas, Coreia, Vietnã e Camboja.

Sino-americanos

Embora os trabalhadores chineses vivam nos Estados Unidos há séculos, possivelmente desde antes da metade do século XIX, somente nessa época ocorreu uma imigração chinesa em grande escala. A maior população de chineses encontra-se na Califórnia, Nova Iorque, Texas, Nova Jersei, Massachusetts e Illinois.

Cuidados com o corpo e a saúde têm enorme importância na cultura chinesa tradicional, mas sua abordagem pode ser bastante diversa daquela da medicina convencional ocidental (Quadro 3-1). A medicina chinesa baseia-se na crença do equilíbrio entre *yin* e *yang*; o *yin* é a energia negativa feminina que protege a parte interna do corpo, e o *yang* é a energia masculina positiva, que protege o corpo contra forças externas. Tradicionalmente, os chineses utilizam os sentidos para levantar dados sobre problemas médicos (toque, escuta dos sons, detecção de odores) em lugar de máquinas ou procedimentos invasivos. Plantas, acupuntura, acupressão e outras formas de tratamento, reconhecidas pelo mundo ocidental, permanecem como o tratamento de escolha de vários chineses. Esses tratamentos tradicionais podem ser usados como alternativas ou auxiliares ao uso das modalidades modernas. Estatuetas de marfim, mostrando mulheres deitadas, atualmente itens de colecionadores, eram usadas pelas pacientes para indicar as áreas problemáticas porque não era adequado um médico homem tocar uma mulher; embora as chinesas modernas possam ter desistido dessa prática, ainda ficam envergonhadas em exames físicos, ou quando cuidadas por homens. Normalmente, discordância ou desconforto não é mostrado de forma agressiva ou aberta pelos chineses. Os enfermeiros podem ter de observar mais atentamente e fazer perguntas específicas (p. ex., Consegue descrever sua dor? Como

---

QUADRO 3.1 | Medicina chinesa

Há milhares de anos os chineses praticam uma forma de medicina que parece bastante diferente daquela do mundo ocidental. Baseia-se em um sistema de equilíbrio; a doença é vista como um desequilíbrio e uma desarmonia no organismo. Uma das teorias que explicam esse equilíbrio é a do *yin* e *yang*. O *yin* é a energia feminina negativa, representada pelo que é macio, escuro, frio e úmido. Os órgãos associados a essas qualidades do *yin* incluem pulmões, rins, fígado, coração e baço. O *yang* é a energia masculina positiva, representada pelo que é rijo, claro, quente e seco. A vesícula biliar, o intestino delgado, o estômago, o colo e a bexiga são órgãos *yang*. A atividade diurna é considerada mais um estado *yang*, ao passo que o sono, *yin*.

A medicina chinesa também leva em conta o equilíbrio do corpo em relação aos cinco elementos, ou fases: madeira (primavera), fogo (verão), terra (verão longo), metal (outono) e água (inverno).

Qi é a força da vida que circula pelo corpo, através de caminhos invisíveis, os meridianos. Qualquer deficiência ou bloqueio do *qi* pode causar sintomas de doenças. A acupuntura e a acupressão podem ser aplicadas a vários pontos pelos meridianos para estimular o fluxo de *qi*.

Além da acupuntura e da acupressão, a medicina chinesa tradicional usa plantas, massagem e exercícios terapêuticos (como o *tai chi*) para promover um livre fluxo do *chi* e atingir equilíbrio e harmonia. Essas são modalidades cada vez mais aceitas nos Estados Unidos, com um aumento rápido das pesquisas em apoio à sua eficiência.

ESTUDO DE CASO

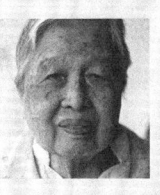

Chinesa bastante tradicional, d. Xia foi morar com o filho e a nora há três anos, após a morte do marido. (O casal morava em Chinatown, parte da cidade em que falavam chinês livremente e interagiam com os compatriotas.) D. Xia nunca teve fluência em inglês e passou muita dificuldade para se comunicar com os vizinhos desde a mudança para a comunidade suburbana em que mora o filho. Este assimilou os valores e as práticas americanas e critica a mãe pelas práticas tradicionais dela; não a aprova quando ela fala chinês e proíbe que ela faça comida chinesa. A nora não é chinesa, mas compreende a idosa.

D. Xia teve um acidente vascular encefálico (AVE) faz uma semana, o qual a deixou fraca e com um pouco de afasia. Precisará de cuidados e supervisão. O filho diz não querer que a mãe fique em uma instituição de longa permanência, embora não tenha certeza de poder cuidar dela; a nora diz que pode tirar uma licença no trabalho para ajudar a sogra se esse for o desejo do marido.

DESENVOLVENDO O PENSAMENTO CRÍTICO

- Quais os problemas que você antevê para cada membro da família de d. Xia?
- O que pode ser feito para ajudar a família?
- Como você pode ajudar d. Xia a preservar as práticas culturais da terra natal?

se sente sobre o procedimento que planeja fazer? Tem algumas perguntas?) de modo a garantir que a natureza reservada da paciente não seja mal interpretada indicando a inexistência de problemas.

CONCEITO-CHAVE

A medicina tradicional chinesa baseia-se na crença de que a energia feminina negativa (*yin*) e a energia masculina positiva (*yang*) precisam estar equilibradas.

Na cultura chinesa, chegar à velhice é uma bênção e os idosos são altamente valorizados. São respeitados e seus conselhos são procurados. Espera-se que a unidade familiar cuide dos membros mais velhos; por isso, pode haver relutância quanto ao uso de agências de serviços para os idosos.

Nipo-americanos

No passado, quando começaram a imigrar para os Estados Unidos, muitos nipo-americanos trabalharam como jardineiros e agricultores. Da mesma forma que os sino-americanos, os japoneses, nos Estados Unidos, apresentam uma taxa inferior de desemprego e um percentual maior de profissionais do que a média nacional. Há, hoje, no país cerca de 796.700 nipo-americanos e a maioria mora na Califórnia e no Havaí.

Embora essa população não tenda a viver em subcomunidades separadas, como os chineses, ela conserva muitas tradições. Tem um vínculo com a herança comum, e sua cultura valoriza muito a família. Os termos a seguir descrevem cada geração de nipo-americanos: *issei*, a primeira geração (imigrantes nos Estados Unidos); *nissei*, a segunda geração (os primeiros nascidos nos Estados Unidos); *sansei*, a terceira geração e *yonsei*, a quarta. Espera-se que as famílias cuidem dos idosos. Tal como na cultura chinesa, eles são respeitados.

Da mesma forma que os chineses, os nipo-americanos podem manter as práticas tradicionais de saúde tanto como suplementação quanto em substituição à tecnologia ocidental moderna. Podem não expressar abertamente seus sentimentos ou desafiar o profissional de saúde; assim, é essencial a sensibilidade do enfermeiro para conhecer as necessidades desses idosos.

Outros grupos de asiáticos

No início de 1700, os filipinos começaram a imigrar para os Estados Unidos, mas a maioria deles chegou no começo de 1900, como uma leva de trabalhadores do campo. Em 1934, uma cota anual de imigração de 50 pessoas foi estabelecida, válida até 1965.

No começo de 1900, os coreanos imigraram para os Estados Unidos para trabalhar na lavoura. Muitos se fixaram no Havaí. Outro grande influxo de coreanos, composto por esposas dos militares norte-americanos, imigrou após a Guerra da Coreia.

Imigrantes asiático-americanos mais recentes provêm do Vietnã e do Camboja. A grande maioria veio aos Estados Unidos em busca de refúgio político, após a Guerra do Vietnã.

Embora haja diferenças entre os vários grupos de asiático-americanos, algumas semelhanças incluem os fortes laços familiares e a expectativa de que os membros da família cuidem dos parentes idosos em casa. Essa população representa cerca de 2% do total de moradores de instituições de saúde de longa permanência.

> **PARA REFLETIR**
>
> Com quais condutas de pessoas de culturas diferentes você teve contato quando criança e como isso modelou suas atitudes atuais?

Judeus americanos

No que diz respeito aos grupos originários de países diferentes, com costumes e culturas diversos, os judeus não compõem um grupo étnico em si. A força da fé judaica, porém, forma um vínculo que ultrapassa a origem nacional e dá a esse grupo um forte senso de identidade e crenças compartilhadas.

Judeus americanos demonstraram uma profunda liderança nos negócios, nas artes e nas ciências e deram contribuições positivas à vida americana. Bolsas de estudo são importantes na cultura judaica; quase 60% de todos os judeus americanos têm formação universitária (Pew Research Center, 2015). Cerca de 6,5 milhões de judeus moram nos Estados Unidos, representando 2,2% da população total. A maioria mora em áreas urbanas, nos estados do meio-leste. Avalia-se que metade da população de judeus no mundo more nos Estados Unidos.

As tradições religiosas são importantes na fé judaica (Fig. 3.2). Do crepúsculo da sexta-feira ao nascer do sol do sábado, tem lugar o *Sabbath*, e procedimentos médicos podem ser proibidos nesse período (exceto para os gravemente doentes). Em virtude de uma crença de que a cabeça e os pés devam estar sempre cobertos, alguns judeus gostam de sempre usar uma proteção na cabeça e meias nos pés. Os judeus ortodoxos podem não raspar a barba. A dieta *kosher* (p. ex., sem carne de porco e frutos do mar, além de proibição de derivados do leite e da carne em uma mesma refeição ou em um mesmo prato) tem papel importante na religião judaica, com obediência rígida por alguns. O jejum em dias santos, como o Yom Kippur e o Tisha B'Av, e a escolha pelo *matzo* em lugar do pão fermentado durante a Páscoa podem ocorrer.

Há estímulo aos tratamentos médicos modernos. Consultas ao rabino podem ser uma opção nas decisões que envolvam transplante de órgãos ou medidas de manutenção da vida. Podem ser praticados alguns rituais na morte, como os membros de um grupo religioso lavarem o corpo do morto e permanecerem com a pessoa falecida até o enterro. Em geral, opõem-se à autópsia.

São fortes os vínculos familiares na cultura dos judeus americanos. Os sentimentos em relação aos idosos são fortes e positivos. A doença costuma unir as famílias. As comunidades judaicas em todo o país mostram liderança no desenvolvimento de uma rede de serviços

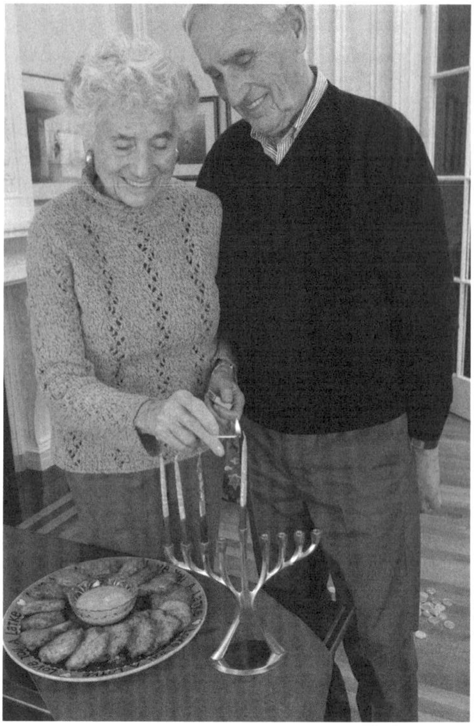

FIGURA 3-2 • A celebração dos feriados religiosos pode ser importante para alguns grupos, como o dos judeus adultos idosos.

comunitários e institucionais para os idosos. Trata-se de uma rede criada para oferecer serviços, enquanto preservava as tradições.

Nativos americanos

Incluem os índios norte-americanos e nativos do Alasca; juntos representam 5,2 milhões de pessoas. Os nativos norte-americanos já habitavam a América do Norte séculos antes de Colombo chegar ao Novo Mundo. Estima-se que havia entre 1 e 1,5 milhão de nativos nos Estados Unidos quando da chegada de Colombo. Muitas batalhas com os novos habitantes nos quatro séculos seguintes reduziram a população indígena a 250 mil pessoas. Esta tem aumentado continuamente, com o U.S. Census Bureau hoje mostrando algo em torno de 2,9 milhões de indígenas norte-americanos, pertencentes a mais de 500 tribos, nações e vilarejos reconhecidos no país. A idade média do indígena americano e do nativo do Alasca é mais baixa que a da população em geral. Apenas 8% da população indígena americana tem mais de 65 anos de idade, representando menos de 1% de todos os adultos idosos; são, porém, as minorias de crescimento mais rápido entre os idosos.

Menos da metade de todos os índios norte-americanos mora nas reservas; a maioria da população está no Arizona, no Novo México, em Oklahoma, na Califórnia e no Alasca. O Serviço de Saúde Indígena, uma divisão do Serviço de Saúde Pública Americano, oferece acesso gratuito e universal ao atendimento de saúde aos indígenas moradores das reservas. Mais da metade mora em áreas urbanas, onde o acesso ao atendimento de saúde é inferior ao das reservas. São faladas em torno de 150 línguas indígenas diferentes, embora a maioria dessa população fale o inglês como primeira língua.

A cultura dos índios norte-americanos enfatiza uma reverência sólida pelo Grande Criador. O estado de saúde do indivíduo pode ter relação com forças do bem ou do mal, ou com punição pelos atos. A medicina dessa população promove a crença de que uma pessoa precisa estar em equilíbrio com a natureza para uma boa saúde e que doenças resultam de um desequilíbrio.

CONCEITO-CHAVE

Rituais espirituais, curandeiros, plantas, remédios caseiros e intervenções mecânicas podem ser usados pelos indígenas americanos no tratamento das doenças.

É característico entre os índios americanos o forte vínculo familiar. Os membros da família podem usar tratamento derivado das relações familiares, em lugar do nome (p. ex., primo, filho, tio, avô). O termo *idoso* é usado para denotar condição social ou física, e não apenas idade. Os idosos são respeitados e vistos como líderes, professores e conselheiros dos jovens, embora os membros mais jovens e mais "americanizados" comecem a perceber que os conselhos dos mais velhos não são mais relevantes no mundo atual, rompendo com essa tradição. Os índios americanos acreditam firmemente que as pessoas têm o direito de tomar as decisões que afetem suas vidas. O processo de levantamento de dados característico na enfermagem pode ofender essa população de pacientes, que pode encarar as perguntas mais invasivas, a confirmação dos achados e a documentação das respostas como comportamentos inadequados e desrespeitosos durante as conversas. Um paciente indígena pode ser ambivalente em relação a aceitar os serviços de instituições e profissionais. Essa assistência já trouxe muitos benefícios sociais, de saúde e econômicos para a vida dos nativos americanos, embora também estejam em conflito com as crenças deles quanto a ser útil, fazer suas tarefas com independência e confiar nos poderes dos espíritos para marcar o rumo da vida. Esses pacientes costumam ser calmos e controlados, mesmo nas mais difíceis circunstâncias; é importante que os profissionais da saúde não confundam esse comportamento com ausência de sentimentos, cuidados ou desconforto.

Várias tribos podem ter rituais específicos realizados na morte, como enterrar alguns pertences com a pessoa falecida. A consulta a membros de determinada tribo para compreender melhor os rituais especiais durante a doença e a morte seria vantajosa para muitos enfermeiros que trabalham com essas populações.

No final do século XX, houve aumento de algumas doenças passíveis de prevenção entre os nativos americanos, atribuível à exposição a novos riscos, como dieta inadequada, exercício insuficiente e adoção de um estilo de vida nada saudável. Por exemplo, o diabetes, uma doença rara entre eles no começo do século XX, atualmente afeta 2,7 vezes mais esses indivíduos, em comparação com os brancos (Office of Minority Health, 2014). Os índios americanos têm mais propensão que os não hispânicos brancos à obesidade e à hipertensão, bem como a ter AVE. A prevalência elevada e relativamente recente de doenças reumáticas entre eles, em comparação com os adultos brancos mais idosos, pode ter relação com uma predisposição genética a doenças reumáticas autoimunes. A taxa de sobrevida referente ao câncer entre os indígenas americanos é a mais baixa na população dos Estados Unidos. Os enfermeiros podem promover educação para a saúde e a sondagem precoce para ajudar essa população a reduzir riscos e a identificar bem cedo os problemas de saúde.

Muçulmanos

Há mais de um bilhão de muçulmanos no mundo, partilhando uma cultura comum, fundamentada na crença de que Alá é Deus e Maomé, Seu mensageiro. Os costumes e tradições dos muçulmanos centralizam-se em crenças religiosas e costumes derivados de seu livro sagrado, o Corão.

Os idosos representam menos de 1% da população muçulmana. São vistos com elevada estima e tratados com respeito; as mães são especialmente homenageadas. Reza a tradição que os muçulmanos de mais idade sejam cuidados pelos parentes, ainda que algumas mudanças sejam antecipadas, já que mais mulheres muçulmanas ingressam na força de trabalho.

Esses indivíduos comem somente carne obtida de acordo com exigências religiosas (*a carne é permitida*), não consumindo porco ou seus derivados. Água costuma ser ingerida em todas as refeições. Pacientes dessa etnia, que respeitam rigidamente o jejum, podem não tomar medicamentos durante esse período; certa sensibilidade a essa prática pode exigir uma adaptação dos horários de administração de medicamentos.

O paciente muçulmano pode preferir ser cuidado por pessoa do mesmo sexo, com um mínimo do corpo exposto. Essas pessoas não gostam de ter a cabeça tocada, a não ser que isso seja parte de um exame ou tratamento.

Os pacientes inconscientes ou com doença terminal devem ser posicionados de modo a ter o rosto voltado para Meca, que costuma ser do oeste ao noroeste. Família e amigos podem recitar o Corão, ou orações, diante do paciente, ou em local próximo. Se disponibilizada uma capela para orações, é importante que ali não haja cruzes ou ícones. Deve-se consultar a família em relação a uma visita do líder religioso.

> **PARA REFLETIR**
> De que forma você honra e celebra sua herança pessoal?

Idosos gays, lésbicas, bissexuais e transgêneros

Apesar de uma crescente percepção e aceitação de gays, lésbicas, bissexuais e transgêneros (LGBT) na sociedade como um todo, há uma consideração mínima dos desafios e necessidades desses indivíduos quando chegam ao final da vida. Concretamente, são referidos como uma população invisível (Fredriksen-Goldsen et al, 2011). Esse grupo invisível, todavia, está aumentando; até 10% da população identifica-se como lésbica, gay, bissexual ou transgênero; projeta-se uma duplicação da população LGBT por volta de 2030.

Essa geração passou por um período com muito preconceito e discriminação contra pessoas LGBT; essas pessoas, assim, podem não evidenciar sua orientação sexual ao procurar os serviços de saúde. Há pesquisas que descobriram que os idosos LGBT, na comunidade e em locais de longa permanência para cuidados, relataram receio de rejeição e negligência por parte dos cuidadores, falta de aceitação pelos demais moradores e obrigatoriedade de esconder a orientação sexual (Stein, Beckerman e Sherman, 2010). Ainda, entre os idosos LGBT (Fredriksen-Goldsen et al, 2011):

- quase a metade apresenta alguma deficiência e quase um terço informa depressão;
- há taxas mais altas de sofrimento mental e maior probabilidade de uso do cigarro e envolvimento em excesso de álcool, na comparação com os heterossexuais;
- quase dois terços foram agredidos três ou mais vezes;
- treze por cento não conseguiram atendimento de saúde, ou receberam atendimento inferior;
- mais de 20% não revelam a identidade sexual ou de gênero ao médico.

Em anos mais recentes, houve progresso no tratamento das necessidades da população LGBT. A American Association of Retired Persons criou uma comunidade LGBT *online*; a American Society on Aging tem uma Rede para Assuntos de Idosos LGBT (LGBT Aging Issues Network), e a Joint Commission acrescentou respeito à orientação sexual para os direitos dos moradores de comunidades de vida assistida e instituições de atendimento especializado. Além disso, os Services and Advocacy for Gay, Lesbian, Bisexual, and Transgender Elders (SAGE) e o Movement Advancement Project (MAP) vêm acompanhando com vigor alterações em políticas e regulamentos necessários ao atendimento das necessidades dessa população.

Os enfermeiros devem avaliar que a população de idosos LGBT agrupa pessoas peculiares, com experiências, perfis e necessidades diferenciados. Como todos os pacientes, abordagens individualizadas são fundamentais e estereótipos devem ser evitados. Cabe aos enfermeiros perguntar a esses pacientes sobre seus parceiros e se desejam que estes participem dos cuidados que estão recebendo. E mais, os profissionais precisam garantir que pessoas LGBT recebam serviços sem preconceito, estigmatização ou ameaças.

CONSIDERAÇÕES DE ENFERMAGEM SOBRE O CUIDADO CULTURALMENTE PERTINENTE AOS IDOSOS

Vários grupos minoritários, étnicos ou culturais não referidos também têm histórias, crenças e práticas específicas. Em vez de perceber as diferenças como estranhas e obrigar os pacientes a se adequar às tradições "americanas", os enfermeiros devem respeitar a beleza dessa diversidade e tentar de tudo para conservá-la. Crenças, valores, relações, papéis e tradições associados à identidade cultural e étnica conferem um significado especial à vida.

A eficiência do atendimento pode ser bastante influenciada pela primeira impressão do enfermeiro. Esses profissionais têm de refletir sobre sentimentos ou atitudes pessoais capazes de afetar a relação enfermeiro-paciente, ou transmitir uma atitude preconceituosa. Exemplificando, se um enfermeiro tem uma crença religiosa de que a homossexualidade é anormal e pecadora, pode evidenciar desconforto nas interações com um paciente gay. O paciente, então, pode perceber que o enfermeiro tem preconceito e, portanto, reluta em partilhar todos os aspectos de sua história e problemas. Da mesma maneira, se o enfermeiro passou por poucas experiências com pessoas de grupos raciais diferentes, pode parecer pouco à vontade ou nada natural na comunicação com pacientes pertencentes a esses grupos. Uma reflexão sobre sentimentos e discussão desses assuntos com outros profissionais pode ajudar a evitar interferência de sentimentos pessoais nas relações profissionais.

Os enfermeiros devem ser cuidadosos no sentido de não estereotiparem pacientes com base na **raça**, etnia, orientação sexual, ou outros fatores. Todos os pacientes devem ser tratados pelo sobrenome, a menos que desejem algo diferente. Admitindo que, com base nos antecedentes culturais ou étnicos, algumas pessoas possam ter as informações pessoais preservadas, cabe aos enfermeiros explicar por que farão muitas perguntas durante a entrevista. Deve haver tempo suficiente para que os pacientes dividam histórias e práticas culturais ou religiosas. Usar o toque ou tato (p. ex., tocar as mãos ou o braço) costuma denotar carinho, auxiliando a deixar a pessoa à vontade; deve-se, porém, estar atento ao fato de que, quando tocados por um estranho, indivíduos de alguns grupos culturais onsideram isso inadequado. Vale o mesmo quanto à distância espacial entre enfermeiro e paciente durante a entrevista. Isso enfatiza a importância de os enfermeiros familiarizarem-se com as crenças e práticas de vários grupos.

Preferências alimentares devem ser atendidas, adaptações precisam ser feitas para práticas especiais, e formas pessoais de manejo da doença devem ser compreendidas. É importante considerar as diferenças na expressão de dor, medo e outros sentimentos. As reações à doença e aos cuidados podem variar. Por exemplo, uma pessoa pode entender a doença como punição por atos errados, enquanto outra pode vê-la como parte da experiência de vida normal. Há os que desejam participação ativa dos familiares ou curandeiros tradicionais em seu atendimento, e existem os que não querem isso, mesmo pertencendo a grupos com tradições étnicas ou culturais.

Quando os enfermeiros desconhecem determinado grupo, devem convidar o paciente e a família para informá-los, ou fazer contato com igrejas ou associações étnicas (p. ex., Polish American Alliance, Celtic League, Jewish Family and Children's Society, Slovak League of America), em busca de intérpretes ou pessoas que auxiliem como recursos culturais. Uma forma excelente de aprender sobre influências culturais relativas aos pacientes é solicitar que eles descrevam suas histórias de vida (ver Capítulo 4). Os enfermeiros transmitem sensibilidade e senso de cuidado quando tentam reconhecer e apoiar os antecedentes étnicos e culturais dos pacientes. Também enriquecem seu conhecimento, valorizando e entendendo os vários grupos étnicos interessantes.

The U.S. Department of Health and Human Services elaborou padrões de serviços cultural e linguisticamente adequados que podem orientar o estabelecimento clínico no trabalho com populações diversas; a página pode ser acessada em <http://minorityhealth.hhs.gov>.

A diversidade crescente das populações futuras de idosos influenciará os serviços de várias maneiras. Entre as necessidades que podem estar presentes, incluem-se:

- planejamento de refeições na instituição que incorpore alimentos étnicos;
- literatura com informações de saúde em vários idiomas;
- tradutores sempre disponíveis;
- providências para comemoração de feriados especiais (p. ex., Ano Novo Chinês, dia de São Patrício, mês da História Negra, Páscoa dos gregos ortodoxos);
- grupos de interesse especial para os internos de instituições de atendimento de longo prazo e comunidades de vida assistida.

O enfermeiro pode enfrentar uma situação desconfortável com um comentário preconceituoso de algum paciente. Levando-se em conta que os pacientes podem refletir os preconceitos da sociedade em que vivem, os enfermeiros se deparam com pacientes vítimas de preconceito. Exemplificando, um paciente pode se recusar a ser atendido por enfermeiro de raça diferente. Por vezes, pessoas muito tensas ou poradoras de demências podem usar linguagem racial desrespeitosa. Fácil compreender o quanto isso magoa o profissional. Cada paciente e situação, e a experiência do enfermeiro para lidar com eles, determinará o que deve fazer o profissional; entre as opções, pode-se pedir ao paciente que não faça o comentário, perguntar se ele prefere que outro enfermeiro o atenda, solicitar para ser transferido e discutir a situação com o chefe de enfermagem.

Os enfermeiros precisam garantir que as diferenças culturais, religiosas e de orientação sexual dos idosos sejam compreendidas, valorizadas e respeitadas. Demonstrar essa sensibilidade cultural honra a história pessoal do adulto idoso e preserva o que é conhecido e importante. Os desafios que os idosos enfrentam não precisam aumentar com comportamentos insensíveis ou preconceituosos de enfermeiros.

APLICANDO CONHECIMENTO NA PRÁTICA

Preparing Nurses to Address Health Care Disparities in Lesbian, Gay, Bisexual, and Transgender Population: A Review of Best Practices

Fonte: Lim, F., Brown, D. V., Kim, J., & Min, S. (2014). American Journal of Nursing, 114(6), 24–34.

Uma revisão analítica de 17 pesquisas de atitudes de enfermeiros em relação a pessoas LGBT demonstrou que, ainda que metade das pesquisas evidenciasse algumas mudanças positivas de atitude, todas elas revelaram a persistência de atitudes negativas. Outra análise da literatura, envolvendo 16 pesquisas relativas às atitudes de estudantes de enfermagem em relação a pessoas com HIV ou Aids, revelou certo grau de homofobia e uma atitude negativa voltados a indivíduos com essas doenças.

O artigo incluiu uma análise de pesquisas com foco nas principais questões de saúde da população LGBT. As descobertas incluíram risco aumentado de obesidade e as consequências secundárias entre lésbicas, taxas desproporcionalmente mais altas de infecção pelo HIV entre homens gays, elevada prevalência de uso do cigarro entre homens gays e homossexuais e lésbicas e mulheres bissexuais, e uma menor probabilidade de pessoas transgênero terem plano de saúde. É necessário promover a saúde entre essas pessoas e reduzir as disparidades no atendimento pode ser útil para isso.

O desafio enfrentado pelos idosos que podem estar sujeitos a mais preconceito por causa da idade pode ser maior se eles tiverem de enfrentar tratamento preconceituoso ao usarem os serviços de saúde. Recomenda-se que os programas de enfermagem levantem dados sobre tópicos de saúde da população LGBT, inclusive currículo de treinamento, identificação de lacunas e elaboração de estratégias de solução dessas lacunas. Os enfermeiros têm de levantar dados sobre as próprias atitudes relativas a pessoas LGBT de modo a determinarem como isso pode influenciar as interações e o atendimento. Sendo o maior grupo de profissionais da saúde, os enfermeiros podem ser modelo, para os demais grupos, de comportamentos positivos voltados aos LGBT.

APRENDENDO NA PRÁTICA

Você é chefe de enfermagem em uma comunidade de vida assistida, que atende a uma população de ricos. A atual população de moradores é completamente branca e boa parte dos profissionais é afro-americana.

Alguns funcionários dividiram com o chefe de enfermagem sua frustração com a forma pela qual muitos moradores os tratam. Ainda que a maioria dos residentes seja educada e cortês ao conversar com os funcionários, há alguns que tendem a usar termos desagradáveis. Alguns assistentes de enfermagem relataram ter escutado moradores comentando entre si e com as visitas algo do tipo "Cuidado com suas coisas, pois essas pessoas que trabalham aqui tendem a furtar", e "Resumindo, são pessoas preguiçosas, e você precisa ficar no pé delas para fazerem alguma coisa". Além disso, os funcionários queixam-se de que as visitas costumam pedir-lhes que façam coisas que não são tarefas deles, como ir até o carro para pegar objetos, servir a refeição que a visita trouxe para o paciente e demais acompanhantes.

A equipe funcional afro-americana acha que está sendo tratada de forma preconceituosa. Um dos assistentes de enfermagem comenta, "Até parece que aqui é a fazenda deles e você, um escravo". Outro reage assim: "Sim, se você, entretanto, arrisca dizer alguma coisa a eles, correm até a administração. Não posso perder este emprego". Outro acrescenta, "Talvez tenhamos de suportar isso. Os brancos sempre nos trataram dessa maneira".

Sendo chefe da enfermagem, como você lidaria com essa situação?

EXERCITANDO O PENSAMENTO CRÍTICO

1. Cite algumas razões para os adultos idosos de minorias suspeitarem ou não confiarem nos serviços de atendimento de saúde dos Estados Unidos.
2. O que você faria se um cliente idoso se recusasse a receber cuidados de enfermagem por você pertencer a um grupo étnico ou racial diferente do dele?
3. Você trabalha em um hospital que atende a uma grande população de imigrantes que ingressou ilegalmente no país. São pessoas que, com frequência, têm saúde insatisfatória, apresentando múltiplo problemas crônicos. O hospital está preocupado com o fato de o atendimento oferecido a esses imigrantes estar pesando muito no orçamento, podendo ameaçar a sobrevivência da instituição. A comunidade local não quer perder seu hospital e manifestou oposição à oferta de atendimento gratuito a essa população de imigrantes. Em sua opinião, o que preocupa todas as partes envolvidas? Quais são as implicações de continuar ou interromper o atendimento gratuito a esse grupo de imigrantes? Que soluções você recomenda?
4. Uma instituição para idosos atende uma variedade de grupos étnicos, representados na população de moradores. O que a instituição pode fazer para se mostrar sensível a suas tradições?

Resumo do capítulo

A população de idosos está cada vez mais racial, étnica e sexualmente diversificada. Os hispânicos mais velhos são o segmento que mais aumenta na população americana. O inglês pode ser sua segunda língua. Consideram Deus importante em sua saúde e cura, podendo utilizar cuidadores tradicionais para o tratamento de seus problemas de saúde. As famílias têm grande respeito pelos parentes idosos e tentam evitar sua internação.

Os negros incluem africanos, haitianos, jamaicanos e outros subgrupos diferentes, com costumes e crenças diversos. Ainda que a população negra tenha uma mais baixa expectativa de vida, os que atingem 70 anos têm o mesmo potencial de expectativa de vida da população branca. Hipertensão, doenças cardíacas, câncer e diabetes são as principais causas de morte entre os negros.

Pessoas originárias da China, Japão, Filipinas, Coreia, Vietnã e Camboja incluem-se entre os asiático-americanos. Entre eles, há quem prefira a medicina tradicional à medicina ocidental convencional. As famílias têm papel importante nas vidas dos asiático-americanos idosos.

Os judeus americanos estão unidos por uma fé comum. O Sabbath acontece do pôr-do-sol de sexta-feira ao pôr-do-sol de sábado; nesse período pode haver resistência a procedimentos médicos. Aderir à dieta *kosher* é importante para judeus religiosos, pois eles podem jejuar nos dias sagrados. É aceita a medicina moderna. Importam os laços familiares.

Indígenas americanos e os habitantes do Alasca formam os americanos nativos, sendo uma das minorias que mais aumentam no país. Menos de metade dos índios americanos mora em reservas, tendo acesso a serviços gratuitos, oferecidos pelo Serviço de Saúde Pública Americano. Diabetes, obesidade, hipertensão e artrite reumatoide ocorrem com mais frequência entre os indígenas americanos idosos, na comparação com outras populações de mesma faixa etária. Rituais e curandeiros indígenas podem ser preferidos à medicina ocidental. As famílias partilham relacionamentos íntimos, valorizando muito os idosos.

Uma cultura comum, fundamentada na crença de que Alá é Deus e Maomé, Seu mensageiro, é partilhada pelos muçulmanos. Costumes e rituais decorrem de suas crenças religiosas. Os muçulmanos com mais idade representam menos de 1% da população muçulmana, sendo altamente respeitados. Existem práticas alimentares específicas respeitadas pelos muçulmanos. Podem preferir atendimento de saúde por pessoa do mesmo sexo. Cada muçulmano inconsciente ou com doença terminal deve ser deitado com o rosto voltado para Meca.

A população LGBT está aumentando. Há pessoas LGBT que viveram em um período em que as preferências sexuais não eram aceitas como são atualmente; portanto, podem não ser admitidas essas preferências dessas pessoas. As instituições de saúde aumentam sua compreensão das necessidades e direitos das pessoas LGBT.

Ainda que possa haver características similares entre os membros de um grupo, os enfermeiros devem ficar atentos ao levantar dados sobre características, preferências e práticas individuais, evitando estereótipos. É importante que esses profissionais respeitem as diferenças individuais e coletem dados sobre preferências e práticas pessoais, incorporando-os aos cuidados.

Recursos *online*
Bureau of Indian Affairs
http://www.bia.gov
Center of Excellence for Transgender Health
http://transhealth.ucsf.edu#sthash.8g2c7ai7.dpuf
National Asian Pacific Center on Aging
http://www.napca.org
National Association for Hispanic Elderly
http://www.anppm.org
National Caucus & Center on Black Aged
http://www.ncba-aged.org
National Hispanic Council on Aging
http://www.nhcoa.org
National Indian Council on Aging
http://www.nicoa.org
National Resource Center on Native American Aging
http://www.med.und.nodak.edu/depts/rural/nrcnaa/
Office of Minority Health Resource Center
http://www.minorityhealth.hhs.gov
Organization of Chinese Americans
http://www.ocanational.org

SAGE (Services and Advocacy for Gay, Lesbian, Bisexual, and Transgender Elders)
http://sageusa.org/index.cfm

Bibliografia
Administration on Aging. (2014). *Minority aging*. Recuperado de http://www.aoa.gov/AoARoot/Aging_Statistics/Minority_Aging/index.aspx.

American Cancer Society. (2014a). *Cancer facts and figures for African Americans 2013-2014*. Recuperado de http://www.cancer.org/acs/groups/content/@epidemiologysurveillance/documents/document/acspc-036921.pdf.

American Cancer Society. (2014b). *Cancer facts and figures for Hispanics/Latinos 2012–2014*. Recuperado de http://www.cancer.org/acs/groups/content/@epidemiologysurveillance/documents/document/acspc-034778.pdf.

Centers for Disease Control and Prevention. (2014a). *U.S. census populations with bridged race categories*. Recuperado de http://www.cdc.gov/nchs/nvss/bridged_race.htm.

Centers for Disease Control and Prevention. (2014b). *Minority health: Black or African American populations*. Recuperado de http://www.cdc.gov/minorityhealth/populations/REMP/black.html.

Centers for Disease Control and Prevention. (2014c). *Health of black or African American non-Hispanic population. FastStats*. Recuperado de http://www.cdc.gov/nchs/fastats/black-health.htm.

Egede, L. (2006). Race, ethnicity, culture, and disparities in health care. *Journal of General Internal Medicine*, *21*(6), 667–669.

Fredriksen-Goldsen, K. I., Kim, H. -J., Emlet, C. A., Muraco, A., Erosheva, E. A., Hoy-Ellis, C. P., ... Petry, H. (2011). *The aging and health report: Disparities and resilience among Lesbian, Gay, Bisexual, and Transgender older adults*. Seattle, WA: Institute for Multigenerational Health.

Georgetown University Center on an Aging Society. (2012). *Older Hispanic Americans*. Data Profile, No. 9. Recuperado de http://ihcrp.georgetown.edu/agingsociety/pubhtml/hispanics/hispanics.html.

Office of Minority Health. (2014). *Diabetes and American Indians/Alaska Natives*. Recuperado de http://www.minorityhealth.hhs.gov/omh/browse.aspx?lvl=4&lvlid=33.

Pew Research Center. (2015). *A portrait of Jewish Americans*. Recuperado de http://www.pewforum.org/2013/10/01/jewish-american-beliefs-attitudes-culture-survey/.

Stein, G. L., Beckerman, N. L., & Sherman, P. A. (2010). Lesbian and gay elders and long-term care: Identifying the unique psychosocial perspectives and challenges. *Journal of Gerontological Social Work*, *53*(5), 421–435.

U.S. Census Bureau. (2014). *Population Projections*. Recuperado de http://www.census.gov/population/projections/data/national/2012.html.

Wan, H., Sengupta, M., Velkoff, V. A., & DeBarros, K. A. (2005). *U.S. Census Bureau, current population reports, 60+ in the United States: 2005* (p. 16). Washington, DC: U.S. Government Printing Office.

CAPÍTULO 4

Transições e história de vida

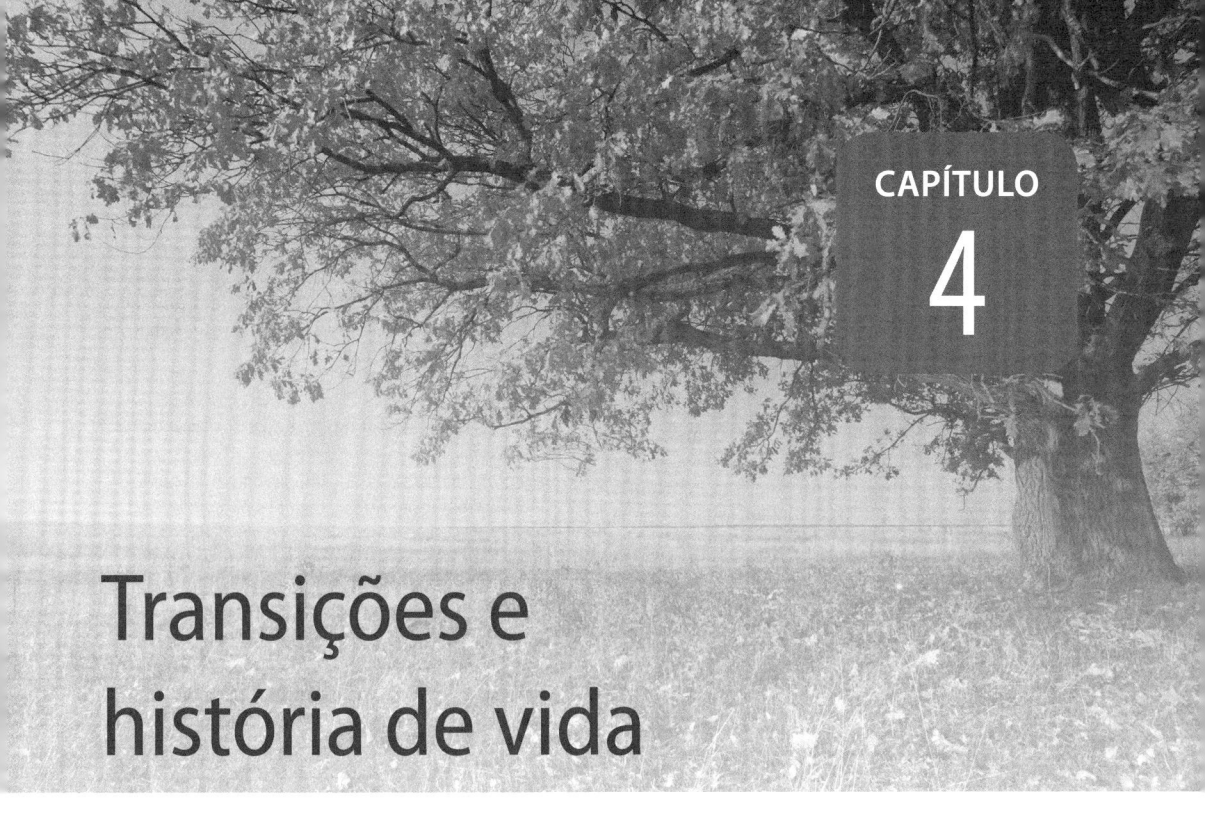

VISÃO GERAL

Preconceito contra idosos

Mudanças nos papéis e nas relações familiares
- Criação de filhos
- Criação de netos

Perda do cônjuge

Aposentadoria
- Perda do papel profissional
- Redução da renda

Mudanças na saúde e nas funções

Efeitos cumulativos das transições de vida
- Redução do mundo social
- Consciência da mortalidade

Reação às transições da vida
- Revisão e história de vida
- Autorreflexão
- Fortalecimento dos recursos internos

OBJETIVOS DE APRENDIZAGEM

A leitura deste capítulo possibilitará a você:

1. Discutir preconceito de idade e suas consequências.
2. Discutir as mudanças que ocorrem nas famílias que envelhecem.
3. Descrever os desafios enfrentados pelos viúvos.
4. Delinear as fases e os desafios da aposentadoria.
5. Discutir o impacto das mudanças relativas à idade na saúde e nas funções em relação aos papéis.
6. Descrever os efeitos cumulativos das transições da vida.
7. Listar as medidas de enfermagem que auxiliam as pessoas na adaptação aos desafios e às mudanças do envelhecimento.

TERMOS PARA CONHECER

Preconceito de idade (ageísmo): aplicação de preconceitos a adultos idosos em razão da idade

Recursos internos: força interna que pode ser empregada quando necessária

Revisão analítica da vida: processo de recordação ou reflexão sobre a própria vida

Aposentadoria: período em que uma pessoa não mais trabalha

Não é fácil envelhecer. As muitas mudanças que ocorrem nesse processo exigem múltiplas adaptações que demandam energia, capacidade e flexibilidade. Com frequência, são vivenciadas mais mudanças simultâneas na velhice do que em outros períodos da vida. Muitos adultos jovens acham cansativo acompanhar os avanços tecnológicos, as mudanças sociais, as oscilações do custo de vida e as tendências do mercado de trabalho. É possível imaginar-se como a vida pode ser complexa e complicada para pessoas idosas, que também têm de enfrentar a aposentadoria, a redução da receita, possíveis mudanças de moradia, sucessivas perdas por mortes de pessoas queridas e um declínio na capacidade de funcionar. Além disso, cada um desses eventos da vida pode vir acompanhado de alterações nos papéis vividos que podem influenciar comportamentos, atitudes, condição e integridade psicológica. Para promover a conscientização e a valorização dos ajustes complicados e difíceis do envelhecimento, este capítulo analisa alguns desses fatores que afetam a capacidade dos idosos para enfrentar as múltiplas mudanças associadas ao envelhecimento e para conseguir satisfação e bem-estar durante os anos finais de vida.

PRECONCEITO CONTRA IDOSOS

Ageísmo, o preconceito contra idosos, é um conceito surgido há décadas como "os preconceitos e estereótipos aplicados somente a pessoas mais velhas, com base em sua idade" (Butler, Lewis e Sutherland, 1991). Não é difícil detectar o preconceito expresso na sociedade. Em vez de valorizar as grandes contribuições e a experiência dos idosos, a sociedade está envolta em preconceitos e carece das providências adequadas a essa faixa etária, prejudicando a dignidade desses indivíduos. Os mesmos membros da sociedade contrários à oferta de renda suficiente e benefícios de saúde aos idosos têm muitos recursos financeiros e um padrão de vida resultantes dos esforços dos mais velhos.

Embora os idosos componham a faixa etária mais diversificada e individualizada da população, continuam a ser estereotipados pelas seguintes ideias errôneas:

- os idosos são doentes e incapacitados;
- a maioria dos idosos está em casas de longa permanência;
- com o envelhecimento vem a demência;
- as pessoas ou ficam muito tranquilas ou bastante irritadiças ao envelhecer;
- os mais velhos têm menos inteligência e são resistentes à mudança;
- os mais velhos não conseguem ter relações sexuais e não têm interesse por sexo;
- há poucas satisfações na velhice.

Para a maioria das pessoas com mais idade, esses enunciados não são verdadeiros. Deve-se fazer mais para ampliar a consciência da sociedade quanto às realidades do envelhecimento. Grupos como os Gray Panthers fazem um trabalho notável de informação ao público sobre fatos referentes ao envelhecimento e aos problemas e direitos dos idosos. Há necessidade de mais defensores desse grupo de indivíduos.

DICA DE COMUNICAÇÃO

No primeiro contato com alguém com mais idade, é bom pressupor que as interações não são diferentes daquelas com adultos de outras idades, a não ser que se percebam problemas que possam alterar a comunicação (p. ex., demência, audição deficiente). Tratar a pessoa com pronome de tratamento (sr., sra., etc.) e, em seguida, o nome. Não falar como se se dirigisse a uma criança, com termos no diminutivo e evitar o jargão médico. É recomendável, de vez em quando, perguntar se a pessoa compreende o que está sendo dito.

O **preconceito contra os idosos** traz várias consequências. Separar pessoas de idade avançada das mais jovens dificulta que estas percebam as semelhanças entre as faixas etárias. Isso não apenas leva a uma falta de compreensão a respeito dos idosos, mas também diminui as oportunidades de os jovens conhecerem, de forma mais realista, o processo de envelhecimento. Além disso, separar os mais velhos do resto da sociedade facilita para os mais jovens a menosprezarem as dificuldades socioeconômicas da população adulta idosa. Estereotipar e discriminar, de modo sistemático, os idosos não evita que todos envelheçam e passem pelos desafios do envelhecimento.

O Capítulo 2 apresenta os estágios de vida de Erikson (1963), com a descrição do último estágio das etapas de vida referente à preocupação com o alcance da integridade *versus* a desesperança. Integridade advém da satisfação do idoso ao avaliar sua vida. Decepção com a vida e falta de oportunidades para alterar o passado trazem a desesperança. O preconceito contra o idoso pode, infelizmente, predispor os mais velhos a decepções, pois eles podem acabar acreditando que a velhice é um período de declínio e de falta de propósito. As experiências de toda a nossa vida determinam se nossa velhice será uma oportunidade para sermos livres, crescermos e sentirmo-nos satisfeitos, ou se ela será uma fase marcada pela sensação de aprisionamento do nosso potencial humano.

MUDANÇAS NOS PAPÉIS E NAS RELAÇÕES FAMILIARES

O aparecimento das unidades familiares nucleares de nossos dias mudou os papéis e as funções dos indivíduos na família. Espera-se que os pais idosos participem pouco das vidas dos filhos adultos. Não cabe a estes atender às necessidades dos pais que envelhecem no que diz respeito a apoio financeiro, serviços de saúde ou moradia. Cada vez mais, os pais não dependem dos filhos para suas necessidades, e a crença de que estes são o melhor seguro de vida dos idosos está desaparecendo. Ademais, ser avó ou avô, ainda que traga satisfação, não costuma ser um papel tão ativo quanto antes, em especial porque os netos podem estar espalhados pelo país. Essas mudanças na estrutura e no funcionamento da família não são, necessariamente, negativas. Os idosos podem gostar demais da independência e da liberdade relativas às responsabilidades oferecidas pela família nuclear. Adaptar-se às mudanças nas responsabilidades e nos papéis, com o passar do tempo, é um importante desafio do processo de envelhecimento.

Criação de filhos

O papel dinâmico de criar os filhos costuma mudar para atender às necessidades de crescimento e desenvolvimento de pais e filhos. Na fases intermediária e final da vida, os pais precisam adaptar-se à independência dos filhos, que passam a ser cidadãos adultos responsáveis e saem de casa. O primogênito costuma deixar a casa dos pais e criar uma unidade independente 22 a 25 anos após o casamento deles. Para os que investem a maior parte de suas vidas cuidando e sustentando os filhos, a independência do filho pode causar muito impacto. Ainda que os pais deixem para trás as responsabilidades e as preocupações de criar a prole, ficando com mais tempo para tratar dos próprios interesses, também deixam as tarefas significativas, com sentido e satisfatórias de criar os filhos e isso, frequentemente, resulta em profundo sentimento de perda.

A mulher idosa de hoje foi influenciada por um período histórico que enfatizou o papel de esposa e mãe. Por exemplo, para que os homens que voltaram da Segunda Guerra Mundial tivessem oportunidades de trabalho, encorajou-se a mulher a concentrar seus interesses na criação da família, deixando os escassos empregos para eles. Diferentemente de muitas mulheres jovens de nossos dias que desejam ser profissionais e mães, essas mulheres hoje idosas centralizaram as vidas nas famílias, de onde obtiveram a sensação de realização. Tendo criado poucos papéis dos quais obter satisfação, além dos de esposa e mãe, muitas idosas sentem um vazio quando os filhos crescem e vão embora. Para aumentar o problema, a vida agitada dos jovens limita o contato direto da mulher idosa com os filhos adultos e os netos.

O homem idoso compartilha de muitos sentimentos desse tipo. Ao longo dos anos, pode ter desempenhado muitas funções úteis que lhe conferiram estatus na família. É muito provável que tenha trabalhado bastante para sustentar a esposa e os filhos, com a masculinidade reforçada pela prova de sua capacidade de produzir e sustentar os descendentes. Hoje, com os filhos crescidos, ele não precisa mais prover – uma bênção mista, que pode trazer alívio e esvaziamento do significado da vida. Além disso, sabe que as regras são outras – sua capacidade de sustentar a família sem que a esposa precisasse trabalhar é vista agora como opressão da parte dele. Os esforços de povoar a Terra são desdenhados por quem defende a ideia de não ter descendentes, e a tentativa de desempenhar o papel masculino para o qual foi educado é entendida como patriarcal ou vazia pelos padrões atuais.

Mas essa redução do papel de pai/mãe e as mudanças na função familiar não são, necessariamente, negativas. A maioria dos filhos não abandona ou negligencia os pais na velhice, mas mantêm contato regular. Unidades familiares separadas podem ajudar a relação entre pais e filhos a tornar-se uma relação entre adultos para a satisfação mútua dos jovens e dos velhos. Quando os idosos se adaptam ao novo papel de pais de filhos independentes e adultos, podem encontrar satisfação na liberdade das responsabilidades anteriores e novos desdobramentos nas relações familiares.

> **PARA REFLETIR**
>
> Listar, no mínimo, três modos em que sua vida está diferente daquela de seus pais e avós.

Criação de netos

Além de passar por mudanças no papel de pai ou mãe decorrentes da idade, muitos adultos idosos iniciam um novo papel como avós. Aumento na expectativa de vida dos americanos possibilita que mais pessoas desempenhem o papel de avô ou avó e passem mais anos nesse papel, na comparação com as gerações anteriores. Mais de 65 milhões de americanos são avós, e:

- A maior parte compõe-se de *baby boomers*, com maior probabilidade de ter educação superior e emprego na comparação com gerações anteriores de avós.
- Um em cada cinco avós é afro-americano, hispânico ou asiático.
- Gastam mais com os netos do que as gerações anteriores (MetLife, 2011).

Os netos podem trazer muitas alegrias e significado à vida dos idosos (Fig. 4.1). Por sua vez, avós não mais sobrecarregados com as responsabilidades diárias de criarem filhos, ao contrário dos pais, têm mais tempo para dar amor, orientação e alegrias aos novos membros da família. Podem transmitir ensinamentos aprendidos com as experiências de vida, a história e as tradições familiares, que ajudam os jovens a compreender sua an-

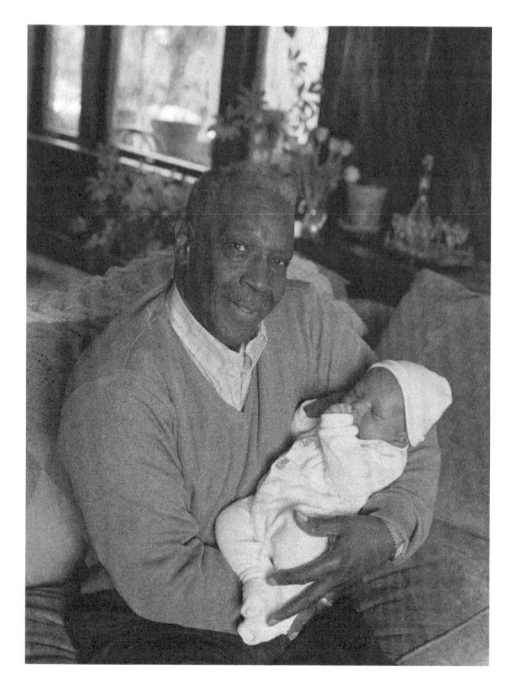

FIGURA 4.1 ● Ser avô ou avó traz novos papéis e alegrias para muitos adultos mais velhos.

cestralidade. Pode haver muitos estilos de ser avó ou avô, dependendo da personalidade dos indivíduos; não há um modelo único a ser seguido.

As mudanças na estrutura e nas atividades familiares apresentam novos desafios aos avós de hoje. A maior parte das mães tem emprego fora de casa. Consequentemente, cerca de um terço dos filhos é criado por um dos pais e os avós podem assumir muito mais as responsabilidades de cuidar dos netos do que antigamente. Inclusive, eles podem partilhar a casa com os filhos e netos ou dar-lhes uma moradia. As estruturas familiares podem diferir daquelas vividas pelos idosos, com aumento nos novos casamentos, nas famílias combinadas, além de arranjos familiares entre homossexuais. Mais de um terço dos filhos com menos de 18 anos habita lares combinados, e há cálculos indicando até 9 milhões de crianças com pais homossexuais (Linville e O´Neil, 2015). Como resultado do casamento ou relacionamento de um filho adulto, pessoas idosas podem exercer o papel de avós "padrastos", algo para que poucos estão preparados. Escolhas conscientes serão necessárias para amar e aceitar esses novos membros da família.

Além de os idosos terem de se ajustar a novos estilos e estruturas de vida familiar, filhos e netos podem precisar se adaptar a avós com estilos diferentes de vida em comparação com os de gerações passadas. Em lugar daquela avó que ficava em casa, cozinhando jantares para a família e recebendo os netos sempre que fosse necessária uma cuidadora, a avó de hoje pode ter uma carreira ativa e uma vida social agitada, não desejando ficar sobrecarregada com as responsabilidades frequentes de cuidar dos netos ou de organizar compromissos familiares. Os avós podem estar divorciados, levando filhos e netos a enfrentar situações como viagens de final de semana da avó com o novo companheiro, ou a nova esposa do avô, bem mais jovem. Pode haver necessidade de a família ser encaminhada a aconselhamento para o entendimento de tudo isso.

A função de avô ou avó é um papel a ser aprendido; alguns indivíduos necessitam de orientação para se tornar um verdadeiro avô ou avó. Os mais velhos podem precisar de orientação para a elaboração de situações como:

- respeitar os filhos como pais e não interferir nas relações entre pais e filhos;
- usar o telefone antes de fazer visitas;
- fixar regras para cuidar dos netos;
- permitir que os filhos estabeleçam as próprias tradições na família, sem esperar que mantenham as dos avós.

Os enfermeiros podem ajudar as famílias a encontrar os recursos que as auxiliem a enfrentar os desafios do papel de avô ou avó. Podem sugerir atividades úteis para os avós se relacionarem com os netos, em especial se não estiverem próximos geograficamente, o que pode incluir gravação de áudio e vídeo, e-mails, videoconferência, cartas em processador de texto ou manuais, fax (além de constituírem um meio de comunicação, podem propiciar lembranças duradouras, mantidas entre as gerações). Os idosos podem ser incentivados a escrever diários, fazer livros de colagem e ter livros de notas com as receitas da família e seus costumes, elementos que podem ser úteis para que os netos e as gerações futuras conheçam certos aspectos de seus ancestrais.

Além do desempenho do papel de avô ou avó, muitos idosos podem assumir responsabilidades primárias de criação de filhos em relação aos netos. Um número crescente de avós cria os netos. Mais de 6 milhões de avós têm netos com menos de 18 anos de idade morando com eles, sendo que muitos passam temporadas na casa dos avós; há um avô ou avó cuidando de quase um quarto das crianças com menos de 5 anos de idade (U.S. Census Bureau, 2012). Cuidados em tempo integral costumam ser necessários após crises entre os pais das crianças, como abuso de drogas, gravidez na adolescência ou prisão. Os idosos podem precisar de ajuda para compreender as implicações de decidir criar ou não um neto; algumas questões que os enfermeiros podem levantar com os avós diante dessa decisão incluem:

- De que forma educar essa criança afetará sua saúde, casamento e estilo de vida?
- Você tem alguma condição de saúde que possa interferir nessas responsabilidades?

- Qual é seu plano B diante da possibilidade de ficar doente ou incapacitado?
- Tem a energia e a saúde física necessárias para cuidar de uma criança ativa?
- Pode pagar os gastos com uma criança, inclusive despesas médicas e educacionais, além de outras?
- Quais os direitos e as responsabilidades do pai/mãe da criança?
- Você tem direito legal que lhe atribua responsabilidades (p. ex., dar consentimento para procedimentos médicos)? Consultou um advogado?

Existem organizações que ajudam avós que criam netos. Algumas estão listadas no final deste capítulo.

PERDA DO CÔNJUGE

A morte do esposo ou esposa é um evento normal que altera a vida familiar de várias pessoas idosas. A perda dessa pessoa com quem foram partilhados mais amor e experiências de vida, além de mais alegrias e tristezas do que com qualquer outra pessoa, pode ser insuportável. De que forma uma pessoa, após muitas décadas de vida ao lado de outra, se adapta a essa ausência repentina? Como alguém se ajusta a arrumar a mesa para um só, a voltar para uma casa vazia ou a não ter aquela presença familiar e quente na cama? As adaptações a essa perda significativa são acompanhadas da demanda de aprender a nova tarefa de morar só (Fig. 4.2).

A viuvez afeta mais as mulheres do que os homens porque elas tendem a ter uma expectativa de vida maior. Na verdade, a maioria delas estará viúva ao atingir a oitava década de vida. Diferentemente de muitas mulheres mais jovens de hoje, com maior independência em razão da vida profissional e da mudança de costumes, a maioria das mulheres mais velhas de hoje passou a vida voltada à família, dependente dos maridos. Idade, educação limitada, falta de habilidades e longo período desempregada, cuidando dos filhos, são limitações em um mercado de trabalho competitivo. Se esse tipo de mulher encontrasse emprego, a adaptação às novas demandas de trabalho poderia ser difícil e tensa. Entretanto, a viúva desempregada pode aprender que pensão ou outros recursos financeiros podem diminuir ou ser interrompidos após a morte do esposo, levando à necessidade de ajustes a um orçamento extremamente limitado. Além da dependência financeira, a mulher pode ter dependido das realizações do marido para ter gratificação e identidade. Com frequência, as realizações dos filhos têm esse papel. Os desejos sexuais podem não ser atendidos por falta de oportunidade, crenças religiosas relativas a sexo fora do casamento, medo da reação dos filhos e da sociedade, atitudes residuais resultantes dos primeiros ensinamentos sobre costumes sexuais. Se o casamento de uma mulher a leva a ter amizade somente com outros casais, afastando-a de amizades com pessoas solteiras, quando viúva, ela poderá constatar a limitação do círculo de amizades femininas.

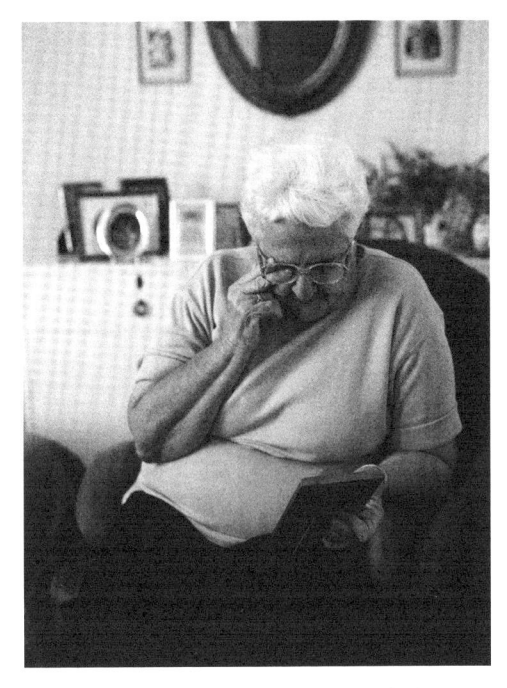

FIGURA 4.2 ● Para um adulto idoso, a perda do cônjuge significa a perda da companhia mais próxima por muitos anos.

Em geral, passado o luto inicial pela morte do marido, a maioria das viúvas tem uma boa adaptação. A elevada proporção de idosas viúvas torna disponíveis amigas com problemas e estilos de vida similares, em especial nas áreas urbanas. As antigas amizades podem ser reativadas como fontes de atividade e alegria. Algumas viúvas podem descobrir que o fim de certas responsabilidades, como cozinhar e lavar para o marido, propicia-lhes uma liberdade nova e agradável. Com outros papéis a serem desenvolvidos, renda suficiente e possibilidade de escolher o modo de vida, muitas mulheres conseguem ajustar-se muito bem à condição de viúva.

A probabilidade de um idoso casar novamente, após a perda do cônjuge, diminui com a idade. Isso vale mais para mulheres, que costumam ter vida mais longa que os homens, constatando falta de homens para casar, pois os da mesma idade tendem a se casar com mulheres mais jovens.

Os enfermeiros podem facilitar esse ajuste à viuvez, identificando fontes de amizade e atividades, como clubes, organizações voluntárias ou grupos de viúvos na comunidade, além de auxiliar a viúva a entender e conseguir todos os benefícios a que tem direito. Esse processo deve dar às viúvas tranquilidade para que se permitam aproveitar essa nova liberdade e desejar relacionar-se com outros homens sem se sentirem culpadas e auxiliá-las a adaptarem-se à perda do marido e a essa nova condição na vida (ver Cap. 36, que traz mais informações sobre a morte e o processo de morte).

> **CONCEITO-CHAVE**
>
> A elevada predominância de viúvas propicia as amizades entre mulheres com desafios e estilos de vida semelhantes.

APOSENTADORIA

A **aposentadoria** é outra adaptação importante a ser feita pela pessoa idosa. Essa transição acarreta a perda de um papel profissional e costuma ser a primeira experiência individual do impacto do envelhecimento. Ademais, a aposentadoria exige o ajuste a um orçamento menor, com as consequentes alterações no estilo de vida.

Perda do papel profissional

A aposentadoria é bastante difícil na sociedade ocidental, em que o valor das pessoas costuma ser medido pela produtividade individual. O trabalho é normalmente visto como um dever do indivíduo ativo em uma sociedade produtiva. Muitas pessoas idosas, hoje em dia, criadas para valorizar muito uma sólida ética profissional, entendem que não ter um emprego, independentemente do motivo, é uma condição indesejável.

> **CONCEITO-CHAVE**
>
> Os idosos costumam encarar o trabalho como uma obrigação do membro ativo de uma sociedade produtiva.

A identidade profissional determina, em grande parte, a posição e o papel sociais dos indivíduos. Embora as pessoas ajam de forma diversa em papéis similares, certos comportamentos continuam associados a determinados papéis, o que promove estereótipos. Alguns estereótipos ainda são bem presentes — o operário forte da construção civil, a dançarina exótica e selvagem, o juiz justo, o religioso correto, o advogado bem-formado e o artista excêntrico. Dar-se conta de que essas associações não têm consistência não evita sua propagação. Com muita frequência, as pessoas são descritas mais em termos do papel profissional do que com relação às características pessoais, por exemplo, "o enfermeiro que mora logo ali", ou "meu filho médico". Considerando-se o quão a identidade social e as expec-

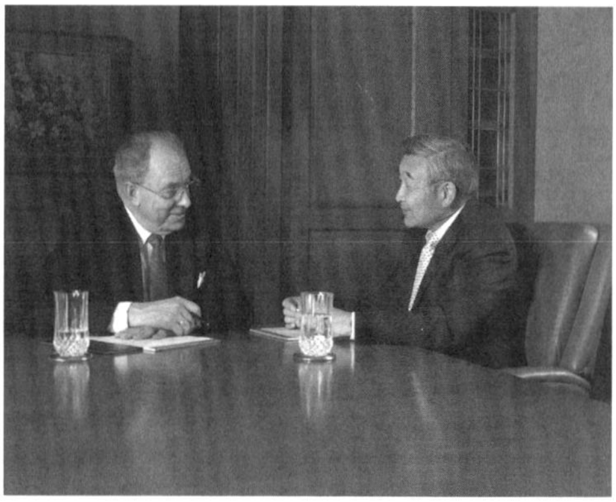

FIGURA 4.3 • Pessoas que se definem pelo papel profissional podem ter dificuldades para adaptar-se à aposentadoria.

tativas comportamentais originam-se do papel profissional, não surpreende que a aposentadoria seja uma ameaça ao senso de identidade individual (Fig. 4.3). Na infância e na adolescência, somos orientados a um papel adulto independente e responsável e, no mundo acadêmico, somos preparados para nossos papéis profissionais. Todavia, onde e quando somos preparados para o papel de aposentado?

> **PARA REFLETIR**
>
> Quais são suas conclusões (ou o que entende como conclusões) quanto ao seu papel de enfermeiro, em termos de propósito, identidade, valores, relações, atividades, e assim por diante? Quais ganhos similares você obtém de outros papéis na vida?

Quando o trabalho de um indivíduo é seu interesse ou atividade principais, e a maior fonte de contatos sociais, separar-se dele deixa um imenso vazio na vida. Pessoas que envelhecem devem ser levadas a desenvolver interesses que não tenham relação com o trabalho. A aposentadoria fica facilitada pela aprendizagem de como usar, valorizar e obter satisfação com o lazer, durante o desempenho do papel profissional. Além disso, fazer bom uso do tempo de lazer é uma válvula de escape terapêutica para as tensões da vida durante o processo de envelhecimento.

> **CONCEITO-CHAVE**
>
> Quando o trabalho constitui o interesse e a atividade principais e a maior fonte de contatos sociais, separar-se dele deixa um profundo vazio na vida de um indivíduo.

Os enfermeiros gerontólogos têm de entender as realidades e as reações com que se deparam ao trabalhar com aposentados. Embora a experiência da aposentadoria seja única, de cada um, certas reações e experiências tendem a ser muito comuns. As fases da aposentadoria, descritas por Robert Atchley há décadas, ainda possibilitam a compreensão desse processo complicado:

- *Fase de pré-aposentadoria*: quando a realidade da aposentadoria fica evidente, começa a preparação para deixar o trabalho, da mesma forma que as fantasias relativas a esse período.
- *Fase de aposentadoria*: após a formalização da aposentadoria, tem início um período um tanto eufórico, uma espécie de "lua de mel", em que as fantasias da fase pré-aposentadoria são testadas. Os aposentados tentam fazer, de uma só vez, tudo aquilo para o que jamais encontraram tempo. Uma gama de fatores (p. ex., finanças e saúde) limita isso, levando ao surgimento de um estilo de vida estável. Diferentemente dos aposentados que querem realizar todas as fantasias, há quem prefira descansar e pouco fazer; seu nível de atividades tende a aumentar após alguns anos.
- *Fase do desencanto*: com o começo da estabilização da vida, há uma perda de entusiasmo, por vezes, depressão. Quanto mais irreal a fantasia pré-aposentadoria, maior o grau de desencanto.
- *Fase de reorientação*: quando são consideradas escolhas realistas e fontes alternativas de satisfação, o desencanto com a nova rotina de aposentado pode ser substituído pelo desenvolvimento de um modo de vida que traz satisfação.
- *Fase da rotina da aposentadoria*: amadurece a compreensão do papel de aposentado, o que propicia uma estruturação mais consciente para as condutas na vida do idoso. Alguns iniciam essa fase diretamente após a fase da lua de mel, e outros jamais chegam a ela.
- *Término da aposentadoria:* perde-se o papel de aposentado, em consequência de recomeço da vida profissional ou de dependência por doença ou incapacidade (Atchley, 1975, 2000).

Diferentes intervenções de enfermagem podem ser necessárias em cada fase da aposentadoria. Auxiliar as pessoas idosas nos preparativos para aposentar-se, durante a fase pré-aposentadoria, é uma intervenção preventiva que aumenta o potencial de saúde e bem-estar no período posterior da vida. Como parte dessa intervenção, os enfermeiros podem incentivar os idosos a estabelecer e praticar bons hábitos de saúde, como uma dieta adequada, evitar o álcool, as drogas ilícitas e o tabaco e fazer exames regulares de saúde. Conselhos sobre as realidades da aposentadoria podem ser parte da fase de preparo, enquanto ajudar os aposentados a colocar em perspectiva a liberdade recém-descoberta pode acontecer na fase da lua de mel com a aposentadoria. Oferecer apoio aos aposentados na fase do desencanto, sem estimular a autopiedade, ajudando-os a identificar novas fontes de satisfação, pode facilitar o processo de reorientação. Valorizar e promover os pontos positivos da fase de estabilidade pode reforçar uma adaptação à aposentadoria. Quando termina a fase de aposentadoria, por doença ou incapacidade, o manejo sensível da dependência e a análise respeitosa das perdas são muito importantes.

Da mesma forma que ocorreu com outros eventos da vida, as crianças nascidas após a Segunda Guerra (*baby boomers*) estão mudando a forma de pensar o trabalho e a aposentadoria. Cada vez mais, substituem o modelo de pessoa definida pelo trabalho por aquele que define o trabalho de alguém com base na totalidade de sua vida. Conselheiros durante a vida e consultores que ajudam a planejar a aposentadoria ajudam as pessoas a encarar essa fase da vida como mais significativa, quando é criado um equilíbrio entre trabalho, aprendizado, lazer, tempo com a família, ajudar os outros e interesses e desejos adiados durante o período de vida profissional ativa (Corbett, 2007). Em lugar de abandonar totalmente o trabalho, sugere-se que as pessoas permaneçam trabalhando, mas com um estilo diferente — isto é, um estilo que oferece um tempo para o desfrute de outros interesses e uma alta qualidade de vida. Os *baby boomers* também estão ficando mais tempo no mercado de trabalho, muitos encontrando outras formas de emprego que os capacitem a descobrir paixões e novos projetos de vida, mesmo com níveis mais baixos de compensação financeira.

É bom que os enfermeiros avaliem suas próprias atitudes em relação à aposentadoria. Eles a encaram como um período de liberdade, oportunidade e crescimento, ou como de solidão, dependência e ausência de sentido? O enfermeiro está planejando, de forma inteligente, a própria aposentadoria ou a está negando, evitando deparar-se com suas realidades? A forma como esses profissionais encaram-na influencia a relação entre eles e os aposentados. Enfermeiros gerontólogos podem constituir modelos muito bons de práticas e atitudes construtivas em relação à aposentadoria

Redução da renda

Além dos ajustes ao papel profissional, a aposentadoria costuma exigir que os idosos vivam com um orçamento menor. Os recursos financeiros são importantes em todas as idades porque afetam a dieta, a saúde, a moradia, a segurança e a independência, além de influenciar nossas opções de vida. A receita financeira na aposentadoria passa a menos da metade da receita anterior do indivíduo empregado. Para a maioria de americanos, o salário da Previdência Social, originalmente pensado como um suplemento, na verdade, constitui a principal fonte de receita na aposentadoria – e mesmo essa receita não acompanha a inflação. Como consequência, o perfil econômico de muitos idosos é insatisfatório.

Poucos idosos têm ganhos financeiros advindos de planos de aposentadoria privados, e os que os têm normalmente descobrem que os benefícios fixos estabelecidos em seu ingresso no plano são escassos em relação aos atuais padrões, em razão da inflação. Em relação aos ainda profissionalmente ativos, mais da metade não terá plano de aposentadoria ao chegar a essa fase. Mais de um em cada seis idosos vive na pobreza, os afro-americanos e os hispânicos tendo quase duas vezes a taxa de pobreza que os brancos na mesma faixa etária. Há apenas uma minoria com emprego pleno, ou conforto financeiro. Poucos acumulam bens suficientes ao longo da vida para ter segurança financeira na velhice.

Uma redução na renda é um ajuste acentuado para muitos idosos, já que desencadeia outros ajustes. Por exemplo, uma vida social ativa e a busca do lazer podem ser muito reduzidas ou até eliminadas. Mudar-se para uma moradia mais barata pode ser necessário, provavelmente, obrigando o idoso a romper muitos laços familiares e comunitários. As práticas alimentares podem ficar bastante alteradas, e os cuidados de saúde podem ser vistos como luxo em relação a outras despesas prioritárias, como comida e aluguel. Se o progenitor idoso precisar depender dos filhos para uma renda suplementar, poderá haver necessidade de mais ajustes.

Preparar-se financeiramente para a velhice, muitos anos antes de aposentar-se, é importante. Os enfermeiros devem estimular as pessoas idosas ainda profissionalmente ativas a examinar se seu plano de aposentadoria está acompanhando a inflação. Além disso, os idosos precisam de assistência para conseguir todos os benefícios a que têm direito e aprender o manejo inteligente dos recursos financeiros. Esses profissionais precisam dar-se conta do impacto do bem-estar financeiro na condição de saúde e, com dinamismo, envolver-se em assuntos políticos que promovam uma renda adequada para todos.

PARA REFLETIR
O que você está fazendo para preparar-se para a aposentadoria?

MUDANÇAS NA SAÚDE E NAS FUNÇÕES

As mudanças na aparência e no funcionamento do organismo, ocorridas no processo de envelhecimento, tornam necessário o ajuste do adulto idoso a uma nova imagem corporal. Os cabelos escuros e macios branqueiam e ressecam; os dedos flexíveis e retos encurvam e ficam doloridos; alteram-se os contornos do corpo e diminui a altura. As escadas, que outrora eram vencidas várias vezes ao dia, demandam mais tempo e energia para ser enfrentadas com o passar dos anos. Embora essas mudanças sejam sutis, gradativas e naturais, são percebidas e, assim, afetam a imagem corporal e o autoconceito.

A forma como as pessoas percebem a si mesmas e suas capacidades funcionais pode determinar os papéis que desempenham. Um operário da construção civil, com força e energia menores, pode abandonar a ocupação profissional; o membro de um clube que não consegue mais escutar o que os amigos conversam pode parar de ir às reuniões; modelos do mundo da moda podem parar de procurar trabalho ao se perceberem mais velhas. É interessante o fato de pessoas já com 70 e 80 anos recusarem-se a participar de clubes de idosos porque não se veem "como aquelas pessoas". O enfermeiro perceberá o autoconceito dos adultos idosos, avaliando os papéis que querem aceitar e os que rejeitam (consultar Destaque de Diagnóstico de Enfermagem 4.1, que discute o possível diagnóstico de enfermagem de Desempenho Ineficaz do Papel).

Algumas vezes, fica difícil para a pessoa que envelhece aceitar a redução da eficiência do corpo. Memória insatisfatória, reações lentas, cansaço fácil e aparência alterada estão entre as consequências frustrantes do declínio funcional, e as pessoas lidam com tudo isso de várias maneiras. Há as que negam e costumam evidenciar um discernimento pobre, tentando exigir do corpo o mesmo que quando jovens. Há as que resistem às mudanças, investindo em cirurgia estética, tratamentos de beleza, substâncias que prometem milagres e outras tentativas caras que reduzem o orçamento, mas não o processo normal de envelhecimento. Há também os que exageram esses efeitos e impõem a si mesmos um estilo de vida desnecessariamente limitado. É comum as expectativas da sociedade determinarem as adaptações que as pessoas fazem ao declínio funcional.

Resultados comuns desse declínio são a doença e a incapacitação. Conforme descrito no Capítulo 1, a maioria dos idosos tem uma ou mais doenças crônicas, e mais de um terço apresenta alguma incapacidade grave, que limita atividades importantes, como trabalhar e cuidar da casa. É normal os idosos recearem a doença e a incapacitação porque elas podem levar à perda da independência. Tornar-se um peso para a família, não conseguir atender às demandas da vida cotidiana e ter de morar em uma instituição especial são alguns dos medos associados à dependência. Filhos e pais podem ter dificuldade de inverter os papéis de dependência-independência. A dor física decorrente das doenças pode ser mais bem tolerada do que a dependência.

Cabe aos enfermeiros ajudar os adultos idosos a compreender e enfrentar as mudanças normais associadas ao avanço da idade. Fatores que promovem um excelente funcionamento devem ser estimulados, inclusive dieta correta, atividades em ritmo adequado, exames físicos regulares, correção precoce de problemas de saúde, manejo eficiente do estresse e evitar o abuso de álcool, tabaco e drogas ilícitas. Esses profissionais precisam também oferecer assistência, com atenção à preservação do máximo possível da independência e da dignidade individuais.

> **DESTAQUE DE DIAGNÓSTICO DE ENFERMAGEM 4.1**
>
> **PERTURBAÇÕES NO DESEMPENHO DE PAPÉIS**
>
> **Visão geral**
> Há perturbações no desempenho de papéis quando ocorre uma alteração na percepção de como uma pessoa os exerce. Isso pode estar associado à limitação física, emocional, intelectual, motivacional, educativa ou socioeconômica na capacidade de realizar papéis ou a restrições a esse desempenho impostas por outros. Podem ocorrer muito sofrimento, depressão ou raiva pelo não cumprimento dos papéis a que se está habituado e das responsabilidades a eles associadas.
>
> **Causas ou fatores que contribuem**
> Doença, cansaço, dor, declínio funcional, cognição alterada, depressão, ansiedade, déficit de conhecimentos, finanças limitadas, aposentadoria, falta de transporte, perda de ente querido, preconceitos contra o idoso, restrições impostas pelos outros.
>
> **Meta**
> De forma realista, o paciente avaliar o desempenho de seus papéis, ajustar-se às mudanças nesse desempenho e aprender a cumprir as responsabilidades associadas aos papéis.
>
> **Intervenções**
> - Levantar dados sobre os papéis e as responsabilidades do paciente; identificar déficits no desempenho dos papéis e suas causas; revisar a percepção do paciente quanto aos papéis e aos sentimentos associados à alteração em seu desempenho.
> - Auxiliar o paciente a, de forma realista, avaliar a causa da alteração no desempenho e o potencial para melhorar.
> - Identificar estratégias específicas para melhorar o desempenho dos papéis (p. ex., instruções, negociação com membros da família de modo a permitir que o paciente desempenhe o papel, aconselhamento do cliente para que aceite suas limitações reais, encaminhamento a recursos da comunidade, melhora do problema de saúde, estímulo para que o cliente procure ser auxiliado em suas responsabilidades, aconselhamento de manejo do estresse).
> - Estimular o cliente a discutir as preocupações com os familiares; ajudá-lo a organizar uma reunião com a família.
> - Encaminhar o cliente a recursos de assistência, como convier, por exemplo, grupos de apoio, terapeuta ocupacional, conselheiro financeiro, serviços de emprego acima de 60 anos, enfermeiro domiciliar ou assistência social.

EFEITOS CUMULATIVOS DAS TRANSIÇÕES DE VIDA

Redução do mundo social

Muitas mudanças associadas ao envelhecimento resultam em perda das conexões sociais e aumento do risco de solidão. Os filhos cresceram e saíram de casa; os amigos e o cônjuge podem ter morrido e outros que poderiam aliviar a solidão podem estar evitando a pessoa idosa, uma vez que acham difícil aceitar as mudanças percebidas ou enfrentar o fato de que também ficarão velhos um dia. A vida em uma área rural pouco habitada é capaz de, geograficamente, isolar os idosos, e o medo da criminalidade nas áreas urbanas pode evitar que eles saiam de casa.

Deficiências auditivas e de fala, além de diferenças linguísticas, podem também contribuir para a solidão. Mesmo quando na companhia de outros, essas limitações funcionais podem isolar socialmente os idosos. Além disso, a insegurança resultante das múltiplas perdas da capacidade de comunicação pode levar a suspeitar dos outros e a um isolamento autoimposto.

Em período de muitas perdas e adaptações, contato pessoal, amor, apoio extra e atenção – não se isolar é necessário – são necessidades humanas básicas. É possível que não ocorram melhoras no caso do adulto que não se sente querido ou amado, da mesma forma que ocorre com os bebês, que mostram ansiedade, depressão, anorexia e dificuldades comportamentais e outras, quando percebem a inadequação do amor e da atenção.

Os enfermeiros precisam tentar interferir quando detectam o isolamento e a solidão na pessoa idosa. Vários programas oferecem apoio por telefone ou visitas domiciliares como fonte de contato humano diário. A comunidade religiosa também pode dar assistência. Os enfermeiros podem ser úteis na localização e na conexão com grupos sociais e, quem sabe, até mesmo acompanhando a pessoa no primeiro encontro. Pode haver necessidade de mudanças na moradia para que seja proporcionado um ambiente seguro que leve à interação social. Quando o idoso fala outro idioma que não o inglês,* sua mudança para uma área em que os membros da comunidade falam esse idioma pode remediar a solidão. Em geral, os animais de estimação são companheiros importantes e eficientes para os idosos.

O bom senso nos cuidados de enfermagem facilita a atividade social. O enfermeiro pode fazer uma revisão crítica e, talvez, readaptar a agenda da pessoa para que ela conserve energia e maximize oportunidades de socialização. A administração de medicamentos deve ser algo planejado, para que, durante os períodos de atividade social, os analgésicos tragam alívio, os tranquilizantes não causem sedação, os diuréticos não atinjam o pico e os laxantes não comecem a funcionar. Da mesma forma, a ingestão de líquidos e as visitas ao banheiro antes do início das atividades devem ser planejadas para a redução dos medos ou a real ocorrência deperda de urina e fezes involuntárias; as atividades para os adultos idosos devem incluir períodos frequentes de interrupção para visitas ao banheiro. O controle desses pequenos obstáculos pode, muitas vezes, facilitar as interações sociais.

Os enfermeiros precisam, ainda, compreender que ficar só não é sinônimo de ser solitário. Períodos de solidão são fundamentais em todas as idades e oportunizam a reflexão, a análise e uma melhor compreensão da dinâmica da própria vida. Pessoas idosas podem desejar esses momentos para recordar e revisar a vida. Algumas pessoas, jovens e mais velhas, preferem a solidão e optam por ela, não se sentindo isoladas ou solitárias de forma alguma. É claro que os enfermeiros devem sempre estar atentos à visão, à audição e a outros problemas de saúde que possam causar isolamento social.

---

*N. de T. O processo de comunicação só poderá ser efetivo quando, entre outros fatores, as pessoas falarem a mesma linguagem. Entre idosos, em especial, falar a mesma linguagem torna-se um fator preventivo para a solidão.

CONCEITO-CHAVE

Períodos de solidão são essenciais para refletir, analisar e entender melhor a dinâmica da vida.

ESTUDO DE CASO

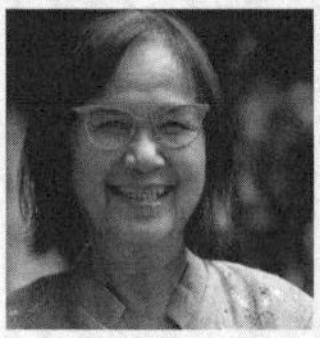

D. Ko é uma coreana com 66 anos de idade, viúva há cinco anos. Ela e o marido imigraram para os Estados Unidos há 25 anos e, até a morte dele, gerenciaram uma loja de conveniências perto de onde ela ainda mora. Trabalharam muito e conseguiram colocar os dois filhos na universidade. A saúde de d. Ko é boa e ela controla a casa sem problemas. Tem dois filhos, um deles morando em outro estado há 15 anos e o outro, recém-casado, mudou-se também para outro estado. Ela não dirige automóvel, nem mora em região com transporte público. Frequenta uma igreja coreana, e é amiga de um casal que a leva à igreja e às compras.

Esse casal informa-lhe que está de mudança para a casa da filha, moradora de outra região do estado, não mais podendo manter as visitas à amiga. Sugerem que ela converse com os filhos sobre passar a residir com um deles, dizendo "os filhos devem cuidar da gente". D. Ko concorda por ser essa a tradição em que foi educada.

Nas conversas por telefone com os filhos, ela conta as novidades sobre a mudança próxima do casal de amigos e menciona que isso a levou a pensar no próprio futuro. Nenhum dos filhos a convida a ir morar com eles. Alguns dias depois, ela recebe um telefonema de um deles, que diz "Mãe, Ron (o irmão) e eu conversamos e achamos que o melhor para você seria uma mudança. Encontramos um localzinho para aposentados que não fica longe de onde você está agora; pensamos ser uma coisa boa para você e queremos pagar por isso. Iremos à cidade na próxima semana para levá-la até esse lugar, onde você providenciaria a papelada". D. Ko fica chocada, pois jamais pensou em morar em uma comunidade para aposentados; todavia, acha que não deve fazer objeção à decisão dos filhos.

EXERCITANDO O PENSAMENTO CRÍTICO

- Quais seriam as opções para conscientizar d. Ko de sua situação e ajudá-la a manifestar suas preferências e tê-las respeitadas?
- Se os filhos de d. Ko não podem ou não querem que ela passe a morar com eles, que opções poderiam ser recomendadas?
- Como aconselhar uma família quando a percepção tradicional sobre responsabilidade dos filhos pelos pais é diferente entre eles?

Consciência da mortalidade

Viuvez, morte dos amigos e reconhecimento do declínio funcional aumentam a percepção que as pessoas têm da realidade da própria morte. Quando jovem, existe a compreensão intelectual de que não se vive para sempre, embora os comportamentos costumem negar essa realidade. A falta de um testamento e de planos para o funeral pode indicar essa negação. Com a realidade da mortalidade ficando mais visível conforme a idade avança, o interesse em concretizar os sonhos, aprofundar as convicções religiosas, fortalecer os laços familiares, proporcionar o bem-estar contínuo da família e deixar um legado costumam ser sinais aparentes de maior conscientização.

A ideia da morte iminente pode ser mais tolerável quando as pessoas compreendem que sua vida teve profundidade e sentido. Culpa não resolvida, aspirações não realizadas, fracassos admitidos e outros aspectos variados de "negócios inconclusos" podem ser mais bem compreendidos e, até mesmo, resolvidos. Ainda que a condição de adulto idoso possa limitar as oportunidades de entusiasmo e conquistas, pode-se obter satisfação ao reconhecer as conquistas e os momentos de entusiasmo de outros períodos da vida. A mulher idosa pode estar fragilizada e com rugas, mas ainda se satisfaz ao recordar o quanto foi atraente na juventude. O homem aposentado, por sua vez, pode ver a si mesmo como um inútil à sociedade agora, mas dá-se conta de seu valor pelas lembranças das batalhas enfrentadas para proteger o país e do orgulho de saber que deu educação universitária aos filhos e teve uma vida que os próprios pais não conseguiram lhe oferecer. Os enfermeiros podem ajudar os idosos a ter essa perspectiva em relação a suas vidas por intermédio de algumas intervenções que são assunto das próximas seções.

REAÇÃO ÀS TRANSIÇÕES DA VIDA

Diante do preconceito contra o idoso e das várias mudanças que afetam as relações, os papéis e a saúde, os indivíduos mais velhos podem reagir de formas variadas. A capacidade da pessoa com mais idade enfrentar e ajustar-se às mudanças de vida determina se ela atinge um estágio de integridade ou cai em desesperança. Os enfermeiros podem auxiliar essa população a reagir às transições da vida, facilitando a **revisão da vida** e instigar uma história de vida, promovendo a autorreflexão e fortalecendo os **recursos internos** desses adultos.

Revisão e história de vida

Revisar a vida é um processo de, intencionalmente, refletir sobre as experiências anteriores, em uma tentativa de solucionar eventos da vida problemáticos ou traumáticos e avaliar a vida em sua totalidade. A importância desse processo para a interpretação e o aprimoramento de nossas experiências passadas em relação a como se relacionam com nosso autoconceito e nos auxiliam a entender e aceitar nossa história de vida é assunto de muita discussão (Butler e Lewis, 1982; Webster e Haight, 2002). Nos cuidados gerontológicos, a revisão da vida é, há muito tempo, reconhecida como um processo importante para facilitar a integridade na velhice (i. e., ajudar as pessoas com mais idade a avaliar que suas vidas tiveram sentido).

Discutir o passado não é um comportamento patológico; é, sim, algo terapêutico e importante para as pessoas idosas (Fig. 4.4). Revisar a vida pode ser uma experiência positiva porque, assim, as pessoas refletem sobre os obstáculos ultrapassados e as conquistas realizadas. Pode ser um incentivo à retomada de relações interrompidas e à realização de negócios não concluídos. Entretanto, revisar analiticamente a vida pode ser uma experiência dolorosa para os adultos que se dão conta dos erros cometidos e das vidas que prejudicaram. Mais do que esconder e evitar esses sentimentos negativos, pessoas idosas podem se beneficiar com sua discussão

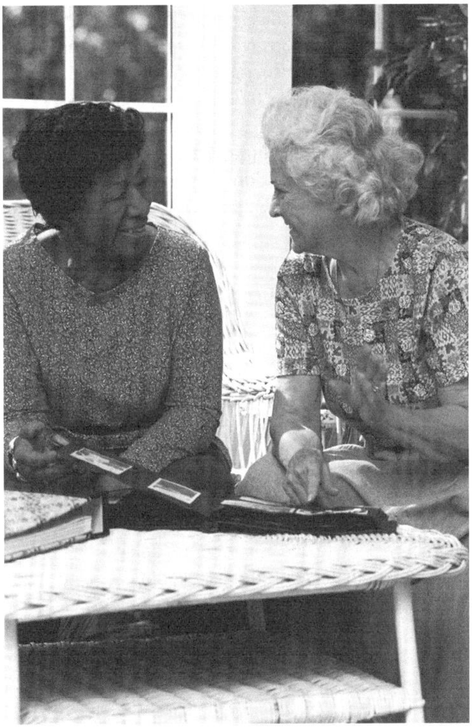

FIGURA 4.4 ● Recordar é um fenômeno culturalmente universal no envelhecimento. É uma forma de o idoso reavaliar as experiências de vida e desenvolver mais um senso de realização, completude e recompensas.

franca e sua elaboração; pode haver indicação de encaminhamento a terapeutas e conselheiros como auxílio ao luto não resolvido, à depressão ou à ansiedade.

Os jovens podem se beneficiar das reminiscências dos mais velhos, obtendo novas perspectivas da vida ao aprender sobre seus ancestrais. Imagine o impacto de ouvir sobre a escravidão, a imigração, as epidemias, a industrialização ou as guerras relatadas pelos parentes idosos que participaram desses eventos históricos. Que descrição em um livro de história pode ser comparada ao relato da Grande Depressão pelo avô, que conta a experiência de ir dormir à noite com fome? Além do seu lugar no futuro, o jovem pode perceber totalmente sua ligação com o passado, quando o desejo dos idosos de recordar é valorizado e estimulado.

O enfermeiro pode facilitar a revisão da vida, evocando a história de vida do adulto idoso. Ricos filamentos da experiência de vida, criadores de um tecido singular da vida de alguém, acumulam-se com o envelhecimento. Alguns desses fios, entendidos de forma isolada, podem parecer de pouco valor ou com pouco sentido, quase como uma rede de fios debaixo de um tapete. Quando, porém, os fios são interligados e a tapeçaria é vista em sua totalidade, uma pessoa é capaz de enxergar a finalidade especial das experiências individuais de vida – as boas e as más. Compor um tapete com os fios das experiências de vida pode ser altamente benéfico para o idoso e os demais. Os sucessos podem ser valorizados, e o valor das tentativas e dos fracassos, percebido. É possível compreender a vida de uma pessoa em sua totalidade, mais do que ter um entendimento limitado, por meio de um segmento não representativo da vida que no momento se apresenta. Os costumes, os conhecimentos e a sabedoria podem ser reconhecidos, preservados e transmitidos às gerações mais jovens.

> **PARA REFLETIR**
> Quais são os principais fios que até agora tecem o tecido de sua vida?

Evocar as histórias de vida dos adultos idosos não é algo difícil; na verdade, muitos saúdam essas oportunidades de repartir histórias e lições de vida com ouvintes interessados. Os enfermeiros podem estimular os idosos a discutir e analisar a dinâmica de suas vidas, sendo ouvintes receptivos e aceitadores. O Quadro 4.1 delineia alguns métodos que os enfermeiros podem utilizar para instigar o relato de histórias de vida.

No caso de idosos que possam precisar de alguma facilitação, atividades criativas, como compor um álbum de recortes (*scrapbook*) ou ditar a outro uma história de família, podem estimular o processo. Essas tentativas criativas simples devem ser reconhecidas como legados importantes dos idosos para as novas gerações. Por exemplo, um homem de 75 anos de idade começou um livro de recortes da família para cada um dos filhos. Todas as fotos, artigos de jornais ou anúncios sobre algum membro da família foram copiados e incluídos em todos os álbuns. Com paciência, a família tolerou essa atividade e enviou a ele cópias dos programas e fotos de formatura para cada um dos álbuns. Foi reconhecido o valor principal dessa atividade como algo benéfico a manter

---

QUADRO 4.1 Como evocar histórias de vida

Os adultos idosos têm ricas histórias de vida acumuladas durante os vários anos vividos. Essas histórias contribuem para a identidade e a individualidade. Conhecê-las ajuda os enfermeiros a compreender as preferências e as atividades dos idosos, facilitando a autorrealização e preservando a identidade e a continuidade das experiências de vida. O conhecimento dessas histórias também permite que os cuidadores percebam seus pacientes em um contexto mais amplo, conectado a um passado cheio de papéis e experiências variados.

Um requisito básico para evocar histórias de vida é o desejo de escutá-las. Normalmente, uma solicitação direta será suficiente para abrir a porta para uma dessas narrativas. As atividades que facilitam esse processo incluem:

- **Árvore da vida.** Solicitar ao adulto idoso que escreva eventos significativos (formatura, primeiro emprego, mudanças de endereço, casamentos, mortes, nascimento dos filhos, etc.) do passado em cada um dos ramos e, em seguida, converse a respeito.
- **Linha de tempo.** Pedir ao adulto idoso que escreva eventos importantes no ano ou próximo ao ano em que ocorreram, conversando sobre eles em seguida.
- **Mapa de vida.** Pedir ao adulto idoso que escreva eventos importantes em um mapa e que fale a respeito deles.
- **História oral.** Pedir ao adulto idoso que comece por sua lembrança mais remota e que relate a história de sua vida, usando um gravador (sugerir que ele produza esse registro como um presente para os mais jovens da família). Se a pessoa precisar de orientação para contar sua história, oferecer um plano escrito ou perguntas, ou ter um voluntário agindo como entrevistador.

essa pessoa ocupada. Somente anos após a sua morte essa grande tarefa foi valorizada como um presente de valor incalculável. Alguns itens concretos podem funcionar como uma certeza aos jovens e aos mais velhos de que o impacto da vida de um parente idoso não cessa com a morte. Orientar os idosos ao longo da experiência de compilar uma história de vida é não somente um exercício terapêutico para eles e uma herança de grande valor para os entes queridos, mas também a oportunidade de o enfermeiro gerontólogo compartilhar e honrar jornadas pessoais da vida desses indivíduos.

Autorreflexão

Um dos marcos do envelhecimento bem-sucedido é o conhecimento de si mesmo, isto é, perceber as realidades de quem se é e o seu lugar no mundo. Desde a infância, envolvemo-nos em experiências dinâmicas, que modelam os indivíduos singulares que somos. Na fase adulta, já compusemos o esqueleto de nossas identidades. A manutenção das interações e experiências de vida à medida que percorremos essa estrada desenvolve mais ainda nossas identidades.

O eu, a identidade pessoal de um indivíduo, tem várias dimensões que, basicamente, podem ser descritas como corpo, mente e espírito. O corpo inclui características e funcionamento físicos; a mente envolve cognição, percepção e emoções, e o espírito é composto de significado e propósito derivados de uma relação com Deus ou outro poder superior. Uma variedade de fatores influencia o desenvolvimento do corpo, da mente e do espírito, como estrutura genética, composição e dinâmica da família, papéis, etnia, ambiente, educação, experiências religiosas, relações, cultura, estilo de vida e práticas de saúde (Fig. 4.5).

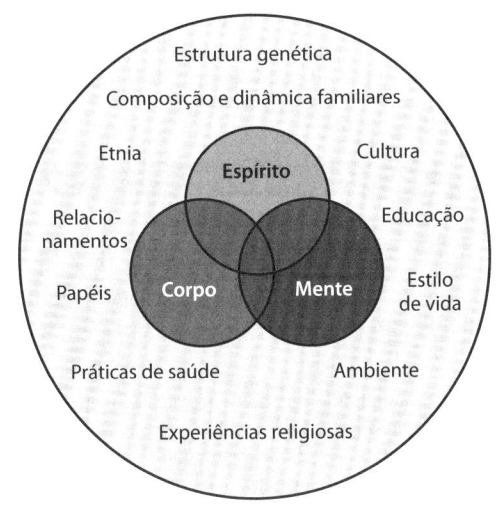

FIGURA 4.5 • O eu holístico.

> **CONCEITO-CHAVE**
>
> Quais são os fatores importantes de seus antecedentes que influenciaram seu corpo, mente e espírito?

Ainda que uma avaliação realista da própria identidade e do lugar no mundo fomente um envelhecimento saudável, nem todos têm sucesso nessa tarefa. Alguns podem viver expectativas irreais ou ter visões irreais de si, passando pela vida desempenhando papéis inadequados e perdendo tempo em atividades infrutíferas e não realizadoras. Ari é um exemplo disso:

Ari, o mais velho de cinco filhos, foi criado em uma cidade do interior, em que a pobreza era a norma. O pai era mecânico de automóveis, com dificuldade de manter os empregos. A mãe sempre que podia expressava insatisfação com o reduzido ganho do marido, além de salientar ao filho que ele deveria "crescer e não ser como o pai".

A mensagem instilada pela mãe e seu desejo de uma vida melhor que a da infância entusiasmaram Ari a conseguir mais. Por volta dos 30 anos, já tinha uma pequena cadeia de lojas de conveniência, uma casa grande no subúrbio, vários carros caros e a maioria dos bens que refletem um estilo de vida de classe média alta. Ari orgulhava-se de oferecer uma vida confortável para a mulher e uma educação cara para os filhos — bem o oposto do que o pai conseguira. Ainda assim, faltava alguma coisa. Seus negócios exigiam muito do tempo e da energia; assim, pouco de si era oferecido à família. Raramente encontrava tempo para sua paixão, restaurar carros clássicos. A vida parecia consistir em controlar os negócios e o sono, com um evento social ocasional com a família. Não havia lugar em sua vida para relaxar e refletir.

No final dos seus 50 anos de idade, com os filhos crescidos e os negócios indo suficientemente bem para oferecer uma aposentadoria confortável, Ari estava em uma posição em que não precisava trabalhar o dia inteiro — ou nem precisava trabalhar. A mulher o incentivou a considerar a venda do negócio e a passar o tempo "consertando carros e levando uma vida leve". Ainda que tenha tentado, sentiu-se que não conseguia fazer isso. Infelizmente, o roteiro de "ser grande", programado em sua mente quando criança, deixou-o prisioneiro de um papel que trazia pouca alegria e realização. Além disso, Ari não percebia que sua finalidade na vida e identidade se resumiam a ser um empreendedor.

Tal como Ari, muitos podem chegar à vida adulta tardia sem ter avaliado quem realmente são, o que os leva a comportar-se de forma similar, restringindo seus propósitos e prazeres.

> **CONCEITO-CHAVE**
>
> Alguns adultos podem não ter investido o tempo e os esforços em se autoavaliar, chegando, assim, à velhice sem clareza quanto à sua identidade.

Investigar o verdadeiro eu e aprender sobre ele é importante para uma saúde holística no final da vida. Examinar os pensamentos, sentimentos, crenças e comportamentos fomenta a chegada dos adultos idosos a uma condição mais de integridade que de sentimento de desalento em relação à vida vivida. Um processo tão importante quanto a autorreflexão, entretanto, não ocorre fácil ou naturalmente para alguns indivíduos. Eles podem precisar de intervenções que facilitem esse processo; portanto, orientar os idosos durante atividades de autorreflexão é uma medida terapêutica importante que os enfermeiros gerontólogos talvez tenham de proporcionar. Revisar a vida e contar a própria história pode funcionar como atividades de autorreflexão. Outras atividades podem também facilitar isso, inclusive escrever diários, cartas e e-mails e reflexão por meio da arte. Essas atividades não exaurem as estratégias que podem ser usadas para estimular a autorreflexão. Os enfermeiros dependem apenas de sua criatividade para sugerir abordagens para promovê-la.

Escrever um diário

Seja com lápis e papel ou com editor de textos, o processo de escrever costuma facilitar a autorreflexão. Não existe uma maneira correta de escrever um diário; as pessoas desenvolvem o estilo mais adequado a elas. Algumas podem fazer registros diários, incluindo detalhes sobre suas comunicações, padrões de sono, humor e atividades; outros indivíduos fazem registros periódicos que tratam de questões emocionais e espirituais importantes. Os enfermeiros podem ajudar as pessoas que não escrevem diários, orientando-as na escolha de um caderno em branco e um objeto de escrita. É uma etapa importante, não somente porque esses recursos serão usados com frequência, mas também porque o livro será uma compilação tangível de pensamentos e sentimentos importantes que podem ter um sentido para os descendentes. Os iniciantes na escrita de diários podem ser estimulados a começar refletindo sobre suas vidas e iniciando os registros com um resumo do passado. Sugerir que pensamentos e sentimentos sejam registrados, além dos acontecimentos do dia, pode contribuir para a autorreflexão.

Escrever cartas e e-mails

Cartas ou e-mails são outra forma de refletir e expressar os sentimentos. É comum que pensamentos e sentimentos de difícil verbalização sejam expressos via escrita. Para alguns idosos, cartas com explicações e pedidos de desculpa aos parentes e amigos com quem as relações ficaram estremecidas podem ser um exercício curativo. As pessoas com mais idade podem ser incentivadas a localizar amigos e parentes em outras partes do país (ou do mundo) com quem não têm contato há algum tempo, começando uma comunicação sobre o que ocorreu em suas vidas e acontecimentos atuais. Cartas para os netos e outros jovens da família podem ser uma forma de partilhar histórias importantes da família e propiciar atenção especial (muitas crianças amam receber correspondência). Os idosos podem gostar da comunicação por e-mail pela facilidade e custo relativamente baixo. Quando não tiverem computador, os enfermeiros podem encaminhá-los a centros locais para pessoas idosas, ou a bibliotecas que ofereçam acesso gratuito ou barato à internet.

Reflexão por meio da arte

Muitas pessoas acham que a pintura, a escultura, a tapeçaria e outras formas de expressão criativa facilitam a autorreflexão e a expressão. É importante que o processo, e não o produto acabado, seja salientado. Aulas e grupos de arte e artesanato costumam ser oferecidos por organizações locais dedicadas a atividades específicas (p. ex., o grupo dos tecelões, o conselho das artes), escolas e centros de idosos. Os enfermeiros podem ajudar os idosos a localizar esses grupos em sua comunidade.

> **CONCEITO-CHAVE**
> Produzir um trabalho artístico, conversar sobre literatura e compartilhar a história da própria vida estão entre as várias intervenções que podem ser utilizadas para incentivar a autorreflexão.

Fortalecimento dos recursos internos

Os declínios e as dependências, cada vez mais presentes na fase tardia de vida, podem nos levar a uma visão da velhice como frágil e incapacitante. Muitos idosos, entretanto, possuem recursos internos importantíssimos – bom condicionamento físico, emocional e espiritual – que permitem a sobrevivência na velhice. Comportamentos que exemplificam suas capacidades de sobrevivência estão descritos no Quadro 4.2.

> **CONCEITO-CHAVE**
> Considerando os elementos positivos evidenciados pelos idosos, à medida que passam pelo processo de envelhecimento, enfermeiros e outras pessoas podem desenvolver uma perspectiva informada da população de idosos.

Contrariando o cenário de ameaças à independência e à autoestima, os enfermeiros oferecem um atendimento melhor aos idosos, mantendo e apoiando seus pontos positivos internos. Essencial a essa tentativa é garantir a saúde física e o bem-estar. É um grande desafio para pessoas de todas as idades enfrentar, com excelên-

> **QUADRO 4.2** Características que refletem as competências de sobrevivência das pessoas que envelhecem bem
>
> - Pressuposto da responsabilidade pelo autocuidado
> - Mobilização de recursos internos e externos para solucionar problemas e manejar crises
> - Desenvolvimento de um sistema de apoio via conexão com parentes, amigos e profissionais, além de grupos (p. ex., da sociedade, da igreja, de médicos e de voluntários)
> - Sensação de controle sobre os eventos da vida
> - Adaptação à mudança
> - Perseverança diante de obstáculos e dificuldades
> - Recuperação de trauma
> - Conscientização e aceitação da realidade de que a vida inclui eventos positivos e negativos
> - Descoberta de sentido nos eventos da vida
> - Determinação de atender às expectativas pessoais, da família, da comunidade e do trabalho, apesar das dificuldades e das distrações
> - Reconhecimento das limitações e das competências
> - Capacidade de confiar, amar e perdoar e de aceitar a confiança, o amor e o perdão

cia, todos os desafios intelectuais, emocionais, socioeconômicos e espirituais, quando suas necessidades básicas não estão totalmente satisfeitas, ou quando vivenciam os sintomas associados a desvios da saúde. Uma coleta de dados abrangente e regular da condição de saúde, bem como intervenções para promovê-la, proporciona uma base sólida para que os recursos positivos internos sejam alimentados.

PARA REFLETIR

Como você julga suas "potencialidades de sobrevivente"? Quais são as experiências que contribuem para isso?

Sendo facilitadores do fortalecimento, os enfermeiros podem oferecer apoio aos elementos internos positivos dos idosos. Devem começar esse processo pelo exame e fortalecimento de si próprios. Quando os enfermeiros desenvolvem um estado mental que vê possibilidades além dos limites financeiros e outros, conseguem ajudar melhor os idosos a também enxergarem possibilidades, apesar das limitações potenciais impostas pela idade e pela doença. Além de modelos de papel, os enfermeiros podem facilitar o fortalecimento por meio das seguintes estratégias:

- Incluir os idosos e estimulá-los à participação ativa no planejamento dos cuidados e nas atividades de prestação de cuidados, o máximo possível.
- Evitar atitudes que possam ser discriminatórias pela forma de falar com os idosos (p.ex., erguer a voz em razão do pressuposto de que os mais velhos têm prejuízo auditivo e usar termos no diminutivo ou assemelhado) e por certas práticas (p.ex., colocar sinalização do tipo "risco de quedas" ou "uso do banheiro a cada 2 horas" à vista dos demais, além de etiquetar as roupas de uma forma visível a terceiros).
- Propor uma variedade de opções e liberdade de escolha à população idosa.
- Capacitar os idosos para um ótimo autocuidado e autodirecionamento pela educação, pelas relações, pelo acompanhamento, compartilhamento e apoio.
- Apoiar os idosos quando buscam informações, tomam decisões e executam as estratégias escolhidas de autocuidados.
- Dar um retorno, reforço positivo, incentivo e suporte.

Alerta de domínio conceitual

Os enfermeiros são capazes de facilitar o fortalecimento, evitando atitudes e práticas preconceituosas, como uso de sinais do tipo "risco de quedas", fixados à porta do cliente, sendo vistos por todos.

Um sentimento de esperança reforça o fortalecimento, sendo um dos fios que fortalece o tecido dos recursos internos. Ter esperança é ter expectativas — de que um problema será resolvido, será alcançado alívio e algo desejado será obtido. A esperança permite que as pessoas vejam além do presente e deem sentido ao que não tem sentido. É algo que as deixa fortes para agir. Os enfermeiros nutrem a esperança dos idosos, honrando o valor de suas vidas, apesar das enfermidades e das limitações, auxiliando-os a estabelecer metas, dando apoio ao uso de estratégias de enfrentamento, firmando competências e tendo uma atitude solícita e otimista. Crenças e práticas espirituais também dão poder interior, que permite aos idosos enfrentar os atuais desafios e manter a esperança e o otimismo em relação ao futuro (ver Capítulo 15). Os enfermeiros precisam dar suporte aos idosos em suas orações, leituras devocionais, frequência à igreja e outras expressões de espiritualidade.

APLICANDO CONHECIMENTO NA PRÁTICA

The Role of Transcendence in a Holistic View of Successful Aging: a Concept Analysis and Model of Transcendence in a Maturation and Aging

Fonte: McCarthy, V. L., & Bockweg, A. (2013). Journal of Holistic Nursing, 31(2), 84–94.

Os autores adaptaram um método de análise conceitual (técnica de descrever, sistematicamente, fenômenos para melhorar a compreensão) para a análise da literatura da enfermagem e outras disciplinas, com fins de ganho de entendimento da transcendência. *Transcendência* refere-se ao que existe além do universo material ou experiência física humana. Os autores examinaram estudos empíricos sobre transcendência de modo a esclarecer o significado do termo e a identificar indicadores com os quais possa ser mensurada. Encontraram poucas pesquisas sobre o assunto no relacionamento com um envelhecimento exitoso. Depararam-se mais com pesquisas relativas à autotranscendência, processo em que há uma expansão gradativa dos próprios limites da pessoa e as expectativas quanto a si, aos outros e ao mundo; trata-se de um processo entendido como passível de ser concretizado por pessoas de todas as idades.

Antecedentes (condições promotoras de transcendência) e atributos (produtos da transcendência) foram identificados. Os antecedentes incluíram contação de histórias, comunicação de sentimentos, oportunidades de solidão positiva, tempo usado em atividades, proximidade com a natureza, envolvimento em atividades associadas à arte, criatividade intelectual, aprendizado por toda a vida e pertencimento a uma família, grupo ou comunidade. Os atributos da transcendência incluíram unidade consigo e com Deus/o sagrado, percepção de dimensões maiores que si mesmo, sensação de finalidade, altruísmo, aumento da autoaceitação, autorrealização e integração do passado e do futuro para dar sentido ao presente. Com base nos achados, os pesquisadores identificaram cinco domínios associados à transcendência: relacionamentos, criatividade, contemplação, introspecção e espiritualidade.

O modelo conceitual elaborado pelos autores poderia oferecer orientação aos enfermeiros gerontólogos ao planejarem intervenções de assistência a pessoas idosas para um envelhecimento saudável e exitoso. Essas intervenções incluem oferecer imagens para estímulo de atividades artísticas, auxiliar o idoso a encontrar períodos de solidão em ambientes naturais e ajudar no planejamento de atividades que ofereçam oportunidade de o idoso repartir sua história de vida.

APRENDENDO NA PRÁTICA

D. Sílvia, viúva de 78 anos, mora na casa em que se criou e onde criou os filhos. O filho desempregado, de 56 anos de idade, mora com ela, e a filha mora em um estado vizinho.

Mesmo independente, d. Sílvia preocupa a filha, que acha que o irmão está tirando vantagens da mãe. Essa filha sugeriu que a mãe passasse a morar com ela. A mãe recusou, dizendo que o filho "não conseguiria morar sozinho".

A filha reparte as preocupações com a enfermeira especializada, que trabalha onde d. Sílvia busca atendimento.

Quais ações razoáveis poderiam ser tomadas por essa enfermeira?

EXERCITANDO O PENSAMENTO CRÍTICO

1. Quais exemplos de preconceito contra os idosos podem ser encontrados em programas de televisão, propaganda e outros veículos de comunicação?
2. Como as experiências de vida da atual mulher de 30 anos influenciarão sua capacidade de adaptação à velhice? Quais os fatores que lhe permitirão enfrentar melhor ou pior as situações, em comparação à geração de mulheres de suas avós?
3. Descrever as ações com as quais os enfermeiros podem ajudar as pessoas idosas a preparar-se para a aposentadoria.
4. Como você pode determinar se o tempo que um idoso passa sozinho reflete a solidão necessária ou o isolamento social?
5. De que maneira o enfermeiro gerontólogo consegue estimular histórias de vida de idosos, em meio às demandas de cuidados, em um turno de trabalho agitado?
6. Em que pontos a atual geração de jovens encontra-se em melhor ou pior posição do que o idoso de hoje para desenvolver competências de sobrevivente?

Resumo do capítulo

Os desafios e a transição enfrentados pelas pessoas ao envelhecerem incluem alterações nos papéis e nas relações familiares. As famílias nucleares reduziram as interações diárias e o atendimento de necessidades entre pais idosos e os filhos. Muitos idosos são avós, e, cada vez mais, cuidam dos netos menores.

A tendência feminina de casamento com homens mais velhos e o dado de que as mulheres têm expectativa de vida maior que a dos homens ocasionam uma prevalência maior de viúvas que viúvos. Adaptar-se à viuvez pode ser um desafio a muitas mulheres de mais idade.

A aposentadoria pode ser uma transição encarada de forma positiva e negativa. Perder papéis, rotinas e relacionamentos pode ser difícil, mas a liberdade de explorar outros interesses e recusar responsabilidades indesejadas pode ser muito bom. Tipos diferentes de suporte podem ser benéficos durante as várias fases da aposentadoria.

Alterações na saúde, funções e aparência são lembretes importantes das mudanças que se dão com o passar dos anos. Os enfermeiros podem ser úteis a pessoas que envelhecem, orientando-as em práticas e medidas positivas de saúde que promovam excelência funcional.

Há vários processos capazes de ajudar os idosos a reagirem às transições da vida, de maneira saudável. Incluem revisão da vida, autorreflexões e fortalecimento de recursos internos. Os enfermeiros devem investigar a maneira pela qual adultos mais velhos reagem às transições da vida, oferecendo apoio e orientação úteis no enfrentamento desses novos desafios.

Recursos *online*
AARP Grandparent Information Center
http://www.aarp.org
AARP Retirement Calculator
http://www.aarp.org
Grandparents Raising Grandchildren
http://www.uwex.edu
International Institute for Reminiscence and Life Review
http://www.uwsuper.edu

Bibliografia
Atchley, R. C. (1975). *The sociology of retirement*. Cambridge, MA: Schenkman.
Atchley, R. C. (2000). *Social forces and aging* (9th ed.). Belmont, CA: Wadsworth.
Butler, R. H., & Lewis, M. I. (1982). *Aging and mental health* (3rd ed., p. 58). St. Louis, MO: Mosby.
Butler, R. H., Lewis, M. I., & Sutherland, T. (1991). *Aging and mental health* (4th ed.). New York, NY: Merrill/MacMillan.
Corbett, D. (2007). *Portfolio life. The new path to work, purpose, and passion after 50*. San Francisco, CA: John Wiley and Sons.
Erikson, E. (1963). *Childhood and society* (2nd ed.). New York, NY: Norton.
Linville, D., & O'Neil, M. (2015). *Same sex parents and their children. American Association for Marriage and Family Therapy*. Recuperado de http://www.aamft.org/imis15/aamft/Content/Consumer_Updates/Same-sex_Parents_and_Their_Children.aspx.
MetLife. (2011). *The MetLife report on American grandparents: new insights for a new generation of grandparents*. Westport, CT: MetLife Mature Market Institute.
U.S. Census Bureau. (2012). *2007 American community survey*. Recuperado de http://www.census.gov/acs/www/.
Webster, J. D., & Haight, B. K. (2002). *Critical advances in reminiscence work: from theory to application*. New York, NY: Springer.

CAPÍTULO 5

Mudanças comuns no envelhecimento

VISÃO GERAL

Mudanças no corpo
  Células
  Aparência física
  Sistema respiratório
  Sistema cardiovascular
  Sistema gastrintestinal
  Sistema urinário
  Sistema reprodutivo
  Sistema musculoesquelético
  Sistema nervoso
  Órgãos dos sentidos
  Sistema endócrino
  Sistema tegumentar
  Sistema imune
  Termorregulação

Mudanças na mente
  Personalidade
  Memória
  Inteligência
  Aprendizagem
  Alcance da atenção

Implicações para a enfermagem das mudanças relativas ao envelhecimento

OBJETIVOS DE APRENDIZAGEM

A leitura deste capítulo possibilitará a você:

1. Listar mudanças comuns relativas à idade no nível celular, na aparência física e nos sistemas cardiovascular, respiratório, gastrintestinal, urinário, reprodutivo, musculoesquelético, nervoso, endócrino, tegumentar e imune, nos órgãos sensoriais e na termorregulação.

2. Descrever as mudanças psicológicas que se dão com o envelhecimento.

3. Discutir ações de enfermagem para promover e reduzir riscos associados a alterações relativas ao envelhecimento.

TERMOS PARA CONHECER

Inteligência cristalizada: conhecimentos acumulados ao longo da vida; surge a partir do hemisfério cerebral dominante

Inteligência líquida: envolve novas informações que emanam do hemisfério não dominante; controla as emoções, a retenção de informações não intelectuais, as capacidades criativas, as percepções espaciais e a valorização estética

Imunossenescência: o envelhecimento do sistema imunológico

Presbiacusia: perda auditiva progressiva, resultante de alterações associadas ao envelhecimento no ouvido interno

MUDANÇAS NO CORPO

Células

Mudanças em órgãos e sistemas podem ser acompanhadas a partir de mudanças no nível celular básico. A quantidade de células é, pouco a pouco, reduzida, restando menos células funcionais no organismo. A massa magra corporal reduz-se, enquanto o tecido gorduroso aumenta até a sexta década de vida. Aumenta a proporção de gordura total na composição corporal (St-Onge e Gallagher, 2010; Woo, Leung e Kwok, 2007). Sólidos celulares e massa óssea diminuem. O líquido extracelular permanece muito constante, ao passo que o intracelular diminui, resultando em menos líquido corporal total. Trata-se de uma redução que faz da desidratação um risco significativo para os idosos.

Aparência física

Muitas mudanças físicas no envelhecimento afetam a aparência pessoal (Fig. 5.1). Alguns dos efeitos mais percebidos desse processo começam a aparecer após a quarta década de vida. É quando os homens têm perda de cabelos, e ambos os sexos começam a apresentar

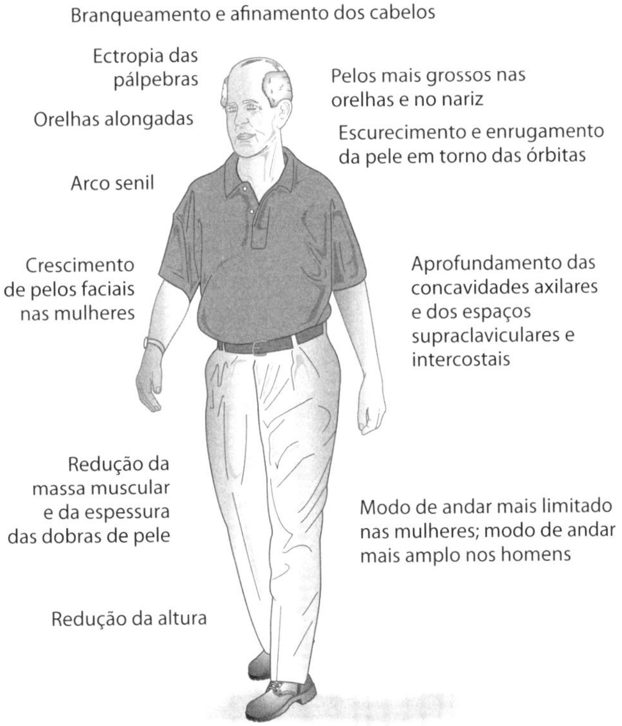

Presbiesôfago: condição que se caracteriza por redução na intensidade das ondas propulsoras e aumento na frequência das ondas não propulsoras no esôfago.

Presbiopia: incapacidade de focalizar ou acomodar com adequação, devido a redução da elasticidade do cristalino

Viver é um processo de mudança contínua. Bebês começam a andar, crianças pré-púberes desabrocham em homens e mulheres jovens, e adolescentes dependentes passam a adultos responsáveis. A continuação das mudanças na vida é natural e esperada.

Tipo, proporção e grau de mudanças físicas, emocionais, psicológicas e sociais ao longo da vida são bastante individuais; trata-se de mudanças influenciadas por fatores genéticos, ambiente, dieta, saúde, estresse, escolhas de vida e vários outros elementos. Disso resultam não apenas variações individuais entre os adultos idosos, mas também diferenças no padrão de envelhecimento dos vários sistemas do corpo, em um mesmo indivíduo. Embora haja algumas semelhanças nos padrões de envelhecimento entre as pessoas, ele é único para cada uma.

FIGURA 5.1 ● Mudanças associadas ao envelhecimento perceptíveis mediante exame.

cabelos brancos e rugas. Com a atrofia da gordura do corpo, o contorno corporal ganha uma aparência óssea, além de um aprofundamento das reentrâncias dos espaços intercostais e supraclaviculares, órbitas e axilas. Orelhas alongadas, queixo duplo e pálpebras com bolsas estão entre as manifestações mais perceptíveis de perda da elasticidade dos tecidos corporais. A espessura das dobras da pele fica bastante reduzida no antebraço e no dorso das mãos. Perda de conteúdo de gordura subcutânea, responsável pela redução na espessura das dobras da pele, responde também por um declínio no isolamento natural do corpo, deixando os idosos mais sensíveis às temperaturas frias.

A redução da estatura resulta em perda de cerca de 5 cm de altura por volta dos 80 anos. A redução da altura deve-se à menor hidratação e perda de células dos discos intervertebrais, perda de cartilagem e afinamento das vértebras. A redução na estatura faz com que os ossos longos do corpo, que não diminuem, pareçam desproporcionalmente compridos. Qualquer curvatura na coluna, nos quadris e nos joelhos que esteja presente pode reduzir mais ainda a altura.

Essas mudanças na aparência física são graduais e sutis. Podem ocorrer outras diferenças na estrutura e na função fisiológicas em decorrência de mudanças em sistemas específicos do corpo.

Sistema respiratório

Alterações no sistema respiratório são explícitas já na entrada desse sistema, com alterações no nariz. Mudanças no tecido conectivo causam um relaxamento do tecido na margem mais inferior do septo; essa redução do apoio leva a ponta do nariz a voltar-se um pouco para baixo. Pode também ocorrer desvio de septo. Resulta que respirar pela boca durante o sono fica mais comum, contribuindo para o ronco e a apneia obstrutiva. As glândulas submucosais reduzem as secreções, diminuindo a capacidade de diluição de secreções da mucosa, resultando em secreções mais espessas dificultando a remoção destas, dando ao idoso uma sensação de rigidez nasal.

Ocorrem várias mudanças estruturais no tórax, com o envelhecimento, que reduzem a atividade respiratória (Fig. 5.2). A calcificação da cartilagem costal torna a traqueia e a caixa torácica mais rígidas; o diâmetro anteroposterior do tórax aumenta, frequentemente evidenciado por cifose; os músculos torácicos inspiratórios e expiratórios ficam mais fracos; os reflexos da tosse e da laringe enfraquecem. Nos pulmões, há redução da quantidade de cílios e hipertrofia da glândula mucosa dos brônquios, complicando ainda mais a capacidade de expelir o muco e os resíduos. Os alvéolos diminuem em número e expansão devido à perda progressiva da elasticidade — processo iniciado na sexta década de vida. Os

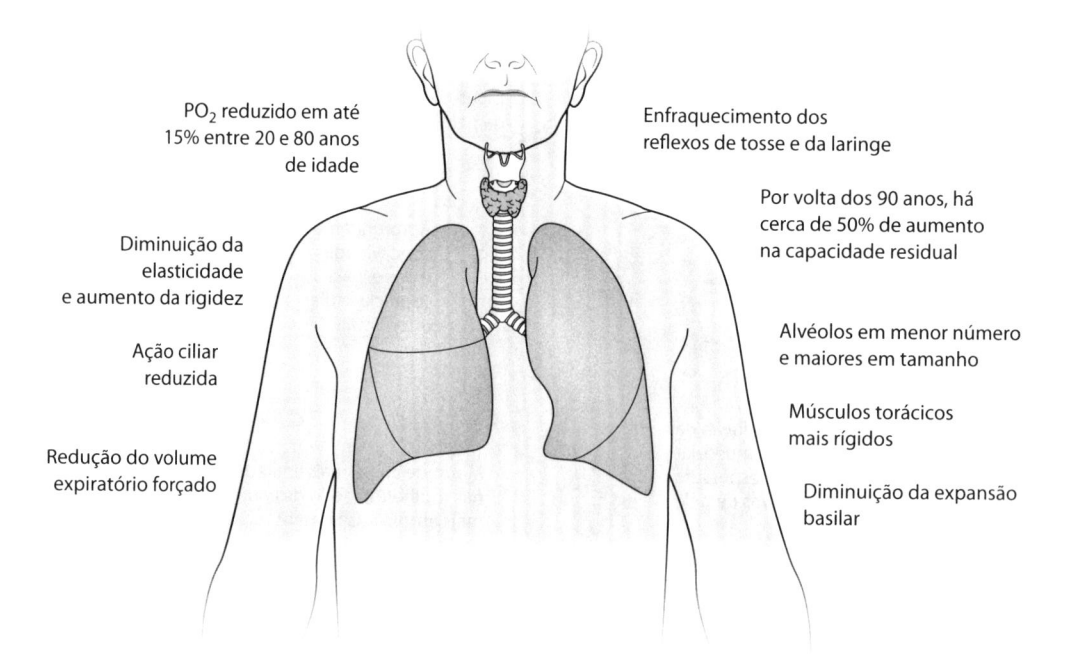

- PO_2 reduzido em até 15% entre 20 e 80 anos de idade
- Diminuição da elasticidade e aumento da rigidez
- Ação ciliar reduzida
- Redução do volume expiratório forçado
- Enfraquecimento dos reflexos de tosse e da laringe
- Por volta dos 90 anos, há cerca de 50% de aumento na capacidade residual
- Alvéolos em menor número e maiores em tamanho
- Músculos torácicos mais rígidos
- Diminuição da expansão basilar

FIGURA 5.2 • Mudanças respiratórias que ocorrem com o envelhecimento.

pulmões ficam menores, menos firmes, mais leves e mais rígidos, com menos retração.

O conjunto dessas mudanças ocasiona menos expansão pulmonar, inflação basilar insuficiente e redução da capacidade de expelir matéria estranha ou acumulada. Os pulmões expiram com menor eficiência, aumentando o volume residual. Com esse aumento, diminui a capacidade vital; a capacidade respiratória máxima também fica menor. A imobilidade pode diminuir ainda mais a atividade respiratória. O declínio na capacidade ventilatória é explícito, basicamente, quando presente uma demanda respiratória extra, uma vez que a reserva pulmonar inferior resulta em ocorrência mais fácil de dispneia. Troca de gases menos eficiente e falta de inflação basilar colocam os idosos em alto risco de desenvolver infecções respiratórias. Treino de resistência pode possibilitar aumento significativo na capacidade pulmonar desses indivíduos.

Sistema cardiovascular

Ocorrem algumas mudanças cardiovasculares, normalmente atribuídas ao envelhecimento, mas que, na verdade, advêm de condições patológicas. O tamanho do coração não muda muito com o envelhecimento; corações aumentados são associados, outrossim, a doenças cardíacas, e inatividade acentuada pode ocasionar atrofia cardíaca. Ocorre leve hipertrofia no ventrículo esquerdo com o passar dos anos, e a aorta se dilata e se alonga. As válvulas atrioventriculares ficam mais espessas e rígidas em consequência de esclerose e fibrose, colaborando para a disfunção associada a qualquer doença cardíaca que possa existir. Pode ocorrer fechamento incompleto de válvulas e, por isso, surgem sopros sistólicos e diastólicos. Bradicardia sinusal sistólica extra e arritmia sinusal podem estar presentes por irritabilidade do miocárdio.

As mudanças fisiológicas relacionadas ao envelhecimento no sistema cardiovascular surgem de várias formas (Fig. 5.3). Durante os anos da vida adulta, o músculo cardíaco perde eficiência e força para contrair, resultando em débito cardíaco menor sob condições de tensão fisiológica. Células marca-passo ficam cada vez mais irregulares e menores em quantidade, ficando mais espesso o envoltório ao redor do nódulo sinusal. A fase de contração isométrica e o tempo de relaxamento do ventrículo esquerdo ficam maiores; o ciclo de enchimento diastólico e esvaziamento sistólico demandam mais tempo para sua conclusão.

Alerta de domínio conceitual

Fechamento incompleto de válvula pode originar sopros sistólicos e diastólicos nos idosos. Enchimento diastólico e esvaziamento sistólico não diminuem com o envelhecimento, embora demandem mais tempo de conclusão.

Artérias mais salientes na cabeça, pescoço e extremidades

A aorta dilata e alonga

As válvulas ficam mais espessas e rígidas

Diminui o débito cardíaco

O volume de sangue por batimento diminui em cerca de 1% ao ano

Aumenta a resistência ao fluxo de sangue periférico em cerca de 1% ao ano

O coração fica pigmentado com grânulos de lipofucina

Há aumento da pressão sanguínea para compensar o aumento da resistência periférica e a redução do débito

Utilização menos eficiente de O_2

Menor elasticidade dos vasos

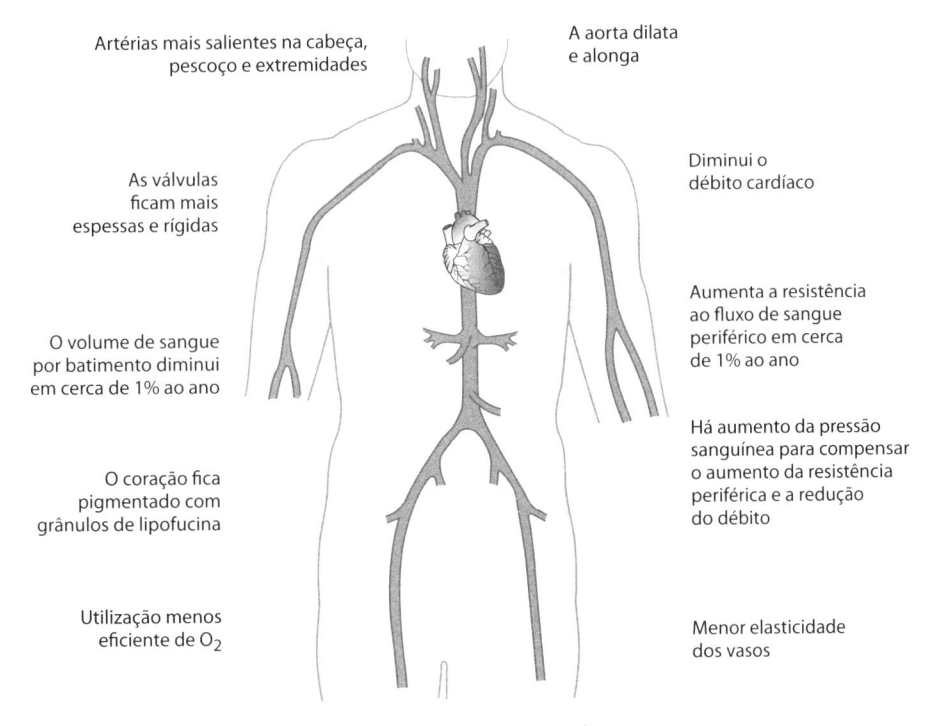

FIGURA 5.3 • Mudanças cardiovasculares que ocorrem com o passar dos anos.

É normal os adultos adaptarem-se bem às mudanças no sistema cardiovascular. Eles aprendem que é mais fácil e confortável usar um elevador do que as escadas; percorrer longas distâncias de carro, e não a pé; e realizar as atividades em ritmo mais lento. Quando exigências incomuns são feitas ao coração (p. ex., mudar os móveis de lugar, receber uma notícia ruim, correr para pegar o ônibus), a pessoa sente os efeitos. O mesmo vale para os idosos que não apresentam grandes problemas de eficiência cardíaca sob estresse. No entanto, quando há maior exigência do coração, percebem a diferença. Ainda que a frequência de pico do coração estressado possa não chegar a níveis atingidos pelos mais jovens, a taquicardia no adulto mais velho dura mais tempo. O volume cardíaco sistólico pode aumentar para compensar essa situação, resultando em aumento da pressão sanguínea, embora esta possa continuar estável com a evolução da taquicardia até a insuficiência cardíaca, na população idosa. A frequência cardíaca não muda em repouso.

> **CONCEITO-CHAVE**
>
> Mudanças cardiovasculares relacionadas à idade tornam-se mais aparentes, quando exigências incomuns são feitas ao coração.

A capacidade máxima para realizar exercícios e o consumo máximo de oxigênio variam entre os idosos. Os que estão em boa condição física têm a função cardíaca comparável à dos mais jovens em condição insatisfatória.

Os vasos sanguíneos têm três camadas, cada uma influenciada, de maneira diversa pelo processo de envelhecimento. A túnica íntima, camada mais interna, sofre as mudanças mais diretas, inclusive fibrose, acúmulo de cálcio e lipídeos e proliferação celular. São mudanças que contribuem para o surgimento de aterosclerose. A camada intermediária, túnica média, sofre afinamento e calcificação das fibras de elastina e aumento do colágeno, causando enrijecimento dos vasos. Há prejuízo na função barorreceptora e aumento da resistência periférica, que levam a uma elevação da pressão arterial sistólica. Interessante que, ainda que seja comum um aumento gradativo da pressão sanguínea, nos Estados Unidos e em outros países industrializados, isso não tende a ocorrer em sociedades menos industrializadas; estão sendo realizadas pesquisas transculturais que serão úteis para esclarecer se a elevação da pressão arterial é ou não consequência de envelhecimento normal ou de outros fatores. A camada mais externa, túnica adventícia, não é influenciada pelo processo de envelhecimento. A elasticidade reduzida das artérias é responsável por mudanças vasculares no coração, rins e glândula hipófise. A redução da sensibilidade dos barorreceptores que regulam a pressão sanguínea aumenta os problemas de hipotensão postural e hipotensão

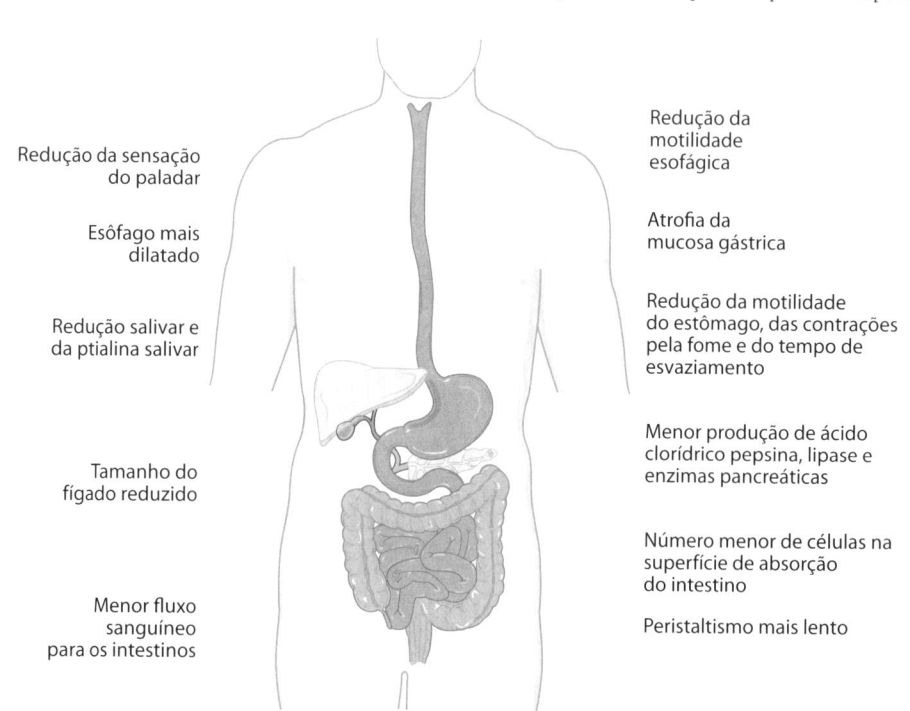

- Redução da sensação do paladar
- Esôfago mais dilatado
- Redução salivar e da ptialina salivar
- Tamanho do fígado reduzido
- Menor fluxo sanguíneo para os intestinos

- Redução da motilidade esofágica
- Atrofia da mucosa gástrica
- Redução da motilidade do estômago, das contrações pela fome e do tempo de esvaziamento
- Menor produção de ácido clorídrico pepsina, lipase e enzimas pancreáticas
- Número menor de células na superfície de absorção do intestino
- Peristaltismo mais lento

FIGURA 5.4 • Mudanças gastrintestinais que ocorrem com o envelhecimento.

pós-prandial (redução da pressão do sangue de, pelo menos, 20 mmHg, naquela primeira hora após a refeição). A menor elasticidade dos vasos, acompanhada de pele mais fina e menos gordura subcutânea, deixam os vasos da cabeça, do pescoço e dos membros fiquem mais salientes.

Sistema gastrintestinal

Embora causem menos risco do que os problemas cardiovasculares ou respiratórios, os sintomas gastrintestinais podem incomodar e preocupar mais as pessoas idosas. Esse sistema é alterado pelo processo de envelhecimento em todos os aspectos. Mudanças nos dentes e na boca, além das estruturas acessórias, como o fígado, também afetam a função gastrintestinal. A Figura 5.4 resume as mudanças que ocorrem no sistema.

O esmalte dos dentes endurece e fica mais quebradiço com a idade. A dentina, a camada sob o esmalte, fica mais fibrosa, diminuindo sua produção. As câmaras nervosas estreitam-se e encurtam, e os dentes ficam menos sensíveis a estímulos. A polpa da raiz encolhe e sofre fibrose, a gengiva sofre retração e a densidade óssea na crista alveolar fica perdida. Ocorrem mais problemas na raiz e cáries, nas proximidades de trabalhos dentários já feitos. As cúspides gengivais achatam-se, normalmente. Os ossos, que dão suporte aos dentes, têm a densidade e a altura diminuídas, contribuindo para perda de dentes. Essa não é uma consequência normal do envelhecimento, mas cuidados dentários insatisfatórios, má alimentação e influências ambientais contribuem muito para a falta de dentes na população idosa, atualmente. Após os 30 anos de idade, doença periodontal é a principal razão de perda de dentes. Mais da metade de todos os idosos precisa contar com dentaduras parciais ou totais, que podem não ser usadas com regularidade devido a desconforto ou ajuste insatisfatório. Se existirem os dentes naturais, costumam estar em condições insatisfatórias. Fraturas ocorrem com mais facilidade, as superfícies ficam mais planas e manchadas, e vários graus de erosão e abrasão na coroa e estrutura da raiz aparecem. A fragilidade dos dentes de alguns idosos possibilita a aspiração de fragmentos dentários.

O paladar fica menos aguçado com o passar dos anos, pois a língua atrofia, influenciando os botões do paladar; irritação crônica (p. ex., pelo uso de cachimbo) pode diminuir a eficiência do paladar em grau maior do que aquele apenas decorrente do envelhecimento. A sensação doce da ponta da língua tende a sofrer perda maior do que as sensações amarga, salgada e azeda. Temperar em excesso os alimentos pode ser uma compensação para as alterações do paladar, podendo levar a problemas de saúde nos idosos. Perda de papilas e presença de pequenas varizes sublinguais na língua são comuns.

Os idosos produzem cerca de um terço da quantidade de saliva produzida na juventude (Gupta, Epstein e Sroussi, 2006; Smith et al, 2013), o que aumenta sua viscosidade em razão do uso de medicamentos comuns para o tratamento de problemas geriátricos. Redução da ptialina salivar interfere na fragmentação dos amidos. Redução da força muscular e da pressão da língua pode interferir na mastigação e na deglutição (Hiramatsu, Kataoka, Osaki e& Hagino, 2015; Ney, Weiss, Kind e Robinson, 2009).

A motilidade esofágica é afetada com o passar dos anos. Ocorre **presbiesôfago**, condição que se caracteriza por redução na intensidade das ondas propulsoras e aumento na frequência das ondas não propulsoras no esôfago. O esôfago tende a ficar levemente dilatado, com esvaziamento mais lento, o que pode ocasionar desconforto, pois os alimentos permanecem no esôfago por mais tempo. Relaxamento do esfíncter esofágico inferior pode ocorrer; combinado com o enfraquecimento do reflexo de regurgitação e o retardo do esvaziamento esofágico do idoso, a aspiração passa a ser um risco.

Acredita-se que o estômago tenha a motilidade diminuída com o envelhecimento, além de reduções nas contrações de fome. Pesquisas sobre mudanças no tempo de esvaziamento gástrico não chegam à conclusão alguma; algumas alegam que a ocorrência de atraso no esvaziamento gástrico resulta do envelhecimento normal, enquanto outros atribuem-no a outros fatores. Há atrofia da mucosa gástrica. O ácido hidroclorídrico e a pepsina diminuem com o passar dos anos; pH mais elevado do estômago contribui para aumento da incidência de irritação gástrica na população de idosos.

Ocorre certa atrofia nos intestinos delgado e grosso, com a presença de menos células na superfície de absorção das paredes intestinais. Há redução gradativa no peso do intestino delgado e encurtamento e alargamento dos pelos, levando-os a desenvolver um formato mais parecido com cristas paralelas que projeções como de dedos dos anos anteriores. Não ocorre mudança funcional significativa no tempo médio do trânsito do intestino delgado devido ao envelhecimento. Fica mais lenta a absorção de gorduras, com dificuldades de absorção da dextrose e da xilose. A absorção de vitamina B, vitamina B12, vitamina D, cálcio e ferro não é tão boa. O intestino grosso apresenta reduções nas secreções da mucosa e na elasticidade da parede retal. O envelhecimento normal não interfere na motilidade fecal através do trânsito intestinal, embora outros fatores prevalentes posteriormente na vida contribuam para a constipação. Perda do tônus muscular do esfíncter interno, decorrente do envelhecimento, pode influenciar a eliminação intestinal. Uma transmissão mais lenta dos impulsos neuronais para o intestino inferior reduz a percepção da necessidade de evacuar.

A idade avançada mostra redução no peso e no volume do fígado, embora, aparentemente, não haja efeitos danosos. O fígado mais envelhecido não consegue mais regenerar células danificadas. Exames da função hepática mantêm uma variação normal. Estabilização e absorção menos eficientes do colesterol causam aumento na incidência de cálculos na vesícula. Os dutos pancreáticos dilatam-se e distendem, com frequente prolapso de toda a glândula.

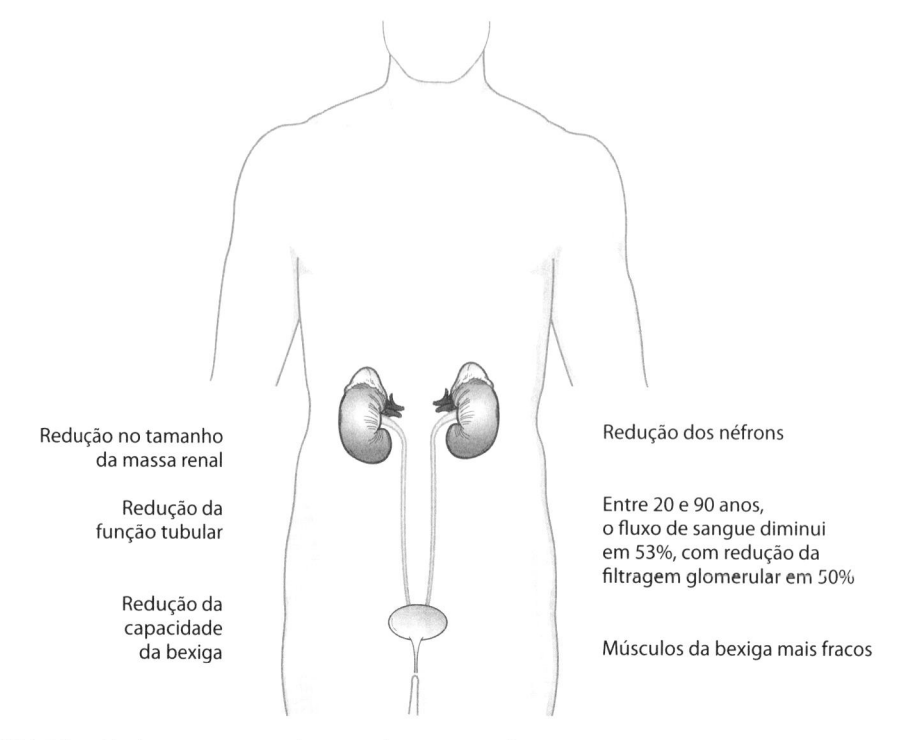

FIGURA 5.5 ● Mudanças no trato urinário ocorridas com o envelhecimento.

Redução no tamanho da massa renal
Redução da função tubular
Redução da capacidade da bexiga
Redução dos néfrons
Entre 20 e 90 anos, o fluxo de sangue diminui em 53%, com redução da filtragem glomerular em 50%
Músculos da bexiga mais fracos

Sistema urinário

O sistema urinário é influenciado por mudanças nos rins, nos ureteres e na bexiga (Fig. 5.5). A massa renal diminui com a idade, mais por perda cortical do que por perda da medula renal. Ocorre declínio no crescimento do tecido renal, e a aterosclerose pode ocasionar atrofia do rim. Essas mudanças podem ter efeito profundo na função renal, reduzindo o fluxo de sangue renal e a taxa de filtragem glomerular para cerca de metade entre os 20 e os 90 anos de idade (Cohen et al, 2014; Lerma, 2009).

A função tubular diminui. Há redução da troca tubular eficiente de substâncias, conservação de água e sódio e supressão da secreção do hormônio antidiurético na presença de hipo-osmolalidade. Os rins envelhecidos têm menor capacidade de manter sódio em resposta à sua restrição. Ainda que essas mudanças possam contribuir para hiponatremia e nictúria, não aumentam muito a gravidade específica. A diminuição na função tubular também ocasiona menor reabsorção de glicose do filtrado, o que pode fazer com que proteinurias e glicosurias 1+ não tenham grande importância diagnóstica.

Frequência, urgência urinárias e nictúria acompanham as mudanças na bexiga com o envelhecimento. Os músculos da bexiga se enfraquecem e sua capacidade fica menor. Seu esvaziamento é mais difícil, podendo resultar em retenção de grandes volumes de urina. Ocorre retardo do reflexo de micção. Embora incontinência urinária não seja uma consequência normal do envelhecimento, incontinência de esforço pode ocorrer por enfraquecimento do diafragma pélvico, em especial, em mulheres multíparas.

Sistema reprodutivo

À medida que os homens envelhecem, as vesículas seminais são afetadas pela suavização da mucosa, afinamento do epitélio, substituição do tecido muscular pelo conjuntivo e redução da capacidade de retenção de líquidos. Os túbulos seminíferos apresentam aumento da fibrose, afinando o epitélio, espessando a membrana basal e estreitando o lúmen. Em alguns homens, as mudanças estruturais podem ocasionar redução da contagem de esperma. Ocorrem aumentos nos níveis de hormônio estimulante dos folículos e luteinizante, além de reduções nos níveis de testosterona sérica e biodisponível. Esclerose venosa e arterial e fibroelastose do corpo esponjoso podem influenciar o pênis com o passar dos anos. O homem idoso não perde a capacidade física para ter ereções ou ejaculações, embora o orgasmo e a ejaculação tendam a ser menos intensos (Sampson, Untergasser, Plas e Berger, 2007). Ocorre um pouco de atrofia dos testículos.

Aumenta a próstata na maioria dos idosos (Marks, Roehrborn e Andiole, 2006). A frequência e o tipo variam entre as pessoas. Três quartos dos homens com 65 anos ou mais apresentam prostatismo em certo grau, acarretando problemas à frequência urinária. Ainda que a maioria dos casos de aumento da próstata seja benigna, há risco maior de malignidades, exigindo avaliação regular.

A genitália feminina demonstra muitas mudanças com o passar dos anos, inclusive atrofia da vulva devido a mudanças hormonais, acompanhada de perda da gordura subcutânea e pelos, além de um achatamento dos lábios. A vagina da mulher idosa tem aparência rosada e apresenta-se ressecada, com um canal liso e brilhante devido à perda de tecido elástico e à presença de rugas. O epitélio vaginal afina e fica avascular. O ambiente vaginal é mais alcalino nas mulheres idosas, acompanhado de uma mudança no tipo de flora e redução nas secreções. O colo do útero atrofia e fica menor; o epitélio endocervical também atrofia. O útero encolhe e o endométrio atrofia; este, porém, continua a reagir a estímulos hormonais, o que pode provocar incidentes de sangramento pós-menopausa em mulheres em terapia com estrogênio. Os ligamentos que dão apoio ao útero enfraquecem, podendo ocasionar uma inclinação do útero para trás; esse deslocamento mais posterior, junto do tamanho reduzido do útero, pode dificultar a palpação durante os exames. As trompas de Falópio atrofiam e encurtam com a idade, os ovários atrofiam, ficando mais espessos e menores. Eles podem encolher a um tamanho tal que não ficam palpáveis nos exames. Apesar dessas mudanças, a mulher idosa não perde a capacidade de envolver-se em intercurso sexual, ter prazer, ou desfrutar de outras formas de prazer sexual. Desgaste de estrogênio também causa enfraquecimento dos músculos do assoalho pélvico, que pode levar a uma liberação involuntária de urina, quando há aumento na pressão intra-abdominal.

A Figura 5.6 resume as mudanças relativas ao envelhecimento, nos sistemas reprodutivos feminino e masculino.

Sistema musculoesquelético

Cifose, aumento das articulações, músculos flácidos e redução da altura de muitos idosos decorrem da variedade de mudanças musculoesqueléticas que se dão com o passar dos anos (Fig. 5.7). Junto com outros tecidos corporais, as fibras musculares atrofiam e diminuem em quantidade, com o tecido fibroso, lentamente, substituindo o muscular. A massa muscular em geral, a força muscular e os movimentos musculares ficam diminuídos; músculos de braços e pernas, mais 'flácidos e fracos, evidenciam bem essas mudanças. Sarcopenia – perda de massa, força e função muscular associada ao envelhecimento – costuma ser bastante encontrada em pessoas inativas; portanto, sempre é bom enfatizar a importância dos exercícios para minimizar perda de tônus e de força dos músculos. Podem ocorrer tremores musculares, possivelmente associados à degeneração do sistema extrapiramidal. Os tendões encolhem e enrijecem, causando redução nos reflexos profundos. Os reflexos são menores nos braços, sendo quase completamente perdidos no abdome, mas são mantidos nos joelhos. Por muitas razões, câimbras musculares ocorrem com frequência.

Minerais nos ossos e massa óssea diminuem, contribuindo para um enfraquecimento dos ossos das pessoas idosas, particularmente mulheres que apresentam perda óssea acelerada após a menopausa. A densidade óssea reduz-se a uma taxa anual de 0,5, após a terceira década de vida. Há menos absorção de cálcio, reabsorção gradativa da superfície interna dos ossos longos e a produção mais lenta de novos ossos na superfície externa. Essas mudanças tornam as fraturas um risco grave

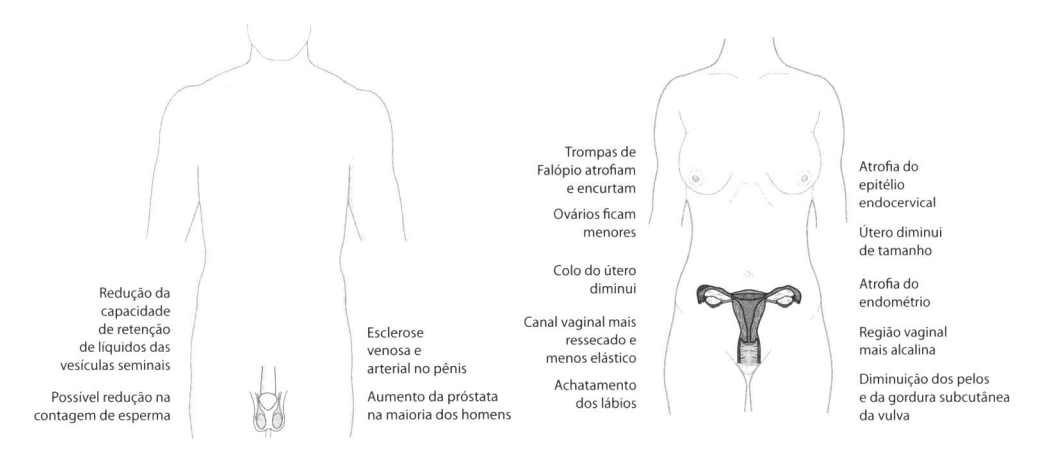

FIGURA 5.6 ● Mudanças nas estruturas reprodutivas dos homens e das mulheres, que ocorrem com o envelhecimento.

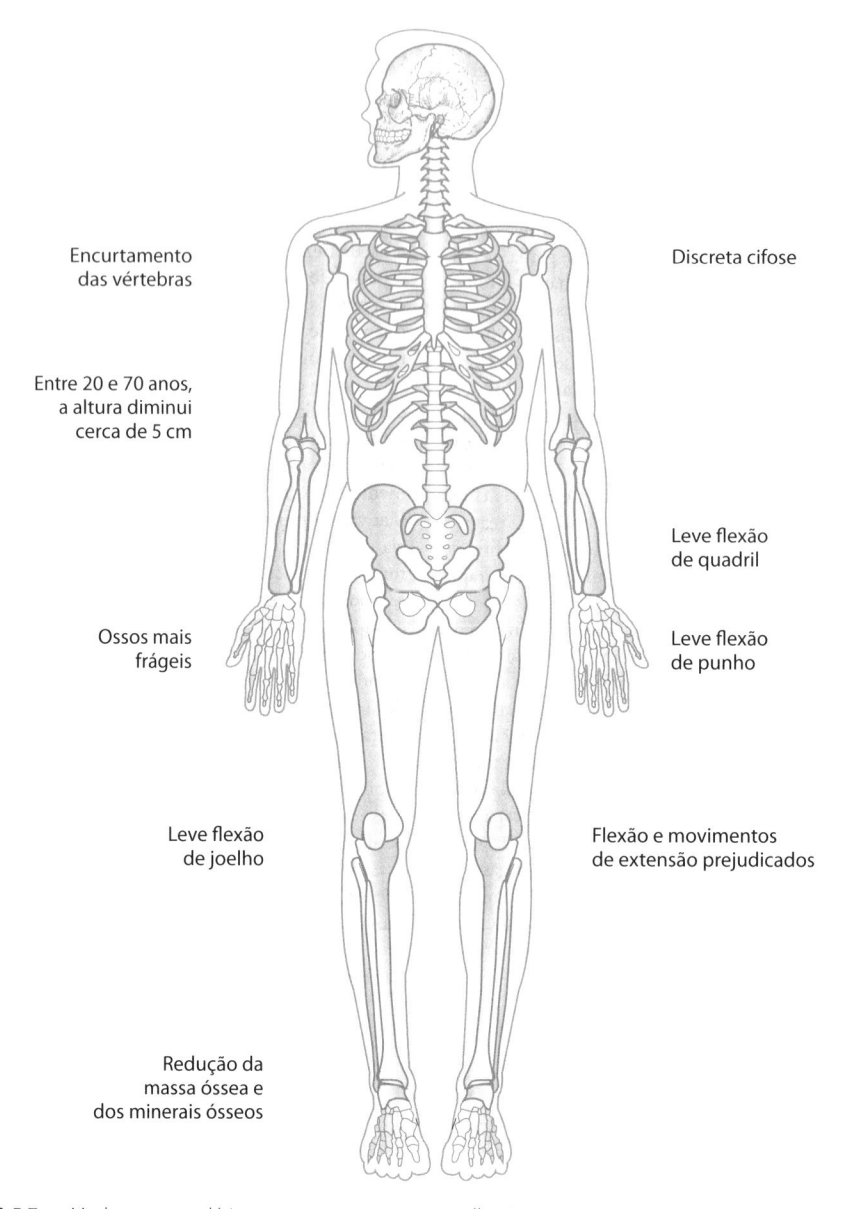

FIGURA 5.7 • Mudanças esqueléticas que ocorrem com o envelhecimento.

Labels (from figure):
- Encurtamento das vértebras
- Entre 20 e 70 anos, a altura diminui cerca de 5 cm
- Ossos mais frágeis
- Leve flexão de joelho
- Redução da massa óssea e dos minerais ósseos
- Discreta cifose
- Leve flexão de quadril
- Leve flexão de punho
- Flexão e movimentos de extensão prejudicados

para essa faixa etária. Ainda que os ossos longos não encurtem demais com o passar dos anos, discos mais finos e vértebras menores reduzem o comprimento da coluna vertebral, causando redução da altura. A altura pode diminuir ainda mais devido a graus variados de cifose, uma inclinação para trás da cabeça e um pouco de flexão dos quadris e dos joelhos. A deterioração da superfície cartilaginosa das articulações e a formação de pontos e esporões podem limitar a atividade e o movimento articulares.

Sistema nervoso

É difícil identificar com exatidão o impacto específico do envelhecimento no sistema nervoso devido à dependência do seu funcionamento de outros sistemas do organismo. Por exemplo, problemas cardiovasculares podem reduzir a circulação no cérebro, causando disfunção cerebral. Há um declínio no peso do cérebro e redução no fluxo sanguíneo a ele; essas mudanças estruturais, no entanto, não parecem afetar o raciocínio e o comportamento (Rabbitt et al, 2007). Declínio no funcionamento do sistema nervoso pode não ser percebido porque as mudanças não costumam ser específicas, evoluindo lentamente.

Uma redução nos neurônios, nas fibras nervosas e no fluxo de sangue ao cérebro é fato reconhecido. Fluxo de sangue diminuído ao cérebro é acompanhado de uma redução no uso de glicose e da taxa metabólica de oxigênio no cérebro. Embora emaranhados amiloides β e neurofibrilares sejam associados à doença de Alzheimer, podem estar presentes em idosos com função cognitiva normal.

A velocidade da condução nervosa fica mais lenta (Fig. 5.8). Essas mudanças manifestam-se por reflexos mais lentos e atraso na resposta a estímulos múltiplos. A percepção cinestésica diminui. Ocorre reação mais lenta a mudanças no equilíbrio, fator que contribui para quedas. Reconhecimento e reação mais lentos a estímulos estão associados a uma redução no crescimento de novos axônios e na reinervação de nervos que sofreram lesão periférica.

O hipotálamo regula a temperatura de forma menos eficiente. As células cerebrais declinam lentamente com os anos; o córtex cerebral sofre certa perda de neurônios, e há uma redução no tamanho e no peso do cérebro, em particular, após os 55 anos de idade. Uma vez que o cérebro influencia o ciclo de sono-vigília, com alteração de fatores circadianos e homeostáticos da regulação do sono, com o envelhecimento, mudanças no padrão do sono ocorrem, com os estágios III e IV do sono ficando menos perceptíveis (Munclh, Knoblauch, Blatter, Wirz-Justice e Cajochen, 2007). Despertares frequentes durante o sono não são incomuns, embora somente uma quantidade mínima de sono seja realmente perdida.

Órgãos dos sentidos

Cada um dos cinco sentidos fica menos eficiente com o passar do tempo. Isso interfere, em graus variados, na segurança, nas atividades cotidianas normais e no bem-estar geral (Fig. 5.9).

Visão

Talvez as mudanças sensoriais com mais impacto sejam as visuais. A **presbiopia** — incapacidade de focalizar ou adaptar, de forma correta, por redução da elasticidade do cristalino — é característica dos olhos dos idosos, começando a partir da quarta década da vida. O enrijecimento das fibras musculares do cristalino, que se dá com a presbiopia, reduz a capacidade ocular de alterar a

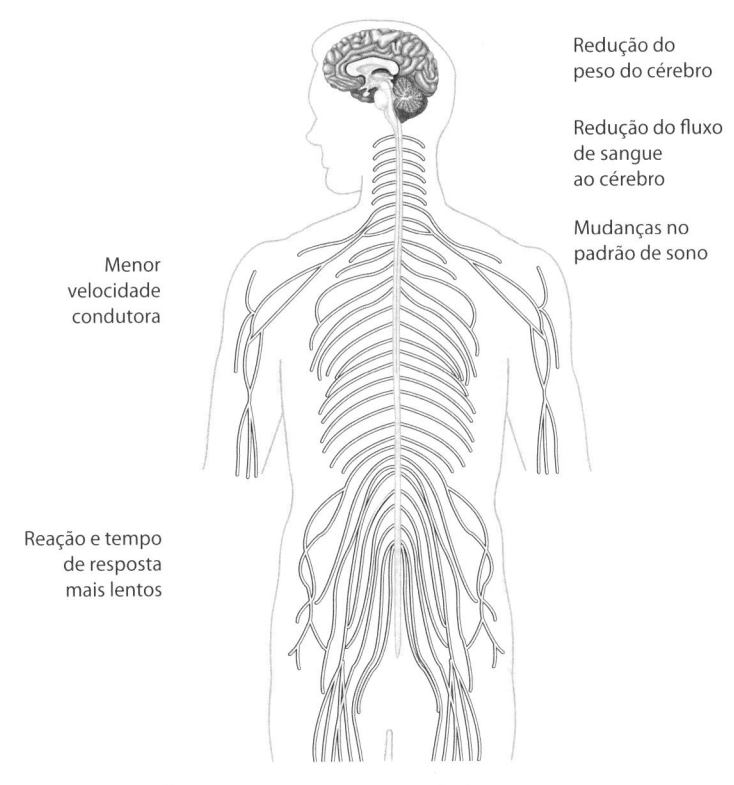

FIGURA 5.8 ● Mudanças neurológicas que ocorrem com o envelhecimento.

Visão
Cristalino mais opaco
Redução do tamanho da pupila
Córnea mais arredondada

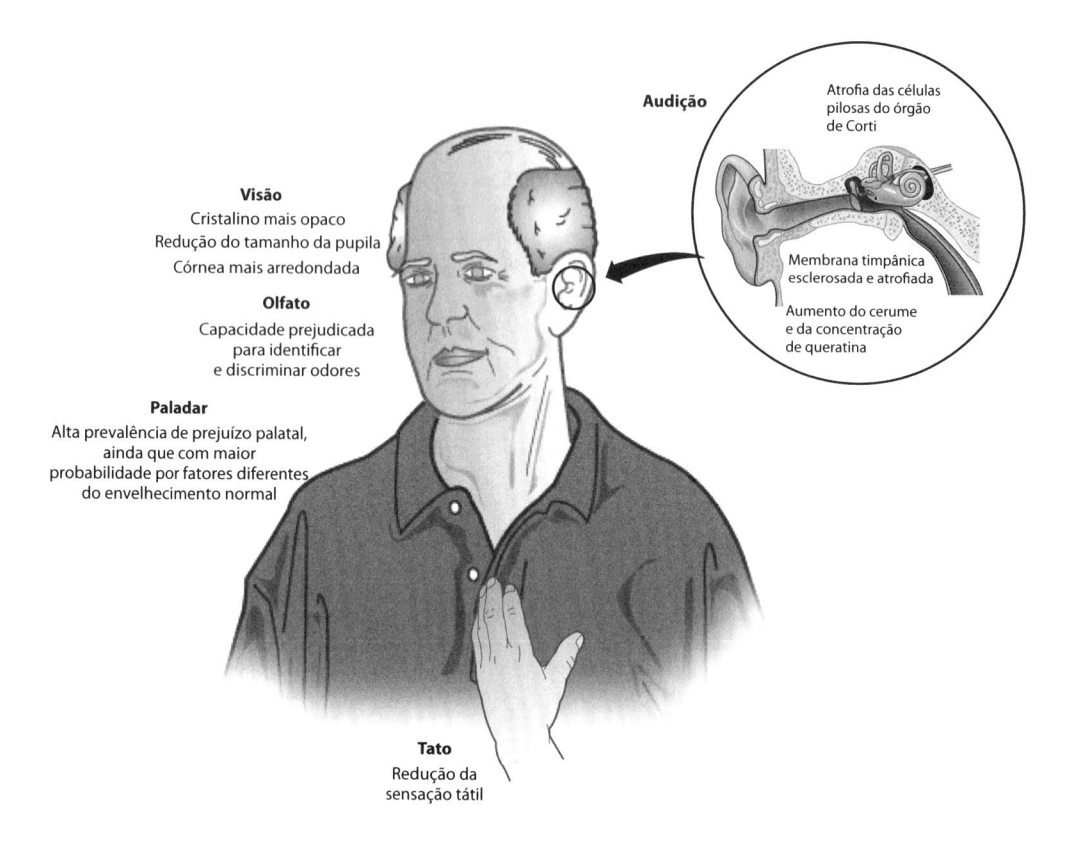

Audição
Atrofia das células pilosas do órgão de Corti
Membrana timpânica esclerosada e atrofiada
Aumento do cerume e da concentração de queratina

Olfato
Capacidade prejudicada para identificar e discriminar odores

Paladar
Alta prevalência de prejuízo palatal, ainda que com maior probabilidade por fatores diferentes do envelhecimento normal

Tato
Redução da sensação tátil

FIGURA 5.9 • Efeitos das mudanças sensoriais que ocorrem no envelhecimento.

forma do cristalino para focalizar objetos próximos e reduzir a capacidade para adaptar-se à claridade. Esse problema visual leva a maioria dos adultos de meia-idade e idosos a necessitar de lentes corretivas para ajustes na realização de trabalhos mais detalhados. O campo visual estreita-se, dificultando mais a visão periférica. Há dificuldade para manter a convergência e o ato de olhar fixo para cima. A pupila reage menos à luz por enrijecimento do esfíncter pupilar e seu tamanho diminui, com redução do conteúdo de rodopsina nos bastonetes. Decorre disso aumento do limiar de percepção da luz, dificultando a visão em áreas pouco iluminadas ou à noite; há necessidade de mais luz, para que os idosos possam ver de forma adequada comparativamente com os mais jovens.

Alterações no fornecimento de sangue para a retina e o epitélio pigmentado da retina podem ocasionar degeneração da mácula, condição em que ocorre perda da visão central. Mudanças na retina e na via retinal interferem na fusão crítica do tremeluzir (o ponto em que uma luz tremeluzente é percebida mais como contínua do que como intermitente).

A densidade e o tamanho do cristalino aumentam, tornando-o mais rijo e opaco. A opacificação do cristalino, iniciada na quinta década, leva a aparecimento de catarata, que aumenta a sensibilidade à claridade, nubla a visão e interfere na visão noturna. Expor-se a raios ultravioleta do sol contribui para o aparecimento de catarata. Amarelecimento do cristalino (provavelmente relacionado a uma reação química que envolve a luz do sol com aminoácidos) e alterações na retina, que afetam a percepção das cores, tornam os idosos menos capazes de diferenciar tons pastéis de azul, verde e violeta.

A percepção de profundidade fica distorcida, ocasionando problemas no julgamento correto da altura de meios-fios e degraus. Essa é uma alteração que decorre de uma disparidade entre as imagens retinais causadas pela separação dos dois olhos, conhecida como estereopsia. Leva mais tempo adaptar-se ao escuro e à luz, da mesma forma que o processamento das informações visuais. Reabsorção menos eficiente do líquido intracelular aumenta o risco de o idoso desenvolver glaucoma. O músculo ciliar atrofia lentamente, sendo substituído por tecido conjuntivo.

A aparência dos olhos pode ser alterada; redução das secreções lacrimais pode deixar os olhos com aparência ressecada e opaca, com depósitos de gordura podendo ocasionar um círculo branco e brilhante, parcial ou total, em torno da periferia da córnea (*arcus senilis*). A sensibilidade da córnea diminui, o que pode aumentar o risco de lesões. O acúmulo de depósitos de lipídeo na córnea pode ocasionar difusão dos raios de luz, embaçando a visão. Na cavidade posterior, alguns resíduos e condensação tornam-se visíveis, podendo flutuar pelo campo visual; são os chamados elementos flutuantes. O humor vítreo diminui e a proporção de líquido aumenta, levando o corpo vítreo a afastar-se da retina; visão embaçada, imagens distorcidas e elementos flutuantes podem resultar disso. A acuidade visual declina progressivamente com o envelhecimento em virtude da redução do tamanho da pupila, dispersão na córnea e no cristalino, mais opacidade do cristalino e do humor vítreo e perda de células fotorreceptoras na retina.

Audição

Presbiacusia é a perda auditiva progressiva, que ocorre por mudanças relacionadas à idade no ouvido interno, inclusive perda de células pilosas, menor suprimento de sangue, menor flexibilidade da membrana basilar, degeneração das células ganglionares espiraladas e menor produção de endolinfa. Esse prejuízo degenerativo da audição é o problema mais grave que afeta o ouvido interno e a retrocóclea. Sons de alta frequência, com 2.000 Hz ou além, são os primeiros a serem perdidos; frequências médias e baixas também podem ser perdidas à medida que o problema evolui. Uma variedade de fatores, inclusive exposição contínua a ruídos elevados, pode contribuir para a ocorrência da presbiacusia. Esse problema causa o som distorcido da fala, quando alguns sons com alta intensidade (s, sh, f, ch) são filtrados da fala normal, e as consoantes têm menor capacidade de serem discernidas. É uma mudança tão lenta e sutil, que as pessoas afetadas podem não se dar conta do alcance de seu prejuízo cognitivo. A audição pode ainda ser mais ameaçada por acúmulo de cerume na orelha média; uma maior quantidade de queratina do cerume em determinada idade contribui para isso. O reflexo acústico, que protege o ouvido interno e filtra as distrações auditivas devido a sons produzidos pelo próprio corpo e voz, fica diminuído em razão de enfraquecimento e enrijecimento dos músculos e ligamentos do ouvido médio. Além de problemas auditivos, o equilíbrio pode ficar alterado pela degeneração de estruturas vestibulares e atrofia da cóclea, do órgão de Corti e das *stria vascularis*.

> **CONCEITO-CHAVE**
>
> Embora a audição diminua com a idade, isso pode ocorrer na mocidade em razão de exposição à música alta, barulhos do tráfego e outros ruídos ambientais. Há prevenção para perda auditiva induzida por ruído.

Paladar e olfato

Quase metade de todos os idosos tem alguma perda na capacidade olfativa. Esse sentido diminui com o passar do tempo devido a uma redução na quantidade de células sensoriais no revestimento do nariz e às poucas células existentes no bulbo olfativo do cérebro. Em torno dos 80 anos, detectar cheiros é uma capacidade reduzida a quase metade em relação ao período de pico. Os homens tendem a apresentar perda maior na capacidade de detecção de odores em comparação com as mulheres.

Como muito da acuidade do paladar depende do olfato, alterações em um sentido afetam o outro. Atrofia da língua com o envelhecimento pode reduzir as sensações do paladar, embora não haja evidências conclusivas de que a quantidade ou a resposta dos botões do paladar diminui (Fukunaga, Uematsu e Sugimoto, 2005; Mondon, Naudn, Beaufilis e Atanasova, 2014). A capacidade de detecção do sal é mais afetada que outras sensações gustativas. Produção menor de saliva, higiene oral insatisfatória, medicamentos e doenças como a sinusite podem afetar o paladar.

Tato

Uma diminuição na quantidade dos receptores do tato, bem como alterações em sua integridade estrutural, ocorre com o envelhecimento. A sensação tátil diminui, conforme observação na menor capacidade de os idosos sentirem pressão e dor e distinguirem temperaturas. Essas mudanças sensoriais podem causar percepções ambientais erradas, resultando em imensos riscos à segurança.

Sistema endócrino

O sistema endócrino tem grupos de células e glândulas produtores de mensageiros químicos, os hormônios. Com o passar dos anos, a glândula tireoide apresenta fibrose, infiltração celular e aumento de nódulos. A consequente atividade reduzida dessa glândula provoca redução da taxa metabólica basal, da absorção do iodo radiativo, da secreção e da liberação de tireotropina. Os níveis de iodo que se aglutinam às proteínas no sangue não mudam, embora fique reduzido o iodo sérico total. A liberação de iodo da tireoide diminui com o envelhecimento, tal como a excreção dos cetosteroides 17. Progressivamente, a glândula atrofia, e a perda da função adrenal pode diminuir ainda mais a atividade da tireoide. A secreção do hormônio estimulador da tireoide (TSH) e a concentração sérica de tiroxina (T4) não mudam, embora ocorra redução significativa na tri-iodotironina (T3), possivelmente por causa da menor conversão de T4 em T3. Em geral, a função da tireoide permanece adequada.

Muito da atividade secretória do córtex adrenal é regulado pelo adrenocorticotrópico (ACTH), um hormônio da hipófise. Com a redução da secreção desse hormônio consequente ao envelhecimento, a atividade secretória da glândula adrenal também diminui. Embora a secreção de ACTH não influencie a de aldosterona, parece que menos aldosterona é produzida e excretada na urina dos idosos. Da mesma maneira, reduz a secreção de glicocorticosteroides, cetosteroides 17, progesterona, androgênio e estrogênio, influenciada também pela glândula adrenal.

A glândula hipófise tem seu volume reduzido em cerca de 20% nos idosos. O hormônio somatotrópico do crescimento continua presente em quantidades similares, ainda que o nível no sangue possa diminuir com a idade. Há reduções nos hormônios ACTH, TSH, folículo estimulante, luteinizante e luteotrópico, em graus variados. A secreção das gônadas declina e há, inclusive, reduções gradativas de testosterona, estrogênio e progesterona. Exceto por alterações associadas a mudanças no nível de cálcio do plasma ou disfunção de outras glândulas, as paratireoides mantêm a função por toda a vida.

Ocorre retardo e liberação insuficiente de insulina pelas células beta do pâncreas nos idosos; acredita-se que ocorra redução na sensibilidade tecidual relativa à insulina circulante. A capacidade dos idosos de metabolizarem a glicose diminui e concentrações repentinas dessa substância ocasionam níveis mais elevados e prolongados de hiperglicemia. Dessa maneira, não é rara a detecção de níveis mais altos de glicose no sangue em adultos idosos não diabéticos.

> **CONCEITO-CHAVE**
>
> Níveis mais elevados que o normal de glicose no sangue na população adulta em geral não são raros em idosos não diabéticos.

Sistema tegumentar

Dieta, saúde geral, atividade, exposição e fatores hereditários influenciam o curso normal do envelhecimento da pele. Mudanças nesse sistema costumam incomodar mais por serem óbvias, refletindo com clareza o avanço da idade. Achatamento da junção dermoepidérmica, redução da espessura e da vascularização da derme, desaceleração da proliferação epidérmica e maior quantidade e degeneração de fibras de elastina constituem algumas das ocorrências. As fibras de colágeno ficam mais ásperas e mais aleatórias, reduzindo a elasticidade da pele; a derme fica mais avascular e fina. Com redução da elasticidade, aumento do ressecamento e da fragilidade, além de perda de gordura subcutânea, linhas, rugas e vincos ficam evidentes. A pele fica irritada e fragmenta-se com mais facilidade. Há uma diminuição de cerca de 10 a 20% na quantidade de melanócitos a cada década, e eles se agrupam, ocasionando pigmentação da pele, normalmente chamada de manchas do envelhecimento e predominam em áreas do corpo expostas ao sol. A redução nos melanócitos leva os idosos a bronzear a pele mais lentamente e com menor profundidade. Ocorre declínio na resposta imune da pele, o que torna os idosos mais propensos a infecções de pele. Surgem neoplasias e tumores benignos na pele com o envelhecimento.

Os pelos pubianos, do couro cabeludo e das axilas afinam e branqueiam com a idade devido à perda progressiva de células do pigmento e atrofia e fibrose dos botões pilosos. Os pelos do nariz e das orelhas engrossam. Em torno dos 50 anos, a maioria dos homens de cor branca apresenta algum grau de ausência de cabelos na cabeça, e cerca de metade das pessoas evidencia cabelos brancos. A taxa de crescimento dos pelos e cabelos no couro cabeludo, púbis e axilas declina, pode ocorrer crescimento de pelos faciais nas mulheres idosas. Ocorre aumento de crescimento de cabelos nas sobrancelhas, orelhas e narinas nos homens. As unhas crescem mais devagar, ficando fracas e quebradiças; criam estriamentos longitudinais, com redução no tamanho da lúnula. A transpiração diminui um pouco pela redução na quantidade e na função das glândulas sudoríparas.

Sistema imune

O envelhecimento do sistema imune, conhecido como **imunossenescência**, inclui uma resposta imune deprimida, capaz de ocasionar infecções, um risco significativo nos idosos. Após a meia-idade, a massa do timo reduz regularmente, a ponto de a atividade sérica dos hormônios do timo ficar quase indetectável nos idosos. Há um declínio na atividade das células T, com a presença de um maior número dessas células imaturas no timo. Ocorre declínio significativo na imunidade mediada pelas células, e os linfócitos T conseguem proliferar menos em resposta aos mitógenos. As mudanças nas células T contribuem à reativação da *varicella zoster* e da tuberculose micobacteriana, infecções encontradas em muitas pessoas idosas. A concentração de imunoglobulina (Ig) sérica não é muito alterada; a concentração de IgM é mais baixa, enquanto concentrações de IgA e IgG aumentam. Reações a vacinas para gripe, parainfluenza, pneumococo e tétano são menos eficientes (ainda que a vacinação seja recomendada devido às consequências potenciais graves de infecções na população idosa). As defesas inflamatórias diminuem e, muitas vezes, as inflamações apresentam-se nos idosos de modo atípico (p. ex., febre baixa, dor mínima). E mais, ocorre aumento nas citocinas pró-inflamatórias com o envelhecimento, possivelmente em uma associação com aterosclerose, diabetes, osteoporose e outras doenças que aumentam a predominância na velhice.

Além de manter um bom estado nutricional, os idosos podem incluir alimentos na dieta que influenciam, de modo positivo, a imunidade. Incluem leite, iogurte, queijo *cottage* magro, ovos, frutas e verduras frescas, nozes, alho, cebola, brotos, mel puro e melado não sulfuroso. É útil uma suplementação diária multivitamínica e mineral. Atividade física regular pode reforçar a função imunológica, incluindo exercícios como ioga e *tai chi*, que são de baixo impacto, causando efeito positivo na imunidade. O estresse pode influenciar o funcionamento do sistema imune, já que níveis elevados de cortisol podem levar a uma fragmentação no tecido linfoide, inibição da produção das células assassinas naturais, aumentos das células T supressoras e reduções nos níveis das células auxiliares T e de interferon, que combate os vírus.

Termorregulação

As temperaturas corporais normais durante a velhice são mais baixas do que na juventude. A temperatura corporal média varia de 36 a 36,8 °C oral e de 36,6 a 37,2 °C retal. As temperaturas retal e no canal auditivo são os indicadores mais exatos e confiáveis da temperatura do corpo dos idosos.

A capacidade de resposta a temperaturas frias torna-se reduzida em razão de deficiências vasoconstritoras, redução da circulação periférica, débito cardíaco diminuído, tremor diminuído, redução do tremor e da massa muscular e diminuição do tecido subcutâneo. No outro extremo, diferenças nas respostas ao calor têm relação com alteração nos mecanismos da transpiração e redução do débito cardíaco. Tais alterações associadas ao envelhecimento levam os idosos a uma maior suscetibilidade a estresse pelo calor. Mudanças nas reações a ambientes frios e quentes aumentam os riscos de hipotermia acidental, exaustão pelo calor e insolação.

MUDANÇAS NA MENTE

As mudanças psicológicas podem ser influenciadas por mudanças no estado geral de saúde, fatores genéticos, realizações educacionais, atividade e mudanças físicas e sociais. Alterações nos órgãos dos sentidos podem impedir as interações com o ambiente e com outras pessoas, influenciando, então, o estado psicológico. Sentir-se deprimido e socialmente isolado pode obstruir um bom funcionamento psicológico. O reconhecimento da variedade de fatores com potencial de afetar a condição psicológica, além da gama de respostas individuais a eles, dá margem à discussão de algumas generalizações.

Personalidade

Mudanças drásticas na personalidade básica não costumam ocorrer com o envelhecimento. O idoso educado e gentil muito provavelmente era assim quando jovem; da mesma forma, o idoso rancoroso não era moderado e paciencioso na juventude. Excluídos os processos patológicos, a personalidade será coerente com a dos anos de juventude, com a possibilidade de ser expressa com mais abertura e honestidade. A alegada sisudez dos idosos é resultante mais das limitações físicas e mentais do que de mudança na personalidade. Por exemplo, a insistência de uma idosa para que seu mobiliário não seja mudado de local pode ser interpretada como rigidez, embora possa se tratar de uma prática de segurança positiva no caso de alguém que enfrenta memória alterada e déficits visuais. É possível a ocorrência de mudanças nos traços de personalidade em resposta a eventos que alteram a atitude para consigo mesmo, como aposentadoria, morte de cônjuge, perda da independência, redução na renda e incapacidade física. Não há um tipo de personalidade que descreva todos os idosos; na velhice, a personalidade reflete suas características de toda a vida. Estado de ânimo, atitude e autoestima tendem a ficar estáveis em todas as etapas da vida.

Memória

Os três tipos de memória são a de curto prazo (com duração de 30 segundos a 30 minutos), a de longo prazo (envolvendo o que foi aprendido há muito tempo) e a sensorial (obtida por meio dos órgãos dos sentidos, com duração de poucos segundos). A recuperação de informações da memória de longo prazo pode ficar mais lenta, em especial, se as informações não são usadas ou necessárias diariamente. A capacidade de reter informações na consciência, ao mesmo tempo em que outras informações são manipuladas – função da memória de trabalho – fica menor. Os idosos conseguem melhorar parte do esquecimento relacionado ao envelhecimento, usando auxiliares mnemônicos, como associação de nomes a imagens, anotações ou listas e colocação de objetos nos mesmos locais. Podem ocorrer déficits de memória por vários fatores, diferentes do envelhecimento normal.

Inteligência

Em geral, aconselha-se interpretar os achados relativos à inteligência e à população idosa com bastante cautela, uma vez que eles podem ser influenciados pelo instrumento de medida ou o método de avaliação empregado. As primeiras pesquisas gerontológicas sobre a inteligência e o envelhecimento apresentaram essas inclinações. Idosos doentes não podem ser comparados a idosos saudáveis; pessoas com antecedentes educacionais ou culturais diferentes não podem ser comparadas, e um grupo de pessoas com competências e capazes de realizar teste de QI não pode ser comparado com um grupo de pessoas com déficits sensoriais que, inclusive, pode nunca ter feito esse tipo de teste. Estudos longitudinais que medem mudanças em uma geração específica, à medida que envelhece, e que compensam déficits sensoriais, de saúde e educacionais são relativamente recentes; eles são uma maneira mais precisa de determinar as mudanças intelectuais do envelhecimento.

A inteligência básica permanece; a idade não torna alguém mais ou menos inteligente. As capacidades de compreensão verbal e operações matemáticas não se modificam. A **inteligência cristalizada,** conhecimentos acumulados ao longo do tempo, surgida a partir do hemisfério cerebral dominante, mantém-se ao longo da vida adulta; é uma forma de inteligência que permite ao indivíduo usar aprendizagens e experiências anteriores para resolver problemas. A **inteligência fluida**, que emana do hemisfério cerebral não dominante, envolve informações novas, controla as emoções, a retenção de informações não intelectuais, as capacidades criativas, as percepções espaciais e a valorização estética. Acredita-se que esse tipo de inteligência apresente declínio na vida posterior. Ocorre uma pequena redução na função intelectual, nos momentos que antecedem a morte. Níveis elevados de estresse psicológico crônico parecem estar associados a aumento da incidência de prejuízo cognitivo leve (Wilson et al, 2007).

Aprendizagem

Ainda que a capacidade de aprender não se altere acentuadamente com o envelhecimento, outros fatores podem interferir na capacidade de aprendizado, inclusive motivação, alcance da atenção, retardo na transmissão de informações ao cérebro, déficits de percepção e doenças. Os idosos podem mostrar menos prontidão para aprender e dependem de experiências anteriores para solucionar problemas, em vez de experimentar técnicas novas de solução. Diferenças na intensidade e na duração da excitação fisiológica do indivíduo idoso podem dificultar mais a extinção de respostas anteriores e a aquisição de novos materiais. As primeiras fases do processo de aprendizagem tendem a ser mais difíceis para os idosos do que para os jovens. Após uma fase inicial mais prolongada, entretanto, conseguem manter um mesmo ritmo. Quando as informações novas têm relação com outras aprendidas antes, a aprendizagem é melhor. Ainda que seja percebida pouca diferença na capacidade de verbalização ou de abstração entre jovens e idosos, estes realmente apresentam algumas dificuldades com as ta-

> **DICA DE COMUNICAÇÃO**
>
> Visão e audição alteradas, e a necessidade de mais tempo de processamento de novas informações, acrescida da tensão na interação com um profissional da saúde, podem impedir que os idosos contribuam com informações valiosas, durante coleta de dados, bloqueando-os em relação a orientações auditivas. Em respeito ao nível individual de funcionamento, devem ser usadas estas estratégias: dar tempo para a resposta a perguntas, dar exemplos para desencadear as lembranças e reforçar orientações pela repetição e suplementação de instruções orais e escritas.

ESTUDO DE CASO

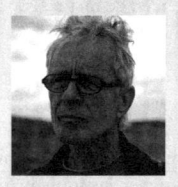

Sr. Geraldo tem 72 anos, aposentou-se como motorista de caminhão e foi internado no hospital para tratamento de glomerulonefrite aguda. Pesa 81 kg e tem altura de 1,82 m. Você constata, a partir do prontuário, que ele pesava 99,7 kg no ano anterior, com redução do peso a cada visita mensal ao médico. Embora apresente grau moderado de doença pulmonar obstrutiva crônica, continua a fumar um maço de cigarros por dia. Apresenta varizes em ambas as pernas, além de hemorroidas. É coerente e responde com adequação. A esposa comenta que ele apresenta sempre uma mente brilhante, ainda que nos últimos anos tenha ficado bem mais calado e menos interessado em reuniões sociais. Observando o sr. Geraldo ao longo de um dia, você percebe que:

- ele fica sem fôlego ao mínimo esforço
- apresenta edema
- apresenta hesitação urinária e débito urinário escasso
- usa muito sal na comida antes de prová-la
- tem dificuldade de escutar as conversas normais
- movimenta-se pouco no leito.

EXERCITANDO O PENSAMENTO CRÍTICO

- Quais sinais e observações têm relação com o envelhecimento normal e quais podem ser atribuídos a patologias?
- Quais fatores contribuíram para as condições de saúde do sr. Geraldo?
- Descrever os altos riscos que o sr. Geraldo corre e listar as medidas de enfermagem capazes de minimizá-los.

refas de percepção motora. Há evidências indicativas de uma tendência maior à associação simples do que à análise. Pelo fato de a aprendizagem de novos hábitos ser, em geral, um problema maior, diante da existência de antigos hábitos, com a necessidade de desaprendê-los, reaprendê-los ou modificá-los, pessoas idosas, com uma longa história, podem ter dificuldade nessa área.

> **CONCEITO-CHAVE**
>
> Os idosos conservam a capacidade de aprender, embora uma variedade de fatores possa facilmente interferir no processo de aprendizagem.

Alcance da atenção

Os idosos demonstram redução no desempenho da vigilância (i. e, capacidade de manter a atenção por mais de 45 minutos). Distraem-se mais facilmente com informações e estímulos irrelevantes, sendo menos capazes de realizar tarefas mais complicadas ou que exijam desempenho simultâneo.

> **PARA REFLETIR**
>
> Nos últimos 10 anos, que mudanças você viveu em relação a aparência, comportamentos e atitudes? Como se sente em relação a elas?

IMPLICAÇÕES PARA A ENFERMAGEM DAS MUDANÇAS RELATIVAS AO ENVELHECIMENTO

Compreender as mudanças normais do envelhecimento é fundamental para a garantia da prática competente da enfermagem gerontológica. Esses conhecimentos podem ser úteis para promover práticas que reforcem o bem-estar, reduzindo, então, os riscos à saúde e ao bem-estar. Distinguir achados normais de incomuns nos idosos e a apresentação incomum das doenças pode ter imenso valor na identificação de patologias e obtenção de tratamentos, no momento oportuno. A Tabela 5.1 traz algumas ações de enfermagem referentes às mudanças relacionadas ao envelhecimento.

TABELA 5.1 Ações de enfermagem relacionadas a mudanças decorrentes do envelhecimento

Mudanças relativas ao envelhecimento	Ação de enfermagem
Redução do líquido intracelular	Evitar desidratação, assegurando ingesta hídrica de, no mínimo, 1.500 mL ao dia, a menos que haja contraindicação
Redução da quantidade de conteúdo de gordura subcutânea, redução do isolamento natural	Garantir uso de roupas adequadas de maneira a manter o calor do corpo; conservar as temperaturas ambientais entre 21 °C e 24 °C
Temperaturas orais mais baixas	Usar termômetros que marquem temperaturas abaixo de 35 °C; levantar dados iniciais normais da temperatura do corpo, com o paciente bem, capaz de identificar manifestações peculiares de febre
Débito cardíaco e volume sistólico menores; maior resistência periférica	Possibilitar descanso entre as atividades, procedimentos; admitir a necessidade de maior tempo para que a taxa de calor volte ao normal, após estresse sobre o coração, e avaliar a presença de taquicardia se for o caso; garantir que o nível de pressão arterial esteja adequado para atender às demandas circulatórias, levantando dados sobre a função física e mental, em níveis variados da pressão sanguínea
Expansão pulmonar diminuída, assim como atividade e contração pulmonares; falta de inflação basilar; maior rigidez dos pulmões e da caixa torácica; troca de gases e resposta de tosse menos eficientes	Incentivar uma atividade respiratória promotora de respiração profunda; reconhecer que sinais e sintomas atípicos podem acompanhar as infecções respiratórias; monitorar atentamente a administração de oxigênio e manter a taxa de infusão abaixo de 4 mL, a menos que algo diverso seja prescrito
Fragilidade dos dentes; retração gengival	Incentivar o uso diário de fio dental e a escovação; garantir visitas anuais ao dentista; examinar a cavidade oral em busca de doença periodontal, mordida imperfeita e outras patologias

(continua)

TABELA 5.1	Ações de enfermagem relacionadas a mudanças decorrentes do envelhecimento *(continuação)*
Mudanças relativas ao envelhecimento	**Ação de enfermagem**
Redução da acuidade das sensações do paladar	Observar se ocorre consumo exagerado de açúcar e sal; certificar-se de que os alimentos são servidos de forma atraente; temperar a comida de maneira saudável
Cavidade oral mais ressecada	Oferecer líquidos durante as refeições; fazer o paciente ingerir líquidos antes de engolir comprimidos e cápsulas; examinar a cavidade oral após a administração para garantir que os medicamentos foram engolidos
Motilidade esofágica e gástrica menor, menos ácido gástrico	Levantar dados relativos à indigestão; estimular entre cinco e seis refeições menores em lugar de três maiores; aconselhar o paciente a não se deitar, durante, pelo menos a primeira hora após as refeições
Peristaltismo colônico diminuído; impulsos neurais mais lentos até o intestino grosso	Estimular agenda para uso do vaso sanitário de modo a proporcionar tempo adequado à eliminação fecal; monitorar a frequência, a consistência e a quantidade dos movimentos fecais
Massa renal, número de nefrôns, fluxo de sangue renal, taxa de filtragem glomerular e função tubular reduzidos	Assegurar doses de fármacos adequadas à idade nas prescrições; observar a ocorrência de reações adversas aos fármacos; admitir que não se pode confiar em exames de glicose na urina, redução da excreção da creatinina urinária e da depuração de creatinina, com nível de nitrogênio na ureia do sangue mais elevado
Redução da capacidade da bexiga	Ajudar o paciente em relação à necessidade de uso frequente do vaso sanitário; garantir a segurança nas visitas ao banheiro à noite
Músculos mais fracos da bexiga	Observar o aparecimento de sinais de infecção do trato urinário; ajudar o paciente a urinar de pé
Aumento da glândula prostática	Abordar os prós e contras de exames com o médico
Vagina mais ressecada e fragilizada	Aconselhar a paciente a usar lubrificantes de forma segura para obter conforto durante o intercurso
Aumento da alcalinidade do canal vaginal	Observar aparecimento de sinais de vaginite
Atrofia muscular, redução da força e da massa musculares	Estimular exercícios regulares; aconselhar o paciente a evitar esforço ou uso excessivo da musculatura
Redução da massa e do conteúdo mineral dos ossos	Orientar o paciente quanto a medidas de segurança para prevenir quedas e fraturas; estimular uma boa ingestão de cálcio e exercícios
Estágios III e IV do sono menos perceptíveis	Evitar interrupções à noite; avaliar a quantidade e a qualidade do sono
Redução da acomodação visual; menor visão periférica; visão menos eficiente no escuro e em áreas com iluminação mais fraca	Assegurar que o paciente faça exames oftalmológicos anuais; usar iluminação noturna; evitar mudanças drásticas no nível de iluminação; garantir que os objetos usados pelo paciente estejam dentro do campo visual
Amarelecimento do cristalino	Evitar o uso de tonalidades de verde, azuis e violeta ao mesmo tempo
Sensibilidade reduzida da córnea	Aconselhar o paciente a proteger os olhos
Presbiacusia	Garantir que o paciente faça audiometria se houver problemas; falar com o paciente usando voz mais alta e de baixa intensidade

(continua)

TABELA 5.1	Ações de enfermagem relacionadas a mudanças decorrentes do envelhecimento *(continuação)*
Mudanças relativas ao envelhecimento	**Ação de enfermagem**
Redução na capacidade de sentir dor e pressão	Garantir que o paciente mude de posição antes que os tecidos fiquem hiperemiados; examinar o corpo em busca de problemas que o paciente pode não sentir, admitir as reações individuais à dor
Menor imunidade	Proteger o paciente contra exposição a doenças infecciosas; recomendar vacinação pneumocócica, contra o tétano e anual contra a gripe; promover uma boa condição nutricional para melhorar as defesas do hospedeiro
Taxa metabólica mais lenta	Aconselhar o paciente a evitar consumo calórico excessivo
Alteração da secreção de insulina e do metabolismo da glicose	Aconselhar o paciente a evitar ingesta elevada de carboidratos; observar ocorrência de manifestações peculiares de hiper ou hipoglicemia
Achatamento da junção da derme com a epiderme; redução da espessura e da vascularização da derme; degeneração das fibras de elastina	Usar princípios de prevenção de úlceras de pressão
Pele mais ressecada	Admitir a necessidade de banhos menos frequentes; evitar o uso de sabonetes fortes; usar emolientes para a pele
Tempo de resposta e reação mais lento	Permitir tempo adequado para que o paciente responda, processe informações, realize as tarefas

CONCEITO-CHAVE

Promovendo práticas positivas nas pessoas de todas as idades, os enfermeiros podem ajudar um maior número de indivíduos a iniciar a velhice com níveis mais altos de saúde e funcionamento.

Os enfermeiros que dão assistência aos idosos precisam entender que, apesar das várias mudanças normais do envelhecimento, a maioria desses indivíduos tem funcionamento admiravelmente bom e levam uma vida normal e satisfatória. Embora esses profissionais tenham de admitir os fatores capazes de alterar as funções com a idade, têm também de enfatizar as capacidades e os elementos positivos dessa população, ajudando pessoas de todas as faixas etárias a atingirem um processo saudável de envelhecimento.

APLICANDO CONHECIMENTO NA PRÁTICA

The Effects of an 8-Week Hatha Yoga Intervention on Executive Function in Older Adults

Fonte: Gothe, N. P., Kramer, A. F., & McAuley, E. (2014). The Journals of Gerontology Series A: Biological Sciences and Medical Sciences, 69(9), 1109–1116.

Nessa pesquisa, adultos idosos residentes em comunidades foram divididos, aleatoriamente, em dois grupos. Um deles participou de intervenção com hata-ioga, o outro, intervenção com controle alongamento-fortalecimento. Os dois grupos participaram de aulas, com exercícios de 1 hora, ao longo de 8 semanas. Realizando testes de função executiva no início e no final da intervenção.

Os resultados mostraram grande melhora nas medidas da função executiva na capacidade da memória de trabalho e eficiência da troca e flexibilidade do conjunto mental, no grupo que fez ioga. Há necessidade de mais pesquisas para que sejam compreendidos os mecanismos subjacentes que influenciam os resultados.

Essa pesquisa demonstra a existência de uma gama de exercícios capazes de impactar a função cognitiva. Alerta o enfermeiro quanto à importância de estar aberto a modalidades complementares para um impacto positivo na saúde e no envelhecimento e à necessidade de aprender como usar essas modalidades na prática.

APRENDENDO NA PRÁTICA

Você trabalha em um consultório com vários médicos há quase duas décadas. Embora muitos de seus pacientes tenham envelhecido, os médicos usam, basicamente, a mesma abordagem, reordenam os mesmos medicamentos e não incluem análises de aspectos psicossociais.

O que você poderia sugerir para atualizar a prática, garantindo o atendimento adequado das necessidades dos pacientes que envelhecem?

EXERCITANDO O PENSAMENTO CRÍTICO

1. Quais tentativas são feitas para educar pessoas de todas as idades sobre práticas de promoção de uma experiência mais saudável de envelhecimento?
2. Quais mudanças associadas ao envelhecimento você consegue identificar em você mesmo e em seus pais?
3. Analise as recomendações que você faria a adultos jovens para a promoção de um processo de envelhecimento saudável.

Resumo do capítulo

Alterações no nível celular básico afetam todos os sistemas do organismo. Atrofia da gordura corporal, perda de elasticidade tecidual e redução da gordura subcutânea contribuem para mudanças na aparência do corpo que envelhece. Modificações dos sistemas corporais contribuem para uma prevalência maior, na população de idosos, de condições como infecções, hipertensão, condição dentária insatisfatória, indigestão, constipação, frequência urinária, aumento da próstata, fraturas, redução da visão, presbiacusia, hipotermia e hipertermia. Fica mantida a inteligência básica, ocorrendo um pouco de redução na inteligência fluida. Reduz-se a capacidade de reter informações novas e pode ficar mais lenta a recuperação de informações da memória de longo prazo. Fica mantida a capacidade de aprender, ainda que vários fatores possam interferir na aprendizagem. Pode ser usada uma variedade de ações de enfermagem para a prevenção e a redução do impacto negativo das alterações do envelhecimento, além de promover a saúde e otimizar o funcionamento dos idosos.

Bibliografia

Cohen, E., Nardi, Y., Krause, I., Goldberg, E., Milo, G., Garty, M., & Krause, I. (2014). A longitudinal assessment of the natural rate of decline in renal function with age. *Journal of Nephrology*, *27*(6), 635–641.

Fukunaga, A., Uematsu, H., & Sugimoto, K. (2005). Influences of aging on taste perception and oral somatic sensation. *Journal of Gerontology, Series A, Biological Sciences*, *60*(1), 109–113.

Gupta, A., Epstein, J. B., & Sroussi, H. (2006). Hyposalivation in elderly patients. *Journal of the Canadian Dental Association*, *72*(9), 841–846.

Hiramatsu, T., Kataoka, H., Osaki, M., & Hagino, H. (2015). Effect of aging on oral and swallowing function after meal consumption. *Clinical Interventions in Aging*, *10*(1), 229–235.

Lerma, E. V. (2009). Anatomic and physiologic changes of the aging kidney. *Clinics in Geriatric Medicine*, *25*, 325–329.

Marks, L. S., Roehrborn, C. G., & Andiole, G. L. (2006). Prevention of benign prostatic hyperplasia disease. *Journal of Urology*, *176*(4), 1299–1406.

Mondon, K., Naudin, M., Beaufilis, E. & Atanasova, B. (2014). Perception of taste and smell in normal and pathological aging: An update. *Geriatric Psychology and Neuropsychiatry*, *12*(3), 313–320.

Munch, M., Knoblauch, V., Blatter, K., Wirz-Justice, A., & Cajochen, C. (2007). Is homeostatic sleep regulation under low sleep pressure modified by age? *Sleep*, *30*(6), 781–792.

Ney, D., Weiss, J, Kind, A., & Robinson, J. A. (2009). Senescent swallowing: Impact, strategies and interventions. *Nutrition in Clinical Practice*, *24*(3), 395–413.

Rabbitt, P., Scott, M., Lunn, M., Thacker, N., Lowe, C., Pendleton, N., … Jackson, A. (2007). White matter lesions account for all age-related declines in speed but not in intelligence. *Neuropsychology*, *21*(3), 363–370.

Sampson, N., Untergasser, G., Plas, E., & Berger, P. (2007). The aging male reproductive tract. *Journal of Pathology*, *211*(2), 206–218.

Smith, C. H., Boland, B., Daureeawoo, Y., Donaldson, E., Small, K., & Tuomainen, J. (2013). Effect of aging on stimulated salivary flow in adults. *Journal of the American Geriatrics Society*, *61*(5), 805–808.

St-Onge, M. P., & Gallagher, D. (2010). Body composition changes with aging: The cause or the result of alternations in metabolic rate and macronutrient oxidation? *Nutrition*, *26*(2), 152–155.

Wilson, R. S., Schneider, J. A., Boyle, P. A., Arnold, S. E., Tang, Y., & Bennett, D. A. (2007). Chronic distress and incidence of mild cognitive impairment. *Neurology*, *68*(24), 2085–2092.

Woo, J., Leung, J., & Kwok, T. (2007). BMI, body composition, and physical functioning in older adults. *Obesity*, *15*(7), 1886–1894.

PARTE 2

Fundamentos da enfermagem gerontológica

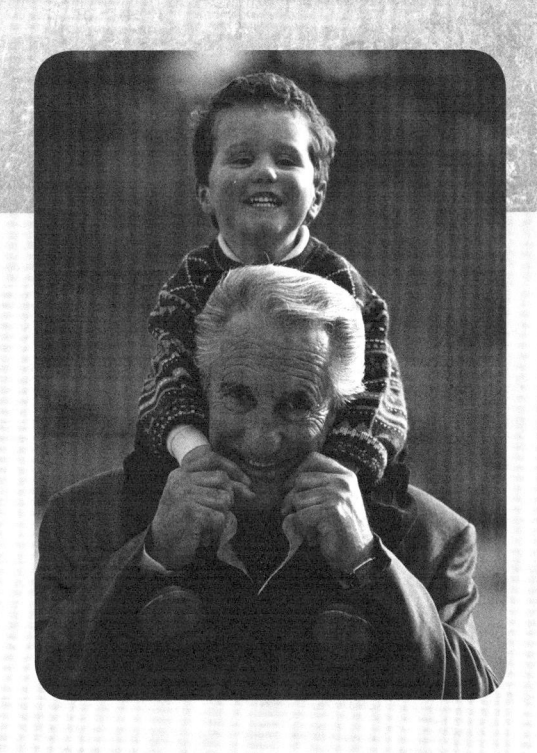

6 A especialidade da enfermagem gerontológica

7 Coleta de dados e planejamento holístico dos cuidados

8 Aspectos legais da enfermagem gerontológica

9 Aspectos éticos da enfermagem gerontológica

10 O contínuo dos cuidados na enfermagem gerontológica

CAPÍTULO 6

A especialidade da enfermagem gerontológica

VISÃO GERAL

Elementos essenciais da prática da enfermagem gerontológica
- Prática baseada em evidências
- Padrões
- Competências
- Princípios

Papéis na enfermagem gerontológica
- Agente de cura
- Cuidador
- Educador
- Defensor
- Inovador

Papéis da prática avançada de enfermagem

Autocuidado e apoio à vida
- Seguindo práticas positivas de cuidados de saúde
- Fortalecimento e formação de conexões
- Compromisso com um processo dinâmico

O futuro da enfermagem gerontológica
- Utilização de práticas baseadas em evidências
- Pesquisas avançadas
- Promoção de cuidados integrados
- Educar os cuidadores
- Desenvolvimento de novos papéis
- Como equilibrar cuidados qualificados e custos dos cuidados de saúde

OBJETIVOS DE APRENDIZAGEM

A leitura deste capítulo possibilitará a você:

1. Descrever a importância da prática baseada em evidências na enfermagem gerontológica.
2. Identificar os padrões usados na prática da enfermagem gerontológica
3. Listar os princípios que orientam a prática da enfermagem gerontológica.
4. Discutir os principais papéis dos enfermeiros gerontólogos.
5. Discutir os futuros desafios da enfermagem gerontológica.
6. Descrever as atividades que contribuem para o autocuidado de enfermeiros gerontólogos.

TERMOS PARA CONHECER

Competência: ter habilidades, conhecimentos e capacidade de realizar algo, conforme um padrão

Prática baseada em evidências: uso de pesquisas e informações científicas para orientar as ações

Enfermagem geriátrica: cuidados de enfermagem a adultos idosos doentes

Enfermagem gerontológica: prática de enfermagem que promove bem-estar e a mais alta qualidade de vida a pessoas que envelhecem

Padrão: expectativas de cuidado desejadas e baseadas em evidências, funcionando como modelo pelo qual a prática pode ser julgada

A enfermagem gerontológica, como especialidade, nem sempre foi um campo de atuação popular ou bem respeitado. Nas últimas décadas, entretanto, apresentou grande avanço, beneficiando-se com o reconhecimento social da importância do segmento populacional formado pelos idosos. Os enfermeiros têm várias oportunidades de desempenho de papéis importantes nos cuidados da população idosa e na modelagem do futuro da gerontologia.

Desenvolvimento da enfermagem gerontológica

Enfermeiros há longo tempo interessados no atendimento aos idosos parecem ter assumido mais responsabilidades do que outras áreas profissionais em relação a esse segmento da população. Em 1904, o *American Journal of Nursing* publicou o primeiro artigo de enfermagem sobre cuidados dos idosos, apresentando vários princípios que ainda orientam a prática da enfermagem gerontológica (Bishop, 1904): "Você não deve tratar uma criança pequena como uma pessoa crescida, nem uma pessoa idosa como um bebê que inicia a vida". Curioso é que o mesmo periódico trazia um artigo com o título "O enfermeiro idoso", que salientava o valor dos anos de experiência dos enfermeiros com mais idade (DeWitt, 1904).

Depois da aprovação da Lei Federal da Previdência Social em 1935, muitas pessoas idosas ganharam como alternativa as casas de caridade e, com independência, puderam adquirir um lugar para dormir e alimentar-se. Pelo fato de muitas dessas casas serem atendidas por mulheres que se autodenominavam enfermeiras, mais tarde, esses locais ficaram conhecidos como abrigos de atendimento

Durante anos, o atendimento dos idosos foi um ramo impopular da prática da enfermagem. Enfermeiros geriatras — que cuidam de idosos doentes — eram vistos como um pouco inferiores em termos de capacidades, não suficientemente bons para o trabalho em locais de atendimento a pacientes graves ou estarem prontos para a aposentadoria. Ademais, as instituições geriátricas podem ter desestimulado enfermeiros competentes em relação ao trabalho feito ali, em razão dos baixos salários. Pouco havia para compensar o negativismo nos programas educativos, em que as experiências com os idosos eram inadequadas em quantidade e qualidade, e a atenção concentrada mais nos doentes do que nos saudáveis, que representavam a maioria da população de idosos. Embora os enfermeiros estivessem entre os poucos profissionais envolvidos com idosos, a gerontologia esteve ausente da maioria dos currículos de enfermagem até bem pouco tempo.

A frustração pela falta de valor conferido à **enfermagem geriátrica** levou a um apelo à Associação Americana de Enfermeiros por assistência para promover as condições nessa área de atuação. Após anos de estudo, em 1961, a Associação recomendou que um grupo de especialistas fosse formado como enfermeiros geriátricos. Em 1962, o Grupo de Conferências sobre Prática da Enfermagem Geriátrica, da Associação, realizou seu primeiro encontro nacional. Esse grupo passou a compor a Divisão de Enfermagem Geriátrica, em 1966, obtendo reconhecimento total como uma das especializações da enfermagem. Uma contribuição valiosa desse grupo foi a criação, em 1969, dos *Padrões de Prática da Enfermagem Geriátrica*, publicados, pela primeira vez, em 1970. Em seguida, fez-se a certificação de enfermeiros para excelência em enfermagem geriátrica, com os primeiros 74 profissionais obtendo tal reconhecimento em 1975. O nascimento do *Journal of Gerontological Nursing*, o primeiro periódico profissional para atendimento de necessidades e interesses específicos dos enfermeiros gerontólogos, aconteceu nesse ano também.

Durante a década de 1970, cada vez mais, os enfermeiros tomaram consciência de seu papel de promover uma experiência saudável de envelhecimento para os adultos idosos e de assegurar o bem-estar dessa população. Em consequência, manifestaram interesse em trocar o nome da especialidade, de enfermagem geriátrica para gerontológica, de modo a refletir um alcance maior do que a assistência aos idosos doentes. Em 1976, a Divisão de Enfermagem Geriátrica passou a chamar-se Divisão de Enfermagem Gerontológica. O Quadro 6.1 traz os marcos de desenvolvimento e crescimento dessa especialidade da enfermagem.

> **CONCEITO-CHAVE**
>
> A enfermagem gerontológica envolve os cuidados das pessoas idosas e enfatiza a promoção da mais alta qualidade possível de vida e bem-estar, ao longo das etapas de vida. A enfermagem geriátrica concentra-se nos cuidados aos idosos doentes.

Durante as últimas décadas, a especialidade da enfermagem gerontológica cresceu muito. Enquanto apenas 32 artigos sobre cuidados dos idosos eram parte do Indice Cumulativo de Literatura de Enfermagem, em 1956, com o aparecimento de somente o dobro dessa quantidade uma década depois, o número de artigos publicados aumentou muito desde então. Textos de enfermagem gerontológica saltaram de uns poucos na década de 1960 para dezenas deles hoje, com a qualidade e a quantidade dessa literatura aperfeiçoando-se sempre. Quantidades crescentes de escolas de enfermagem incluem a gerontologia nos programas de graduação e oferecem pós-graduação na área. A certificação constitui uma forma pela qual conhecimentos e competências da enfermagem são validados, por uma organização profissional de enfermagem. Enfermeiros com registro profissional podem receber certificação como generalistas em enfermagem gerontológica, tendo uma formação de enfermagem básica de 2 anos de experiência na especialidade, ou uma certificação avançada, como especialista em enfermagem clínica, em enfermagem gerontológica

QUADRO 6.1 — Marcos no crescimento da enfermagem gerontológica

1902 Primeiro artigo sobre cuidados de pessoas idosas no *American Journal of Nursing*, escrito por um médico

1904 Primeiro artigo sobre cuidados de idosos no *American Journal of Nursing*, escrito por um enfermeiro

1950 Primeiro texto publicado de enfermagem geriátrica (*Geriatric Nursing*, K. Newton)
Primeira tese de mestrado sobre cuidados de idosos (Eleanor Pingrey)
A geriatria é reconhecida como uma área de especialização em enfermagem

1952 Primeiro estudo de enfermagem sobre cuidados de idosos, publicado no *Nursing Research*

1961 A Associação Americana de Enfermeiros recomenda grupo de especialização para enfermeiros geriatras

1962 Primeiro encontro nacional da Associação Conference on Geriatric Nursing Practice

1966 Formação da Divisão de Enfermagem Geriátrica da American Nurses Association
Primeiro programa clínico especializado em enfermagem gerontológica (Duke University)

1968 Primeiro enfermeiro a apresentar-se no Congresso Internacional de Gerontologia (Laurie Gunter)

1969 Criação dos Padrões de Prática da Enfermagem Gerontológica

1970 Primeira publicação dos Padrões de Prática da Enfermagem Gerontológica pela Associação

1973 Primeira oferta de certificação da Associação Americana de Enfermeiros em Enfermagem Gerontológica (certificação de 74 enfermeiros)

1975 Publicação do primeiro periódico especializado para enfermeiros gerontólogos, o *Journal of Gerontological Nursing*
Primeira conferência de enfermagem no Congresso Internacional de Gerontologia

1976 A Associação muda o nome Divisão de Enfermagem Geriátrica para Divisão de Enfermagem Gerontológica
Publicação dos *Padrões de Enfermagem Gerontológica da Associação*
Início da certificação de profissionais de enfermagem geriátrica, pela Associação

1980 Lançado o periódico *Geriatric Nursing* pela empresa *American Journal of Nursing*

1981 Primeira Conferência Internacional de Enfermagem Gerontológica
A Divisão de Enfermagem Gerontológica da Associação elabora um enunciado sobre o alcance da prática

1982 Aparecimento do Programa de Ensino de Enfermagem Domiciliar Robert Wood

1983 Primeiro chefe de departamento de enfermagem gerontológica em uma universidade dos Estados Unidos (Case Western Reserve)

1984 Formação da Associação Nacional de Enfermagem Gerontológica
A Divisão de Prática de Enfermagem Gerontológica da Associação torna-se Conselho de Enfermagem Gerontológica

1986 Formação da Associação Nacional de Diretores de Administração de Enfermagem de Cuidados de Longa Permanência

1987 A Associaação publicou uma combinação de Alcance e Padrões de Prática da Enfermagem Gerontológica

1989 Oferecida a primeira certificação de especialistas em enfermagem gerontológica

1990 Criada a Divisão de Cuidados de Longa Permanência no Conselho de Enfermagem Gerontológica, da Associação

1996 Lançado um patrocínio financeiro, de Iniciativas em Enfermagem Gerontológica pela Fundação John A. Harford

2001 A Associação publica uma revisão dos *Padrões e Alcance da Prática da Enfermagem Gerontológica*

2002 Iniciativa conhecida como Competências de Enfermagem para o Envelhecimento, para oferecer formação gerontológica e atividades em associações de enfermeiros especialistas

2004 A Associação Americana de Faculdades de Enfermagem publica as competências para os programas de prática avançada em enfermagem gerontológica

2007 Formação da Associação Americana de Enfermagem de Cuidados de Longa Permanência

2008 *Retooling for an Aging America* é publicado pelo Instituto de Medicina, recomendando melhores competências para trabalhadores de atendimento de saúde

ou enfermeiro de prática avançada em gerontologia, com graduação e experiência adicional (ver informações sobre certificação na lista Centro de Credenciamento de Enfermeiros Americanos no final do capítulo). Surgiram a administração de enfermagem em atendimento de longa permanência, a enfermagem geropsiquiátrica, a reabilitação geriátrica e outras áreas de subespecialização; muitas associações de enfermagem especializadas desenvolveram material com vagas de trabalho relativas à integração da enfermagem geriátrica à sua prática única de especialização (costumam estar nos sites da associação, na internet). O Instituto de Enfermagem Geriátrica Hartford, estabelecido na década de 1990, contribuiu sobremaneira para o aperfeiçoamento da especialidade, pela identificação e o desenvolvimento das melhores práticas e pela facilitação de sua implementação (mais informações em http://www.hartfordign.org). Em 2003, o Instituto de Enfermagem Geriátrica Hartford colaborou com a Academia Americana de Enfermagem e a Associação Americana de Escolas de Enfermagem para o desenvolvimento da Iniciativa de Enfermagem geriátrica de Hartford que muito contribuiu para o crescimento da **prática baseada em evidências** na especialidade. A enfermagem gerontológica apresentou, de fato, avanço rápido, com todos os indícios de que essa situação será mantida.

Acompanhando o crescimento dessa especialidade, houve uma conscientização muito grande da sua complexidade. Os idosos apresentam uma enorme diversidade, em termos de estado de saúde, antecedentes culturais, estilo e organização de vida, condição socioeconômica e outras variáveis. A maior parte tem condições crônicas que afetam, a seu modo, reações aos tratamentos e qualidade de vida. Os sintomas das doenças podem ser atípicos. Podem coexistir condições múltiplas de saúde, confundindo a capacidade de registro do curso de uma só doença ou a identificação da causa antecedente dos sintomas. As condições vividas pelos idosos podem perpassar várias especialidades clínicas, desafiando os enfermeiros gerontólogos a terem uma ampla base de conhecimentos. O risco de complicações é alto. Outros fatores, como recursos financeiros limitados ou isolamento social, influenciam o estado de saúde e o bem-estar. Além disso, a condição eletiva da geriatria em muitos cursos de medicina e enfermagem pode limitar o conjunto de profissionais que conheçam os aspectos únicos do atendimento aos idosos.

ELEMENTOS ESSENCIAIS DA PRÁTICA DA ENFERMAGEM GERONTOLÓGICA

Com a formalização e o crescimento da especialidade da enfermagem gerontológica, enfermeiros e organizações de enfermagem criaram diretrizes formais e informais para a prática clínica. Alguns desses elementos essenciais incluem a prática baseada em evidências e **padrões** e princípios da enfermagem gerontológica.

Prática baseada em evidências

Houve época em que os cuidados de enfermagem eram guiados mais por tentativa e erro do que por pesquisas e conhecimentos sólidos. Felizmente isso mudou; hoje a enfermagem utiliza um método sistemático, lançando mão das pesquisas existentes para a tomada de decisões clínicas, um processo conhecido como "prática baseada em evidências". Examinar, avaliar e usar achados de pesquisas no atendimento que os enfermeiros dão aos idosos é tão importante que se encontra entre os Padrões de Desempenho Profissional da Enfermagem Gerontológica da Associação Americana de Enfermeiros.

A prática baseada em evidências está fundamentada na síntese e na análise de informações disponibilizadas pelas pesquisas. Entre as formas mais populares de divulgar tais informações, estão a metanálise e a análise de custos. A *metanálise* é um processo de análise e compilação de resultados de pesquisas publicadas sobre determinado assunto. Combina os resultados de várias pesquisas menores, possibilitando chegar-se a conclusões mais significativas. Por intermédio do relato da *análise de custos*, são coletados dados de custos sobre resultados, para que sejam feitas comparações. O desempenho também pode ser comparado com as melhores práticas ou médias de ação, por meio de um processo conhecido como determinação de referenciais. Por exemplo, a taxa de úlceras de pressão em uma instituição pode ser comparada à de outra, com características similares. Os dados podem ser usados para estimular aperfeiçoamentos.

> **CONCEITO-CHAVE**
>
> As melhores práticas baseiam-se em evidências e decorrem de conhecimentos específicos do enfermeiro.

Padrões

A prática da enfermagem profissional é orientada por padrões, os quais refletem o nível e as expectativas de atendimento desejados, funcionando como modelo em relação a que a prática pode ser julgada. Eles são, dessa forma, usados para orientar e avaliar a prática da enfermagem.

Os padrões originam-se de muitas fontes. Regulamentos estaduais e federais, por exemplo, delineiam padrões mínimos de prática para vários profissionais de atendimento de saúde (p. ex., atos de prática da enfermagem) e instituições de saúde (p. ex., casas de longa permanência para idosos). Uma comissão, por exemplo, pode elaborar padrões para vários tipos de clínicas, descrevendo os níveis mais elevados de desempenho. Também a Associação Americana de Enfermeiros apresenta padrões para a prática da Enfermagem Gerontológica, constituindo os padrões únicos elaborados por e para enfermeiros gerontólogos (Quadro 6.2). Sistematicamente, esses profissionais devem avaliar suas práticas concretas em relação a todos os padrões que regulamentam sua área de atuação para garantir que os atos reflitam a maior qualidade possível no atendimento.

Competências

Enfermeiros que trabalham com idosos precisam ter competências específicas de enfermagem gerontológica para a promoção da mais alta qualidade possível

> **QUADRO 6.2** Padrões da Associação Americana de Enfermeiros para a prática da Enfermagem Gerontológica
>
> **PADRÃO 1. COLETA DE DADOS**
> O enfermeiro gerontólogo coleta dados abrangentes, pertinentes à saúde ou situação física e mental do idoso.
>
> **PADRÃO 2. DIAGNÓSTICO**
> O enfermeiro gerontólogo analisa os dados coletados para determinar diagnósticos ou tópicos.
>
> **PADRÃO 3. IDENTIFICAÇÃO DE RESULTADOS**
> O enfermeiro gerontólogo identifica os resultados esperados para um plano individualizado ao adulto idoso ou situação.
>
> **PADRÃO 4. PLANEJAMENTO**
> O enfermeiro gerontólogo elabora um plano de cuidados para o alcance dos resultados esperados.
>
> **PADRÃO 5. IMPLEMENTAÇÃO**
> O enfermeiro gerontólogo implementa o plano identificado.
>
> **PADRÃO 5A. Coordenação dos cuidados**
> O enfermeiro gerontólogo coordena de cuidados prestados ao idoso
>
> **PADRÃO 5B. Ensino de saúde e promoção da saúde**
> O enfermeiro gerontólogo com registro profissional emprega estratégias para promover a saúde e um ambiente de segurança.
>
> **PADRÃO 5C. Consulta**
> O enfermeiro gerontólogo de prática avançada proporciona consulta para influenciar o plano identificado, fortalecer as capacidades dos outros e realizar mudanças.
>
> **PADRÃO 5D. Autoridade prescritiva e tratamento**
> O enfermeiro gerontólogo de prática avançada usa a autoridade para prescrever, procedimentos, encaminhamentos e tratamentos, além de terapias, de acordo com legislação e regulamentação estadual e federal.
>
> **PADRÃO 6. AVALIAÇÃO**
> O enfermeiro gerontólogo avalia o progresso do adulto idoso na direção do alcance dos resultados esperados.
>
> Fonte: American Nurses Association (2010). *Gerontological nursing scope and standards of practice*. Silver Spring, MD: Nursebooks.org (pode ser solicitada uma cópia completa dos padrões que incluem critérios de medida e Padrões de Desempenho Profissional da Enfermagem Gerontológica, com a American Nurses Association, http://www.nursesbooks.org).

de atendimento dessa população. Ainda que possam variar, com base no preparo educacional, nível de prática e instituição em que atua, algumas competências básicas do enfermeiro gerontólogo incluem a capacidade de:

- distinguir achados normais de anormais no idoso
- coletar dados da condição e funcionamento físico, emocional, mental, social e espiritual do idoso
- envolver o idoso em todos os aspectos do atendimento o máximo possível
- dar informações e educação em um nível e linguagem apropriados para o idoso
- individualizar o planejamento dos cuidados e a implementação do plano
- identificar e reduzir riscos
- fortalecer o idoso para que ele exerça a tomada de decisões o máximo possível
- identificar e respeitar preferências decorrentes da cultura, idioma, raça, gênero, preferência sexual, estilo de vida, experiências e papéis do idoso
- auxiliar o idoso a avaliar, decidir, localizar e fazer a transição a ambientes que atendem necessidades de vida e cuidados
- defender e proteger os direitos da pessoa idosa
- facilitar o debate de instruções antecipadas e o respeito a elas

Para manter e aperfeiçoar as competências, os enfermeiros têm de acompanhar novas pesquisas, recursos e melhores práticas. Trata-se de responsabilidade pessoal de cada enfermeiro.

Princípios

Dados científicos sobre teorias, adaptações de vida, envelhecimento normal e fisiopatologia do envelhecimento são combinados com informações selecionadas da psicologia, sociologia, biologia e outras ciências físicas e sociais (Fig. 6.1) para a elaboração dos princípios de enfermagem. Esses são os fatos comprovados ou teorias amplamente aceitas que guiam as ações dos enfermeiros.

ESTUDO DE CASO

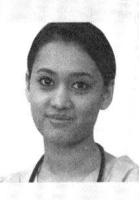

A enfermeira Laura é recém-formada, trabalhando na unidade de cuidados coronários de um hospital que atende pacientes graves. Em seu breve período na unidade, percebeu que outros enfermeiros que trabalham ali há vários anos mostram determinadas tendências, quando atendem a pacientes com mais de 65 anos de idade. Por exemplo, fazem comentários e perguntas aos filhos dos pacientes, e não diretamente aos pacientes; tratam-nos como crianças; tendem a não perguntar sobre seus estilos de vida e preferências; pressupõem que suas vidas sejam calmas demais e omitem que conversam sobre tópicos que tratam com pacientes mais jovens, como atividade sexual, exercícios, retomada das atividades profissionais e uso de terapias complementares. Laura acha que os comportamentos dos colegas falham em respeitar a individualidade e os direitos dos pacientes idosos, podendo colocar em risco a qualidade do atendimento que recebem.

DESENVOLVENDO O PENSAMENTO CRÍTICO

- Quais competências da enfermagem gerontológica parecem ausentes da prática dos enfermeiros descritos pela enfermeira Laura?
- Quais alguns dos fatores que contribuem para o comportamento dos enfermeiros?
- Como a enfermeira Laura deve abordar os problemas observados de modo a promover uma boa prática da enfermagem gerontológica?

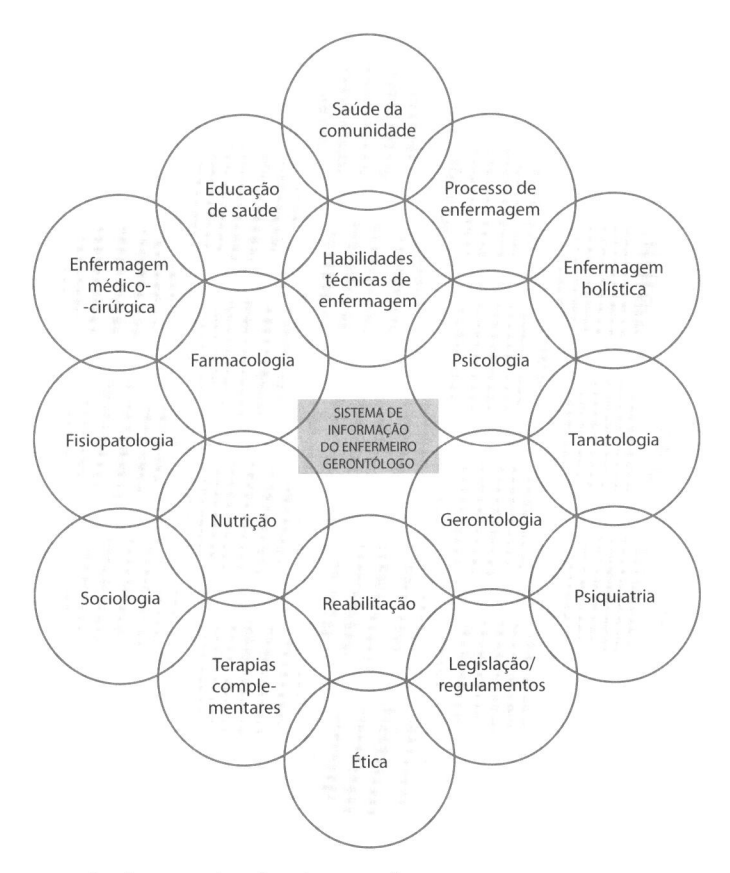

FIGURA 6.1 • Sistema de informação do enfermeiro gerontólogo.

> **QUADRO 6.3** — **Princípios de prática da enfermagem gerontológica**
>
> - Envelhecer é um processo natural e comum a todos os organismos vivos.
> - Vários fatores influenciam o processo de envelhecimento.
> - Dados e conhecimentos específicos são usados na aplicação do processo de enfermagem à população de idosos.
> - Os idosos compartilham necessidades de autocuidado e humanas semelhantes às dos demais indivíduos.
> - A enfermagem gerontológica empenha-se em ajudar os idosos a atingir a integridade pela obtenção de níveis excelentes de saúde física, psicológica, social e espiritual.

Os enfermeiros são responsáveis pelo uso desses princípios como fundamento da prática da enfermagem e pela garantia, por meios educativos e administrativos, de que outros cuidadores usem uma sólida base de conhecimentos.

Além dos princípios básicos que orientam a prestação dos cuidados a pessoas em geral, princípios específicos e únicos guiam os cuidados de indivíduos de determinadas faixas etárias ou com problemas especiais de saúde. Alguns desses princípios que orientam a prática da enfermagem gerontológica são parte do Quadro 6.3 e abordados a seguir.

Envelhecimento: um processo natural

Todo organismo vivo começa a envelhecer a partir da concepção. O processo de amadurecimento ou envelhecimento ajuda o indivíduo a atingir o nível de funcionamento celular, orgânico e de sistemas necessário à realização das tarefas vitais. De modo constante e contínuo, todas as células de qualquer organismo envelhecem. Apesar da normalidade e naturalidade dessa experiência, muitos se aproximam da velhice como se ela fosse uma experiência patológica. Por exemplo, entre os comentários que costumam estar associados ao envelhecimento, encontram-se:

- "com cabelos brancos e rugas"
- "perdendo a função intelectual"
- "ficando doente e frágil"
- "conseguindo pouca satisfação na vida"
- "voltando a um comportamento infantil"
- "sem utilidade"

Essas são descrições com pouquíssimo valor das consequências do envelhecimento para a maioria dos indivíduos. Envelhecer não é adoecer com incapacitação. Mesmo com limitações que possam ser impostas por patologias nessa fase da vida, existem oportunidades de realização e alegria. Entender o processo de envelhecimento de modo realista pode promover uma atitude positiva em relação ao idoso.

Fatores que influenciam o processo de envelhecimento

Hereditariedade, alimentação, estado de saúde, experiências de vida, ambiente, atividade e estresse produzem efeitos únicos em cada pessoa. Entre a variedade de fatores conhecidos ou que, de forma hipotética, afetam o padrão normal de envelhecimento, os hereditários, supostamente determinam a taxa de envelhecimento. A desnutrição pode acelerar os efeitos prejudiciais do processo de envelhecimento, da mesma forma que a exposição a toxinas ambientais, doenças e estresse. Por sua vez, a atividade mental, física e social é capaz de reduzir a proporção e o grau de declínio funcional do envelhecimento. Esses fatores são examinados com mais detalhes no Capítulo 2.

Cada indivíduo envelhece de maneira diferente, embora algumas características genéricas sejam identificadas entre a maioria das pessoas de determinada faixa etária. Da mesma forma que não se supõe que todas as pessoas aos 30 anos sejam idênticas, mas, ao contrário, que se possa avaliar, abordar e comunicar-se com cada pessoa de forma individualizada, os enfermeiros devem admitir que duas pessoas, aos 60, 70 ou 80 anos de idade, possam ser diferentes. Cabe aos enfermeiros compreender a multiplicidade de fatores que influenciam o processo de envelhecimento, admitindo os diferentes resultados em cada indivíduo.

O arcabouço teórico do processo de enfermagem

Dados científicos relativos ao envelhecimento normal e às características biológicas, psicológicas, sociais e espirituais pessoais do idoso precisam ser integrados a um conhecimento geral de enfermagem. O processo de enfermagem proporciona uma abordagem sistemática para prestar cuidados e integra um conjunto amplo de conhecimentos e habilidades. O alcance da enfermagem inclui mais que seguir ordens médicas ou realizar uma tarefa isolada, envolve uma abordagem holística das pessoas e dos cuidados de que precisam. Os desafios fisiológicos, psicológicos, sociais e espirituais únicos dos idosos são levados em consideração, em todas as fases do processo de enfermagem.

Necessidades comuns

As necessidades essenciais que promovem saúde e uma excelente qualidade de vida a todos os pacientes contemplam:

- *Equilíbrio fisiológico*: respiração, circulação, nutrição, hidratação, eliminação, movimento, repouso, conforto, imunidade e redução de riscos;
- *Conexão:* familiar, relacional, social, cultural, ambiental, espiritual e consigo mesmo
- *Gratificação*: propósito, prazer e dignidade

Usando práticas de autocuidado, as pessoas costumam fazer atividades de forma independente e voluntária, atendendo às exigências da vida. Quando alguma circunstância incomum interfere na capacidade individual de atendimento a essas exigências, buscam-se intervenções de enfermagem. As exigências para o atendimento das necessidades e problemas específicos dos idosos quanto à sua solução são assunto das Unidades 3 a 5.

Saúde e integridade excelentes

O processo de envelhecimento pode ser entendido como a concretização da humanidade, totalidade e identidade singular de uma pessoa, em um mundo sempre em mudança. Na fase mais tardia da vida, as pessoas alcançam um senso de pessoalidade que lhes permite expressar a individualidade e buscar a autorrealização. Dessa forma, conseguem encontrar harmonia entre o ambiente interior e exterior, concretizar a autovalorização, aproveitar as relações sociais na totalidade e na profundidade, obter um senso de propósito e desenvolver as várias facetas de seu ser. Os enfermeiros gerontólogos têm um papel importante na promoção da saúde e no auxílio a esses indivíduos para que sejam completos. No arcabouço da teoria do autocuidado, as ações de enfermagem voltadas a essa meta incluem:

- fortalecer a capacidade individual de autocuidado;
- eliminar ou minimizar as limitações para o autocuidado;
- oferecer serviços diretos, agindo em prol do indivíduo, fazendo algo por ele ou dando-lhe assistência, quando as demandas não podem ser atendidas com independência.

O fio que une as ações de enfermagem recém-listadas é a promoção de um máximo de independência. Ainda que possa demandar muito tempo e ser difícil, possibilitar que os idosos realizem sozinhos o máximo possível de ações produz muitos resultados positivos para sua saúde biopsicossocial.

> **PARA REFLETIR**
>
> QUAIS práticas de autocuidado compõem a rotina de sua vida? O que está faltando?

PAPÉIS NA ENFERMAGEM GERONTOLÓGICA

Nas atividades com a população idosa, os enfermeiros desempenham muitos papéis, em geral referentes à categoria de alguém que cura, cuida, educa, defende e inova (Fig. 6.2).

Agente de cura

O início da prática da enfermagem baseou-se na ideia cristã da inter-relação entre corpo e espírito. Na metade do século XIX, o papel do enfermeiro na arte da cura foi reconhecido; os escritos de Florence Nightingale deixam isso claro, quando ela diz que a enfermagem envolve "colocar o paciente na melhor condição para que a natureza aja sobre ele" (Nightingale, 1860). Com a sofisticação dos conhecimentos e da tecnologia na medicina e com a enfermagem fazendo mais uso da Ciência do que das crendices curativas, a ênfase inicial em oferecer carinho e atenção, conforto, empatia e intuição foi substituída por distanciamento, objetividade e abordagens científicas. O retorno da abordagem holística aos cuidados de saúde, todavia, permitiu aos enfermeiros reconhecer, novamente, a interdependência entre corpo, mente e espírito na saúde e na cura.

A enfermagem desempenha um papel importante, auxiliando o indivíduo a continuar bem, vencer ou enfrentar a doença, recuperar as funções, encontrar sen-

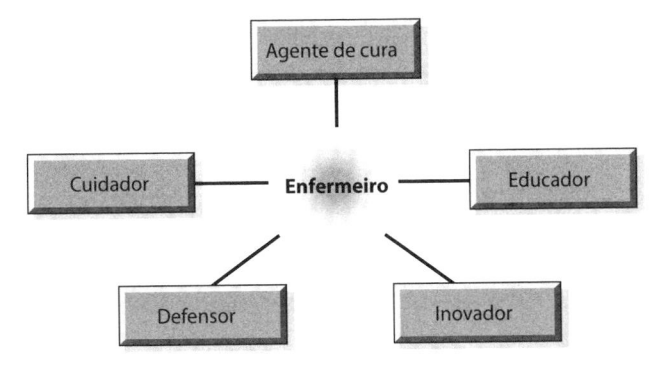

FIGURA 6.2 • Papéis do enfermeiro gerontólogo.

tido e finalidade na vida e mobilizar recursos internos e externos. No papel de agente de cura, o enfermeiro gerontólogo reconhece que a maioria dos seres humanos valoriza a saúde, tem responsabilidades e papel ativo em sua manutenção e no manejo da doença, desejando harmonia e integridade com o ambiente. Uma abordagem holística, que admite que os idosos sejam entendidos no contexto de seu elemento biológico, emocional, social, cultural e espiritual é essencial (informações sobre enfermagem holística podem ser obtidas com a Associação Americana de Enfermeiros Holísticos, na seção de Recursos, no final do capítulo).

> **PARA REFLETIR**
>
> Henri Nouwen (1990) mencionou o "curandeiro ferido", que utiliza os próprios problemas ou feridas como forma de auxiliar a cura dos outros. Quais experiências de vida, ou "feridas", você tem que lhe permitem auxiliar os outros em suas jornadas curativas?

Para que a cura seja um processo dinâmico, os enfermeiros têm de identificar as próprias fraquezas, vulnerabilidades e a necessidade de permanente autocura. Essa é uma crença coerente com a ideia do curandeiro ferido, sugerindo que, ao admitir as feridas de todos os seres humanos e inclusive as próprias, os enfermeiros conseguem oferecer serviços com amor e compaixão.

Cuidador

O principal papel dos enfermeiros é o de cuidador. Nele, enfermeiros gerontólogos usam a teoria gerontológica na aplicação consciente do processo de enfermagem para o cuidado da população de idosos. Inerente a esse papel está a participação ativa dos idosos e dos entes queridos, além da promoção do mais alto grau de autocuidado. O valor disso é muito especial, uma vez que os idosos doentes e incapacitados correm o risco de ter outras pessoas decidindo e agindo por eles — buscando a "promoção de cuidados", a "eficiência" e o "melhor interesse" — o que lhes tira a independência.

Embora o conjunto de conhecimentos do atendimento geriátrico e gerontológico tenha aumentado muito, vários profissionais carecem dessas informações. Os enfermeiros gerontólogos são desafiados a garantir que a assistência aos idosos seja fundamentada em conhecimentos sólidos que reflitam as características, as necessidades e as respostas únicas dessa população pela disseminação de práticas e princípios gerontológicos. Os enfermeiros que atuam nessa especialidade são desafiados a obter os conhecimentos e as habilidades que os capacitem a satisfazer as necessidades pessoais dos idosos e a garantir a utilização de práticas baseadas em evidências.

Educador

Os enfermeiros gerontólogos precisam estar preparados para tirar vantagem das oportunidades formais e informais para repartirem conhecimentos e habilidades relacionados aos cuidados da população idosa. Trata-se de uma educação que vai além dos profissionais, chegando ao público em geral. Os temas que esses profissionais podem ensinar incluem envelhecimento normal, fisiopatologia, farmacologia geriátrica, promoção da saúde e recursos disponíveis. Diante da diversidade e da complexidade dos planos de saúde, um elemento importante para a educação do consumidor inclui informar os idosos a interpretarem e compararem os vários planos de saúde para que tomem decisões informadas. Fundamental ao papel de educador está uma comunicação eficiente, que abrange escutar, interagir, esclarecer, acompanhar, validar e avaliar.

O papel de educador do enfermeiro também aparece durante as interações rotineiras entre enfermeiro e paciente. O enfermeiro instrui o paciente em relação a déficits de conhecimento, identificados durante o processo de coleta de dados. Novos medicamentos, tratamentos e opções criam a necessidade de instrução para assegurar ao paciente os conhecimentos e as habilidades para, com competência, tomar decisões e envolver-se nos cuidados. O Quadro 6.4 traz alguns princípios de aprendizagem do adulto e algumas barreiras à aprendizagem.

Defensor

O enfermeiro gerontólogo pode agir como um advogado ou defensor de várias formas. Antes de mais nada, defender cada cliente é essencial, o que pode se estender à ajuda aos idosos a identificar seus direitos e a obter os serviços necessários. Além disso, os enfermeiros podem fazer uma defesa que facilite as tentativas da comunidade ou de outros grupos de influenciar mudanças e alcançar benefícios aos idosos, além de promover a enfermagem gerontológica, incluindo papéis novos e ampliados dos enfermeiros nessa especialidade.

Inovador

A enfermagem gerontológica ainda está evoluindo. Assim, os enfermeiros têm oportunidades de desenvolver novas tecnologias e modalidades diferentes para oferecer atendimento. Como inovadores, esses profissionais assumem um caráter inquiridor, tomam decisões conscientes e agem de modo a obter algum resultado que melhore a prática da gerontologia. Isso exige que esses enfermeiros queiram raciocinar "de formas não convencionais" e assumir os riscos associados ao percorrerem novos caminhos, transformando visões em realidade.

Esses papéis podem ser colocados em prática em ambientes profissionais variados, assunto do Capítulo 10, além de dar oportunidade aos enfermeiros geron-

> **QUADRO 6.4 Ensino de adultos idosos**
>
> Ao ensinar pessoas idosas:
>
> - Coletar dados sobre deficiências de conhecimentos, prontidão para aprender e obstáculos que possam interferir no processo de aprendizagem
> - Organizar o material antes da experiência de ensino
> - Planejar estratégias para envolvimento ativo dos idosos no processo de ensino
> - Garantir que o ambiente leve à aprendizagem (p. ex., temperatura ambiente confortável, controle de ruídos, sem reflexos ofuscantes de claridade e sem distrações e interrupções)
> - Ter sensibilidade a eventuais deficiências de visão e audição. Falar em um nível e linguagem compreensível
> - Evitar o jargão médico
> - Usar vários métodos de ensino para suplementar a apresentação verbal (p. ex., vídeos, demonstrações, eslaides com PowerPoint, folhetos e cópias informativas)
> - Oferecer material escrito como complemento às orientações verbais; como azuis e verdes são cores difíceis para os olhos dos idosos, evitar uso do azul sobre papel verde
> - Resumir o que foi ensinado e demonstrar reconhecimento pela absorção das informações
>
> Estar atento a barreiras potenciais à aprendizagem:
>
> - Estresse
> - Déficits sensoriais
> - Capacidades educacionais ou intelectuais limitadas
> - Estado emocional
> - Dor, fadiga e outros sintomas
> - Necessidades fisiológicas não atendidas
> - Atitudes ou crenças sobre o assunto
> - Experiência anterior com o assunto
> - Sentimentos de desamparo e desesperança

tólogos para demonstração de criatividade e liderança importantes.

PAPÉIS DA PRÁTICA AVANÇADA DE ENFERMAGEM

Para a promoção de cuidados competentes e verdadeiros diante das complexidades clínicas dos idosos, o preparo dos enfermeiros gerontólogos abrange princípios únicos e as melhores práticas da assistência geriátrica. Isso exige uma ampla base de conhecimentos, capacidade de prática independente e de liderança e habilidade para resolver problemas clínicos complexos, isto é, possibilidades ao alcance de enfermeiros preparados para papéis de prática avançada. Tais papéis incluem enfermeiros profissionais gerontólogos, especialistas clínicos em enfermagem geriátrica e enfermeiros clínicos geropsiquiátricos. A maior parte desses papéis exige mestrado, como grau mínimo.

Há evidências contundentes de que enfermeiros de prática avançada fazem uma enorme diferença no atendimento à população idosa. Profissionais da enfermagem de prática avançada e especialistas em enfermagem clínica parecem mostrar aperfeiçoamento da qualidade e redução de custos dos cuidados dos idosos, em vários locais de prática, o que inclui hospitais, casas de cuidados prolongados e atendimento ambulatorial. O impacto positivo e inquestionável na saúde e no bem-estar dos idosos deve incentivar os enfermeiros gerontólogos a desempenhar esses papéis de prática avançada, com aumento das possibilidades de emprego para esses profissionais avançados nos locais de atendimento clínico.

AUTOCUIDADO E APOIO À VIDA

A profundidade e a intensidade da relação entre enfermeiro e paciente, quando o enfermeiro age como aquele que cura, criam uma experiência altamente terapêutica e significativa, que reflete a essência da enfermagem profissional. Embora a preparação dos enfermeiros pela educação formal ofereça a base dessa relação de cura, o autocuidado desses profissionais influencia a dimensão e a profundidade potenciais capazes de concretização. Algumas estratégias de autocuidado incluem seguir práticas positivas de cuidados de saúde e fortalecer e construir conexões.

Seguindo práticas positivas de cuidados de saúde

Como todos os indivíduos, os enfermeiros têm necessidades fisiológicas básicas. Embora a maior parte deles conheça as exigências para atender essas necessidades (p. ex., dieta adequada, repouso apropriado, exercícios etc.), podem não aplicar tais conhecimentos à vida pessoal. Logo, o autocuidado fica negativamente afetado.

Um exame periódico da condição física pode ser útil para revelar problemas que poderiam não apenas diminuir a capacidade de oferecer serviços excelentes aos pacientes, mas ainda ameaçar a saúde e o bem-estar pessoais. Talvez seja útil aos enfermeiros separar algumas horas para, em um lugar calmo, uma análise crítica das suas condições de saúde.

Identificados os problemas, esses profissionais conseguem planejar ações concretas para melhorar a saúde. Fazer uma lista desses atos, deixando-a diariamente visível (p. ex., na cômoda, na escrivaninha ou em um painel) pode funcionar como lembrete regular das ações corretivas pretendidas.

> **CONCEITO-CHAVE**
>
> O empenho em melhorar as práticas de autocuidado pode ser facilitado pela parceria com um colega que ofereça apoio, estímulo e ser alguém a quem prestar contas.

Fortalecimento e formação de conexões

As pessoas são seres de relação, que querem viver em comunidade com os outros. A riqueza das conexões dos enfermeiros em suas vidas pessoais constitui solo fértil à formação de relações significativas com os pacientes. No entanto, mesmo sendo fundamentais e comuns, as relações podem constituir um grande desafio. Entre os maiores desafios com que os enfermeiros podem se deparar está em encontrar e proteger o tempo e a energia para a conexão com os outros, de uma forma que tenha sentido. Como muitos outros profissionais em profissões que oferecem ajuda, eles podem descobrir que o gasto de energia física, emocional e mental em um dia comum de trabalho deixa poucas reservas a serem investidas em relações ricas com os amigos e a família. As reações ao estresse relativo ao trabalho podem ser deslocadas para as pessoas importantes na sua vida, interferindo assim em relações pessoais positivas. Para complicar ainda mais, preocupações com o bem-estar dos pacientes ou com pressões do empregador podem levar a horas extras no trabalho, sobrando pouco tempo e energia valiosos para que algo mais nas horas de folga, além do atendimento a questões elementares. Relações pessoais tensas são as ervas daninhas nos jardins não cuidados dos relacionamentos.

> **PARA REFLETIR**
>
> Listar cinco pessoas importantes em sua vida. Refletir sobre quanto tempo que você tem com cada uma e determinar se esse tempo leva ao fortalecimento da relação.

Relações

Encontrar o tempo e a energia exige o mesmo planejamento dos gastos com recursos finitos. Ignorar essa realidade traz o risco de sofrer as consequências de relações insatisfatórias. Admitir que sempre haverá atividades a disputar tempo e energia obriga os enfermeiros a assumirem o controle e a desenvolverem práticas que reflitam o valor das relações pessoais. Isso pode implicar a limitação do tempo de horas extras de trabalho a não mais que "x" horas semanais, dedicar todas as noites de terça-feira para jantar com a família, ou liberar as tardes de domingo para visitar os amigos ou telefonar para eles. Manifestar as intenções por meio de "políticas pessoais" acordadas (p. ex., informar o supervisor de que você só fará um turno dobrado por mês) e marcar o tempo em um calendário (p. ex., reservar as tardes de domingo para tempo com os "amigos") aumenta a probabilidade de as relações importantes receberem a atenção necessária.

Espiritualidade

Tempo e energia devem também ser protegidos para propiciarem bastante tempo de conexão com uma força abstrata, que oferece inspiração, dá sentido à vida e implica algo além de si mesmo. Para alguns, isso pode ser Deus; para outros, um poder maior não descrito e, para outros, uma conexão com a natureza e todas as coisas vivas. As bases espirituais resultantes dessa conexão permitem aos enfermeiros entender melhor as necessidades espirituais dos pacientes e satisfazê-las adequadamente. Esses profissionais podem fortalecer a conexão espiritual pela oração, o jejum, a frequência à igreja ou ao templo, o envolvimento em estudos bíblicos ou de outro livro sagrado, a realização de retiros periódicos e a prática de dias de isolamento e silêncio.

Conexão consigo mesmo

Conectar-se consigo mesmo é essencial ao autocuidado dos enfermeiros; isso começa com uma autoavaliação realista. Exemplos de estratégias que facilitam esse processo incluem partilhar histórias de vida, escrever diários, meditar e fazer retiros.

> **PARA REFLETIR**
>
> O que significa para você estar conectado consigo mesmo?

Partilhar histórias de vida

Todos os adultos têm ricas experiências de vida solidificadas e parte firme de sua existência. Falar dessas histórias os ajuda a ter um entendimento melhor de si mesmos e a colocar as experiências sob uma perspectiva que lhes dá sentido. Compartilhando histórias, as pessoas começam a perceber que suas vidas não foram as únicas a apresentar pontos negativos, sofrimento ou vias não intencionais. Conseguem também refletir sobre experiências positivas que influenciaram suas vidas. Escrever a própria história de vida é uma ótima forma de reflexão, que compõe um registro permanente capaz de ser revisitado e reconsiderado à medida que se alcança mais sabedoria sobre si mesmo e os outros. O processo de compartilhar histórias de vida pode ser bastante significativo para os enfermeiros gerontólogos, no trabalho com os idosos. Estes são indivíduos que costumam ter histórias interessantes que desejam muito compartilhar – e que, com frequência, podem oferecer lições muito ricas.

> **DICA DE COMUNICAÇÃO**
>
> Para incentivar os idosos a escreverem suas histórias de vida, conversar sobre o valor que um registro assim pode ter para os jovens na família e oferecer sugestões específicas de estruturação dessas histórias, como:
> - acontecimentos significativos durante cada década de vida,
> - descrições de eventos, pessoas ou assuntos importantes, como os pais, a vinda para este país, amigos de infância, vizinhança onde cresceu, experiências escolares, primeiras experiências (p.ex., de namoro, com um automóvel, no trabalho, em casa), experiências profissionais, amigos adultos, passatempos, concretizações, desapontamentos, coisas que soam positivas e principais mudanças na sociedade testemunhadas por eles
>
> Salientar que a habilidade para escrever não importa; mais valiosa é a dádiva de documentar as lembranças que serão repartidas com as gerações futuras.

Escrever um diário

Registrar coisas pessoais em um diário pode facilitar a reflexão sobre a própria vida. São anotações diferentes das histórias de vida registradas porque o que se escreve são atividades e pensamentos diários, e não eventos passados. Um relato sincero dos sentimentos, pensamentos, conflitos e comportamentos pode ajudar as pessoas a aprender mais sobre si mesmas e a perlaborar* algumas questões.

Meditação

A antiga prática da meditação tem ajudado há muito tempo as pessoas a separar os pensamentos e a obter clareza quanto aos rumos. Muitos enfermeiros acham desafiador meditar porque a natureza de seu trabalho consiste em *fazer alguma coisa* – e, mais do que isso, muita coisa! Entretanto, momentos para *ficar livre da agitação* permitem que os enfermeiros ofereçam uma ótima presença curativa aos pacientes.

Existem várias técnicas para meditar; as pessoas usam formas diferentes de meditação. Alguns podem se concentrar em uma palavra ou oração; outros podem preferir afastar pensamentos intencionais e ficarem abertos aos pensamentos espontâneos. Os elementos básicos para todas as formas de meditação incluem ambiente silencioso, posição confortável e uma atitude calma e passiva. As respostas fisiológicas associadas ao relaxamento profundo alcançado durante a meditação trazem vários benefícios à saúde (p. ex., melhora da imunidade, redução da pressão sanguínea e aumento do fluxo de sangue periférico). Pode acontecer o esclarecimento de assuntos que perturbam o indivíduo durante uma meditação.

Fazer retiros

Separar alguns dias para "fazer nada" para muitos enfermeiros soa como um luxo que não podem ter. Afinal, precisam organizar a casa, ir ao supermercado e fazer horas extras para ter mais dinheiro para as férias. Além daquelas tarefas que demandam atenção e tempo, pode existir um roteiro mental que, de forma disfarçada, passa a mensagem de que é egoísta deixar de fazer tarefas produtivas para usar o tempo pensando, refletindo e tendo outras vivências. Se os enfermeiros querem que as interações com os pacientes sejam apenas mecânicas (p. ex., voltadas às tarefas), devem tratar a si mesmos apenas como máquinas. Corpos, mentes e espíritos precisam ser recuperados e refeitos, com periodicidade, para que possa ser oferecido cuidado holístico; os retiros são a oportunidade ideal para isso.

Fazer um retiro é afastar-se das atividades normais. Pode ser algo estruturado ou não, orientado por um líder ou pelo próprio indivíduo, realizado em grupo ou sozinho. Embora sejam oferecidos em locais exóticos, com providências extravagantes, não há necessidade de que sejam assim ou caros. Independentemente do local e da estrutura, os elementos principais para uma experiência desse tipo abrangem afastar-se das responsabilidades rotineiras, estar livre de elementos que ocupam a atenção (telefone, computador, filhos e campainha), estar longe de pessoas que têm de ser cuidadas e de preocupação com outros a não ser consigo mesmo e estar em local silencioso. Você recarregará a bateria espiritual, física e emocional, o que lhe oferecerá muito mais do que as tarefas postergadas.

> **CONCEITO-CHAVE**
>
> Quando os enfermeiros têm conexões fortes e fundamentadas consigo mesmos, estão em posição melhor de ter conexões significativas com os pacientes.

Compromisso com um processo dinâmico

O autocuidado é um processo contínuo, que exige atenção ativa. Apenas conhecer as ações que apoiam o autocuidado não é tudo. Comprometer-se com o envolvimento no próprio autocuidado completa o quadro e isso pode significar limitar as horas extras no trabalho para aderir a uma agenda de exercícios, ou o desejo de enfrentar os sentimentos desagradáveis no processo de reflexão sobre experiências de vida não tão positivas.

---

*N de T. O que é perlaboração: Palavra usada por Freud que expressa "o trabalho de travessia". Ainda algum sentimento ou sofrimento transmutado, ou que passa por dentro do universo interno do indivíduo.

Sacrifícios, decisões difíceis e desconforto podem surgir quando alguém opta por "fazer algo em benefício próprio". Mas é o trabalho interior que permite aos enfermeiros atuar como agentes reais de cura e modelos de práticas saudáveis de envelhecimento.

O FUTURO DA ENFERMAGEM GERONTOLÓGICA

Historicamente, foram os enfermeiros os principais cuidadores dos adultos com mais idade. Sempre em frente, os enfermeiros gerontólogos devem tentar o máximo para proteger o atendimento dos idossuos e a especialidade de enfermagem. Já muito se conseguiu. Profissionais dinâmicos estão escolhendo a enfermagem gerontológica para a sua atuação como algo que oferece várias oportunidades de uso de uma imensa gama de conhecimentos e habilidades, além de apresentar vários desafios que podem ser resolvidos com independência em sua prática. Cresce a quantidade de pesquisas excelentes para enfermeiros e feitas por enfermeiros, oferecendo sólida fundamentação científica para a prática. Aumentam as escolas de enfermagem que oferecem essa especialidade, e novas oportunidades para os enfermeiros gerontólogos desenvolverem modelos de prática surgem em hospitais de atendimento a pacientes graves, instituições de vida assistida, organizações de manutenção da saúde, comunidades de convivência, centros de tratamento-dia para adultos e outras instituições (Fig. 6.3). O futuro da enfermagem gerontológica mostra-se dinâmico e entusiasmante; mas os desafios continuam.

Utilização de práticas baseadas em evidências

Muito já foi obtido com pesquisas que orientaram uma prática fundamentada mais em evidências do que pressupostos; o corpo de conhecimentos cresce e se altera continuamente. Práticas que em anos anteriores eram rotineiras podem ter se mostrado ineficientes ou mesmo prejudiciais. Isso desafia os enfermeiros a se manterem à frente das práticas baseadas em evidências e as utilizarem.

Enfermeiros gerontólogos conseguem acesso à literatura para obtenção desse tipo de prática em fontes variadas. A Cochrane Collaboration (www.cochrane.org) publica as *Cochrane Reviews*, coletas sistemáticas de dados de pesquisas que atendem ao mais elevado padrão na prática baseada em evidências. Entre os valiosos recursos de colaboração encontram-se *links* com bases de dados que oferecem acesso *online* evidências médicas de outros locais. A National Guideline Clearinghouse (www.guideline.gov), tal como o nome diz, oferece diretrizes fundamentadas em evidências. O Hartford Institute for Geriatric Nursing (www.hartfordign.org) oferece muitos

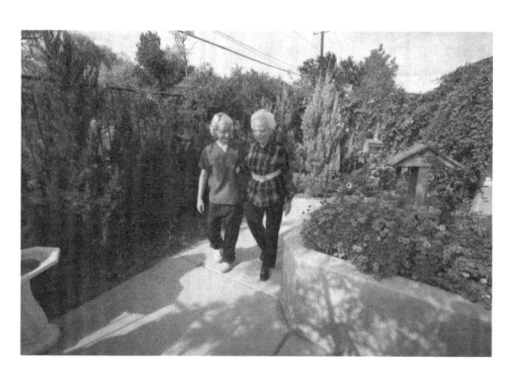

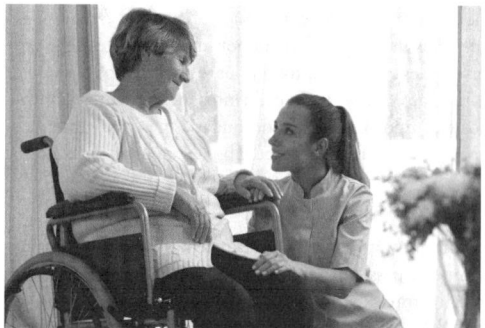

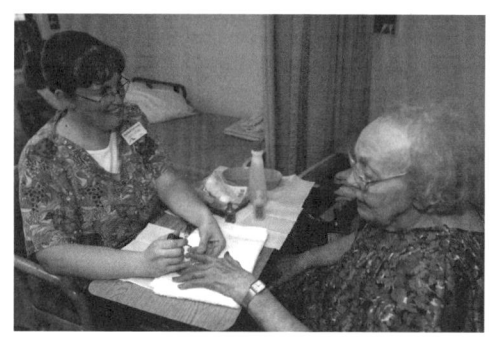

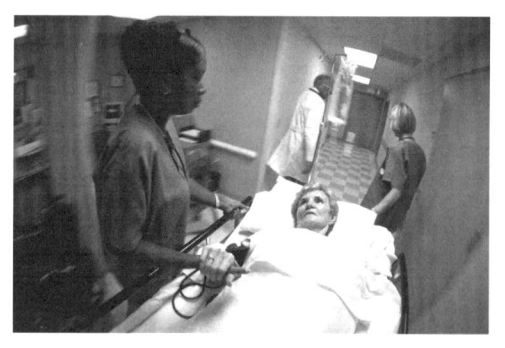

FIGURA 6.3 • A especialidade da enfermagem gerontológica oferece múltiplas oportunidades de uso de uma imensa gama de conhecimentos e habilidades, em uma infinidade de locais.

recursos baseados em evidências para orientar a prática da enfermagem geriátrica. Além disso, periódicos de geriatria e gerontologia e publicações de associações profissionais oferecem relatos de pesquisas recentes.

O enfermeiro gerontólogo deve assegurar-se de que, quando novas políticas e procedimentos são desenvolvidos no local de trabalho, eles se baseiem em evidências. Isso pode exigir que o enfermeiro faça buscas na literatura e resuma e apresente seus achados a outros membros da equipe. A conexão entre pesquisa e prática é função importante do enfermeiro gerontólogo.

Pesquisas avançadas

A complexidade crescente dos serviços de enfermagem gerontológica e a demanda por esses serviços entusiasmam e desafiam, ainda que acompanhadas da necessidade de uma sólida base de conhecimentos sobre a qual se fundamentem esses serviços. Não há espaço para tentativa e erro, elementos das antigas ações de enfermagem. O estado de saúde fragilmente equilibrado dos idosos, as crescentes expectativas dos consumidores, o risco sempre presente de processos judiciais e os requisitos de profissionalismo demandam fundamentos científicos para a prática da enfermagem. Pesquisas sofisticadas de enfermagem são realizadas sobre vários assuntos, e os enfermeiros gerontólogos devem apoiá-las e estimulá-las de muitas formas.

Uma forma de os enfermeiros levarem adiante a pesquisa é a formação de uma rede com pesquisadores. Pesquisadores podem ser um recurso valioso. A combinação das habilidades dos pesquisadores com as capacidades dos enfermeiros atuantes pode ajudar a solucionar problemas clínicos. Instituições acadêmicas, hospitais-escola e casas de longa permanência locais podem fazer pesquisas relevantes aos vários cenários de prática gerontológica, ou pesquisas de que participem prestadores de serviços.

Os enfermeiros também podem ajudar a apoiar esses esforços de pesquisa de várias maneiras. Como há necessidade de recursos financeiros para os projetos, podem escrever cartas a título de apoio e testemunho, auxiliando as agências patrocinadoras a compreender todos os benefícios das pesquisas. O contato regular com lideranças que influenciam a alocação dos recursos pode oportunizar-lhes aprendizado do valor do apoio à pesquisa. Tão importante quanto o apoio financeiro é a garantia de que os protocolos sejam seguidos, já que os esforços dos pesquisadores podem ser facilitados ou frustrados pelos colegas em clínicas.

Finalmente, os enfermeiros devem se manter à frente de novos achados. Os conhecimentos de enfermagem gerontológica estão sempre em expansão, desacreditando crenças passadas e oferecendo novas percepções. Os enfermeiros podem se envolver em estudos independentes, cursos formais e programas de formação continuada para se manterem atualizados. Também é importante para a aquisição de conhecimentos implementar a prática baseada em evidências para aperfeiçoamento dos cuidados oferecidos aos idosos. O estado de saúde dos idosos, com equilíbrio frágil e alto risco de complicações, além de expectativas cada vez maiores dos consumidores e de uma sociedade bastante litigante, reforça a importância da prática baseada em evidências.

Promoção de cuidados integrados

Nos Estados Unidos, a medicina convencional, com ênfase no diagnóstico e no tratamento das doenças, dá o rumo da prática dos cuidados de saúde. Os cuidados gerenciados e as prioridades de reembolso, hoje em dia, reforçam o modelo médico e os cuidados com foco na doença. Infelizmente, os cuidados das condições médicas constituem apenas um dos aspectos dos serviços de que necessitam os idosos para ter saúde e mais qualidade de vida. Na verdade, as práticas de bem-estar dessa população, os ajustes às mudanças de vida, o sentimento de propósito, esperança, alegria, conexões com os outros e a capacidade de controlar o estresse podem ser tão ou mais importantes para a saúde e a qualidade de vida do que a assistência médica.

Cabe aos enfermeiros garantir que os cuidados gerontológicos sejam holísticos, significando que os aspectos físico, emocional, social e espiritual das pessoas sejam levados em conta (ver o Cap. 7). Importa, também, que esses profissionais exerçam, eles próprios, uma prática holística, mas também defendam que outras áreas de atuação façam o mesmo.

Terapias complementares têm um papel nos cuidados holísticos. Elas tendem a dar mais conforto e segurança, ser menos invasivas do que os tratamentos convencionais, fortalecendo os idosos e seus cuidadores em relação ao autocuidado. Muitos que utilizam essas terapias relatam experiências positivas com os terapeutas alternativos, que, com frequência, passam mais tempo tentando entender as necessidades da pessoa como um todo e tratam dela, na comparação com os profissionais no consultório médico ou no hospital convencional. O uso dessas terapias, porém, não significa o mesmo que cuidados holísticos. Um terapeuta alternativo, com visão limitada, acreditando que toda a doença pode ser corrigida com a modalidade que pratica, excluindo tratamentos convencionais eficazes, não difere do médico que prescreve um analgésico sem considerar o uso de imagens, massagem, exercícios de relaxamento e outras formas pouco ortodoxas de alívio da dor. Integrar o melhor da terapia convencional e da complementar oferece suporte aos cuidados holísticos.

Parte do método de cuidados holísticos se estende à assistência aos cuidadores. Cuidadores profissionais e da família, com saúde insatisfatória, em luta com questões psicossociais, sentindo-se espiritualmente vazios e desconectados ou manejando o estresse de forma ineficiente, precisam curar-se antes de poder realizar um trabalho eficiente. Os enfermeiros podem ajudá-los a identificar suas necessidades e a encontrar o auxílio necessário à cura.

> **PARA REFLETIR**
>
> Muitos enfermeiros estão em péssima condição física, fumam, costumam ingerir comida inadequada e demonstram outros hábitos pouco saudáveis. Em sua opinião, quais seriam algumas razões para isso? O que poderia ser feito para melhorar os hábitos de saúde dos enfermeiros?

Educar os cuidadores

Seja o diretor de enfermagem, seja um familiar que cuida de um parente idoso, um auxiliar de saúde em contato mais frequente com o paciente do que o enfermeiro profissional ou um médico que apenas ocasionalmente tem o idoso entre os casos agendados, cuidadores de todos os níveis precisam de **competência** para oferecerem serviços à população idosa. Os enfermeiros gerontólogos são capazes de influenciar a formação dos cuidadores, por intermédio de:

- ajuda às escolas de enfermagem para identificarem questões relevantes a serem inseridas nos currículos;
- participação nas experiências dos estudantes, em sala de aula e em campo;
- avaliação dos déficits de formação dos auxiliares e planejamento das experiências educativas de modo a eliminar as deficiências;
- promoção de reuniões com a equipe interdisciplinar;
- frequência e participação em programas de educação continuada;
- leitura de literatura atualizada de enfermagem e compartilhamento de informações com colegas;
- ações como modelos de papel, demonstrando práticas atualizadas.

Diante do aumento do número de familiares encarregados de cuidados mais complexos em casa do que antes, é essencial que não seja negligenciada a educação desse grupo. Não se deve pressupor que, pelo fato de a família ter contato com outros provedores de saúde ou oferecer cuidados, ela conheça as técnicas corretas de assistência. Periodicamente, cabe ao enfermeiro avaliar e reforçar conhecimentos e habilidades da família.

Desenvolvimento de novos papéis

Com a expansão das subespecialidades e dos locais de prática da gerontologia, aumentam também as oportunidades para os enfermeiros criarem papéis de atuação. Eles podem demonstrar criatividade e liderança, deixando papéis e cenários tradicionais e desenvolvendo novos modelos de prática capazes de incluir:

- enfermeiro especialista em psiquiatria gerontológica em locais de convivência;
- gerente independente de caso para pacientes da comunidade com doenças crônicas;
- colunista em jornais da cidade abordando assuntos pertinentes à saúde e ao envelhecimento;
- proprietário ou diretor de centros de cuidados de saúde para mulheres na maturidade, programa de cuidados geriátricos/dia, agência para contratação de cuidadores para as folgas, ou centro de treinamento de cuidadores;
- conselheiro pré-aposentadoria e educador para empresas privadas;
- enfermeiro em comunidades religiosas;
- consultor, educador e gerente de caso para pacientes cirúrgicos geriátricos.

Essa é uma lista que apenas começa a descrever oportunidades à espera dos enfermeiros gerontólogos. Há muitas oportunidades para os enfermeiros desenvolverem novos modelos de prática na assistência gerontológica. Será importante que esses profissionais identifiquem papéis não tradicionais, que os abordem de forma criativa, testem modelos de prática inovadores e partilhem seus sucessos e fracassos com colegas, ajudando-os a desenvolver novos papéis. Os enfermeiros precisam admitir que seu conhecimento das ciências biopsicossociais, das competências clínicas e das habilidades de relações humanas lhes confere uma margem competitiva sólida em relação a outras profissões, capacitando-os a influenciar uma ampla gama de serviços.

> **PARA REFLETIR**
>
> Com base nas mudanças no sistema de assistência de saúde e na sociedade como um todo, quais serviços específicos os enfermeiros gerontólogos podem oferecer, futuramente, à sua comunidade?

Como equilibrar cuidados qualificados e custos dos cuidados de saúde

A quantidade cada vez maior de idosos está acarretando, como jamais ocorreu, demandas crescentes de serviços diversificados de cuidados de saúde. Ao mesmo tempo, planos de saúde tentam controlar a escalada constante do custo dos serviços. Altas hospitalares antecipadas, visitas domiciliares limitadas, maior complexidade dos usuários de casas de longa permanência e pagamento particular mais elevado dos serviços prestados aos pacientes demonstram alguns efeitos das mudanças na política de reembolso. Há a preocupação de que, e devido a essas mudanças, os pacientes recebam alta antecipada dos hospitais e sofram consequências adversas maiores; as casas de longa permanência tenham de atender pacientes com problemas complicados para os quais elas não têm preparo ou corpo funcional adequado; as famílias sejam oprimidas pelos encargos altíssimos de cuidados e os pacientes deixem de receber os serviços necessários pelos quais não possam pagar.

> **Alerta de domínio conceitual**
>
> Alterações nas práticas de reembolso resultam em altas hospitalares antecipadas de pacientes com necessidades de atendimento de elevado nível de gravidade. O reembolso limitado para instituições para idosos e serviços de atendimento domiciliar podem não oferecer os recursos que, com adequação, propiciem o tipo de cuidado de que necessitam essas pessoas.

Essas mudanças são impactantes, podendo levar os enfermeiros a se sentir sobrecarregados, frustrados ou insatisfeitos. Infelizmente, é possível que ocorra mais corte de custos. Mais do que apresentar esgotamento ou avaliar a troca da profissão, os enfermeiros devem se envolver nas tentativas de contenção dos custos, para que se possa chegar a um equilíbrio entre a qualidade dos serviços e as preocupações orçamentárias. Tentativas nessa direção podem incluir:

- *Testar padrões criativos de contratação de profissionais e funcionários:* é possível que seis enfermeiros sejam mais produtivos do que três desses profissionais e do que três cuidadores não licenciados. Ou, possivelmente, alguns custos elevados de tempo improdutivo associados a funcionários não licenciados tenham relação com práticas de contratação e supervisão insatisfatórias. O aperfeiçoamento das técnicas de gerenciamento pode aumentar a eficácia de custos desses funcionários.
- *Usar cuidadores leigos:* assistência entre vizinhos, membros da família partilhando o quarto do hospital durante as internações e outros métodos para aumentar os recursos disponíveis na promoção de serviços podem ser tentados.
- *Abolir práticas desnecessárias:* por que os enfermeiros têm de usar o tempo administrando medicamentos a pacientes que os administravam com sucesso antes da hospitalização e que continuarão a fazê-lo após a alta? Por que eles têm de verificar os sinais vitais a cada 4 horas de pacientes que não mostram anormalidades, dar o banho em todos os pacientes no mesmo horário, independentemente da condição da pele ou do estado de limpeza, ou reescrever levantamentos de dados e planos de cuidados em intervalos específicos, sem considerar as mudanças ou a estabilidade do paciente? É comum a criação de políticas e regulamentos com base no pressuposto de que, sem eles, os sinais vitais não sejam medidos, os banhos não sejam dados e outros aspectos dos cuidados sejam negligenciados. Talvez seja o momento de os enfermeiros, com firmeza, convencerem os outros de que têm a capacidade pessoal de julgar para determinar a necessidade e a frequência do levantamento de dados, do planejamento e do oferecimento dos cuidados.
- *Garantir cuidados seguros:* a implementação de tentativas de conter custos deve vir acompanhada de estudos concomitantes de seu impacto nas taxas de complicações, readmissões, incidentes, satisfação do consumidor e rotatividade dos empregados, absenteísmo e estado de ânimo. Números específicos e casos documentados têm mais peso do que muitas críticas ou queixas genéricas sobre a assistência de saúde estar sofrível.
- *Defender os idosos:* as prioridades da sociedade e das profissões mudam. A história mostra que, em momentos diferentes, o foco situou-se em vários grupos mal atendidos, como crianças, grávidas, doentes mentais, incapacitados, adictos de drogas e, mais recentemente, idosos. Com a mudança de interesses e prioridades para novos grupos, os enfermeiros gerontólogos devem certificar-se de que as necessidades dos idosos não sejam esquecidas ou tratadas de forma enganosa.

A enfermagem gerontológica continua a passar uma imagem de especialidade com poucos desafios para enfermeiros com menos competência, embora já venha se manifestando como área da enfermagem cheia de oportunidades, dinâmica e multifacetada. Dessa forma, será reconhecida como uma área específica de atuação para profissionais com os maiores talentos que a profissão tem a oferecer. Essa especialidade mal começou a mostrar seu real potencial.

APLICANDO CONHECIMENTO NA PRÁTICA

Quality Geriatric Care as Perceived by Nurses in Long-Term and Acute Care Settings

Fonte: Barba, B. E., Hu, J., & Efird, J. (2012). Journal of Clinical Nursing, 21(5), 833–840.

Essa pesquisa descritiva investigou as diferenças entre enfermeiros trabalhando em instituições para atendimento a pacientes graves e por longo tempo, quanto à sua satisfação com a qualidade do atendimento dado aos idosos. A amostra autosselecionada inclui 298 enfermeiros com registro profissional e de prática licenciada, prestadores de cuidados a minorias, grupos com atendimento a menores e populações desfavorecidas, em 89 instituições de atendimento prolongado e hospitais com menos de 100 leitos, em um estado do sul. Esses profissionais foram observados em dois grupos: o de enfermeiros de cuidados prolongados; e o de enfermeiros atuando em hospitais para pacientes graves. Tudo isso fez parte de um levantamento, o Agency Geriatric Nursing Care, que foi planejado com uma escala com 13 itens, medindo a satisfação dos enfermeiros com a qualidade do atendimento geriátrico nos locais de atuação, além de uma escala com 11 itens examinando as dificuldades para prestar um cuidado geriátrico qualificado.

Foram encontradas diferenças importantes entre os dois grupos de enfermeiros quanto ao nível de satisfação e obstáculos percebidos ao oferecimento de atendimento qualificado. Os enfermeiros de cuidados prolongados mostraram-se mais satisfeitos e percebiam menos obstáculos para prestar cuidados qualificados, na comparação com enfermeiros atuando em hospitais para pacientes graves. Os enfermeiros de atendimento prolongado acharam que seus cuidados estavam mais baseados em evidências e eram mais especializados para a população geriátrica.

Ainda que enfermeiros de atendimento a pacientes graves não costumem se identificar como enfermeiros geriátricos, estão envolvidos na prática da enfermagem geriátrica em razão da grande quantidade de idosos hospitalizados. São profissionais que precisam conhecer as melhores práticas ao atendimento geriátrico. Essa pesquisa demonstra que, sem orientações de prática baseada em evidências, auxiliando os enfermeiros no atendimento promotor de autonomia, independência e serviços altamente qualificados, esses profissionais têm menos satisfação quanto aos cuidados dados aos idosos. Pode trazer benefício a enfermeiros que discutem com pacientes graves essa necessidade de profissionais administrativos e orientadores, nos hospitais em que atuam, e em tentativas de apoio para que seja estabelecida a conexão entre práticas de enfermagem geriátrica baseadas em evidências e a instituição em que atuam.

APRENDENDO NA PRÁTICA

A enfermeira Yen terminou seu mestrado recentemente, iniciando a participação em uma unidade de atendimento semi-intensivo, no hospital local. A maior parte dos enfermeiros atuando ali tem graduação e pós-graduação e já concluiu estudos há mais de uma década.

Yen percebe que alguns enfermeiros desconhecem as melhores práticas e tendências atuais. Em conversas informais, fica sabendo que nenhum colega assina periódicos profissionais ou pertence a alguma associação, sendo que, raramente, eles participam de programas de educação continuada, a não ser quando solicitados pelo hospital.

O que a enfermeira Yen pode fazer para ajudar esses enfermeiros a entenderem a importância e o envolvimento na educação continuada?

EXERCITANDO PENSAMENTO CRÍTICO

1. Citar algumas razões para a posição mais subalterna da enfermagem gerontológica no passado.
2. Por que o papel do enfermeiro como "aquele que cura" tem importância especial na enfermagem gerontológica?
3. Que tema relacionado ao envolvimento do idoso está claro nos Padrões do Enfermeiro Gerontólogo da Associação Americana de Enfermeiros?
4. Descrever vários tópicos que podem gerar pesquisas de enfermagem gerontológica.
5. Descrever como o uso crescente das práticas holísticas causa impacto positivo nos custos e na satisfação do cliente.
6. Delinear funções que possam ser ocupadas por um enfermeiro gerontólogo, em papéis como: (a) aquele que sonda a saúde na pré-admissão em comunidades de vida assistida; (b) conselheiro de saúde em uma comunidade de aposentados; (c) treinador de cuidadores; (d) educador de saúde para indivíduos da indústria que estão para se aposentar; e (e) enfermeiro em comunidades religiosas.

Resumo do capítulo

Ainda que os enfermeiros tenham uma longa experiência de cuidado de idosos, a especialidade em enfermagem gerontológica só foi criada formalmente na década de 1970. Desde então, a especialidade cresceu muito, com a criação de padrões, o esclarecimento de competências e o surgimento de várias organizações que tratam das necessidades peculiares dos enfermeiros dessa especialidade. Com o aperfeiçoamento, houve uma diferenciação entre a enfermagem geriátrica, que envolve cuidados de enfermagem de idosos doentes, e a enfermagem gerontológica, que promove o bem-estar e o envelhecimento saudável de todas as pessoas.

Os principais papéis de enfermeiros gerontólogos incluem o de quem cura, oferece atendimento, educa, defende e inova. Também há papéis de atuação avançada para enfermeiros especialistas.

Para que possam, realmente, cuidar dos outros, os enfermeiros gerontólogos têm de cuidar de si mesmos. O que contempla práticas positivas de atendimento de saúde, com conexões positivas com outras pessoas, atendimento a necessidades espirituais e tempo para si mesmos. São práticas que não somente promovem a saúde dos enfermeiros, mas também permitem que eles ajam como modelos de envelhecimento saudável aos outros indivíduos.

Enfermeiros gerontólogos enfrentam desafios com o crescimento da especialidade, como garantir que a prática seja baseada em evidências, avançar em pesquisas, promover cuidados integradores, orientar cuidadores, desenvolver novos papéis na especialidade e equilibrar a qualidade do atendimento com as pressões para controle dos custos na saúde.

Recursos *online*

American Holistic Nurses Association
http://www.ahna.org
American Nurses Credentialing Center
http://www.nursecredentialing.org
Hartford Institute for Geriatric Nursing
http://www.hartfordign.org

Bibliografia

Bishop, L. F. (1904). Relation of old age to disease with illustrative cases. *American Journal of Nursing*, 4(4), 674.

DeWitt, K. (1904). The old nurse. *American Journal of Nursing*, 4(4), 177.

Nightingale, F. (1860). *Notes on nursing: What it is, and what it is not*. New York, NY: D. Appleton and Company.

Nouwen, H. J. M. (1990). *The wounded healer*. New York, NY: Doubleday.

CAPÍTULO 7

Coleta de dados e planejamento holístico dos cuidados

VISÃO GERAL

Cuidados gerontológicos holísticos

Levantamento holístico das necessidades
- Necessidades relativas à promoção da saúde
- Necessidades relacionadas a desafios de saúde
- Requisitos para o atendimento das necessidades

Processos de enfermagem gerontológica

Exemplos de aplicação
- Aplicação do modelo holístico: o caso da dona Celina

O enfermeiro como agentes de cura
- Características da cura

OBJETIVOS DE APRENDIZAGEM

A leitura deste capítulo possibilitará a você:

1. Explicar o cuidado holístico da enfermagem gerontológica.
2. Descrever as necessidades dos idosos pertencentes à promoção da saúde e ao controle dos desafios de saúde.
3. Listar os requisitos que influenciam as capacidades dos idosos para atender às necessidades de autocuidado.
4. Descrever os tipos genéricos de intervenções de enfermagem empregados, quando os idosos apresentam deficiências no autocuidado.
5. Descrever quatro características dos enfermeiros que agem como agentes de cura

TERMOS PARA CONHECER

Holístico: pertencente à pessoa inteira, corpo, mente e espírito

Presença: estar "com" ou envolvido com outra pessoa

Sobreviver à fase tardia da vida é uma enorme conquista. Exigências vitais básicas, como teruma alimentação adequada, manter-se relativamente seguro e conservar as funções normais do organismo, foram atendidas com certo sucesso para a sobrevivência até esse período de vida. Os adultos nessa faixa etária enfrentaram e venceram, em graus variados, as dificuldades decorrentes de várias crises, adaptações a mudanças e aprendizagem de novas habilidades. Ao longo de suas vidas, estiveram diante de muitas decisões importantes, tais como:

- Deixar o país de origem para um novo começo nos Estados Unidos?
- Permanecer nos negócios da família ou procurar emprego em outra empresa?
- Arriscar a vida para lutar por uma causa em que acreditam?
- Estimular os filhos a combater em uma guerra impopular?
- Investir todas as economias para iniciar um negócio próprio?
- Deixar os filhos continuarcm os cstudos, quando seu ingresso no mercado de trabalho traria alívio à situação financeira?

É bastante comum os enfermeiros procurarem recursos externos para o atendimento das necessidades dos idosos, em vez de reconhecerem que esses idosos têm imensos recursos internos de autocuidado, fortalecendo-os para que os utilizem. Esses indivíduos tornam-se, assim, recebedores passivos de cuidados em vez de participantes ativos. Considerando-se que a maioria dos adultos passou a vida cuidando de si mesmos e de outros, tomando as próprias decisões e enfrentando os grandes desafios da vida, essa condição não parece razoável. Uma situação assim pode indignar ou deprimir, pois os idosos são obrigados a delegar a outros a função de decidir. Podem desenvolver desnecessários sentimentos de dependência, falta de utilidade e impotência. Os enfermeiros gerontólogos devem reconhecer e mobilizar os elementos positivos e as capacidades desses indivíduos, para que possam ser participantes mais responsáveis e ativos, e não objeto de cuidados. Trazer à tona os recursos que os mais velhos têm para o próprio autocuidado promove normalidade, independência e individualidade; auxilia a reduzir riscos de problemas secundários às reações dos idosos a um papel de dependência imposto sem necessidade e respeita sua sabedoria, experiência e capacidades.

> **CONCEITO-CHAVE**
>
> Os idosos tiveram de ser fortes e hábeis para passar pelas turbulências da vida. Os enfermeiros não podem desconsiderar esses elementos positivos ao planejar os cuidados desse segmento da população.

CUIDADOS GERONTOLÓGICOS HOLÍSTICOS

Holismo refere-se à integração das dimensões biológica, psicológica, social e espiritual de uma pessoa, cuja sinergia cria uma soma maior do que suas partes; nesse arcabouço, a meta da enfermagem é a cura da pessoa inteira (Dossey e Keegan, 2012). Cuidados gerontológicos **holísticos** incorporam conhecimentos e habilidades de inúmeras disciplinas para o tratamento da saúde física, mental, social e espiritual das pessoas. A preocupação dos cuidados gerontológicos holísticos envolve:

- facilitar o crescimento na direção da integridade;
- promover a recuperação da doença e a aprendizagem com ela;
- maximizar a qualidade de vida, quando alguém tem uma doença ou incapacidade sem cura;
- proporcionar paz, conforto e dignidade à medida que a morte se aproxima.

Nos cuidados holísticos, a meta não é o tratamento da doença, mas o atendimento das necessidades da pessoa, como um todo, pela cura do corpo, da mente e do espírito.

> **CONCEITO-CHAVE**
>
> Enfermeiros gerontólogos auxiliam os idosos a obter um sentimento de totalidade, guiando-os para compreenderem e encontrarem sentido e finalidade na vida, além de facilitar a harmonia entre mente, corpo e espírito e mobilizar recursos internos e externos e promovendo comportamentos de autocuidado.

Promover a saúde e a cura pelo equilíbrio entre corpo, mente e espírito é a essência dos cuidados holísticos, sendo especialmente importante para os cuidados gerontológicos. O impacto das mudanças decorrentes do envelhecimento e dos efeitos de condições crônicas altamente prevalentes pode, com facilidade, ameaçar o bem-estar do corpo, da mente e do espírito. Dessa forma, as intervenções de enfermagem são essenciais para a redução dessas ameaças. Pelo fato de as doenças crônicas e os efeitos do avanço da idade não poderem ser eliminados, esforços de restauração da saúde — mais do que de cura — são grandes benefícios na prática da enfermagem gerontológica. Também é muito importante dar assistência aos idosos no processo de autodescoberta na fase final da vida, para que encontrem sentido, conexão com os outros e compreensão de seu lugar no universo.

LEVANTAMENTO HOLÍSTICO DAS NECESSIDADES

Há vários instrumentos para coleta de dados com base em evidências que podem ser úteis aos enfermeiros gerontológicos. Uma das listas mais completas desses instrumentos pode ser encontrada no Instituto de Geriatria Hartford (ver listagem em Recursos *online*), que inclui recursos para levantamento de dados de atividades da vida diária (AVD), audição, sono, sexualidade, maus-tratos a idosos, demência, risco de hospitalização e outros assuntos. São instrumentos que podem ser usados como suplementação a um levantamento holístico de dados, tendo uma ênfase levemente diversa. Um levantamento holístico identifica as necessidades do paciente relativas à promoção e aos desafios da saúde, identificando também os requisitos para que a população idosa satisfaça a essas necessidades.

Necessidades relativas à promoção da saúde

O conceito de saúde parece simples, mas tem boa dose de complexidade. Encarar saúde como *ausência de doença* esclarece tão pouco quanto definir frio como ausência de calor, além de criar uma imagem que pede uma compreensão mais ampla e positiva. Em relação aos idosos, cuja maioria convive com condições crônicas, essa definição relegaria a maioria deles à classificação de pessoas sem saúde.

Diante da solicitação para descrever os fatores que contribuem para a saúde, as pessoas, em sua maioria, gostariam de listar as necessidades básicas que sustentam a vida, como respirar, alimentar-se, evacuar, descansar, ser ativo e proteger-se contra riscos. São necessidades fundamentais à manutenção do equilíbrio fisiológico que sustenta a vida. A realidade de que todos possamos ter atendidas as necessidades fisiológicas, entretanto, ainda que não em grau de excelência, demonstra que o equilíbrio fisiológico é apenas um dos componentes da saúde geral. Conectar-se consigo mesmo, com os outros, com um ser superior e com a natureza é fator importante que influencia a saúde. A satisfação das necessidades fisiológicas e um sentimento de conexão promovem o bem-estar do corpo, da mente e do espírito, permitindo-nos ter gratificação na conquista de um propósito, além de prazer e dignidade. Esse modelo holístico demonstra que saúde excelente inclui aquelas atividades que não somente nos permitem existir, mas também nos ajudam a ter vidas reais e enriquecedoras (Fig. 7.1).

> **PARA REFLETIR**
> O que é para você estar saudável e "inteiro"?

Uma definição aperfeiçoada de saúde inclui a consideração do sentido do radical da palavra saúde: inteiro. Com base nisso, saúde é entendida como *um estado de completude... uma integração de corpo, mente e espírito para alcançar, diariamente, a qualidade de vida mais alta possível* (Fig. 7.2). Para algumas pessoas, isso pode significar exercitar-se em uma academia, envolver-se em um trabalho desafiador e ter uma relação pessoal com Deus;

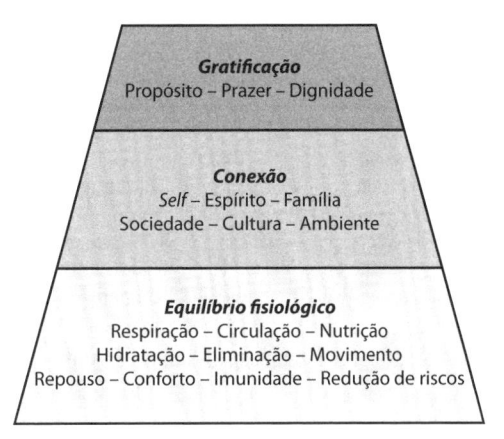

FIGURA 7.1 • Necessidades relacionadas à promoção da saúde.

para outros, pode representar conduzir a si mesmos por uma via de acesso em cadeira de rodas, aproveitar a beleza da natureza e conectar-se com uma energia universal.

As visões de saúde diferem, não somente entre as pessoas, mas em um mesmo indivíduo, conforme o momento. As prioridades e as expectativas de saúde de uma

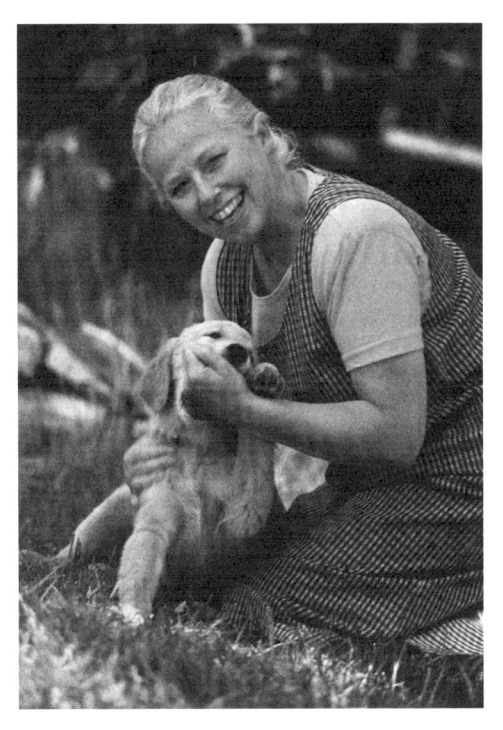

FIGURA 7.2 • Mais do que a ideia de ausência de doenças, saúde implica uma completude e uma harmonia entre corpo, mente e espírito.

pessoa de 70 anos podem não se parecer com as da mesma pessoa aos 35 anos. Influências culturais e religiosas podem também afetar as visões individuais de saúde.

Uma saúde excelente para os idosos significa o grau em que são satisfeitas as necessidades de equilíbrio fisiológico, conexão e gratificação. Há o risco de que, em ambientes clínicos movimentados, as necessidades menos tangíveis de gratificação e conexão não sejam percebidas. Como defensores dos idosos, os enfermeiros gerontólogos devem garantir o oferecimento de um atendimento abrangente, sem a omissão dessas necessidades importantes.

Necessidades relacionadas a desafios de saúde

Uma realidade infeliz é que a maioria dos idosos vive com, pelo menos, um problema crônico, que desafia seu estado de saúde. Na verdade, grande parte do envolvimento dos enfermeiros com essa população costuma ter relação com assistência às demandas impostas pelos desafios de saúde. Idosos com condições agudas ou crônicas têm as mesmas necessidades básicas de promoção da saúde dos indivíduos saudáveis (i. e., equilíbrio fisiológico, conexão, gratificação); suas condições, porém, podem criar novas necessidades, tais como:

- *Educação:* diante de um novo diagnóstico, as pessoas têm de entender seu problema de saúde e seus cuidados.
- *Conselhos:* um problema de saúde é capaz de desencadear uma variedade de sentimentos e impor adaptações de vida.
- *Acompanhamento:* assim como os atletas e os músicos precisam de um profissional capaz de despertar seu melhor, também os pacientes podem se beneficiar do empenho de melhorar o comprometimento e a motivação.
- *Monitoramento:* as complexidades dos cuidados de saúde e o estado mutável das pessoas idosas requerem uma supervisão do enfermeiro com condições de acompanhar a evolução e as necessidades.
- *Coordenação:* idosos com determinado o problema de saúde costumam visitar vários provedores de assistência de saúde; cuidados com agendamento de consultas, atendimento às múltiplas instruções, manutenção de todos os elementos da equipe informados e prevenção de tratamentos conflitantes costumam ser necessários.
- *Terapias:* os problemas de saúde costumam estar acompanhados da necessidade de medicamentos, exercícios, dietas e procedimentos especiais. Essas terapias podem incluir as convencionais, de uso, ou complementares, como *biofeedback*, acupressão, remédios à base de ervas e ioga. Os pacientes podem precisar de assistência total ou parcial à medida que implementam tais tratamentos.
- *Apoio:* há momentos em que a população idosa pode precisar de apoio ou intervenção em algum tópico. Exemplos podem ser a situação em que um enfermeiro encoraje um idoso a se manifestar contra o tratamento que o médico e a família pressionam-no a aceitar; ou aquele em que auxilia um residente de instituição especial a fazer contato com os responsáveis pela instituição, caso o morador ache que os recursos financeiros são mal gerenciados.

Requisitos para o atendimento das necessidades

De forma tão direta e clara quanto podem se mostrar as necessidades relacionadas à promoção da saúde e aos desafios à saúde, elas são atendidas em graus diferentes de sucesso, uma vez que dependem de vários fatores peculiares ao paciente. Os enfermeiros levantam o que é necessário para os idosos, ao determinarem áreas de intervenção.

Capacidades físicas, mentais e socioeconômicas

As pessoas contam com vários fatores para o atendimento até mesmo das necessidades mais básicas. Por exemplo, para satisfazer, com normalidade, às necessidades nutricionais, precisam da apetência alimentar; uma cognição adequada para, de modo correto, escolher, preparar e consumir alimentos; um bom estado dentário para mastigar os alimentos; um trato digestório funcional para a absorção dos alimentos consumidos; energia para comprar e preparar os alimentos e os recursos financeiros para adquiri-los. Deficiências em uma só dessas áreas podem criar riscos ao estado nutricional. Uma variedade de intervenções de enfermagem pode ser usada para reduzir ou eliminar deficiências físicas, mentais e socioeconômicas.

Conhecimentos, experiência e habilidades

Há limitações decorrentes de conhecimentos, experiência ou habilidades inadequados ou inexistentes para determinada ação de autocuidado. Indivíduos com uma variedade de habilidades sociais conseguem ter uma vida normal e ativa que inclui amizades e outras interações sociais. Os que conhecem os perigos do uso do cigarro conseguem proteger-se melhor contra os riscos à saúde associados a esse hábito. No entanto, um idoso viúvo pode não saber cozinhar e proporcionar a si mesmo uma alimentação adequada, tendo sempre dependido da esposa para essa tarefa. Uma pessoa com diabetes e que não consegue se autoinjetar a insulina adequada pode não conhecer a quantidade terapêutica de insulina a ser administrada. Considerações específicas de enfermagem para melhorar as capacidades de autocuidado são assunto de outros capítulos.

Desejo e decisão de agir

O valor conferido pela pessoa à realização de uma ação, além de conhecimentos, atitudes, crenças e grau de motivação, influencia seu desejo e decisão de agir. As limitações decorrem da falta de desejo ou decisão de nada fazer. Quando não há interesse no preparo e consumo das refeições, por isolamento social e solidão, pode ocorrer deficiência alimentar. Falta de desejo e decisão de pessoa hipertensa de não consumir batatas fritas e derivados de porco, por desconhecer o valor dessa recusa, pode criar uma real ameaça à saúde. Uma pessoa desinformada da importância da atividade física pode não se dar conta da necessidade de sair da cama durante alguma doença e, por isso, desenvolver complicações. Indivíduos à morte, que entendem esse processo como algo natural, podem decidir contrariar intervenções médicas de sustentação da vida, não atendendo às terapias prescritas.

Valores, atitudes e crenças são estabelecidos com solidez e dificilmente alterados. Ainda que o enfermeiro deva respeitar o direito das pessoas de tomar as decisões que afetam suas vidas, diante de limitações que restringem a capacidade de satisfazer às exigências de autocuidado, ele pode ser útil, explicando o benefício de determinada ação, dando informações e motivação. Em algumas circunstâncias, como no caso de pessoas com problemas emocionais ou incompetências mentais, os desejos e as decisões podem ser subjugados por juízos profissionais.

CONCEITO-CHAVE

Pode haver inúmeras e variadas razões para que pessoas idosas tenham alguma deficiência no atendimento a necessidades similares. Isso significa um desafio aos enfermeiros gerontólogos de investigar a dinâmica individual e, algumas vezes, sutil da vida de cada indivíduo idoso.

PROCESSOS DE ENFERMAGEM GERONTOLÓGICA

O processo de coleta de dados considera a eficiência do paciente para atender às demandas de promoção de saúde e aos desafios de saúde. Quando o indivíduo tem sucesso no atendimento das necessidades, não há lugar para intervenções de enfermagem, a não ser para reforçar a capacidade de autocuidado. Quando o adulto idoso não é capaz de satisfazer às necessidades com independência, é preciso que o enfermeiro intervenha. As intervenções de enfermagem buscam fortalecer o idoso, deixando mais sólidas suas capacidades de autocuidado, eliminando ou minimizando as limitações relativas ao autocuidado e oferecendo serviços diretos, agindo pela pessoa, fazendo algo por ela ou dando-lhe assistência, quando as exigências não podem ser satisfeitas com independência (Fig. 7.3). Fatores da coleta de dados que pertencem a sistemas e áreas de funcionamento específicos estão em capítulos relacionados, ao longo deste livro.

EXEMPLOS DE APLICAÇÃO

Os cuidados de enfermagem de pessoas idosas costumam associar-se à implementação de ações, diante de condições de saúde. Quando as pessoas enfrentam desafios de saúde, costumam surgir novas necessidades, como administrar medicamentos, observar aparecimento de sintomas específicos e realizar tratamentos especiais. Essas necessidades ficam maiores, podendo exigir a promoção da saúde. Na enfermagem geriátrica, deve-se levar em conta o levantamento do impacto dos desafios

ESTUDO DE CASO

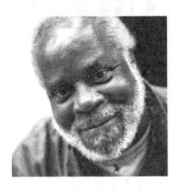

Sr. Raul convive com o diabetes há muito tempo, administra insulina todos os dias e segue uma dieta especial. Devido a um problema urológico recente, pode ter de tomar antibióticos diariamente e fazer autocateterização intermitente. Durante a coleta de dados, o enfermeiro identifica a presença de necessidades impostas pela doença. O enfermeiro descobre, por exemplo, que sr. Raul está fazendo a autocateterização conforme o procedimento e administrando o antibiótico conforme prescrito, embora não esteja aderindo à dieta para diabetes e esteja alterando a dose diária de insulina com base em "como se sente no dia". Sr. Raul conhece a dieta para diabetes e quer segui-la; todavia, dependia da esposa para o preparo das refeições e agora está viúvo, com dificuldades para cozinhar sozinho refeições nutritivas. Nega ter sido alguma vez informado da necessidade de doses regulares de insulina e afirma ter confiado no conselho do cunhado, também diabético, que falou para "tomar uma dose extra de insulina quando ingerisse muitos doces".

DESENVOLVENDO O PENSAMENTO CRÍTICO
- Qual seria o próximo passo do enfermeiro, após identificadas as necessidades do sr. Raul?
- Quais fatores devem ser levados em conta na avaliação das deficiências do sr. Raul para atendimento dos desafios e necessidades de saúde?
- Quais ações específicas podem ser planejadas para o atendimento das necessidades do sr. Raul?

Necessidades relativas à promoção da saúde

Gratificação
Finalidade – Prazer – Dignidade

Conexão
Self – Espírito – Família
Sociedade – Cultura – Ambiente

Equilíbrio fisiológico
Respiração – Circulação – Nutrição
Hidratação – Eliminação – Movimento
Repouso – Conforto – Imunidade – Redução de riscos

Necessidades relativas aos desafios de saúde

Educação
Aconselhamento
Acompanhamento
Monitoramento
Coordenação
Terapias
   Convencionais
   Complementares

Requisitos para o atendimento das necessidades
Capacidades físicas, mentais e socioeconômicas
Conhecimentos, experiência e habilidade
Desejo e decisão de agir

Capacidade de autocuidado
Capacidade para atender às necessidades com autonomia

Déficit no autocuidado
Incapacidade para atender às necessidades com autonomia

Intervenções de enfermagem
Fortalecer a capacidade de autocuidado; eliminar ou minimizar as limitações do autocuidado; agir pela pessoa, fazer algo por ela ou, parcialmente, dar-lhe assistência

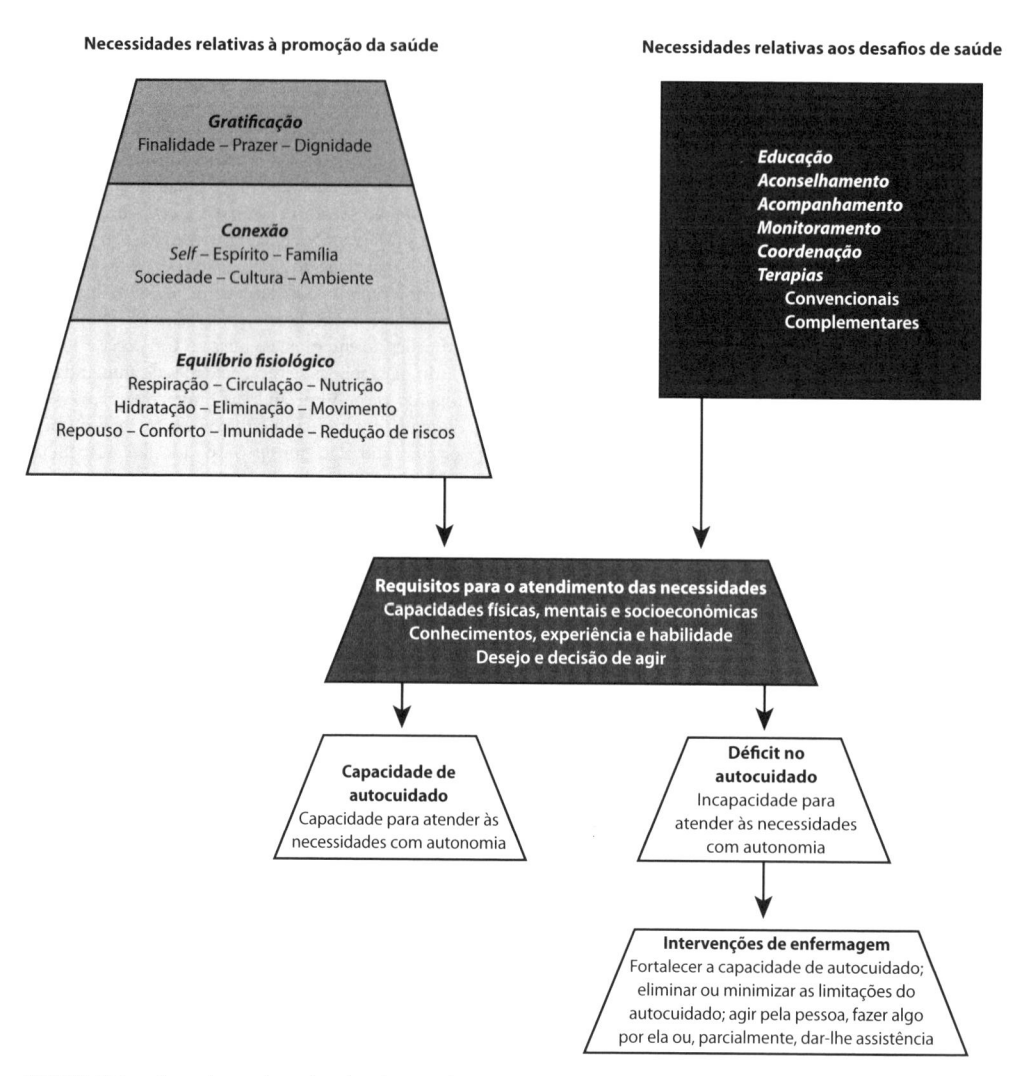

FIGURA 7.3 • Quando o enfermeiro identifica no idoso algumas deficiências no autocuidado para o atendimento das necessidades de promoção da saúde e desafios relacionados à saúde, há necessidade de intervenções de enfermagem.

de saúde na capacidade individual de autocuidado. São assim identificadas as intervenções de enfermagem adequadas para garantir que as necessidades de promoção da saúde e de controle dos desafios à saúde sejam satisfeitas da forma apropriada. Durante o levantamento, o enfermeiro identifica as necessidades específicas e os desafios à saúde presentes e os requisitos (p. ex., capacidade física, conhecimentos, desejo) que precisam de atenção para o fortalecimento da capacidade de autocuidar-se.

É importante que as intervenções abranjam ações capazes de fortalecer um indivíduo idoso para o máximo de autocuidado relativo às necessidades associadas aos desafios de saúde. A Figura 7.3 demonstra como o modelo holístico de autocuidado é colocado em prática na enfermagem geriátrica. Os casos a seguir exemplificam a aplicação desse modelo.

> **CONCEITO-CHAVE**
>
> A instrução e o acompanhamento do indivíduo idoso na realização independente de uma tarefa de autocuidado podem demandar mais desempenho, implicando mais tempo para que a tarefa seja feita com independência do que quando realizada pelo cuidador. No entanto, os benefícios da independência para o corpo, a mente e o espírito do idoso valem o investimento.

Aplicação do modelo holístico: d. Celina

O caso a seguir demonstra como pode funcionar esse modelo.

D. Celina, de 78 anos de idade, foi internada para atendimento hospitalar com problemas agudos em razão de fratura do colo do fêmur, desnutrição e necessidade de uma organização diferente para seu cotidiano. A primeira observação revelou uma senhora de estatura baixa, aparência frágil, com sinais claros de desnutrição e desidratação. Estava bem orientada com relação a pessoas, lugar e tempo e conseguia conversar e responder a perguntas com coerência. Embora a memória estivesse fraca para eventos recentes, raramente esqueceu-se de informar a todos os interessados que não gostava de hospitais, nem queria ficar em um deles. Sua única hospitalização ocorrera há 55 anos.

D. Celina morou com o marido e uma irmã solteira por mais de 50 anos, até ficar viúva. Nos primeiros cinco anos depois da morte do marido, dependeu muito da irmã para apoio emocional e orientação. Entretanto, a irmã também faleceu, o que acarretou sentimentos de ansiedade, insegurança, solidão e depressão.

Durante um ano após a morte da irmã, d. Celina cuidou da casa com seis cômodos, no campo, sem ajuda a não ser de um vizinho que fazia as compras para ela e, ocasionalmente, oferecia-lhe carona.

No dia da hospitalização, ela havia caído no chão da cozinha, enfraquecida pela desnutrição. Quando a descobriu, horas depois, o vizinho chamou uma ambulância. Estabelecido o diagnóstico de fratura do fêmur, foram feitos preparativos para a colocação de parafuso, correção do estado nutricional e, como aquele esquema de vida de até então exigia de d. Celina mais do que ela poderia responder, o planejamento de uma nova forma de vida.

O Plano de Cuidados de Enfermagem 7.1 exemplifica como as necessidades holísticas de d. Celina direcionaram os diagnósticos de enfermagem e as ações de enfermagem associadas.

PLANO DE CUIDADO DE ENFERMAGEM 7.1

CUIDADOS HOLÍSTICOS DE D. CELINA

NECESSIDADES: Respiração e Circulação

Diagnósticos de enfermagem: (1) Mobilidade Física Prejudicada relacionada à fratura; (2) Prejuízo na Troca de Gases relacionado à imobilidade

Metas: A paciente demonstrar sinais de respiração adequada; estar sem sofrimento respiratório e infecção e sem sinais de circulação prejudicada.

Ações de enfermagem	Tipo de intervenção
Manter respirações normais.	
• Prevenir bloqueio de vias aéreas ou outra interferência na respiração normal.	Parcialmente assistida
• Observar e detectar logo problemas respiratórios.	Parcialmente assistida
Promover exercícios ativos e passivos.	
• Ensinar e estimular viradas, tosse e exercícios de respiração profunda.	Fortalecer a capacidade de autocuidado
• Incentivar exercícios ativos, como uso de espirômetro de incentivo e respiração profunda.	Fortalecer a capacidade de autocuidado
• Fazer exercícios passivos de amplitude de movimentos.	Realizados para
Evitar interferências externas na respiração.	
• Proporcionar boa ventilação no ambiente.	Realizados para
• Evitar vestimentas, roupa de cama ou equipamentos que apertem.	Realizados para
• Posicionar de modo a conduzir a uma melhor respiração.	Parcialmente assistida
• Evitar situações que causem ansiedade, como atrasos em responder aos chamados.	Realizados para

(continua)

PLANO DE CUIDADO DE ENFERMAGEM 7.1 *(continuação)*

NECESSIDADES: Nutrição e Hidratação

Diagnósticos de enfermagem: Nutrição desequilibrada: menos do que as necessidades corporais em virtude de depressão e solidão

Metas: A paciente consumir, no mínimo, 1.500 mL de líquidos e 1.800 calorias de nutrientes diárias; aumentar o peso para 56,9 kg.

Ações de enfermagem	Tipo de intervenção
Estimular o apetite.	
• Planejar a dieta conforme as preferências pessoais, consistentes com as exigências terapêuticas.	Exigências de assistência parcial
• Proporcionar ambiente calmo e agradável que permita a socialização com outras pessoas.	Realizações para
• Estimular o apetite pela aparência e os temperos dos alimentos.	Minimizar limitações ao autocuidado
Planejar as refeições.	
• Ler o cardápio disponível para a paciente.	Parcialmente assistida
• Orientar as escolhas por alimentos com muitas proteínas, carboidratos, vitaminas e minerais.	Minimizar limitações ao autocuidado
• Conhecer preferências alimentares e incluí-las nas escolhas do cardápio.	Ações por
Dar assistência durante as refeições.	
• Conservar a energia, encorajando períodos de repouso ao longo do dia e promovendo uma ingestão apropriada apresentando a bandeja de alimentos e, se necessário, dando a comida na boca.	Fortalecimento da capacidade de autocuidado, realizações em lugar da paciente assistência parcial
Evitar complicações.	
• Não deixar soluções, medicamentos ou agentes prejudiciais em locais em que possam ser ingeridos por engano (em especial, quando a coleta de dados indica limitações visuais).	Realizações para
• Verificar a temperatura dos alimentos e das bebidas para prevenir queimaduras (em especial, quando a coleta de dados indicar redução do tato).	Realizações para
• Ajudar na escolha de alimentos que levem à cicatrização óssea e à correção da desnutrição.	Parcialmente assistida
• Observar a ingestão de líquidos e sua eliminação para detectar desequilíbrios precocemente.	Minimizar limitações ao autocuidado
• Levantar dados sobre o estado de saúde geral, com frequência, para detectar novos problemas ou melhoras resultantes de mudanças no estado nutricional (p. ex., mudanças no peso, turgor da pele, estado mental, força).	Agindo pela paciente e minimizando a limitação ao autocuidado

(continua)

PLANO DE CUIDADO DE ENFERMAGEM 7.1 *(continuação)*

NECESSIDADE: Eliminação

Diagnósticos de enfermagem: (1) Constipação relacionada à imobilidade; (2) Risco de Infecção relacionado à desnutrição e interferências no banho normal

Metas: A paciente estar sem infecção; o estabelecimento de um horário regular de eliminação intestinal; a paciente não apresentar constipação; estar limpa e sem cheiros.

Ações de enfermagem	Tipo de intervenção
Promover eliminação regular da bexiga e dos intestinos.	
• Orientar a escolha de uma dieta com elevado teor de fibras e líquidos.	Parcialmente assistida
• Observar e registrar o padrão de eliminação.	Agir pela paciente e minimizar a limitação ao autocuidado
• Auxiliar em exercícios que promovem o peristaltismo e a eliminação urinária.	Parcialmente assistida
• Organizar os horários para proporcionar períodos regulares de evacuação.	Feito pela paciente
• Auxiliar nos cuidados higiênicos das superfícies do corpo.	Parcialmente assistida
• Dar privacidade quando usada a comadre.	Agir pela paciente e minimizar a limitação ao autocuidado
Desenvolver boas práticas de higiene.	
• Ensinar a importância e o método de higienizar a região do períneo após evacuação.	Fortalecer a capacidade ao autocuidado
Evitar isolamento social.	
• Prevenir, detectar e corrigir odores corporais.	Agir pela paciente e minimizar a limitação ao autocuidado

NECESSIDADE: Movimento

Diagnósticos de enfermagem: (1) Intolerância à Atividade relacionada à desnutrição e fratura; (2) Mobilidade Física Prejudicada relacionada à fratura

Metas: A paciente manter/alcançar amplitude suficiente de movimentos articulares para envolver-se em atividades da vida diária (AVD); estar sem as complicações secundárias à imobilidade.

Ações de enfermagem	Tipo de intervenção
Ajustar as rotinas hospitalares ao ritmo individual.	
Espaçar procedimentos e outras atividades.	Feito pela paciente
Permitir períodos mais longos de atividades de autocuidado.	Fortalecer a capacidade de autocuidar-se
Providenciar a conservação da energia (relação exercício e repouso).	
Promover proteção e relaxamento, evitando mudanças frequentes de funcionários.	Feito pela paciente
Prevenir as complicações associadas à imobilidade (p. ex., úlceras de pressão, constipação, cálculos renais, contraturas, pneumonia hipostática, trombos, edema e letargia).	Minimizar limitações ao autocuidado
Estimular mudanças frequentes de posição.	Minimizar limitações ao autocuidado
Motivar e recompensar as atividades.	Fortalecer a capacidade ao autocuidado
Ensinar exercícios simples para evitar complicações e melhorar a destreza motora.	Fortalecer a capacidade ao autocuidado
Planejar atividades para aumentar a independência, progressivamente.	Agir pela paciente e fortalecer a capacidade de autocuidado

(continua)

PLANO DE CUIDADO DE ENFERMAGEM 7.1 *(continuação)*

NECESSIDADE: Repouso

Diagnóstico de enfermagem: Padrão de Sono Perturbado relacionado ao ambiente hospitalar e às limitações de movimentos associadas à fratura

Metas: A paciente dormir o suficiente para ficar sem fadiga; aprender estratégias que facilitam o sono e o repouso.

Ações de enfermagem	Tipo de intervenção
Estímulos para controle do ambiente	
• Agendar períodos de repouso entre os procedimentos.	Feito pela paciente
• Orientar sobre relaxamento progressivo.	Fortalecer a capacidade de autocuidar-se

NECESSIDADE: Conforto

Diagnóstico de enfermagem: Dor Aguda relacionada à fratura.

Metas: A paciente estar sem dor; conseguir participar das AVD sem restrições relacionadas à dor.

Ações de enfermagem	Tipo de intervenção
• Monitorar sinais de dor.	Minimizar limitações ao autocuidado
• Auxiliar no posicionamento e nos exercícios para diminuir o desconforto.	Fortalecer a capacidade de autocuidar-se
• Administrar analgésicos para a dor em colaboração com a equipe de cuidados de saúde.	Minimizar limitações ao autocuidado

NECESSIDADE: Imunidade

Diagnósticos de enfermagem: (1) Manutenção Ineficaz da Saúde; (2) Risco de Infecção.

Metas: A paciente estar sem infecção.

Ações de enfermagem	Tipo de intervenção
• Estimular uma boa ingestão de alimentos e líquidos.	Fortalecer a capacidade ao autocuidado
• Ensinar a cliente a incluir alimentos na dieta que favoreçam o sistema imune, como leite, iogurte, queijo *cottage* sem gordura, ovos, frutas e verduras frescas e alho.	Fortalecer a capacidade de autocuidado
• Orientar sobre exercícios que melhorem a imunidade e ajudar nesses exercícios, como ioga e *tai chi*.	Fortalecer a capacidade de autocuidado
• Revisar a história de vacinação e providenciar as necessárias.	Fortalecer a capacidade de autocuidar-se
• Orientar quanto a técnicas de controle do estresse.	Fortalecer a capacidade de autocuidar-se

NECESSIDADE: Redução de Riscos

Diagnósticos de enfermagem: (1) Risco de Lesão relacionado a deficiências sensoriais; (2) Risco de Integridade da Pele Prejudicada relacionado a imobilidade, desnutrição e sensações diminuídas; (3) Manutenção do Lar Prejudicada relacionada a estado de saúde alterado, convalescença

Metas: A paciente estar sem lesão; ter a pele intacta; de forma eficiente e correta, usar dispositivos de assistência, óculos, aparelho auditivo (conforme a prescrição) para compensar os déficits sensoriais; tomar providências seguras e aceitáveis para a vida após a alta.

(continua)

PLANO DE CUIDADO DE ENFERMAGEM 7.1 *(continuação)*

Ações de enfermagem	Tipo de intervenção
Compensar a visão insatisfatória.	
• Ler para a pessoa.	Agir pela paciente e minimizar limitações ao autocuidado
• Escrever informações e etiquetá-las com letras grandes e código de cores, sempre que possível.	Minimizar limitações ao autocuidado
• Remover os obstáculos que possam causar acidentes, como objetos estranhos na cama, acúmulo de itens no chão e soluções que possam ser confundidas com água.	Minimizar limitações ao autocuidado e agir em relação a isso
• Comunicar o problema a outros funcionários.	Realizações para
• Iniciar encaminhamento oftalmológico.	Realizações para
Compensar a capacidade olfativa reduzida.	
• Prevenir e corrigir os odores resultantes de práticas de higiene insatisfatórias.	Assistir, em parte, e minimizar limitações ao autocuidado
• Detectar logo odores incomuns (podem ser sintoma de infecção)	Realizações para
Compensar perda auditiva.	
• Falar com clareza e em voz alta, ao mesmo tempo em que olha para a pessoa.	Minimizar limitações ao autocuidado
• Usar técnicas de *feedback* para ter certeza de que a pessoa escutou e entendeu.	Minimizar limitações ao autocuidado
• Encaminhar a paciente à clínica de ouvidos, nariz e garganta.	Realizações para
Manter uma boa condição da pele.	
• Examinar aparecimento de exantemas, áreas hiperemiadas e ferimentos.	Realizações para
• Ajudar nas práticas de higiene.	Parcialmente assistida
• Fazer massagens nas costas, trocar com frequência a posição da pessoa e manter a pele macia e seca.	Agir pela paciente, assistir e minimizar limitações ao autocuidado
Evitar quedas.	
• Oferecer apoio à pessoa enquanto deambula ou é transportada.	Parcialmente assistida
• Ensinar e incentivar exercícios para auxiliar a manutenção do tônus muscular.	Fortalecer a capacidade para autocuidar-se
• Manter erguidas as laterais da cama e apoiar a pessoa na cadeira de rodas.	Realizações para
• Proporcionar períodos de repouso entre as atividades.	Fortalecer a capacidade de autocuidado e minimizar as limitações ao autocuidado
• Colocar ao alcance das mãos objetos de uso frequente.	Parcialmente assistida
Manter o alinhamento corporal correto.	
• Usar sacos de areia, rolos e travesseiros.	Minimizar limitação ao autocuidado e dar assistência parcial
• Apoiar o membro afetado da paciente, quando erguido ou movimentado.	Assistir, em parte, e minimizar limitações ao autocuidado
Tomar providências de segurança em casa, preparando a alta da paciente.	
• Avaliar preferências, capacidades e limitações da paciente para sugerir providências apropriadas.	Agir pela paciente e dar a ela assistência parcial
• Iniciar encaminhamento ao assistente social.	Realizações para

(continua)

PLANO DE CUIDADO DE ENFERMAGEM 7.1 *(continuação)*

NECESSIDADE: Conexões

Diagnósticos de enfermagem: (1) Angústia Espiritual, Desesperança e Impotência relacionadas à hospitalização, ao estado de saúde e às mudanças de vida; (2) Interação Social Prejudicada relacionada à hospitalização e ao estado de saúde

Metas: A paciente expressar satisfação com a quantidade de interação social; identificar formas de satisfazer às necessidades espirituais e estar sem sinais de sofrimento emocional.

Ações de enfermagem	Tipo de intervenção
Estímulos para controle do ambiente.	
Agendar os mesmos funcionários para os cuidados.	Realizações para
Manter uma agenda diária regular.	Fortalecer a capacidade para autocuidar-se
Providenciar colega de quarto com interesses e antecedentes semelhantes.	Agir pela paciente e fortalecer sua capacidade de autocuidado
Promover interações sociais significativas.	
• Orientar os outros a falarem com clareza e em tom suficientemente alto, enquanto olham para a pessoa.	Fortalecer a capacidade ao autocuidado
• Planejar atividades significativas.	Fortalecer a capacidade ao autocuidado
• Promover e manter um estado de orientação.	Fortalecer a capacidade de autocuidado e minimizar as limitações ao autocuidado
• Mostrar interesse pelas interações sociais da paciente e estimular sua manutenção.	Fortalecer a capacidade ao autocuidado
• Iniciar contatos com agências da comunidade para o desenvolvimento de relações que possam continuar após a alta.	Agir pela paciente e minimizar a limitação ao autocuidado
• Dar assistência para enfeitar-se e vestir-se.	Assistir, em parte, e minimizar as limitações ao autocuidado
• Aprender sobre a espiritualidade e as crenças religiosas da paciente e incorporá-las aos cuidados.	Fortalecer a capacidade ao autocuidado
• Providenciar aconselhamento de sacerdote/pastor.	Agir pela paciente e fortalecer a capacidade de autocuidado
• Estimular a verbalização de sentimentos referentes ao sentido do estado de saúde e das mudanças de vida.	Fortalecer a capacidade ao autocuidado
• Dar oportunidade para orações.	Fortalecer a capacidade ao autocuidado

NECESSIDADE: Gratificação

Diagnósticos de enfermagem: (1) Ansiedade, Medo, Desesperança e Impotência relacionados à hospitalização e ao estado de saúde; (2) Interação Social Prejudicada relacionada à hospitalização; (3) Baixa Autoestima Crônica relacionada a problemas de saúde e à situação de vida

Metas: A paciente demonstrar nível de atividade física semelhante ao anterior à lesão; desempenhar atividades de autocuidado em nível máximo de independência; expressar satisfação com a quantidade de tempo sozinha, estar sem sinais de sofrimento emocional.

Ações de enfermagem	Tipo de intervenção
• Estímulos para controle do ambiente	Realizações para
• Respeitar a privacidade.	Fortalecer a capacidade ao autocuidado

(continua)

PLANO DE CUIDADO DE ENFERMAGEM 7.1 *(continuação)*

Dar oportunidade para estar sozinha.

• Propiciar vários períodos de tempo pré-planejados durante o dia em que a paciente possa estar sozinha.	Agir pela paciente e fortalecer a capacidade de autocuidado
• Proporcionar privacidade, puxando as cortinas em torno da cama e fazendo uso de instalações como a capela.	Minimizar limitações ao autocuidado

Melhorar as limitações físicas sempre que possível.

• Assistir na reeducação para a deambulação.	Assistir, em parte, e fortalecer a capacidade de autocuidado
• Exercitar partes do corpo para manter as funções.	Assistir, em parte, e minimizar as limitações ao autocuidado
• Estimular a paciente a consumir uma dieta adequada	Fortalecer a capacidade ao autocuidado
• Encaminhar a paciente para audiometria para avaliar necessidade de aparelho auditivo.	Agir pela paciente e minimizar a limitação ao autocuidado
• Encaminhá-la a um oftalmologista para avaliar a necessidade de lentes corretivas.	Agir pela paciente e minimizar a limitação ao autocuidado

Manter componentes familiares do estilo de vida.

• Ajustar o máximo possível a rotina hospitalar à rotina domiciliar da paciente.	Agir pela paciente e minimizar a limitação ao autocuidado
• Estimular a pessoa a usar as próprias roupas.	Minimizar limitações ao autocuidado
• Providenciar para a pessoa seus itens pessoais trazidos de casa: travesseiro, cobertor, fotografias e xícara de chá.	Minimizar limitações ao autocuidado
• Proporcionar as atividades de lazer a que a pessoa está acostumada.	Minimizar as limitações ao autocuidado e fortalecer a capacidade de autocuidado

Promover participação ativa.

• Dar oportunidade para que a paciente tome as próprias decisões, sempre que possível.	Fortalecer a capacidade ao autocuidado
• Envolver a pessoa no atendimento.	Fortalecer a capacidade ao autocuidado
• Estimular e incentivar a comunicação.	Fortalecer a capacidade ao autocuidado

---

> **DICA DE COMUNICAÇÃO**
>
> Uma coleta hábil de dados e um plano amplo de cuidados significam pouco quando as informações permanecem no prontuário e registros, sem serem comunicadas aos cuidadores. Deve ser elaborado um mecanismo de partilhamento do plano de cuidados, em um formato de uso fácil pelos cuidadores e em nível adequado a eles.

O ENFERMEIRO COMO AGENTE DE CURA

Os enfermeiros não são, simplesmente, cumpridores de tarefas, mas instrumentos importantes do processo de cura de seus pacientes. Se dos enfermeiros fosse esperado apenas o cumprimento de tarefas, poderiam ser substituídos, com facilidade, por robôs. Afinal, a tecnologia está aí para possibilitar que máquinas administrem medicamentos, reposicionem um paciente, monitorem os sinais vitais, registrem eventos importantes e façam outras tarefas simples. A enfermagem, porém, surgiu como uma *arte curativa*, caracterizada por profissionais que oferecem conforto, compaixão, apoio e cuidados — fatores que foram igualmente importantes (e, algumas vezes, mais importantes) à cura dos pacientes, na comparação com as tarefas procedimentais de dar assistência. O enfermeiro é alguém que age como um agente de cura, cujas interações auxiliam o paciente a voltar à sua totalidade (i. e., funções e harmonia excelentes entre corpo, mente e espírito).

Os enfermeiros que acreditam no holismo e na cura não se sentam à cabeceira do paciente para observar; envolvem-se, de forma dinâmica, nos processos de cura. Esse nível de envolvimento assemelha-se ao do instrutor de dança, que leva o aluno pela mão e demonstra os passos corretos, em vez de, simplesmente, dar as orientações à distância.

> **CONCEITO-CHAVE**
>
> De forma dinâmica, os enfermeiros envolvem-se na dança da cura do paciente — ensinando, orientando, modelando, acompanhando, incentivando e ajudando o paciente ao longo de várias etapas.

Características da cura

As características que permitem ao enfermeiro o envolvimento como agentes de cura dos idosos incluem **presença**, disponibilidade, desejo de formar conexões e vontade de ser modelos de holismo.

Presença

A capacidade de estar presente no momento também caracteriza os enfermeiros como agente de cura. Apesar das várias atividades concretas que têm para realizar, da "agitação" dos diversos contextos clínicos e da lista sem fim de "coisas a serem feitas", os enfermeiros que curam conseguem proteger suas interações com os pacientes contra as distrações. Quando estão com os pacientes, realmente estão *com* eles, oferecendo-lhes atenção total e irrestrita. Escutam ativamente; ouvem o que os pacientes dizem – e o que não dizem –, além de utilizar os sentidos para detectar indicadores sutis das necessidades. Mesmo com pouco tempo para permanecer com o paciente, esse tempo é totalmente do paciente.

> **PARA REFLETIR**
>
> Refletir sobre uma interação em que a pessoa com quem você falava parecia distraída e com pressa. De que forma isso influenciou sua comunicação?

Disponibilidade

Enfermeiros que curam mostram estar disponíveis de corpo, mente e espírito. Dão tempo e espaço para que os pacientes se expressem, investiguem e sintam. "Não é meu trabalho" é algo raramente dito pelos profissionais que curam. Por exemplo, um enfermeiro pode estar monitorando um paciente que se recupera de uma cirurgia de catarata, em uma unidade cirúrgica ambulatorial, quando este relata a preocupação pelo neto, preso por posse ilegal de drogas. Uma resposta do tipo "Não deve se preocupar com isso agora" passa a mensagem de que o enfermeiro não está disponível para conversar sobre essa preocupação com o paciente, provavelmente fechando as portas para uma conversa mais detalhada. Diferentemente, uma resposta como "Isso deve estar sendo difícil para você" pode ser mais útil ao transmitir abertura e interesse. Embora o enfermeiro, no exemplo mais próximo, possa não oferecer toda a assistência de que o paciente necessite, oferece-lhe um espaço seguro para descarregar essa carga da mente, dando-lhe sugestões para ajuda posterior.

Desejo de compor conexões

Os enfermeiros que curam formam conexões com os pacientes. Envolvem-se de formas significativas que exigem abertura, respeito, aceitação e uma atitude isenta de julgamentos. Eles estão comprometidos em aprender o que torna cada paciente um indivíduo único — a jornada de vida percorrida, a história que foi composta. Há momentos em que isso pode exigir que os enfermeiros ofereçam revelações das próprias jornadas e partilhem alguns capítulos da própria vida. Explorar os fios peculiares que tramaram o "tecido da vida" de um paciente facilita a conexão.

Modelos de holismo

Enfermeiros que, realmente, são elementos de cura são modelos de holismo, o que começa por boas práticas de autocuidado. Eles têm uma boa alimentação, repouso adequado, fazem exercício e seguem outras práticas positivas de saúde, além de estar atentos a seu bem-estar emocional e espiritual. A integridade requer que esses profissionais saibam o que gostariam que os outros soubessem e comportam-se como gostaria que os demais se comportassem. O autocuidado também é essencial ao desempenho de todos os papéis de enfermeiro que cura.

APLICANDO CONHECIMENTO NA PRÁTICA

The Specialized Role of the RN in the Program of All-Inclusive Care for the Elderly (PACE) Interdisciplinary Care Team

Fonte: Madden, K.A., Waldo, M., & Cleeter, D. (2014). Geriatric Nursing, 35(3), 199–204.

O Programa de cuidados completos para os idosos, considerado um modelo interdisciplinar inovador de prestação de atendimento de saúde a idosos fragilizados, moradores das comunidades, os quais o Estado certificou como carentes de cuidados de enfermagem especializados. Ainda que o Programa tenha evidenciado resultados positivos nos cuidados dados a pessoas idosas fragilizadas, há limitação das pesquisas sobre o papel do enfermeiro na equipe interdisciplinar deste. Essa pesquisa foi feita para a obtenção de entendimento do papel dos enfermeiros no Programa e de modelos de atendimento de enfermagem usados no mesmo.

Foi uma pesquisa que consistiu em um levantamento *online* estruturado de lideranças da enfermagem, em organizações do programa, em todo o país. Foi entrevistado um grupo desses enfermeiros via telefone, com uso de um levantamento focalizado.

A pesquisa descobriu a existência de elevado percentual de enfermeiros formados no bacharelado, em organizações do Programa, diretamente envolvidos no planejamento dos cuidados e na administração do atendimento de enfermagem. Foi usada uma variedade de modelos de atendimento de enfermagem (funcional, primário ou gerenciamento de cuidados), e não houve certeza quanto ao modelo de cuidados de enfermagem mais adequado ao programa. Os enfermeiros que participaram da pesquisa, bem como os pesquisadores, reconheceram o valor da realização de pesquisas futuras usando indicadores específicos de qualidade (p. ex., readmissões hospitalares, prevalência de úlceras de pressão, satisfação do paciente, etc.) para a determinação do melhor modelo a ser utilizado.

Ao serem realizadas coletas de dados do paciente, elaboração de planos de cuidados e implementação de serviços de enfermagem, os enfermeiros podem usar uma gama de modelos de oferecimento de atendimento de enfermagem. Embora cada modelo seja relevante, alguns podem funcionar melhor do que outros em dado programa ou população de pacientes. Lançados novos programas ou serviços, pode ser benéfico aos enfermeiros o teste de modelos diferentes de oferecimento de cuidados para que possam ser identificados indicadores relevantes de qualidade passíveis de rastreamento e avaliação, na tentativa de determinação do modelo que traga os melhores resultados.

APRENDENDO NA PRÁTICA

Como membro novo de uma instituição para idosos, você percebe que outros funcionários decidem e realizam atividades para muitos moradores que parecem capazes de realizar essas coisas sozinhos. Ao atender alguns desses residentes, você lhes dá espaço para fazerem escolhas sobre as preferências, coisas que os agrade e de fácil realização. E mais, ao incentivá-los a alimentar-se sozinhos, os moradores realizaram a tarefa, ainda que mais tempo foi necessário para tal.

Quais seriam as razões prováveis para que os funcionários criassem uma dependência desnecessária da parte dos moradores? De que forma você estimularia uma mudança em suas abordagens?

EXERCITANDO O PENSAMENTO CRÍTICO

1. Identificar experiências de vida peculiares à população idosa de hoje e que prepararam esses indivíduos para enfrentar alguns desafios do envelhecimento.
2. Listar mudanças relativas à idade capazes de afetar cada uma das necessidades relacionadas à promoção da saúde.
3. Citar algumas razões para que os idosos não queiram agir com independência em atividades de autocuidado.
4. Descrever algumas situações em que idosos correm risco de perder a independência em consequência de os enfermeiros mais fazerem as coisas por eles do que promoverem sua independência.

Resumo do capítulo

Cuidado holístico gerontológico integra dimensões biológica, psicológica, social e espiritual de uma pessoa, em que a sinergia cria uma soma que é maior que suas partes. Não somente se preocupa com o tratamento das doenças, mas ainda com a facilitação do crescimento na direção da totalidade, da maximização da qualidade de vida e de paz, conforto e dignidade durante o processo de morte.

Um levantamento de dados da enfermagem holística leva em conta o equilíbrio fisiológico, a conexão da pessoa consigo mesma, com os outros, a cultura e o ambiente, e o quanto ela está conseguindo satisfação. Na presença de desafios de saúde, uma pessoa pode evidenciar novas necessidades, como instrução, aconselhamento, acompanhamento, monitoração, coordenação, terapias e defesa. Os requisitos que devem estar presentes para que ela atenda a tais necessidades são capacidades físicas, mentais e socioeconômicas; conhecimentos, experiência e habilidades, além do desejo e da decisão de agir.

Cabe aos enfermeiros o reconhecimento de recursos internos consideráveis que os idosos possuem, mobilizando esses recursos para um envolvimento ativo dessa população no próprio cuidado. Agindo assim, os enfermeiros fortalecem os idosos e facilitam o compromisso com o plano de cuidados.

Recursos *online*

American Holistic Health Association
http://www.ahha.org
American Holistic Medical Association
http://www.holisticmedicine.org
American Holistic Nurses Association
http://www.ahna.org
Hartford Institute for Geriatric Nursing Try This Assessment Tool Series
http://hartfordign.org/practice/try_this/

Bibliografia

Dossey, B. M., & Keegan, L. (2012). *Holistic nursing: a handbook for practice* (6th ed.). Sudbury, MA: Jones & Bartlett Publishers.

CAPÍTULO 8

Aspectos legais da enfermagem gerontológica

VISÃO GERAL

Leis que regulam a prática da enfermagem gerontológica

Riscos legais na enfermagem gerontológica
- Imperícia
- Sigilo
- Consentimento do paciente
- Competência do paciente
- Supervisão da equipe
- Medicamentos
- Contenções
- Prescrições por telefone
- Ordens de não reanimar
- Antecipação de orientações e questões relativas à morte e ao morrer
- Abuso de idosos

Proteções legais para os enfermeiros

OBJETIVOS DE APRENDIZAGEM

A leitura deste capítulo possibilitará a você:

1. Discutir as leis que regem a prática da enfermagem gerontológica.
2. Descrever as questões legais na prática da enfermagem gerontológica e formas de minimizar os riscos.
3. Listar proteções legais para os enfermeiros.

TERMOS PARA CONHECER

Consentimento: permitir a realização de uma ação ou procedimento

Duplo poder do advogado: permite que indivíduos capazes indiquem uma pessoa que tome decisões em seu nome, caso ela se torne incapaz

Dever: uma relação entre pessoas, em que uma delas é responsável, ou foi contratada, para realizar algum serviço à outra

HIPAA: Lei de Portabilidade e Responsabilidade do Seguro de Saúde de 1996, assegura sigilo de informações de saúde do paciente e acesso de consumidores a seus prontuários

Lesão: dano físico ou mental a outro, ou violação dos direitos de uma pessoa, resultante de ato de negligência

Abuso: desvio de um padrão de atendimento

Negligência: falha em se manter no padrão de atendimento

Legislação privada: regula as relações entre indivíduos e/ou organizações

Legislação pública: regula as relações entre partes privadas e o governo

Padrão de atendimento: a norma de ação de uma pessoa razoável, em circunstância similar

Enfermeiros de todas as especialidades precisam conhecer os aspectos legais de sua prática profissional; os da área gerontológica não são exceção. Na verdade, riscos legais podem se intensificar e surgir problemas legais quando se trabalha em locais de atendimento geriátrico. Com frequência, os enfermeiros gerontólogos assumem cargos de grande responsabilidade e independência, tendo de tomar decisões sem muitos profissionais que possam analisá-las. Ademais, costumam ter de supervisionar funcionários não licenciados, sendo responsáveis também por seus atos. É possível que enfrentem situações difíceis, em que seus conselhos ou orientações sejam solicitados pelos pacientes e familiares; podem ter de responder sobre como proteger os bens da esposa de um paciente com a doença de Alzheimer; como redigir um testamento, informar o que fazer para interromper medidas que mantêm a vida e quem pode dar **consentimento** em nome do paciente. Os múltiplos problemas enfrentados pelos idosos, a elevada prevalência de fragilidade e a falta de familiaridade com as leis e os regulamentos podem torná-los vítimas fáceis de práticas inescrupulosas. Agir como um defensor integra a enfermagem gerontológica, reforçando a necessidade de os enfermeiros preocuparem-se com a proteção dos direitos dos pacientes idosos. Para uma proteção total de si mesmo, dos pacientes e dos empregados, esse profissional tem de conhecer as leis mais elementares e assegurar que sua prática respeite os limites legais vigentes.

LEIS QUE REGULAM A PRÁTICA DA ENFERMAGEM GERONTOLÓGICA

As leis provêm de várias fontes. Pelo fato de muitas serem elaboradas nos âmbitos estadual e municipal, há variações entre as localidades. Por isso é necessário que os enfermeiros se familiarizarem com a legislação estadual específica, em especial a que regula a prática profissional e as relações trabalhistas e a regulamentação das agências de cuidados de saúde.

Há leis públicas e privadas. **Legislação pública** rege as relações entre elementos privados e governo e incluem leis penais e regulamentos de organizações e pessoas envolvidas em determinadas práticas. O alcance da prática da enfermagem e as exigências para licenciamento, como aquelas para instituição de saúde domiciliar, situam-se na competência da legislação pública. **Leis privadas** regulamentam as relações entre indivíduos, ou entre indivíduos e organizações, envolvendo contratos e violações contratuais (i. e., atos ilegais contra o outro, inclusive agressão, assédio, prisão ilegal e invasão de privacidade). Essas leis protegem os direitos individuais e estabelecem padrões de conduta que, quando violados, podem resultar em responsabilização do infrator.

Além da legislação, existem padrões voluntários pelos quais pode ser julgado um enfermeiro. A publicação da Associação Americana de Enfermeiros, *Scope and Standards of Gerontological Nursing,* traz orientações para os enfermeiros gerontólogos com descrições do que é considerado um atendimento seguro e eficiente (ver o Capítulo 6, que discute esses padrões.)

RISCOS LEGAIS NA ENFERMAGEM GERONTOLÓGICA

A maioria dos enfermeiros não comete erros intencionalmente; algumas situações, entretanto, podem aumentar o risco de responsabilização legal. São situações que envolvem trabalho com recursos insuficientes, desconhecimento de políticas ou procedimentos da agência, descumprimento de regras, omissão de supervisão, opção pelo mais fácil ou tentativa de trabalhar quando exausto, física ou emocionalmente. Episódios repetidos de descuido e um único desvio dos padrões são situações potenciais para problemas legais sérios. O Quadro 8.1 analisa alguns atos gerais em que os enfermeiros podem ser responsabilizados por violação legal. Esses profissionais precisam estar atentos a todo o potencial de riscos legais em sua prática e tentar, conscientemente, minimizá-los. Alguns casos que podem representar riscos legais aos enfermeiros são apresentados em seguida.

Imperícia

Espera-se que os enfermeiros ofereçam serviços aos pacientes de forma cuidadosa e competente, de acordo com um **padrão de cuidados**. O padrão de cuidados é considerada a norma de ação de um indivíduo razoável, em circunstâncias similares. Quando o desempenho varia do padrão de atendimento, os enfermeiros podem ter de responder judicialmente por **imperícia**. Exemplos de situações que podem levar à imperícia incluem:

- administrar a dose incorreta de um medicamento ao paciente, causando a ele reações adversas;
- identificar sofrimento respiratório em um paciente, mas não informar isso ao médico no momento certo;
- deixar solução de irrigação na mesa de cabeceira de paciente confuso que, depois, a bebe;
- esquecer-se de virar paciente imobilizado durante o plantão/turno inteiro, resultando em surgimento de úlcera de pressão;
- causa a queda de um paciente ao tentar erguê-lo manualmente, quando o padrão seria usar dispositivo de erguimento.

> **QUADRO 8.1** — Atos que podem resultar em responsabilização legal de enfermeiros
>
> **AGRESSÃO**
> Ameaça ou tentativa deliberada de prejudicar um indivíduo com atitudes que o enfermeiro acha que pode tomar (p. ex., dizer ao paciente que ficará trancado no quarto sem comida o dia inteiro se não parar de causar confusão).
>
> **ASSÉDIO**
> Tocar alguém sem consentimento, de modo não permitido socialmente, ou cometer agressão. Mesmo o ato de tocar para ajudar uma pessoa pode ser interpretado como assédio (p. ex., realizar procedimento sem consentimento).
>
> **DIFAMAÇÃO DE CARÁTER**
> Comunicação oral ou escrita a um terceiro que prejudique a reputação de alguém. A diferença está na forma escrita ou oral, com uso ainda do termo calúnia. No caso da calúnia, os danos reais precisam ser provados, exceto quando:
>
> - alguém for acusado de crime;
> - alguém for acusado de ter doença repulsiva;
> - feita afirmação que afete a atividade profissional de alguém ou seus negócios;
> - uma mulher tiver sido chamada de imoral.
>
> Não há difamação, quando a afirmação é verdadeira e feita de boa-fé a pessoas com legitimidade para receber essa informação. Dizer, em carta de recomendação ou referências, que um empregado foi demitido de uma instituição por abusar fisicamente de pacientes não é difamação se, de fato, ele foi considerado culpado dessa acusação. Entretanto, dizer que um empregado é um ladrão porque narcóticos sumiam sempre que o plantão era dele e, se jamais foi comprovada sua culpa, pode ser difamação.
>
> **PRISÃO ILEGAL**
> Contenção ou detenção ilegal de uma pessoa. Evitar que o paciente saia da instituição é um exemplo de prisão ilegal, a não ser quando comprovado que esse paciente tem doença contagiosa ou pode causar danos a si ou a outros. Não precisa ser usada contenção física real para que ocorra prisão ilegal; pode ser considerado prisão ilegal dizer a um paciente que ele será amarrado à cama se tentar fugir.
>
> **FRAUDE**
> Adulteração voluntária e intencional que pode causar danos ou perdas a alguém ou propriedade (p. ex., venda de anel a paciente alegando que seu uso melhorará a memória).
>
> **INVASÃO DE PRIVACIDADE**
> Violar o direito de uma pessoa à própria privacidade. Pode incluir publicidade indesejada, liberação de prontuário médico a pessoas não autorizadas, fornecer informações do paciente a uma fonte inadequada ou publicação de assuntos particulares (as únicas exceções incluem informar doenças transmissíveis, ferimentos a bala e abuso). Permitir que um estudante de enfermagem visitante examine, sem permissão, úlceras de pressão de paciente pode configurar invasão de privacidade.
>
> **ROUBO**
> Tomar para si, de forma ilegal, pertences de outra pessoa (p. ex., pressupor que um paciente não está usando mais a cadeira de rodas que é dele e passá-la a outro paciente sem permissão).
>
> **NEGLIGÊNCIA**
> Omissão ou promoção de ato que falha em se manter nos padrões aceitos e razoáveis. Pode assumir várias formas:
>
> - conduta ilegal: promoção de ato contrário à lei ou impróprio (p. ex., realização de procedimento cirúrgico pelo enfermeiro);
> - abuso de poder: agir de maneira imprópria (p. ex., incluir paciente em projeto de pesquisa sem obter o consentimento);
> - prevaricação: não agir de maneira correta (p. ex., não avisar o médico sobre mudança grave na condição de um paciente);
> - abuso: falha em respeitar os padrões profissionais (p. ex., não verificar se a sonda nasogástrica se encontra no estômago antes de administrar alimentação);
> - negligência criminosa: desconsideração de proteção à segurança de alguém (e.g., permitir que paciente confuso, sabidamente com história de iniciar incêndios, tenha fósforos em situação sem supervisão).

O fato em si que resultou em negligência não garante a recuperação dos danos; em vez disso, precisa ficar demonstrado que estavam presentes as seguintes condições:

- ***Dever***: uma relação entre o enfermeiro e o paciente, em que aquele assumiu a responsabilidade de cuidar deste.

- *Negligência:* falha em atender ao padrão de cuidados (i.e., imperícia)
- *Lesão:* dano físico ou mental ao paciente, ou violação dos seus direitos em consequência de ato negligente.

> **CONCEITO-CHAVE**
>
> Dever, negligência e lesão precisam estar presentes para que haja imperícia ou negligência profissional.

As complexidades envolvidas no cuidado da população idosa, a necessidade de delegar responsabilidades a terceiros e as várias demandas simultâneas do enfermeiro contribuem para o risco de negligência ou imperícia. Com o aumento das responsabilidades assumidas por esses profissionais crescem os riscos de negligência. Os enfermeiros devem estar atentos aos riscos em sua prática e ser proativos na prevenção de negligência ou imperícia (Quadro 8.2). Aconselha-se ainda que providenciem seguro pessoal contra negligência ou imperícia, não confiando apenas no do empregador. Empregadores podem se recusar a dar cobertura aos enfermeiros, com base nas políticas da empresa, se acharem que o empregado agiu contra o escopo do trabalho; as garantias judiciais podem ultrapassar os limites das políticas do empregador.

> **PARA REFLETIR**
>
> Além do tempo e do dinheiro envolvidos na defesa em processo legal, quais são as consequências de ser acusado de negligência ou imperícia?

Outras situações podem responsabilizar enfermeiros por negligência ou **imperícia**, inclusive:

- deixar de agir (p. ex., não informar mudança no estado do paciente, ou não avisar à administração sobre atos incompetentes de um profissional);
- contribuir para alguma lesão do paciente (p. ex., não realizar a supervisão adequada de pacientes confusos, ou deixar de trancar a cadeira de rodas durante uma transferência);
- não informar situação perigosa (p. ex., impedir que as pessoas saibam que o sistema de alarme contra incêndio não está funcionando, ou não informar a alguém que um médico está realizando procedimentos sob efeito de bebida alcoólica);
- manusear as posses do paciente de forma irresponsável;
- não obedecer às políticas e aos procedimentos estabelecidos.

> **QUADRO 8.2 — Recomendações para redução do risco de imperícia**
>
> - Conhecer e seguir a legislação de prática de enfermagem que rege a prática da enfermagem nos Estados específicos.
> - Manter-se atualizado sobre as políticas e os procedimentos da agência empregadora, obedecendo a eles.
> - Assegurar que as políticas e os procedimentos sejam revisados, sempre que necessário.
> - Não discutir a condição do paciente, não partilhar informações sobre ele ou dar acesso a seu prontuário a terceiros, a não ser com consentimento escrito do paciente.
> - Consultar o médico sobre prescrição que não está clara ou pareça inadequada.
> - Conhecer o estado normal dos pacientes e informar rapidamente eventuais mudanças.
> - Levantar os dados do paciente com cautela e elaborar planos de cuidado realistas.
> - Ler os planos de cuidado do paciente e a documentação de enfermagem relevante, antes do atendimento.
> - Identificar os pacientes, antes de administrar medicamentos ou tratamentos.
> - Registrar as observações sobre a condição do paciente, o atendimento prestado e as ocorrências importantes.
> - Garantir que o registro feito por você ou pelos subordinados seja exato e reflita o atendimento realmente prestado.
> - Conhecer as credenciais e assegurar a competência de todos os profissionais subordinados.
> - Discutir com os supervisores as tarefas que não podem ser feitas devido a número insuficiente de funcionários ou suprimentos.
> - Não aceitar responsabilidades que ultrapassem sua capacidade de realização e não delegá-las a outros, a menos que tenha certeza da competência destes.
> - Informar sobre equipamentos que não funcionam bem e sobre outros riscos à segurança.
> - Relatar ou encaminhar relatório de incidente quando ocorrerem situações pouco comuns.
> - Rapidamente, informar qualquer abuso real ou suspeitado às autoridades competentes.
> - Frequentar programas de educação continuada e manter atualizados os conhecimentos e as habilidades inerentes à sua prática profissional.
>
> Adaptado de Eliopoulos, C. (2002). *Legal risks management guidelines and principles for long-term care facilities* (p. 28). Glen Arm, MD: Health Education Network.

> **PARA REFLETIR**
> Você conhece alguma lei estadual de atuação do enfermeiro e os regulamentos que regem a área em que atua ou atuará?

Sigilo

É aquele paciente raro, visto por apenas um provedor de cuidados de saúde. O normal é ele visitar vários médicos especialistas, terapeutas, instituições diagnósticas, farmácias e outras instituições. Esses provedores costumam ter de comunicar informações sobre o paciente, garantindo cuidados coordenados e qualificados. Com a quantidade potencialmente elevada de pessoas com acesso às informações médicas de pacientes, entretanto, e a facilidade com que elas são transferidas, aumentam as oportunidades de informações sigilosas caírem em mãos inadequadas.

Na tentativa de proteger a segurança e o sigilo das informações de saúde do paciente, o governo federal dos Estados Unidos criou a Lei da Portabilidade e Responsabilidade das Seguradoras de Saúde. Ela dá aos pacientes acesso a seus prontuários médicos, além do controle sobre como são usadas e divulgadas as informações sobre sua saúde. Os pacientes podem solicitar aos provedores alterações em informações incorretas descobertas por eles no prontuário, ou a adição de informações ali inexistentes. Podem também solicitar que informações sobre sua saúde não sejam partilhadas. O Congresso norte-americano autorizou penas cíveis e criminais a entidades que não obedecerem a lei e façam uso inadequado de informações pessoais de saúde. Uma emenda a esta lei exigiu que o envio de todas as alegações ao Medicare fosse por via eletrônica, atendendo às diretrizes de proteção à privacidade do paciente.

Pode haver variação nos procedimentos usados por profissionais e instituições para análise de fatos com os pacientes relativos à Lei de Portabilidade e Responsabilidade do Seguro de Saúde; para proteção de informações sobre pacientes e a comunicação de informações a eles relacionadas. É importante que os enfermeiros conheçam as políticas e os procedimentos — e obedeçam a eles — de proteção à privacidade do paciente.

Consentimento do paciente

Os pacientes têm direito de conhecer todas as implicações dos procedimentos e tomar decisões independentes sobre optar ou não por usá-los. Isso pode parecer simples demais, mas é fácil o consentimento ser negligenciado ou obtido de maneira inadequada pelos profissionais da saúde. Por exemplo, alguns procedimentos podem ficar tão rotineiros para os profissionais, que eles não se lembram de obter a permissão do paciente, ou um deles pode conseguir a assinatura de um paciente que apresenta oscilações no nível de competência mental, sem entender completamente o que está assinando. No intuito de ajudar os pacientes e oferecer cuidados eficientes ou por desconhecer a necessidade do consentimento, os profissionais podem se expor a muitas responsabilizações legais.

O consentimento deve ser obtido antes da realização de qualquer procedimento médico ou cirúrgico; fazer algum procedimento sem consentimento pode ser considerado agressão. Normalmente, quando um paciente entra em uma instituição de saúde, assina formulários de consentimento que autorizam os profissionais a realizar determinadas medidas de rotina (p. ex., banho, exames, tratamentos relativos aos cuidados e intervenções de emergência). Esses formulários, no entanto, não são uma carta branca a todos os procedimentos. Mesmo formulários de consentimento em branco, que os pacientes precisam assinar, autorizando os profissionais a realizar o que quer que seja necessário ao tratamento e aos cuidados, não constituem salvaguardas válidas, podendo não ter sustentação legal. O consentimento precisa ser obtido para tudo que ultrapasse medidas básicas e rotineiras de cuidados. Determinados procedimentos para os quais, sem dúvida, há necessidade do **consentimento**, podem ser todas as introduções no organismo, seja por incisão ou por orifícios corporais naturais; todo o uso de anestesia, terapia com cobalto ou radiação, terapia com eletrochoque ou procedimentos experimentais; todo o tipo de participação em pesquisa, invasiva ou não, e qualquer procedimento, diagnóstico ou tratamento que signifique mais do que um risco leve. Sempre que houver dúvida quanto à necessidade do consentimento, é melhor pecar pelo excesso.

O consentimento deve ser *informado*. Não é justo para o paciente, sendo também incorreto legalmente, obter sua assinatura para um procedimento sem lhe informar o que significa. O ideal é que um consentimento escrito, descrevendo o procedimento, sua finalidade, alternativas a ele, consequências esperadas e riscos seja assinado pelo paciente, com testemunha, além de ser datado (Fig. 8.1). O melhor é que a pessoa que fará o procedimento (p. ex., o médico ou o pesquisador) seja quem o explique ao paciente e o respectivo consentimento. Enfermeiros, ou outro profissional da instituição, não estão em posição de obter consentimento em nome do médico porque isso é ilegal e pelo fato de eles não terem condições de responder a perguntas médicas feitas pelo paciente. Pacientes com problemas de compreensão total, ou com oscilações no nível do funcionamento mental, não podem garantir um consentimento com valor legal. Os enfermeiros podem ter papel importante no processo de consentimento, garantindo que seja obtido corretamente, respondendo às perguntas, reforçando informações e conscientizando o médico sobre todo entendimento errado pelo paciente ou mudança no que ele deseja. Finalmente, os enfermeiros não devem influenciar, de forma alguma, a decisão do paciente.

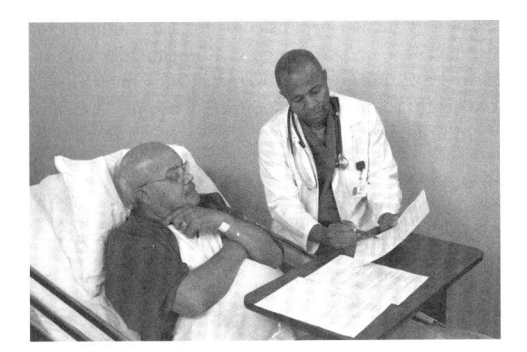

FIGURA 8.1 • É importante que o paciente dê o consentimento informado, antes de qualquer procedimento clínico ou cirúrgico. Formulários de consentimento escrito devem descrever o procedimento, sua finalidade, alternativas a ele, consequências esperadas e riscos.

Qualquer adulto consciente e mentalmente competente tem o direito de recusar consentimento para um procedimento. Para proteção da instituição e dos profissionais, é útil fazer o paciente assinar uma declaração de liberação, no sentido de que recusou o procedimento e que entende os riscos associados a essa recusa. Se o paciente se negar a assinar a liberação, isso terá de ser testemunhado, com o profissional que buscou o consentimento e a testemunha assinando uma declaração que documente a recusa do paciente, declaração esta que fará parte de seu prontuário.

Competência do paciente

Cada vez mais nas instituições de cuidados de longo prazo, os enfermeiros cuidam de pacientes confusos, dementes ou com alterações mentais. Pessoas mentalmente incapazes não podem dar consentimento legal. Nessas circunstâncias, o profissional costuma buscar o parente mais próximo para obter consentimento para realizar os procedimentos. Indicar um tutor que garanta o consentimento para um paciente com incapacidade mental é responsabilidade da Justiça. Quando a competência do paciente for questionável, os funcionários devem estimular os familiares a conseguir sua guarda legal ou solicitar a assistência de uma instituição estadual para idosos para peticionarem a indicação de um tutor pela Justiça. A não ser que tenham sido consideradas incapazes por um juiz, as pessoas podem tomar as próprias decisões.

Existem vários formulários de guarda ou tutoramento (também conhecidos como indicação de alguém responsável) para uso, quando alguém é julgado incapaz (Quadro 8.3), cada um com restrições próprias. O guardião é monitorado pela Justiça para garantir que aja no

> **DICA DE COMUNICAÇÃO**
>
> Quando o consentimento está sendo obtido, os enfermeiros devem avaliar se o paciente, ou seu representante, compreende perfeitamente o procedimento, sua finalidade, alternativas, consequências esperadas e riscos. Existindo, por meio de perguntas, comentários ou linguagem corporal, qualquer indício de que o assunto não está sendo entendido, cabe ao enfermeiro perguntar se há dúvidas ou necessidade de mais informações, garantindo que a necessidade seja atendida.

QUADRO 8.3 Tipos de autoridade para tomar decisões que terceiros podem, legalmente, ter em nome dos pacientes

TUTOR

Pessoa física ou jurídica declarada, pela Justiça, com autoridade para tomar decisões em nome de pessoa incapaz. Os tutores podem ter autoridade assegurada para decidir em assuntos específicos:

- Tutor de propriedade (indicação legal de representatividade): guarda limitada que permite ao tutor cuidar dos assuntos financeiros, mas não tomar decisões sobre tratamento médico.
- Tutor da pessoa: as decisões pertinentes ao consentimento ou à recusa de cuidados e tratamentos podem ser tomadas por pessoas nomeadas como tutores.
- Tutor pleno (associação): todos os tipos de decisões pertinentes à pessoa e à propriedade podem ser tomadas pelos tutores assim indicados.

PROCURAÇÃO

Mecanismo legal pelo qual pessoas capazes indicam as partes que tomam as decisões em seu nome. Pode assumir a forma de:

- Procuração com poder limitado: as decisões limitam-se a alguns assuntos (p. ex., financeiros) e a procuração fica sem valor quando a pessoa que a cedeu se torna incapaz.
- Procuração com poderes mantidos: mecanismo para manter ou iniciar a procuração quando o indivíduo que a cedeu se tornar incompetente.

melhor interesse da pessoa incapaz. No caso de um tutor de propriedade, este deve encaminhar relatórios financeiros à Justiça.

Ser um guardião é diferente de ter uma procuração porque esta é um mecanismo usado por pessoas capazes para nomear alguém que tome decisões em seu nome. Normalmente, uma procuração perde a validade quando a pessoa que a passou fica incapaz, a não ser no caso de **a procuração ser válida** quando o indivíduo perder a capacidade mental. Esse tipo de procuração permite que a pessoa capaz indique alguém para tomar decisões em seu nome quando ficar incapaz. Esse é um procedimento recomendado para pessoas com demências ou outros transtornos, em que possa haver antecipação de declínio da capacidade.

Para garantir proteção aos direitos dos pacientes, os enfermeiros devem recomendar que eles e seus familiares busquem aconselhamento legal sobre tutor e procurações. Quando feita a indicação de alguém, cabe aos indivíduos esclarecer o tipo de autoridade para tomar decisões.

> **CONCEITO-CHAVE**
> Uma procuração com mais poderes é útil para pacientes com doença de Alzheimer, pois pode ser indicada uma pessoa que tome decisões em nome do paciente quando, por incapacidade, este não mais conseguir tomá-las.

Supervisão da equipe

Em várias situações, os enfermeiros gerontólogos supervisionam os demais profissionais, sendo que muitos destes, inclusive, não têm registro profissional. Nesse caso, os enfermeiros gerontólogos são os responsáveis não apenas pelas próprias ações, mas também pelas dos supervisionados. A situação que se configura, então, é conhecida como responsabilidade do superior. Os enfermeiros devem entender que poderão ser responsabilizados pela lesão causada a um paciente por um funcionário supervisionado por eles. Várias situações podem criar riscos para os enfermeiros gerontólogos:

- permitir que pessoas sem qualificação ou competência prestem cuidados;
- falhar em acompanhar as tarefas delegadas;
- designar tarefas a membros da equipe para as quais eles não tenham qualificação ou competência;
- permitir que os profissionais atuem sob condições com riscos conhecidos (p. ex., escassez de funcionários, equipamento funcionando mal).

Essas são considerações que os enfermeiros precisam ter em mente quando aceitam a responsabilidade por atendimento domiciliar, enviando à casa do paciente um auxiliar para os cuidados sem conhecer sua competência, ou permitindo que funcionários com registro profissional, ou outros, trabalhem sem terem sido orientados sobre todas as políticas e os procedimentos da instituição ou agência.

> **CONCEITO-CHAVE**
> Um enfermeiro deve garantir que os cuidadores a quem são delegadas tarefas sejam competentes para realizá-las.

Medicamentos

Os enfermeiros são responsáveis pela administração segura dos medicamentos prescritos. Preparar, combinar, distribuir e vender medicamentos estão no âmbito dos farmacêuticos, e não dos enfermeiros. Quando estes realizam tais ações, elas podem ser interpretadas como fora do alcance da prática para a qual receberam o registro profissional.

> **Alerta de domínio conceitual**
> Um ato aparentemente inocente, como o de ir até a farmácia da instituição após o turno de funcionamento, colocar alguns comprimidos em um recipiente e levá-los para a unidade para que o paciente possa receber o medicamento necessitado com urgência, é ilegal.

Contenções

Nos Estados Unidos, A Lei de Reconciliação Orçamentária Total aumentou a conscientização sobre o grave impacto de dispositivos de contenção de movimentos, impondo padrões rígidos de uso em instituições de cuidados de longo prazo. Esse aumento da preocupação com o uso de elementos restritivos químicos e físicos atingiu outras situações de prática.

O que quer que limite física ou mentalmente um paciente (p. ex., coletes protetores, bandejas em cadeira de rodas, cintos de segurança, cadeiras geriátricas, corrimãos e medicamentos) pode ser considerado elemento de contenção. Imobilizadores usados de forma incorreta não apenas violam regulamentos relativos ao seu uso, mas podem ainda resultar em litígio por prisão ilegal e **negligência**. Em momento algum os dispositivos restritivos podem ser usados por conveniência do corpo funcional.

Pessoas idosas, com ideias delirantes ou demência, podem constituir desafios para a equipe funcional quanto ao controle de comportamento. Há vários medicamentos (p. ex., haloperidol, benzodiazepinas e lorazepam) que podem ser úteis para reduzir agitação e a necessidade de contenção física; podem, porém, resultar em complicações, tais como aspiração, em razão de depressão do reflexo de vômito e pneumonia por redução da atividade respiratória. Deve-se reconhecer que esses fármacos são formas de contenção química, devendo ser empregados apenas após outras medidas terem se mostrado ineficazes. E mais, estratégias não farmacológicas para controle comportamental podem reduzir a quantidade de fármacos necessários. Consultar especialistas em psiquiatria gerontológica ou psicólogos pode ser benéfico para a identificação de outras estratégias.

Alternativas aos elementos de contenção devem ser usadas sempre que possível. Medidas para ajudar a controlar problemas comportamentais e proteger o paciente incluem portas com alarme, alarme nos punhos do indivíduo, forros com alarme no leito, camas e cadeiras próximas do nível do chão, além de maior supervisão e contato com funcionários. Precisa ser registrado o comportamento específico do paciente que cria riscos a ele e a terceiros. Devem ser registrados o levantamento das situações de risco caso o paciente tenha condições de movimentos sem restrições e também registrar a eficiência das alternativas à contenção.

Diante da absoluta necessidade de elementos de contenção, uma prescrição médica para tal deve ser obtida enunciando-se as condições específicas que demandaram o uso desses imobilizadores, seu tipo e tempo de uso. Deve haver políticas institucionais para o uso de elementos de contenção, precisando ser atendidas com rigidez. A documentação detalhada tem de incluir os horários de início de uso e liberação dos dispositivos, sua eficácia e a resposta do paciente. É necessário observar atentamente o paciente com dispositivos restritivos dos movimentos.

Algumas vezes, os funcionários precisam usar elementos de contenção, mas podem encontrar objeção do paciente ou da família, que recusam o seu emprego. Se conversar com o paciente e os familiares sobre os riscos envolvidos em não usar dispositivos restritivos não adiantar, a instituição pode precisar que o paciente e os familiares assinem uma liberação de responsabilidade, declarando que se opõem ao uso de um elemento de contenção e conhecem os riscos dessa decisão. Ainda que isso possa isentar o enfermeiro ou a instituição de toda a responsabilidade, certa proteção limitada pode ser providenciada; a assinatura da liberação pode levar o paciente e a família a perceberem a gravidade da situação.

Prescrições por telefone

Em procedimentos de cuidados de saúde domiciliares e em casas de repouso, é normal os enfermeiros não contarem com a presença de um médico em todos os momentos. Mudanças no estado do paciente, pedidos de novos tratamentos e alterações nos tratamentos, assim como, em resposta, a prescrição feita pelo médico, podem ser comunicados por telefone. Entretanto, aceitar prescrições por telefone sujeita os enfermeiros a grandes riscos porque a prescrição pode ser ouvida ou escrita de modo incorreto, ou o médico pode negar tê-la dado. Pode não ser realista ou vantajoso para o atendimento do paciente descartar inteiramente as ordens por telefone, mas os enfermeiros devem minimizar os riscos de todas as formas possíveis.

- Deve-se tentar receber do médico, se possível e imediatamente, a prescrição escrita por fax.
- Não envolver terceiros na prescrição (p. ex., não receber a prescrição comunicada por um secretário ou outro funcionário em nome do enfermeiro ou do médico).
- Comunicar todas as informações relevantes ao médico, como sinais vitais, estado geral e medicação dada.
- Não fazer interpretações diagnósticas ou um diagnóstico médico do problema do paciente.
- Anotar a prescrição como foi dada e, imediatamente, lê-la integralmente para o médico.
- Colocar a prescrição na ficha de prescrições médicas, indicando tratar-se de prescrição por telefone, o nome do médico que a passou, hora, data e assinatura do enfermeiro.
- Conseguir a assinatura do médico em 24 horas.

Prescrições por telefone gravadas podem ser uma forma útil de os enfermeiros validarem o que ouviram, embora possam não oferecer muita proteção em caso de processo judicial, a menos que o médico seja informado de que a conversa está sendo gravada, ou esteja sendo usado equipamento especial, com som por 15 segundos.

Ordens de não reanimar

Entre os casos confiados a muitos enfermeiros gerontólogos, há elevada predominância de pacientes terminais. Todos os envolvidos podem entender que esses indivíduos morrerão e que tentativas de reanimá-los não são adequadas. A menos, porém, que se especifique, com exatidão, que o paciente não deve ser reanimado, a falha em tentar salvá-lo pode ser vista como negligência. Os enfermeiros precisam garantir que as ordens de não reanimação tenham valor legal, ficando atentos a vários aspectos. Em primeiro lugar, ordens para não reanimar são prescrições médicas, tendo de ser escritas e assinadas no receituário médico para que tenham valor. Esse tipo de ordem, ou decisão de não reanimar colocada no plano de cuidados, ou como um símbolo especial colocado à cabeceira do paciente, só é legal com uma prescrição do médico. A seguir, a não ser que seja prejudicial ao bem-estar do paciente ou ele esteja incapaz, deve ser obtido consentimento para a decisão de não reanimar; se o paciente não for capaz de consentir, deve ser buscado consentimento da família. Finalmente, todas as instituições devem elaborar uma norma de não reanimação que oriente os fun-

ESTUDO DE CASO

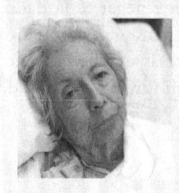

Você trabalha em uma casa de repouso que apoia a não utilização de dispositivos restritivos. No mês passado, uma das moradoras escorregou uma vez da cadeira de rodas e, outra vez, da borda da cama. Embora não tenha sofrido lesão em nenhum incidente, sua filha está preocupada com a possibilidade de a mãe se ferir com potencial gravidade de uma queda e solicitou, então, o uso de dispositivos restritivos na cama e na cadeira de rodas. A moradora não manifestou sua preferência, embora diga que fará o que a filha quiser. Você explica as justificativas para a não utilização dos dispositivos restritivos, mas a filha insiste no uso deles na mãe. "Você sabe que minha mãe tende a escorregar e acabar no chão", diz ela "Se você, então, não a prender à cadeira e não mantiver as laterais da cama erguidas quando ela estiver deitada, e minha mãe cair, trarei meus advogados aqui imediatamente!".

DESENVOLVENDO O PENSAMENTO CRÍTICO

- Como decidir se a liberdade da moradora de continuar sem dispositivos restritivos compensa o risco de ela se machucar durante uma queda?
- Considerando a autonomia da moradora; perguntar o que ela sugere fazer como alternativa a contenção e prevenir quedas.
- O quanto uma instituição pode ser influenciada pela ameaça de um processo judicial?
- O que você pode fazer para proteger a moradora e a instituição?

cionários nessas situações, o que pode constituir um item excelente a ser analisado por um comitê de ética.

Antecipação de orientações e questões relativas à morte e ao morrer

Uma variedade de questões em torno da morte de pacientes constitui preocupação legal para os enfermeiros. Algumas surgem bem antes da ocorrência da morte, quando os pacientes optam por colocar em prática orientações antecipadas ou um testamento. As diretrizes antecipadas expressam desejos de adultos com autonomia para decidir em relação aos cuidados terminais, uso ou não de medidas de prolongamento da vida e outros assuntos pertinentes à morte e ao morrer.

Em 1990, o Congresso dos Estados Unidos aprovou o Patient Self-Determination Act (Lei da Autodeterminação do Paciente, efetivada em 1 de dezembro de 1991), exigindo que todas as instituições de saúde que recebem recursos do Medicare e Medicaid perguntem aos pacientes, ainda na hospitalização, se têm testamento ou documento elegendo um procurador para cuidados de saúde. A resposta do paciente precisa ser registrada no seu prontuário. Os enfermeiros podem ser úteis, conscientizando médicos e outros profissionais em relação às orientações antecipadas do paciente, informando os pacientes de todas as medidas especiais que precisam tomar para terem o documento aceito no prontuário do paciente e, a menos que haja contraindicação, seus dese-

CONCEITO-CHAVE

Há dois tipos de orientações antecipadas. Uma *procuração permanente para atendimento de saúde* é um documento que indica uma pessoa escolhida pelo paciente (conhecida como representante por procuração, representante real, substituto ou agente) para tomar decisões em seu nome caso o paciente esteja incapacitado para tal, ou para comunicar as próprias decisões. Um *testamento* descreve as escolhas do paciente e dá instruções a provedores de serviços de saúde caso, no futuro próximo, o paciente não mais consiga tomar decisões ou comunicá-las, não tendo indicado um procurador.

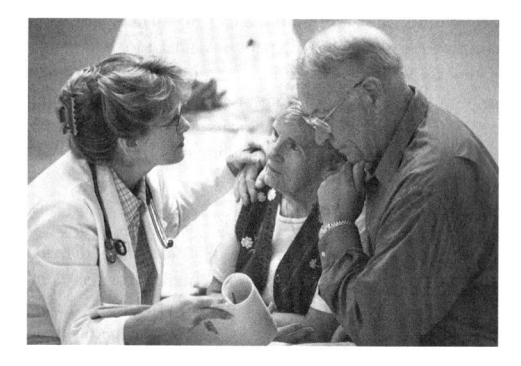

FIGURA 8.2 • Enfermeiros gerontólogos orientam adultos idosos na análise de diretrizes de saúde antecipadas.

jos serem atendidos (Fig. 8.2). O atendimento às orientações antecipadas protege os profissionais da saúde contra responsabilização cível e criminal quando agem de boa-fé. Aconselha-se os enfermeiros a confirmarem a legislação sobre orientações antecipadas em cada estado.

Há outros assuntos que aparecem quando os pacientes têm uma doença terminal e estão à beira da morte, um deles envolve testamentos. Testamentos são declarações dos desejos individuais relativos ao controle dos assuntos do paciente após a morte. Para que sejam válidos, quem o faz precisa estar mentalmente capaz, ter idade legal e não ser coagido ou influenciado a fazê-lo. O testamento deve estar escrito — embora, sob determinadas circunstâncias, alguns estados reconheçam testamentos orais ou ditados a testemunhas — assinado, datado e testemunhado por pessoas não citadas no documento. A quantidade necessária de testemunhas pode variar conforme o estado.

Para evitar problemas, como acusações de familiares de que o paciente foi influenciado pelo enfermeiro por dele depender, esse profissional deve evitar ser testemunha nessas situações. Os enfermeiros devem, porém, ajudar os pacientes a obter conselhos legais quando estes quiserem fazer um testamento ou modificar um já existente. Agências de ajuda legal e cursos de Direito nas localidades dão assistência à população de idosos para que sejam escritos os testamentos. Quando um paciente está morrendo e quer ditar um testamento ao enfermeiro, este tem de escrevê-lo com as palavras exatas do paciente, assiná-lo e datá-lo; pedir que o paciente assine o documento, se possível, e encaminhá-lo ao escritório administrativo da instituição para que sejam tomadas as devidas providências. Ajudaria se os enfermeiros gerontólogos estimulassem pessoas de todas as faixas etárias a fazer um testamento para evitar que seus bens fossem distribuídos por determinação do Estado após a morte.

O pronunciamento da morte é outra área que preocupa. Os enfermeiros costumam ser colocados na posição de determinar quando morreu o paciente e são competentes para isso, além de avisar a família e o necrotério. O médico é depois notificado da morte por telefone, assinando o atestado de óbito posteriormente. Esse procedimento bastante comum e correto, na verdade, pode ser ilegal da parte dos enfermeiros, porque, em alguns estados, o ato de pronunciar o paciente como morto é competência do médico, e não do enfermeiro. Cabe aos enfermeiros protegerem suas licenças, responsabilizando os médicos pelo pronunciamento da morte de um paciente, quando solicitados a fazer isso, ou fazendo pressão para que a legislação seja mudada de modo a protegê-los em situações assim.*

---

*N. de T. No Brasil, a declaração de óbito é competência do médico. O enfermeiro tem conhecimento para verificar que o paciente foi a óbito, mas só o médico pode atestá-lo e só depois o paciente pode ser removido para o necrotério e outras providências podem ser efetuadas.

Exames após a morte de pessoas são úteis, para que seja aprendido mais sobre a causa da morte, além de contribuírem para a formação médica. Em algumas circunstâncias, como diante da suspeita de que a causa da morte esteja associada a ato criminoso, negligência ou doença decorrente de trabalho, a morte pode ser considerada um caso para o médico-legista, podendo ser obrigatória a realização de necrópsia. A não ser que se trate de caso para médico-legista, deve ser obtido consentimento para a necrópsia comumente com o parente mais próximo e seguindo a sequência: cônjuge, filhos, pais, irmãos, avós, tias, tios e primos.

Abuso de idosos

Pode haver abuso de adultos idosos nas próprias casas ou em instituições de saúde, por parentes, cuidadores ou estranhos. Especialmente nas relações de cuidados de saúde por tempo prolongado, em que familiares ou funcionários contratados "ficam esgotados", o abuso pode ser uma consequência infeliz. Os fatores que contribuem para abuso por cuidadores da família são assunto do Capítulo 35.

> **CONCEITO-CHAVE**
> Estresse do cuidador pode levar a abuso de pessoas idosas.

Há vários tipos reconhecidos de abuso de pessoas idosas (National Center for Elder Abuse, 2012), incluindo:

- Abuso físico
- Abuso emocional
- Abuso sexual
- Exploração
- Negligência
- Abandono

O abuso pode assumir muitas formas, inclusive causar dor ou **lesão**, roubo, controle inadequado de recursos financeiros, administração de fármacos de maneira errada, sofrimento psicológico, não dar alimentos ou cuidados, ou impor confinamento. A simples ameaça de perpetração de um desses atos é considerada abuso. Abusos podem não ser identificados em razão da falta de contato do idoso com outras pessoas (p. ex., estar confinado à casa e não ter comunicação com quem quer que seja, a não ser o parente que é o abusador), ou pela relutância em relatar o problema por medo ou vergonha. Os enfermeiros conseguem coletar dados de abuso usando instrumentos como o *Avaliação de Maus Tratos aos Idosos* (Fulmer, 2012). Enfermeiros gerontólog os devem ainda ficar atentos a indícios de possível abuso ou negligência, durante as interações de rotina com os idosos; os sinais podem incluir:

- demora em buscar os cuidados médicos necessários;

- desnutrição;
- desidratação;
- hematomas sem explicação;
- higiene e apresentação que deixam a desejar;
- cheiro de urina, vestuário e roupa de cama com manchas de urina;
- escoriações ou áreas esfoladas nos genitais;
- administração inadequada de medicamentos;
- injeções, lesões repetidas e complicações passíveis de serem evitadas, resultantes de doenças existentes;
- atitude evasiva ao descrever o estado, problemas, sintomas, vida domiciliar;
- ambiente sem segurança;
- isolamento social;
- ansiedade, suspeição e depressão.

Os enfermeiros têm a responsabilidade legal de informar todos os casos de abuso, confirmados ou suspeitados. Há variação entre os estados quanto aos mecanismos de informação, dessa forma, esses profissionais devem consultar a legislação estadual específica. A lista de recursos inclui organizações que informam sobre abuso de idosos e orientam na busca por advogados que fornecem assistência legal a vítimas de abuso.

PROTEÇÕES LEGAIS PARA OS ENFERMEIROS

O bom senso pode ser o melhor aliado à prática sólida da enfermagem. Jamais esquecer que pacientes, visitantes e empregados não ficam privados de seus direitos ou responsabilidades legais quando em ambientes de cuidados de saúde. Leis e regulamentos impõem direitos e responsabilidades adicionais às relações entre provedor-paciente e empregado-empregador. Os enfermeiros podem e devem se proteger, por intermédio de:

- conhecimento das leis e regras que regulam a sua agência/instituição de cuidados específica, a legislação referente à prática da enfermagem no estado e as relações trabalhistas;
- conhecimento das políticas e dos procedimentos da agência e obedecer a eles com rigidez;
- ação no âmbito da prática da enfermagem;
- certificação da competência dos empregados por quem são responsáveis;
- conferência do trabalho de funcionários sob sua supervisão;
- obtenção de orientação legal e administrativa, quando em dúvida sobre as consequências legais de uma situação;
- informação e registro de todas as ocorrências incomuns;
- recusa a trabalhar sob circunstâncias que tragam risco à segurança do atendimento ao paciente;
- ter seguro de responsabilização pelos atos profissionais.

APLICANDO CONHECIMENTO NA PRÁTICA

A Staff Intervention Targeting Resident-to-Resident Elder Mistreatment (R-REM) in Long-Term Care Increased Staff Knowledge, Recognition, and Reporting: Results from a Cluster Randomized Trial

Fonte: Teresi, J. A., Ramirez, M., Ellis, J. M., Silver, S., Boratgis, G. et al. (2013). International Journal of Nursing Studies, 50(5), 644–656.

Agressões entre moradores de instituições para pessoas idosas não têm recebido muita atenção, podendo não ser percebidas pelo corpo funcional. Mesmo com efeitos negativos para moradores e equipe funcional, podendo resultar em processos legais, antes dessa pesquisa não havia treinamento, intervenções e estratégias de implementação, baseados em evidências, tratando do assunto. Essa pesquisa avaliou o impacto de uma intervenção de treinamento para aumentar conhecimentos dos enfermeiros sobre Avaliação de Maus Tratos em Idosos.

Foram 685 os moradores selecionados no grupo de controle e 720 no de intervenção, de cinco instituições diferentes para idosos. A equipe funcional no grupo de intervenção recebeu treinamento, protocolos de implementação relativos ao reconhecimento e controle R-REM, bem como orientação em protocolos de implementação. Foram coletados dados no início do projeto, após 6 e 12 meses.

A pesquisa demonstrou que os funcionários que receberam esse treinamento foram mais eficientes para reconhecer e relatar os riscos de agressões O grupo da intervenção apresentou também significativamente menos incidentes de maus tratos, apesar de haver das ocorrências no início da intervenção.

A redução de riscos legais exige intervenções reais e baseadas em evidências que podem ser usadas pelos enfermeiros e outros funcionários. Além do desenvolvimento desses recursos, os enfermeiros têm de reivindicar orientações e treinamento para a equipe funcional que a capacitem na atenção e utilização desses recursos. Em instituições para idosos residentes e outros cenários de atendimento de saúde, com limitação da equipe funcional, pode haver resistência à alocação do tempo desses profissionais para educarem e implementarem intervenções. Auxiliando os tomadores de decisão a compreenderem que ações desse tipo podem ser úteis não apenas à redução do risco de litígio, mas também à prevenção de lesões e insatisfação dos idosos e seus cuidadores, pode haver valorização do custo-benefício dessas abordagens, aumentando o apoio a intervenções assim.

APRENDENDO NA PRÁTICA

Você trabalha no plantão noturno, em que ocorrem vários chamados na unidade para pacientes em pós-operatório. Todos os funcionários têm uma carga de trabalho maior do que a usual. Durante o turno da noite, um dos enfermeiros esqueceu-se de erguer a lateral do leito onde estava um pa ciente muito sedado. Em seu estado confuso e de sedação, o paciente tenta sair do leito e cai. Você e o enfermeiro cuidador desse paciente correm para o auxiliar. O outro enfermeiro pede que você o ajude a erguer o paciente, levando-o de volta ao leito. Você resiste, dizendo "Ele deve ser examinado e o supervisor, chamado". Há objeção do outro enfermeiro, que diz "Você conhece a norma. Receberei uma suspensão ou serei despedido, e tenho filhos para sustentar. Examinei o paciente e ele está bem … e, de tão dopado, dificilmente lembrará o que aconteceu. Não haverá problemas; vamos lá".

O paciente não parece lesionado e você não quer que o enfermeiro corra risco de perder o emprego. O que fazer?

EXERCITANDO O PENSAMENTO CRÍTICO

1. Discutir as razões pelas quais a enfermagem gerontológica é uma especialidade com alto risco de ações judiciais.
2. Identificar o processo que você deve seguir em sua comunidade para conseguir a tutela de adulto incapaz sem família.
3. Descrever a abordagem a ser usada para discutir a elaboração de diretrizes antecipadas com adulto idoso.
4. Discutir as ações que devem ser tomadas diante das seguintes situações:
   - Enfermeiro supervisionado por você comete erros repetidos e não parece competente para o trabalho.
   - Você começa a registrar suas observações, mas é informado pelo supervisor imediato para "morder a língua e deixar assim porque se trata do filho do administrador".
   - Paciente segreda a você que o filho está falsificando o nome dela em cheques e, pouco a pouco, esvaziando sua conta bancária.

Resumo do capítulo

Existem riscos legais associados à prática da enfermagem em todas as especialidades. Na enfermagem gerontológica, os riscos podem estar acompanhados de problemas individuais, enfrentados pelos idosos e locais de atendimento, que podem ter um grande número de funcionários sem licença profissional. Os enfermeiros gerontólogos precisam compreender suas responsabilidades e riscos legais.

Há legislação pública e privada que deve ser respeitada na prática profissional. A legislação pública regula a relação entre governo e outros envolvidos na rede particular; inclui aspectos como alcance da prática profissional, regulamentos que devem ser respeitados nos locais de atendimento e legislação criminal. A legislação particular contempla a relação entre indivíduos e entre estes e as organizações, abrangendo aspectos como abusos, agressão física, confinamento e invasão de privacidade. Além do mais, existem critérios alternativos pelos quais os enfermeiros podem ser julgados, como os elaborados por associações de enfermeiros profissionais.

Os enfermeiros devem ser proativos quanto à própria proteção, a de suas organizações e a dos pacientes. Essa responsabilidade inclui obediência à legislação e às regras que regulam a atuação, garantia da competência das pessoas a quem os cuidados são delegados, relato de circunstâncias e incidentes incomuns e obtenção de consultoria legal quando necessária.

Recursos online

American Association of Retired Persons (AARP) Elder Law Forum
http://www.aarp.org/research/legal-advocacy/
American Bar Association Senior Lawyers Division
http://www.abanet.org/srlawyers/home.html
Elder Justice Coalition
http://www.elderjusticecoalition.com
Hartford Institute for Geriatric Nursing
Tentar isto: Best Practices in Nursing Care to Older Adults. Issue Number 15 (Revised 2007), Elder Mistreatment and Abuse Assessment. http://consultgerirn.org/uploads/File/trythis/try_this_15.pdf
National Academy of Elder Law Attorneys
http://www.naela.com
National Center on Elder Abuse
http://www.ncea.aoa.gov
National Senior Citizens Law Center
http://www.nsclc.org
Nursing Home Abuse/Elder Abuse Attorneys Referral Network

Bibliografia

Fulmer, T. (2012). *Elder mistreatment assessment. Try This*. Hartford Institute for Geriatric Nursing, Issue No. 15. Recuperado de http://consultgerirn.org/uploads/File/trythis/try_this_15.pdf.

National Center for Elder Abuse. (2014). *Fact sheet about elder abuse*. Recuperado de http://www.ncea.aoa.gov/Resources/Publication/docs/FinalStatistics050331.pdf.

CAPÍTULO 9

Aspectos éticos da enfermagem gerontológica

VISÃO GERAL

Filosofias que orientam o pensamento ético

A ética na enfermagem
- Padrões éticos externos e internos
- Princípios éticos
- Considerações culturais

Dilemas éticos enfrentados por enfermeiros gerontólogos
- Mudanças que aumentam os dilemas éticos para os enfermeiros
- Medidas para auxiliar os enfermeiros a tomar decisões éticas

OBJETIVOS DE APRENDIZAGEM

A leitura deste capítulo possibilitará a você:

1. Discutir as várias correntes filosóficas relativas a certo e errado.
2. Descrever padrões éticos, princípios e considerações culturais que orientam a prática da enfermagem.
3. Listar os fatores que aumentaram os dilemas éticos dos enfermeiros.
4. Identificar medidas que auxiliam os enfermeiros a tomar decisões éticas.

TERMOS PARA CONHECER

Autonomia: respeitar liberdades, preferências e direitos individuais
Beneficiência: fazer o bem aos pacientes
Sigilo: respeitar a privacidade
Ética: um sistema de princípios morais que orienta comportamentos
Fidelidade: respeitar a própria palavra deveres aos pacientes
Justiça: ser justo, tratar igualmente as pessoas
Não maleficência: evitar dano aos pacientes
Veracidade: a verdade

Ainda que a ideia de princípios orientadores de conduta certa e errada não seja algo novo na enfermagem, a ética profissional vem recebendo cada vez mais atenção profissional. É normal os enfermeiros gerontólogos estarem diante de questões éticas relativas à promoção, ao alcance ou aos custos dos cuidados aos idosos. Muitas questões desse tipo decorrem da prática cotidiana. É importante que esses profissionais compreendam a ética profissional e pessoal e estejam atentos aos dilemas éticos atualmente enfrentados por eles.

FILOSOFIAS QUE ORIENTAM O PENSAMENTO ÉTICO

A palavra **ética** tem origem na antiga Grécia — *ethos* significa as crenças que orientam a vida. A maioria das suas definições atuais gira em torno da ideia de padrões de conduta e julgamento moral aceitos. Basicamente, a ética ajuda a determinar o rumo certo e errado dos atos. Mesmo parecendo tão simples, diferentes correntes filosóficas discordam quanto ao que seja certo e errado, por exemplo:

- *Utilitarismo:* filosofia segundo a qual atos bons são os que beneficiam o maior número de pessoas e trazem felicidade.
- *Egoísmo:* no polo oposto ao utilitarismo, o egoísmo propõe que um ato é moralmente aceitável, quando traz o maior benefício ao indivíduo, não havendo motivo para a realização de atos que beneficiem outras pessoas, a menos que a pessoa também se beneficie deles.
- *Relativismo:* pode ser chamado de ética situacional no sentido de o certo e o errado dependerem da situação. No relativismo, existem vários subgrupos de pensamento. Alguns acreditam que possam existir variações individuais quanto ao eticamente correto, enquanto outros acham que as crenças individuais devem estar de acordo com as crenças gerais da sociedade, em determinado momento e situação.
- *Absolutismo*: nessa teoria, existem verdades específicas que orientam os atos. As verdades podem variar, dependendo das crenças individuais; por exemplo, a visão do cristão pode diferir da do ateu quanto a determinados comportamentos morais, e uma pessoa que apoia a democracia pode acreditar em verdades diferentes daquela que apoia o comunismo.

Para exemplificar a aplicação dessas quatro filosofias diferentes, analisemos a situação hipotética de quatro pessoas idosas de pouca renda que moram juntas. Um dia, uma delas encontra um bilhete de loteria na caixa de correspondência da casa, com um prêmio 1 milhão de dólares. Do ponto de vista da ética, ela deve aos companheiros de domicílio parte do dinheiro? Um *utilitário* proporia a divisão do valor entre todos os moradores porque beneficiaria o maior número de pessoas. Um *egoísta* estimularia a pessoa que encontrou o bilhete a ficar com todo o dinheiro porque traria a ela o maior benefício pessoal. Um *relativista* diria que ficasse com o dinheiro; entretanto, já que ela teria mais dinheiro do que o necessário, deveria reparti-lo com as demais pessoas. Um *absolutista*, que também é cristão, poderia dizer que manter o bilhete premiado para si seria moralmente errado, e é necessário encontrar o seu verdadeiro dono.

Analisemos, agora, a aplicação das abordagens filosóficas ao uso de subsídios do governo federal para os idosos. Um *utilitário* diria que 12% da população não deve usar um terço do produto interno bruto e que esse dinheiro deve ser alocado, de forma igualitária, e uma base *per capita*. Um *egoísta* diria que cada indivíduo idoso deve ter o que achar necessário, independentemente do impacto nos demais. Um *relativista* diria que as pessoas idosas podem usar essa parte do orçamento, exceto se for necessário mais a crianças carentes ou à defesa do país, situação em que o direito de agir assim com o dinheiro não mais seria individual. Os *absolutistas* poderiam defender várias visões, dependendo dos sistemas de crença, que variam de conceder aos idosos aquilo de que precisam porque é uma responsabilidade moral cuidar deles e dos doentes, até afastar os recursos financeiros da população idosa para serem usados com os militares, atendendo, assim, a metas políticas específicas.

Há outras filosofias que guiam a ética, mas aquelas poucas descritas com brevidade demonstram a diversidade de abordagens do pensamento ético, reforçando o fato de que determinar atos certos e errados pode ser tarefa complicada.

> **CONCEITO-CHAVE**
>
> As pessoas podem ser orientadas por diversas filosofias éticas que as levam a entender as mesmas situações de maneiras bastante diferentes.

A ÉTICA NA ENFERMAGEM

Padrões éticos externos e internos

Profissões como a de enfermeiro exigem um código de ética que fundamente e avalie sua prática. Um código de ética profissional é aceito, como o conjunto de diretrizes formais para seus atos, pelos que praticam a profissão. A Associação Americana de Enfermeiros tem seu Código de Ética para Enfermeiros, em que são descritos os amplos valores profissionais (informações sobre o Código são encontradas em http://www.nursingworld.org/codeofethics). A Associação Americana de Enfermeiros Holísticos desenvolveu o Código de Ética para a Enfermagem Holística, com orientações para atos e responsabilidades de enfermeiros consigo mesmos, com os outros e com o ambiente (o documento completo pode ser encontrado em http://www.ahna.org).

Os enfermeiros estão, ainda, sujeitos aos padrões de ética criados fora da profissão. Padrões federais, estaduais e municipais, sob a forma de regulamentos, orientam a sua prática. Além disso, várias organizações, como a Comissão Conjunta e a Associação Americana de Cuidados de Saúde, criam padrões para profissionais e locais específicos de atuação. Cada agência ou instituição também tem filosofias, metas e objetivos que apoiam um determinado nível de prática profissional.

É bastante importante o fato de cada enfermeiro ter valores desenvolvidos durante a vida, que influenciam amplamente o pensamento ético. O ideal seria a combinação do sistema de valores de cada enfermeiro com o da profissão, da sociedade e do empregador; podem surgir conflitos quando os sistemas de valores são incompatíveis.

> **CONCEITO-CHAVE**
> É importante que o enfermeiro compreenda os próprios valores, pois, se estes diferirem dos do empregador ou dos da população atendida, pode haver conflitos e sofrimento.

Princípios éticos

São utilizados vários princípios éticos na orientação do atendimento de saúde, inclusive:

- ***Beneficiar***: fazer o bem aos pacientes. É um princípio baseado na crença de que a formação e a experiência dos enfermeiros possibilitam-lhes tomar decisões corretas que servem aos melhores interesses dos pacientes. Esses profissionais são desafiados a realizar atos bons para os pacientes sem ignorar os desejos destes. Impor-se às decisões dos pacientes e invocar autoridade profissional para realizar atos entendidos pelos enfermeiros como o melhor para o interesse do paciente são atitudes entendidas como paternalistas, interferindo na liberdade e no direito dele.
- ***Não prejudicar***: evitar danos aos pacientes. Esse princípio pode ser entendido como um subconjunto da beneficência porque busca, em última instância, realizar ações boas para os pacientes. Além de não agir diretamente de modo a causar prejuízo, ações como informar a administração de que a equipe funcional está inadequado ao prestar cuidados significam **não prejudicar**.
- ***Justiça:*** ser imparcial; tratar as pessoas do mesmo modo e prestar aos pacientes o serviço de que precisam. Na base desse princípio, está a crença de que os pacientes têm direito a serviços baseados na necessidade, sem consideração de possibilidades de pagamento. Escassez de recursos é um desafio a essa ideia de acesso e uso irrestritos dos serviços de saúde.
- ***Integridade e confiabilidade***: **ser íntegro** significa honrar a própria palavra e o dever para com os pacientes; **ser confiável** significa uso da verdade. Trata-se de um princípio essencial a todas as interações entre paciente e enfermeiro, pois a qualidade dessa relação depende de confiança e de integridade. Os idosos podem evidenciar graus elevados de vulnerabilidade em comparação com os mais jovens, com a possibilidade de serem especialmente dependentes da integridade dos cuidadores.
- ***Autonomia***: respeitar a liberdade, as preferências e os direitos dos pacientes. Assegurar e proteger o direito dos idosos de dar o consentimento informado são atos coerentes com esse princípio.
- ***Sigilo***: respeitar a privacidade dos pacientes. É comum os pacientes partilharem informações muito pessoais com os enfermeiros, com a necessidade de se sentirem seguros de que sua confiança não será traída. Além do respeito ao **sigilo** como princípio de muita solidez moral, Lei de Portabilidade e Responsabilidade do Seguro de Saúde e outras leis deram às pessoas o direito legal à privacidade, ensejando consequências jurídicas caso não seja respeitada.

São poucos os enfermeiros que colocam em dúvida o valor desses princípios (Fig. 9.1). Na verdade, as práticas que os reforçam são amplamente promovidas, como garantir que o paciente receba os cuidados necessários; respeitar seu direito de permitir ou negar consentimento aos tratamentos; evitar que funcionários incompetentes cuidem deles e atender a padrões de prática aceitos. A verdadeira prática da enfermagem raramente é simples e surgem situações que acrescentam novas considerações relativas à aplicação de princípios morais ao atendimento do paciente. Podem surgir dilemas éticos, quando outras circunstâncias interferem na aplicação clara e básica desses princípios.

> **PARA REFLETIR**
> Como responder a dilemas éticos e tentar resolvê-los? Se você já atua, aceita padrões de prática diferentes dos que aceitaria em sua vida pessoal? Em caso positivo, por quê?

Considerações culturais

Um tópico que precisa ser levado em conta na prática da enfermagem corresponde ao que poderia ser entendido como prática ética para algumas pessoas e visto de maneira diversa por outras em razão de seus antecedentes culturais. Exemplificando, uma enfermeira pode ser branca e protestante, nascida nos Estados Unidos,

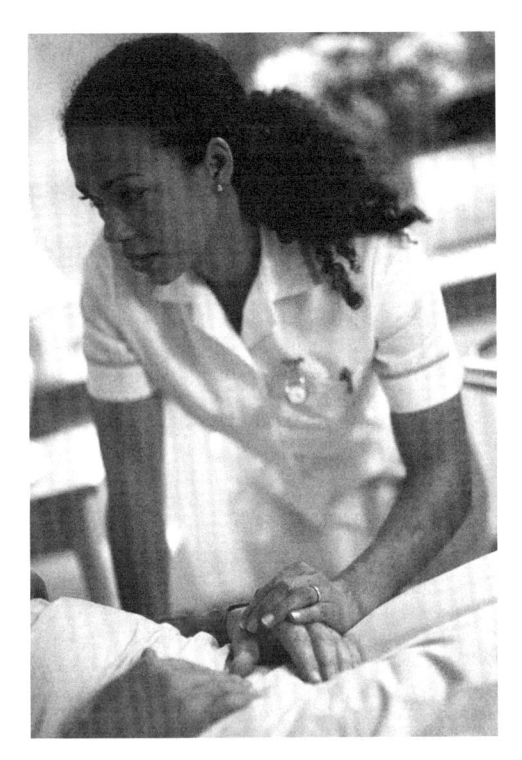

FIGURA 9.1 ● Os enfermeiros seguem os princípios de fazer o bem, tratar igualmente as pessoas, honrar sua palavra e respeitar os direitos dos adultos idosos.

acreditando nos itens que pertencem à lista adiante indicada. A enfermeira pode entender tais crenças como eticamente sólidas, possibilitando a orientação de sua atuação. Ainda que elas possam ser aceitas e valorizadas por muitas pessoas, podem ser conflitantes com as crenças de outras, como:

- *A crença de que os indivíduos têm o direito de tomar as próprias decisões independentemente do sexo e de que deveriam fazê-lo:* em muitas famílias amish, alemãs, gregas, haitianas, irlandesas e porto-riquenhas, as pessoas conversam sobre decisões importantes com os parentes, preferindo envolver a família nessas decisões. Os judeus podem buscar conselhos do rabino. Há quem possa não querer discutir os assuntos nem questionar a tomada de decisão; por exemplo, filipinos e japoneses encaram discussões sobre a morte como tabu.
- *Mulheres são iguais a homens:* em famílias árabes, iranianas, indianas e algumas italianas, é comum os homens assumirem o papel de tomadores de decisão, e as mulheres devem se submeter a essa autoridade.
- *A oração é um suplemento benéfico ao tratamento médico:* orar pode não ser bem aceito por pacientes agnósticos ou ateus. Mesmo entre pessoas que creem em orações, pode haver muitas diferenças na adoração de um deus e nos métodos de oração.
- *É direito das pessoas ter protegido o sigilo sobre informações de saúde, mesmo em relação a parentes:* Para quem encara o envolvimento familiar no processo decisório como natural e preferível, pode haver um desejo de partilhar informações de saúde com a família.

Cabe aos enfermeiros valorizarem a influência da cultura nos aspectos éticos. Aprender sobre a cultura e as preferências do paciente nela fundamentadas é essencial para a garantia de atos que não produzam, sem querer, conflitos éticos. Além do que, é importante que os enfermeiros recordem que nem todas as pessoas, de um mesmo grupo cultural, partilham as mesmas crenças e práticas, algo que reforça ainda mais a importância da aprendizagem das preferências individuais.

DICA DE COMUNICAÇÃO

Pessoas idosas, em particular, quando suas funções se acham comprometidas por doenças, podem procurar os parentes para que tomem decisões em seu nome. Podem aceitar as decisões que outros tomarem em seu nome, mesmo que conflituem com suas crenças e desejos.

Quando o enfermeiro percebe que outros estão decidindo por um idoso capaz de realizar o processo de decisão com independência, será benéfico analisar com ele aquela decisão tomada, garantindo que ele a compreenda totalmente, apresentando-lhe todas as opções disponíveis, pedindo-lhe para descrever o que é importante para si em relação à decisão, reforçando ao idoso que ele tem direito de decidir de forma diversa da família e assegurando que ele esteja de acordo e confortável em relação ao que foi decidido. É bom discutir com os familiares do idoso a importância e o direito do parente com mais idade de tomar as próprias decisões, mesmo que esteja em conflito com o que eles acreditem ser o melhor.

DILEMAS ÉTICOS ENFRENTADOS POR ENFERMEIROS GERONTÓLOGOS

A prática da enfermagem envolve muitas situações potencialmente geradoras de conflitos – conflitos entre os valores dos enfermeiros e os sistemas externos que influenciam suas decisões e conflitos entre os direitos dos pacientes e as responsabilidades dos enfermeiros com esses pacientes. O Quadro 9.1 traz exemplos desses tipos de dilemas. São exemplos comuns das decisões que os enfermeiros têm de tomar diariamente, diante das quais não há respostas simples.

> **QUADRO 9.1** Exemplos de dilemas éticos na prática da enfermagem gerontológica
>
> Enquanto trabalha em um programa de longo alcance para levar os serviços a adultos idosos na comunidade, você conhece o sr. Brooks, um sem-teto, com 68 anos de idade. Ele pede sua opinião sobre sintomas respiratórios que tem sentido nos últimos meses. Informa uma tosse crônica, hemoptise e dispneia. Parece magro e admite ter emagrecido. Diz que fuma, no mínimo, um maço de cigarros/dia, há 50 anos, sem intenção de mudar esse hábito. Embora não apresente problemas cognitivos, resiste com vigor às tentativas de encontrar um abrigo para ele e de providenciar avaliação e tratamento médicos. Você está convencido de que, sem uma intervenção, o sr. Brooks não viverá muito tempo.
>
> *Você respeita o direito do sr. Brooks de tomar as próprias decisões sobre sua vida, mesmo que elas contrariem o que é melhor para a sua saúde e o seu bem-estar?*
>
> Você é o novo diretor de enfermagem de uma casa de repouso e está muito feliz com o emprego porque você é arrimo de família. Dez casos de diarreia surgiram entre os residentes e você sabe que os regulamentos exigem que sejam notificados quando esses casos ultrapassam o número de cinco. Você leva a situação ao conhecimento do diretor médico e do administrador, que o orientam a "não causar problemas, não informar a Secretaria de Saúde" para que não sejam responsabilizados. O diretor médico garante a você que não se trata de um problema grave e que passará em poucos dias. Você sabe que precisa avisar a Secretaria de Saúde, mas sabe também que o administrador despediu o último diretor de enfermagem por se opor em uma situação similar.
>
> *Você permite que um regulamento seja violado, ou arrisca perder o emprego de que tanto necessita?*
>
> A cobertura da seguradora encerra amanhã para a dona Elisabete, de 76 anos de idade, e o médico deu alta para ela. Como essa paciente continua fraca e levemente confusa, não pôde ser orientada sobre o uso seguro do oxigênio em casa e a administração segura dos medicamentos, durante a hospitalização. O marido, de 80 anos, seu principal cuidador, está fraco e em condições insatisfatórias de saúde. A assistente social diz a você que foram tomadas providências para que um enfermeiro vá até a casa deles todos os dias, embora o casal não tenha direito a cuidados domiciliares nas 24 horas. Você e outros enfermeiros acreditam, sem nenhuma dúvida, que a saúde da d. Elisabete estará em perigo se ela receber alta amanhã. O médico informa que, provavelmente, você está certo, mas que "o hospital não deve ficar com as despesas que o Medicare não quer assumir".
>
> *Você aumenta os riscos financeiros do hospital, insistindo que seja dada assistência sem reembolso?*
>
> O sr. Adams, de 79 anos de idade, está deitado na cama, em posição fetal, sem reação, a não ser a fortes estímulos de dor. Apresenta múltiplas úlceras de pressão e infecções recorrentes, sendo alimentado por sonda nasogástrica. A esposa e os filhos expressam preocupação com a qualidade de vida do paciente e dizem que ele jamais desejaria continuar vivo nessas condições. Os filhos, em um momento reservado, dizem à equipe multidisciplinar que se as despesas de cuidados do pai continuarem, a situação financeira da mãe ficará crítica, e imploram que a equipe retire a sonda. A família diz não dispor dos recursos emocionais ou financeiros para levar o assunto à Justiça. O médico entende, mas diz sentir-se compelido a continuar as alimentações e os antibióticos, pois condena a eutanásia. Em uma oportunidade privada, entretanto, diz a você que fechará os olhos e ficará quieto se você quiser retirar a sonda sem que ninguém veja.
>
> *Você ultrapassa a sua autoridade e interrompe a medida de sustentação da vida para atender ao pedido da família?*
>
> Dona Clarice está morrendo de um câncer e é cuidada em casa pelo marido. O casal está unido há 63 anos e jamais se separou. São muito interdependentes, e o mundo de cada um gira em torno do mundo do outro. Em sua visita domiciliar, o casal, com franqueza, discute os planos com você. A dor da d. Clarice fica forte demais para ser tolerada; ambos combinaram ingerir medicação suficiente que reservaram para morrerem em paz, um nos braços do outro.
>
> *Você ignora a sua responsabilidade de informar a intenção suicida em respeito ao desejo do casal e à união de suas vidas?*

É fácil dizer que os enfermeiros sempre devem seguir o regulamento, aderir aos princípios e fazer o melhor para o paciente. Porém, realmente, pode-se esperar que eles sigam essas orientações 100% das vezes? O que dizer quando respeitar as regras implique possibilidade de perda da renda de que depende sua família? Para beneficiar um paciente, deve-se violar seus direitos como indivíduo de decidir o próprio destino? Evitar problemas para colegas/empregados ou relatar uma situação de notificação obrigatória para a Secretaria da Saúde? É correto violar, com conhecimento de causa, um regulamento ou uma lei se disso não resultar dano real? Os enfermeiros devem limitar ao máximo o papel de defensores dos idosos que podem assumir? Os enfermeiros devem fundamentar suas decisões no que é direito para eles, para os pacientes ou para seus empregadores? A quem os enfermeiros realmente têm de responder e prestar contas?

Mudanças que aumentam os dilemas éticos para os enfermeiros

Questionamentos éticos não são novidade na enfermagem. As mudanças na profissão e em todo o sistema de atendimento de saúde, entretanto, introduzem novas áreas de dilemas éticos à prática da enfermagem.

Ampliação dos papéis dos enfermeiros

Os enfermeiros ultrapassaram os limites de apenas seguir as prescrições dos médicos e oferecer conforto e cuidados básicos. Atualmente, fazem levantamentos sofisticados, diagnosticam problemas de competência da enfermagem, monitoram e realizam tratamentos complicados, usam alternativas de cuidados e, em especial, na enfermagem geriátrica, cada vez mais julgam com independência a respeito das condições clínicas dos pacientes. Esse maior leque de funções, combinado a salários mais altos e posição superior, aumentou o comprometimento e a responsabilidade desses profissionais no atendimento aos pacientes.

Tecnologia médica

Órgãos artificiais, sondagens genéticas, novos fármacos, computadores, *lasers*, ultrassom e outras novidades aumentaram a capacidade da comunidade médica para diagnosticar e tratar problemas, salvando vidas para as quais antes não havia esperança. No entanto, novos problemas acompanharam esses progressos, como determinar com quem, quando e como essa tecnologia será utilizada.

Novas contenções de recursos financeiros

No passado, a principal preocupação dos provedores e das agências de cuidados de saúde envolvia o oferecimento de serviços de qualidade para auxiliar os indivíduos a manter e recuperar a saúde. Preocupações concomitantes e, algumas vezes, maiores, atualmente, incluem cálculo de custo-benefício, minimização de dívidas prejudiciais e desenvolvimento de fontes alternativas de retorno financeiro. Pesam-se as necessidades dos pacientes em relação à sobrevivência econômica, resultando em algumas decisões difíceis. Além disso, em uma época de racionalização dos cuidados e escassez de recursos, surgem perguntas sobre o direito dos adultos idosos de esperar serviços de saúde e sociais de alta qualidade e quantidade, ao mesmo tempo em que outros grupos carecem de assistência básica.

> **CONCEITO-CHAVE**
> Cada vez mais, surgem questionamentos quanto ao direito dos idosos de esperar mais benefícios do que outros membros da sociedade.

Conflito de interesses

Os enfermeiros podem se ver diante de situações que apresentem conflito de interesses. Exemplos disso podem incluir: um enfermeiro que crê que a vida de um residente pode ser aumentada com alimentação nasogástrica e terapia antibiótica, achando inapropriada a rejeição desse atendimento pelo morador e familiares; fisioterapia de um residente ser interrompida por restrições do plano de saúde, e o enfermeiro saber que o paciente tem potencial para progresso contínuo com o tratamento e que o empregador, voluntariamente, está mantendo a equipe funcional aquém do necessário, mas o enfermeiro não faz objeções nem defende a quantidade adequada de funcionário já que não quer colocar em risco seu cargo ou emprego.

Aumento do número de idosos

Programas e serviços a que os idosos têm direito causavam menos impacto quando apenas uma pequena parte da população pertencia a essa faixa etária. O aumento no número de indivíduos com mais tempo de vida e a maior taxa de dependentes de trabalhadores ainda produtivos levaram a sociedade a sentir a carga. Embora os problemas e as necessidades dos idosos sejam mais evidentes, a capacidade e a responsabilidade da sociedade quanto a seu atendimento estão sendo questionadas.

Suicídio assistido

A Associação Americana de Enfermeiros é clara em sua objeção ao suicídio assistido e sustenta que os enfermeiros devam prestar cuidados competentes e humanitários ao final da vida do paciente. Embora participar do suicídio assistido de um paciente não seja ético e adequado, os enfermeiros podem cuidar de pessoas com doença terminal que aceitam e desejam esse suicídio. Pode-se complicar mais ainda a situação com o fato de haver leis em alguns estados (p. ex., Oregon, California, Vermont e Washington) que permitem a esses doentes terminarem suas vidas com medicamentos letais, com o direito de recusa autodeterminada. Os enfermeiros podem enfrentar o dilema de saber que um paciente capaz esteja agendando suicídio assistido e achar que devem interferir. Ou podem saber que um paciente capaz está agendando suicídio assistido e, ao mesmo tempo que compreendem e respeitam a decisão do paciente, sentem estar descumprindo padrões profissionais ao não informarem isso e impedi-lo.

> **PARA REFLETIR**
> Em sua opinião, os enfermeiros gerontólogos têm a responsabilidade ética de sair em defesa dos idosos, fazendo objeção às decisões políticas e de reembolso que não visam aos melhores interesses dos idosos e levando esses assuntos a público?

Medidas para auxiliar os enfermeiros a tomar decisões éticas

Embora haja diretrizes, não há respostas conclusivas capazes de resolver os dilemas éticos enfrentados pelos enfermeiros. Eles devem, no entanto, minimizar suas batalhas no processo de decidir de forma ética usando o pensamento crítico e adotando as seguintes medidas:

- *Estimular os pacientes a expressar seus desejos*: aconselhar os pacientes a manifestar seus desejos por meio de orientações antecipadas, testamento e outros documentos de valor legal, defendendo o atendimento aos desejos expressos por esses meios. O Quadro 9.2 oferece sugestões sobre assistência aos pacientes na tomada de decisões.
- *Identificar pessoas importantes na vida dos pacientes que causem e sofram impacto*: levar em conta os familiares, os amigos e os cuidadores envolvidos com o paciente e a situação, bem como suas preocupações e preferências.
- *Conhecer a si mesm*: o enfermeiro precisa revisar o próprio sistema de valores. Influências da religião, das crenças culturais e das experiências pessoais devem ser investigadas para a compreensão da zona de conforto individual que é única em relação a assuntos éticos específicos.
- *Ler:* revisar a literatura relativa a discussões e experiências de casos de outros enfermeiros para que seja obtida perspectiva mais ampla dos tipos de problemas éticos enfrentados pela enfermagem e das estratégias para seu enfrentamento. Livros de outros campos de atuação podem ser úteis, adicionando outras facetas ao pensamento próprio.
- *Discutir:* em programas educativos formais ou em intervalos informais para o lanche, conversar sobre esses assuntos com os colegas da equipe de saúde. Religiosos, advogados, profissionais da ética e outros podem também apresentar perspectivas interessantes.
- *Compor um comitê de ética*: unir vários membros da equipe de saúde, religiosos, advogados e leigos para o estudo de problemas éticos na situação específica de saúde, esclarecer os limites legais e de regulamentação, elaborar políticas, discutir os problemas éticos que surgem e investigar acusações de conduta ética errada.
- *Consultar:* consultas de ética clínica assumem a forma de comitês de ética, ou de consultas dadas por especialistas individuais ou grupos especializados (p. ex., advogados, filósofos e médicos com especialização em bioética). Consultores de ética clínica educam, fazem mediação de conflitos morais, facilitam a reflexão moral e defendem os pacientes (American Society for Bioethics and Humanities,

---

QUADRO 9.2 — **Assistência à tomada de decisões de pessoas idosas**

- Assegurar que a pessoa seja capaz de decidir. Mesmo que a pessoa não tenha um diagnóstico (p. ex., demência) que possa interferir no processo decisório, a tensão de uma hospitalização e os efeitos de medicamentos e outros tratamentos podem alterar a capacidade mental para a tomada de decisões. Coletar dados quanto a alterações na condição mental que possam influenciar um processo decisório. Quando em jogo a capacidade, consultar o assistente social local ou outro profissional equivalente para que seja indicado, de forma correta, um representante legal.
- Registrar os fatores coletados que influenciam a capacidade de decidir, como estado mental, capacidade de expressar preferências, estado de ânimo, efeitos de fármacos e influência familiar.

Quando o idoso tem competência de decidir:

- Oferecer explicações e informações a respeito das opções de tratamento de modo a aumentar a compreensão por parte do idoso. Oferecer a inclusão dos familiares ou pessoas importantes na discussão, se for desejo do paciente.
- Garantir que o idoso compreenda o diagnóstico, prognóstico, opções de tratamento e riscos e benefícios dos vários tratamentos.
- Estimular o idoso a fazer perguntas e a expressar as preocupações.
- Existindo dúvidas ou confusão sobre procedimentos para os quais há necessidade de consentimento ou se ele já foi dado, solicitar que o profissional de saúde que os realizará esclareça tudo em uma conversa.
- Assegurar-se de que o idoso não está sendo coagido a tomar decisões ou sentindo-se intimidado para recusar o consentimento.
- Admitir que a capacidade de tomar decisões competentes pode oscilar (p. ex., em razão de fármacos, dor) e garantir que sejam dadas explicações e tomadas decisões durante os momentos de lucidez.
- Documentar todos os achados levantados, as explicações dadas, as preferências e preocupações expressas da pessoa e outras informações relevantes.

ESTUDO DE CASO

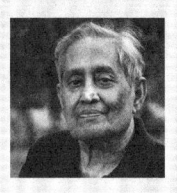

Sr. João, de 79 anos, foi diagnosticado com um câncer de fígado raro. O oncologista esclarece ao paciente que, embora ele queira tentar algumas sessões de quimioterapia, não há tratamento eficiente que prolongue a vida além de uns meses, para esse tipo agressivo de câncer. Ele e a esposa de 66 anos, d. Glória, ficam arrasados com essa informação e buscam ajuda na internet. Leem testemunhos de pacientes com a mesma doença cujas vidas, segundo eles, foram prolongadas por vários anos, com uso de um tratamento alternativo oferecido por um hospital alemão. No contato com essa instituição, ficam sabendo que o sr. João pode candidatar-se ao tratamento, que consiste em uma permanência de duas semanas na instituição, a cada dois meses. Cada hospitalização custa US$ 25.000,00, além das despesas de viagem. O casal não tem poupança, apenas uma casa simples; não tem filhos. A opção é discutida com o oncologista, que desestimula o tratamento alternativo, dizendo: "Seu tempo e dinheiro serão mais bem gastos aproveitando juntos o tempo de vida que resta e preparando-se para o declínio de saúde e a morte". Apesar dessas palavras desencorajadoras do médico, o paciente quer hipotecar a casa para pagar o tratamento alternativo. A esposa deseja ajudá-lo a prolongar a vida, mas está preocupada diante do fato de ter de perder a casa ou pagar a hipoteca com o cheque limitado da Previdência Social por longo tempo, após a morte do marido. Não está à vontade com a ideia, mas sabe que, se manifestar suas preocupações, o marido, os amigos e a família interpretarão como falta de atenção.

DESENVOLVENDO O PENSAMENTO CRÍTICO

- Sr. João tem o direito de esgotar os recursos financeiros do casal para um tratamento questionável capaz de apenas prolongar sua vida por mais alguns meses?
- D. Glória tem o direito de se opor ao plano?
- O médico tem o direito de acabar com as esperanças do sr. João?
- Como você pode ajudar o casal?

2010). (Informações sobre as competências e a prática do Health Care Ethics Consultants podem ser buscadas em http://www.asbh.org/papers.)

- *Compartilhar*: diante de uma decisão ética difícil, conversar com outras pessoas e buscar orientação e apoio.
- *Avaliar as decisões*: fazer um levantamento dos resultados das ações e investigar se os mesmos cursos de ação seriam a opção em futura situação similar. Até a pior decisão ensina.

A enfermagem gerontológica participa das questões éticas. Devem ser usados recursos para transplante cardíaco de um octogenário? Um filho rico deve pagar o atendimento dos pais em vez do Estado? Qual é a parcela de sacrifício de uma família que cuida de um parente em casa? Qual o limite de compromisso de cuidados de saúde os enfermeiros podem aceitar para manter equilibrado o orçamento de uma agência? Os enfermeiros devem participar ativamente do processo de desenvolvimento de políticas e práticas éticas sólidas que influenciam os cuidados da população de idosos. A opção entre ser um líder ou um omisso nesse campo de luta pode determinar, significativamente, a situação futura da prática da enfermagem gerontológica.

APLICANDO CONHECIMENTO NA PRÁTICA

Examination of Ethical Dilemmas Experienced by Adult Intensive Care Unit Nurses in Physical Restraint Practices

Fonte: Yont, G. H., Korhan, E. A., Dizer, B., Gumus, F., and Koyuncu, R. (2014). Holistic Nursing Practice, 28(2), 85–90.

Uso de contenção física com pacientes pode criar um dilema para os enfermeiros. Por um lado, elementos de contenção podem ser benéficos como proteção do paciente e de outras pessoas contra lesões, facilitando o atendimento de saúde e os tratamentos; isso deve ser entendido como não prejudicar, já que os elementos de contenção evitam dano, ou beneficiar, já que esses elementos mantêm o paciente seguro. Por outro lado, quando um paciente resiste ou não quer ser contido, embora o seja de qualquer forma, podemos estar diante de violação de beneficiar e de não prejudicar, pois a ação ignora os desejos do paciente, podendo causar danos emocionais a ele.

Nessa pesquisa, 55 enfermeiros responderam perguntas a respeito de suas percepções dos dilemas éticos que surgiram quando usaram contenção física com pacientes. Uma análise descritiva descobriu que os enfermeiros viveram dilemas éticos relativos a dano *versus* benefício de uso dos elementos de contenção. Os princípios éticos mais importantes geradores de dilemas envolveram beneficiar e não prejudicar.

Trata-se de um exemplo de como procedimentos de rotina que pretendem beneficiar o atendimento de pacientes podem criar dilemas éticos. É possível que os enfermeiros não se deem conta de que parte do estresse associado a seu trabalho pode ter relação com esses dilemas éticos. É importante que os enfermeiros não somente vivenciem e conversem sobre esses tipos de dilemas entre eles, mas que também levem esses tópicos a tomadores de decisão da organização. Enfermeiros que atendem a políticas que lhes causem dilemas éticos correm risco tão grande de sofrimento sobre suas opções que podem deixar a organização, ou desenvolver uma parede emocional entre eles e os pacientes de modo a evitarem pensar sobre as implicações desses atos.

APRENDENDO NA PRÁTICA

Um grupo de ação cidadã está preocupado com os impostos e está elaborando uma lista de recomendações a serem enviadas a representantes no Congresso. Entre as recomendações, uma delas limita cirurgias caras, reembolsadas pelo *Medicaid* e o *Medicare* (p. ex., substituição de quadril e transplante de órgãos) apenas a pessoas com menos de 80 anos de idade. Justificam dizendo que recursos limitados são mais bem empregados em pessoas mais jovens, com mais anos de vida pela frente.

Ainda que você compreenda a limitação dos recursos financeiros para a saúde e valorize o impacto de impostos crescentes, como enfermeiro gerontólogo sente-se responsável pela defesa dos direitos dos idosos de terem os mesmos serviços disponibilizados a outras faixas etárias.

Qual seria sua reação à postura do grupo de cidadãos?

EXERCITANDO O PENSAMENTO CRÍTICO

1. Quais fatores influenciam sua ética pessoal?
2. Discutir os dilemas que decorrem das seguintes situações:
   - Um paciente terminal segrega planos de cometer suicídio.
   - Você é orientado a dar alta a uma paciente cujos cuidados não estão mais sendo reembolsados, mas ela não está pronta para receber alta.
   - Você deve despedir um assistente de enfermagem por problemas de assiduidade sabendo que ele é arrimo de família.
   - Você recebe o pedido de um grupo de idosos para dar apoio ao projeto de transformar um parque infantil em centro para idosos.
   - Você é informado da política proposta por um plano de saúde de não reembolsar a diálise e os transplantes de órgãos de pessoas com mais de 75 anos de idade.

Resumo do capítulo

Ética é um conjunto de crenças que orientam a vida e auxiliam na determinação do rumo correto de ações a serem implementadas. Diferenças filosóficas podem causar variações na forma como as pessoas entendem o certo e o errado. Há filosofias que influenciam a tomada de decisões éticas, incluindo o utilitarismo, o egoísmo, o relativismo e o absolutismo. Além de uma ética pessoal, o processo decisório ético dos enfermeiros é influenciado por códigos de ética elaborados por associações profissionais e padrões regulatórios.

Os princípios éticos adotados na prática da enfermagem incluem beneficiar, não prejudicar, justiça, integridade e confiabilidade, autonomia e sigilo. É necessário que os enfermeiros ponderem que os antecedentes culturais dos pacientes podem influenciar a ética para os pacientes. Esses profissionais têm de ser sensíveis à realidade de que a ação "correta", conforme sua crença, pode estar em conflito com aquela entendida como "correta" nas culturas de alguns pacientes.

Os enfermeiros podem se ver diante de dilemas éticos na prática cotidiana. São dilemas que podem aumentar em razão de alterações na profissão e em todo o sistema de saúde, como a expansão do papel dos enfermeiros, o uso de tecnologia médica, novas contenções fiscais, conflitos de interesse, quantidade crescente de pessoas idosas e interesse cada vez maior pelo suicídio assistido.

Para fomentar uma tomada ética de decisões, é importante que os enfermeiros estimulem os pacientes a manifestar seus desejos e envolver pessoas próximas que são parte de suas vidas se for apropriado, façam contato com valores pessoais, continuem a ler e a aprender sobre processo decisório ético, discutam e consultem outros indivíduos, formem comitês de ética e avaliem decisões.

Recursos

American Nurses Association, Center for Ethics and Human Rights
http://www.nursingworld.org/ethics
American Society of Bioethics and Humanities
http://www.asbh.org

Bibliografia

American Society for Bioethics and the Humanities. (2010). *Core competencies for health care ethics consultation* (2nd ed.). Glenview, IL: American Society for Bioethics and the Humanities.

CAPÍTULO 10

O contínuo dos cuidados na enfermagem gerontológica

VISÃO GERAL

Serviços no contínuo de cuidados para idosos
- Serviços de apoio e prevenção
- Serviços de cuidados parciais e intermitentes
- Serviços completos e contínuos de atendimento
- Serviços complementares

Adequação dos serviços às necessidades

Cenários e papéis para os enfermeiros gerontólogos

OBJETIVOS DE APRENDIZAGEM

A leitura deste capítulo possibilitará a você:

1. Descrever o contínuo de serviços disponíveis aos idosos.
2. Discutir os fatores que influenciam a escolha dos serviços para os idosos.
3. Descrever os vários contextos de prática dos enfermeiros gerontólogos.
4. Listar as principais funções dos enfermeiros gerontólogos.

TERMOS PARA CONHECER

Serviços-dia para adultos: centros que oferecem assistência social e de saúde durante parte do dia a pessoas com incapacidade física ou mental moderada, o que permite que seus cuidadores descansem.

Vida assistida: cuidados de moradores que envolvem pessoas que não exigem serviços de enfermagem domiciliar, mas que não conseguem realizar todos os cuidados pessoais e/ou atender às necessidades de saúde com independência, e que são chamadas de comunidades de vida assistida, instituições de atendimento a moradores, cuidados pessoais e pensionatos

Gerenciamento de caso: serviços oferecidos por enfermeiros com registro profissional ou assistentes sociais que levantam as necessidades de uma pessoa, identificam os serviços adequados e ajudam-na a

> conseguir e coordenar esses serviços na comunidade.
> **Casa de repouso:** serviços que oferecem apoio e cuidados paliativos a pessoas que estão morrendo e a seus familiares, em casa ou em instituições
> **Lar de idosos:** instituição que oferece supervisão e atendimento de enfermagem 24 horas a pessoas com condições físicas ou mentais que não podem ser cuidadas de outra forma
> **Substituição de folga:** serviços de prestação de cuidados por curto prazo a pessoas, oferecendo, dessa forma, descanso breve a seus cuidadores, liberando-os das responsabilidades de atendimento

Os efeitos do envelhecimento da população estão em todos os lugares. A mídia informa os custos crescentes do *Medicare* e da Previdência Social. As instituições bancárias informam sobre programas de hipoteca com reversão da anuidade em auxílio de pessoas idosas, para que continuem em suas casas. É construída uma nova comunidade de aposentados com atendimento continuado. Uma grande empresa dá início a um programa de cuidados-dia para adultos. É aprovada uma lei de licenças especiais para cuidados de familiares. O hospital local divulga uma circular informando à comunidade os novos serviços para idosos. Uma igreja próxima patrocina um grupo de apoio a cuidadores.

Não há necessidade de ser enfermeiro ou estudante de enfermagem para se conscientizar do impacto dos adultos idosos em todos os segmentos da sociedade. Estamos cada vez mais conscientes de que pessoas idosas são importantes consumidores de, praticamente, todos os serviços de saúde. Analise o seguinte:

- quantidade crescente de americanos têm interesse em programas de saúde geral que os ajudem a permanecer joviais, ativos e saudáveis.
- Mais de um terço de todos os pacientes cirúrgicos tem mais de 65 anos (Centers for Disease Control and Prevention, 2010).
- A prevalência de problemas de saúde mental aumenta com a idade.
- Ocorrem doenças crônicas em proporções quatro vezes maiores na velhice do que em outras fases da vida, com 80% dos idosos tendo, pelo menos, uma doença crônica (Centers for Disease Control and Prevention, 2012).
- Cerca de 40% de todos os idosos passarão algum tempo em **lares para idosos** durante suas vidas (Center for Medicare and Medicaid Services, 2011).
- A maioria dos leitos em hospitais de atendimento a pacientes graves é ocupada por idosos.
- Os idosos são os maiores usuários de serviços domiciliares de assistência de saúde.

Seja trabalhando em asilos para idosos, organizações de manutenção da saúde, centros de cirurgia ambulatorial, programas em casas de repouso, unidades de reabilitação ou prática particular, os enfermeiros estarão, provavelmente, envolvidos com a enfermagem gerontológica.

A diversidade da população que envelhece e a complexidade de suas necessidades demandam uma ampla gama de serviços de enfermagem. O contínuo de cuidados, que inclui serviços para idosos que podem ser os mais independentes e em boa condição de saúde em uma extremidade e os mais dependentes e doentes na outra, é fundamental ao atendimento das necessidades complexas e sempre em transformação apresentadas por essa população.

SERVIÇOS NO CONTÍNUO DE CUIDADOS PARA IDOSOS

O contínuo de cuidados consiste em serviços de apoio e prevenção, serviços de atendimento parcial e intermitente e serviços de atendimento completo e contínuo (Fig. 10.1). Esse contínuo de cuidados inclui oportunidades de serviços na comunidade, em instituições ou uma combinação dos dois. Serviços complementares e alternativos podem, também, ser parte do contínuo.

Serviços de apoio e prevenção	Serviços de cuidados parciais e intermitentes	Serviços de cuidados completos e contínuos
Para indivíduos com capacidade de autocuidado	Para indivíduos com limitações parciais da capacidade de autocuidado, demandas terapêuticas que precisem de assistência regular ou ocasional	Para indivíduos com limitações totais ou da capacidade de autocuidado e demandas terapêuticas que requerem assistência regular ou ocasional
Serviços oferecidos por comunidades	Serviços oferecidos por comunidades e instituições	Serviços oferecidos por instituições

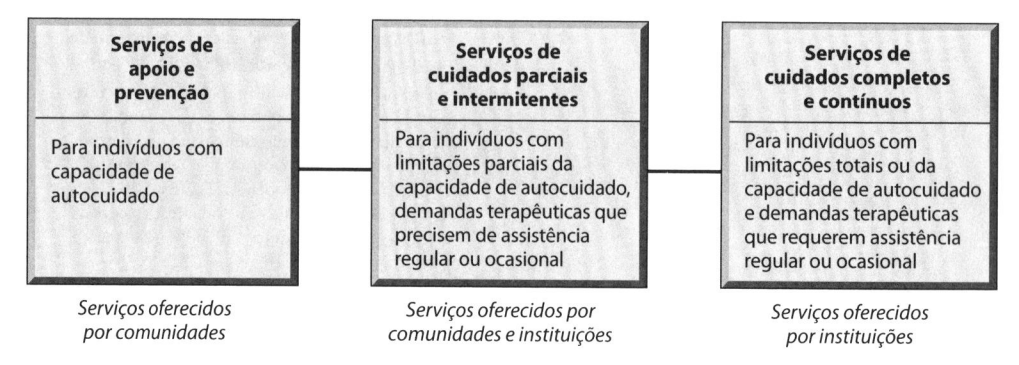

FIGURA 10.1 • Contínuo de serviços de atendimento a idosos.

Para o planejamento eficiente do atendimento dos idosos, os enfermeiros precisam conhecer bem as várias formas de cuidados disponíveis e, de fato, visitar várias agências para aprender sobre esses serviços, *in loco*, pode ser benéfico ao enfermeiro gerontólogo. Embora possam variar entre as regiões, alguns exemplos gerais desses serviços estão descritos nas seções a seguir.

Serviços de apoio e prevenção

A maioria dos idosos mora nas comunidades e vive com assistência mínima ou com nenhuma assistência formal. Muitos adaptam suas vidas de modo a incluir as mudanças comuns do envelhecimento; outros controlam demandas complexas de cuidados. Os enfermeiros são desafiados a ajudar os idosos a manter a independência, evitar riscos à saúde e ao bem-estar, estabelecer estilos de vida que traga maior sentido a ela e desenvolver estratégias de autocuidado com vistas às necessidades de saúde e médicas.

Serviços de apoio e prevenção oferecem suporte a indivíduos independentes para que mantenham a capacidade de autocuidado, para que possam evitar problemas físicos, emocionais, sociais e espirituais. Nessa categoria de serviços, é possível que os enfermeiros se envolvam com:

- identificação de necessidades de serviços;
- encaminhamento de idosos aos serviços apropriados;
- serviços de apoio e coordenação.

Escritórios locais voltados à população idosa, comissões de educação para a aposentadoria, bibliotecas e departamentos de saúde costumam dar assistência aos idosos para que sejam informados sobre os serviços existentes. Os enfermeiros devem estimular as pessoas mais velhas a usar esses recursos sempre que tiverem dúvidas e precisarem de assistência. Além disso, o órgão Administration on Aging (Administração para Idosos) tem um portal na internet para uma grande quantidade de informações e serviços para os idosos e suas famílias. O acesso pode ser feito pelo site https://www.acl.gov/. Exemplos de serviços de apoio e prevenção para idosos das comunidades estão descritos a seguir.

CONCEITO-CHAVE

Ao trabalhar com idosos de uma comunidade, os enfermeiros concentram-se na manutenção da independência, na prevenção de riscos à saúde e ao bem-estar, no estabelecimento de estilos de vida individualizados e no desenvolvimento de estratégias de autocuidado para necessidades de saúde.

Serviços financeiros

A Administração da Previdência Social talvez possa auxiliar os adultos idosos a conseguir uma renda como aposentados, pensão por invalidez, renda previdenciária suplementar e o seguro *Medicare*, ou outros seguros de saúde. O escritório distrital da Administração da Previdência Social pode oferecer assistência direta e informações. O Departamento de Veteranos de Guerra pode oferecer ajuda financeira a veteranos de guerra idosos e suas famílias. Várias comunidades oferecem descontos a pessoas idosas em lojas de departamentos, farmácias, teatros, concertos, restaurantes e serviços de transporte. Listas de descontos podem ser obtidas em associações de idosos na localidade.

Muitos bancos disponibilizam contas pessoais sem taxas e outros serviços especiais à população de mais idade. Com o preenchimento de um formulário para depósito direto na agência bancária, os idosos podem ter o depósito feito pela Previdência Social dos cheques da Previdência Social e da Renda Suplementar Previdenciária direto na conta; da mesma maneira, cheques de fundos de pensão podem ir para esse tipo de conta. É um serviço que evita que os indivíduos se desloquem até o banco, além de ser uma proteção contra atos criminosos. A inversão anual das hipotecas pode ser providenciada nas instituições bancárias, o que permite que os idosos proprietários de residências utilizem a equiparação em suas moradias para permanecerem nas comunidades. Aconselha-se esses adultos a investigarem detalhes desses serviços em sua instituição financeira.

Também está disponível assistência financeira para despesas de enterro e atos fúnebres. Por exemplo, veteranos de guerra são candidatos à assistência pelo Departamento de veteranos de Guerra. Além disso, a Administração da Previdência Social paga uma pequena quantia para despesas de enterro aos segurados do programa. Os escritórios locais dessas administrações podem ser procurados

DICA DE COMUNICAÇÃO

Conversar sobre recursos financeiros pode ser difícil para alguns idosos. A razão disso pode ser certa vergonha ao passar por problemas financeiros, preocupação relacionada à proteção de seus bens, ou desejo de evitar que familiares e outras pessoas saibam sobre sua condição financeira. Enfermeiros que construíram uma relação de confiança com pessoas idosas podem estar em boa situação para iniciar conversas sobre situação financeira. O que pode incluir assistência para identificação de fontes de auxílio que aliviem os encargos financeiros, sugestão de como iniciar assuntos a serem discutidos (p. ex., providências para funerais, representante legal, desejos de distribuição dos bens) com parentes e encaminhamento a profissionais capazes de dar assistência no planejamento financeiro e na elaboração de testamentos.

para informações; os profissionais que trabalham com serviços fúnebres também informam sobre esses benefícios. Finalmente, agências de assistência social e organizações religiosas costumam dar assistência a pessoas com recursos financeiros insuficientes para despesas fúnebres.

Emprego

Quando o idoso quer trabalhar, os enfermeiros podem encaminhá-los a agências de emprego. Serviços governamentais de emprego têm programas que providenciam aconselhamento sobre emprego e cargos em certos tipos de trabalho. Vários estados têm programas de avós adotivos, associações de negócios para pessoas idosas e projetos de auxílio a pessoas com mais idade. Os escritórios locais para idosos podem encaminhar essa população a programas e oportunidades de trabalho na comunidade.

Nutrição

Departamentos de assistência social podem informar sobre cupons de alimento e seus formulários, ajudando os idosos a conseguir alimentação, levando-se em conta suas restrições orçamentárias. Esses departamentos também podem providenciar serviços de compra de itens alimentares e aulas sobre nutrição. Muitos clubes para idosos e organizações religiosas oferecem programas de almoço que combinam socialização e refeições nutritivas. O escritório local, o departamento para idosos ou a Secretaria de Saúde pode direcionar as pessoas a locais em que haja esses programas.

Moradia

Agências locais de assistência social e departamentos de habitação e desenvolvimento da comunidade podem dar assistência a pessoas idosas para que encontrem moradia adequada a custo razoável. Tais agências também podem encaminhar os proprietários idosos de residências a recursos que os auxiliem na manutenção das casas, além de informar sobre descontos nos impostos sobre moradia. Diversas CCRC (Quadro 10.1), cidades menores, parques para moradia em trailers e complexos de apartamentos criados, especificamente, para pessoas idosas, existem em todo os Estados Unidos. Alguns incluem patrulhas especiais de segurança, serviços de transporte, programas de saúde, atividades recreativas e adaptações arquitetônicas (p. ex., armários aéreos mais baixos, barras de apoio nos banheiros, janelas com pintura especial, rampas em lugar de escadas e campainhas de emergência). Algumas dessas opções de moradia exigem uma "taxa de aquisição" ou valor de compra, uma taxa mensal, ou os dois. O idoso que procura um local para morar após a aposentadoria deve ser aconselhado a dar mais atenção dados concretos do que a belas promessas na hora de decidir. Visitar condomínios e pesquisar muito bem os benefícios e os custos antes do compromisso contratual são ações fundamentais.

Cuidados de saúde

Os enfermeiros podem incentivar os idosos a envolver-se em práticas de saúde preventiva para evitar doenças e detectar problemas de saúde bem no começo. Serviços de saúde para a população idosa são oferecidos pelas secretarias de saúde, instituições especializadas, profissionais particulares e serviços ambulatoriais nos hospitais. Além dos serviços de saúde, esses provedores podem ajudar os idosos a conseguir transporte e assistência financeira para os cuidados de saúde. Essa população deve informar-se sobre tais serviços na Secretaria de Saúde mais próxima.

Apoio e atividades sociais

Igrejas, sinagogas e mesquitas oferecem não apenas um local para oração, mas ainda uma comunidade capaz de

---

QUADRO 10.1 Comunidades de aposentados com cuidados contínuos

Comunidades de aposentados oferecem um contínuo de serviços em um local, com oportunidade de vários níveis de habitação e serviços que atendam às necessidades sempre em mudança da população idosa. Geralmente, as pessoas pagam uma taxa de ingresso e outra taxa mensal, entendendo que poderão ter as necessidades atendidas pela comunidade, ao longo dos demais anos de vida. Os contratos podem variar, consistindo em uma taxa fixa de serviços ilimitados, uma taxa fixa de serviços por tempo limitado, ou cobranças adicionais se houver necessidade de vida assistida, saúde domiciliar ou serviços especializados de enfermagem.

Pessoas com saúde podem ingressar e habitar moradias com independência, que podem consistir em casas para uma só família, apartamentos, ou condomínios. Serviços de manutenção, lavanderia, refeições, transporte, atividades sociais e serviços de saúde podem ser oferecidos mediante taxas adicionais.

Se as pessoas necessitarem de mais assistência, conseguem-na por meio de atendimento pessoal na própria unidade de moradia, ou vão à comunidade de vida assistida ou ao setor de atendimento de enfermagem.

Taxas de ingresso, condições de devolução de taxas de ingresso, custos mensais, serviços disponíveis e termos contratuais variam entre as comunidades de aposentados; sendo assim, é útil que idosos interessados nisso visitem e comparem as condições e analisem, criteriosamente, os contratos.

oferecer amizade, apoio e assistência a pessoas de todas as idades. Muitos grupos religiosos oferecem serviços de saúde e de assistência social, como programas alimentares da congregação, casas de repouso, visitas domiciliares e assistência nas tarefas domésticas. Em muitos casos, quem recebe esse tipo de auxílio não precisa ser membro do grupo religioso. Uma quantidade crescente de comunidades religiosas emprega enfermeiros para prestar assistência aos membros com necessidades de cuidado de saúde e sociais, e a Enfermagem Comunitária Religiosa é uma especialidade que está prosperando. Cada igreja e sinagoga ou a matriz da organização deve ser procurada para informações.

Repartições recreativas e outros grupos podem patrocinar clubes e atividades expressamente, para a população idosa. Comissões ou escritórios locais voltados a essa população estão aptos a informar sobre a disponibilidade desses programas, suas atividades, horários e pessoas para contato. Os representantes locais da Associação Americana de Aposentados podem dar informações valiosas sobre serviços que mantêm os idosos ativos e independentes, desde atividades criativas de lazer em casa a oportunidades de viagem com descontos. Informações sobre projetos de lazer são apenas um dos serviços da Associação Americana de Aposentados. Finalmente, museus de arte, bibliotecas, teatros, salas de concerto, restaurantes e agências de viagem devem ser procurados sobre programas especiais oferecidos aos cidadãos idosos.

Trabalho voluntário

Os enfermeiros também podem estimular os idosos a participar de atividades voluntárias. A riqueza de conhecimentos e experiência desses indivíduos torna-os especialmente adequados ao trabalho voluntário. Eles prestam serviços valiosos a outras pessoas e ganham um sentimento de autovalorização pela contribuição dada à sociedade. As comunidades oferecem várias oportunidades a voluntários idosos em hospitais, casas de longa permanência, organizações, escolas e outros locais. Os idosos devem ser estimulados a buscar informação sobre oportunidades de voluntariado no local em que desejam prestar serviços. Com frequência, agências sem um programa formal de voluntários conseguem utilizar serviços de um voluntário, quando procuradas. Há programas federais que oferecem serviços voluntários importantes de que os idosos podem participar.

Educação

Algumas escolas públicas oferecem alfabetização, equivalência para ensino médio, educação profissional e cursos de interesse pessoal para os idosos. Muitas universidades têm inscrição gratuita para eles. Cada instituição educacional deve ser contatada para maiores detalhes.

Conselhos

Problemas financeiros, necessidade de encontrar moradia, relações familiares estremecidas, viuvez, adaptação a doenças crônicas e aposentadoria estão entre as situações que podem precisar de conselhos profissionais. Agências locais de assistência social, organizações religiosas e terapeutas particulares estão entre os recursos que oferecem assistência.

Problemas para o consumidor

A população idosa inclui vítimas frequentes de inescrupulosos que lucram com promessas convincentes, mas inválidas. É importante que o idoso pesquise propostas de curas completas, programas de férias e esquemas para enriquecimento rápido antes de neles investir seus recursos financeiros. Os órgãos de proteção ao consumidor oferecem informações úteis que evitam fraudes e enganos, além de conselhos diante de problemas já criados.

Serviços legais e de impostos

Os Conselhos de Idosos oferecem suporte judiciário e serviços de encaminhamento a advogados que podem ajudar os idosos quando precisam de assistência legal a um custo reduzido. A Receita Federal pode ajudar os idosos no preparo das declarações de rendimentos, e a Controladoria do Estado pode dar assistência na devolução de impostos; os escritórios locais devem ser procurados para mais informações. Várias faculdades e cursos de Direito devem ser pesquisados porque podem ter assistência judiciária gratuita e serviços relativos a impostos para a população idosa.

Transporte

Os idosos costumam ter descontos em ônibus, táxis, metrô e trens; os respectivos escritórios devem ser contatados em busca de informações. Comissões ou escritórios para a população idosa, secretarias de saúde e assistência social e representantes locais da Cruz Vermelha Americana podem disponibilizar o encaminhamento a serviços que conseguem cadeiras de rodas e atendimento a outras necessidades especiais. Várias instituições de saúde e médicas oferecem transporte aos que utilizam seus serviços; cada instituição deve ser pesquisada para que sejam conhecidos os serviços em detalhe.

Sistema de resposta em emergências pessoais

O Sistema de Resposta a Emergências Médicas é um dispositivo pequeno, que funciona a bateria (usado preso a uma cinta, na cintura ou pulso, ou num bolso), que pode ser usado para sinalizar a necessidade de ajuda, ao ser pressionado um botão. Esse transmissor envia um sinal que é recebido em um centro de resposta a emergências. Diante do sinal, o centro faz contato com a pessoa ou com alguém designado para deixar recado. São muitas as empresas que oferecem tais serviços e, na maior parte dos casos, eles não têm cobertura de planos de saúde

Compras a partir de casa

Pessoas que não têm condições de sair de casa, que estão geograficamente isoladas dos serviços, ou com agenda cheia, podem encontrar utilidade nos serviços de compras em casa, por meio dos catálogos de pedidos pelos correios, serviços de compras pela televisão e pela internet. Comprar pelo correio tem uma tradição de longa data e, com seu mais recente agregado, as compras via internet, reduz os inconvenientes e os riscos associados a idas a centros de compras, movimentação nas lojas e manuseio de grandes somas de dinheiro em público, além do porte dos pacotes. As taxas de envio podem não ultrapassar o que seria gasto com transporte, sem mencionar a energia gasta em compras diretas.

Além disso, há bibliotecas que oferecem serviços de empréstimo de livros e multimídia, enviados pelo correio. Os idosos podem ser estimulados a se informar sobre tais serviços nas filiais locais. A internet oferece muitos livros e publicações *online*, muitos sem qualquer taxa. O serviço de correios oferece uma comodidade por baixa taxa, em que selos podem ser solicitados via postal ou internet; formulários de pedidos de selos podem ser solicitados em uma agência local dos Correios, ao carteiro, ou no site www.USPS.com.

Serviços de cuidados parciais e intermitentes

Serviços de atendimento parcial e intermitente dão assistência a pessoas com limitação parcial da capacidade de autocuidado, ou com alguma demanda terapêutica que requeira assistência ocasional. Seja pelo grau da limitação no autocuidado ou pela complexidade da ação terapêutica necessária, a pessoa pode correr o risco de um novo problema ou de piora de problema físico, emocional e social existente, quando os cuidados não são prestados a intervalos periódicos. Esses serviços podem ser providenciados em locais da comunidade ou em instituições.

Assistência nas tarefas cotidianas

Agências de assistência social, secretarias de saúde, agências particulares de cuidados domésticos e comunidades religiosas têm serviços para idosos. Por meio deles, esses indivíduos obtêm ajuda para ficar em casa e manter a independência. Incluem limpeza da residência, pequenos consertos, serviços de rua e compras. Agências e programas locais devem ser contatados para informações específicas.

Refeições entregues em casa

Pessoas que não conseguem fazer suas compras e preparar as refeições sozinhas podem se beneficiar da entrega de refeições em casa. É um serviço que não apenas facilita a boa alimentação, mas oportuniza contato social. O programa Meals on Wheels é o mais conhecido desse tipo de serviço, embora vários grupos comunitários tenham serviços similares. Quando não houver algo semelhante na localidade, as secretarias de assistência social e de saúde e comissões ou escritórios voltados à população idosa devem ser consultados quanto a programas alternativos.

ESTUDO DE CASO

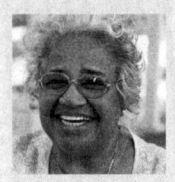

Sra. Carla, 78 anos de idade, mora sozinha e conseguia organizar, com independência, seu cotidiano até o mês passado, quando começou a evidenciar períodos de tontura, fraqueza e confusão. Na semana passada, teve um acidente em que bateu o carro em outro estacionado; contou o acidente à filha e disse que a causa foi "não saber qual era o pedal do freio". A filha e o filho, preocupados com as alterações que viam na mãe, levaram-na ao médico para um exame. Constatou-se que a sra. Carla apresentava insuficiência cardíaca congestiva, dando baixa no hospital para tratamento.

Foi um sucesso o tratamento e a paciente preparou-se para a alta. Sra. Carla se sente insegura com a volta para casa e demonstra achar que o melhor pode ser sua transferência para a casa de um dos filhos, morador da mesma cidade. O filho reluta em tê-la em casa, já que trabalha o dia inteiro. A filha, apesar de ter muitos filhos, trabalhar meio período e ter uma vida corrida, acha que não pode dar as costas à mãe.

DESENVOLVENDO O PENSAMENTO CRÍTICO
- Quais fatores têm de ser levados em conta na elaboração do plano de alta da sra. Carla?
- Quais são os benefícios e os riscos do plano de a sra. Carla morar com a filha?
- Quais serviços poderiam beneficiar a sra. Carla, após a alta hospitalar?
- Descrever a abordagem eficaz ao discutir os planos de alta com a sra. Carla e os filhos.

Monitoramento domiciliar

Alguns hospitais, casas de repouso e agências comerciais oferecem sistemas de monitoramento domiciliar, pelos quais os idosos fazem uso de um pequeno alarme remoto que pode ser pressionado quando eles sofrem queda ou têm outra emergência. O alarme aciona uma estação central de monitoramento que chama a pessoa pré-designada ou a polícia para ajudar o idoso em dificuldade. Esse tipo de serviço pode ser localizado por um telefonema para a agência local para idosos ou consultando a lista telefônica, em algo assemelhado ao *Medical Alarms*.

Uma variedade crescente de tecnologia de telecontrole possibilita que os pacientes tenham os sinais vitais, os níveis de glicose do sangue e outras medidas fisiológicas comunicados das suas casas aos provedores de cuidados de saúde. Sistemas e sensores de rastreamento permitem que familiares ou cuidadores monitorem as atividades dos pacientes em casa, a determinada distância. Dispositivos de áudio e vídeo de dupla via possibilitam que pacientes interajam com os provedores de assistência médica a partir de suas casas. Eles podem ser usados para dar sinal aos pacientes na hora de tomar medicamentos e realizar outras tarefas. Há sistemas de administração de medicamentos pelos quais familiares e cuidadores em outro local podem ser informados se o paciente tomou ou não a medicação agendada. A busca na internet por cuidados domiciliares e por fabricantes de tecnologia de cuidados trará muitos itens e equipamentos tecnológicos auxiliares para cuidados em casa.

Tranquilização via telefone

Adultos idosos impossibilitados de sair de suas casas, com deficiências ou sozinhos podem ser beneficiados por um programa de tranquilização por telefone. Os que participam desse programa recebem um telefonema diário — normalmente, em horário mutuamente combinado — para que tenham contato social e a garantia de estarem seguros e bem. Os representantes locais da Cruz Vermelha e outras agências de saúde ou serviço social devem ser consultados a respeito desse tipo de programa.

Assistência domiciliar de saúde

A assistência domiciliar de saúde oferece terapias de enfermagem e outras terapias na casa das pessoas. Associações de enfermeiros visitantes têm uma longa reputação de promoção de cuidados a domicílio, podendo ajudar muitos idosos a ficar em casa, em vez de serem internados em instituição de saúde. Os programas variam, e os serviços podem incluir enfermeiros, auxiliares de saúde, fisioterapeutas, educadores de saúde, conselheiros familiares e profissionais de serviços médicos. O *Medicare* limita-se a atendimento domiciliar de *especialistas*, o que significa que o idoso deve:

- Estar impossibilitada de sair.
- Ter os serviços prescritos por um provedor de cuidados primários.
- Necessitar de enfermagem especializada ou serviços de reabilitação.
- Necessitar de cuidados intermitentes, ainda que não em tempo integral.

Na década de 1970 e nas posteriores, os serviços de saúde domiciliares aumentaram muito em razão da promulgação da lei dos Americanos Idosos do Item XX, da lei de Social Services, *em* 1975, que reservou recursos federais para serviços domiciliares, e o Programa federal de Serviços de Saúde que consignou recursos financeiros ao estabelecimento e ampliação desses serviços. Na década de 1990, o atendimento domiciliar tornou-se o componente de crescimento mais rápido do *Medicare*, e seus custos crescentes influenciaram o Congresso Americano a limitar os benefícios do atendimento domiciliar para receptores do *Medicare*, como parte da lei *Balanced Budget,* de 1997. Por essa época, em uma tentativa de controle dos custos cada vez maiores do atendimento domiciliar de saúde nos orçamentos do *Medicaid*, os estados começaram a desenvolver mais serviços dessa espécie, como alternativa.

> **🔑 CONCEITO-CHAVE**
>
> As alterações no atendimento domiciliar de saúde demonstram o impacto possível dos recursos governamentais na disponibilização de serviços à população idosa. Atualmente, o *Medicare* oferece atendimento de enfermagem especializado, mas não oferece atendimento não especializado de longo prazo. Os estados têm programas variados no *Medicaid*, assistindo em cuidados domiciliares não especializados; há instituições particulares que também oferecem esses serviços.

Além do *Medicare*, a Associação dos Veteranos, o Medicaid e planos privados oferecem reembolso para serviços de atendimento domiciliar de saúde, ainda que as condições e a extensão da cobertura variem; coberturas específicas têm de ser analisadas com a administração do plano de saúde. Esses programas podem ser encontrados por intermédio das secretarias de saúde, listas telefônicas ou assistentes sociais que ajudam a planejar a alta hospitalar.

Casas substitutas (adotivas) e de grupos

Os cuidados substitutivos de adultos e programas de casas para grupos de pessoas oferecem serviços a pessoas capazes de se autocuidar, mas necessitadas de supervisão que as proteja de acidentes. Os idosos colocados nessas casas podem precisar de uma pessoa que dirija as atividades de autocuidado (p. ex., lembrá-los do banho e de vestir-se, estimular e oferecer uma boa alimentação); podem, ainda, precisar de alguém que supervisione sua capacidade de julgamento (p. ex., controle financeiro). Esses cuidados substitutivos e casas para grupos podem funcionar como alternativas de curto ou longo prazo à internação dos idosos que não podem se cuidar sem ajuda. A Secretaria local de Assistência Social pode oferecer detalhes sobre esses programas.

Cuidados-dia para adultos

Programas de **cuidados-dia para adultos** são um elemento em crescimento nas comunidades, no âmbito dos cuidados de longo prazo. Atualmente, chegam a 4.600 centros nos Estados Unidos (National Adult Day Services Association, 2014). Esses centros oferecem assistência social e de saúde a pessoas com incapacidade física ou mental moderada, além de **descanso** a seus cuidadores. Os participantes frequentam o programa durante algumas horas do dia, em um ambiente seguro, agradável e terapêutico sob a supervisao de profissionais qualificados (Fig. 10.2). Os programas tentam maximizar a capacidade existente de autocuidado dos participantes ao mesmo tempo em que previnem mais limitações. Embora o foco principal seja social e recreativo, costuma existir um componente de saúde nesses programas, como exames de saúde, supervisão de administração de medicamentos e monitoramento das condições de saúde. Períodos de descanso e refeições acompanham as atividades terapêuticas planejadas. O transporte aos locais é oferecido, normalmente, em veículos equipados para receber cadeira de rodas e pessoas com outras necessidades especiais.

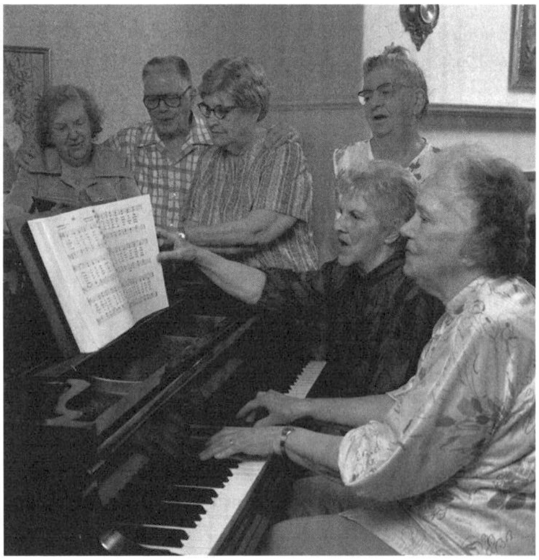

FIGURA 10.2 • Os centros de cuidados-dia para adultos oferecem uma variedade de atividades recreativas.

Além de auxiliar os idosos a evitar mais limitações e internação, esses programas são bastante benéficos para as famílias dos participantes. As famílias interessadas nos cuidados do parente idoso podem manter o estilo de vida habitual (p. ex., trabalho, cuidado de filhos pequenos), sabendo que poderão descansar das responsabilidades de cuidar dele, que será assistido por esses centros em um período do dia.

Esses programas são patrocinados por instituições públicas, organizações religiosas e grupos privados, com um terço autônomo e os restantes dois terços associados a grandes organizações de parentes. Há variações quanto a horários, atividades, custos e foco dos programas. A lista telefônica local ou serviços de informação e encaminhamento, além da Associação Nacional de Serviços-Dia para Adultos podem informar sobre programas em cada comunidade.

Alerta de domínio conceitual

Os serviços-dia para adultos oferecem atendimento de saúde e social a pessoas com incapacidades físicas ou mentais moderadas, que precisam de alguma supervisão e assistência com as atividades cotidianas. Um dos principais focos desses programas é oferecer descanso a cuidadores.

Programas de tratamento-dia e hospital-dia

Programas de tratamento-dia e hospital-dia oferecem serviços sociais e de saúde com foco principal na saúde. É dada assistência a atividades de autocuidado (p. ex., banho, alimentação) e a necessidades terapêuticas (p. ex., administração de medicamentos, curativos, fisioterapia e psicoterapia). Médicos, enfermeiros, terapeutas ocupacionais, fisioterapeutas, psicólogos e psiquiatras estão entre os provedores de cuidados filiados a esses programas de tratamento-dia. Da mesma forma que os de cuidados-dia para adultos, os programas de tratamento-dia ou hospital-dia geriátricos normalmente oferecem transporte até o local e de volta para casa. Com o patrocínio dos hospitais, de casas de repouso ou de outras agências, eles podem ser alternativas à hospitalização e ao internamento em casas de repouso, podendo ainda facilitar a alta antecipada desses locais de atendimento de saúde. Muitos desses programas se concentram no cuidado de pessoas com condições psiquiátricas. A comissão ou escritório local para idosos pode orientar as pessoas para os programas de tratamento-dia ou hospital-dia na comunidade.

Vida assistida

A **vida assistida** suplementa a vida independente com serviços especiais que maximizam a capacidade individual de autocuidado. Os termos usados para descrever a vida assistida podem ser colocados nas categorias de instituições de cuidados para residentes, cuidados pessoais e pensionatos; cada estado usa nomes diferentes para regular esses locais. A unidade de alojamento é adaptada para atender às necessidades de pessoas idosas ou fisicamente incapacitadas (p. ex., portas mais largas, armários mais baixos, barras de apoio nos banheiros, luzes de chamada). Um guarda, o proprietário ou um morador faz a sondagem e a recepção dos visitantes na área de ingresso. Podem ser oferecidos vários graus de cuidados pessoais. Os residentes são estimulados a desenvolver sistemas de apoio mútuo; um exemplo é um sistema em que eles controlam os demais todas as manhãs para ver se alguém precisa de ajuda. Conselhos de condôminos podem determinar as políticas do local. Algumas residências desse tipo têm um profissional da saúde de plantão, em determinadas horas; a admissão de idosos com necessidades específicas de saúde em locais assim que podem ser atendidas adequadamente por enfermeiros fazem da enfermagem para vida assistida nas comunidades uma especialização em desenvolvimento. Podem ser disponibilizados programas sociais e refeições comunitárias. As agências reguladoras das Secretarias Estaduais de Saúde e Departamento de Habitação e Desenvolvimento Urbano podem orientar as pessoas interessadas em locais desse tipo.

Cuidados nas folgas do cuidador

Uma variedade de serviços pode ser usada para alívio de curto prazo a cuidadores em relação a suas responsabilidades de atendimento de saúde. Os serviços dependem da necessidade, das condições do paciente e dos recursos financeiros. Por exemplo, auxiliares/acompanhantes particulares de saúde domiciliar podem ser contratados para morar nas casas dos idosos ou para, ocasionalmente, visitar o idoso quando o cuidador se ausentar; hospitalização em instituições de vida assistida, por curto prazo, ou em residências para idosos pode oferecer essa folga para descanso, quando as demandas de atendimento do idoso e/ou a necessidade de supervisão estão presentes todos os sete dias da semana, nas 24 horas do dia.

Programas com religiosos e enfermeiros paroquiais

Muitas igrejas e sinagogas têm programas de assistência a pessoas idosas e a seus cuidadores, tais como grupos de apoio, aulas de educação de saúde, aconselhamento, assistência para manutenção da casa e tarefas domésticas, refeições e visitas de enfermeiros domiciliares. Há muitos enfermeiros voluntários nesses programas, com alguns remunerados para assumirem tais papéis. Esses serviços são formas excelentes de integração de serviços de saúde e fé religiosa. Com a variedade de serviços oferecidos, os enfermeiros devem fazer contato com igrejas ou sinagogas do paciente ou, quando o paciente não for membro de uma delas, devem contatar uma organização religiosa que represente a crença do paciente para se informar sobre a disponibilidade de serviços.

> **CONCEITO-CHAVE**
>
> A Associação Americana de Enfermeiros reconhece a enfermagem paroquial como especialização e, em colaboração com a Health Ministries Association, published the *Faith Community Nursing: Scope and Standards of Practice*.

Gerenciamento de cuidados e de caso

A identificação de necessidades, a localização e a coordenação de serviços e a manutenção de um estilo de vida independente podem ser desafios enormes para idosos com problemas crônicos de saúde. Em resposta a esses desafios, o campo dos cuidados geriátricos e do **gerenciamento de caso** vem se desenvolvendo.

Gerentes de cuidados e de caso, comumente, são enfermeiros registrados ou assistentes sociais, que levantam dados das necessidades individuais, identificam os serviços apropriados e ajudam a pessoa a conseguir e coordenar tais serviços. Esses serviços incluem cuidados médicos, serviços de saúde domiciliar, programas de socialização, planejamento e controle financeiros e habitação. Coordenando cuidados e serviços, gerentes de cuidados geriátricos e de caso dão assistência aos idosos para que continuem independentes pelo máximo de tempo possível. Os gerentes de serviços de atendimento e de caso costumam proporcionar paz de espírito à família que não consegue se envolver com os parentes idosos diariamente.

Tendo surgido um sistema de credenciais nesse campo, há uma distinção cada vez maior entre gerenciamento de cuidados e gerenciamento de caso. Ambas as disciplinas fazem algum tipo de levantamento de dados e elaboração de planos, ajudam pessoas para implementar e coordenam serviços e avaliação dos cuidados. Uma diferença a ser notada entre elas é a de que o gerenciamento de cuidados é uma relação de longo prazo capaz de perdurar por episódios múltiplos de atendimento de saúde (p. ex., quando a família contrata um gerente de cuidados para supervisionar a assistência a um parente por tempo prolongado), enquanto o gerente de caso costuma concentrar-se nas necessidades durante um episódio específico de cuidados (p. ex., da hospitalização à reabilitação por fratura de quadril). O gerente de caso é visto como um meio de controle de custos de assistência à saúde, podendo enfatizar serviços de contenção de custos; o gerenciamento de cuidado pode incluir gerenciamento de caso, além de serviços sem relação com cuidados de saúde.

Assistentes sociais, serviços de informação e encaminhamento da localidade e a Associação Nacional de Gerência de Cuidados Geriátricos (http://www.caremanager.org) podem oferecer assistência para localizar gerentes de cuidados e de caso.

> **CONCEITO-CHAVE**
>
> A Associação Americana de Enfermeiros encontra profissionais de enfermagem que são excelentes gerentes de caso devido a seu conhecimento e treino de habilidades, capacidade de dar assistência de saúde, com componentes físicos e socioculturais, sua familiaridade com o processo de encaminhamento de serviços e os paralelos entre o processo de enfermagem e o processo de gerenciamento de caso.

Programas de atendimento completo para pessoas idosas

Programas de atendimento completo para os idosos permitem a pessoas com 55 anos de idade ou mais, candidatos a atendimento domiciliar de enfermagem, ter todos os serviços médicos, sociais e de longo prazo oferecidos em suas casas, nas comunidades. Trata-se de um programa conjunto do Medicare e do Medicaid, disponibilizado em estados que optaram por sua inclusão em seus programas Medicaid. É possível descobrir se há um programa destes em sua região, telefonando ao escritório estadual do Medicaid, ou visitando o site www.cms.hhs.gov.

Casas de repouso

Embora cuidados em casas de repouso estejam listados em serviços de atendimento parcial e intermitente, podem ser também incluídos em serviços de cuidados totais e contínuos. Isso se deve à natureza das necessidades do paciente, que determina o nível em que esse serviço é prestado.

Mais do que um local de cuidados, uma casa de longa permanência tem uma filosofia de atendimento a pessoas que estão para morrer. Um local assim oferece cuidados de apoio e paliativos aos pacientes e suas famílias. Normalmente, uma equipe interdisciplinar ajuda os pacientes e seus familiares a atender necessidades físicas, emocionais, sociais e espirituais. O foco reside na qualidade da vida que resta, e não no prolongamento da vida. Apoio aos sobreviventes é um elemento importante dos cuidados em casas que dão esse atendimento. Ainda que possam existir programas dessa espécie em instituições, a maioria desse tipo de cuidado é oferecida em casa. Os planos de saúde variam quanto às cláusulas que devem ser atendidas para o reembolso desse tipo de serviço. Tais planos devem ser consultados quanto a informações específicas. Agências de cuidados de saúde e assistência social podem ser consultadas quanto a informações sobre esse tipo de programa na comunidade.

Serviços completos e contínuos de atendimento

Na outra extremidade do contínuo de cuidados está a parte de serviços que oferece assistência regular ou contínua a indivíduos com certas limitações na capacidade de autocuidado, cujas necessidades terapêuticas exigem supervisão 24 horas por profissional da saúde.

Cuidados hospitalares

Cuidados hospitalares para pessoas idosas podem ser necessários quando procedimentos diagnósticos e ações terapêuticas requerem tecnologias especializadas ou monitoramento frequente. Os idosos podem ser pacientes de praticamente todos os serviços de atendimento a situações de gravidade, exceto, é claro, pediatria e obstetrícia (e podem ser encontrados aqui como parentes dos pacientes primários). Embora o procedimento ou o problema diagnosticado pelo qual foram hospitalizados dite muitas necessidades de serviços, existem algumas medidas básicas que podem aumentar a qualidade da experiência hospitalar, conforme descrição no Quadro 10.2.

Cada vez mais, os hospitais estão criando serviços especiais para os idosos, como centros de avaliação geriátrica, linhas telefônicas para emergências, unidades de cuidados de longo prazo e visitas domiciliares. Sociedades médicas locais e associações hospitalares estaduais podem responder a perguntas sobre hospitais específicos.

Dois assuntos que os enfermeiros gerontólogos precisam considerar no atendimento hospitalar dos idosos incluem permanências mais curtas e a transferência para serviços ambulatoriais no mesmo dia relativos a procedimentos que, em outro momento, exigiam hospitalização. Embora permanências hospitalares menores possam ser eficazes para reduzir custos e, talvez, diminuir ou eliminar complicações do paciente induzidas pelo hospital, muitos idosos precisam de um tempo maior de recuperação na comparação com pessoas mais jovens, podendo não ter em casa a assistência adequada. Cabe ao enfermeiro averiguar a capacidade do indivíduo idoso de cuidar de si mesmo — capacidade de conseguir e preparar os alimentos e gerenciar a casa — antes da alta e providenciar a assistência necessária. Um telefonema após a alta para confirmar a condição do paciente é útil (mais informações sobre cuidados hospitalares de pacientes idosos estão no Cap. 33).

Casas de longa permanência

As instituições de cuidados de longo prazo, comumente chamadas de casas de longa permanência, oferecem supervisão e cuidados de enfermagem durante 24 horas a pessoas que não conseguem ser cuidadas na comunidade. O Capítulo 34 tem como assunto essas instituições e as responsabilidades de enfermagem afins.

> **CONCEITO-CHAVE**
>
> Os Centers for Medicare and Medicaid Services oferecem um livreto gratuito *online*, capaz de auxiliar as pessoas a encontrar e comparar instituições, compreender o pagamento de enfermeiros pelos cuidados e saber de alternativas a cuidados de enfermagem em casa. Está disponível em http://publications.usa.gov/USAPubs.php?PubID=5337.

> **QUADRO 10.2 Medidas que melhoram a qualidade do atendimento hospitalar para os idosos**
>
> *Fazer um levantamento completo de dados.* Não é raro que o problema diagnosticado do paciente seja a preocupação principal e, por vezes, a única durante a hospitalização. Entretanto, o indivíduo que está sendo tratado por infarto do miocárdio ou hérnia pode ter depressão, sofrer com o estresse do cuidador, apresentar deficiência auditiva ou outros problemas que afetam muito o estado de saúde. Fazendo bom uso dos momentos de contato com o paciente durante a internação e realizando uma avaliação completa, os enfermeiros podem revelar riscos e problemas que influenciam o estado de saúde e que não foram detectados antes. Problemas maiores que não os que ocasionaram a hospitalização devem ser investigados.
>
> *Reconhecer as diferenças.* Pacientes idosos não devem ser considerados do mesmo modo que os mais jovens; normas diferentes têm de ser usadas para interpretar os exames laboratoriais e os achados clínicos, os sinais e os sintomas da doença podem aparecer de forma incomum; mais tempo é necessário para as atividades de atendimento, e as doses dos fármacos devem ser adaptadas à idade. As prioridades dos idosos podem ser diferentes daquelas das pessoas mais jovens. Os enfermeiros devem saber diferenciar a patologia normal daquela dos idosos e entender as modificações que precisam ser feitas nos cuidados dessa população.
>
> *Reduzir os riscos.* A experiência hospitalar pode ser traumática para o paciente idoso se a ele não for dada proteção especial. Esse indivíduo precisa de mais tempo de recuperação do estresse. Desse modo, procedimentos e atividades têm de ser planejados para proporcionar descanso. Alteração no funcionamento de sistemas importantes e redução da imunidade facilitam o surgimento de infecções. A menor capacidade do coração para controlar mudanças importantes na carga de líquido demanda um monitoramento atento das taxas de infusão endovenosa. Temperatura corporal normal mais baixa, falta de capacidade de tremer e redução na capacidade de adaptar-se a bruscas mudanças na temperatura do ambiente exigem que os pacientes idosos recebam proteção especial contra hipotermia. Diferenças na farmacodinâmica e farmacocinética dessa população alteram sua resposta aos medicamentos e aumentam a necessidade de monitoramento atento da terapia medicamentosa. O ambiente estranho, os déficits sensoriais e os efeitos da doença e dos remédios causam quedas com mais facilidade e tornam prioritária a prevenção de lesões. Costuma surgir confusão como sinal importante de complicação, desafiando os profissionais a detectar rapidamente esse distúrbio e a identificar sua causa. Os enfermeiros devem garantir que sejam tomadas medidas para reduzir os riscos do paciente e reconhecer com rapidez as complicações, quando ocorrem.
>
> *Manter e promover as funções.* As prioridades que são parte da razão principal da internação costumam assumir a forma de fachada durante a hospitalização. Por exemplo, a arritmia deve ser corrigida, a infecção controlada, a fratura realinhada. Em meio aos procedimentos diagnósticos e às atividades de tratamento, devem ser considerados os fatores que assegurarão um funcionamento e uma independência excelentes para o paciente.

Serviços complementares

Com o aumento na ênfase à saúde holística e a conscientização pública sobre terapias complementares, além do desejo das pessoas de contar com elas, os idosos podem procurar novos tipos de serviços, ou serviços não convencionais (Fig. 10.3). Exemplos de serviços complementares e alternativos abrangem:

- Centros de bem-estar e renovação
- Educação, conselhos e gerenciamento de caso por parte de profissionais alternativos
- Acupuntura e acupressão
- Aulas de *tai chi*, ioga e meditação
- Toque terapêutico e toque curativo
- Receitas de ervas medicinais
- Medicamentos com ervas e homeopáticos
- Sessões de imagens orientadas
- Som, luzes e aromaterapia

Os enfermeiros têm uma variedade muito grande de conhecimentos e habilidades que, combinados com um preparo adicional em terapias complementares fazem deles os provedores ideais de alguns desses serviços pouco convencionais. Mesmo que não sejam os provedores diretos dessas terapias, podem fazer a defesa dos direitos dos idosos de fazer escolhas informadas quanto ao seu uso, educá-los sobre os benefícios, os riscos e as limitações e ajudá-los a encontrar provedores de confiança. O ideal é que essas terapias sejam usadas com as convencionais, em um modelo de cuidados integrados, permitindo aos

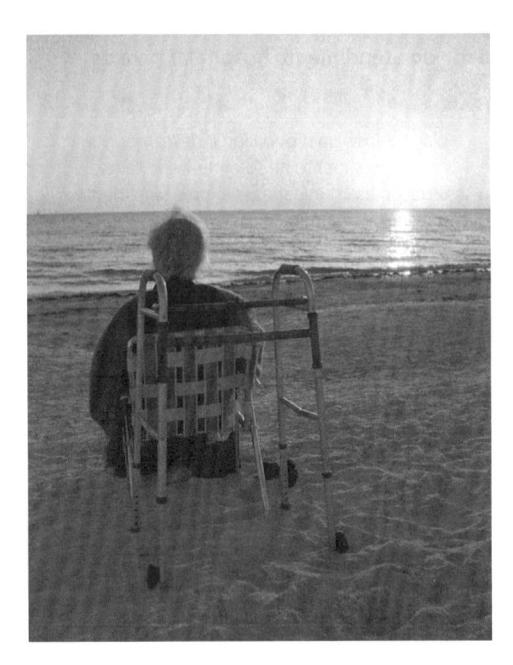

FIGURA 10.3 • Cada vez mais os idosos voltam-se para a ioga, a meditação e outras práticas de saúde complementares.

pacientes o uso do melhor dos dois mundos. Cabe aos enfermeiros garantir que as terapias complementares usadas evidenciem apoio ao que alegam e que não interfiram em outras terapias ou com elas interajam.

> **PARA REFLETIR**
>
> Quantidades cada vez maiores de enfermeiros estão oferecendo terapias complementares em práticas independentes. Que tipos de fatores precisam ser considerados ao ser estabelecida uma prática privada? Em sua opinião, o que evita que os enfermeiros se tornem empreendedores de seu próprio negócio?

ADEQUAÇÃO DOS SERVIÇOS ÀS NECESSIDADES

As necessidades da população de idosos são diversificadas e numerosas. Além disso, essas necessidades são dinâmicas; em outras palavras, oscilam à medida que mudam as capacidades e as demandas da vida. Essas condições exigem que os serviços de enfermagem gerontológica sejam planejados, levando em conta vários fatores:

- *Os serviços devem ser voltados a fatores físicos, emocionais, sociais e espirituais:* devem ser disponibilizados para atender às necessidades peculiares da população de idosos, de forma holística. São serviços planejados de modo a tratar qualquer problema ou necessidade que possa surgir, tendo de ser implementados de forma relevante às características únicas desse grupo. Por exemplo, uma Secretaria de Saúde local interessada no atendimento das necessidades especiais dos idosos pode acrescentar programas de sondagem da visão, audição, hipertensão e câncer aos serviços já existentes. Da mesma maneira, uma agência de assistência social com vários programas para famílias jovens pode decidir que um grupo de apoio a viúvas e serviços de aconselhamento para a aposentadoria constituem acréscimos importantes. A consideração de fatores físicos, emocionais, sociais e espirituais é essencial para prestação de cuidados holísticos de enfermagem.
- *Os serviços devem considerar as necessidades peculiares e sempre em mudança:* serviços físicos, emocionais, sociais e espirituais baseiam-se nas necessidades individuais de determinado momento, com o reconhecimento de que as prioridades não são fixas. Um idoso que comparece a um serviço médico ambulatorial para controle da hipertensão pode, durante essa visita, expressar preocupação com o aumento recente do aluguel. A menos que consiga ajuda para aumentar sua renda ou diminuir o valor do aluguel, os efeitos potenciais desse problema social, como estresse e cortes na alimentação, podem exacerbar a hipertensão desse idoso. Ignorar essa necessidade particular de assistência social pode minimizar a eficácia dos serviços de saúde oferecidos.
- *Cuidados e serviços devem ser flexíveis*: deve haver oportunidades para que os idosos se movimentem no contínuo de cuidados, dependendo de suas capacidades e limitações, em momentos diferentes. Talvez uma mulher idosa more com os filhos e participe de um programa recreativo para sua idade durante o dia. Se ela fraturar o quadril, poderá se movimentar pelo contínuo de cuidados até ser hospitalizada para cuidados graves e, depois, para uma casa de longa permanência durante a convalescença. Com a melhora de sua condição e aumento da independência, passa a receber atendimento domiciliar ao longo do contínuo de atendimento e, possivelmente, cuidados-dia para adultos até recuperar a independência completa.
- *Os serviços devem se ajustar às necessidades:* deve ser praticada a individualização para que sejam combinadas as necessidades peculiares das pessoas e os serviços específicos. Assim como não é adequado pressupor que todos com mais de 65 anos precisem de um lugar nas casas de longa permanência, não é adequado pressupor que todos os idosos se beneficiam com conselhos, abrigo, refeições entregues em casa, cuidados-dia para adultos, ou outros serviços. As capacidades e limitações peculiares dos

adultos e, acima de tudo, suas preferências, têm de ser levantadas para a identificação dos serviços mais apropriados para eles.

A lista de recursos no final do capítulo pode ajudar os enfermeiros gerontólogos e os estudantes de enfermagem a localizar e, talvez, estimular os serviços para os idosos. Os enfermeiros são estimulados a fazer contato com suas agências locais para conhecer mais sobre a população de idosos, serviços de informação e encaminhamento, para que eles sejam localizados em cada comunidade.

CENÁRIOS E PAPÉIS PARA OS ENFERMEIROS GERONTÓLOGOS

Pelo fato de o contínuo de cuidados incluir serviços da comunidade, serviços nas instituições ou uma combinação dos dois, os enfermeiros gerontólogos têm uma oportunidade animadora para uma atuação em diversos contextos. Alguns desses cenários, como instituições de cuidados de longo prazo e agências de atendimento domiciliar, têm uma longa história de participação desses profissionais. Outros contextos de prática, como complexos que abrigam idosos e centros de cuidados-dia para adultos, oferecem novas oportunidades para que os enfermeiros demonstrem criatividade e liderança.

Ainda que os papéis e as responsabilidades específicos dos enfermeiros possam divergir muito, em diferentes contextos de prática, enfermeiros gerontólogos podem ter funções similares em qualquer local (Quadro 10.3). Essas funções variam, sendo multifacetadas, com as seguintes metas:

- Educar pessoas de todas as faixas etárias em práticas que promovam uma experiência positiva de envelhecimento.
- Levantar e oferecer intervenções relativas aos diagnósticos de enfermagem.
- Identificar e reduzir riscos.
- Promover a capacidade de autocuidado e a independência.
- Colaborar com outros profissionais da saúde no oferecimento dos serviços.
- Manter a saúde e a integridade da família que envelhece.
- Defender e proteger os direitos dos idosos.
- Promover o uso da ética e de padrões nos cuidados dos idosos.
- Ajudar os idosos a passar pela transição para a morte com paz, conforto e dignidade.

A presença da população idosa tem aumentado em vários contextos de assistência de saúde, com cada vez mais necessidade de enfermeiros com conhecimentos específicos em gerontologia nesses locais. Esses profissionais têm de compreender o envelhecimento normal, as manifestações únicas e o manejo dos problemas de saúde geriátricos, a farmacodinâmica e a farmacocinética na fase mais tardia da vida, os desafios psicológicos, as questões socioeconômicas, a espiritualidade, a dinâmica familiar, os riscos únicos à saúde e ao bem-estar e os recursos disponíveis. De posse desses conhecimentos e habilidades da enfermagem gerontológica, esses profissionais podem promover serviços de cuidados de saúde eficientes, reais e adequados aos idosos, em diversos cenários de prática.

QUADRO 10.3 Funções do enfermeiro gerontólogo

Orientar pessoas de todas as idades para um processo saudável de envelhecimento.
Eliminar o preconceito de idade.
Respeitar os direitos dos idosos e garantir que os outros façam o mesmo.
Supervisionar e promover a qualidade dos serviços prestados.
Perceber e reduzir os riscos à saúde e ao bem-estar.
Ensinar e dar apoio a cuidadores.
Abrir canais de crescimento contínuo.
Escutar e oferecer conforto.
Oferecer otimismo, estímulo e esperança.
Gerar, apoiar, usar, disseminar e participar de pesquisas.
Implementar medidas restauradoras e reabilitadoras.

Coordenar e gerenciar os cuidados.
Fazer levantamentos, planejar, implementar e avaliar os cuidados de forma individualizada e holística.
Unir serviços a necessidades.
Cuidar dos futuros enfermeiros gerontólogos para que levem adiante a especialidade.
Compreender os aspectos físicos, emocionais, sociais e espirituais únicos de cada idoso.
Reconhecer e incentivar o manejo adequado das questões éticas.
Oferecer apoio e conforto durante o processo de morrer.
Educar para promover o autocuidado e uma independência excelente.

APLICANDO CONHECIMENTO NA PRÁTICA

Disability and Care Needs Among Older Americans

Fonte: Freeman, V. A., & Spillman, B. C. (2014). Milbank Quarterly, 92(3), 509–541.

Essa pesquisa, que envolveu a análise de participantes do Medicare, pertencentes ao 2011 National Health and Aging Trends Study, foi realizada para oferecimento de fatos para debates políticos sobre necessidades futuras da população idosa. As áreas pesquisadas incluíram limitações e assistência em atividades, recursos de atendimento e necessidades não atendidas.

Quase metade dos idosos, ou 18 milhões, mostraram-se com dificuldade nas atividades cotidianas. Vinte e cinco por cento dos que recebiam ajuda moravam em casas especiais para idosos, ou em outro local em que recebiam atendimento. Outros três milhões recebiam assistência com atendimento em locais diferentes das residências para idosos ou outros locais de assistência; pessoas de baixa renda representaram pare desproporcional dos que recebiam auxílio. Quase todos os idosos em locais diferentes das residências especiais tinham, pelo menos, um cuidador potencial. No caso da população idosa nas comunidades, cuidadores informais ofereciam uma média de 164 horas de atendimento/mês. Menos de um terço que recebia cuidados de cuidadores pagos e 60% dessas pessoas tiveram uma consequência adversa no mês anterior, relacionada a uma necessidade não atendida.

A pesquisa concluiu pela necessidade de políticas para aperfeiçoamento dos serviços de longo prazo e apoios que beneficiem os idosos e seus cuidadores.

Considerado o número crescente e a complexidade dos idosos moradores e sendo cuidados em comunidades, os enfermeiros têm de defender serviços que garantam o atendimento às necessidades das pessoas idosas e seus cuidadores. Com sua orientação holística e a ampla variedade de conhecimentos, os enfermeiros estão em uma posição ideal para coordenar e oferecer serviços que assegurem a saúde e a segurança dos idosos e seus cuidadores. Podem ser benéficas pesquisas de enfermagem que demonstrem os vários modelos de cuidados de enfermagem relativos ao oferecimento desses serviços e o lado financeiro positivo.

APRENDENDO NA PRÁTICA

Aos 81 anos de idade, dona Lúcia sempre foi independente. Sem jamais ter casado e sem parentes vivos, mora sozinha em uma casa grande, que ocupa vários hectares em uma comunidade rural, onde mora há quase 50 anos. Não tem interesse em mudar de endereço, pois ama seu jardim e a possibilidade de ter animais de estimação.

Embora ainda independente, d. Lúcia já não consegue fazer tudo que podia antes e, no ano anterior, passou por pequenos acidentes ao dirigir até a cidade. É capaz e tem o direito de continuar em casa, mas você está preocupado com a segurança dela e as condições em que ela vive.

O que pode fazer para ajudar d. Lúcia? De que forma as necessidades dela que se alteram podem ser equilibradas com o desejo de independência?

EXERCITANDO O PENSAMENTO CRÍTICO

1. Como você defende a posição de que os enfermeiros são os gerentes ideais de cuidados geriátricos?
2. Dona Judite tem 79 anos e foi internada em um hospital de cuidados agudos por fratura do fêmur. O cirurgião ortopédico antecipa ausência de problemas na deambulação da paciente e a eventual volta à comunidade, considerando que o programa de reabilitação terá sucesso. Você sabe que a paciente mora com a família do filho, em uma grande região metropolitana. Ela tem demência que exige supervisão atenta e lembretes para usar o vaso sanitário, vestir-se e alimentar-se. Com tais lembretes, ela é fisicamente capaz de realizar as atividades cotidianas. Com base nessas informações, quais são os vários tipos de serviços que podem ajudar d. Judite e a família durante a recuperação?
3. O que você pode fazer para estimular a criação de serviços para idosos em sua comunidade? Quais recursos você pode mobilizar para auxiliá-la nessa tentativa?

Resumo do capítulo

As necessidades dos idosos podem tornar em um contínuo de condições a serem controladas, recursos disponíveis para fazer frente a elas e nível de funcionamento e independência. Não apenas pessoas idosas diferentes precisam de tipos diferentes de serviços no contínuo, mas tipos diferentes de serviços podem ser necessários para uma pessoa, em momentos variados, com base nas alterações de sua condição.

Serviços de apoio e prevenção auxiliam pessoas independentes a morarem nas comunidades, mantendo o autocuidado e evitando problemas físicos, emocionais, sociais e espirituais. Serviços parciais e intermitentes de cuidados ajudam pessoas com limitação parcial na capacidade de autocuidado, ou que têm uma demanda terapêutica que exige assistência ocasional. Serviços de atendimento total e contínuo oferecem assistência a pessoas que necessitem de assistência ou supervisão nas 24 horas.

Serviços complementares e alternativos são cada vez mais empregados por pessoas que envelhecem. Ainda que possam ser complemento benéfico às terapias convencionais, têm de ser empregados com cautela.

Ao dar assistência a idosos que escolhem e usam terapias, é importante que os enfermeiros garantam o atendimento das necessidades holísticas dos pacientes, que haja flexibilidade de acesso e uso dos serviços e que estes sejam individualizados para atendimento de necessidades específicas. Desconsiderando o local dos serviços, os enfermeiros gerontólogos devem respeitar padrões sólidos de enfermagem; defender os pacientes; promover, de forma ativa, o máximo de independência e identificar e reduzir riscos potenciais.

Recursos *online*
Gerais
Administration on Aging Elder Page
http://www.aoa.gov/AoARoot/Elders_Families/index.aspx
American Association of Retired Persons
http://www.aarp.org
American Geriatrics Society
http://www.americangeriatrics.org
American Health Care Association
http://www.ahca.org
American Holistic Nurses Association
http://www.ahna.org
American Nurses Association Council on Gerontological Nursing
http://www.nursingworld.org
American Society on Aging
http://www.asaging.org
Children of Aging Parents
http://www.caps4caregivers.org
Design for Aging, American Institute of Architects
http://www.aia.org/dfa
The Gerontological Society of America
http://www.geron.org
Gray Panthers
http://www.graypanthers.org
Hispanic Federation
http://www.hispanicfederation.org
National Adult Day Services Association
http://www.nadsa.org
National Association of Area Agencies on Aging
http://www.n4a.org
National Association of Professional Geriatric Care Managers
http://www.caremanager.org
National Caucus and Center on Black Aged, Inc.
http://www.ncba-aged.org
National Center for Complementary and Alternative Medicine
http://www.nccam.nih.gov
National Council on Aging
http://www.ncoa.org
National Eldercare Locator
http://www.eldercare.gov
National Gerontological Nursing Association
http://www.ngna.org
National Hospice and Palliative Care Organization
http://www.nho.org
National Institute on Aging
http://www.nia.nih.gov

Residências para cuidados de idosos
American Association of Homes and Services for the Aging
http://www.aahsa.org
American Association for Long Term Care Nursing
http://www.aaltcn.org
American Nurses Association Council on Nursing Home Nurses
http://www.nursingworld.org
American Public Health Association, Section on Aging and Public Health
http://www.apha.org/membergroups/sections/aphasections/a_ph/
National Association of Directors of Nursing Administration in Long-Term Care
http://www.nadona.org
National Association for Home Care & Hospice
http://www.nahc.org
Consumer Voice
http://www.theconsumervoice.org
Visiting Nurse Associations of America
http://www.vnaa.org

Cuidados-dia para adultos
National Adult Day Services Association
http://www.nadsa.org

Grupos de apoio
Favor consultar as listas de recursos em todo o livro, na parte específica da condição.

Bibliografia
Centers for Disease Control and Prevention. (2010). *National hospital discharge survey.* Recuperado de http://www.cdc.gov/nchs/data/nhds/3firstlisted/2010first3_numberage.pdf.
Centers for Disease Control and Prevention. (2012). *Chronic disease overview.* Recuperado de http://www.cdc.gov/nccdphp/overview.htm.
Centers for Medicare and Medicaid Services. (2011). *Your guide to choosing a nursing home.* Rockville, MD: U.S. Department of Health and Human Services; também disponibilizado online em http://www.medicare.gov/Publications/Pubs/pdf/02174.pdf.
National Adult Day Services Association. (2014). *Overview and facts.* Recuperado de http://www.nadsa.org/consumers/overview-and-facts/.

PARTE 3

Promoção da saúde

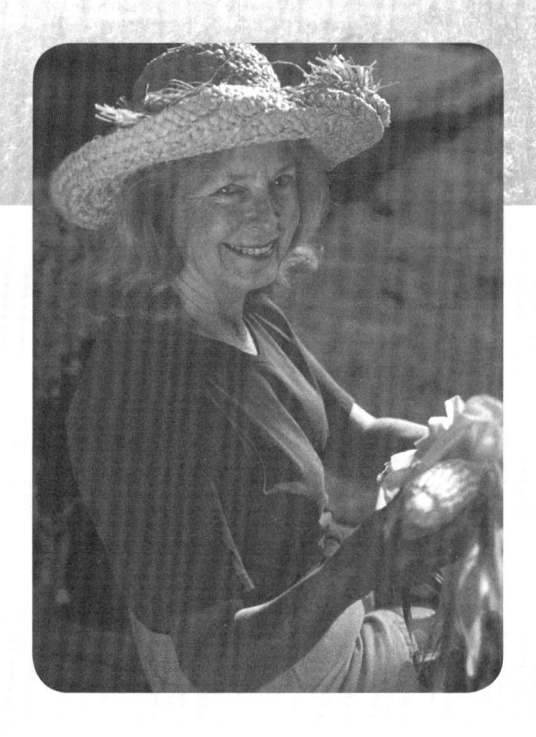

11 Nutrição e hidratação
12 Sono e repouso
13 Conforto e manejo da dor
14 Segurança
15 Espiritualidade
16 Sexualidade e intimidade
17 Uso seguro de medicamentos

CAPÍTULO 11

Nutrição e hidratação

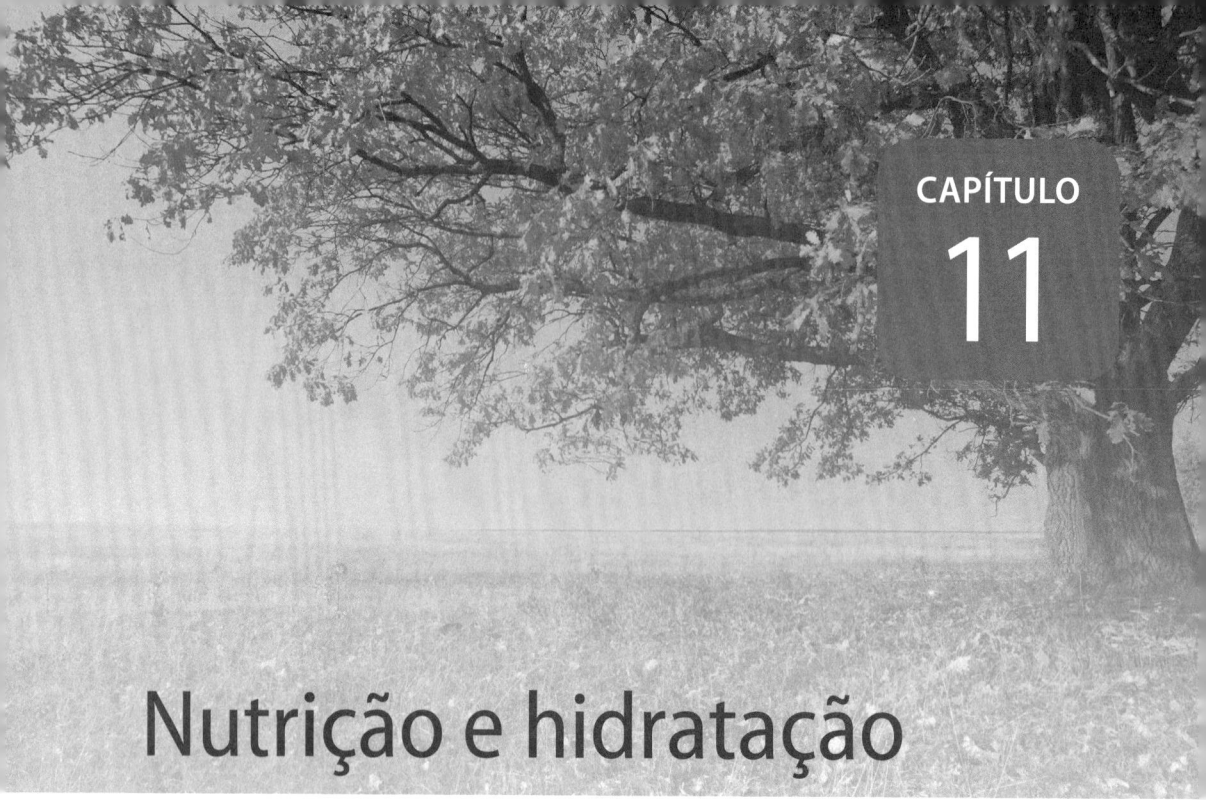

VISÃO GERAL

Necessidades nutricionais dos idosos
  Quantidade e qualidade das necessidades calóricas
  Suplementos alimentares
  Necessidades especiais das mulheres

Necessidades de hidratação dos idosos

Promoção da saúde oral

Ameaças à boa nutrição
  Indigestão e intolerância alimentar
  Anorexia
  Disfagia
  Constipação
  Desnutrição

Como abordar a condição nutricional e hídrica dos idosos

OBJETIVOS DE APRENDIZAGEM

A leitura deste capítulo possibilitará a você:

1. Listar fatores relativos ao envelhecimento que afetam as exigências alimentares na fase final da vida.
2. Identificar os riscos associados ao uso de suplementos nutricionais.
3. Listar as necessidades nutricionais especiais das mulheres idosas.
4. Descrever as mudanças relativas ao envelhecimento que influenciam a hidratação nos adultos idosos.
5. Identificar as causas e os sinais de desidratação.
6. Descrever problemas de saúde oral que podem influenciar a condição nutricional e a higiene oral recomendada para os idosos.
7. Delinear as ameaças à boa nutrição na fase adulta posterior e formas de minimizá-las.

TERMOS PARA CONHECER

Anorexia: perda de apetite

Disfagia: dificuldade de deglutir em razão da dificuldade de mover os alimentos da boca ao esôfago (disfagia de transferência), através do esôfago (disfagia de transporte), ou do esôfago ao estômago (disfagia de entrega)

A nutrição causa grande impacto na saúde a na capacidade funcional. O estado nutricional influencia a capacidade individual de defender o organismo contra doenças, manter a normalidade anatômica e estrutural, raciocinar com clareza e ter a energia e a vontade de envolver-se em atividades sociais. Várias mudanças relativas ao envelhecimento, normalmente sutis e gradativas, podem, lentamente, colocar em risco a capacidade dos idosos para manter uma boa condição nutricional; essas mudanças exigem atenção especial dos enfermeiros (Tabela 11.1, Diagnósticos de Enfermagem).

NECESSIDADES NUTRICIONAIS DOS IDOSOS

Quantidade e qualidade das necessidades calóricas

Embora as necessidades corporais de nutrientes básicos sejam consistentes ao longo da vida, a quantidade necessária de nutrientes específicos pode variar. Uma das diferenças mais significativas nas exigências nutricionais entre indivíduos de idades variadas envolve a ingestão de calorias. Muitos fatores contribuem para a redução da necessidade calórica das pessoas idosas:

- O organismo do idoso tem menos massa magra e aumento relativo do tecido adiposo. Esse tecido

TABELA 11.1 Envelhecimento e riscos ao estado nutricional

Causas e fatores contribuintes	Diagnóstico de enfermagem[a,*]
Os dentes apresentam graus variados de erosão; desgaste da coroa e da estrutura da raiz; alta prevalência de perda de dentes	Deficiência nutricional relacionada à capacidade limitada de mastigar os alimentos Dor aguda relacionada à condição dentária insatisfatória
Redução da saliva a aproximadamente um terço do volume dos anos anteriores	Deficiência nutricional relacionada à mistura menos eficaz dos alimentos
Digestão ineficiente de amidos devido à redução da ptialina salivar	Deficiência nutricional relacionada à fragmentação reduzida dos amidos
Atrofia da cobertura epitelial da mucosa oral	Violação da integridade da mucosa oral
Aumento do limiar do gosto; cerca de um terço da quantidade de botões gustativos em funcionamento por papila em relação a anos anteriores	Risco de excesso nutricional relacionado à ingesta aumentada de sais e açúcares para compensar alterações no paladar
Menor sensação de sede; contrações de fome diminuídas	Deficiência nutricional relacionada à capacidade reduzida de ter sensações de fome Déficit no volume de líquidos relacionado à redução da sede
Reflexo de regurgitação mais fraco, redução do peristaltismo do esôfago, relaxamento do esfíncter esofágico inferior, motilidade estomacal reduzida	Risco de aspiração Deficiência nutricional relacionada a restrições voluntárias para evitar desconforto
Menor produção de ácido clorídrico, pepsina e ácido pancreático	Deficiência nutricional relacionada à fragmentação ineficaz dos alimentos
Menor tolerância às gorduras	Dor aguda relacionada à indigestão
Redução do peristaltismo colônico: sensação reduzida para sinalizar eliminação intestinal	Deficiência nutricional relacionada à redução do apetite e restrições voluntárias relacionadas à constipação
Estabilização e absorção menos eficientes do colesterol	Risco de infecção relacionado a risco de formação de cálculos de vesícula
Aumento do conteúdo de gorduras do pâncreas; enzimas pancreáticas diminuídas	Deficiência nutricional relacionada a problemas na digestão normal

[a] Da NANDA-International (NANDA-I). (2014). *Nursing diagnoses: Definitions and classification, 2015–2017*. West Sussex, UK: Wiley-Blackwell.
*N. de R.T. A autora não utiliza, nesta obra, a terminologia proposta pela NANDA 2015–2017 porque esta classificação ainda não contempla o idoso em todas as suas dimensões. Por esse motivo, é feita uma adaptação do modelo proposto pela NANDA para contemplar as características identificadas no idoso a partir de sua prática profissional. Vale mencionar que a NANDA 2018–2020 (Porto Alegre: Artmed Editora, 2018) também segue esse modelo.

adiposo metaboliza mais lentamente do que o tecido magro e não queima calorias com tanta rapidez.
- A taxa metabólica basal diminui 2% a cada década de vida, após 25 anos de idade, o que contribui para o aumento do peso, quando consumida a mesma ingestão calórica que na juventude.
- O nível de atividade da maioria dos idosos costuma ser menor do que na juventude.

Embora cada indivíduo tenha uma necessidade calórica única, baseada na sua compleição física, no metabolismo, na condição de saúde e no nível de atividade, podem ser feitas algumas generalizações. As necessidades calóricas costumam diminuir durante a fase adulta, resultante de alterações associadas à idade e a uma diminuição nas calorias recomendadas, iniciando na quarta década da vida. Pesquisas atualizadas mostram que elevada ingesta de calorias, combinada com um estilo sedentário de vida, aumenta o risco de prejuízo cognitivo no final da vida (Frechette and Marracinni, 2014). Quantidade e qualidade da ingestão calórica devem ser monitoradas. Uma forma útil de se determinar as necessidades calóricas em repouso, considerando-se idade e taxa metabólica basal, entre outros fatores, é usar a equação de Harris-Benedict, também chamada de Gasto de Energia em Repouso. Com essa equação, o número resultante obtido representa a quantidade de calorias que precisa ser consumida diariamente para manutenção do peso corporal atual, sem gasto com exercício.

Peso em quilos/altura em centímetros:

Homens: $66 + [13.7 \times peso (kg)] + [5 \times altura (cm)] - (6.76 \times idade \text{ em anos})$

Mulheres: $655 + [9.6 \times peso (kg)] + [1.8 \times altura (cm)] - (4.7 \times idade \text{ em anos})$

Além do monitoramento da quantidade, é importante monitorar a qualidade das calorias consumidas. Considerando-se que as exigências e a ingestão de calorias costumam diminuir na fase posterior de vida, as calorias ingeridas precisam conter uma qualidade superior para garantir ingestão adequada de outros nutrientes (Fig. 11.1). Limitar a ingestão de gordura a menos de 30% do total de calorias consumidas é uma boa prática para as pessoas idosas. A Tabela 11.2 traz as porções diárias recomendadas para os indivíduos dessa faixa etária.

As fibras são especialmente importantes na dieta dos idosos. As fibras solúveis, encontradas em alimentos como aveias e pectina, ajudam a reduzir o colesterol sérico, melhoram a tolerância à glicose nos diabéticos e previnem a obesidade, doenças cardiovasculares e câncer colorretal (Dahm et al, 2010; Du et al, 2010; Hopping et al, 2010). As insolúveis, por sua vez, promovem uma boa atividade intestinal, podendo ser encontradas nos grãos e em muitas verduras e frutas.

Carboidratos são fonte importante de energia e fibras. Em virtude da menor capacidade de manter um nível regular de glicose no sangue, porém os idosos precisam

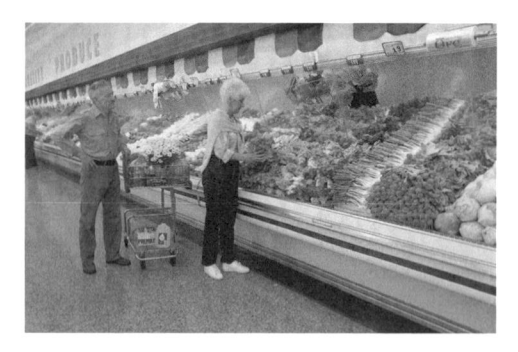

FIGURA 11.1 • Embora os idosos normalmente precisem ingerir menos calorias do que os mais jovens, suas dietas devem incluir uma qualidade superior de nutrientes.

TABELA 11.2	Porções diárias recomendadas para pessoas com mais de 50 anos de idade	
	Homens	Mulheres
Proteínas (g)	50	46
Carboidratos (g)	100	100
Vitaminas		
Vitamina A (mg)	900	700
Vitamina D (IU)	400	400
Vitamina E (IU)	15	15
Vitamina C (mg)	90	75
Tiamina (vitamina B1) (mg)	1,2	1,1
Riboflavina (vitamina B2) (mg)	1,3	1,1
Niacina (vitamina B3) (mg)	16	14
Piridoxina (vitamina B6) (mg)	1,7	1,5
Folato (mcg)	400	400
Vitamina B12 (mg)	2,4	2,4
Minerais		
Cálcio (mg)	1.200	1.200
Iodo (mg)	150	150
Ferro (mg)	8	8
Magnésio (mg)	420	320
Fósforo (mg)	700	700
Zinco (mg)	11	8

de uma menor ingesta de carboidratos. Uma dieta com muitos carboidratos pode estimular uma liberação bastante anormal de insulina nessa população, o que pode causar hipoglicemia, capaz de, inicialmente, apresentar-se como estado de confusão nas pessoas com mais idade.

Pelo menos 1 g de proteína por quilograma de peso do corpo é necessária para renovar as proteínas e o protoplasma do organismo e manter os sistemas enzimáticos. Se de 10 a 20% da ingestão calórica diária derivar-se de proteínas, a necessidade desses nutrientes precisa ser atendida. Existem vários suplementos de proteínas no comércio que podem ser aditivos úteis à dieta dos idosos.

Embora a capacidade de absorção de cálcio se reduza com o envelhecimento, ele ainda é necessário à dieta para manter um sistema musculoesquelético saudável, além de promover o funcionamento correto dos mecanismos de coagulação do sangue no organismo. Adultos com mais idade podem beneficiar-se com suplementação de cálcio, entretanto devem discutir seu uso com o médico para garantir que outros problemas médicos não sejam uma contraindicação a isso. Ademais, há necessidade de cautela para evitar consumo excessivo de cálcio (ver a discussão em *Suplementos alimentares*). Uma boa ingestão de vitamina D e magnésio facilita a absorção do cálcio.

Recomenda-se aos idosos o consumo de, no mínimo, cinco porções de frutas e verduras por dia. Infelizmente, apenas um terço deles consome as quantidades recomendadas (McCoy, 2014). O enfermeiro pode conversar com o idoso sobre a importância do consumo de frutas e verduras adequadas e sugerir uma variedade de formas de consumi-las (p. ex., em batidas ou misturados com iogurte ou gelatina).

Pesquisadores do U.S. Department of Agriculture (USDA) Human Nutrition Research Center on Aging (HNRCA), na Universidade Tufts, ofereceram uma alteração do USDA's *MyPlate* de modo a, com mais precisão, refletir as necessidades nutricionais de pessoas com mais de 70 anos (Fig. 11.2; Tufts, 2014). Seria uma substituição da Modified MyPyramid for Older Adults (Minha Pirâmide Modificada para Idosos), trazendo exemplos de alimentos consistentes com as *2010 Dietary Guidelines for Americans*, do Governo Federal. Essas diretrizes limitam alimentos

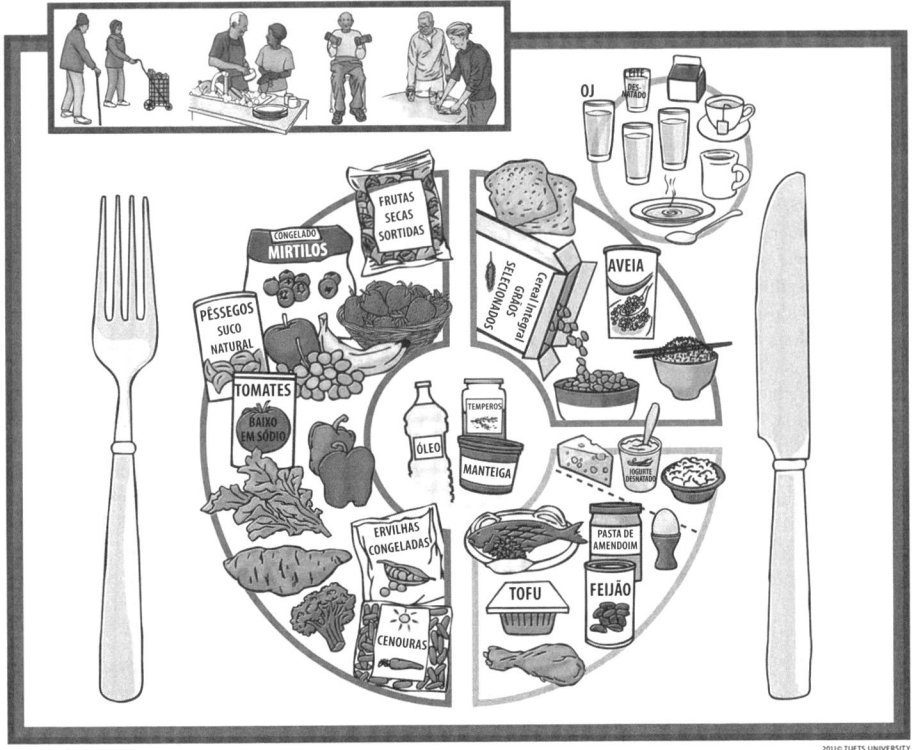

FIGURA 11.2 • Diretrizes de alimentação para idosos (disponível em: http://www.nutrition.tufts.edu/research/myplate-older-adults).

ESTUDO DE CASO

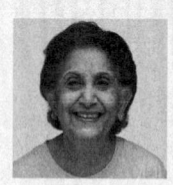

D. Valentina, com 80 anos de idade, é descendente de italianos, moradora de uma comunidade com o marido. É uma mulher ativa, que cuida da casa, cozinha e participa das atividades da igreja.

Ao longo da vida adulta, d. Valentina adicionou cerca de 5 a 7 kg ao peso, ficando acima do peso ideal. Durante os anos mais recentes, sua pressão arterial e colesterol elevaram-se. Analisando sua dieta, o enfermeiro descobre que, ainda que ela ingira frutas e verduras diariamente, consome alimentos com muita gordura e calorias. Quando o enfermeiro inicia uma conversa sobre alterações na dieta, d. Valentina ri e responde "Meu marido e eu sempre comemos comida italiana e não queremos mudar isso. Por que viver mais se você não aproveita a vida?".

DESENVOLVENDO O PENSAMENTO CRÍTICO
- Como o enfermeiro poderá influenciar uma alteração na dieta da d. Valentina, respeitando suas preferências?
- Que plano de cuidados poderia ser elaborado que abordasse aspectos alimentares de d. Valentina?

com elevado teor de gordura trans e saturadas, sal e açúcares agregados. Enfatizam grãos integrais e alimentos com níveis altos de vitaminas e minerais a cada porção.

PARA REFLETIR
Em sua opinião, como sua dieta influencia seu corpo, mente e espírito e vice-versa? Há padrões que precisam ser modificados? Em caso positivo, de que forma?

Suplementos alimentares

Hoje em dia, mais de metade de todos os adultos consome suplementos alimentares diariamente. Exigências vitamínicas e minerais para idosos não estão determinadas e, atualmente, a Ingestão Dietética Recomendada para a população adulta em geral precisam ser aplicadas à faixa etária dos idosos. Ainda que não se trate de uma panaceia, os suplementos alimentares podem compensar uma ingestão inadequada de nutrientes e deficiências consequentes de efeitos de doenças e medicamentos. Niacina, riboflavina, tiamina e vitaminas B6, C e D são os nutrientes mais frequentemente encontrados em deficiência nessa população. Há necessidade, entretanto, de cautela, porque vitaminas, minerais e extratos vegetais, especialmente em doses elevadas, podem causar efeitos adversos (Tabelas 11.3 e 11.4), além de interagir com muitos medicamentos (Tabela 11.5).

Por exemplo, consumo excessivo de cálcio (i. e., um excesso de 2.000 mg/dia) pode causar problemas como cálculos nos rins. Suplementos de cálcio devem ser ingeridos até o limite de 500 mg/dia, em um dado momento, porque quantidades maiores também não são absorvidas. Com o aumento da disponibilidade de produtos enriquecidos com cálcio, os idosos devem ler os rótulos e verificar a quantidade total desse nutriente consumida a partir de várias fontes. Ademais, deve-se ficar atento ao alimento com que é ingerida a suplementação de cálcio, pois farelo de trigo, soja em grão e outras leguminosas podem interferir na absorção do cálcio.

A coleta de dados pelo enfermeiro deve incluir uma análise do tipo e da quantidade de suplementos alimentares utilizados. Os enfermeiros podem estimular os idosos a evitar ingesta excessiva de suplementos e a analisar seu uso com quem cuida de sua saúde.

TABELA 11.3 Riscos associados à ingestão excessiva de vitaminas e minerais escolhidos

Vitamina/Mineral	Possíveis efeitos de altas doses
Vitamina D	Depósitos de cálcio nos rins e nas artérias
Vitamina K	Coágulos sanguíneos
Ácido fólico	Mascaramento de deficiência de vitamina B12 (uma causa de demência)
Cálcio	Cálculos renais; prejuízo da capacidade de absorver outros minerais
Potássio	Parada cardíaca

CONCEITO-CHAVE
Suplementos de vitaminas, minerais e extratos vegetais podem ser benéficos, embora haja necessidade de cuidados para evitar efeitos adversos resultantes de mau uso.

TABELA 11.4	Efeitos adversos de uso prolongado ou excessivo de determinadas plantas
Efeito adverso	**Ervas causadoras**
Anorexia	Chá verde
Arritmias	Aloe (interno), cáscara sagrada, ma-huang
Constipação	Acácia, agrimônia, hidraste (selo dourado), erva-de-São-João
Diarreia	Cáscara sagrada, pimenta caiena, narciso, eucalipto, chá verde, grão de soja
Eczema	Alho, cebola
Edema	Aloe/babosa, buckthorn (hipofaé), cáscara sagrada, ruibarbo
Febre	Equinácea
Desconforto gastrintestinal	Pimenta caiena, Kava-kava, saw palmetto, valeriana
Cefaleia	Racemosa, chá verde, lírio do vale, ma-huang, valeriana
Hipocalemia	Buckthorn (hipofaé), cáscara sagrada, ruibarbo
Hipotensão	Racemosa, fruto de um arbusto com espinhos (hawthorn)
Insônia	Chá verde, ma-huang, valeriana
Icterícia	Kava-kava
Danos ao fígado	Pimenta caiena, teucrium canadense, uva-ursi
Náusea/vômito	Racemosa, celidônia, narciso, equinácea, eucalipto, chá verde, lírio do vale, sândalo, uva-ursi
Urticária	Levedo de cerveja, psyllium
Vertigem	Chá verde

TABELA 11.5	Interações plantas-fármacos	
Planta	**Fármaco**	**Efeito da interação**
Aloe barbadensis	Glicosídeos cardíacos	Efeitos aumentados do fármaco
	Corticosteroides	Maior perda de potássio
	Diuréticos tiazídicos	Maior perda de potássio
Cáscara sagrada	Diuréticos tiazídicos	Maior perda de potássio
Camomila	Salicílicos	Aumento do efeito antitrombótico
	Sódio varfarina	Aumento do efeito antitrombótico
Ginkgo biloba	Fármacos antitrombóticos	Aumento do efeito antitrombótico
Kava-kava	Depressores do sistema nervoso central	Aumento da sedação
Salgueiro branco	Salicílicos	Aumento do efeito antitrombótico

Necessidades especiais das mulheres

Doença cardíaca, câncer e osteoporose estão entre as doenças associadas à nutrição a que são suscetíveis as mulheres com mais idade. Atenção às necessidades alimentares e à redução dos riscos associados à alimentação pode minimizar alguns desses problemas.

Dos 64 aos 74 anos de idade, a taxa de doenças cardíacas nas mulheres iguala-se à dos homens. A redução da ingestão de gordura até 30% de quilocalorias ou menos (70 g em uma dieta de 1.800 calorias) pode beneficiar a diminuição do risco de doença cardíaca nas idosas. Pesquisas estão tentando descobrir o papel da ingestão de pouca gordura na redução do câncer de mama, que pode oferecer suporte a outros benefícios decorrentes de sua limitação. O consumo de álcool também tem um papel no câncer de mama; a ingestão diária de 40 g ou mais de álcool é associada a aumento do risco desse tipo de câncer (40 g de álcool é o mesmo que cerca de 880 mL de cerveja ou 87 mL de uísque). Por isso, aconselha-se diminuir o álcool.

Quase todas as mulheres são afetadas por algum grau de osteoporose quando chegam aos 70 anos de idade. O risco de perda óssea aumenta com a redução de estrogênio, obesidade, sedentarismo, tabagismo e consumo excessivo de cafeína e álcool. Risco de fratura decorrente de ossos enfraquecidos e as complicações resultantes merecem consideração para a prevenção de perda óssea por meio de controle de riscos. Mulheres em pós-menopausa devem ter uma ingestão diária de cálcio de, no mínimo, 1.000 mg. O cálcio do carbonato e do citrato são as formas mais comuns de suplementos desse elemento. Carbonato de cálcio, a forma mais custo-efetiva, deve ser ingerido com uma das refeições, em doses que não ultrapassem 500 mg de uma só vez para garantir uma ótima absorção (Dang, Levis e Lagari 2014).

NECESSIDADES DE HIDRATAÇÃO DOS IDOSOS

Com o envelhecimento, perde-se líquido intracelular, o que resulta em redução dos líquidos totais do organismo. Ao mesmo tempo em que a água constitui cerca de 60% do peso corporal nos mais jovens, ela compõe 50% ou menos do peso do corpo nos idosos, o que diminui a margem de segurança em relação à perda de líquidos. A menor ingestão de líquidos ou perda aumentada que seria um pequeno problema nos indivíduos de menos idade, pode ser uma ameaça à vida no idoso. O Institute of Medicine recomenda ingesta hídrica para os homens com mais de 50 anos de 3,7 L/dia; para as mulheres da mesma faixa etária, de 2,7 L/dia (equivalente a copos, 13 copos de 200 ml). Alguns problemas de saúde podem necessitar de menor ingesta hídrica. Os enfermeiros devem avaliar os idosos quanto a fatores com o potencial de diminuir seu consumo de líquidos, como:

- reduções das sensações de sede com o envelhecimento;
- medo de incontinência (condição física e falta de oportunidades de usar o vaso sanitário);
- falta de líquidos acessíveis;
- incapacidade de conseguir beber líquidos com independência;
- falta de motivação;
- humor ou cognição alterada;
- náusea, vômito, desconforto gastrintestinal.

Quando esses fatores estão presentes, ou existe suspeita quanto à adequação da ingesta de líquidos, há necessidade de registro e monitorização de sua ingestão e eliminação (ver Destaque para Diagnósticos de Enfermagem 11.1, Volume de Líquidos Deficiente).

DESTAQUE DE DIAGNÓSTICO DE ENFERMAGEM 11.1

VOLUME DE LÍQUIDOS DEFICIENTE

Visão geral

Volume de líquidos deficiente refere-se a um estado de desidratação em que o líquido intracelular, extracelular ou vascular é menor do que o necessário para o organismo. Essa condição pode ser indicada por eliminação aumentada, ingestão diminuída, urina concentrada, perda de peso, hipotensão, pulso aumentado, turgor insatisfatório da pele, pele e mucosas ressecadas, temperatura corporal aumentada, fraqueza e creatinina sérica, nitrogênio da ureia do sangue e hematócritos elevados.

Causas ou fatores contribuintes

Vômito, diarreia, poliúria, drenagem excessiva, transpiração abundante, taxa metabólica aumentada, ingesta insuficiente consequente à limitação física ou mental, falta de acesso a líquidos, medicamentos (p. ex., diuréticos, laxantes, sedativos).

Meta

O paciente alcançar equilíbrio entre ingestão e eliminação limitado a 200 mL, com a causa do problema identificada e corrigida.

Intervenções

- Fazer levantamento completo para identificar a causa subjacente do déficit de volume de líquidos; obter tratamento para a causa subjacente, se for o caso.
- Manter registro rígido da ingestão e da eliminação.
- Monitorizar atentamente os sinais vitais, a concentração específica da urina, o turgor da pele e o estado mental.
- Monitorizar o peso do paciente diariamente até a correção do problema.
- Incentivar a ingesta de líquidos, no mínimo, de 3,7 L/dia para os homens e de 2,7 L/dia para as mulheres, por 24 horas, a menos que contraindicado; oferecer alimentos com elevado teor de líquidos (p. ex., gelatina, raspadinhas de gelo, sopa); manter líquidos facilmente acessíveis.
- Consultar o médico a respeito da necessidade de reposição endovenosa de líquidos; quando prescrita, monitorar com cuidado devido ao alto risco de hidratação excessiva nas pessoas idosas.
- Auxiliar ou propiciar uma boa higiene oral.
- Identificar as pessoas com alto risco de desidratação e monitorar atentamente sua ingestão e eliminação.

Restrição de líquidos predispõe os idosos à infecção, constipação e menor capacidade de distensão da bexiga, além de levar a desequilíbrios hídricos e eletrolíticos graves. A desidratação, uma condição que coloca a vida desses indivíduos em risco, pois eles já apresentam redução hídrica, fica evidenciada por pele ressecada e sem elasticidade; língua saburrosa e mais seca; maçãs do rosto mais fundas; urina concentrada; valor da ureia do sangue aumentado para mais de 60 mg/dL e, em alguns casos, confusão.

Em outro extremo, os idosos são também mais sensíveis ao excesso de hidratação causado por função cardiovascular e renal diminuídas. Hidratação em excesso é algo a ser analisado, quando líquidos endovenosos forem uma necessidade terapêutica.

CONCEITO-CHAVE

O declínio dos líquidos corporais relativo ao envelhecimento reduz a margem de segurança, quando uma quantidade insuficiente de líquidos é consumida ou há maior perda de líquidos.

PROMOÇÃO DA SAÚDE ORAL

Gengivas e dentes sem dor e intactos promoverão a ingestão de uma maior variedade de alimentos. A capacidade de satisfazer exigências nutricionais na velhice é influenciada pelos cuidados dentários básicos de toda uma vida. Cuidados odontológicos insatisfatórios, influências ambientais, nutrição inadequada e mudanças no tecido gengival costumam contribuir para grandes perdas dentárias entre os idosos. Após a terceira década de vida, doenças periodontais tornam-se a primeira causa de perda de dentes; aos 70 anos a maioria das pessoas já perdeu todos os dentes. Cada vez mais adultos idosos conservam os dentes à medida que envelhecem; sem atenção à prevenção de doenças periodontais, porém, podem enfrentar, na velhice, a falta dos dentes. Além do ensino de métodos de prevenção de doença periodontal, cabe aos enfermeiros garantir que a população idosa e seus cuidadores entendam os sinais dessa condição, para que possam buscar ajuda quando ainda houver tempo. Os sinais de doença periodontal incluem:

- gengivas que sangram, em especial, ao escovar os dentes;
- gengivas hiperemiadas, edemaciadas e com dor;
- presença de pus na linha da gengiva ao exercer pressão;
- mau hálito crônico;
- afrouxamento dos dentes na linha da gengiva.

Usar uma escova de dentes é mais eficiente do que chumaços de algodão ou outros dispositivos macios para higienizar o tecido gengival e remover resíduos dos dentes. Chumaços de algodão com limão e glicerina ressecam a mucosa, podendo contribuir para a erosão do esmalte dos dentes. Enxaguadores bucais, com elevado teor de álcool, podem ser muito fortes para a boca dos idosos; sua diluição em água (meio a meio) é recomendada. Deve-se, porém, cuidar para não causar trauma aos tecidos, quando da realização de higiene oral porque são mais sensíveis, frágeis e propensos à irritação nos idosos. Dentes frouxos devem ser extraídos para evitar ser aspirados, ocasionando abscesso pulmonar.

Alerta de domínio conceitual

Higiene oral insatisfatória pode ser causa de desnutrição. Gengivas e dentes sem dor e intactos promoverão a ingestão de uma variedade maior de alimentos, influenciando o estado nutricional.

É claro que uma vida com cuidados dentários insatisfatórios não pode ser revertida. Problemas dentários geriátricos devem ser prevenidos desde a juventude. Embora a odontologia geriátrica seja uma especialidade em crescimento, muitas pessoas não têm acesso a isso, ou a recursos financeiros adequados. Por meio de informação, os enfermeiros podem conscientizar as pessoas da importância dos bons cuidados dentários regulares, além da higiene oral, em todas as idades, informando os pacientes que envelhecer não precisa significar perder os dentes.

DICA DE COMUNICAÇÃO

Ao ser identificada uma pessoa idosa que não foi ao dentista no ano anterior, o enfermeiro deve investigar a razão disso e encontrar uma resposta com base no motivo. Por exemplo, quando um idoso reconhece que desafios financeiros prejudicam os cuidados dentários, ele pode ser auxiliado a localizar serviços dentários gratuitos ou de baixo custo. Se o idoso achar que não precisa mais ir ao dentista em razão da idade, ou por usar dentadura, é importante informá-lo sobre a necessidade de cuidados dentários por toda a vida.

Muitos idosos acham que o uso de dentadura elimina a necessidade de cuidados com os dentes. Cabe aos enfermeiros corrigir esse equívoco e incentivar os cuidados dentários contínuos por quem usa dentaduras. Lesões, infecções e outras doenças podem ser detectadas pelos dentistas e corrigidas para a prevenção de surgimento de complicações graves. Mudanças na estrutura dos tecidos podem afetar o ajuste das próteses dentárias, havendo necessidade de reajuste. Dentaduras que não encaixam bem não precisam ser sempre substituídas; há a possibilidade de realinhamento para garantir um ajuste perfeito. Os enfermeiros podem explicar isso aos idosos que podem resistir à correção porque há envolvimento de gastos. Mais importante do que tudo é o uso das próteses dentárias, que não podem ficar em gavetas ou bolsos! Seu uso permite uma mastigação correta, estimulando o idoso a acrescentar uma variedade de alimentos à dieta.

> **CONCEITO-CHAVE**
>
> Problemas dentários podem afetar todos os sistemas do organismo; assim, devem ser identificados e corrigidos rapidamente.

AMEAÇAS À BOA NUTRIÇÃO

Indigestão e intolerância alimentar

Indigestão e intolerância alimentar são comuns entre os idosos em virtude de redução da motilidade estomacal, menos secreção gástrica e tempo de esvaziamento gástrico mais lento. Esses indivíduos, com frequência, tentam controlar tais problemas usando antiácidos ou limitando a ingestão de alimentos, mas as duas estratégias podem os predispor a outros riscos. Devem ser avaliadas outras formas de controle. Por exemplo, o enfermeiro pode sugerir a realização de várias refeições menores, em vez de três maiores, o que oferece quantidades menores de alimento a serem digeridas de uma só vez e ajuda a manter o nível de glicose mais estável no sangue ao longo do dia. Evitar ou limitar frituras pode ajudar, já que é mais fácil a digestão de alimentos grelhados, aferventados ou assados. Diante de intolerância alimentar, o idoso pode eliminar alimentos específicos da dieta. É comum o idoso precisar de ajuda para identificar os alimentos que causam problemas, em especial, se eles integraram dieta a vida inteira. Sentar-se na posição de Fowler alta durante as refeições e permanecer por 30 minutos após, auxilia a aumentar o tamanho da cavidade abdominal e torácica, dá mais espaço ao estômago e facilita a deglutição e a digestão. Finalmente, garantir a ingestão adequada de líquidos e atividades apropriadas promove a motilidade dos alimentos pelo trato digestório.

> **CONCEITO-CHAVE**
>
> Restrições alimentares voluntárias e uso errado de antiácidos para controlar a digestão podem criar um novo conjunto de problemas para os idosos.

Anorexia

A **anorexia** pode ter relação com várias condições, inclusive efeitos secundários de medicamentos, sedentarismo, doença física ou mudanças relativas ao envelhecimento, como redução de sensações de paladar e olfato, menor produção do hormônio leptina, além de mudanças gástricas que causam saciedade com volume menor de alimentos ingeridos. Especialmente na população idosa, perdas e estresses (p. ex., morte de ente querido, solidão, preocupações financeiras e vida com os efeitos de condições crônicas) podem causar ansiedade e depressão, capazes de afetar o apetite.

O primeiro passo para controlar esse problema é identificar a causa. Dependendo do caso, o tratamento pode compreender dieta com muitas calorias, encaminhamento a programas sociais, alimentação por sonda, hiperalimentação, tratamento psiquiátrico de psicoterapia ou medicamentos. É possível estimular o apetite com uso de algumas plantas, como gengibre, ginseng, centelha asiática e menta. A ingestão, a eliminação e o peso devem ser monitorados; perda de peso superior a 5% em um mês e 10% em seis meses é vista como importante, exigindo avaliação.

Disfagia

A incidência de **disfagia** aumenta com a idade e pode assumir várias formas, como dificuldade para mover os alimentos da boca para o esôfago (disfagia de transferência), dificuldade na passagem pelo esôfago (disfagia de transporte), ou do esôfago para o estômago (disfagia de distribuição). Condições neurológicas, como derrame, podem causar disfagia, embora a maioria dos casos seja consequência de doença de refluxo gastroesofágico.

Um levantamento criterioso, que identifique problemas específicos de deglutição, é útil para o planejamento das melhores intervenções para quem tem disfagia. Devem ser considerados os seguintes fatores: início, tipos de alimentos que apresentam a maior parte dos problemas (sólidos ou líquidos), se ocorre consistente ou periodicamente, e outros sintomas ou complicações associadas (p. ex., aspiração ou perda de peso). Encaminhamento a um fonoaudiólogo é recomendado para que ele avalie o problema e elabore um plano individual de cuidados.

Embora intervenções específicas sejam empregadas para o tratamento das necessidades individuais, algumas medidas gerais são úteis a todos com disfagia, como fazer a pessoa sentar-se ereta ao consumir líquidos ou sólidos; dar tempo suficiente para a refeição; garantir a inexistência de resíduos na boca antes de adicionar mais alimentos; colocar porções pequenas na boca; desestimular a pessoa a falar enquanto come; manter um aparelho de sucção disponível e monitorar a ingestão, a eliminação e o peso. Alimentos mais espessos ou alterados mecanicamente costumam trazer benefícios. Inclinar a cabeça para o lado e colocar a comida em determinada parte da língua podem ser recomendações, da mesma forma que corrigir algum problema contribuinte, como a obesidade, ou acabar com alguma obstrução estrutural.

Constipação

A constipação é um problema comum entre pessoas idosas consequente ao peristaltismo mais lento, ao sedentarismo, a efeitos secundários dos fármacos ou a uma tendência a ingerir menos fibras e líquidos com os alimentos. Quando os alimentos são reduzidos para aliviar desconforto, o estado nutricional pode ficar ameaçado. Laxantes, outra medida de alívio, podem resultar em diarreia, levando à desidratação. Quando laxantes à base de óleo são usados, as vitaminas lipossolúveis (p. ex., A, D, K e E) podem ser drenadas do organismo, causando deficiências vitamínicas.

Cabe aos enfermeiros reconhecer a constipação como problema frequente entre os idosos e incentivar medidas preventivas. Muito líquido, frutas, verduras e atividade são conselhos a serem dados, da mesma forma que horários regulares e tempo apropriado para os movimentos intestinais. A atividade promove o peristaltismo e deve ser estimulada. As fibras são importantes, mas têm de ser usadas com cautela, evitando cólica e inchaço abdominal. Acidez na porção gástrica inferior contribui para a formação das massas intestinais, o que é demonstrado por náusea, vômito, sensação de satisfação, dor abdominal e diarreia. Sene é um laxante natural eficiente que pode ser consumido na forma de comprimido ou chá. Em geral, as pessoas sabem que alguns alimentos (p. ex., bananas, ameixas, cenouras ou aveia) facilitam a eliminação intestinal; devem integrar a dieta frequentemente. Os laxantes só podem ser considerados depois que outras medidas não tiveram sucesso e, quando necessários, usados com extremo cuidado.

Desnutrição

Uma vez que a desnutrição é uma ameaça grave e potencial para os idosos, deve ser monitorizada com atenção. Os fatores que contribuem para isso incluem redução da sensação de paladar e olfato; redução da capacidade de mastigar, peristaltismo mais lento, diminuição das contrações de fome, secreção de ácido gástrico reduzida, menos absorção de nutrientes por causa da redução do fluxo intestinal e diminuição das células da superfície de absorção intestinal. Efeitos de medicamentos podem contribuir para a desnutrição (Quadro 11.1), reforçando a importância do uso de formas não farmacológicas para o tratamento de condições de saúde, sempre que possível. Fatores socioeconômicos contribuem para a desnutrição, devendo ser analisados, juntamente com os padrões alimentares de toda uma vida (p. ex., história de abstenção do café da manhã ou grande consumo de alimentos pouco saudáveis).

A aparência dos indivíduos idosos pode enganar e retardar a detecção de uma condição de desnutrição. Alguns sinais clínicos dessa condição incluem:

- perda de peso maior do que 5% no mês anterior ou de 10% nos últimos seis meses;
- peso 10% abaixo ou 20% acima da variação ideal;
- nível de albumina sérica inferior a 3,5 g/100 mL;
- nível de hemoglobina inferior a 12 g/dL;
- valor dos hematócritos abaixo de 35%.

Outros problemas podem indicar desnutrição, como ideias delirantes, depressão, distúrbios visuais, dermatite, perda de cabelos, palidez, cicatrização retardada de feridas, letargia e fadiga. É fundamental que os enfermeiros usem habilidades criteriosas para reconhecimento precoce da desnutrição nos idosos e estimulem boas práticas alimentares para prevenir sua ocorrência.

COMO ABORDAR A CONDIÇÃO NUTRICIONAL E HÍDRICA DOS IDOSOS

Uma ampla variedade de fatores físicos, mentais e socioeconômicos influencia a condição nutricional nos anos tardios de vida. Como esses fatores podem mudar, há necessidade de avaliações nutricionais regulares. Uma avaliação eficiente envolve colaboração entre o médico, o enfermeiro, o nutricionista e o assistente social. O Guia de Avaliação 11.1 descreve os componentes básicos de uma coleta de dados nutricionais.

Intervenções específicas discutidas neste capítulo podem ajudar a controlar ameaças a uma boa nutrição e hidratação. Além disso, é importante considerar que, com frequência, uma relação com um serviço menos importante pode fortalecer o estado nutricional do idoso. Ao abordar as necessidades alimentares das pessoas idosas, o enfermeiro deve levar em consideração uma ampla gama de serviços, inclusive o conhecido como cupons de alimentação, o programa Meals on Wheels, assistência para comprar mantimentos e preparar as refeições com a ajuda de organizações de voluntários, auxiliares domiciliares para assistência com as refeições, programas alimentares em congregações e aconselhamento nutricional e psicológico.

Além de considerações fisiológicas, importantes também são os aspectos culturais e sociais dos alimentos. Para muitos, preparar, servir e consumir alimentos significa um ato de cuidado. A conexão social com outras pessoas e as celebrações costumam envolver alimentos. A valorização e o agradecimento são, normalmente, expressos com presentes alimentícios. Estimular amigos e familiares a levar pratos diferentes a pessoas idosas que estão em hospitais ou em instituições especiais, auxiliando-os a envolver-se em comemorações, são atos que fazem bem. Por exemplo, em uma instituição especial para idosos, os funcionários podem ajudar os familiares de um residente a encontrar uma área privativa na instituição em que uma refeição em família pode ser servida, celebrando alguma data especial.

O enfermeiro também deve avaliar as variáveis culturais que afetam a nutrição. Fatores étnicos e religiosos também podem influenciar a escolha e o preparo dos

| QUADRO 11.1 | Riscos nutricionais associados a alguns medicamentos |

Anemia
    Colchicina
    Indometacina
    Metildopa
    Nitrofurantoína
    Anti-inflamatórios não esteroides
    Oxifenbutazona
    Fenilbutazona
    Sulfonamidas
Anorexia
    Ácido aminossalicílico
    Glicosídeos cardíacos
    Estimulantes do sistema nervoso central
    Propranolol
    Pirazinamida
Constipação
    Hidróxido de alumínio
    Carbonato de cálcio
    Cimetidina
    Codeína
    Narcóticos
    Anti-inflamatórios não esteroides
    Sedativos - hipnóticos
Diarreia
    Ampicilina
    Ácido ascórbico
    Glicosídeos cardíacos
    Cimetidina
    Laxantes
    Preparados com magnésio
    Neomicina
    Anti-inflamatórios não esteroides
    Penicilinas
    Tetraciclinas
Distúrbios hidreletrolíticos
    Corticosteroides
    Diuréticos
    Estrogênios
    Laxantes
    Prednisona
Desconforto gastrintestinal
    Ácido acetilsalicílico
    Colchicina
    Corticosteroides
    Eritromicina
    Estradiol
    Estrogênios
    Fenoprofeno
    Ibuprofeno
    Indometacina
    Naproxeno
    Anti-inflamatórios não esteroides
    Oxifenbutazona
    Fenilbutazona
    Probenecida
    Tetraciclina
    Tolmetina
Náusea/vômito
    Alopurinol
    Antibióticos
    Fármacos anticancerígenos
    Anticolinesterases
    Anticonvulsivantes
    Antidisrítmicos
    Anti-histamínicos
    Anti-hipertensivos
    Glicosídeos cardíacos
    Hidrocloreto
    Codeína
    Colchicina
    Diuréticos
    Ibuprofeno
    Levodopa
    Naproxeno
    Narcóticos
    Anti-inflamatórios não esteroides
    Potássio
    Probenecida
    Propranolol
    Reserpina
    Tamoxifeno
    Tiamina
    Tolmetina
    Vasodilatadores

alimentos, além de padrões e práticas alimentares. Em algumas culturas, é atribuído a determinados alimentos um potencial de cura. Por exemplo, alguns asiático-americanos acreditam que a saúde seja um equilíbrio entre *yin* e *yang* e podem selecionar alguns alimentos quentes ou frios para recuperar o equilíbrio. Compreender os fatores culturais peculiares que influenciam as práticas alimentares é essencial para os cuidados individualizados.

DICA DE COMUNICAÇÃO

Ainda que haja algumas práticas alimentares comuns e preferências por alimentos, entre grupos étnicos e religiosos específicos, nem todos os membros desses grupos seguem as mesmas práticas. Cabe aos enfermeiros questionar os pacientes sobre as preferências alimentares específicas.

GUIA DE INVESTIGAÇÃO 11-1
Estado nutricional

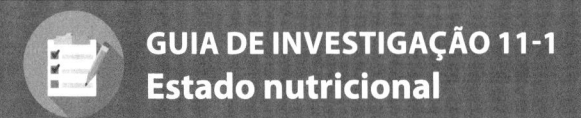

HISTÓRIA
- Revisar analiticamente a história e o prontuário de saúde em busca de evidências de diagnósticos ou condições que possam alterar a aquisição, a preparação, a ingestão, a digestão, a absorção ou a excreção de alimentos.
- Revisar analiticamente os medicamentos para identificar aqueles que podem afetar o apetite e o estado nutricional.
- Revisar analiticamente o tipo e a quantidade de todos os suplementos nutricionais utilizados.
- Pedir ao paciente para descrever sua dieta, padrão de refeição, preferências alimentares e restrições.
- Perguntar ao paciente se há alguma alteração no apetite, na digestão, no consumo de alimentos ou na capacidade de mastigar ou engolir.
- Solicitar ao paciente que mantenha um diário da ingestão alimentar durante uma semana.

EXAME FÍSICO
- Examinar os cabelos. Perda de cabelo ou cabelos quebradiços podem estar associados à desnutrição.
- Examinar a pele. Observar "marcas de arrepios" persistentes (deficiência de vitamina B6); palidez (anemia); cor púrpura (deficiência de vitamina C); pigmentos amarronzados (deficiência de niacina); áreas hiperemiadas e com descamação em dobras ao redor dos olhos e entre o nariz e o canto da boca (deficiência de riboflavina); dermatite (deficiência de zinco) e infecções por fungo (hiperglicemia).
- Testar o turgor da pele. O turgor da pele, embora insatisfatório em muitos idosos, tende a ser melhor nas áreas sobre a testa e o esterno; assim, essas áreas são indicadas para exame.
- Observar tônus, força e movimento dos músculos. Fraqueza muscular pode estar associada a deficiências de vitaminas e minerais.
- Examinar os olhos. Perguntar sobre mudanças na visão, problemas com visão noturna (deficiência de vitamina A). Observar a classificação do percentual do paciente.
- Examinar a cavidade oral. Prestar atenção em ressecamento (desidratação), lesões, condição da língua, hálito, condição dos dentes e de dentaduras.
- Perguntar sobre sinais e sintomas: língua dolorida, indigestão, diarreia, constipação, inapetência para os alimentos, fraqueza, cãibras musculares, sensações de ardência, tontura, sonolência, dor nos ossos, articulações doloridas, recorrência de furúnculos, dispneia, disfagia, anorexia, mudanças no apetite.
- Observar o idoso bebendo ou comendo verificando se ele tem dificuldades.

Avaliação bioquímica
- Obter amostra de sangue para exame da capacidade de aglutinação total de ferro, saturação de transferrina, proteínas, albumina, hemoglobina, hematócritos, eletrólitos, vitaminas e tempo de protrombina.
- Obter amostra de urina para exame da gravidade específica.

Medidas antropométricas
- Medir e perguntar sobre mudanças na altura e no peso. Usar a tabela de altura relacionada à idade para avaliar o peso. Observar perdas de peso de 5% no mês anterior e de 10% nos últimos seis meses.
- Determinar a medida da dobra de pele do tríceps (DPT). Para isso, pegar uma dobra de pele e de gordura subcutânea na metade do percurso entre o ombro e o cotovelo e medir com um paquímetro. Observar a classificação do percentual do paciente.
- Medir a circunferência da porção intermediária do braço (CB) com fita métrica (usando centímetros), e usar essa medida para o cálculo da circunferência do músculo da porção intermediária do braço (CMM), com a seguinte fórmula:

$$CMM (cm) = CB (cm) (0,314 \times DPT [mm])$$

O CMM-padrão é de 25,3 cm para os homens e 23,2 cm para as mulheres. Um CMM abaixo de 90% do padrão é considerado subnutrição; abaixo de 60% é considerado desnutrição proteico-calórica.

EXAME PSICOLÓGICO
- Testar a função cognitiva.
- Observar alterações de humor, comportamento, cognição, nível de consciência. Ficar atento a sinais de depressão (podem estar associados a deficiências de vitamina B6, magnésio ou niacina).
- Perguntar sobre mudanças no humor ou na cognição.

APLICANDO CONHECIMENTO NA PRÁTICA

Nutritional Intervention and Physical Training in Malnourished Frail Community-Dwelling Elderly Persons Carried Out by Trained Lay "Buddies": Study Protocol of a Randomized Controlled Trial

Fonte: Dorner, T. E., Lackinger, C., Haider, S., Luger, E., Kapan, A., et al. (2013). BMC Public Health, Published online http://www.ncbi.nlm.nih.gov/pmc/articles/PMC3880970/

Nessa pesquisa, foram recrutados a participar 80 idosos fragilizados e desnutridos, não residentes em instituições, e 80 acompanhantes (voluntários leigos) com mais de 50 anos de idade. Os acompanhantes foram treinados em atividades físicas promotoras de saúde e conhecimentos nutricionais, levados a visitarem os idosos desnutridos em seus lares, duas vezes por semana, por 12 semanas. Quarenta participantes fragilizados e desnutridos receberam intervenções para melhorar a ingesta hídrica, proteica e energética e para realizar treinamento de força para aumento das atividades básicas; os demais 40 receberam apenas as visitas domiciliares.

Foi feita uma ampla variedade de mensurações, a diferentes intervalos, inclusive condição nutricional, qualidade da dieta, frequência de hospitalizações, frequência de quedas, condição de fragilidade, função cognitiva, força muscular e atividades físicas diárias. A pesquisa demonstrou que os acompanhantes leigos conseguiram causar um impacto positivo na condição de saúde dos idosos fragilizados e desnutridos. A condição geral de saúde dos próprios acompanhantes também melhorou. Além da promoção de intervenções que melhoraram a condição alimentar, essa abordagem ainda tem o potencial de reduzir o isolamento social, algo sugerido pela pesquisa. Essa pesquisa mostra que enfermeiros gerontólogos podem conseguir impactar mais as pessoas idosas sendo criativos em suas abordagens. Programas assim não apenas educam e reforçam o impacto de uma nutrição melhor em idosos de risco, mas também têm potencial de propiciar atividades com uma finalidade a voluntários com mais idade, dessa forma prevenindo problemas alimentares e outros tipos de problemas de saúde para eles. Os enfermeiros podem liderar a identificação da necessidade de programas dessa espécie e de grupos que possam participar, defendendo os programas, desenvolvendo-os, educando e apoiando voluntários e monitorando o progresso.

APRENDENDO NA PRÁTICA

O enfermeiro Tomás começou, há pouco, a trabalhar em uma instituição para idosos. Na unidade à qual foi designado, observa a inexistência de cuidados orais. Embora alguns residentes apresentem dentes em condições insatisfatórias e dentaduras que não se ajustam, não há um plano para atendimento dentário.

Em uma reunião do corpo funcional, Tomás perguntou sobre planos de atendimento dentário para os moradores. Os colegas responderam "Essas pessoas não têm dinheiro para uma visita ao dentista; e mais, o dentista mais próximo está a quase uma hora de distância". O médico diz que, se algum residente apresentar uma queixa dentária, deverá ser feita uma solicitação por escrito ao Posto de Saúde encaminhando a um dentista, pois de qualquer outra forma, será perda de tempo e dinheiro.

Tomás não quer aceitar isso, mas, como empregado novato, não quer causar conflito com a equipe.

O que Tomás poderia fazer?

EXERCITANDO O PENSAMENTO CRÍTICO

1. Listar os vários requisitos físicos, mentais e socioeconômicos para uma boa ingestão de alimentos.
2. Quais os tópicos que podem ser incluídos em um programa de educação de saúde oral para pessoas idosas?
3. De que forma a mídia e a propaganda influenciam o uso de suplementos alimentares? O que os enfermeiros podem fazer para ajudar os idosos a separar a verdade e o mito em relação às propriedades anunciadas por fabricantes e distribuidores de suplementos alimentares?
4. Descrever os fatores que podem influenciar negativamente a ingestão de alimentos por idosos em uma casa de repouso, em um hospital ou em casa.
5. Descrever os componentes de uma coleta completa de dados nutricionais.

Resumo do capítulo

Um estado alimentar saudável causa grande impacto na saúde mental e física. Com o avançar da idade, as necessidades nutricionais são alteradas por fatores como taxa metabólica basal reduzida, menos atividade e uma diminuição da massa corporal magra, com aumento de tecido adiposo. Em geral, menos calorias e ingesta alimentar de alta qualidade são as recomendações.

Quantidades crescentes de pessoas que envelhecem consomem vitaminas, minerais e ervas como suplemento. Na análise da ingesta alimentar, é importante a investigação de uso de suplementos para determinar se seu uso está adequado, em um nível de dose seguro e sem interagir com medicamentos ou outros suplementos.

São muitos os fatores que contribuem para o risco de ingesta hídrica inadequada nos idosos. Cabe aos enfermeiros, com cautela, coletar dados sobre ingesta hídrica, estimulando um consumo apropriado de líquidos.

Doença periodontal é a principal causa de perda de dentes em pessoas idosas, podendo influenciar a ingesta alimentar. A população idosa precisa ser aconselhada sobre a importância da escovação dos dentes e das visitas regulares ao dentista para a conservação dos dentes. Os enfermeiros devem se assegurar de que os pacientes com mais idade, em todos os locais de atendimento, recebam higiene oral adequada.

Anorexia, disfagia, constipação e desnutrição estão entre os problemas nutricionais comuns apresentados pelos idosos. Levando-se em conta que uma variedade de causas pode contribuir para cada um desses problemas, o enfermeiro deve investigá-las completamente durante a coleta de dados para seja elaborado o melhor plano de cuidados para tratamento do problema.

Recursos *online*

American Dental Association
http://www.ada.org
Academy of Nutrition and Dietetics
http://www.eatright.org
Food and Nutrition Information Center
www.nal.usda.gov/fnic
Mini Nutritional Assessment
http://mna-elderly.com
National Institute of Dental and Craniofacial Research
www.nidcr.nih.gov
Nutrition.gov: Seniors
http://www.nutrition.gov/life-stages/seniors
Overeaters Anonymous
http://www.overeaters.org
U.S. Department of Agriculture Library: Envelhecimento:
http://fnic.nal.usda.gov/lifecycle-nutrition/aging

Bibliografia

Dahm, C. C., Keogh, R. H., Spencer, E. A., Greenwood, D. C., Ket, T. J., Fentiman, I. S., … Rodwell Bingham, S. A. (2010). Dietary fiber and colorectal cancer risk: A nested case-controlled study using food diaries. *Journal of the National Cancer Institute*, *102*(9), 614–626.

Dang, S., Levis, S., & Lagari, V.S. (2014). If you take it, it works… *Journal of Women's Health*, *23*(3), 278.

Du, H., Van Der, A. D., Boshuizen, H. C., Forouhi, N. G., Wareham, N. J., Halkjaer, J., … Feskens, E. J.. (2010). Dietary fiber and subsequent changes in body weight and waist circumference in European men and women. *Journal of Clinical Nutrition*, *91*(2), 329–226.

Frechette, J. D., & Marracinni, M. E. (2014). Role of nutrition in the prevention of cognitive decline. *Annals of Long Term Care*, *22*(2), 41–48.

Hopping, B. N., Erber, E., Grandinetti, A., Verheus, M., Kolonel, L. N., & Maskarinec, G. (2010). Dietary fiber, magnesium, and glycemic load alter risk of type 2 diabetes in a multiethnic cohort in Hawaii. *Journal of Nutrition*, *140*(1), 68–74.

McCoy, K. (2014). Getting the fruits and vegetables you need. *Mayo Clinic's Everyday Health*. Recuperado de http://www.everydayhealth.com/senior-health/health-benefits-of-fruits-and-vegetables.aspx.

Tufts University. (2014). *My plate for older adults*. Recuperado de http://www.nutrition.tufts.edu/research/myplate-older-adults.

CAPÍTULO 12

Sono e repouso

VISÃO GERAL

Mudanças no sono relativas ao envelhecimento
  Ciclos circadianos de sono-vigília
  Estágios do sono
  Eficiência e qualidade do sono

Distúrbios do sono
  Insônia
  Mioclonia noturna e síndrome das pernas inquietas
  Apneia do sono
  Problemas clínicos que afetam o sono
  Medicamentos que afetam o sono
  Outros fatores que afetam o sono

Promoção do repouso e do sono nos idosos
  Medidas farmacológicas para promover o sono

OBJETIVOS DE APRENDIZAGEM

A leitura deste capítulo possibilitará a você:

1. Explicar as diferenças entre adultos jovens e adultos idosos quanto a estágios e ciclos do sono.
2. Descrever os fatores que podem perturbar o sono nos idosos.
3. Descrever formas farmacológicas e não farmacológicas para promover o sono.
4. Discutir a importância do controle da dor para promover repouso e sono.

TERMOS PARA CONHECER

Insônia: incapacidade de adormecer, dificuldade de permanecer dormindo, ou despertar prematuro

Mioclonia noturna: condição caracterizada por, pelo menos, cinco movimentos repentinos das pernas, ou cinco movimentos por hora durante o sono

Antecipação de fases: adormecimento mais cedo ao anoitecer e despertar bem antes, pela manhã

Síndrome das pernas inquietas: distúrbio neurológico caracterizado por uma pressa incontrolável de movimentar as pernas ao deitar

Apneia do sono: distúrbio em que pelo menos cinco episódios de interrupção da respiração, com duração de 10 segundos no mínimo, ocorrem por hora de sono, acompanhados de sonolência durante o dia.

Latência do sono: atraso no início do sono

Todos os seres humanos precisam se afastar de atividades e estímulos para renovar as reservas. Vários períodos de relaxamento ao longo do dia e um período de sono ajudam a promover um padrão saudável de repouso. O fato de uma pessoa passar quase um terço da vida dormindo e descansando enfatiza a importância dessas atividades. O sono costuma espelhar nosso estado de saúde e bem-estar, no sentido de podermos estar inquietos e com incapacidade de obter sono suficiente na presença de dor, tensão ou prejuízo das funções corporais. Também é um fator que afeta a saúde e o bem-estar, uma vez que qualidade e quantidade inadequadas de sono estão associadas a riscos à saúde física e mental.

> **PARA REFLETIR**
>
> Quais são suas exigências peculiares de sono e repouso e o quanto consegue satisfazê-las? O que você nota sobre seus estados físicos e emocionais, quando teve um sono e repouso inadequados?

As mudanças que ocorrem com o envelhecimento e as condições vividas nos anos finais da vida podem interferir na capacidade de conseguir sono e repouso adequados (Diagnóstico de Enfermagem, Tabela 12.1). Um levantamento competente de dados é necessário para se certificar de que os idosos estão satisfazendo suas necessidades de sono e repouso e para identificar obstáculos que demandem intervenções.

MUDANÇAS NO SONO RELATIVAS AO ENVELHECIMENTO

Insônia, sono durante o dia e pequenas folgas para dormir são altamente prevalentes entre os idosos. Na maioria dos casos, essas experiências decorrem de mudanças relativas ao envelhecimento nos ciclos circadianos de sono-vigília, na arquitetura do sono (estágios), na eficiência e na qualidade do sono (Moraes et al, 2014).

Ciclos circadianos de sono-vigília

Os adultos com mais idade são mais propensos a adormecer mais cedo à noite e a acordar mais cedo pela manhã, comportamento a que se dá o nome de *antecipação de fase*. A quantidade de sono não muda, mas podem mudar as horas em que ele ocorre. Essa mudança pode frustrar os idosos que se veem adormecer em atividades à noite e estar bastante despertos de manhã cedo, quando todos os demais estão dormindo. Além do que, as sestas diurnas podem ser necessárias como compensação às reduções do sono noturno. Ajustar os horários para atender a biorritmos alterados pode ser útil. Aumentar a luz natural ajuda também a empurrar o ritmo circadiano para até uma hora mais tarde para dormir.

Estágios do sono

Para que o sono seja mais repousante, a pessoa passa por vários estágios durante esse processo. Mudanças na quantidade de tempo em cada um ocorrem com o envelhecimento (Tabela 12.2). Reduções no estágio do sono com movimentos não rápidos dos olhos (NREM) e no estágio do sono de movimentos rápidos dos olhos (REM) começam a ocorrer após a fase intermediária da vida. Pessoas com mais idade dormem menos profundamente, iniciam o estágio I e saem dele muito mais que pessoas mais jovens e passam mais tempo nos estágios I e II. Apresentam um declínio na proporção de tempo que passam nos estágios III e IV mais profundos do sono.

Eficiência e qualidade do sono

Latência do sono, um atraso no começo do sono é mais predominante com o avanço da idade. No começo da

TABELA 12.1	Envelhecimento e riscos à capacidade de conseguir repousar
Causas e fatores contribuintes	**Diagnóstico de enfermagem[a,*]**
Mais episódios de despertar durante o sono; estágios III e IV do sono menos destacados	Ruptura do padrão de sono relacionada a estágios do sono menos destacados
Aumento da incidência de nictúria	Ruptura do padrão de sono relacionada à nictúria
Percepção alterada do ambiente noturno, resultando em deficiências visuais e auditivas	Ansiedade e medo relacionados a dificuldades para adormecer
Maior incidência de cãibras musculares durante os estados de repouso	Dor aguda relacionada a cãibras musculares

[a] Da NANDA-International (NANDA-I). (2014). *Diagnósticos de enfermagem: Definitions and classification, 2015–2017*. West Sussex, UK: Wiley-Blackwell.
*N. de R.T. A autora não utiliza, nesta obra, a terminologia proposta pela NANDA 2015–2017 porque esta classificação ainda não contempla o idoso em todas as suas dimensões. Por esse motivo, é feita uma adaptação do modelo proposto pela NANDA para contemplar as características identificadas no idoso a partir de sua prática profissional. Vale mencionar que a NANDA 2018–2020 (Porto Alegre: Artmed Editora, 2018) também segue esse modelo.

TABELA 12.2	Estágios do sono e diferenças na fase adulta posterior	
Estágio	Características	Diferenças na fase adulta posterior
I	Começa a adormecer Pode ser facilmente acordado Se não incomodado, chegará ao próximo estágio em poucos minutos	Mais tempo é usado nesse estágio, muito provavelmente, em virtude de despertares frequentes; maior número de despertares e passagens por sono NREM
II	Um estágio mais profundo de relaxamento é alcançado Observa-se certo movimento dos olhos pelas pálpebras fechadas Pode ser facilmente acordado	Sem mudanças significativas, embora o idoso possa passar mais tempo nesse estágio
III	Fase inicial de sono profundo Redução da temperatura e da frequência cardíaca Músculos relaxados Maior dificuldade para ser acordado	Reduzida
IV	Sono profundo e relaxamento Todas as funções do corpo diminuídas Estimulação considerável necessária para ser acordado Sono insuficiente no estágio IV pode causar disfunção emocional	Reduzida
REM	Ocorre REM Sinais vitais aumentados (por vezes, irregulares) Entrará em sono REM cerca de uma vez a cada 90 minutos do estágio IV do sono Sono REM insuficiente pode causar disfunção emocional, inclusive psicose	Diminuído em virtude da redução do tempo de sono em geral*

*Algumas substâncias podem também diminuir o sono REM, inclusive álcool, barbitúricos e derivados da fenotiazina.

porção intermediária da vida, as pessoas ficam mais sensíveis a ruídos enquanto dormem, sendo acordadas por sons que podem não causar reação em adultos mais jovens. Da mesma maneira, os idosos são mais propensos do que os mais jovens a acordarem quando as luzes são acesas e diante de mudança na temperatura ambiental. É importante considerar esses fatores ao se cuidar de idosos em instituições. Quando o local de dormir é barulhento, um gerador de som de fundo que produza sons mais calmos que mascaram outros ruídos pode ser útil. Alguns acham que um rádio produz o mesmo efeito.

> **CONCEITO-CHAVE**
>
> Os enfermeiros precisam saber que os idosos podem ser acordados com facilidade por ruído ou iluminação associada a cuidados e a outras atividades profissionais realizadas à noite.

DISTÚRBIOS DO SONO

Cerca de metade da população adulta queixa-se de distúrbios do sono e a insônia é a queixa principal. O enfermeiro tem condições de investigar as perturbações do sono dos idosos usando um instrumento de autoclassificação, como o Índice Pittsburg de Qualidade do Sono (PSQI, do inglês Pittsburg Sleep Quality Index) (ver Recursos *online*, no final do capítulo). Além de insônia, movimentos das pernas, apneia do sono, condições clínicas e medicamentos podem causar perturbações no sono dos adultos idosos.

É importante a identificação de sono com menor qualidade e encaminhamento para tratamento, já que isso pode revelar outras situações e riscos. Pesquisas mostram que uma qualidade insatisfatória do sono é um elemento melhor de previsão de suicídio em idosos, na comparação com sintomas depressivos (Bernert, Turvey, Conwell e Joiner, 2014). Além disso, sono de menor duração e sono inquieto parecem associados a níveis mais altos de beta-amiloide no cérebro, que é um biomarcador de doença de Alzheimer (Spira et al, 2013).

Insônia

Insônia consiste em dificuldade para adormecer e permanecer assim e/ou despertar prematuro. É difícil conseguir uma estimativa adequada do problema porque a insônia pode ter vários significados. Ela pode ser relatada por pessoas que acordam às 5 horas da manhã, têm dificuldade de adormecer, não dormem profundamente, ou vão ao banheiro várias vezes durante a noite. Isso reforça a importância do reconhecimento da insônia como sintoma, sendo feita uma investigação completa em busca dos fatores que contribuem para o sono perturbado. A insônia pode ser um problema de curto prazo associado a mudança no ambiente, doença, mais estresse ou ansiedade. Insônia crônica (i. e., com duração de três semanas ou mais) pode estar relacionada a doenças físicas ou mentais, fatores ambientais, abuso de substância ou medicamentos. Com o tratamento da causa principal, talvez não haja necessidade de sedativos.

> **DICA DE COMUNICAÇÃO**
>
> Durante coleta de dados do sono nos idosos, quando o paciente informa insônia, os enfermeiros devem investigar as especificidades, esclarecendo se o problema seria uma quantidade insuficiente de sono ou um sono de menor qualidade. Perguntar aos pacientes a respeito de fatores específicos capazes de influenciar o sono os possibilita recordar fatores que podem contribuir para sua insônia, coisas em que jamais pensaram. Tais fatores podem incluir a ingestão de uma xícara de chá com cafeína, antes da hora de dormir, ou o não uso de algum analgésico eficaz para o controle da dor.

Mioclonia noturna e síndrome das pernas inquietas

Movimentos irregulares e repentinos das pernas durante o sono podem despertar o indivíduo à noite. Uma das causas conhecidas disso é a **mioclonia noturna**, condição caracterizada por, pelo menos, cinco movimentos bruscos e irregulares ou arremessos das pernas por hora durante o sono. A mioclonia noturna está associada a uso de antidepressivos tricíclicos e insuficiência renal crônica.

Síndrome das pernas inquietas, uma condição neurológica caracterizada por pressão incontrolável de movimentar as pernas, aumenta sua incidência e gravidade com o envelhecimento. Pessoas com essa síndrome podem descrever sensações, usando palavras como "desconfortável, elétrico", "que coça", "alfinetes e agulhas", "repuxão", "lento e assustador", e "doloroso". Movimentar as pernas alivia as sensações, mas interfere no sono. Pode ser causada por anemia ferropriva, uremia, doença de Parkinson, artrite reumatoide, diabetes, ou lesões neurológicas; pode estar associada a alterações no metabolismo da dopamina e do ferro. Antidepressivos, anti-histamínicos, antipsicóticos, álcool, cafeína, hipoglicemia e carboidratos simples e refinados podem contribuir para essa síndrome. A desidratação piora os sintomas; ingerir um copo de água pode trazer alívio para algumas pessoas, da mesma forma que massagem e aplicação de calor ou frio.

Embora a eficácia prolongada em pessoas idosas não esteja suficientemente estudada, a mioclonia noturna e a síndrome das pernas inquietas são tratadas com fármacos dopaminérgicos, benzodiazepínicos, opioides, anticonvulsivantes, adrenérgicos e suplementos de ferro.

Apneia do sono

A **apneia do sono** é um distúrbio importante em que, no mínimo, cinco episódios de interrupção da respiração, com duração de 10 segundos, ocorrem por hora de sono. Caracteriza-se por ronco e despertar repentino, além de falta de ar. Predomina três vezes mais nos homens que nas mulheres, sendo maior em pessoas com sobrepeso ou obesas.

Esse distúrbio pode ser causado por defeito no sistema nervoso central (SNC) que afeta o diafragma (apneia central do sono), por bloqueio na via aérea superior que interfere no fluxo normal de ar (apneia obstrutiva do sono) ou pela combinação de ambos (mista). Roncar costuma acompanhar o tipo obstrutivo. A interrupção do sono pode resultar em fadiga e sonolência durante o dia; os enfermeiros devem investigar se há apneia do sono diante desses sintomas.

Clínicas de distúrbios do sono e outros recursos podem ser úteis para avaliar o problema e determinar o melhor plano de tratamento, que pode consistir em redução do peso, medicamentos, ar pressurizado positivo contínuo e/ou cirurgia para a retirada das obstruções ou realinhamento da mordida.

Dormir em supino deve ser evitado porque possibilita que a língua vá para trás e bloqueie a via aérea. Álcool e outras substâncias com efeitos depressivos podem piorar o problema, pois diminuem o impulso respiratório e relaxam os músculos da garganta. Os pacientes têm de ser alertados quanto a dirigir e usar maquinário na presença de sonolência diurna.

Problemas clínicos que afetam o sono

Problemas de saúde, em especial doenças crônicas, podem interferir no sono, produzindo sintomas como nictúria, incontinência, dor, ortopneia, apneia, câimbras musculares e tremores. Condições cardiovasculares que produzem isquemia cardíaca noturna podem interferir no sono em virtude de dispneia e angina passageira que ocorrem. Níveis oscilantes de glicose no sangue podem interferir no sono de pessoas com diabetes. Dor gástrica é capaz de despertar pessoas com a doença do refluxo gastroesofágico. Doença pulmonar obstrutiva crônica e outras condições respiratórias podem interromper o sono com tosse e dispneia. Condições musculoesqueléticas podem causar dor. Pessoas com demência têm sono mínimo REM e no estágio II, ausência de sono no estágio IV e frequentes momentos de despertar. Depressão e outros transtornos emocionais também podem alterar o sono.

Considerando-se que as condições clínicas são capazes de afetar o sono, é importante considerar que mudanças nos padrões de sono podem indicar sinais de outros problemas não detectados nas pessoas idosas. Embora acordar cedinho pela manhã não seja raro nos idosos, uma mudança repentina para um despertar mais cedo ou insônia pode ser sintoma de algum problema emocional ou abuso de álcool. As perturbações do sono também podem decorrer de problemas cardíacos ou respiratórios que causam dificuldades, como ortopneia e dor relacionadas à circulação periférica insatisfatória. Inquietação e confusão durante a noite podem indicar uma reação adversa a um sedativo. Frequência de diurese noturna pode ser indício de presença de diabetes. É importante coletar dados da qualidade e da quantidade do sono.

Medicamentos que afetam o sono

Assim como as condições clínicas, os medicamentos usados para seu tratamento possivelmente afetam o sono. Idosos com problemas de sono devem identificar e analisar os medicamentos ingeridos com o médico. Alguns exemplos de fármacos que podem interromper o sono incluem anticolinérgicos, antidepressivos, anti-hipertensivos (os com ação central), benzodiazepínicos, betabloqueadores, diuréticos, levodopa, esteroides, teofilina e compostos para a tireoide. Os hipnóticos interferem no estágio de sono REM e sono profundo, podendo causar sonolência durante o dia (em razão de suas meias-vidas prolongadas nos idosos), criando, então, dificuldades ao paciente para adormecer.

Exemplos de fármacos específicos que afetam o sono incluem cloridrato de difenidramina; nicotina (sistema transdérmico de nicotina; cloridrato de fluoxetina; teofilina e alprazolam. Muitos dos mais utilizados auxiliares do sono, sem prescrição médica, contêm difenidramina como ingrediente primário; que traz risco elevado de efeitos secundários anticolinérgicos nos idosos, devem ser evitados.

O sono pode ser interrompido por pesadelos causados por fármacos, em especial os que afetam os neurotransmissores como alguns ansiolíticos, antidepressivos, anti-histamínicos, betabloqueadores, analgésicos, específicos para Parkinson, sedativos, auxiliares contra tabagismo, estatinas e os usados no tratamento da demência. Se o paciente informar ter pesadelos, pode ser útil uma análise dos medicamentos.

Cafeína e álcool podem também influenciar o sono de forma negativa. Aconselha-se a eliminar essas substâncias se existirem distúrbios do sono. Os enfermeiros podem informar os idosos sobre a cafeína contida em alimentos e bebidas.

Outros fatores que afetam o sono

Apartamento localizado em rua movimentada, cônjuge que ronca, quarto excessivamente quente e luzes fortes em um corredor de instituição para idosos estão entre os exemplos de fatores ambientais capazes de interferir no sono. Adaptar-se a um novo ambiente, como pode ser o caso diante de mudança para uma comunidade de vida assistida ou a casa de filho, pode influenciar o sono. Consumo de cafeína e álcool pode prejudicar a capacidade de adormecer e a qualidade satisfatória de sono. Dor e outros sintomas (p. ex., dispneia quando em supino) podem causar problemas para adormecer e permanecer dormindo, da mesma forma que colchões desconfortáveis. Investigar essas questões, diante da presença de problemas do sono, é elemento importante da coleta de dados sobre o sono.

PROMOÇÃO DO REPOUSO E DO SONO NOS IDOSOS

Qualquer coleta de dados deve incluir uma história do sono, que apresenta

- uma análise do tempo gasto no sono e nos cochilos, qualidade do sono;
- uma análise de medicamentos;
- rotinas à hora de dormir;
- presença de perturbações do sono, se houver:
  - duração de tempo presente;
  - características (p.ex., adormecer, permanecer dormindo e despertar precoce);
  - tipo de cama e colchão e ambiente de sono;
  - Alimentos e líquidos consumidos várias horas antes da hora de dormir;
  - medicamentos usados para tratamento dos problemas do sono;
  - fatores que interferem no sono (p. ex., dor, eliminação de urina e pesadelos);
  - efeitos (p. ex., sonolência durante o dia, irritabilidade e fadiga);
  - controle.

Quando um adulto idoso está apresentando distúrbios no padrão de sono, o enfermeiro tem um papel importante na identificação de formas de melhorar o sono (ver Destaque para Diagnósticos de Enfermagem 12.1, Padrão de Sono Perturbado). Os planos podem envolver práticas farmacológicas e não farmacológicas para promover o sono e para controlar a dor.

Medidas farmacológicas para promover o sono

Os idosos costumam ter dificuldades para adormecer. Infelizmente, o primeiro recurso empregado para estimular o sono seja a administração de sedativo. Os sedativos podem ser usados desde que com muita cautela. Os barbitúricos são depressivos genéricos, especialmente do SNC, capazes de deprimir de forma significativa algumas funções corporais vitais, baixar a taxa metabólica basal mais do que já se encontra reduzida e diminuir a pressão sanguínea, a atividade mental e o peristaltismo e até o aparecimento de outros pro-

DESTAQUE DE DIAGNÓSTICO DE ENFERMAGEM 12.1

PADRÃO DE SONO PERTURBADO

Visão geral

Há perturbação no padrão de sono quando a quantidade ou a qualidade do sono causa problemas no funcionamento diário. Essa perturbação pode ser evidenciada por problemas para adormecer ou permanecer dormindo, sono noturno de menos de quatro horas, sonolência diurna, bocejos frequentes, falta de energia ou motivação para envolvimento em atividades, olheiras, fraqueza ou perturbações de humor ou cognição.

Fatores causadores ou contribuintes

Redução do sono no estágio IV relacionada ao envelhecimento, nictúria, cãibras musculares, ortopneia, dispneia, angina, circulação periférica insatisfatória, tosse, incontinência, diarreia, atividade ou exercício insuficiente, imobilidade, dor, ambiente novo, depressão, confusão, ansiedade, medicamentos (p. ex., antidepressivos, anti-hipertensivos, tranquilizantes), ruído, interrupções, consumo elevado de cafeína.

Metas

O paciente:

- obterá entre 7 e 8 horas de sono diários.
- estará sem sintomas e sinais associados à perturbação no padrão de sono.

Intervenções

- Investigar o padrão de sono. Perguntar ao paciente a quantidade, a duração e a qualidade dos rápidos momentos de sono durante o dia; padrão de atividade, horário de dormir, qualidade do sono, hora de acordar, sintomas e interrupções do sono. Tentar identificar e corrigir os fatores associados à perturbação do sono.
- Aumentar a atividade durante o dia; limitar os momentos diurnos de sesta, reduzir a cafeína.
- Consultar um médico sobre eliminação de medicamentos que, reconhecidamente, perturbam o sono.
- Manter a temperatura do ambiente entre 21 °C e 24 °C; controlar interrupções e proporcionar luz noturna.
- Auxiliar o paciente a usar o vaso sanitário à hora de dormir. Ficar atento a melhoras da circulação renal na posição deitada; assim, o paciente pode ter de usar o vaso sanitário logo após deitar-se.
- Adotar alguns hábitos que, reconhecidamente, estimulem o sono, como ouvir música suave, assistir à televisão, tomar leite morno.
- Fazer massagem nas costas, cuidados noturnos e outras medidas de conforto para relaxar o paciente e induzir o sono.
- Orientar o paciente a respeito de medidas para melhorar o sono.
- Diante de necessidade de sedativos, usar os que perturbem menos o ciclo de sono e monitorar os efeitos do medicamento por 24 horas.
- Reduzir o potencial de lesão, deixando a cama na posição mais baixa, erguendo as laterais da cama; providenciando iluminação noturna; ajustando a luz, para que o paciente não tenha de ir do quarto escuro até o banheiro iluminado; incentivar o paciente a pedir ajuda ao transferir-se e deambular, sempre que necessário.
- Anotar, ou fazer o paciente anotar seu padrão de sono (p. ex., hora de dormir, hora de acordar, número de vezes que acordou durante a noite; sinais e sintomas durante o sono; hora de sair da cama; autoavaliação da sensação de descanso).

blemas. Esses efeitos graves, combinados com uma maior suscetibilidade a reações adversas, levam ao uso de barbitúricos, com cuidados redobrados. Sedativos não barbitúricos também criam problemas, sendo indicados somente quando absolutamente necessários. Em virtude da meia-vida prolongada dos medicamentos nos idosos, pode haver efeitos dos sedativos durante o dia ainda, resultando em confusão e demora em responder a estímulos. Esses sintomas, algumas vezes, são tratados com medicamentos, complicando ainda mais a situação. Ocasionalmente, os remédios para dormir invertem o ritmo normal do sono. Todos os sedativos são capazes de reduzir os movimentos corporais durante o sono e predispor os idosos às várias complicações de uma mobilidade reduzida.

Medidas não farmacológicas para promover o sono

Alternativas aos sedativos devem ser usadas para induzir o sono sempre que possível. O enfermeiro pode levantar dados sobre os horários de repouso e atividade do idoso, o ambiente para dormir e a dieta para identificar possíveis intervenções.

Horário de atividades e descanso

A agenda de atividades do idoso deve ser a primeira a ser analisada. Atividades satisfatórias e regulares promovem repouso e relaxamento (Fig. 12.1). Quando uma pessoa fica inativa na cama ou na cadeira de rodas o dia inteiro, é provável que não tenha sono à noite. Incluir mais estímulos e atividade durante o dia pode ser uma solução.

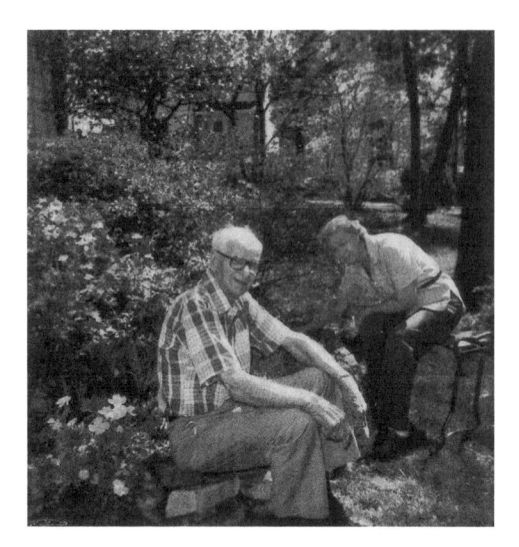

FIGURA 12.1 • Atividades durante o dia promovem sono à noite.

Quantidades maiores de descanso são necessárias aos idosos, devendo ser entremeadas por períodos de atividade ao longo de um dia. Muitos idosos concentram todas as atividades no começo do dia para ter a tarde livre. Por exemplo, as horas do início do dia podem ser usadas para tarefas domésticas, compras, reuniões no clube, jardinagem, preparo das refeições e cuidados com a roupa; à tarde, pode-se assistir à televisão, ler ou costurar. Esse padrão pode ser resultante de décadas de dedicação ao emprego, período em que se trabalhava durante o dia e descansava à noite. Os idosos têm de compreender bem as vantagens de dar ritmo próprio às atividades durante o dia, proporcionando grandes períodos de descanso e momentos para dormir entre as atividades. O enfermeiro pode achar alguma utilidade em analisar as atividades diárias do idoso, em todas as horas, ajudando-o a desenvolver padrões que distribuam, de forma mais equitativa, atividade e descanso durante o dia.

Além disso, a quantidade de tempo dedicada ao sono precisa ser avaliada. Não se pode esperar que a pessoa com mais idade que vai dormir às 20 horas consiga dormir até as 8 horas do dia seguinte.

Ambiente

Exposição à luz do sol durante o dia pode facilitar o sono à noite. Um banho morno à hora de dormir pode provocar relaxamento muscular e estimular o sono, da mesma forma que uma massagem nas costas, uma posição confortável e alívio da dor ou do desconforto. Ambiente silencioso em temperatura preferida pelo paciente deve ser providenciado. Lençóis de flanela e cobertores elétricos podem promover conforto e relaxamento; cobertores elétricos devem ser usados para preaquecer a cama, sendo desligados assim que a pessoa deitar, reduzindo os riscos associados a campos eletromagnéticos.

Alimentos e suplementos

Alimentos com elevado teor de carboidratos tendem a aumentar o nível de serotonina no cérebro, o que pode causar efeito sedativo; assim, um lanche com proteínas e carboidratos é capaz de estimular o sono. Chá de raiz de valeriana, ou tintura dessa erva, consumido 45 minutos antes de dormir, também facilita o sono. Suplemento de melatonina (forma sintética do hormônio naturalmente estimulado pela escuridão) é muito usado para melhorar a qualidade do sono nos adultos de todas as faixas

ESTUDO DE CASO

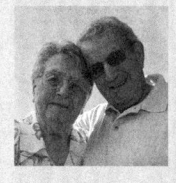

O casal Esteves, ambos com 83 anos de idade, mora sozinho em uma área movimentada, com alta taxa de criminalidade, em uma cidade grande. Sr. José tem demência leve, mas consegue funcionar bem com ajuda e supervisão da esposa. No ano anterior, apresentou mudanças significativas no padrão de sono, acordando muitas vezes à noite para usar o banheiro e dormindo na maior parte do dia. Se a esposa não interfere, tende a consumir refrigerantes com cafeína ao acordar, ou seja, ela costuma se levantar junto com o marido para garantir que não os consuma. O despertar frequente de d. Eva para acompanhar o marido uniu-se a um problema que ela tem há muito tempo, que é sair da cama sempre que escuta um som da rua, assegurando-se de que ninguém esteja tentando invadir a casa. Ela não gosta de sestear durante o dia, motivo pelo qual sente-se cansada a maior parte do tempo.

DESENVOLVENDO O PENSAMENTO CRÍTICO

- Quais riscos os respectivos padrões de sono apresentam para o casal Esteves?
- Quais recomendações você faria para o casal?

etárias, corrigindo os desequilíbrios do ritmo circadiano do organismo. Pelo fato de a melatonina suplementar ser capaz de interagir com imunossupressores, antidepressivos, antipsicóticos, varfarina e outros medicamentos, aconselha-se que um farmacêutico e um médico analisem a segurança de seu uso em combinação com medicamentos.

> **CONCEITO-CHAVE**
>
> Exercício regular, exposição ao sol durante o dia e tomar chás de ervas sem cafeína antes da hora de dormir são três práticas que ajudam os idosos a adormecer de forma natural.

Controle do estresse

O estresse é um elemento normal da vida, embora possa interferir no descanso e no sono. A maioria das pessoas vê-se diante de muitos estressores físicos e emocionais diariamente, como mudanças na temperatura, poluentes, vírus, lesões, conflitos interpessoais, pressões de tempo, medo, notícias ruins e tarefas desagradáveis ou difíceis. Muitas ameaças reais ou percebidas ao nosso bem-estar e equilíbrio físico, emocional e social podem criar estresse. Níveis de exigências e de atividade não têm, obrigatoriamente, correlação com o estresse; por exemplo, uma agenda movimentada ou várias responsabilidades para atender podem causar menos tensão do que uma vida monótona e sem graça.

Independentemente da origem da tensão ou estresse, o corpo reage, estimulando o sistema nervoso simpático, o que estimula a glândula pituitária e a liberação do hormônio adrenocorticotrópico (ACTH), aumentando o suprimento de adrenalina do organismo.

> **CONCEITO-CHAVE**
>
> Estresse crônico ininterrupto pode causar doença cardíaca, hipertensão, acidente vascular encefálico, úlceras e outros problemas de saúde.

Desse modo, é importante prevenir o aparecimento do estresse crônico. O segredo para seu controle não é evitá-lo, mas manejá-lo, aprendendo práticas compensatórias, listadas a seguir:

- *Responder ao estresse de forma saudável*: boa nutrição, repouso, exercício e boas práticas de saúde fortalecem a capacidade do corpo para combater o estresse. Em situação de tensão, aderir a esses princípios também é importante. Traz benefícios aprender a continuar calmo diante de tensão; reagir de forma não saudável piora a situação.

- *Controlar o estilo de vida*: muito pouco na vida de muitas pessoas fará o mundo parar se não for realizado em determinado momento ou de determinada maneira. As coisas devem ser colocadas em perspectiva; por exemplo, que diferença fará lavar ou não a roupa hoje, ou alguém se atrasar 10 minutos? Sempre que possível, devem ser previstas as consequências de uma situação, para que o estresse resultante de algo imprevisível possa ser reduzido.
- *Relaxar:* seja lendo um bom livro, nadando, tricotando, viajando, ouvindo música, fazendo artesanato, encontre algo em que se concentrar para tirar uma folga das exigências da vida. Ioga, meditação, *qigong*, imagens orientadas e exercícios de relaxamento podem ser eficazes. Ervas também podem ser benéficas, inclusive camomila e alfazema, para promoção de relaxamento, e ginseng americano para proteger o corpo contra os efeitos danosos do estresse.
- *Rezar:* pessoas religiosas creem em um poder maior com o qual partilham os encargos da vida e buscam entende-los. "Descarregar" os próprios problemas durante a oração pode ser uma atividade indutora do repouso, uma vez que limpa a mente das tensões diárias. Além disso, a repetição de palavras ou rituais associados à oração pode causar os mesmos benefícios terapêuticos da meditação e dos exercícios de relaxamento.

> **PARA REFLETIR**
>
> Quais são os três maiores estresses de sua vida? O que você está fazendo para minimizar seus efeitos negativos? O que mais poderia estar fazendo para controlar o estresse em sua vida?

Controle da dor

Presença de dor pode ameaçar a capacidade de os idosos conseguirem repouso e sono adequados. Embora resultados de estudos dos efeitos do envelhecimento na sensibilidade à dor sejam inconclusivos, a prevalência de condições causadoras de dor crônica, como osteoartrite e neuralgia pós-herpes, é elevada entre adultos idosos. A dor não apenas interfere no sono, mas é capaz de reduzir níveis de atividade, deprimir o humor e resultar em outros fatores capazes de influenciar os padrões de sono e repouso.

Identificar sua causa é a primeira etapa essencial para controlá-la. Condições clínicas não diagnosticadas podem ser a fonte do problema, embora valha o mesmo para fatores psicológicos, posicionamento insatisfatório e reações adversas a medicamentos. É fundamental uma coleta abrangente de dados. Também devem ser considerados fatores que precipitam, agravam e aliviam a dor. Os enfermeiros têm condições de ajudar os pacientes a autoavaliarem a dor, usando escalas de classificação que trabalham com números ou diagramas para indicar a sua gravidade (ver Capítulo 13).

> **Alerta de domínio conceitual**
>
> No caso de paciente idoso com dor crônica, como a da artrite, tomar medicação para dor à hora de dormir eliminará um incômodo que impede o descanso adequado. Ainda que outras estratégias, como evitar cafeína 30 minutos antes de ir para a cama, possam ajudar, elas não tratam a dor do paciente e sua interferência no sono.

Em virtude dos riscos associados aos fármacos, medidas não farmacológicas de controle da dor devem ser tentadas, sempre que possível. Entre elas está posicionamento correto, atividades de lazer, imagens orientadas, *biofeedback*, ioga, massagem, toque terapêutico, acupuntura e magnetoterapia. Quando meios não farmacológicos de alívio da dor não surtirem efeito e os fármacos forem necessários, aconselha-se iniciar com o tipo e a dose mais fracos, pouco a pouco aumentando-os, se necessário. Ver o Capítulo 13 para mais informações sobre controle da dor.

> **CONCEITO-CHAVE**
>
> Massagens, compressas quentes, exercícios de relaxamento, imagens orientadas e recreação podem causar alívio real a muitos tipos de dor.

Resumo do capítulo

O processo de envelhecimento influencia o sono de várias maneiras. Pessoas idosas tendem a adormecer e a acordar mais cedo do que quando jovens, a dormir menos profundamente e a ter uma redução do sono no estágio IV.

Insônia, mioclonia noturna, síndrome das pernas inquietas e apneia do sono estão entre as perturbações mais comuns do sono dos idosos. Além disso, condições causadoras de nictúria, incontinência, dor, cãibras musculares e dispneia podem interferir na qualidade e na quantidade do sono, da mesma forma que ruídos e efeitos de alguns fármacos. A gama de fatores capazes de influenciar o sono demanda uma história completa do sono, realizada como parte da coleta abrangente de dados.

Várias práticas podem ajudar o sono, incluindo adaptação a atividades e a momentos de sesta, limitação no consumo de cafeína, ouvir música suave, receber massagem nas costas, ingerir chás com ervas descafeínados, fazer o controle do estresse e diminuir sons e claridade. Sedativos devem ser usados com cuidado máximo em razão de seu risco elevado de efeitos adversos em pessoas com mais idade.

APLICANDO CONHECIMENTO NA PRÁTICA

Insomnia Symptoms and Actigraph-Estimated Sleep Characteristics in a Nationally Representative Sample of Older Adults

Fonte: Chen, J. H., Waite, L., Kurina, L. M., Thisted, R. A., Mcclintock, M., & Lauderdale, D. S. (2014). The Journals of Gerontology Series A: Biological Sciences and Medical Sciences. Recuperado de http://biomedgerontology.oxfordjournals.org/content/early/2014/09/18/gerona.glu144.abstract?sid=f73c9b0c-a90d-497f-92d5-875d72b96be9

Partindo de um entendimento de que pouco se sabe sobre a relação entre relatos subjetivos e medidas objetivas de insônia, os pesquisadores fizeram um estudo de 727 adultos, entre 62 e 91 anos de idade. Aos participantes foi perguntado quantas vezes tiveram problemas para dormir, despertaram cedo demais sem conseguir adormecer novamente, sentiram-se repousados após acordar ou tiveram problemas de despertar durante a noite. As respostas dos participantes foram comparadas a características do sono, registradas ao longo de três noites, mediante uso de um registrador de atividades (*actigraphy*), um método não invasivo de monitoração de ciclos de atividade/descanso, que usa uma unidade presa no pulso do paciente. Foram feitos ajustes quanto a idade, gênero, etnia, renda, educação e raça. Os achados revelaram que os relatos dos participantes relativos à qualidade do sono não combinavam com as medidas do registrador de atividades (actigraphy).

Esses achados salientam a necessidade de serem feitas perguntas específicas quando pacientes informam insônia (p.ex., A que horas você normalmente vai dormir e acorda? Com que frequência acorda durante a noite e por quanto tempo fica desperto?). Dormir nove horas por noite e despertar não se sentindo descansado, ou despertar cedo, mas adormecer novamente, pode refletir uma qualidade insatisfatória do sono, ainda que não insônia. Práticas para tratamento de questões de qualidade do sono podem diferir das usadas no tratamento da insônia, daí a importância de uma coleta completa de dados.

APRENDENDO NA PRÁTICA

Uma das unidades hospitalares dedica-se a pessoas que saíram de alguma crise imediata, mas precisam de observação atenta e tratamento durante várias semanas. Não é raro que os sinais vitais sejam verificados e tratamentos sejam feitos a qualquer momento, nas 24 horas. A movimentação na unidade assemelha-se à de uma unidade de tratamento intensivo.

Os enfermeiros observam que pacientes idosos, em especial, têm dificuldades para dormir, evidenciam altos níveis de fadiga durante o dia e costumam apresentar ideias delirantes. Em sua opinião, as interrupções do sono são um fator colaborador importante.

O que os enfermeiros podem fazer em auxílio dos pacientes idosos a obter repouso e sono adequados, ao mesmo tempo que têm suas necessidades críticas de cuidado atendidas?

EXERCITANDO O PENSAMENTO CRÍTICO

1. Quais práticas não farmacológicas podem ser incorporadas ao estilo de vida de um adulto idoso para facilitar o sono?
2. Quais tipos de estresse enfrentados pelos idosos são diferentes dos enfrentados por pessoas de outras faixas etárias?

Recursos *online*
American Sleep Apnea Association
http://www.sleepapnea.org
Hartford Institute of Geriatric Nursing
Tentar isto: Best Practices in Nursing Care to Older Adults, The Pittsburgh Sleep Quality Index
http://www.nursingcenter.com/prodev/ce_article.asp?tid=790064
National Sleep Foundation.
http://www.sleepfoundation.org

Restless Leg Syndrome Foundation
http://www.rls.org

Bibliografia
Bernert, R. A., Turvey, C. L., Conwell, Y., & Joiner, T. E. (2014). Association of poor subjective sleep quality with risk for death by suicide during a 10-year period: A longitudinal, population-based study of late life. *JAMA Psychiatry*, *71*(10), 1129–1137.

Moraes, W., Piovezan, R., Poyares, D., Bittencourt L. R., Santos-Silva, R., & Tufik, S. (2014). Effects of aging on sleep structure throughout adulthood: A population based study. *Sleep Medicine*, *15*(4), 401–409.

Spira, A. P., Gamaldo, A. A., An, Y., Wu, M. N., Simonsick, E. M., et al. (2013). Self-reported sleep and β-amyloid deposition in community-dwelling older adults. *JAMA Neurology*, *70*(12), 1537–1543.

CAPÍTULO 13

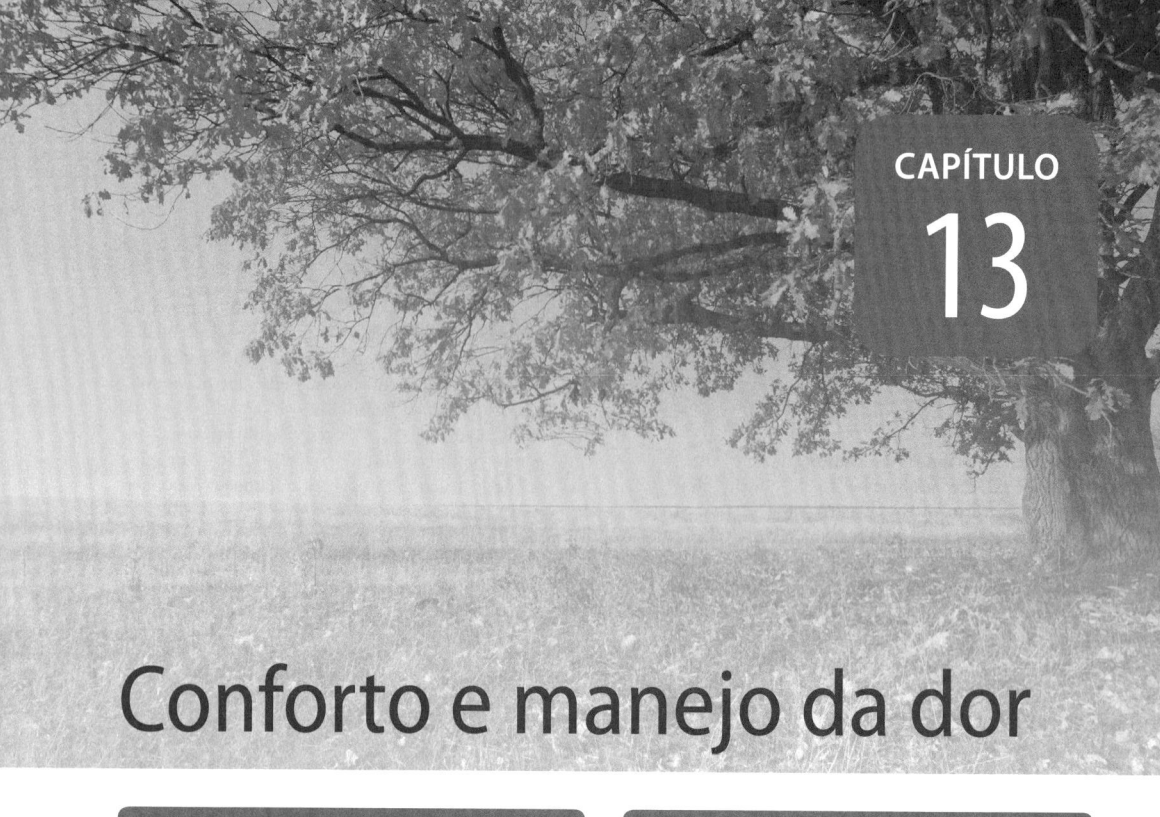

Conforto e manejo da dor

VISÃO GERAL

Conforto

Dor: um fenômeno complexo

Prevalência da dor nos idosos
  Tipos de dor
  Percepção da dor
  Efeitos da dor sem alívio

Coleta de dados da dor

Uma abordagem integrada ao controle da dor
  Terapias complementares
  Mudanças na dieta
  Medicamentos
  Conforto

OBJETIVOS DE APRENDIZAGEM

A leitura deste capítulo possibilitará a você:

1 Definir conforto.
2 Descrever as características e os efeitos da dor nas pessoas idosas.
3 Descrever os componentes de uma coleta completa de dados sobre a dor.
4 Delinear os componentes de um plano de controle da dor, inclusive terapias complementares, mudanças na alimentação, medicamentos e estratégias de conforto.

TERMOS PARA CONHECER

Dor aguda: início repentino e curta duração

Dor neuropática: ocorre a partir de um processamento anormal dos estímulos sensoriais pelo sistema nervoso central (SNC) ou periférico (SNP)

Dor nociceptiva: decorre de estímulos nocivos mecânicos, térmicos ou químicos; pode ser somática ou visceral

Dor persistente: dor crônica, presente há três meses ou mais

CONFORTO

Conforto é um termo relativo. Para alguns significa controle suficiente da dor para ter algumas horas de descanso; para outros, é estar livre de estresse físico e mental. Há ainda as pessoas que igualam conforto a uma vida luxuosa e cheia de gratificações. Essa palavra deriva-se do latim *confortare*, que significa "fortalecer muito". O Dicionário Webster oferece definições que incluem "aliviar a angústia; diminuir o sofrimento; livrar-se de dor e preocupação, acalmar e inspirar esperança". De uma perspectiva holística, conforto pode ser entendido como uma sensação de paz e bem-estar físico, emocional, social e espiritual.

Conforto tende a ser um estado normalmente considerado habitual até ser ameaçado. As pessoas movimentam-se sem dor ou angústia, não prestando muita atenção ao conforto sentido. De repente, alguma coisa acontece — começa uma dor gástrica que não cessa, doem as articulações durante as tarefas de rotina, é encontrado um caroço suspeito em uma das mamas — e fica abalado o veículo do conforto. Infelizmente, quando as pessoas envelhecem, a incidência de fatores que podem ameaçar o conforto aumenta.

DOR: UM FENÔMENO COMPLEXO

A dor é a maior ameaça ao conforto. Há décadas, a dor foi descrita como "uma experiência sensorial e emocional desagradável, associada a dano tecidual real ou potencial", implicando existir uma causa objetiva para a dor. Aceita-se, hoje em dia, que a dor é subjetiva e conta com a percepção e a informação pelo paciente (American Pain Society, 2014).

> **CONCEITO-CHAVE**
>
> Dor é referida como o quinto sinal vital, pois se trata de importante indicador da condição de saúde de uma pessoa.

PREVALÊNCIA DA DOR NOS IDOSOS

A dor é altamente prevalente na população idosa, com mais de metade dos adultos dessa faixa etária com experiências de algum grau de dor, diariamente (Patel, Guralnik, Dansie e Turk, 2013).

O impacto da dor tem longo alcance, ficando cada vez mais prevalente com o passar dos anos. O Centro Nacional de Estatísticas de Saúde (2009) informa que:

- Um em cada quatro adultos relata ter passado por um dia inteiro com dor no mês anterior.
- Três quintos dos adultos com 65 anos ou mais disseram ter tido dor que perdurou por um ano ou mais.
- Dor na porção inferior das costas está entre as queixas mais comuns, junto com enxaqueca ou dor de cabeça forte, e dor, incômodo ou rigidez articular. O joelho é a articulação que causa mais dor, conforme o relatório (é interessante o fato de as cirurgias de reparação do joelho terem aumentado muito em pessoas com mais de 65 anos.)
- Relatos de dor articular grave aumentam com a idade, e as mulheres têm articulações bastante doloridas, com mais frequência do que os homens.

Pode ser difícil determinar a exatidão da prevalência relatada de dor nas pessoas com mais idade. Por um lado, os idosos podem não informar dor exagerada por não quererem ser vistos como pessoas que se queixam, não ter os recursos para procurar tratamento ou, erradamente, achar que a dor seja elemento normal do envelhecimento. Por outro lado, o relato da dor pode ser exagerado por alguns idosos que o entendem como uma forma eficiente de obter atenção da família e atendimento de profissionais da saúde. Essas possibilidades reforçam a importância de se investigar a dor a cada levantamento de dados de saúde e analisar a relação de outros fatores (físicos, emocionais, socioeconômicos e espirituais) com esse sintoma.

> **CONCEITO-CHAVE**
>
> O complexo fenômeno da dor é um estressor do bem-estar físico, emocional e espiritual.

Tipos de dor

Há vários tipos de classificação da dor. Um deles conta com o mecanismo fisiopatológico que causa a dor. Os dois tipos principais que decorrem de dano tecidual são a **dor nociceptiva** e a **dor neuropática**. A *dor nociceptiva* decorre de estímulos nocivos mecânicos, térmicos ou químicos aos nociceptores aferentes delta A e C, que são encontrados nas fáscias, nos músculos, nas articulações e em outras estruturas profundas. A ativação desses nociceptores causa uma transdução de estímulos dolorosos através da fibra aferente primária do corno dorsal da coluna vertebral. Os neurotransmissores (p. ex., somatostatina, colecistocinina e substância P) levam o sinal de dor pelos neurônios secundários até o cérebro, que interpreta o sinal. Formas comuns de dor nociceptiva incluem:

- Dor somática: afeta massas de tecidos ósseos e moles; bem-localizada e descrita como latejante ou causadora de sofrimento.
- Dor visceral: associada a distúrbios capazes de gerar dor generalizada ou referida; descrita como profunda e causadora de sofrimento.

A *dor neuropática* resulta de um processamento anormal de estímulos sensoriais pelos SNC ou SNP, estando associada a neuropatias diabéticas, neuralgias pós-herpes e outros insultos ao sistema nervoso. É uma dor cortante, lancinante, perfurante ou abrasadora, com início repentino de grande intensidade. Pode durar uns poucos segundos ou um longo tempo.

A dor é ainda descrita conforme o início e a duração. ***Dor aguda*** tem início repentino, pode ser forte, mas dura pouco tempo; costuma reagir a analgésicos e a outras abordagens para seu controle. ***Dor persistente ou crônica*** é a que está presente há 3 meses ou mais, podendo ser de leve a severa na intensidade. *Dor aguda* é aquela com potencial de se tornar uma dor persistente.

Percepção da dor

A importância da idade na percepção da dor não está esclarecida. Há algumas evidências de um aumento no limiar e uma redução da tolerância à dor, com o avançar da idade (Yezierski, 2012). Além disso os efeitos do envelhecimento na experiência de dor são de difícil compreensão em decorrência de doenças crônicas, que são comuns na fase mais avançada da vida. Por exemplo, talvez os idosos não tenham menos sensibilidade à dor, mas apresentem redução na transmissão de sinais associados a tecidos já sem vida. Ainda há muito a ser aprendido sobre a relação entre envelhecimento e percepção da dor.

> **CONCEITO-CHAVE**
>
> O impacto do envelhecimento na percepção da dor e na tolerância a ela não está totalmente compreendido; logo, cabe ao enfermeiro tentar coletar dados e compreender a experiência de dor de cada paciente.

Efeitos da dor sem alívio

A dor para a qual não se obtém alívio pode levar a muitas complicações para os idosos. Por exemplo, quando os movimentos causam dor, o indivíduo pode limitar a mobilidade e, por isso, ter úlceras de pressão, pneumonia e constipação. Quem sente dor pode ter apetite insatisfatório ou falta de motivação para comer e beber corretamente, o que resulta em desnutrição e desidratação. Ter dor crônica ou sem alívio leva a pessoa a ficar deprimida, sem esperanças e espiritualmente angustiada. Para o oferecimento de alívio adequado e redução do risco de complicações, é fundamental o manejo real da dor.

> **PARA REFLETIR**
>
> Pense sobre a pior dor que você já teve. De que forma ela afetou suas atividades, relações e aparência?

COLETA DE DADOS DA DOR

O controle eficiente da dor começa com a avaliação qualitativa e quantitativa de seus sintomas. Perguntas sobre a presença da dor são um elemento essencial de todas as investigações. Quando os pacientes indicam que têm dor, os enfermeiros podem pedir que a descrevam, usando perguntas similares às mostradas no Guia de Coleta de Dados 13.1. Perguntas que facilitam respostas mais descritivas que do tipo sim/não oferecem dados melhores sobre a experiência dolorosa. Quando usados medicamentos para controle da dor, fazer perguntas específicas sobre tipo, dose, frequência e eficácia. Quanto mais detalhada a história da dor, maior a probabilidade de ser elaborado um plano eficiente para seu controle.

O exame físico dá mais informações sobre a dor dos pacientes. Áreas doloridas identificadas na entrevista devem ser examinadas quanto a descoloração, edema, pontos de desencadeamento e outros sinais. O enfermeiro percebe a sensibilidade ao toque e a restrição de movimentos na área, além da linguagem corporal indicativa de dor (p. ex., expressão facial, favorecimento de um dos lados ou paciente que massageia a área).

Uma avaliação posterior é essencial para determinar como estão a dor e a eficiência das intervenções.

Pacientes com prejuízo cognitivo constituem desafios especiais para a coleta de dados da dor. São indivíduos que podem não conseguir interpretar ou relatar seus sintomas; assim, aumenta a carga do enfermeiro que investiga e identifica, de forma adequada, a dor. Alterações em funções, falta de apetite, agitação, perturbações do sono, ou recusa a participar dos cuidados ou de atividades podem indicar dor. Perguntar, a cuidadores ou parentes que conhecem os hábitos do paciente, sobre as mudanças que podem perceber é capaz de ajudar a detectar até mesmo alterações sutis na condição que podem estar associadas a sintomas de dor. O Quadro 13.1 traz sinais que podem indicar dor em pessoas com prejuízos cognitivos. Quando identificados esses sinais, deve ser feita uma coleta de dados físicos para detectar sinais de anormalidades (p.ex., sons pulmonares anormais, sensibilidade anormal, amplitude reduzida de movimentos, membros machucados, etc.). Pacientes com prejuízos cognitivos que não fazem queixas específicas podem estar sentindo dor. Quando o enfermeiro identifica as manifestações específicas de dor de um paciente, deve garantir que sejam bem documentadas no prontuário médico para referência futura nas coletas de dados.

Fatores culturais também devem ser considerados ao se avaliar a dor. Em algumas culturas, os indivíduos são educados para tolerar dores sem expressá-las, ao passo que, em outros grupos, a expressão dramática da dor pode ser a norma. Da mesma forma, alguns homens podem ter sido criados com a crença de que "homens de verdade não sentem dor", passando, então, a não reconhecer a gravidade de seu desconforto. Esses fatores

GUIA DE INVESTIGAÇÃO 13.1
Dor

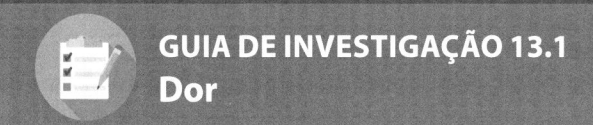

HISTÓRIA CLÍNICA
- Problemas agudos
- Problemas crônicos
- Estado cognitivo
- Cirurgias
- Medicamentos
- Eventos recentes importantes (p. ex., mudança de endereço, morte de cônjuge, queda)

OBSERVAÇÕES GERAIS
- Expressões faciais, choro, lamentos, punhos cerrados
- Limitações aos movimentos, troca de posição
- Favorecimento ou massagem de parte específica do corpo
- Descoloração
- Edema
- Agitação, depressão

ENTREVISTA
- Onde se localiza a dor? Ela permanece em um só local ou atinge outros locais?
- Como é? Lancinante? Perfurante? Causa muito sofrimento? Entorpecente? Aguda?
- Em uma escala de 0 a 10, em que 0 significa ausência de dor e 10 indica dor insuportável, como classifica sua dor normal? Como classifica sua dor quando está melhor? E quando está pior?
- A dor ocorre com que frequência? Várias vezes ao dia? Diariamente? Algumas vezes por semana? Algumas semanas sim, outras não?
- Qual a duração da dor? Segundos? Horas? O dia inteiro?
- A dor tem relação com algum problema clínico, lesões ou eventos incomuns?
- Quais fatores parecem causá-la?
- Quais fatores a agravam? Atividades? Condições de tempo? Estresse?
- Ela fica pior em determinadas horas do dia?
- O que ajuda a aliviar a dor? Medicamento? Posições? Tratamentos especiais?
- Quando usados medicamentos, quais são eles, qual é a dose, como são tomados e quais efeitos produzem?
- Há alguma terapia complementar utilizada? Em caso positivo, qual é, como é usada e qual resultado provoca?
- De que forma a dor afeta sua vida? O sono? O apetite? Atividades? A socialização? O autocuidado? As responsabilidades domésticas? Os relacionamentos?

EXAME FÍSICO
- Amplitude de movimentos
- Sensibilidade ao toque, movimentos protetores
- Temperatura da área afetada em comparação com áreas adjacentes
- Fraqueza, entorpecimento
- Edema
- Hematomas, cortes
- Inflamação

---

dão suporte para que o enfermeiro faça sempre uma avaliação completa e atenta da dor.

Os enfermeiros têm de ser sensíveis a barreiras potenciais a uma coleta real de dados da dor, que podem incluir:

- Déficit de conhecimentos: os enfermeiros podem desconhecer a apresentação alterada da dor, que pode estar presente em alguns idosos, ou uma apresentação de dor em pessoas com demência.
- Coleta inadequada de dados da dor: não perguntar sobre a presença de dor ou usar termos que podem nada significar para alguns pacientes pode evitar a identificação da dor. Não documentar sinais e sintomas de dor pode evitar um controle adequado.
- Tendenciosidade ou suposições: há enfermeiros que podem achar que os pacientes exageram os sintomas ou que a condição dos pacientes não justifique eventuais queixas de dor. A preocupação com a possibilidade de os pacientes se tornarem dependentes de analgésicos pode levar esses profissionais a reduzir a sua administração.
- Questões quanto ao tamanho da equipe funcional: a insuficiência de funcionários pode evitar a identificação de alterações e novos sintomas relacionados à dor, mas não partilhados pelos pacientes. Ademais, a restrição de tempo, em função da equipe funcional insuficiente, para estar com os pacientes pode reduzir as oportunidades de estes partilharem os sintomas.

> **QUADRO 13.1 — Sinais que podem indicar dor em pessoas com prejuízos cognitivos**
>
> Expressões faciais
> Choro, lamento
> Sinais vitais aumentados
> Transpiração
> Andar nervoso de um lado a outro e perambulação aumentados
> Comportamentos agressivos
> Batidas em objetos, tropeços
> Apoio ou proteção a partes do corpo
> Agitação
> Funcionamento mais insatisfatório
> Mudanças no padrão do sono
> Mudanças no apetite ou na ingestão
> Redução da socialização

Há uma variedade de instrumentos para coletar dados, com métodos padronizados permitindo a avaliação objetiva da dor, tais como:

- *Escala de avaliação numérica:* recurso de uso comum. Pede-se ao paciente para classificar sua dor em uma escala de 1 a 10, com 1 representando dor mínima e 10, a pior dor imaginável. É importante levantar dados da capacidade da pessoa de compreender e seguir orientações, quando usada essa escala.
- *Escala de analogia visual:* instrumento simples, mas eficiente de investigação da dor. Usa uma linha horizontal com "sem dor" à esquerda e "dor na sua pior forma" na extremidade direita. O paciente indica o local em que está sua dor na escala. Uma versão modificada desse recurso usa rostos, com 0 sendo um sorriso e 6 sendo uma expressão de choro.
- *Questionário McGill da dor:* instrumento popular e de uso amplo. Contém 78 palavras, categorizadas em 20 grupos, um desenho do corpo e uma escala da intensidade atual da dor (Melzack e Katz, 2011). É um recurso eficaz para uso com pessoas cognitivamente normais ou prejudicadas (Hodgson, Gitlin e Huang, 2014). A duração e a necessidade de leitura ou escuta dos itens que o Questionário demanda podem ser problemáticos com alguns idosos.

> **Alerta de domínio conceitual**
>
> O enfermeiro não pode esquecer que, embora alguns clientes cognitivamente normais ou prejudicados possam chorar ou queixar-se, não há aqui um indicador confiável de dor. O questionário McGill da dor funciona quando aplicado em pessoas com prejuízos cognitivos ou cognição normal.

Barreiras ao uso de instrumentos padronizados devem ser consideradas. Os pacientes devem receber instruções claras, além de oportunidade de prática no uso do instrumento. O uso consistente de um mesmo instrumento facilita a coleta de dados importantes e sujeitos à comparação.

> **DICA DE COMUNICAÇÃO**
>
> O fato de pacientes não apresentarem queixas de dor não garante que ela não exista em suas vidas. Quem sente dor pode não dizer aos médicos que ela existe, apesar de seu impacto na qualidade de vida. A realidade segundo a qual um bom número de pessoas vive com dor reforça a importância de os enfermeiros perguntarem sobre esse sintoma nas avaliações de rotina. Fazer perguntas específicas sobre dores pode ser útil no desencadeamento de lembranças dos pacientes e estimulá-los para compartilhar os sintomas de dor (p. ex., Suas articulações agora de manhã estão doloridas? Há alguma coisa causando desconforto? Seu sono/atividades/alimentação estão afetados pela dor? Você toma, regularmente, medicação para dor?).

UMA ABORDAGEM INTEGRADA AO CONTROLE DA DOR

Os enfermeiros podem influenciar a orientação na elaboração de um plano individualizado e completo de controle da dor. Antes de implementar um tratamento dos sintomas, as causas subjacentes da dor têm de ser identificadas e corrigidas, se possível. Metas fixam a base das intervenções planejadas, devendo ser realistas, específicas e passíveis de concretização. Por exemplo:

- Reduzir o nível da dor de 9 para 5 nos próximos cinco dias;
- Obter pelo menos cinco horas de sono sem interrupção por dor;
- Tomar banho e vestir-se sem restrições em decorrência da dor, na próxima semana.

> **CONCEITO-CHAVE**
>
> Além de problemas clínicos, posicionamento ou postura incorreta, sedentarismo, questões emocionais e reações adversas a medicamentos podem ser a causa-base de dores novas ou intensificadas. Melhorar esses fatores subjacentes é a primeira etapa no manejo da dor.

Mesmo quando as causas subjacentes da dor não podem ser identificadas ou corrigidas, os enfermeiros ainda

DESTAQUE DE DIAGNÓSTICO DE ENFERMAGEM 13.1

DOR CRÔNICA

Visão geral

A dor persistente (crônica) é um estado em que a sensação desconfortável de dor não tem limite de tempo e deve ser controlada no longo prazo.

Fatores causadores ou contribuintes

Artrite, herpes-zóster, câncer terminal, membro-fantasma, depressão, ineficácia da analgesia.

Meta

O paciente ter redução na dor ou sua eliminação e usará com segurança medidas eficazes de alívio da dor.

Intervenções

- Fazer uma coleta completa de dados para ajudar a identificar a causa subjacente e a natureza da dor. Revisar medidas de alívio da dor usadas e sua eficácia.
- Se o paciente não estiver usando uma escala de autoavaliação da dor, orientá-lo sobre a utilização de uma.
- Ensinar o paciente e/ou o cuidador medidas de controle da dor, como imagem orientada, auto-hipnose, *biofeedback*, ioga.
- Discutir os benefícios da acupuntura, quiropraxia, homeopatia, plantas e de outras terapias complementares com profissionais de saúde, procedendo aos encaminhamentos necessários.
- Garantir que os analgésicos sejam utilizados de forma correta.
- Controlar estímulos ambientais que possam influenciar a dor (p. ex., ruídos altos, iluminação forte e extremos de temperatura).
- Usar a música de forma terapêutica para relaxar.
- Encaminhar o paciente a recursos de manejo da dor, como a Sociedade Americana da Dor e a Associação Nacional para Sensibilização da Dor Crônica.
- Monitorar o nível da dor e a eficácia continuada das medidas para seu alívio.
- Ioga: disciplina que combina exercícios respiratórios, meditação e posturas específicas (asanas) para ajudar a obter uma sensação de equilíbrio e saúde.

---

têm condições de planejar intervenções de controle do que possa ser uma dor crônica (ver Destaque para Diagnósticos de Enfermagem 13.1, Dor Crônica). Os componentes comuns de planos de manejo da dor incluem terapias complementares, mudanças na alimentação, medicamentos e cuidados de enfermagem para oferecer conforto.

Terapias complementares

Embora os fármacos tenham papel importante no controle da dor, não devem ser a única abordagem utilizada. Cada vez mais, terapias antes consideradas "alternativas" ou "não ortodoxas" estão sendo empregadas como métodos complementares de controle da dor, sendo parte de cuidados integrados eficazes. O acréscimo dessa visão às opções de tratamento da dor, de possíveis intervenções capazes de uso em um programa de controle abrangente da dor incluem:

- *Acupressão:* uso de pressão sobre pontos ao longo dos meridianos (o que, na medicina tradicional chinesa, é entendido como canais invisíveis de energia [qi] em todo o corpo) para desbloquear o fluxo de energia e restaurar ou promover o equilíbrio do qi.
- *Acupuntura:* introdução de agulhas na pele, em pontos determinados ao longo dos meridianos, para desbloquear o fluxo de energia e restaurar ou promover o equilíbrio do qi.
- *Aromaterapia:* ramificação da medicina com plantas, que usa óleos essenciais das plantas para criar efeitos fisiológicos e emocionais (p. ex., uso do perfume da lavanda, do gerânio, das rosas e do sândalo para acalmar).
- *Biofeedback:* processo de ensino das pessoas a controlar funções específicas do corpo de forma voluntária.
- *Quiropraxia:* uso de manipulação ou ajuste da coluna vertebral e das articulações para corrigir desalinhamentos que podem estar causando disfunção e dor.
- *Estimulação elétrica:* uso de correntes elétricas administradas à pele e aos músculos, via eletrodos colocados na parte dolorida do corpo.
- *Exercício:* alongamento e amplitude de movimentos realizados com suavidade
- *Imagem orientada:* sugestão de imagens capazes de criar reações específicas no corpo.
- *Terapias do calor e do frio:* uso de compressas, panos e imersões quentes ou frias (p. ex., parafina), banhos, massagem ou ambientes com calor e frio (p. ex., sauna)
- *Fitoterapia:* uso de plantas para benefícios terapêuticos (Quadro 13.2)

> **QUADRO 13.2 Plantas usadas para controle da dor**
>
> Como muitas plantas podem interagir com os medicamentos, o enfermeiro deve consultar um profissional que conheça plantas medicinais, antes de sugerir seu uso. As plantas medicinais comumente usadas no controle da dor incluem:
>
> - Capsaicina (óleo de pimenta chili): de uso tópico para dor nas articulações e nos nervos; alívio obtido em poucos dias
> - Garra-do-diabo: eficiente na dor relacionada à inflamação; de uso oral na forma seca ou como extrato; pode demorar várias semanas para funcionar
> - Tanaceto (erva-de-São-Marcos): benéfica para prevenir enxaquecas; uso oral; melhor consumir em cápsulas ou extrato porque as folhas dessa planta podem ser altamente irritantes à boca
> - Gengibre: reduz inflamação e náusea
> - Cúrcuma (açafrão): útil nas condições inflamatórias
> - Valeriana: relaxa os músculos; leve efeito sedativo
> - Salgueiro branco: alivia inflamação e dor em geral

- *Remédios homeopáticos:* uso de formas diluídas de material biológico (plantas, animais, minerais) que produzem sintomas similares aos causados pela doença ou pela condição.
- *Hipnose:* orientação da pessoa que passa a um estado de transe em que é possível um aumento da receptividade a sugestões.
- *Massagem:* manipulação dos tecidos moles do corpo, usando movimentos de esfregar, amassar, rolar, pressionar, estapear e dar pancadas leves (é chamada de trabalho corporal quando combinada com manipulação dos tecidos profundos, consciência dos movimentos e equilíbrio da energia).
- *Meditação:* uso de relaxamento profundo para acalmar o corpo e a mente e concentrar-se no presente.
- *Naturopatia:* uso de alimentação correta, água pura, ar fresco, exercício, repouso e outros recursos naturais.
- *Osteopatia:* ramo da medicina física que usa a fisioterapia, a manipulação das articulações e a correção postural.
- *Oração:* recorrer a Deus ou a outro poder divino, pela oração direta ou por outro meio.
- *Relaxamento progressivo:* série de exercícios que ajudam o corpo a atingir um estado de relaxamento profundo.
- *Suplementos:* uso de produtos nutricionais específicos (p. ex., vitaminas do complexo B para melhorar o funcionamento do sistema nervoso; bromelaína, óleo de peixe, gengibre, cúrcuma [*tumeric*] e garra-do-diabo [*Harpagophytum procumbens*] para reduzir inflamação; capsaicina tópica para bloqueio do sinal de dor; tanaceto [*feverfew*] e vitamina B2 para reduzir enxaqueca).
- *Toque:* toque terapêutico (TT) e toque curativo (TC) são formas de cura por energia, em que o cuidador coloca as mãos sobre várias partes do corpo do paciente para manipular seu campo energético (Quadro 13.3).

> **PARA REFLETIR**
>
> Quais métodos, além de medicamentos, você usa para controlar a dor? O que facilita ou limita o uso de abordagens complementares e alternativas para controle da dor?

Os enfermeiros precisam conhecer os usos e as contraindicações de várias terapias para poder oferecer orientação aos pacientes. Ademais, devem estar informados sobre as exigências de licença necessária a vários profissionais de terapias complementares, ajudando os pacientes a localizar profissionais qualificados. Informação e aconselhamento são valiosos para garantir que os pacientes façam escolhas informadas sobre seus terapeutas.

Mudanças na dieta

A dieta pode influenciar a inflamação e a dor, em especial a dor articular, comum nos idosos. O ácido araquidônico é o precursor principal da síntese de ômega 6 para eicosanoides pró-inflamatórios. Eliminar alimentos que contenham esse ácido, ou que sejam convertidos nele, pode beneficiar pessoas que sofrem de condições inflamatórias. Os alimentos que devem ser evitados incluem derivados animais, derivados do leite com alto teor de gordura, gemas de ovos, gordura da carne vermelha, açafrão, óleo de soja e amendoim. A farinha branca, os açúcares e os "alimentos de baixo valor nutritivo" podem também contribuir para as inflamações.

Uma deficiência de vitaminas do complexo B pode contribuir para a dor causada por nervos danificados ou que não atingem seu alvo. O consumo de vegetais folhosos pode oferecer vitaminas do complexo B, além de substâncias capazes de aumentar a serotonina.

Alguns alimentos podem reduzir ou proteger contra inflamação. Os alimentos ricos em ácidos graxos ômega 3 estão entre eles; incluem peixes de água fria (p.

> **QUADRO 13.3** O uso do toque para confortar
>
> Toque é uma forma de oferecer conforto desde tempos ancestrais. Além de seus benefícios terapêuticos, o contato físico por meio do ato de tocar transmite atenção e calor, que promovem conforto emocional e bem-estar. Há uma gama de modalidades que usam alguma forma de toque para promover conforto e podem ser aprendidas pelos enfermeiros e contemplam:
>
> ### ACUPRESSÃO
> Importante terapia na medicina tradicional chinesa, com existência de mais de 2.000 anos, a acupressão usa a aplicação de pressão em pontos específicos do corpo. Baseia-se na crença de que há canais invisíveis pelo corpo, os meridianos, através dos quais flui a energia (qi). Acredita-se que doenças e sintomas apareçam quando o fluxo de energia fica bloqueado ou em desequilíbrio. Aplicar pressão sobre os pontos correspondentes à parte do corpo acometida pelo desconforto pode trazer alívio. Por exemplo, aplicar pressão por alguns minutos nas depressões localizadas na base do crânio, cerca de 5 cm a partir da metade da nuca, pode trazer alívio para dor de cabeça.
>
> ### MASSAGEM
> A massagem é muito utilizada como forma de promover conforto e relaxamento. Consiste na manipulação dos tecidos moles por movimentos de esfregar, amassar, rolar, pressionar, estapear e tamborilar. Além de massagem nas costas, massagear pés e mãos pode promover relaxamento, descanso e conforto.
>
> ### TERAPIAS DE TOQUE
> Toque terapêutico e toque curativo são terapias complementares populares, usadas pelos enfermeiros para aliviar a dor, reduzir a ansiedade e melhorar a função imunológica. O toque terapêutico popularizou-se na enfermagem na década de 1970, com o trabalho e as pesquisas de Delores Krieger, que defendia a teoria de que as pessoas são campos energéticos e que energia obstruída poderia ser responsável por estados não saudáveis. Pela atração do campo universal de energia e transferência dessa energia para o paciente, seus próprios recursos internos de cura poderiam ser mobilizados. Embora o termo "toque" seja usado para nomear esta prática, o toque terapêutico, na verdade, envolve contato físico mínimo. Em vez disso, o enfermeiro passa suas mãos acima do corpo (não diretamente sobre ele) do paciente, para obter informações a respeito do campo energético e mobilizar áreas em que a energia está bloqueada, direcionando energias para essas áreas.
>
> O toque curativo decorre do terapêutico, incorporando abordagens curativas adicionais àquelas básicas do toque terapêutico, para abrir bloqueios de energia, estancar perdas de energia e reequilibrar o campo energético. Há um programa de formação em toque curativo, consistindo em seis níveis.
>
> *Mais informações sobre essas terapias encontram-se nas associações relacionadas sob o título Recursos online.*

ex., salmão, atum, sardinhas, cavala e halibute) e seus óleos; linhaça e óleo de linhaça, óleo de canola, noz, semente de abóbora e ovos enriquecidos com ômega 3. Os antioxidantes oferecem proteção contra inflamação, com destaque para os flavonoides. Estes inibem as enzimas que sintetizam os eucosanoides, dessa forma interferindo no processo inflamatório. Fontes de flavonoides incluem frutas vermelhas, roxas e azuis, como amoras, frutas semelhantes e respectivos sucos; chá preto ou verde; vinho tinto; chocolate e cacau. O abacaxi *in natura* também é considerado útil para reduzir inflamação. Alho, gengibre e cúrcuma (o principal ingrediente do *curry* em pó) parecem ter efeitos anti-inflamatórios.

Medicamentos

Usar remédios para controlar a dor nos idosos pode ser complicado em razão da elevada quantidade de fármacos consumida por esse grupo, além da farmacocinética e da farmacodinâmica peculiares (ver o Capítulo 17). O risco de efeitos adversos é maior do que entre os adultos mais jovens, embora isso não deva impedir o uso de analgésicos naquela população, desde que de forma adequada, com monitoração atenta.

Quando meios não farmacológicos de alívio da dor não surtirem efeito e os fármacos forem necessários, aconselha-se iniciar com o tipo e a dose mais fracos, pouco a pouco aumentando-os, se necessário. Tentativas com não opioides devem ser empreendidas antes de se recorrer aos opioides. Fármacos adjuvantes (p. ex., antidepressivos tricíclicos, anticonvulsivantes, anti-histamínicos, cafeína) podem ser úteis para o controle de dor não oncológica, ou combinados com fármacos opioides.

Os narcóticos devem ser utilizados de forma criteriosa nos idosos por causa do alto risco de ideias delirantes, quedas, redução das respirações e outros efeitos colaterais. Administrar um analgésico não narcótico com o narcótico pode reduzir a quantidade necessária de narcóticos. Os analgésicos devem ser administrados com regularidade para que mantenham um nível constante no sangue; medo de dependência não deve ser um fator impeditivo do uso correto da analgesia para ajudar os

ESTUDO DE CASO

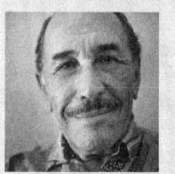

Sr. José, de 66 anos de idade, está no consultório de seu médico para o exame anual. Durante a coleta de dados, o enfermeiro descobre que sr. José apresenta limitações articulares significativas nas extremidades inferiores em razão de artrite e de consequências de uma fratura mal curada. Quando lhe perguntado sobre a dor relacionada, ele parece evasivo, respondendo "Consigo controlar". É vago, quando o enfermeiro pergunta como faz o controle. "Está sob controle", declara.

O enfermeiro deixa a sala de exames para o paciente ter privacidade para se despir, e aproxima-se de dona Júlia, mulher do sr. José. "É possível que ele não conte a você", ela diz ao enfermeiro, "mas ele tem dores fortes nos quadris e joelhos e lida com isso comprando maconha e analgésicos de algumas pessoas na vizinhança. Há vezes em que está tão dopado que mal consegue andar e conversar".

DESENVOLVENDO O PENSAMENTO CRÍTICO

- Qual deveria ser a resposta do enfermeiro às informações que d. Júlia lhe passou?
- Descrever os riscos a que sr. José está exposto decorrentes da forma como tem lidado com a dor.
- Descrever as prováveis razões da escolha do sr. José em controlar a dor dessa forma.
- Que plano poderia ser elaborado para oferecer a esse paciente uma estratégia mais segura de controle da dor?

pacientes a obter alívio. Nos idosos, estão contraindicados, para alívio da dor, a meperidina, a indometacina, a pentazocina e os relaxantes musculares, em razão do alto risco de efeitos adversos (American Geriatrics Society 2012 Beers Criteria Update Expert Panel, 2012).

O acetaminofem é o fármaco de uso mais difundido para alívio da dor leve a moderada em idosos, seguido de anti-inflamatórios não esteroides (AINE), sendo o ibuprofeno o mais usado do grupo. Antes de passar ao uso de um analgésico opioide, o paciente deve tentar um AINE diferente. No caso de dor moderada a forte, os opioides preferidos incluem codeína, oxicodona e hidrocodona; existem combinações com não opioides para intensificar os benefícios decorrentes do efeito aditivo. Adesivos com morfina e fentanil são usados nos casos de dor forte.

A pentazocina é outro fármaco que não deve ser empregado em pessoas idosas em razão do alto risco de causar ideias delirantes, convulsão e toxicidade cardíaca e ao SNC.

Os enfermeiros devem observar atentamente as respostas aos medicamentos para que determinem se os administrados e seus horários de administração estão adequados. Doses ininterruptas ou fármacos de liberação contínua são úteis no controle da dor ininterrupta. Sempre que possível, os medicamentos devem ser administrados conforme uma tabela de horários para evitar a dor, em vez de tratá-la depois de instalada.

Reavaliações regulares da resposta do paciente aos medicamentos são essenciais. Os remédios podem mudar quanto à eficácia ao longo do tempo, havendo necessidade de mudar a prescrição. Além disso, efeitos secundários e reações adversas podem surgir com medicamentos utilizados por períodos longos, sem incidentes.

Conforto

Tarefas pesadas, agendas movimentadas e pressões para concluir tarefas são experiências normais dos enfermeiros, no atual sistema de cuidados de saúde. Entre as exigências de coisas *para fazer*, a importância de *estar* com os pacientes pode ficar reduzida. Conforto e cura, porém, ocorrem sempre que o enfermeiro está com o paciente.

Sem dúvida, a quantidade de tempo que os enfermeiros têm à disposição para estar com os pacientes é limitada, mas a qualidade desse tempo é importante para confortar e promover a cura (Fig. 13.1). Tempo com qualidade, que reforce o conforto, reflete-se por:

- *Manter a atenção concentrada apenas no paciente, independentemente da duração da interação:* um método para conseguir isso é fazer uma pausa antes de entrar em contato com o paciente, respirar profundamente e, mentalmente, afirmar que você concentrará sua atenção no paciente durante o período em que estiver com ele. Algumas vezes, ajuda visualizar uma cesta em que você joga os encargos e tarefas do dia assim que entrar no quarto ou na casa do paciente.
- *Escutar de forma atenta:* estimular o paciente a falar, com você demonstrando interesse por meio da linguagem corporal e de *feedback*. A sensação do paciente de que ele não está sendo ouvido aumenta mais seu desconforto.
- *Explicar:* descrever procedimentos, mudanças e progresso. Não pressupor que o paciente compreenda procedimentos de rotina.
- *Tocar:* com delicadeza, esfregar os ombros do paciente, massagear seus pés ou segurar sua mão oferece uma conexão de carinho e conforto.

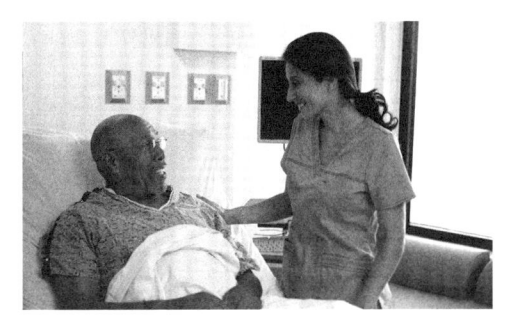

FIGURA 13.1 • A qualidade do tempo que os enfermeiros passam com os pacientes é valiosa para o conforto e a cura, independentemente da duração da interação.

- *Perceber:* observar o aparecimento de sinais indicativos de sofrimento, como suspirar, ter os olhos cheios de lágrimas e não evidenciar afeto. Validar suas observações e perguntar sobre a causa (p. ex., "Dona Solange, a sra. parece um pouco distraída hoje. Há alguma coisa sobre a qual gostaria de conversar?"). O enfermeiro pode ficar tentado a ignorar problemas não verbalizados, mas essa não seria uma abordagem promotora de cura.

PARA REFLETIR

Alguma vez você ficou tentado a ignorar um problema que tenha suspeitado, mas que o paciente não evidenciou claramente? Que motivos o levaram a agir assim?

Garantir o conforto do paciente é um processo dinâmico (Fig. 13.2) que exige reavaliação e reajustes à medida que mudam as necessidades e a condição. Exige sensibilidade às indicações de sofrimento e um compromisso de aliviá-lo. Enseja aos enfermeiros a demonstração da arte de promover a cura, inerente à sua profissão.

Resumo do capítulo

A prevalência de doenças crônicas aumenta com a idade e muitas delas têm dor associada. A relação entre envelhecimento e percepção da dor não está totalmente compreendida, embora haja evidências de um limiar aumentado e de uma tolerância reduzida à dor com o avançar da idade.

Os tipos diferentes de dor incluem problemas nociceptivos (originários de estruturas somáticas e viscerais) e neuropáticos (decorrentes de problemas que afetam o SNC e SNP). A dor pode ainda ser descrita pelo seu aparecimento e duração; a dor aguda tem surgimento repentino e curta duração; dor persistente ou crônica tem surgimento gradual e duração de mais de três meses.

A coleta de dados que o enfermeiro faz da dor abrange uma análise da história médica, observações gerais, entrevista e exame físico. Existe uma variedade de instrumentos padronizados para avaliação da dor, como a escala de classificação numérica, a escala de analogia visual e o questionário McGill da dor.

Em razão de problemas que costumam surgir pelo uso de fármacos nos idosos, abordagens não farmacológicas ao controle da dor devem ser levadas em conta, inclusive mudanças na dieta e medidas de conforto. Uma abordagem integrada, em que as terapias mais apropriadas da medicina convencional e complementar são empregadas, traz benefícios. São muitas as terapias complementares que podem ser oferecidas pelos enfermeiros.

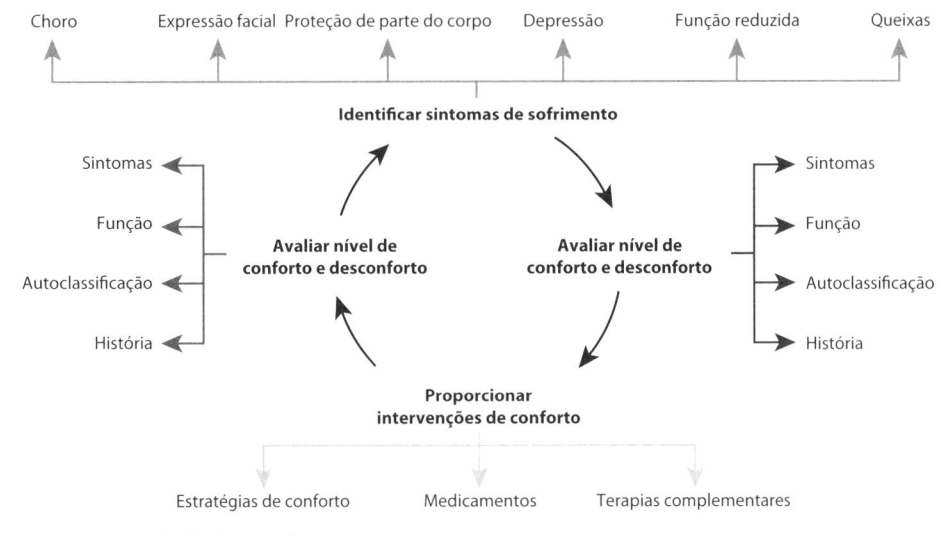

FIGURA 13.2 • Ciclo de dor e conforto.

APLICANDO CONHECIMENTO NA PRÁTICA

The Influence of Sleep Disruption and Pain Perception on Indicators of Quality of Life in Individuals Living with Dementia at Home

Fonte: Hodgson, N., Gitlin, L. N., & Huang, J. (2014). Geriatric Nursing, 35(5), 394–398.

Dor e perturbações do sono não tratadas foram identificadas como fatores predominantes e passíveis de alterações, que influenciam a qualidade de vida na população idosa, embora o impacto desses dois fatores na qualidade de vida de idosos moradores das comunidades não tenha sido pesquisado. Essa pesquisa pretendeu determinar a predominância de perturbações do sono e de dor e seu impacto na qualidade de vida, em idosos com demência, moradores das comunidades.

A pesquisa incluiu 88 pessoas com demência, vivendo nas próprias moradias ou com um cuidador da família, e que apresentaram um escore no *Mini Mental Status Examination* superior a 10, ou igual a 10. Os recursos usados para avaliar a qualidade de vida incluíram a versão do Dementia Quality of Life Caregiver (DEMQoL-Proxy), que é uma entrevista com 31 elementos, que mede a qualidade de vida; a Escala Visual Análogica de faces de dor, em que adultos com mais idade classificam sua dor em uma escala de 0 a 10, ou usando uma seleção de expressões faciais, que vão do choro ao sorriso, e o Pittsburgh Sleep Quality Index (PSQI), em que cuidadores e idosos avaliaram o sono dos idosos.

A maior parte (55%) dos idosos informou dor, e quase metade (49%) alegou ter problemas do sono pelo menos uma vez na semana. A análise indicou que, ainda que dor e perturbação do sono influenciassem a qualidade geral de vida, havia diferenças. Por exemplo, qualidade do sono não foi associada, com importância, ao domínio "Memória", no DEMQL, ao passo que a dor foi.

Os pesquisadores concluíram que sono com baixa qualidade poderia exacerbar a dor e, em contrapartida, a dor poderia causar um sono de baixa qualidade. A dor também poderia piorar a memória. Perturbações do sono e dor podem interferir na capacidade pessoal de participar de atividades cotidianas.

Essa pesquisa reforça a importância da dor para o funcionamento e a qualidade de vida dos idosos, além de demonstrar a importância de outros fatores, como o sono, em relação à dor. Identificar e controlar, realmente, a dor e os fatores que possam influenciá-la são tarefas essenciais à promoção da mais alta qualidade de vida e nível de funcionamento da população com mais idade.

APRENDENDO NA PRÁTICA

Com 82 anos de idade, sr. Petro mora na comunidade com a esposa que tem demência, a quem é muito dedicado e realiza um trabalho esplêndido cuidando dela e da casa.

Você sabe que o sr. Petro tem osteoartrite e notou suas expressões faciais e evidências de outros sinais de dor quando ele se movimenta. Quando lhe é perguntado sobre seus sintomas, reconhece ter muita dor e diz não usar remédios, uma vez que deve ficar atento em razão da esposa. "Se tiver de escolher entre ficar dopado com medicamentos e mental e fisicamente alerta", comenta, "tenho de continuar alerta". Mostra as receitas de analgésicos que tem e parece decidido a não os utilizar.

EXERCITANDO O PENSAMENTO CRÍTICO

1. De que forma a sociedade reforça mais o tratamento dos sintomas da dor e menos a correção do problema subjacente?
2. Elaborar um plano de cuidados integrados para o controle de um idoso com dor crônica nas articulações.
3. De que forma a oração pode trazer alívio a alguém que sofre física e emocionalmente?
4. Descrever possíveis razões da preferência por reembolso com procedimentos médicos de alívio da dor em detrimento de estratégias de conforto que os enfermeiros podem oferecer.

Recursos *online*

American Academy of Pain Management
http://www.aapainmanage.org
American Chronic Pain Association
http://www.theacpa.org
American Massage Therapy Association
www.amtamassage.org
American Pain Society
http://www.ampainsoc.org
City of Hope Pain and Palliative Care Resource Center
http://prc.coh.org//elderly.asp
Geriatric Pain
http://www.geriatricpain.org
Healing Touch International, Inc.
www.healingtouch.net
Nurse Healers and Professional Associates (Therapeutic Touch)
www.therapeutic-touch.org

Bibliografia

The American Geriatrics Society 2012 Beers Criteria Update Expert Panel. (2012). The American Geriatrics Society Updated Beers Criteria for potentially inappropriate medication use in older adults. *Journal of the American Geriatrics Society, 60*(4), 616–631.

American Pain Society. (2014). *Dor: Current understanding of assessment, management, and treatment* (p. 4). Chicago, IL: American Pain Society. Recuperado de http://www.americanpainsociety.org/uploads/pdfs/npc/npc.pdf.

Hodgson, N., Gitlin, L. N., & Huang, J. (2014). The influence of sleep disruption and pain perception on indicators of quality of life in individuals living with dementia at home. *Geriatric Nursing, 35*(5), 394–398.

Melzack, R., & Katz, J. (2011). The McGill pain questionnaire: Appraisal and current status. In D. Turk & R. Melzack (Eds.), *Handbook on pain assessment* (3rd ed., pp. 18–32). New York, NY: Guilford.

National Center for Health Statistics. (2009). *National Center for Health Statistics Report: Health, United States, 2006, special feature on pain*. Recuperado de http://www.cdc.gov/nchs/pressroom/06facts/hus06.htm.

Patel, K. V., Guralnik, J. M., Dansie, E. J., & Turk, D. C. (2013). Prevalence and impact of pain among older adults in the United States: Findings from the 2011 National Health and Aging Trends Study. *Pain, 154*(12), 2649–2657.

Yezierski, R. P. (2012). The effects of age on pain sensitivity: Pre-clinical studies. *Pain Medicine, 13*(Suppl. 2), S27–S36.

CAPÍTULO 14

Segurança

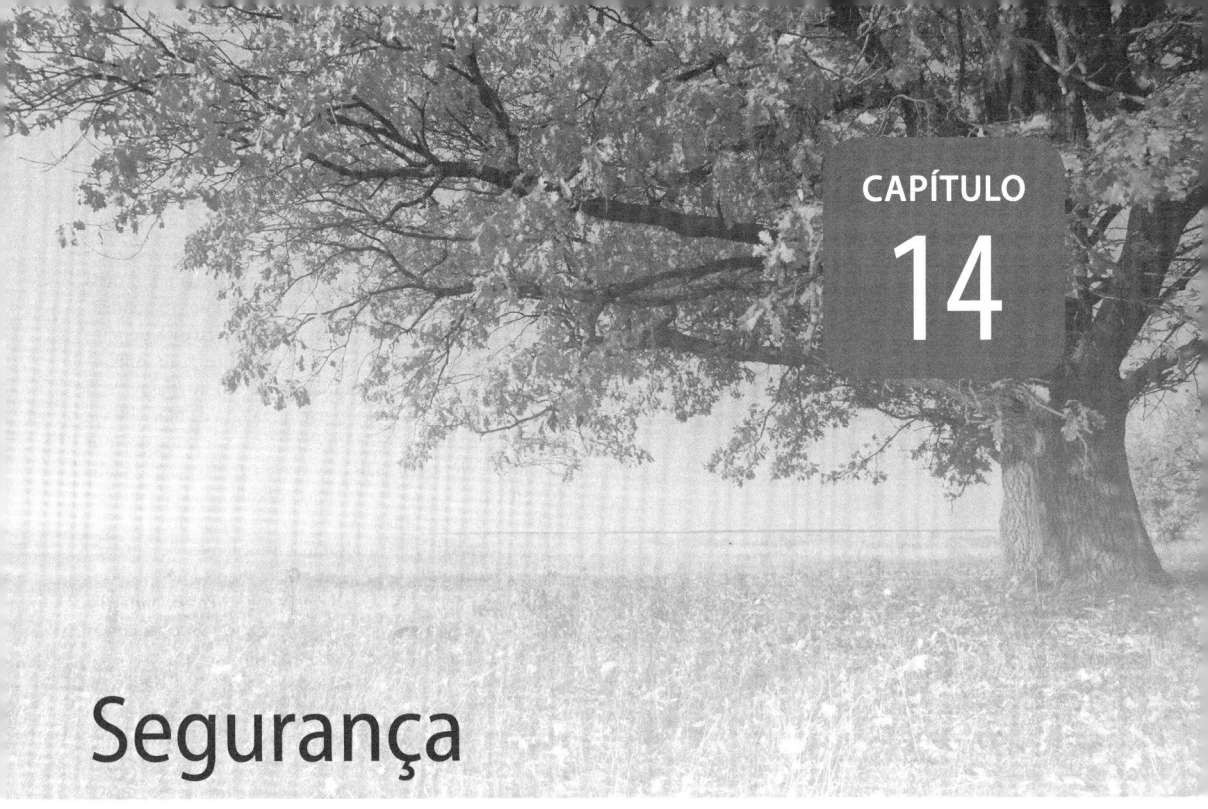

VISÃO GERAL

Envelhecimento e riscos à segurança

Importância do ambiente para a saúde e o bem-estar

Impacto do envelhecimento na segurança e no funcionamento do ambiente
- Iluminação
- Temperatura
- Cores
- Odores
- Revestimentos do piso
- Mobiliário
- Estimulação sensorial
- Controle de ruídos
- Perigos no banheiro
- Perigos de incêndio
- Considerações psicossociais

O problema das quedas
- Riscos e prevenção
- Riscos associados a imobilizadores

Intervenções para reduzir riscos intrínsecos à segurança
- Redução de riscos à hidratação e à nutrição
- Tratamento de riscos associados a déficits sensoriais
- Abordagem de riscos associados a limitações da mobilidade
- Monitoração da temperatura corporal
- Prevenção de infecção
- Sugestão de roupas de acordo com a sensibilidade

- Uso cauteloso de medicamentos
- Como evitar crimes
- Promoção da direção segura
- Promoção de detecção precoce de problemas
- Abordagem dos riscos associados a prejuízos funcionais

OBJETIVOS DE APRENDIZAGEM

A leitura deste capítulo possibilitará a você:

1. Descrever os efeitos do envelhecimento na segurança.
2. Discutir a importância do ambiente para a saúde física e psicológica e para o bem-estar.
3. Listar o impacto das mudanças relativas ao envelhecimento no funcionamento e na segurança do ambiente.
4. Descrever as adaptações que podem ser feitas no ambiente para promover segurança e funcionamento das pessoas idosas.
5. Identificar os riscos no banheiro e formas de minimizá-los.
6. Discutir o efeito do ambiente na saúde psicossocial.
7. Listar os fatores que contribuem para quedas de idosos.
8. Listar medidas para reduzir fatores de risco à segurança e ao bem-estar intrínsecos aos idosos.
9. Abordar riscos específicos para a segurança de pessoas com prejuízos funcionais.

> **TERMOS PARA CONHECER**
>
> **Lesão:** ato que resulta em prejuízo
>
> **Macroambiente:** formado por elementos exteriores ao ambiente imediato de um grupo de pessoas sobre o qual exercem influência, ou sobre populações inteiras
>
> **Microambiente:** as cercanias imediatas em que a pessoa interage com mais proximidade
>
> **Contenção (imobilizador):** o que quer que limite os movimentos, podendo ser física ou química

Ao longo de sua existência, as pessoas veem-se diante de ameaças à vida e ao bem-estar, como eventos da natureza, poluentes, doenças transmissíveis, acidentes e crimes. Normalmente, os adultos agem de forma preventiva para evitar tais perigos e, quando se concretizam, tentam controlá-los de modo a minimizar seu impacto. Os idosos enfrentam os mesmos perigos, mas seus riscos estão aumentados por fatores relacionados ao envelhecimento que reduzem a capacidade de proteger-se, o que deixa os idosos mais vulneráveis. Os enfermeiros gerontólogos devem identificar os riscos para segurança ao levantar dados entre essa população idosa e proporcionar intervenções que abordem ameaças existentes e potenciais à segurança, à vida e ao bem-estar.

ENVELHECIMENTO E RISCOS À SEGURANÇA

A taxa de **lesões** em pessoas com mais idade situa-se em uma média para todas as faixas etárias, com 196 a cada 1.000 pessoas lesionadas, entre as que têm 65 anos ou mais (Department of Commerce, 2010). As mulheres idosas apresentam taxa mais alta de lesões na comparação com as demais faixas etárias femininas, enquanto a taxa entre os homens diminui na vida adulta. O percentual de mortalidade em decorrência de acidentes é significativa entre a população idosa, com 45, 106 e 287 mortes por lesão a cada 100.000 pessoas, nos grupos com 65 a 74, 75 a 84 e 85 anos ou além, respectivamente (Census Bureau, 2012). Os mais velhos têm mais de 2,3 milhões de acidentes não fatais em casa, anualmente, com mais de 7.000 vindo a falecer como decorrência (Shields et al., 2013). Os acidentes situam-se na sexta posição como causa principal de morte de pessoas idosas, com as quedas liderando as causas de óbito relacionado a lesões.

Mudanças associadas ao envelhecimento, resposta alterada antígeno-anticorpo e elevada prevalência de doenças crônicas tornam os idosos altamente suscetíveis a infecções. Pneumonia e gripe estão na quarta posição como importante causa de morte nessa faixa etária, sendo a pneumonia a principal causa de morte associada à infecção. Os idosos apresentam incidência três vezes mais alta de pneumonia nosocomial em comparação com faixas etárias mais jovens; a população mais velha apresenta gastrenterite ocasionada pela espécie *Salmonella*, com mais frequência do que pessoas com menos de 65 anos de idade, e as infecções do trato urinário são mais prevalentes com o envelhecimento. Os idosos respondem por mais de metade de todos os casos relatados de tétano, endocardite, colelitíase e diverticulite. A sintomatologia atípica costuma resultar em atraso no diagnóstico de infecções, contribuindo para uma taxa de mortalidade mais alta entre os idosos em decorrência de infecções; por exemplo, eles estão mais propensos a morrer por apendicite do que pessoas mais jovens por causa da apresentação alterada dos sintomas, que retarda o diagnóstico.

Farmacocinética alterada, problemas de autoadministração e o grande volume de medicamentos consumidos por adultos mais velhos também podem trazer consideráveis riscos à segurança. Os riscos incluem efeitos adversos e acidentes resultantes de efeitos como sonolência ou tontura. Estima-se que 5 a 30% das internações em pacientes geriátricos nos hospitais estejam associadas à administração inadequada de medicamentos.

A Tabela 14.1, Diagnóstico de Enfermagem, traz vários fatores relativos ao envelhecimento capazes de colocar em risco a segurança e o bem-estar da população idosa, além dos potenciais problemas de enfermagem associados a esses riscos.

IMPORTÂNCIA DO AMBIENTE PARA A SAÚDE E O BEM-ESTAR

O ambiente pode ser entendido como composto por duas partes, o **microambiente** e o **macroambiente**. Microambiente refere-se ao que imediatamente nos cerca, com que interagimos muito proximamente (p. ex., mobiliário, revestimento das paredes, iluminação, temperatura do ambiente e sons ambientais). Macroambiente refere-se aos elementos no mundo mais amplo, que afetam grupos de pessoas ou populações inteiras (p. ex., o tempo, a poluição, o trânsito e os recursos naturais). Pela possibilidade de o microambiente ser manipulado com mais facilidade, concretizando mais benefícios imediatos, ele é o foco deste capítulo.

O ideal seria que o ambiente fosse mais do que um abrigo. Ele deveria promover desenvolvimento contínuo, estímulos e satisfação para melhorar nosso bem-estar psicológico. Isso tem maior valor para as pessoas idosas, cuja maioria passa bastante tempo em casa ou no quarto de uma instituição. Para que o idoso obtenha maior satisfação com seu microambiente, deve nele ter atendidos vários níveis de necessidades. O que pode ser exemplificado, comparando-se as necessidades ambientais com as necessidades humanas básicas, postuladas por Maslow (Tabela 14.2). De forma semelhante à teoria de Maslow, pode-se lançar a hipótese de que uma maior satisfação com o ambiente só pode ser alcançada com o atendimento de necessidades de níveis mais infe-

TABELA 14.1 — Envelhecimento e riscos à segurança

Causas ou fatores contribuintes	Diagnóstico de enfermagem[a,*]
Redução do líquido intracelular	Volume de líquidos deficiente relacionado a surgimento mais fácil de desidratação
Perda de tecido subcutâneo; menos isolamento natural; taxa metabólica basal mais baixa	Risco para trauma e confusão aguda relacionado à hipotermia
Diminuição da eficiência cardíaca	Intolerância à atividade relacionada a alterações (redução) do débito cardíaco
Menor força e elasticidade dos músculos respiratórios; redução da expansão pulmonar; resposta de tosse ineficaz; menos atividade ciliar	Risco de infecção relacionado à capacidade reduzida de expelir dos pulmões matéria acumulada ou estranha
Uso diminuído de oxigênio sob tensão	Perfusão tecidual periférica diminuída e perfusão tecidual cerebral diminuída relacionadas a alterações na resposta cardiovascular ao estresse
Condição dentária insatisfatória	Risco de infecção relacionado a doença dentária ou partículas alimentares aspiradas
Reflexo do vômito fraco	Risco de infecção relacionado à aspiração
Sensação do paladar alterada	Excesso alimentar relacionado à ingesta aumentada de sal ou açúcar para compensar o déficit do paladar
Redução da filtragem de dejetos pelos rins	Risco de lesão relacionado à eliminação ineficaz de dejetos da corrente sanguínea
Maior prevalência de retenção urinária	Risco de infecção relacionado à estase urinária
Secreções vaginais mais alcalinas	Risco de infecção relacionado a ambiente ácido inadequado para inibir proliferação de bactérias
Força muscular diminuída	Risco de trauma relacionado à força muscular diminuída
Desmineralização óssea	Risco de trauma e mobilidade física prejudicada relacionados a aumento de tendência à fratura óssea
Retardo do tempo de resposta e reação	Risco de trauma relacionado à incapacidade de responder de forma oportuna
Visão e audição insatisfatórias	Risco de trauma e incapacidade parcial ou total para organizar e manter o lar relacionados à percepção errada do ambiente
Redução das secreções lacrimais	Risco de trauma e risco de infecção relacionados à capacidade diminuída de proteger a córnea
Percepção distorcida de profundidade	Risco de trauma relacionado à capacidade diminuída de julgar alterações no nível da superfície por onde anda
Aumento do limiar da dor e do toque	Risco de trauma, risco de infecção e violação da integridade da pele relacionados a menor capacidade de sentir problemas, como dor e pressão
Menor elasticidade, maior ressecamento e fragilidade da pele	Violação da integridade da pele e risco de infecção relacionados à fragmentação mais fácil da pele
Memória de curto prazo insatisfatória	Risco de trauma relacionado à incapacidade de recordar administração de medicamentos, tratamentos
Elevada prevalência de polifármacos	Permanência da saúde alterada e risco de trauma relacionados a combinação inadequada de fármacos, interações de fármacos e efeitos colaterais

[a] Da NANDA-International (NANDA-I). (2014). *Diagnósticos de enfermagem: Definitions and classification, 2015–2017*. West Sussex, UK: Wiley-Blackwell.

*N. de R.T. A autora não utiliza, nesta obra, a terminologia proposta pela NANDA 2015–2017 porque esta classificação ainda não contempla o idoso em todas as suas dimensões. Por esse motivo, é feita uma adaptação do modelo proposto pela NANDA para contemplar as características identificadas no idoso a partir de sua prática profissional. Vale mencionar que a NANDA 2018–2020 (Porto Alegre: Artmed Editora, 2018) também segue esse modelo.

TABELA 14.2	Necessidades do ambiente com base na hierarquia de Maslow
Necessidades humanas básicas	Necessidades ambientais
Autorrealização	Um espaço que promove a concretização de todo o potencial, objetos que inspiram, locais bonitos, auxiliares de relaxamento
Autoestima	Uma casa de que se pode orgulhar, com decoração elegante, símbolo de condição
Confiança	Um nicho em que a pessoa se sente confiante, controladora do estilo de vida; configuração/mobiliário/temperatura/iluminação consistentes
Amor	Um lugar em que se sente prazer por estar ali, mobiliário conhecido e confortável, objetos preferidos, beleza
Proteção	Um paraíso afastado das ameaças externas, capaz de salvaguardar as posses pessoais, iluminação adequada, trancas, detectores de fumaça, alarmes
Necessidades fisiológicas	Um abrigo onde morar, ventilação adequada, temperatura ambiental por volta de 24 °C; instalações e aparelhos elétricos que funcionam, controle de pragas

riores. Isso pode explicar por que alguns idosos têm os seguintes prioridades e problemas:

- Não pensam ser importante instalar detectores de fumaça quando há ratos no apartamento.
- Recusam-se a reformar a casa para que não pensem que são ricos e não sejam assaltados em uma área com alta taxa de criminalidade.
- Continuam socialmente isolados em vez de convidar pessoas a virem a uma casa vista como desleixada.
- Não se interessam por artes ou artesanato quando estão se adaptando a uma moradia nova e ainda desconhecida.

Os enfermeiros precisam ser realistas ao coletar dados sobre o ambiente para determinar quais níveis de necessidades serão tratados e planejar medidas para promover a satisfação de necessidades superiores.

PARA REFLETIR

Quais aspectos em seu ambiente doméstico contribuem para a satisfação de necessidades de nível superior, com base na hierarquia de Maslow?

IMPACTO DO ENVELHECIMENTO NA SEGURANÇA E NO FUNCIONAMENTO DO AMBIENTE

Os capítulos anteriores descreveram algumas mudanças vividas quando se envelhece. Essas mudanças, junto das limitações impostas por doenças crônicas altamente prevalentes, criam problemas ambientais específicos para os idosos, como os listados na Tabela 14.3.

TABELA 14.3	Impacto ambiental potencial de várias limitações físicas
Limitação	Impacto ambiental potencial
Presbiopia	Menor capacidade de focalizar e visualizar objetos que estão perto
Córnea menos translúcida, que transmite menos luz	Necessidade de mais iluminação externa para a produção de uma imagem adequada sobre a retina
Redução da opacidade da esclera, que permite entrada de mais luz nos olhos	Cores mais desbotadas, necessidade de maior contraste
Amarelecimento do cristalino	Visão distorcida das cores, em especial, de tons de marrom, bege, azul, verde, roxo
Catarata senil nubla o cristalino	A claridade incomoda mais
Degeneração macular	Visão mais difícil, necessidade de mais aumento

(continua)

TABELA 14.3	Impacto ambiental potencial de várias limitações físicas (*continuação*)
Limitação	**Impacto ambiental potencial**
Miose senil, menor tamanho pupilar, menos luz chega à retina	Acomodação claro-escuro mais lenta
Redução do campo visual	Estreitamento da visão periférica
Presbicusia	Distorção de sons normais
Dependência de aparelho auditivo	Amplificação de todos os sons ambientais
Olfato reduzido	Difícil detecção de odores, vazamentos de gás, fumaça
Sensibilidade tátil menos apurada	Menor estímulo de texturas
Menor isolamento corporal, temperatura corporal mais baixa	Maior sensibilidade a temperaturas ambientais mais baixas
Condução nervosa mais lenta	Resposta mais lenta a estímulos, menor capacidade para recuperar o equilíbrio
Tônus e força musculares diminuídos	Aumento da dificuldade de erguer-se de posição sentada, fadiga mais usual, menor elevação dos dedos dos pés na deambulação, modo de andar arrastado
Articulações edemaciadas	Dificuldade para subir escadas, manipular maçanetas e alças/cabos
Nictúria, frequência urinária	Necessidade frequente de acesso fácil ao banheiro
Falta de fôlego, fadiga fácil	Escadas e corredores compridos de difícil percurso
Memória de curto prazo insatisfatória	Esquecimento de trancar portas e desligar aparelhos elétricos
Muito uso de medicamentos, causando hipotensão, tontura	Aumento do risco de quedas

É natural que determinadas deficiências acompanhem várias doenças e criem problemas ambientais únicos, como é o caso de indivíduos com prejuízo cognitivo.

Com base nas limitações normais encontradas entre os idosos, a maioria deles precisa de um ambiente seguro, funcional, confortável, pessoal e normal, algo que compense suas limitações. A criação de um ambiente assim exige levar em conta iluminação, temperatura, cores, odores, revestimento do piso, mobiliário, estimulação sensorial, controle de ruídos, perigos no banheiro e fatores psicossociais. O Quadro 14.1 traz uma lista de conferência para investigar os padrões básicos de ambientes habitados por idosos.

Iluminação

O efeito da luz vai além de, simplesmente, iluminar uma área para melhor visibilidade. Por exemplo, a luz influencia:

- *Funcionamento:* a pessoa pode movimentar-se e participar de mais atividades em uma área bem iluminada, enquanto pessoas em áreas mais escuras podem ficar mais entorpecidas.

- *Orientação:* o indivíduo pode perder a noção do tempo em local constantemente iluminado ou escuro por longos períodos. Por exemplo, pessoas expostas a uma iluminação exagerada, em unidades de tratamento intensivo, durante muitos dias, costumam não saber se é dia ou noite. Alguém que acorda em um quarto pouco iluminado pode ficar desorientado por alguns segundos.

- *Humor e comportamento:* luzes psicodélicas que piscam causam reação diferente na comparação de iluminação com candelabros. Em restaurantes, os clientes ficam mais silenciosos e comem mais devagar com níveis de iluminação mais baixos e mais suaves, na comparação com locais mais iluminados.

Várias lâmpadas de luz difusa, em vez de poucas e mais fortes, é mais aconselhável em áreas usadas pelos idosos. Lâmpadas fluorescentes são mais incômodas pela tensão e o clarão nos olhos. O uso desse tipo de lâmpadas por economia, na verdade, pode não ser custo-efetivo; embora elas sejam mais baratas para funcionar, apresentam custos de manutenção mais elevados. A luz solar pode ser filtrada através de cortinas transparentes. O enfermeiro deve analisar como está o ambiente em relação à luz ex-

QUADRO 14.1	Lista de conferência do ambiente			
Padrão		Sim:	Não:	Comentários:
Detector de fumaça				
Telefone				
Extintor de incêndio				
Sistema de aquecimento com escape				
Mínimo de objetos acumulados				
Refrigerador em bom funcionamento				
Armazenagem adequada dos alimentos				
Corredores e escadas iluminados de forma correta				
Apoios para as mãos em escadas				
Superfície do piso plana, de fácil limpeza, sem cera, sem tapetes soltos ou que enrugam				
Marcos de porta sem obstrução e pintados com cores que contrastem com a parede				
Banheira ou chuveiro com superfície antiderrapante, barras de apoio, sem tomadas elétricas por perto				
Temperatura da água quente inferior a 43 °C				
Janelas com cortinas, de fácil alcance e abertura				
Boa quantidade de tomadas elétricas seguras, provavelmente, a uns 90 cm do chão para alcance fácil, sem muita carga				
Fogão seguro, com controle frontal de queimadores				
Prateleiras de fácil alcance e firmes				
Manoplas de torneira de fácil manuseio, com marcação clara de quente e frio				
Armazenagem correta de medicamentos, ausência de receita médica com data ultrapassada				
Para uso de cadeira de rodas:				
Marcos de porta e corredores desobstruídos e suficientemente largos para a passagem				
Rampas ou elevador				
Arquitetura do banheiro que permita manobras				
Pias, peças do mobiliário suficientemente baixas para alcance				

cessiva, dando atenção especial a reflexos de luz no piso e no mobiliário. Deve avaliar a iluminação sentado, porque, se insuficiente, com pontos de sombra, claridade e outros problemas, poderá haver diferenças a partir da posição sentada ou deitada em comparação com a posição de pé.

Iluminação noturna ajuda a facilitar a orientação durante a noite, dando visibilidade para localizar onde acender lâmpadas ou abajures para a mobilidade. Uma luz avermelhada e suave pode ser útil à noite no quarto para melhorar a visibilidade.

Exposição à luz natural durante o ciclo normal escuro-claro nas 24 horas ajuda a manter os ritmos corporais, o que, em contrapartida, influencia a temperatura corporal, os ciclos de sono, a produção hormonal e outras funções. Quando o ciclo dormir-acordar é interrompido, os ritmos internos do corpo podem ficar abalados. Esse fator merece consideração em hospitais e casas de repouso, onde áreas podem ficar muito iluminadas o tempo todo para facilitar as atividades dos funcionários; o escurecimento de áreas à noite pode ser útil para manter os ritmos corporais normais. Os enfermeiros devem levar em consideração a falta de exposição à luz solar natural, comum aos doentes idosos internados ou pessoas doentes, de mais idade, que não podem sair. É preciso levar essas pessoas a locais iluminados pela luz solar, sempre que possível, com abertura de janelas para permitir a entrada do sol.

Temperatura

Sabe-se, desde a época de Galeno, em 160 d.C., que temperaturas quentes e frias afetam os seres humanos. Pesquisas mostram a existência de uma correlação direta entre temperatura corporal e desempenho (Cheung, 2007). Sensibilidade tátil, desempenho vigilante e tarefas psicomotoras ficam prejudicadas em temperaturas abaixo de 13 °C.

Como os idosos têm temperaturas corporais normais inferiores e quantidades menores de isolamento natural,

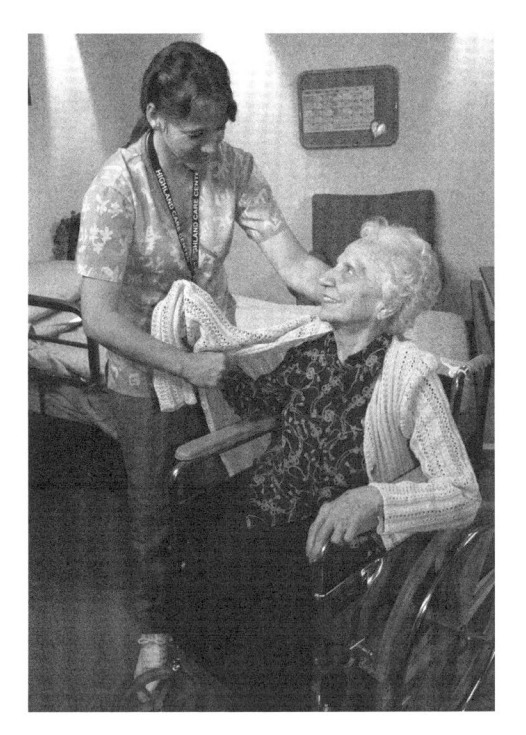

FIGURA 14.1 • Pelo fato de os idosos serem especialmente sensíveis a temperaturas mais baixas, controlar a temperatura do ambiente é importante. Pode haver necessidade de mais camadas de roupas.

são especialmente sensíveis a temperaturas mais baixas (Fig. 14.1); assim, manter adequada a temperatura do ambiente é importante. A temperatura ambiental recomendada para essa população não deve ser inferior a 24 °C. Quanto mais idosa a pessoa, menor a variação de temperaturas tolerada sem reações adversas. Temperaturas ambientais inferiores a 21 °C podem levar os idosos à hipotermia.

Embora a hipertermia não seja um problema tão importante quanto a hipotermia, também pode criar dificuldade para os idosos, mais suscetíveis a doenças, por seus efeitos adversos, do que os adultos mais jovens. Pode ocorrer dano cerebral em temperaturas superiores a 41 °C. Mesmo em áreas geográficas sem temperaturas muito elevadas, deve-se levar em conta a temperatura de quartos ou moradias em que portas e janelas não sejam abertas e não haja ar condicionado. Pessoas com diabetes ou aterosclerose cerebral correm alto risco de ficar hipertérmicas.

Cores

Há muita discussão em torno do melhor arranjo de cores no ambiente ocupado por pessoas idosas. Cores como vermelho, amarelo e branco podem estimular e aumentar o pulso, a pressão sanguínea e o apetite, enquanto azul, marrom e tons de terra podem ser relaxantes. O laranja é capaz de estimular o apetite, enquanto o roxo causa efeito oposto. O verde é entendido como a cor da cura, passando a sensação de bem-estar. Preto e cinza podem deprimir. Embora algumas cores sejam associadas a determinados efeitos, experiências com elas têm um importante papel nas reações individuais a várias cores e nos significados inferidos a partir delas. As reações individuais podem variar. Dessa forma, é aconselhável focar o uso de cores para reforçar as funções e, sempre que possível, validar as preferências individuais do morador. Contrastar as cores é útil para definir portas, escadas e mudanças de nível em uma área. Quando não se quer chamar atenção para uma área (p. ex., armário de depósitos), as paredes devem ter a mesma cor, ou um tom levemente diferente. Algumas cores podem ser usadas para definir áreas diferentes; por exemplo, os quartos podem ser azuis e verdes, as áreas de refeição e atividades podem ser laranja avermelho, e as de descanso podem ser em tons de cinza e bege.

Revestimentos padronizados para parede e piso podem acrescentar beleza. Linhas onduladas e diagonais, porém, podem causar sensação de tontura, podendo piorar a confusão de pessoas com deficiências cognitivas. Usar um padrão simples ou um mural em uma parede da sala ou quarto pode funcionar e ser agradável.

Odores

Os odores são usados com fins estéticos e medicinais, desde o começo dos tempos. Embora o uso de perfumes e colônias não seja recente, o emprego terapêutico dos cheiros, a aromaterapia (ou fitomedicina) tornou-se popular nos Estados Unidos apenas recentemente. Entretanto, é um complemento normalmente usado na medicina ortodoxa, em países como Alemanha e França.

Mais do que apenas envolver o perfume de fragrâncias agradáveis, a aromaterapia é o uso terapêutico de óleos essenciais. Óleos essenciais são gotas altamente voláteis, produzidos pelas plantas e guardados em seus veios, glândulas ou sacos; quando liberados (esmagando-se ou fragmentando-se a planta), os aromas distribuem-se com os óleos. Quando as substâncias químicas dos óleos essenciais são inaladas, chegam até o bulbo olfativo, estimulando os impulsos nervosos que se deslocam até o sistema límbico do cérebro para o processamento. Um órgão chamado amígdala encontra-se no sistema límbico e é o guardião das lembranças associadas a aromas diferentes. Em certos casos, as lembranças podem ficar adormecidas durante anos.

Os óleos essenciais podem, ainda, ser absorvidos pela pele, em banhos, compressas, massagens ou esfregados na superfície do corpo. Como os medicamentos tópicos, eles são absorvidos e produzem efeitos fisiológicos.

Revestimentos do piso

Carpetes são bons absorventes de ruídos e, para a maioria das pessoas, representam calor, conforto e uma atmosfera mais doméstica. Sugere-se também que seu uso em instituições pode reduzir a quantidade de fraturas associadas a quedas. O uso de carpetes, no entanto, cria problemas, que incluem:

- *Eletricidade estática e aderência*: muitas pessoas idosas têm um modo de andar mais desequilibrado, com levantamento incompleto dos dedos dos pés ao deambular; isso pode causar eletricidade estática desconfortável, com a aderência de chinelos e solas de sapato no carpete podendo causar quedas.
- *Dificuldade de movimentos em cadeira de rodas*: quanto mais felpudo o carpete, mais difícil o giro das rodas na superfície.
- *Limpeza*: pingos ficam mais difíceis de limpar em superfícies acarpetadas; mesmo as laváveis podem resultar em clareamento.
- *Cheiros*: odor de cigarro e outros cheiros podem aderir ao carpete, criando odores desagradáveis que perduram. Urina, vômito e outras substâncias requerem esforços desodorantes especiais que podem não causar efeito.
- *Pragas*: a superfície debaixo dos carpetes constitui um ambiente maravilhoso para baratas, moscas, traça e outros insetos criarem ninhos.

Alguns benefícios do uso de tapeçaria está em sua aplicação mais nas paredes do que no piso. Seu uso nas paredes abafa sons, varia texturas e decora com menos problemas de manutenção e limpeza do que quando usados no piso.

Tapetes menores espalhados e usados em determinadas áreas são causa certa de quedas, não devendo ser usados. A cerâmica deve, preferencialmente, ser colocada sobre madeira e não sobre cimento direto, para isolar e forrar melhor. Desenhos grandes podem causar tontura e confusão ao deambular; é preferível uma só cor. É essencial que a superfície seja opaca no caso dos idosos. Tratamentos para pisos que criam superfícies antiderrapantes são bastante úteis em banheiros, cozinhas e áreas que levam do exterior ao interior.

Mobiliário

Os móveis devem ser atraentes, funcionais e confortáveis. Uma cadeira firme com braços oferece suporte e resistência para os atos de sentar-se e levantar-se; almofadas baixas e fofas são de uso difícil para os idosos. As cadeiras devem ter altura apropriada para que os pés fiquem apoiados completamente no chão, sem pressão na parte de trás dos joelhos. Cadeiras de balanço oferecem relaxamento e um pouco de exercício para os idosos. Móveis conhecidos como "namoradeiras" são preferíveis a sofás maiores porque não há risco de alguém sentar na parte central sem o apoio dos braços para ajudar.

Estofados são mais fáceis de limpar; couro e plástico são mais indicados do que tecidos. Os estofados devem ser resistentes a fogo, com superfície firme sem botões ou costuras nas áreas em contato com o corpo. Mais do que ter encosto, assento e apoio para os braços em uma só peça, espaços vazados entre essas partes permitem ventilação e limpeza mais fácil. Cadeiras reclináveis podem oferecer relaxamento e elevação das pernas, mas não devem exigir esforço demasiado para trocas de posição.

Mesas, prateleiras e outras peças do mobiliário devem ser firmes e capazes de suportar o peso de pessoas que nelas se apoiam. Se houver luminárias de mesa, aparafusá-las na superfície pode evitar que sejam derrubadas, na tentativa de localizá-las no escuro. Banquinhos para os pés, castiçais, suporte para plantas e outras peças menores de mobiliário ficam mais bem posicionados em áreas de pouco movimento, quando presentes. Móveis e outras peças do ambiente não devem obstruir caminhos entre quartos e banheiros.

Deve ser verificado se as gavetas estão deslizando com facilidade. Polir e encerar seus cantos e suas laterais facilita abri-las e fechá-las. No caso de espelhos em parede, a altura e o uso que deles é feito devem ser considerados. É claro que pessoas em cadeira de rodas precisam de um nível mais baixo do que os que conseguem andar.

Pessoas com deficiências cognitivas precisam de ambientes especialmente simples. O mobiliário deve lembrar móveis, e não esculturas. Seu uso não pode deixar dúvida. Por exemplo, uma cadeira sanitária colocada ao lado de uma poltrona pode confundir, resultando em uso impróprio das duas.

Estimulação sensorial

Escolhas bem-pensadas e foco nos objetos e atividades cotidianos podem criar um ambiente agradável e estimulante aos sentidos. Eis algumas sugestões:

- superfícies texturizadas nas paredes;
- cobertores e colchas macios;
- objetos com formas e texturas diferentes para segurar (p. ex., travesseiro redondo e coberto com pele de carneiro junto de outro coberto com lã diferente e quadrado);
- quadros, murais, esculturas e outros objetos pendurados nas paredes;
- plantas e flores frescas;
- aroma do café moído, aroma do preparo dos alimentos, perfumes e óleos;
- som dos pássaros e presença de animais de estimação;
- música suave.

Para gerar diversas experiências sensoriais, podem ser criadas diferentes áreas no espaço onde o idoso vive. O apetite de moradores de casas de longa permanência pode ser estimulado se, no refeitório, eles puderem sentir o aroma do café sendo preparado ou do pão sendo assado, em vez de apenas receberem as bandejas já prontas com a refeição.

No caso daqueles que não podem deixar o leito ou com oportunidades limitadas de estimulação sensorial, há necessidades de esforços especiais. Além das sugestões dadas, pode-se trocar regularmente a decoração das paredes dos quartos. Muitas bibliotecas e museus emprestam materiais e objetos artísticos sem custos. A colaboração de alguma escola local pode resultar em peças artísticas únicas para o idoso e projetos de arte importantes para os estudantes. Uma "caixa de estímulos sensoriais", com objetos de texturas, formas, cores e odores diferentes, pode ensejar atividades.

Controle de ruídos

O som produz uma variedade de efeitos fisiológicos e emocionais. Muitos sons com que estamos acostumados — televisão, trânsito, conversas no quarto ao lado, motores, torneiras que vazam e sistemas de sinalização — podem criar dificuldades para os idosos. Muitos já têm limitações auditivas consequentes à presbiacusia, precisando ficar especialmente atentos para compensar essa deficiência.

Os sons ambientais competem com aqueles que os idosos querem ou precisam escutar, como conversas telefônicas ou noticiário da noite, resultando em audição insatisfatória e frustração. Ruídos indesejados, sem harmonia ou crônicos podem ser um estressor e causar sintomas físicos e emocionais.

O ideal é que o controle dos ruídos comece com a arquitetura do prédio. Uma natureza bem cuidada, compondo uma paisagem e algumas paredes especiais podem abafar os sons. Forros acústicos, cortinas e carpetes — também úteis em paredes — são de utilidade, da mesma forma que atenção à manutenção de aparelhos elétricos e outros equipamentos. Rádios e televisores não devem estar ligados, quando ninguém estiver escutando; quando houver necessidade de aumento do volume, fones de ouvido podem ser a saída para evitar que outras pessoas sejam expostas a volumes mais altos. Nas instituições, os aparelhos sinalizadores individuais e de bolso perturbam menos do que sistemas de comunicação usuais.

Perigos no banheiro

Muitas lesões por acidente acontecem em banheiros e podem ser evitadas com bom senso e medidas sem muito custo. Deve ser dada atenção especial aos seguintes aspectos:

- *iluminação:* uma pequena luz deve permanecer sempre acesa no banheiro, pois os idosos o utilizam muitas vezes em virtude de a frequência urinária e a nictúria serem comuns; dessa forma, eles podem se beneficiar com aumento da visibilidade. Luz constante é especialmente útil quando a tomada fica fora do banheiro, para que as pessoas não tenham de entrar em uma área escura e procurar onde acender as luzes.
- *Superfície do piso:* toalhas, secadores de cabelo e outros itens não devem ficar no chão do banheiro e não deve haver pequenos tapetes soltos. No caso dos idosos, as quedas são perigosas em qualquer circunstância, porém a elevada probabilidade de uma queda e o choque da cabeça contra uma superfície rija de banheira ou vaso sanitário aumenta a gravidade potencial do acidente. Devem ser corrigidos vazamentos para evitar que o chão fique escorregadio, o que constitui outra causa de quedas.
- *Torneiras:* os registros parecidos com alavancas são de manuseio mais fácil do que os redondos ou os que requerem pressão sobre eles. Os idosos podem correr risco de queda ou queimadura ao liberar água quente demais, na batalha de manusear um registro. Esse problema reforça a necessidade de um controle central da temperatura da água quente. Um código de cores nos registros facilita a distinção entre quente e frio, muito mais do que letras.
- *Banheiras e banquinhos em chuveiro*: superfícies antiderrapantes são fundamentais em banheiras e no chuveiro. Barras de apoio na parede e nas laterais das banheiras oferecem suporte nas transferências e uma fonte de estabilização durante o banho (Fig. 14.2). Assento no boxe, debaixo do chuveiro, ou na banheira é um local para descanso durante o banho de chuveiro; e na banheira, é um elemento de descanso até a pessoa se levantar para sair. Considerando-se que quedas na pressão sanguínea podem ocorrer após o banho, é benéfico instalar-se um banco junto à banheira, de modo que o indivíduo, após o banho e enquanto se enxuga, possa se sentar.
- *Vasos sanitários:* barras de apoio ou outras estruturas similares ajudam na difícil tarefa de se sentar em um vaso sanitário e de se levantar dele. Em virtude de a altura mais baixa dos assentos dificultar o uso pelo idoso, dispositivos que elevem a altura do assento são úteis.
- *Aparelhos elétricos*: aquecedores elétricos, secadores de cabelo e rádios usados em banheiros produzem grave risco à segurança. Mesmo pessoas saudáveis

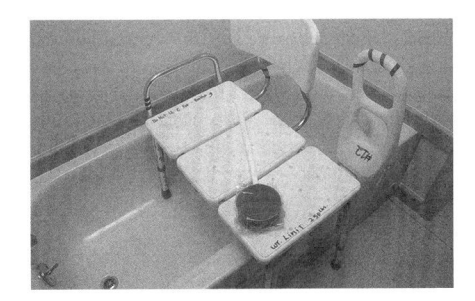

FIGURA 14.2 ● Neste boxe, os dispositivos de segurança incluem barras de apoio em parede e laterais de banheira, assento e assento de transferência.

e ágeis podem, acidentalmente, escorregar e deixar um desses aparelhos cair dentro da banheira.

Lojas de suprimentos médicos e fornecedores de equipamento de cuidados de saúde oferecem uma variedade de dispositivos que tornam mais seguros e funcionais banheiros e outras áreas usadas pelas pessoas. Réplicas mais baratas podem, às vezes, ser feitas em casa e ser igualmente eficientes. É mais aconselhável investir-se nesses dispositivos de segurança e usá-los para prevenir lesões do que esperar até os acidentes acontecerem.

Perigos de incêndio

Pessoas com mais idade correm risco de lesões por queimadura em consequência de perigos caseiros comuns. Por volta de 80% das mortes por fogo, nos Estados Unidos, ocorrem em casa, com o dobro de morte de idosos em comparação aos adultos mais jovens, e as vítimas com mais de 85 anos são em número quatro vezes maior (Shields et al., 2013). Incêndio em cozinhas costuma ocorrer quando panelas, com líquidos fervendo, secam, porque ficaram esquecidas no fogão. Pessoas idosas podem auxiliar a prevenir esses incêndios permanecendo na cozinha depois de colocar os alimentos no fogo, ajustando um *timer* que as lembre de conferir panelas, ou usando micro-ondas para aquecimento de líquidos.

Descarte descuidado de fósforos ou de restos de cigarro, adormecer segurando um cigarro aceso, além de roupas ou roupa de cama poder pegar fogo quando um cigarro é aceso, são riscos potenciais a fumantes idosos. Fumantes com mais idade precisam ser alertados quanto a tais riscos. Limitar o uso do cigarro a locais e horários diários específicos pode ser útil na redução dos riscos.

No caso dos idosos que contam com aparelhos de aquecimento colocados no chão, traz benefícios a fiscalização desses dispositivos para assegurar sua segurança. Esse tipo de aparelho deve ter um mecanismo de desligamento automático para evitar fogo se o aparelho cai ou se tropeçam nele, além de estar sempre com a fiação intacta. Deve ser usado com tomada elétrica adequada (i.e., sem sobrecarga).

Lareiras podem aquecer e propiciar atmosfera de aconchego, mas também podem causar incêndios. Aquelas que utilizem madeira precisam de limpeza, evitando bloqueio da chaminé; tarefa que pode ser difícil para pessoas idosas. Sem limpeza adequada, o fogo e a fumaça podem não sair de forma adequada, com possibilidade de inalação de fumaça e incêndio. Se houver lareira em casa, devem ser feitas perguntas sobre seu uso e cuidados.

Considerações psicossociais

Objetos concretos constituem apenas parte do todo em um ambiente. Os elementos humanos completam o quadro. Sentimentos e comportamentos influenciam e são influenciados por aquilo que cerca as pessoas.

Desde a mulher sem teto que gostaria de ser dona do quarto exibido em uma grande loja, até o morador de uma casa de longa permanência que proíbe quem quer que seja de abrir a porta do armário junto à cama, a maioria dos indivíduos quer um espaço que seja apenas seu. Essa territorialidade é natural e comum; nós nos sentiríamos mal com uma visita a nosso escritório, vasculhando nossos documentos na escrivaninha, um hóspede em casa mexendo nos armários, ou um estranho no metrô interessado em nossos movimentos, sentando bem ao nosso lado quando há uma grande quantidade de assentos vazios. O incômodo que sentimos diante de alguém olhando pela janela para dentro de nossa casa, pela grade do portão, escutando música com som muito alto, ou encarando-nos demonstra que nosso espaço pessoal e privacidade podem ser invadidos sem contato físico direto.

No caso da pessoa dependente, doente e idosa, privacidade e espaço pessoal são igualmente importantes, embora mais difíceis de manter. Em instituições de saúde, os funcionários e outros pacientes podem ter contato sem convite com o território de uma pessoa e com ela mesma, a qualquer momento, desde o residente confuso que entra no quarto errado até os funcionários que erguem a roupa de cama para verificar se a cama está seca. Mesmo em casa, parentes com boas intenções podem não hesitar em jogar fora ou trocar o lugar dos pertences de alguém, em nome da limpeza e da manutenção, ou ainda entrar no banheiro sem avisar só para garantir que esteja tudo bem. Quanto mais dependentes e doentes estão as pessoas, maior poderá ser a invasão do espaço e da privacidade pessoais. Infelizmente, no caso de pessoas que tiveram muitas perdas e uma redução no mundo social, regular a privacidade e o espaço pessoal pode ser um dos poucos controles ainda exercido. É importante que os profissionais de saúde percebam essa necessidade e a respeitem mediante diversas atitudes básicas:

- Definir áreas e pertences específicos de um indivíduo (p. ex., este lado do quarto; este quarto na casa; esta cadeira, esta cama ou este armário).
- Oferecer áreas privativas para momentos de solidão. Quando não houver espaços assim, organizar o mobiliário de modo a conseguir privacidade máxima (p. ex., camas em lados diferentes do quarto, voltadas para outras direções, uso de prateleiras de livros e plantas funcionando como divisórias).
- Pedir permissão para entrar em espaço pessoal. Imaginar um círculo invisível, com cerca de 1,5 m ou 3 m em torno da pessoa, e perguntar antes de adentrá-lo "Posso colocar seu novo companheiro de quarto perto de você?", "Posso entrar?", "Posso limpar seu armário?".
- Proporcionar o máximo de controle do espaço pessoal.

Os componentes do ambiente podem facilitar ou desestimular atividades mentais e sociais. Relógios, calendários e jornais promovem orientação e informação sobre eventos do momento. Livros e revistas de acesso fácil desafiam a mente e ampliam horizontes. Jogos e passatempos oferecem estímulos e alternativa à televisão. Colocar cadeiras em grupos ou em áreas de movimento não muito grande leva a interações e envolvimento com um mundo maior.

Embora menos de 5% dos idosos resida em casas de longa permanência, cerca de 25% dos idosos passarão algum tempo em uma instituição especial, nos últimos anos de vida. As casas de longa permanência não refletem ambientes de casas normais e pode ser difícil a adaptação nesses locais. Locais familiares são substituídos por visual, sons, cheiros e pessoas novos e estranhos. Desaparecem indicadores que despertavam lembranças e funções e é necessário dominar o novo em um momento da vida em que as reservas estão reduzidas. Parentes e vizinhos que amaram e entenderam sempre essas pessoas são substituídos por indivíduos que acabaram de ser conhecidos e que têm muitas tarefas a realizar. Aqueles que passam por situações assim podem apresentar muitas reações, como:

- depressão pela perda da saúde, dos pertences e da independência;
- regressão devido à incapacidade de controlar o estresse do momento;
- humilhação por ter de solicitar atendimento das necessidades básicas e desejos insignificantes, como uso do vaso sanitário, uma xícara de chá ou um cigarro;
- raiva pela perda do controle e da liberdade.

As casas de repouso não conseguem proporcionar a mesma satisfação encontrada na própria casa, mas tal ambiente pode ser melhorado, por meio de:

- uma decoração atraente;
- a inclusão de pertences da pessoa;
- o respeito à privacidade e ao espaço geográfico pessoal;
- o reconhecimento da individualidade do residente;
- a possibilidade do máximo controle sobre as atividades e as decisões;
- modificações no ambiente que compensem as deficiências.

O ambiente pessoal será mais importante para o residente de uma casa de longa permanência do que o espaço físico ao redor. Ambientes belamente decorados e cores agradáveis podem ter pouco sentido quando não há respeito, individualidade e sensibilidade.

O PROBLEMA DAS QUEDAS

Uma das principais preocupações relativas à segurança no período tardio de vida refere-se à incidência de quedas. Há pesquisas indicando que 35 a 40% de pessoas com 65 anos de idade ou mais têm uma queda por ano, metade com múltiplas quedas. São essas a principal causa de lesões fatais e não fatais na população idosa (Centers for Disease Control and Prevention [CDC], 2013a). Mesmo que não haja lesão física, as vítimas de queda podem recear repetir o feito (i. e., síndrome pós-queda) e, por isso, reduzir suas atividades. Esse comportamento pode causar dependência desnecessária, perda de função, menor socialização e qualidade de vida insatisfatória.

Riscos e prevenção

Muitos fatores contribuem para a elevada incidência de quedas de pessoas com mais idade (Quadro 14.2). Fatores de risco comuns incluem:

- *Mudanças relativas ao envelhecimento:* menor capacidade visual; problemas para distinguir tons de uma mesma cor, em especial, azuis, verdes e roxos; catarata; visão insatisfatória à noite e em áreas com pouca iluminação; menor elevação do pé e dos dedos do pé ao caminhar; alteração do centro de gravidade que leva à perda do equilíbrio com mais facilidade; respostas mais lentas; frequência urinária.
- *Uso inadequado de auxiliares da mobilidade:* uso de bengalas, andadores, cadeiras de rodas sem prescrição, sem ajuste e sem instruções quanto à segurança; ausência de uso de travas durante as transferências
- *Medicamentos:* em especial, os que podem causar tontura, sonolência, hipotensão ortostática e incontinência, como anti-hipertensivos, sedativos, antipsicóticos e diuréticos
- *Roupas sem segurança:* sapatos e meias que não servem bem, roupões ou calças compridas.
- *Sintomas relacionados a doenças:* hipotensão postural, incontinência, fluxo de sangue reduzido ao cérebro, edema, tontura, fraqueza, fadiga, ossos frágeis, paralisia, ataxia, transtornos do humor, confusão
- *Riscos ambientais:* superfícies úmidas, pisos encerados, objetos no chão, iluminação inadequada
- *Fatores relativos ao cuidador:* uso inadequado de elementos restritivos e laterais de cama, atrasos para responder a pedidos, práticas sem segurança, supervisão inadequada de comportamentos problemáticos

Um histórico de quedas sinaliza o risco de futuras quedas de uma pessoa; assim, os enfermeiros devem avaliar criteriosamente as pessoas que já tiveram alguma queda, ou mesmo um pequeno tropeço, para a identificação de fatores que aumentem o risco desse problema. As intervenções devem ser planejadas de maneira adequada.

> **QUADRO 14.2** Fatores de risco para quedas
>
> **FATORES RELATIVOS À IDADE**
> História de quedas
> Mulheres com 75 anos ou mais
> Visão prejudicada
> Alterações no modo de andar
> Hipotensão postural
>
> **PROBLEMAS DE SAÚDE OU PREJUÍZOS FUNCIONAIS**
> Deficiência física
> Incontinência, nictúria
> Ideias delirantes, demência
> Transtornos do humor
> Tontura
> Fraqueza
> Fadiga
> Ataxia
> Paralisia
> Edema
> Uso de bengala, andador, cadeira de rodas, muleta ou dispositivo para imobilizar parte do corpo
> Uso de limitador de movimentos
> Presença de cateter endovenoso, de demora
> Condição cardíaca instável
> Doença neurológica
> Doença de Parkinson
> Ataque isquêmico transitório
> Acidente vascular cerebral
>
> Diabetes melito
> Doença vascular periférica
> Doença ortopédica
> Problemas nos pés
> Diagnósticos múltiplos
>
> **MEDICAMENTOS**
> Anticolinérgicos
> Antidepressivos
> Anti-hipertensivos
> Antipsicóticos
> Barbitúricos
> Benzodiazepínicos
> Diuréticos
> Sedativos
> Tranquilizantes
> Medicamentos múltiplos
>
> **FATORES AMBIENTAIS**
> Recentemente baixado em hospital/casa de longa permanência
> Ambiente desconhecido
> Pisos muito lisos
> Iluminação ambiental inadequada
> Ausência de barras de apoio, laterais de leito
> Arquitetura ambiental insatisfatória
> Muitos objetos reunidos, muitos equipamentos

É necessário que se tenha cautela para a abordagem do risco de quedas associado à hipotensão postural. Trata-se de um problema comum que causa tontura quando o idoso se põe de pé, logo ao acordar. Nesse momento, ele deve permanecer alguns minutos ainda deitado, alongar a musculatura, passar vários minutos sentado na lateral da cama e só então colocar-se de pé. O efeito ortostático de colocar-se de pé após o banho, junto com dilatação dos vasos periféricos devido à água quente, também leva a desmaio e quedas. Tapetes emborrachados ou adesivos antideslizantes, banco sob o chuveiro e descanso antes de levantar são medidas essenciais associadas ao uso da banheira.

As instituições de saúde podem achar positivo manter um programa de prevenção de quedas que incorpore algumas intervenções descritas em Destaque para Diagnósticos de Enfermagem 14.1, Risco de Lesão. Um exame regular e criterioso do ambiente e a rápida correção dos riscos ambientais (p. ex., vazamentos, fissuras em caminhos e laterais da cama quebradas) são fundamentais (ver Quadro 14.1). A avaliação do risco de quedas deve ser incorporada à coleta de dados de cada cliente idoso. O Modelo II de Risco de Quedas de Hendrich é um recurso simplificado, que ajuda a investigar risco de queda (ver Recursos *Online* no final do capítulo). Os funcionários devem orientar os clientes idosos quanto ao novo ambiente e reforçar as práticas de segurança, como uso das grades laterais da cama, trava na cadeira de rodas e macas nas transferências, sem esquecer de enxugar imediatamente líquidos derrubados no piso.

> **🔑 CONCEITO-CHAVE**
> Um programa de prevenção de quedas é essencial em locais que oferecem serviços a adultos idosos.

Algumas quedas ocorrerão, apesar das melhores medidas preventivas. Os cuidadores devem coletar dados da vítima de uma queda e mantê-la imobilizada, até que seja feito um exame completo para verificar se houve

DESTAQUE DE DIAGNÓSTICO DE ENFERMAGEM 14.1

RISCO DE TRAUMA

Visão geral
Muitas pessoas idosas têm limites na capacidade de proteger-se dos perigos à saúde e ao bem-estar. Indicativos da existência desse diagnóstico podem ser manifestados por histórico de quedas ou acidentes frequentes, convivência em um ambiente sem segurança, reações adversas a fármacos, infecções, hospitalizações frequentes e transtornos de humor ou cognitivos.

Fatores causadores ou contribuintes
Mudanças relativas ao envelhecimento, problemas de saúde, estado de imobilidade ou fraqueza, déficits sensoriais, auxiliares da mobilidade mal-ajustados ou usados de forma incorreta, uso de medicamentos sem segurança, ambiente sem segurança, humor ou cognição alterada

Meta
O paciente não ter lesão.

Intervenções
- Coletar dados sobre risco de lesão ao paciente (p. ex., risco de quedas, atividades da vida diária e atividades do funcionamento diário prejudicadas, estado mental, marcha, uso de medicamentos, estado nutricional, ambiente, conhecimentos de práticas de prevenção de lesão).
- Identificar os pacientes com alto risco de lesão e planejar medidas para reduzir seus riscos específicos.
- Orientar os pacientes em relação aos novos ambientes.
- Estimular os pacientes para que usem os óculos, os aparelhos auditivos e as próteses prescritos.
- Garantir que os pacientes usem bengalas, andadores e cadeira de rodas de forma correta e apenas quando prescritos.
- Evitar o uso de elementos físicos ou químicos de restrição a menos que avaliados como de absoluta necessidade; usar os procedimentos corretos para garantir a segurança, quando forem empregados.
- Aconselhar os pacientes a trocar a posição lentamente, apoiando-se em objeto estável ao fazer isso.
- Manter o piso sem lixo e acúmulo de objetos.
- Proporcionar boa iluminação em todas as áreas usadas pelo paciente.
- Guardar os produtos de limpeza e outras substâncias nocivas em área segura.
- Estimular os pacientes a usar barras de apoio.
- Auxiliar os pacientes sempre que necessário nas transferências.
- Revisar os medicamentos utilizados quanto a efeito contínuo, eficácia, adequação da dose; orientar os pacientes quanto ao uso seguro dos remédios.
- Certificar-se de que os pacientes calcem sapatos que sirvam bem, com salto baixo, além de roupão e calças de comprimento correto.
- Detectar com rapidez e conseguir tratamento imediato para mudanças no estado de saúde física ou mental.
- Revisar o ambiente domiciliar quanto a riscos à segurança e ajudar os pacientes a obter assistência para eliminar os riscos (p. ex., melhorias na casa por custo reduzido, auxílio na manutenção, ou moradia para pessoas idosas).
- Quando os riscos à segurança estiverem associados a recursos financeiros insuficientes (impossibilidade de adquirir medicamentos receitados, sistema de aquecimento ou consertos domésticos), encaminhar o paciente à assistência social, para que seja verificada a possibilidade de obtenção de auxílio.

lesão. Marcas ou descoloração na pele, edema, sangramento, assimetria das extremidades, alongamento de um membro e dor estão entre os achados que devem ser observados. Exames médicos e radiografias têm de ser providenciados diante da menor suspeita de fratura ou outra lesão grave. As fraturas nem sempre são aparentes logo após a queda; podem ser notadas apenas quando a pessoa tenta retomar as atividades normais, momento em que ossos lesionados ficam mal alinhados. Além disso, áreas mais afastadas do ponto direto de contato podem ficar danificadas na queda; por exemplo, a pessoa pode ter caído de joelhos, mas a força da queda pode ter colocado tensão demasiada no quadril, fraturando o fêmur. Exame e observação cuidadosos podem ajudar o diagnóstico imediato de lesão, com início do tratamento correto.

Além de lesão física resultante de uma queda, os idosos podem ficar psicologicamente traumatizados. As quedas podem levar uma pessoa idosa a se sentir vulnerável e receosa de perda da independência. O resultado disso pode ser uma limitação à atividade. Os pacientes podem partilhar informações assim durante a coleta de dados, quando perguntados sobre quedas; outros sinais possíveis podem indicar medo de cair, como cautela excessiva na troca de posições e na deambulação, mobilidade desnecessariamente limitada, ato de agarrar-se em peças do mobiliário ou na parede ao andar ou transferir-se,

ESTUDO DE CASO

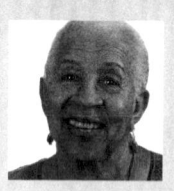

D. Jane mora em uma comunidade de vida assistida. Tem função cognitiva normal e, excetuando o diabetes e a doença pulmonar obstrutiva crônica (DPOC), sua saúde é relativamente boa.

Há várias semanas, ela teve duas quedas, sem lesão além de hematomas. D. Jane atribui uma das quedas à tentativa de virar-se com muita rapidez; a outra, a tropeçar no chinelo. Preocupada com a segurança da mãe, a filha comprou uma cadeira de rodas para seu uso. Aconselha a mãe a usá-la sempre que estiver fora da cama.

D. Jane atualmente usa a cadeira toda vez que sai da cama. A equipe funcional questionou seu uso, dizendo ser desnecessário para paciente. Eis a resposta de d. Jane "Foi minha filha que me disse para usar a cadeira de rodas, para que eu não me machuque se eu cair ao andar. Ela gastou muito com essa compra e se preocupa comigo, por isso a estou usando". Quando os funcionários continuam a estimular d. Jane a deambular em lugar de usar a cadeira, a filha solicita uma conversa com os funcionários que cuidam da mãe. Diz a eles com firmeza: "Não quero ver minha mãe cair e machucar-se; ela continuará a usar a cadeira de rodas. E, se vocês a obrigarem a andar e ela cair, terão de enfrentar um poderoso processo legal!".

DESENVOLVENDO O PENSAMENTO CRÍTICO
- Como os funcionários podem responder à filha?
- Quais são os riscos de permitir e não permitir o uso da cadeira de rodas à d. Jane?
- Descrever os planos que podem ser implementados para encorajar uma deambulação segura à d. Jane.

ou ansiedade aparente ao deambular. Fazer sugestões para prevenir quedas (p. ex., uso de calçados seguros, áreas sempre bem iluminadas, segurar-se em corrimãos ao subir escadas e evitar subir escadas móveis para consertos), além de estímulo ao máximo de atividades, pode ajudar.

Riscos associados a imobilizadores

Durante quase todo o século XX, os elementos de restrição foram amplamente empregados em locais de serviços de saúde, com base na crença de que evitariam quedas, promoveriam a adesão do paciente ao tratamento e ajudariam no controle de sintomas comportamentais. Essa prática só foi colocada em xeque a partir de 1990, quando estudos sugeriram que o uso da restrição contribuía para lesões graves e piorava a função cognitiva (Capezuit, Strumpf, Evans, Grisso e Maslin, 1998). A partir de então, a combinação de evidências clínicas oriundas de pesquisas, novas informações clínicas, tentativas de grupos de defesa e mudança em padrões e regulamentos sobre elementos restritivos contribuíram para uma grande redução no uso dos elementos restritivos.

Elementos restritivos envolvem tudo o que limita a liberdade de movimentos. Podem ser físicos, como cintas em cadeiras, coletes, amarras nos pulsos, "cadeiras geriátricas", laterais bilaterais em todo o comprimento da cama, e químicos, envolvendo os fármacos administrados apenas para disciplinar, ou por conveniência da equipe funcional.

Aplicar elementos físicos de restrição a uma pessoa já agitada aumenta seu medo e piora os sintomas comportamentais. Nessa atitude há poucas evidências de uma prática preocupada e marcada pela compaixão. Além disso, os elementos de restrição podem levar a complicações graves, inclusive aspiração, obstrução circulatória, estresse cardíaco, lacerações e úlceras na pele, anorexia, desidratação, constipação, incontinência, fraturas e deslocamentos.

PARA REFLETIR

Qual seria sua reação se entrasse em um hospital ou casa de longa permanência em que um ente querido seu estivesse sendo cuidado e encontrasse essa pessoa lutando para livrar-se de dispositivos de restrição nela colocados?

Atualmente, há evidências de que o uso de dispositivos físicos de restrição podem ser bastante reduzidos sem o aumento de funcionários ou ocorrência de lesões (Gulpers et al, 2013). Assim, não usar elementos físicos e químicos para limitar os movimentos é um padrão que os enfermeiros gerontólogos devem promover em todos os locais de trabalho. Uma avaliação completa traz benefícios para identificar os fatores que contribuem para a agitação e outros comportamentos negativos; são fatores que podem incluir deficiências visuais, prejuízo auditivo, dor sem alívio, ideias delirantes, dispneia, estímulos sensoriais excessivos e falta de familiaridade com o novo ambiente. O tratamento do fator colaborador específico para o comportamento pode acalmar o paciente e eliminar a necessidade de elementos de contenção. Quando os comportamentos não podem ser mudados, devem ser consideradas alternativas aos elementos de restrição, tais como:

- Colocar o paciente em um quarto perto do posto de enfermagem, em que ficam mais fáceis a observação atenta e o contato frequente.
- Supervisionar e acompanhar de forma individualizada (comumente, familiares e voluntários podem se ocupar disso).
- Usar dispositivos eletrônicos que alertam os funcionários sobre tentativas do paciente de sair da cama ou da área designada.
- Reposicionar o paciente, comunicar-se com suavidade, tocar nele e outras medidas de conforto.
- Orientar para a realidade e promover tranquilização frequentemente.
- Atividades recreativas.

Observar atentamente e documentar as respostas do paciente aos dispositivos e alternativas de contenção são ações essenciais.

INTERVENÇÕES PARA REDUZIR RISCOS INTRÍNSECOS À SEGURANÇA

Quando ocorre queda, lesão ou outro problema, a pessoa idosa demora mais para recuperar-se, com riscos de muito mais complicações. Assim, a palavra-chave na segurança é *prevenção*. Devido a fatores de risco intrínsecos normalmente presentes nos idosos, medidas preventivas adicionais são necessárias, além das práticas que promovem segurança a indivíduos de qualquer idade. Uma variedade de métodos práticos, a maioria de baixo custo, promove segurança e deve ser considerada no cuidado dos idosos. Essas medidas não apenas ajudam a evitar lesão e doenças, mas podem, ainda, aumentar a capacidade de autocuidado.

> **CONCEITO-CHAVE**
>
> Prevenção é importante porque os idosos exigem mais tempo para recuperar-se de lesões e sofrem mais complicações.

Redução de riscos à hidratação e à nutrição

Ingerir de forma adequada líquidos pode ser difícil para os idosos, em especial, se deprimidos, dementes ou fisicamente incapacitados de manter uma boa ingesta de alimentos e líquidos. A percepção da sede diminui com o passar dos anos, deixando as pessoas com mais idade menos conscientes de suas necessidades de líquido. Há casos em que uma restrição autoimposta de líquidos é uma forma de controlar a frequência urinária; em outras situações, a capacidade mental para reagir à sensação de sede pode não estar presente. Disso resulta a ingestão insuficiente de líquidos, sendo esgotadas as reservas hídricas já reduzidas do organismo. A menos que haja contraindicação, os idosos devem ingerir, no mínimo, cerca de 1.500 mL de líquidos diariamente. Muitas fontes podem oferecer essa quantidade e não apenas água pura; na lista é possível incluir refrigerantes, café, sucos, gelatina, picolés e frutas cítricas frescas.

Saúde oral insatisfatória, sintomas gastrintestinais, cognição alterada, depressão e dependência dos outros para alimentar-se pode levar a uma ingestão alimentar inadequada. Mesmo os idosos com saúde podem enfrentar dificuldade para ter uma dieta apropriada por fatores como recursos financeiros limitados, problemas para comprar mantimentos e falta de motivação para preparar refeições saudáveis. Fadiga, fraqueza, tontura e outros sintomas associados a estado nutricional insatisfatório podem predispor esses indivíduos a acidentes e doenças. Ingerir alimentos com qualidade e em quantidade adequada aumenta a resistência do organismo a esses problemas. Ver Capítulo 11, que traz informações mais específicas sobre necessidades de hidratação e nutrição.

Tratamento de riscos associados a déficits sensoriais

Alterações na visão, que ocorrem com o envelhecimento, podem significar ameaças à segurança. A maioria das pessoas com mais de 40 anos precisa de lentes para corrigir a visão. A capacidade visual dos idosos pode mudar com frequência suficiente para que sejam feitas avaliações regulares da visão e da eficiência das lentes receitadas. Exames oftalmológicos anuais são úteis não somente para assegurar a adequação das lentes corretivas, mas para detectar, em momento ainda oportuno, os vários distúrbios oculares com prevalência aumentada com o passar dos anos.

Para compensar a redução da visão periférica, as pessoas afetadas devem ser abordadas pela frente e não pelas costas ou pelos lados; mobiliário e itens de uso frequente devem ficar organizados e bem à vista da pessoa. Alterações na percepção em profundidade podem ser obstáculo à capacidade dos idosos de detectar mudanças de nível. Essa situação pode ser minorada com boa iluminação, eliminação de objetos em escadas, uso de cores contrastantes nos degraus e sinalização indicativa de proximidade de mudança de nível. Filtrar cores com tonalidades mais sutis é importante ao decorar áreas ocupadas por idosos; vermelhos, laranja e amarelo vibrantes e cores contrastantes nas portas e janelas podem ser atraentes e úteis. A dificuldade para distinguir cores com tonalidades menos vivas deve ser considerada ao ser ensinado o teste de urina aos diabéticos idosos, uma vez que esses testes costumam exigir diferenciação de cores. Soluções de limpeza, medicamentos e outros materiais precisam ser rotulados com letras grandes para evitar erros ou acidentes.

Deficiências auditivas são também um risco à segurança, uma vez que instruções e avisos podem ser entendidos ou interpretados de forma errada. Uma audiometria deve ser agendada para pessoas com deficiência auditiva para a determinação das medidas corretivas possíveis e dos benefícios dos aparelhos auditivos. Os idosos podem ser aconselhados a comprar um aparelho auditivo somente após uma avaliação e prescrição, para que sejam determinadas suas necessidades específicas.

Explicações e instruções em exames diagnósticos, administração de medicamentos ou outras medidas terapêuticas devem ser dadas por escrito, além da forma verbal. Pessoas com alguma deficiência auditiva devem morar perto de outras que escutem adequadamente, que possam alertá-las quando alarmes contra incêndio ou outros sinais de alerta forem acionados. Cães especialmente treinados para acompanhar deficientes auditivos, similares aos que acompanham os cegos, podem ser úteis. Associações locais para deficientes auditivos e de fala podem informar sobre esses e outros recursos.

> **DICA DE COMUNICAÇÃO**
>
> Limitações visuais e auditivas nos idosos causam dificuldades aos cuidadores, que precisam fazer perguntas, explicar sinais de alerta ou dar orientações à noite. Falar em voz baixa para não despertar outras pessoas pode não funcionar para quem não ouve bem ou para pessoas que tiraram o aparelho auditivo, e a leitura labial fica difícil em locais com pouca iluminação. O foco de uma lanterna nos lábios de quem está falando ajuda na leitura labial e fechar as mãos em torno das orelhas e falar direto nelas pode ajudar o idoso a ouvir. É possível, ainda, ser usado um estetoscópio para amplificar o que é dito, colocando-se as partes para a orelha nas orelhas da pessoa e falando com a boca perto da campânula. Uma boa ideia é explicar esses procedimentos durante o dia, para que o paciente entenda o que você faz à noite.

> **CONCEITO-CHAVE**
>
> Conversar com um deficiente auditivo à noite pode ser mais fácil, colocando-se nas orelhas dele as partes do estetoscópio destinadas a estas e aproximando a boca do falante da campânula ou diafragma.

Outras deficiências sensoriais, ainda que mais sutis, podem predispor os idosos a riscos graves. Sentido olfatório diminuído pode impedir a percepção de alguns cheiros capazes de ajudar a distinguir substâncias prejudiciais de não prejudiciais não sejam percebidos. Pelo fato de os adultos com mais idade não conseguirem, às vezes, detectar cheiro de gás antes de ficarem intoxicados, os fogões elétricos podem ser uma opção melhor. A perda dos receptores do paladar pode levar o idoso a usar sal e açúcar em excesso nos alimentos, o que pode prejudicar a saúde. Sensação tátil diminuída para pressão causada por sapatos, dentaduras ou posições que não são trocadas pode levar ao colapso da pele e à impossibilidade de distinguir entre temperaturas capazes de ocasionar queimaduras. Os enfermeiros devem planejar observações atentas, educação e mudanças ambientais para compensar tais deficiências.

Abordagem de riscos associados a limitações da mobilidade

Resposta e tempos de reação mais lentos são riscos à segurança. Pedestres idosos estão sujeitos a erro de avaliação sobre sua capacidade de atravessar as ruas quando abrir o sinal para pedestres e motoristas idosos podem não conseguir ser suficientemente rápidos para evitar acidentes. Movimentos mais lentos e coordenação insatisfatória sujeitam as pessoas mais velhas a quedas e outros acidentes; tapetes soltos, pisos escorregadios, entulho no chão e chinelos e sapatos que não servem bem devem ser eliminados. Uma vez que dificuldades de julgamento, negação ou uma falta de percepção das limitações podem inviabilizar a autoproteção, os idosos devem ser aconselhados a não correr riscos, como subir escadas móveis ou sentar em parapeitos para limpeza de janelas.

Monitoração da temperatura corporal

Oscilações de temperatura podem ser prejudiciais aos idosos. A temperatura corporal normal da maioria dessa população é inferior à dos mais jovens (p. ex., temperaturas de 36 °C podem ser um achado normal em pessoas idosas). Aumento da temperatura indicativo de problema de saúde pode não ser percebido quando não se está atento ao padrão usual de cada um. Por exemplo, temperatura de 37 °C em um idoso pode não alarmar o cuidador; mas se isso significar 1,6 °C acima da temperatura normal desse idoso pode haver infecção e, se não detectada, complicações podem ocorrer. Além de o paciente ter um problema não detectado, não tratado e encoberto, aumentos não percebidos de temperatura sobrecarregam ainda mais seu coração. Para cada aumento de 1,7 °C, a frequência cardíaca aumenta cerca de 10 batimentos/minuto – um estresse que corações com mais tempo de vida podem não suportar bem. No outro extremo, há mais facilidade de ocorrer hipotermia nos idosos, com possibilidade de ocorrência de complicações graves e morte.

Prevenção de infecção

Pelo fato de o risco de ocorrência de infecção nos idosos ser ainda maior que nos adultos mais jovens, é necessário evitar situações que possam ocasioná-las. Contato com pessoas com suspeita ou confirmação de infecção deve ser evitado, da mesma forma que as aglomerações (p. ex., shopping centers, salas de aula, cinema) em épocas de gripe.

As vacinas precisam estar em dia. O Centros de Controle e Prevenção de Doenças recomenda que pessoas com mais de 65 anos, moradores de casas de longa permanência e pessoas com muito contato com qualquer um desses grupos sejam vacinadas contra gripe todos os anos. Embora as vacinas pneumocócicas sejam dadas uma vez na vida, as atuais recomendações para adultos com 65 anos ou mais incluem (Centers for Disease Control and Prevention, 2014):

- Quando jamais receberam *qualquer* tipo de vacina pneumocócica, devem receber, primeiro, a PCV13 (*pneumococcal conjugate vaccine*), seguida da PPSV23 (*pneumococcal polysaccharide vaccine*), entre 6 e 12 meses mais tarde.
- No caso de quem já fez a PPSV23, deve também fazer uma dose da PCV13, pelo menos, 1 ano após ter recebido a PPSV23.
- Para quem precisa ser revacinado com a PPSV23, isso deve ocorrer pelo menos 5 anos após a mais recente dose de PPSV23, e entre 6 e 12 meses após a PCV13.

Vacinas contra tétano devem também ser atualizadas a cada 10 anos.

Além de evitar fontes externas de infecção, os idosos precisam estar atentos para garantir que não sejam criadas situações que os predisponham à infecção, como imobilidade, desnutrição e higiene insatisfatória. É lógico que boas práticas de controle de infecção são necessárias para prevenir infecções iatrogênicas em idosos atendidos por profissionais de saúde.

Alerta de domínio conceitual

Além das vacinas recomendadas, evitar imobilidade, consumir dieta bem equilibrada e aderir a outras práticas sólidas de saúde podem reduzir o risco de infecção.

Evidências sugerem que as plantas echinacea, hidraste (golden seal) e o alho podem ajudar a evitar infecções; o ginseng é capaz de auxiliar a preveni-las, protegendo o corpo contra os efeitos prejudiciais do estresse.

Sugestão de roupas de acordo com a sensibilidade

Sapatos muito grandes oferecem apoio inadequado e saltos altos podem levar a quedas, da mesma forma que meias, roupões e calças largos e compridos, que se arrastam pelo chão. Elástico de meias e sapatos amarrados de forma apertada, bem como roupas apertadas, podem obstruir a circulação. Chapéus e echarpes podem diminuir o campo visual. Roupas práticas, que sirvam bem e não atrapalhem os movimentos, são as mais aconselháveis.

Uso cauteloso de medicamentos

A elevada quantidade de fármacos consumidos pelos idosos e as diferenças na farmacocinética nessa população podem causar efeitos adversos graves. Por exemplo, pacientes com mais de 80 anos, que tomam medicamentos identificados, pelos critérios de Beers, como aumentando o risco de quedas, além dos antitrombolíticos, são quatro vezes mais propensos a ter hemorragia intracraniana, após uma queda (Hohmann, Hohmann e Kruse, 2014). Medicamentos somente devem ser receitados quando necessários e após comprovada a ineficácia de medidas de tratamento não farmacológico. Os idosos e seus cuidadores devem aprender o uso correto, os efeitos secundários e as interações de todos os fármacos que estão sendo administrados; todos os envolvidos devem ser aconselhados a usar com prudência medicamentos administrados sem prescrição médica (ver Capítulo 17 para mais informações sobre fármacos.)

CONCEITO-CHAVE

Entre os medicamentos identificados pelos critérios de Beers como geradores de risco de quedas, incluem-se anticolinérgicos, barbitúricos, benzodiazepínicos, psicotrópicos, digoxina e clonidina.

Como evitar crimes

Os idosos são muito mais vulneráveis a criminosos, que os veem como alvos fáceis. Além de vítimas de crimes reais, eles costumam ter tantos receios de serem vítimas potenciais de crime, que podem relutar em sair de casa. Deve-se empregar cautela razoável ao sair sozinho ou à noite e ao abrir a porta para estranhos. Da mesma forma, os idosos devem ser prudentes ao negociar contratos, procurando aconselhar-se com parentes ou profissionais, sempre que necessário. Os enfermeiros gerontólogos podem querer identificar programas de prevenção de crimes oferecidos na comunidade por agências de segurança, comunidades religiosas, centros para idosos e outros grupos; quando esse tipo de programa não for oferecido, os enfermeiros podem auxiliar a sua criação.

Promoção da direção segura

Há uma quantidade crescente de idosos dirigindo veículo automotor. Infelizmente, o risco de sofrer lesão ou ser morto em acidente com veículo automotor aumenta com a idade, com os acidentes fatais começando a aumentar aos 75 anos de idade, intensificando-se após os 80 anos (Centers for Disease Control and Prevention,

2013b). O Insurance Institute for Highway Safety atribui as altas taxas de acidentes fatais ao fato de pessoas com mais idade tenderem a evitar dirigir em autoestradas, onde acontecem menos acidentes por km, além disso, os idosos são mais frágeis e têm menor probabilidade de sobrevida na presença de lesões permanentes (Shallenbarger, 2012).

Os enfermeiros devem ajudar os motoristas idosos a identificar os riscos à direção segura (p. ex., visão deficiente, uso de medicamentos que reduzem a atenção, reflexos mais lentos), incentivando-os a avaliar a capacidade pessoal de continuar a dirigir em segurança. Têm ainda de instruir essa faixa etária sobre a realidade de que dirigir é uma habilidade complexa, que demanda reações cognitivas e psicomotoras rápidas e que alterações associadas ao envelhecimento (p. ex., visão periférica reduzida, sensibilidade à claridade e resposta e tempo de reação mais lentos) podem influenciar as reações, mesmo na ausência de doenças e medicamentos. Em vez de parar completamente de dirigir, alguns idosos podem limitar o uso do automóvel a horários diurnos, áreas pouco movimentadas e boas condições de tempo. As filiais da Associação de Automóveis da América, da American Association of Retired Persons e grupos de cidadãos idosos podem ser procurados para aulas de direção segura oferecidas a pessoas mais velhas. Quando não houver esse tipo de programa na comunidade, o enfermeiro gerontólogo pode estimular o interesse e ajudar a desenvolvê-lo, como forma de defender a segurança dos motoristas idosos.

> **PARA REFLETIR**
>
> Muitas pessoas assumem riscos calculados, como ultrapassar limites de velocidade, praticar sexo sem proteção, abusar de drogas e não fazer o autoexame regular das mamas. Quais riscos você corre e por quê? O que você pode fazer para modificar esse comportamento?

Promoção de detecção precoce de problemas

A identificação e a correção precoces de problemas de saúde ajudam a minimizar riscos à segurança. É importante a avaliação profissional regular; a autoavaliação feita pelos idosos, entretanto, pode ser igualmente benéfica, porque lhes permite reconhecer as próprias mudanças ou anormalidades sinalizadoras de problemas. Os enfermeiros têm condições de ensinar os idosos a tomar as seguintes medidas:

- Medir a própria temperatura e pulso (não pressupor que todos conheçam a forma correta de usar e ler um termômetro ou palpar o pulso).
- Escutar os próprios pulmões com estetoscópio (essas pessoas podem não conseguir diagnosticar os sons ouvidos, mas podem reconhecer um som novo ou modificado).
- Observar mudanças no próprio catarro, urina e fezes indicativas de problemas.
- Identificar a eficiência, os efeitos secundários e as reações adversas de seus medicamentos.
- Reconhecer sintomas que podem exigir uma avaliação profissional.

Confusão, desorientação, juízo insatisfatório e memória diminuída deterioram a capacidade dos idosos para proteger a si mesmos contra os perigos a sua saúde e seu bem-estar. Quando ocorrem tais sintomas, eles não podem passar em branco ou ser aceitos como normais. É comum a raiz do problema ser algo passível de reversão, como hipotensão, hipoglicemia ou infecção. É essencial uma coleta criteriosa de dados para a escolha da modalidade adequada de tratamento e a correção do problema, antes da ocorrência de complicações.

Uma análise dos comportamentos e das funções do indivíduo pode apontar riscos potenciais à segurança. Exemplos de situações que merecem atenção incluem:

- Fumar na cama.
- Incontinência.
- Uso inadequado de um andador ou outro auxiliar da mobilidade.
- Tontura em razão de um novo medicamento.
- Direção de carro com visão inadequada.
- Desconto de cheques da Previdência Social em área de alta criminalidade.
- Presença de animal de estimação ativo que costuma ficar sempre junto dos pés da pessoa idosa.

O enfermeiro é capaz de identificar esses riscos por meio de observação e perguntas sobre as atividades de rotina, responsabilidades e tarefas normais realizadas. As providências para corrigir problemas potenciais devem ser tomadas antes da ocorrência de incidentes.

Abordagem dos riscos associados a prejuízos funcionais

Há um risco especialmente alto à segurança, quando as pessoas têm prejuízos funcionais, como na doença de Alzheimer. Indivíduos com deficiências cognitivas podem não compreender a importância dos sintomas, não ter capacidade de evitar os perigos e não conseguir comunicar necessidades e problemas a outras pessoas. Exemplos de danos específicos que podem aumentar os riscos incluem deficiências significativas de memória, desorientação, demência, ideias delirantes, depressão, surdez, visão reduzida, afasia e paralisia.

Havendo essas condições, deve ser feita uma investigação para determinar o quanto estão afetadas as atividades cotidianas (p. ex., preparo dos alimentos, uso do telefone, administração de medicamentos, cuidado com as roupas e manutenção da casa). Em seguida, planejam-se intervenções para o tratamento desses problemas. Elas incluem:

- Encaminhamento a terapeutas ocupacionais, fonoaudiólogos, oftalmologistas, psiquiatras e outros especialistas para uma avaliação da condição existente e a prescrição do tratamento adequado.
- Oferecimento de dispositivos auxiliares e adjuvantes da mobilidade, com instruções de uso.
- Ajuda aos idosos para o preparo e a rotulagem dos fármacos de administração em dose única; elaboração de um sistema de ação e registro para a administração dos fármacos.
- Providências quanto a contato telefônico para tranquilizar o idoso, auxiliar de saúde domiciliar, entrega de refeições, manutenção da casa, sistema de alarme em emergências, ou outros recursos da comunidade para ajudar a pessoa com deficiência.
- Orientações e suporte a familiares cuidadores, enquanto eles supervisionam a pessoa com deficiência e cuidam dela.
- Modificação do ambiente em que vive a pessoa de modo a reduzir os perigos e a promover as funções.

Resumo do capítulo

Os efeitos das alterações associadas ao envelhecimento, o impacto das múltiplas condições que os idosos costumam apresentar e a grande quantidade de medicamentos usados aumentam o risco de lesão na pessoa com mais idade e contribuem para que os acidentes sejam sexta causa principal de morte nessa faixa etária. As quedas situam-se como a causa principal de lesões fatais e não fatais nos idosos, e a taxa de mortes por incêndio em casa é mais alta entre os idosos do que em outras faixas etárias.

Fatores básicos no ambiente — como iluminação, temperatura, cores, coberturas do solo, mobiliário e ruído — podem influenciar a segurança, necessitando de avaliação e ajustes, sempre que necessário. Risco de quedas deve ser investigado em todos os locais de atendimento, exigindo intervenções para a redução desse risco. Os riscos decorrentes de déficits sensoriais individuais, mobilidade diminuída, uso de medicamentos, condições de vida, imunidade, prejuízos funcionais e capacidade de atendimento de necessidades nutricionais e hídricas são de importante identificação. Pessoas com mais idade e seus cuidadores podem se beneficiar com uma análise regular dos riscos à segurança e das ações para sua redução.

APLICANDO CONHECIMENTO NA PRÁTICA

Knowledge and Injury Prevention Practices in Homes of Older Adults

Fonte: Shields, W. C., Perry, E. C., Szanton, S. L., Andrews, M. R., Stepnitz, R. L., McDonald E. M., & Gielen A. C.. (2013). Geriatric Nursing, 34(1), 19–24.

Uma quantidade crescente de pessoas idosas mora nas comunidades, sozinhas ou com parentes. Embora isso traga muitos benefícios sociais e financeiros, traz também riscos associados a lesões involuntárias do idoso, que corre um risco maior de lesões acidentais em casa. Essa pesquisa quer descrever a prevalência de alarmes para fumaça, alarmes de monóxido de carbono e temperaturas seguras de água quente (40 °C ou menos), em locais habitados por pessoas mais velhas. A pesquisa examinou também conhecimentos de segurança da população idosa.

O levantamento foi realizado de porta em porta, em residências selecionadas, com a participação voluntária das pessoas para responder perguntas. Após o levantamento de dados, os coletores testaram todos os alarmes de fumaça e monóxido de carbono na casa, além de medirem a temperatura da água quente.

Nas casas cujo responsável era um idoso, 36,14% tinham cobertura com alarme seguro de fumaça, na comparação com 18,52% das casas em que o cabeça não era uma pessoa com mais idade. Somente 22% dos lares em que morava um idoso tinham alarme para monóxido de carbono e 36% tinham as temperaturas da água superiores aos 40 °C recomendados. A maior parte dos moradores compreendia a importância e o uso de alarmes de fumaça e monóxido de carbono, embora desconhecessem a temperatura recomendada para a água quente. A maior parte dos participantes desconhecia informações vitais de segurança, capazes de os proteger, como sinais de envenenamento por monóxido de carbono e importantes causas de incêndio doméstico (supôs-se que conhecimento de envenenamento por monóxido de carbono tinha relação com o fato de a cidade em que ocorreu o estudo ter aprovado uma nova lei de alarme de monóxido de carbono, algo amplamente divulgado; essa informação, entretanto, não significou que os moradores conheciam sinais de envenenamento por ou alarmes de monóxido de carbono).

Com o aumento da população idosa morando nas comunidades, os enfermeiros têm de avaliar as instruções e os recursos de segurança disponíveis para auxílio dessa população a ter uma vida em segurança em suas casas. Pode trazer benefícios a incorporação de um levantamento de conhecimentos de segurança e o oferecimento de educação sobre segurança, durante contatos de rotina com os idosos. E mais, conforme demonstrado pelo estudo, o fato de os idosos habitarem lares com pessoas mais jovens não significa, necessariamente, que questões de segurança sejam tratadas de forma adequada. Orientar todos os moradores sobre segurança de uma casa pode ser altamente benéfico para a população com mais idade.

APRENDENDO NA PRÁTICA

Dona Denise tem 85 anos de idade e mora em um lar para idosos. Apresenta bom funcionamento cognitivo, mas sua marcha está instável em razão dos efeitos de um derrame anterior e de fraqueza generalizada. Embora ela faça fisioterapia e saiba como usar um andador, caiu três vezes nos últimos meses. As quedas resultaram em hematomas, apenas, mas a filha de d. Denise está preocupada com outras eventuais quedas da mãe, com possíveis fraturas graves. Assim, solicita aos enfermeiros que sua mãe utilize uma cadeira de rodas e que não deambule.

Qual seria a melhor ação a ser implementada pela equipe funcional?

EXERCITANDO O PENSAMENTO CRÍTICO

1. Explicar como a teoria de Maslow, de atendimento às necessidades de nível inferior antes de um indivíduo conseguir concentrar-se em atender às necessidades mais superiores, tem relação com satisfação a partir do próprio ambiente.
2. Que tipo de iluminação, seleção de cores e decoração é mais terapêutico para as áreas a seguir, usadas pelos idosos?
   - Quarto
   - Sala de jogos
   - Refeitório
3. Listar pelo menos seis perigos que as pessoas idosas podem encontrar na média dos banheiros.
4. Quais medidas podem ser tomadas para humanizar um ambiente institucional?
5. Descrever os riscos à segurança que podem ser consequência dos seguintes problemas de saúde: hipertensão, artrite, fraqueza do lado direito e doença de Alzheimer.
6. Quais mudanças podem ser implementadas em uma casa mediana para tornar seu uso mais facilitado e seguro para adultos idosos?
7. Qual conteúdo deve integrar um programa de educação de pessoas idosas sobre ações e práticas para evitar acidentes e lesões?

Recursos *online*
AAA Foundation for Traffic Safety Senior Driver Website
http://seniordriving.aaa.com
Hartford Institute for Geriatric Nursing
Esta parte: Best Practices in Nursing Care to Older Adults Issue 8, Fall Risk Assessment: Hendrich II Fall Risk Model
http://consultgerirn.org/uploads/File/trythis/try_this_8.pdf

Bibliografia

Capezuit, E., Strumpf, N., Evans, L. K., Grisso, J. A., & Maslin, G. (1998). The relationship between physical restraint removal and falls and injuries among nursing home residents. *Journal of Gerontology, 53A*, M47–M52.

Centers for Disease Control and Prevention. (2013a). *Web-based Injury Statistics Query and Reporting System (WISQARS)* [database online]. National Center for Injury Prevention and Control, Centers for Disease Control and Prevention. Recuperado de http://www.cdc.gov/injury/wisqars/fatal_injury_reports.html.

Centers for Disease Control and Prevention. (2013b). *Older adult drivers: Get the facts*. Recuperado de http://www.cdc.gov/MotorVehicleSafety/Older_Adult_Drivers/adult-drivers_factsheet.html.

Centers for Disease Control and Prevention. (2014). *PCV (Pneumococcal Conjugate) vaccine. Recommendations, scenarios and Q&As for health professional about PCV13 for adults*. Recuperado de http://www.cdc.gov/vaccines/vpd-vac/pneumo/vac-PCV13-adults.htm.

Cheung, S. S. (2007). Neuropsychological determinants of exercise tolerance in the heat. *Progressive Brain Research, 165*, 45–60.

Gulpers, M. J. M., Bleijlevens, M. H. C., Ambergen, T., Capezuti, E., van Rossum, E., & Hamers, J. P. H. (2013). Reduction of belt restraint use: Long-term effects of the EXBELT intervention. *Journal of the American Geriatrics Society, 61*(1), 107–112.

Hohmann, N., Hohmann, L., & Kruse, M. (2014). The impact of combined use of fall-risk medications and antithrombotics on injury severity and intracranial hemorrhage among older trauma patients. *Geriatric Nursing, 35*(1), 20–25.

Shallenbarger, S. (2012). Safer over 70: Drivers keep the keys. *Wall Street Journal, 2012*, D3.

Shields, W. C., Perry, E. C., Szanton, S. L., Andrews, M. R., Stepnitz, R. L., McDonald, E. M., & Gielen, A. C. (2013). Knowledge and injury prevention practices in homes of older adults. *Geriatric Nursing, 34*(1), 19.

U.S. Census Bureau, Statistical Abstract of the U.S. (2012). *Death and death rates by leading causes of death and age*. Recuperado de http://www.census.gov/compendia/statab/2012/tables/12s0122.pdf.

U.S. Department of Commerce. (2010). *Statistical abstract of the United States*. Washington, DC: Bureau of the Census. Recuperado de www.census.gov/compendia/statab.

CAPÍTULO 15

Espiritualidade

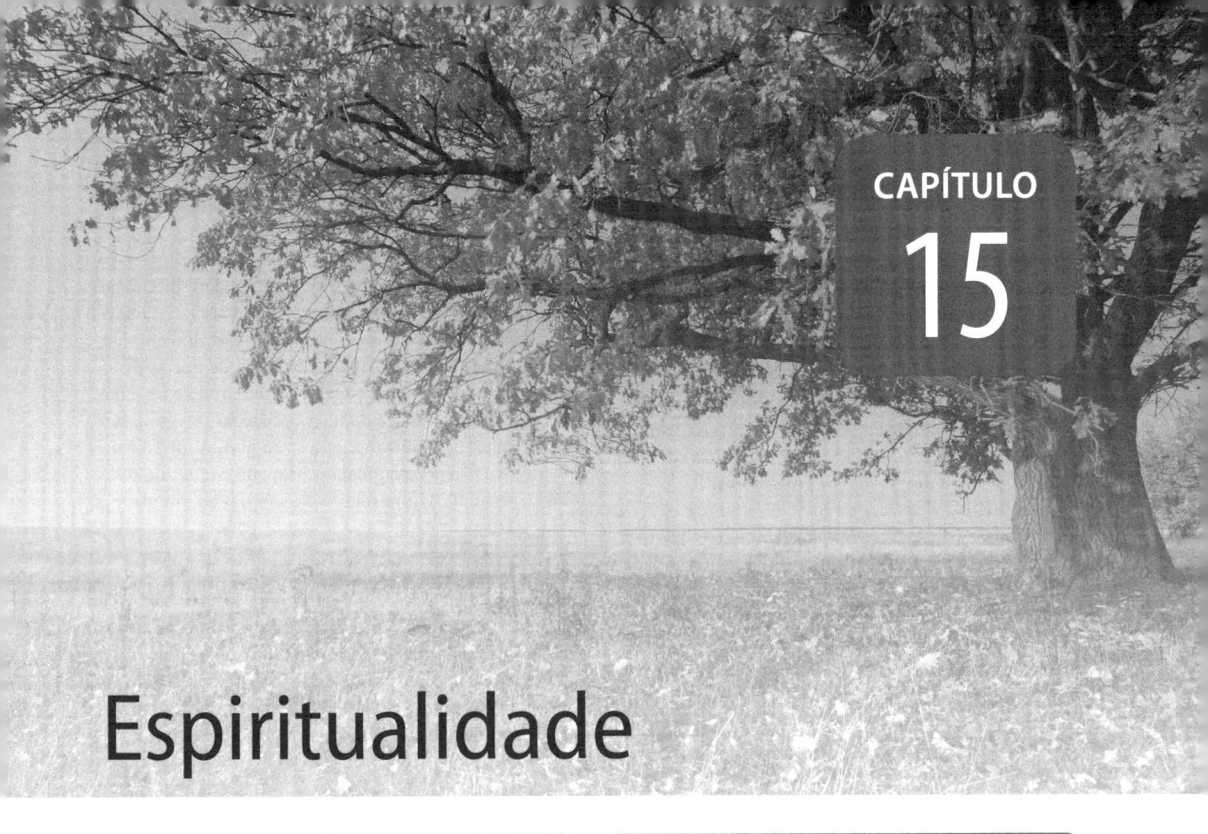

VISÃO GERAL

Necessidades espirituais
   Amor
   Significado e propósito
   Esperança
   Dignidade
   Perdão
   Gratidão
   Transcendência
   Expressão de fé

Levantamento das necessidades espirituais

Abordagem das necessidades espirituais
   Estar disponível
   Respeitar crenças e práticas
   Promover momentos de solidão
   Promover a esperança
   Auxiliar a descoberta de significado em situações de desafio
   Possibilitar as práticas religiosas
   Orar com e em nome de

OBJETIVOS DE APRENDIZAGEM

A leitura deste capítulo possibilitará a você:

1. Descrever necessidades espirituais básicas.
2. Listar perguntas que podem ser feitas em uma coleta de dados espirituais.
3. Discutir medidas em apoio às necessidades espirituais.

TERMOS PARA CONHECER

Agnóstico: pessoa que alega não saber, com certeza, se Deus existe ou não

Ateu: pessoa convicta de que Deus não existe

Religião: estruturas, rituais, simbolismos e regras criados pelo homem para sua relação com Deus/poder superior

Angústia espiritual: estado em que a relação de alguém com Deus ou outro poder maior está rompida, ou corre risco de rompimento e/ou de não atendimento das necessidades espirituais

Espiritualidade: relação e sentimentos com o que transcende o mundo físico

A maioria das pessoas sente-se confortada por ter conexão com um poder sobrenatural maior do que elas. Uma relação harmoniosa e positiva com Deus ou outro poder na dimensão do sagrado ajuda os indivíduos a se sentirem unidos com outros indivíduos, com a natureza e com o ambiente. Isso proporciona aos indivíduos amor e uma sensação de valor, apesar de suas imperfeições e erros. Na transcendência para além de si mesmos, as pessoas têm alegria, esperança, paz e propósito. O sofrimento e as agruras adquirem sentido, sendo enfrentados com mais força.

Espiritualidade é a essência de nosso ser, ela nos transcende e conecta com uma divindade e outros seres. Envolve relações e sentimentos. Espiritualidade é diferente de **religião**, que consiste em estruturas, rituais, simbolismos e regras de relacionamento com o Divino, criados pelos homens. A religião é uma manifestação importante de espiritualidade, mas pessoas altamente espiritualizadas podem não se identificar com uma religião.

> **CONCEITO-CHAVE**
> Espiritualidade e religião não são sinônimos.

O fato de algumas pessoas se identificarem com o ateísmo ou o agnosticismo não significa ausência de espiritualidade. Os ateus têm a certeza da não existência de um ser superior ou de deuses. Os agnósticos duvidam da existência de algum ser superior ou de deuses, embora não seja assunto pacificado entre eles. Ser ateu ou agnóstico não significa ausência de espiritualidade, uma vez que eles podem buscar sentido em suas vidas, têm forte senso de valores morais e se assombram com os mistérios e as maravilhas da vida.

NECESSIDADES ESPIRITUAIS

Todas as pessoas têm necessidades espirituais, mesmo que não as percebam ou as admitam. Algumas assumem lugar de grande importância mais tarde na vida, quando a alta prevalência de doenças crônicas e a realidade da morte ficam evidentes. Essas necessidades podem incluir amor, propósito, esperança, dignidade, perdão, gratidão, transcendência e fé.

Amor

O amor é, provavelmente, a necessidade espiritual mais importante. As pessoas precisam sentir-se cuidadas e podem oferecer sentimentos de cuidado. O amor espiritual não é uma troca, em que é oferecido na expectativa de algo. Ele é incondicional – dado sem egoísmo, de forma total. Na tradição judaico-cristã, esse tipo de amor é exemplificado pelo amor de Deus pelas pessoas. As pessoas têm necessidade de se sentir amadas, desconsiderada condição social, posição social, posses materiais ou produtividade.

Significado e propósito

De acordo com a descrição de Erikson da última etapa do desenvolvimento (ver o Capítulo 2), o envelhecimento psicológico saudável do adulto com mais idade envolve alcançar um senso de integridade. Essa integridade, ou completude, tem o apoio da crença de que as experiências de vida — boas e más — têm sentido e finalidade. Alguns podem acreditar, com base na fé, que sofrer e perder têm propósitos eternos, ou glorificam a Deus. Com essa perspectiva, nada ocorre em vão, sendo mais bem entendida a importância das pessoas no mundo.

Esperança

A esperança é a expectativa de alguma coisa futura. Para alguns, consiste em antecipar oportunidades de novas aventuras, prazeres e relacionamentos que ocorrerão a cada dia que inicia. Para outros, a esperança impulsiona-os a enfrentar o futuro, mesmo com dor e sacrifícios, porque acreditam que alívio e recompensa eterna são possíveis.

Dignidade

Na sociedade ocidental, a autovalorização costuma ser estabelecida pela aparência, *status* social e produtividade. No entanto, cada indivíduo tem um valor inerente. Quando faltam aos mais velhos os atributos que definem a dignidade para grande parte da sociedade secular, eles conseguem derivar uma sensação de valor e riqueza por intermédio da conexão com Deus ou outro poder maior.

Perdão

É da natureza humana errar e pecar. Carregar o fardo dos erros cometidos ou sofridos causa muita tensão, podendo afetar negativamente a saúde. Além disso, não perdoar pode impedir o amor e a realização alcançados nos relacionamentos. Perdoar e aceitar o perdão significa cura. No caso da população com mais idade, perdoar é capaz de facilitar o processo importante de organizar as coisas e concluir assuntos não resolvidos.

Gratidão

A abundância tão predominante na sociedade ocidental leva, por vezes, a uma noção de que as coisas são assim mesmo. Mais do que valorizar o fato de ter o que comer e um lugar para morar, as pessoas podem se queixar de não ir a determinados restaurantes ou não ter uma piscina em casa. Podem concentrar-se em ter coxas indesejadamente grossas, em lugar de agradecer a capacidade de andar. Em vez de valorizar a saúde dos filhos, há pessoas que sofrem por não serem os pais do melhor aluno da escola. É fácil cair na armadilha de concentrar-se no negativo. Uma atitude de agradecimento, porém, alimenta o espírito e fortalece a capacidade de enfrentar qualquer situação. Em períodos de muitas perdas, os idosos podem beneficiar-se com uma análise orientada dos aspectos positivos de suas vidas. O processo de análise da vida é um bom método a ser usado nesse empenho (ver Capítulo 4).

Transcendência

As pessoas precisam sentir que existe uma realidade além de si mesmas, que estão conectadas a um poder maior que vai além do pensamento lógico e que há uma fonte que as fortalece para alcançar o que, por si sós, seria impossível. A transcendência oportuniza a vida além da existência material, levando as pessoas a dar sentido às circunstâncias difíceis enfrentadas (Fig. 15.1).

Expressão de fé

A fé engloba crenças religiosas/espirituais e é manifestada por práticas religiosas/espirituais. As práticas incluem orar, adorar, ler as escrituras, participar de ritos (p. ex., jejuar em determinados dias ou usar roupas especiais), além de celebrar dias santos determinados. Não conseguir expressar a própria fé por causa de uma doença ou deficiência pode levar a **sofrimento espiritual**. Da mesma forma, tal sofrimento pode ocorrer durante uma doença, quando um indivíduo se ressente de que Deus pode tê-lo abandonado; culpa-se porque a doença pode ser uma forma de punição por pecados ou lamenta não ter fé suficiente nessa situação.

PARA REFLETIR

Para você, qual a necessidade espiritual mais difícil de satisfazer? Por quê?

LEVANTAMENTO DAS NECESSIDADES ESPIRITUAIS

Fazer perguntas sobre assuntos espirituais, como parte da primeira e das demais coletas de dados, fortalece os cuidados holísticos. Embora cada instituição tenha os instrumentos preferidos de investigação do paciente, os elementos que uma investigação espiritual devem abordar, incluem crenças e práticas de fé, filiação a alguma comunidade religiosa e o quanto as necessidades espirituais (p. ex., amor, sentido, propósito, esperança, dignidade, perdão, gratidão, transcendência e expressão de fé) são satisfeitas.

O enfermeiro tem várias fontes de coleta de informações sobre as necessidades espirituais dos pacientes. As respostas que estes dão sobre preferência espiritual/religiosa, em formulários comuns na hospitalização, podem oferecer alguns indícios da espiritualidade do paciente e um motivo de conversa sobre outros assuntos pertencentes à espiritualidade. Indicadores visíveis, como uso de vestes religiosas ou a presença de símbolos religiosos, Bíblia, Corão e livros de fé podem proporcionar elementos reveladores em uma investigação espiritual. Os comentários dos pacientes (p. ex., "O que me resta agora é rezar" ou "Não compreendo por que Deus permitiu que isso acontecesse") podem ser pistas das necessidades espirituais. Depressão, ausência de sentimentos, choro e outros sinais concretos podem ser um alerta de sofrimento espiritual. Além disso, o enfermeiro pode fazer perguntas específicas que explorem necessidades espirituais. O Guia de Coleta de Dados 15.1 traz perguntas que o enfermeiro pode fazer para ter informações sobre a espiritualidade do paciente.

DICA DE COMUNICAÇÃO

Ao coletar dados e conversar sobre necessidades espirituais com um paciente, além de determinar sua identidade religiosa, o enfermeiro deve investigar o que dá sentido e propósito a esse paciente. Em várias circunstâncias, isso pode ser a confirmação de uma relação com Deus, embora o ateu e o agnóstico também tenham aspectos importantes em suas vidas dos quais derivam sentido, propósito e paz. Não esquecer que pessoas com a mesma fé podem ter maneiras diferentes de expressar a espiritualidade. É importante que o enfermeiro escute sem julgar e estimule o paciente a expressar crenças e necessidades espirituais, mesmo que estejam em conflito com as eventuais crenças do profissional.

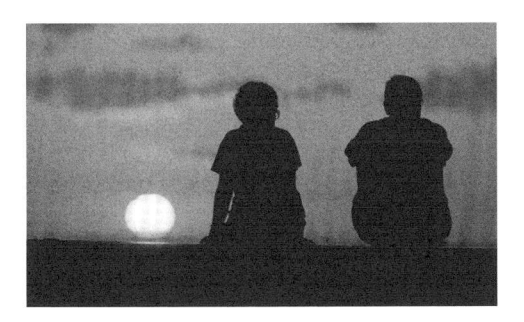

FIGURA 15.1 • Sentir uma conexão com uma realidade além da existência material permite aos indivíduos passar por circunstâncias difíceis enfrentadas.

ABORDAGEM DAS NECESSIDADES ESPIRITUAIS

As evidências sugerem que crenças espirituais sólidas facilitam a saúde e a cura; assim, traz benefícios terapêuti-

GUIA DE INVESTIGAÇÃO 15.1
Necessidades espirituais

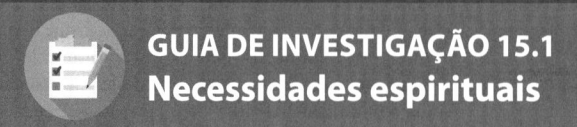

ENTREVISTA
- Como parte de uma coleta holística de dados, devem ser feitas perguntas que questionem diretamente a espiritualidade e as necessidades espirituais da pessoa. As perguntas podem incluir:
- Qual é sua fé ou religião?
- Está envolvido (a) com alguma igreja, templo ou comunidade religiosa? Qual? Gostaria de envolvê-los em seus cuidados?
- Há práticas religiosas importantes para você? É capaz de praticá-las agora? Em caso negativo, há alguma forma de ajuda que posso oferecer para que você as pratique?
- Acredita em Deus ou em um poder maior? Pode, por favor, descrever o significado dessa crença para você?
- Lê a Bíblia ou outro texto religioso? Consegue ler no momento?
- Em sua opinião, qual o papel de Deus em sua doença e cura?
- Há algo em sua fé ou crenças espirituais que lhe cause sofrimento, desconforto ou conflito?
- O que tem mais significado para você?
- O que confere sentido à sua vida?
- Qual é sua fonte de força ou apoio?
- De quem você recebe amor?
- Quais são os receptores mais importantes de seu amor?
- Em sua opinião, você tem assuntos pendentes? Há coisas que precisa falar para alguém? Há alguém que quer perdoar?
- Quais são seus temores?
- Como eu (nós) posso (podemos) dar o melhor apoio às suas crenças e práticas espirituais no momento?

cos apoiar a espiritualidade dos pacientes e ajudá-los no atendimento às necessidades espirituais. Quando a coleta de dados do paciente revela necessidades espirituais específicas ou sinais de sofrimento espiritual (ver Destaque para Diagnósticos de Enfermagem 15.1), os enfermeiros podem planejar estratégias para sua abordagem. Além disso, eles têm condições de usar uma variedade de intervenções em auxílio dos pacientes, apoiando sua espiritualidade. Essas intervenções serão discutidas nos próximos capítulos.

Estar disponível

A proximidade e a confiança dos pacientes em relação aos enfermeiros facilitam o partilhamento de sentimentos com esses profissionais, muito mais do que com outros membros da equipe de atendimento de saúde. Os enfermeiros devem honrar essa confiança e estar disponíveis aos pacientes, para que manifestem seus sentimentos, o que significa disponibilidade física e presença total, sem distrações ou pensamentos focados em outras atividades quando diante de um paciente. Pode haver momentos em que os enfermeiros não saibam como reagir às necessidades espirituais ou a expressões de crença diferentes das suas; nessas horas, ouvir com atenção e estimular a comunicação é tudo o que importa.

> **CONCEITO-CHAVE**
>
> Estar *presente* com um paciente implica o enfermeiro não estar ali apenas fisicamente, mas estar também oferecendo atenção total para facilitar uma real conexão.

Respeitar crenças e práticas

Uma boa avaliação espiritual deve revelar crenças e práticas específicas que o enfermeiro pode ter de facilitar. Essas práticas podem incluir dietas especiais, recusa a participar de algumas atividades de cuidado no *Sabbath*, uso de artigos específicos de vestuário e oração, em horários determinados ao longo do dia. O Quadro 15.1 descreve algumas crenças e práticas religiosas comuns com que os enfermeiros podem se deparar.

> **Alerta de domínio conceitual**
>
> Mulheres casadas, seguidoras do judaísmo ortodoxo, mantêm a cabeça sempre coberta. Os seguidores conservadores do judaísmo cobrem a cabeça somente durante a oração e a adoração.

DESTAQUE DE DIAGNÓSTICO DE ENFERMAGEM 15.1

ANGÚSTIA ESPIRITUAL

Visão geral

Angústia espiritual é um estado em que a relação de alguém com Deus ou outro poder maior está rompida, ou corre risco de rompimento e/ou de não atendimento das necessidades espirituais. A doença ou algum declínio na saúde da pessoa, ou de entes queridos, perdas, percepção da mortalidade e conflitos entre as crenças e o tratamento médico são fatores que podem promover angústia espiritual. Os sinais podem incluir raiva, ansiedade, queixas, choro, cinismo, depressão, culpa, desesperança, isolamento, baixa autoestima, impotência, recusa em fazer planos, sarcasmo, pensamentos ou planos suicidas e sintomas físicos (fadiga, apetite insatisfatório, transtorno do sono, lamentos). O paciente pode questionar a própria fé e crenças.

Fatores causadores ou contribuintes

Doença grave, perdas, acréscimo de encargos, incapacidade de envolvimento em práticas religiosas, associação de problemas atuais de saúde com comportamento anterior de pecado ou falta de fé.

Meta

O paciente manter as práticas religiosas no máximo grau possível, discutir assuntos relativos à angústia espiritual e elaborar sistemas de apoio para promover o bem-estar espiritual.

Intervenções

- Auxiliar o paciente a identificar os fatores que contribuem com a angústia espiritual.
- Oferecer apoio às práticas religiosas do paciente; saber mais sobre essas práticas e implicações aos cuidados; providenciar uma Bíblia ou outro livro religioso, artigos religiosos e música que o inspire; respeitar os períodos de solidão; respeitar e ajudar a prática de rituais; ler as escrituras sagradas ou conseguir um voluntário para isso.
- Rezar com o paciente ou por ele se isso não desrespeitar a fé do paciente ou a sua própria.
- Dar privacidade e tempo ao paciente para oração, meditação e solidão.
- Encaminhá-lo a um clérigo, rabino, benzedeira, pai de santo, pastor ou outra autoridade religiosa, grupo de apoio ou a outros recursos.
- Fazer contato com a igreja ou templo do paciente para visitas e acompanhamento (p. ex., por meio de enfermeiro paroquial); conectar o paciente com o responsável pela saúde na comunidade religiosa se o paciente quiser.
- Respeitar o desejo do paciente de não ser visitado por religioso ou de participar de atividades religiosas.
- Não desafiar as crenças religiosas do paciente ou tentar modificá-las.

QUADRO 15.1 Crenças e práticas religiosas relevantes à prática da enfermagem gerontológica

PROTESTANTISMO

- *Assembleias de Deus (Pentecostal):* incentivam a abstinência de tabaco, álcool e drogas ilícitas; acreditam na cura divina pela oração e a imposição das mãos; a comunhão é dada pelo pastor; creem em Jesus Cristo como seu Salvador; oram pela intervenção de Deus na cura.
- *Batistas:* estimulam abstinência de álcool; a comunhão é dada pelo pastor; a leitura das Escrituras Sagradas é importante e entendidas como a palavra de Deus; acreditam em Jesus Cristo como seu Salvador; podem acreditar que a doença seja vontade de Deus, respondendo aos cuidados de forma passiva; há quem creia no poder da cura por imposição das mãos (mais de duas dúzias de grupos diferentes nos Estados Unidos).
- *Igreja Cristã (Discípulos de Cristo):* a comunhão é parte do culto normal aos domingos, dada pelo pastor; os pastores e os mais velhos da igreja podem oferecer suporte espiritual; creem em Jesus Cristo, o Salvador.
- *Igreja dos Irmãos:* o pastor aplica os óleos nos doentes para a cura física e o bem-estar espiritual; a comunhão é dada pelos pastores.
- *Igreja do Nazareno:* abstinência de tabaco e álcool; há crença na cura divina, mas aceitam tratamento médico; comunhão dada pelo pastor.

(continua)

| QUADRO 15.1 | Crenças e práticas religiosas relevantes à prática da enfermagem gerontológica (*continuação*) |

- *Episcopais (Anglicana):* não exigem jejum, embora alguns fiéis possam se abster de carne às sextas-feiras; comunhão dada pelo pastor; a unção de óleo nos doentes pode ser oferecida, embora não seja uma exigência; acreditam em Jesus Cristo como seu Salvador.
- *Luteranos:* a comunhão é dada pelo pastor; a unção com óleo nos doentes é feita pelo pastor; há assistência pastoral no rito do sepultamento; acreditam em Jesus Cristo como seu Salvador (há 10 ramificações diferentes).
- *Menonitas:* abstêm-se de álcool; a oração tem um papel importante durante crises ou doenças, além de ungir com óleo; podem fazer objeção a medicamentos; as mulheres podem querer cobrir a cabeça durante a hospitalização; estilo de vida simples; a comunhão é dada duas vezes ao ano, com lavação dos pés como parte da cerimônia (há 12 grupos diferentes).
- *Metodistas:* a comunhão é dada pelo pastor; a unção dos doentes; a oração e a leitura da Bíblia são importantes na doença; a doação de órgãos é incentivada; creem em Jesus Cristo como seu Salvador (há mais de 20 grupos diferentes).
- *Presbiterianos:* a comunhão é dada pelo pastor; o pastor ou os idosos podem orar pelos que estão à morte; acreditam em Jesus Cristo como seu Salvador (há 10 grupos diferentes)
- *Quakers (Amigos):* acreditam em Deus como pessoa e uma realidade e que todo aquele que crê pode conseguir a comunhão com Jesus Cristo sem a intermediação de pastores ou de rituais da igreja; não há cerimônia especial de morte porque acreditam que a vida atual é parte do reino de Deus; abstêm-se de álcool; podem opor-se ao uso de medicamentos.
- *Exército da Salvação:* seguem a Bíblia como o fundamento da fé; é importante a leitura das Escrituras Sagradas; não há cerimônias especiais; oferecem programas e centros de bem-estar social; aceitam tratamentos médicos; membros do Exército da Salvação da região podem ser chamados para visita e assistência.
- *Adventista do Sétimo Dia:* práticas saudáveis de vida são promovidas uma vez que o corpo é entendido como um templo do Espírito Santo; proibição de álcool, tabaco, café, chá e drogas recreativas; carne de porco e frutos do mar são rejeitados pela maioria; muitos são vegetarianos; é observado o *Sabbath* aos sábados; pode haver oposição a tratamento aos sábados; a comunhão é dada pelo pastor; é importante a leitura da Bíblia

CATOLICISMO ROMANO

Os adeptos acreditam no Papa como chefe da Igreja na Terra; expressam a fé, principalmente, em credos como dogmas apostólicos; jejuam durante a sexta-feira da Paixão e em outras sextas-feiras é opcional, embora os católicos com mais idade possam obedecer a essa prática; o padre dá a comunhão, a extrema-unção e ouve confissões; contas do rosário, medalhas, estatuetas e outros objetos religiosos têm importância

ORTODOXOS ORIENTAIS

Inclui as igrejas grega, sérvia, russa e outras igrejas ortodoxas. Acreditam no Espírito Santo que vem do Pai (em vez do Pai e do Filho), assim, rejeitam a autoridade papal; abstêm-se de carne e derivados do leite às quartas e sextas-feiras durante a Páscoa e em outros dias santos; seguem um calendário diferente de celebrações religiosas; jejuam na Páscoa e antes de comungar; a extrema-unção é dada aos doentes, mas não necessariamente como um ritual final; os rituais finais devem ser feitos por um padre ordenado.

OUTRAS RELIGIÕES CRISTÃS

- *Ciência Cristã:* religião baseada no uso da fé para curar; pode recusar medicamentos, psicoterapia, hipnose, vacinas e alguns tratamentos; usa enfermeiros da Ciência Cristã e outros profissionais e pode desejar que sejam participantes ativos nos cuidados.
- *Testemunhas de Jeová:* desestimulam o uso de álcool e tabaco; não aceitam transfusões de sangue, embora permitam métodos alternativos.
- *Mórmons (Igreja de Jesus Cristo dos Santos dos Últimos Dias):* não há pastores profissionais; comunhão e unção com óleo para doentes/imposição das mãos podem ser feitos por pastores membros da igreja; abstêm-se de álcool; desestimulam o uso de cafeína, álcool e outras substâncias consideradas pouco saudáveis e nocivas; pode ser usada roupa sagrada por baixo de outra sempre, removida apenas em emergências absolutas; oração e leitura de escritos sagrados são importantes; podem se opor a alguns tratamentos médicos e usar a cura divina pela imposição das mãos.
- *Unitária:* ramo bastante liberal do Cristianismo; crença em Deus como o único ser divino, mais do que em uma doutrina da Trindade; acreditam que as pessoas sejam responsáveis pelo próprio estado de saúde; defendem a doação de órgãos do corpo.

QUADRO 15.1	**Crenças e práticas religiosas relevantes à prática da enfermagem gerontológica** (*continuação*)

JUDAÍSMO

Os adeptos acreditam em um Deus universal e que os judeus foram especialmente escolhidos para receber as leis de Deus; observam o *Sabbath*, do pôr do sol da sexta-feira até a chegada da noite do sábado; há três ramificações:

- *Ortodoxos (Observadores):* respeitam com rigidez as tradições do judaísmo; acreditam nos cinco Livros de Moisés de inspiração divina (Torá); seguem a dieta kosher (não misturam leite e carne em uma refeição, não comem carne de porco ou frutos do mar, não comem carne de animais que não tenham sido abatidos de acordo com a lei judaica; usam utensílios de cozinha separados para carne e derivados do leite); há rígidas restrições durante o Sabbath (não andam de automóvel, não fumam, não acendem/apagam luzes, não manuseiam dinheiro, não usam telefone ou televisão; tratamentos médicos podem ser adiados); os homens não fazem a barba com gilete, mas podem usar tesoura ou aparelho elétrico, para que a lâmina não tenha contato com a pele; os homens usam sempre pequenos gorros no alto da cabeça; a barba é considerada sinal de piedade; os ortodoxos tocam somente a mulher pertencente à família; as mulheres casadas cobrem os cabelos; a família e os amigos fazem visitas e podem ficar com a pessoa à morte; deve haver testemunhas quando uma pessoa rezar pela saúde, para que, se ocorrer a morte, a família fique protegida por Deus; após a morte, o corpo não deve ficar só e apenas ortodoxos podem tocar ou lavar o corpo; se ocorrer a morte no Sabbath, os ortodoxos não podem manusear o corpo do morto, mas enfermeiros podem fazer isso se usarem luvas; o corpo deve ser enterrado em 24 horas; não é permitida autópsia; qualquer parte do corpo removida deve ser devolvida até o enterro ao restante do corpo, já que existe a crença de que todas as partes do corpo devem retornar à terra; é dada importância à oração e ao silêncio.
- *Conservadores:* seguem as mesmas leis básicas dos ortodoxos, podem cobrir a cabeça apenas quando oram e fazem adoração; alguns podem aprovar autópsias.
- *Reformistas:* adesão menos rígida às leis; não seguem com austeridade a dieta kosher; não usam barretes na cabeça; vão ao templo às sextas-feiras para culto, mas não atendem às restrições no Sabbath; os homens podem tocar nas mulheres.

ISLÃ (MUÇULMANOS)

A segunda maior religião monoteísta (crença em um só Deus). Fundada pelo profeta Maomé, mensageiro ou profeta humano usado por Deus para comunicar a Sua palavra; o livro sagrado é o Corão, que não pode ser tocado ritualmente por alguém impuro e nada pode ser colocado sobre o Corão; podem orar cinco vezes por dia voltados para Meca; é importante a privacidade durante a oração; há abstenção de carne de porco e álcool; toda a carne permitida deve ser abençoada e o animal deve ser abatido de maneira especial; a limpeza é importante; durante a oração, há necessidade de lavagem, mesmo pelos doentes; práticas médicas são aceitas se não violarem práticas religiosas; as mulheres são muito discretas e não podem assinar consentimento ou tomar decisões sem o marido; podem vestir um *taviz* (cordão preto com as palavras do Corão); a família ou um muçulmano praticante pode rezar com a pessoa à morte; há preferência pela família para lavar e preparar o corpo da pessoa falecida (quando necessário, os enfermeiros podem cuidar do cadáver se usarem luvas); é proibida autópsia exceto quando obrigada por lei; não é permitida a doação de órgãos.

HINDUÍSMO

Considerada uma das religiões mais antigas do mundo; é a religião da maioria da população da Índia; não há livros sagrados, doutrina fixa ou culto comum; creem no carma (todos nascem em situações baseadas em feitos da vida anterior) e na reencarnação; a doença pode ser vista como consequência de pecado da vida passada; a maioria é vegetariana; abstêm-se de álcool e tabaco.

BUDISMO

Segue os passos do hinduísmo, com a maioria dos seguidores no Japão, Tailândia e Mianmar; crença na revelação alcançada pela meditação individual, e não por adoração em comunidade; os praticantes seguem um código moral, conhecido como Caminho com Oito Níveis, que conduz ao nirvana (forma de liberação e revelação); vegetarianos; abstêm-se de álcool e tabaco; podem ser contra medicamentos e recusar tratamentos nos dias sagrados; tempo privado e sem interrupções para meditação é importante.

Promover momentos de solidão

A solidão pode ser um aspecto importante da expressão de espiritualidade. Desfrutar de um tempo sem interrupções permite a comunicação pessoal com a dimensão espiritual. Pode-se rezar, refletir, meditar e ouvir a divindade em que se acredita (Quadro 15.2). Os enfermeiros precisam respeitar e promover períodos de solidão para os pacientes.

> **PARA REFLETIR**
>
> Optar pela solidão é diferente de estar socialmente isolado. Em uma semana normal, há tempo só para você ou para um período de introspecção?

Promover a esperança

A esperança é importante para as pessoas. Quando existe crença no futuro e na possibilidade de algo positivo, as pessoas podem se comprometer com metas e atos. No caso dos idosos, em especial, aqueles com condições e deficiências de saúde graves, manter a esperança pode ser um desafio. O risco de se sentir desesperançado e deprimido é real. A desesperança pode interferir no autocuidado e na cura e drenar as energias necessárias para o enfrentamento dos desafios da vida.

Promover a esperança começa no estabelecimento de uma relação de confiança com o paciente, para que ele se sinta à vontade para expressar os sentimentos com franqueza. Uma investigação criteriosa pode ajudar a identificar os fatores que contribuem para a desesperança, como relações familiares abaladas, dor sem alívio e aumento de problemas financeiros; devem ser planejadas intervenções que tratem dos fatores específicos. Outras ações benéficas incluem:

- ajudar o paciente a estabelecer metas realistas de curto prazo e a reconhecer o alcance dessas metas;
- orientar o paciente em uma revisão crítica da vida para salientar sucessos anteriores no enfrentamento dos desafios que podem ser associados a situações do momento;
- auxiliar o paciente a encontrar prazer e satisfação nas atuais atividades de vida;
- estimular um ambiente relaxante e de elevação (p. ex., flores, ar fresco, luz do sol, odores agradáveis, animais de estimação, mistura de cores);
- facilitar as práticas espirituais do paciente; encaminhá-lo a um religioso, se necessário;
- auxiliar o paciente a participar de serviços religiosos;
- elaborar afirmações (enunciados positivos, como "Sou alguém único e especial." ou "Sou amado por Deus.") para uso do paciente, com recomendação para que as repita diariamente;
- sugerir que o paciente tenha um lugar para registrar por escrito acontecimentos/sentimentos a fim de promover autocompreensão e crescimento pessoal;
- usar a música como terapia; consultar musicoterapeuta sobre listas de músicas que promovam otimismo e esperança;
- encaminhar o paciente a grupo de apoio;
- usar o humor como terapia; transmitir esperança e otimismo.

Auxiliar a descoberta de significado em situações de desafio

Os pacientes podem questionar a finalidade das dificuldades que enfrentam, ou achar que Deus os abandonou. Pessoas que têm fé podem querer discutir sua perspectiva sobre como a situação atual se encaixa em um plano maior. Uma atitude aberta e neutra, ao estimular a expressão dos sentimentos, pode ser útil.

> **CONCEITO-CHAVE**
>
> A fé de alguns indivíduos pode levá-los a se sentir confortados, achando que os desafios que enfrentam no momento têm uma finalidade positiva aos olhos de Deus.

QUADRO 15.2 Meditação

A solidão propicia a meditação, uma prática que acalma a mente e ajuda a concentração no presente. Pode assumir a forma de:

- *Meditação concentrada:* a atenção é desviada para a respiração, um som, ou uma imagem; isso acalma e promove clareza e acuidade mentais.
- *Meditação com a mente livre:* dá-se atenção às sensações vivenciadas, como sons ou pensamentos; promove um estado mental de calma e ausência de reação.
- *Meditação transcendental:* introduzida pelo Maharishi Mahesh Yogi, é uma forma que envolve guiar o corpo até um nível de relaxamento profundo, enquanto a mente fica mais alerta.

A meditação traz vários benefícios à saúde, inclusive redução de tensões, estímulo da função imune e controle da dor. Os idosos podem se beneficiar com melhora da autoestima e níveis mais altos de funcionamento mental, que são, supostamente, atingidos.

ESTUDO DE CASO

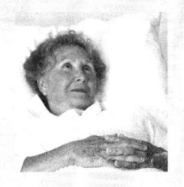

Do lado de fora de um quarto compartilhado, um enfermeiro escuta d. Luzia, 75 anos de idade, perguntar à companheira de quarto, d. Cleide, 66 anos de idade, se esta pertence a alguma igreja. D. Cleide responde "Não...não acredito nessas coisas. Religião, para mim, é somente uma muleta". D. Luzia, bastante insatisfeita, retruca "Você não deve falar assim. Devemos honrar ao Senhor. Não quer ser curada?". Ao que d. Cleide responde "Confio nos médicos para minha cura, não em uma figura imaginária no céu!". E puxa a cortina entre as camas.

DESENVOLVENDO O PENSAMENTO CRÍTICO

- Como o enfermeiro deve reagir a essa situação?
- Quais os possíveis efeitos dessa interação sobre cada paciente?

Possibilitar as práticas religiosas

Os pacientes podem querer comunhão, confissão e outros sacramentos religiosos. Os enfermeiros podem fazer contato com padres ou pastores, se necessário. São capazes, ainda, de ajudar os pacientes a usar ou exibir artigos religiosos e garantir sua manutenção segura durante as atividades que desempenham.

Orar com e em nome de

Pessoas que têm fé há muito compreendem o valor da oração; existem pesquisas com cada vez mais evidências em apoio a uma relação positiva entre oração e saúde e a cura (Agli, Bailly e Ferrand, 2014; Butler, Koening, Puchalski, Cohen e Sloan, 2003; Duffin, 2007; Johnstone et al, 2012; Moberg, 2005). Não há necessidade de ser um padre ordenado para segurar a mão de um paciente e oferecer uma oração. As orações podem ser específicas, por exemplo, para que um medicamento seja dado e traga alívio imediato. Uso de vocabulário empolado ou "religioso" é menos importante do que orar com o coração pela intercessão de um poder maior para que faça algo por um paciente. Podem ser feitas orações intercedendo pelos pacientes. Enfermeiros que não se sentem à vontade para rezar podem pedir a colegas que o façam com os pacientes e por eles, quando estes o desejarem.

PARA REFLETIR

Qual o significado para você de ter alguém que reza por suas necessidades ou lutas?

Resumo do capítulo

As pessoas são seres espirituais; assim, cuidados espirituais devem ser um elemento integrante dos cuidados holísticos completos. Perceber a conexão dos indivíduos com algo maior do que si mesmos – outras pessoas, a natureza, o universo, um ser supremo – fortalece os idosos, levando-os a se sentir acima dos desafios físicos, intelectuais, emocionais e sociais e a descobrir a paz e a harmonia que facilitam a cura e o bem-estar.

Espiritualidade e religião não são sinônimos. A espiritualidade é a essência de nosso ser, ela nos transcende e conecta-se com uma divindade e outros organismos vivos. Envolve relações e sentimentos. A religião consiste em estruturas, rituais, simbolismo e regras criadas pelo homem, em sua relação com a divindade. As necessidades espirituais incluem amor, finalidade, esperança, dignidade, perdão, gratidão, transcendência e fé.

Uma coleta de dados espirituais deve investigar crenças e práticas de fé, filiação a alguma comunidade religiosa e o quanto as necessidades espirituais estão atendidas. Comentários e sinais observáveis, indicativos de sofrimento espiritual, devem ser percebidos durante a coleta de dados.

Os enfermeiros honram as necessidades espirituais dos pacientes, disponibilizando-se a oferecer apoio e oportunidades para que eles expressem seus sentimentos, respeitando suas crenças, oportunizando sua expressão de fé, promovendo esperança e auxiliando os pacientes a descobrirem sentido em situações desafiadoras que possam enfrentar – e, quando não estiver em conflito com as crenças pessoais desses profissionais, rezando com os pacientes ou por eles.

APLICANDO CONHECIMENTO NA PRÁTICA

Spirituality and Religion in Older Adults With Dementia: A Systematic Review

Fonte: Agli, O., Bailly, N., & Ferrand, C. (2014). International Psychogeriatrics, 26(8), 1–11.

Admitindo a importância de questões religiosas e espirituais para os idosos e seus benefícios potenciais à saúde e à cura, os pesquisadores revisaram, de forma sistemática, a literatura para um exame dos efeitos da religião e da espiritualidade nos resultados de saúde. Na sequência de uma análise criteriosa da literatura, pesquisadores descobriram uma maioria de pesquisas que identificaram efeitos positivos da espiritualidade e da religião.

Espiritualidade e religião foram identificadas como geradoras de benefícios para a saúde de pessoas com prejuízos cognitivos. Entre eles, incluem-se estabilização e, em certos casos, melhora da função cognitiva. Os pesquisadores acharam que isso teria relação com fatores neurológicos, pois sua teoria diz que o exercício espiritual fortalece os circuitos frontais do cérebro, treina a memória episódica e melhora a atenção. Foram encontradas relações positivas importantes entre bem-estar subjetivo e crenças e comprometimento religiosos. Percebeu-se que a qualidade de vida recebia uma influência positiva da manutenção de interações sociais pela participação em atividades na comunidade religiosa. A maior parte das pesquisas mostrou benefícios da espiritualidade e da religião em resultados da saúde de idosos com demência, em especial na capacidade de enfrentar o declínio cognitivo.

Os autores alertam que uma das críticas às pesquisas analisadas é que a validade do diagnóstico de demência não poder ser garantida em todas as pesquisas informadas. Parece, no entanto, que podem ser tiradas conclusões sobre um impacto positivo da espiritualidade e da religião na saúde e na capacidade de pessoas com demência de enfrentar suas alterações cognitivas, conservar relacionamentos positivos e manter uma qualidade de vida.

Com potencial para benefícios positivos à saúde pelo incentivo à espiritualidade dos pacientes, os enfermeiros têm de facilitar a capacidade das pessoas de manter suas práticas espirituais e religiosas ao máximo. Isso se aplica aos idosos com demência, a quem pode ser solicitada a descrição daquilo que dá sentido a suas vidas, bem como dar-lhes oportunidade de tal descoberta. Aprender sobre as crenças e as práticas dos pacientes, associadas à espiritualidade e à religião, pode facilitar esse processo.

APRENDENDO NA PRÁTICA

Com 69 anos de idade, o sr. Brewer está, há várias semanas, na unidade de trauma por choque, em um hospital, em razão de uma condição crítica, após grave acidente automobilístico. Na hospitalização, a família informou que o sr. Brewer era ateu.

O paciente tem períodos de consciência intercalados com inconsciência. Em várias ocasiões, quando consciente, fala sobre Deus e faz comentários como "Espero que Deus me perdoe por rejeitá-lo durante tantos anos" e "Não quero morrer sem acertar as contas com Deus".

O enfermeiro que presta atendimento regular ao sr. Brewer conta isso à mulher do paciente, também ateia, e pergunta-lhe se consideraria útil uma conversa de seu marido com um religioso do hospital. Ela objeta com veemência, dizendo "Não sei quem anda colocando essas ideias malucas na cabeça dele e, com certeza, não permitirei que um louco religioso tire vantagem de meu marido". Quando o sr. Brewer fala em Deus diante da esposa, ela diz, "Tom, você sempre foi inteligente demais para uma muleta dessas, pare de falar tais besteiras".

Há grande probabilidade de o sr. Brewer não sobreviver. O que o enfermeiro deve fazer?

EXERCITANDO O PENSAMENTO CRÍTICO

1. Por que a espiritualidade se torna cada vez mais importante para as pessoas à medida que envelhecem?
2. Descreva formas pelas quais as necessidades espirituais dos adultos podem encontrar dificuldade para serem atendidas.
3. Quais perguntas você faria a um idoso para conhecer suas crenças e necessidades espirituais?
4. Analisar um idoso paciente em um hospital ou residente de uma casa de longa permanência. Quais oportunidades existem para que essa pessoa tenha momentos de solidão? O que você poderia fazer para facilitar seus períodos de solidão?
5. De que forma o mistério inerente aos eventos da vida pode fomentar a espiritualidade?

Recursos *online*

BeliefNet
http://www.beliefnet.com
Duke Center for Spirituality, Theology, and Health
http://www.dukespiritualityandhealth.org
George Washington Institute for Spirituality and Health
http://www.gwish.org
Health Ministries Association
http://www.hmassoc.org
Nurses Christian Fellowship International
http://www.ncfi.org

Bibliografia

Agli, O., Bailly, N., & Ferrand, C. (2014). Spirituality and religion in older adults with dementia: A systematic review. *International Psychogeriatrics*, *26*(8), 1–11.

Butler, S. M., Koenig, H. G., Puchalski, C., Cohen, C., & Sloan, R. (2003). Is prayer good for your health? A critique of the scientific research. *Heritage Lecture #816*, December 22, 2003. Recuperado de http://www.heritage.org/Research/Religion/HL816.cfm.

Duffin, J. (2007). The doctor was surprised; or, how to diagnose a miracle. *Bulletin of the History of Medicine*, *81*(4), 699–729.

Johnstone, B., Yoon, D. P., Cohen, D. Schopp, L. H., McCormack, G., Campbell, J., & Smith, M. (2012). Relationships among spirituality, religious practices, personality factors, and health for five different faith traditions. *Journal of Religion and Health*, *51*(4), 1017–1041.

Moberg, D. O. (2005). Research in spirituality, religion and aging. *Journal of Gerontological Social Work*, *45*(1–2), 11–40.

CAPÍTULO 16

Sexualidade e intimidade

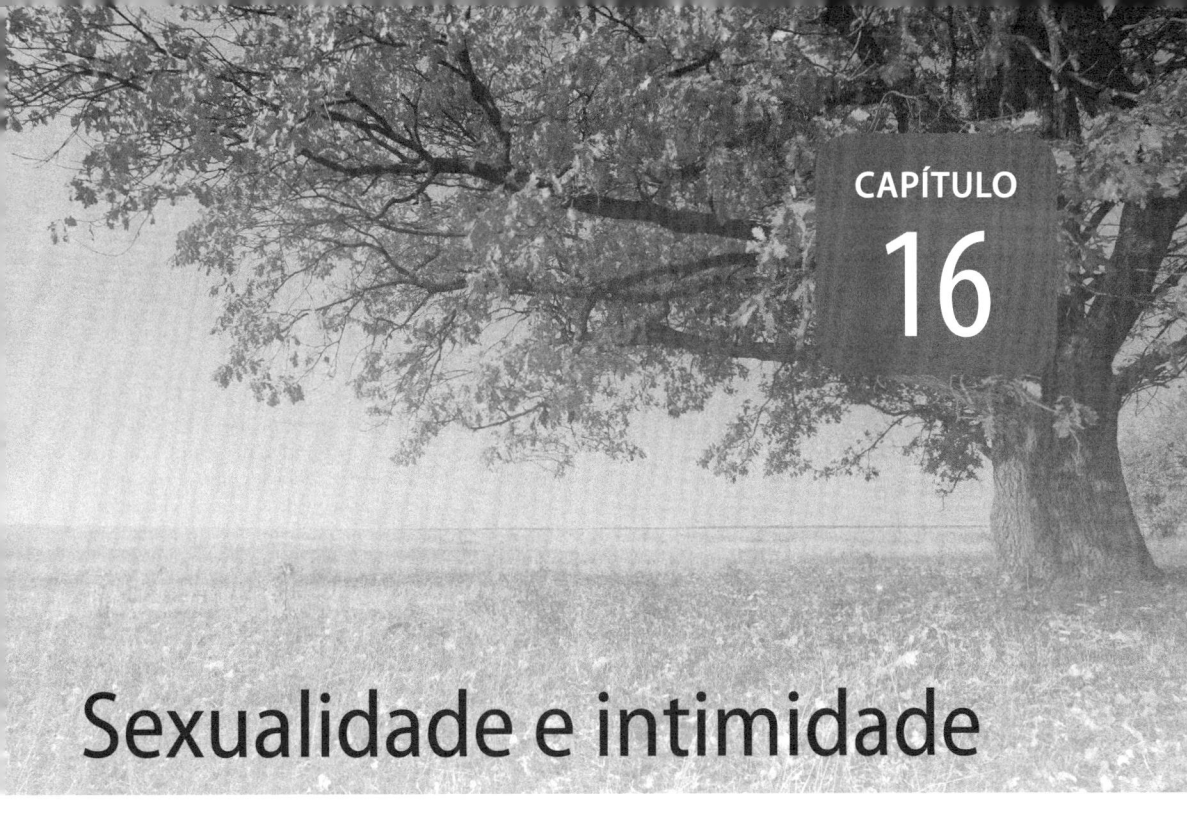

VISÃO GERAL

Atitudes em relação ao sexo e os idosos

Realidades do sexo no idoso
- Comportamento e papéis sexuais
- Intimidade
- Mudanças e respostas sexuais relativas à idade
- Menopausa como uma jornada à conexão interior
- Manejo de sintomas e educação do paciente
- Autoaceitação
- Andropausa

Identificação de barreiras à atividade sexual
- Indisponibilidade de um parceiro
- Barreiras psicológicas
- Disfunção erétil
- Efeitos adversos de medicamentos
- Déficit cognitivo

Promoção de uma função sexual saudável

OBJETIVOS DE APRENDIZAGEM

A leitura deste capítulo possibilitará a você:

1. Abordar os efeitos das atitudes da sociedade sobre o sexo e os idosos.
2. Explicar os efeitos do envelhecimento na sexualidade e na função sexual.
3. Identificar medidas de controle dos sintomas da menopausa.
4. Descrever os fatores que podem contribuir para a disfunção sexual.
5. Descrever formas pelas quais os enfermeiros podem promover a função sexual nos idosos.

TERMOS PARA CONHECER

Andropausa: um declínio nos níveis de testosterona, com o envelhecimento

Dispareunia: relação sexual com dor

Disfunção erétil: incapacidade de conseguir e manter uma ereção peniana suficiente para envolvimento na relação sexual

Terapia de reposição hormonal (TRH): reposição de estrogênio e/ou o hormônio progesterona, que não é mais produzido de forma regular no organismo

> **Menopausa:** cessação permanente da menstruação durante pelo menos, um ano
> **Perimenopausa:** os vários anos que antecedem o início da menopausa
> **Pós-menopausa:** período que começa 12 meses após o último ciclo menstrual

ATITUDES EM RELAÇÃO AO SEXO E OS IDOSOS

Durante anos, sexo foi um grande tabu sobre o qual os americanos não conversavam. Eram desencorajadas e evitadas discussões e orientação sobre esse processo natural na maioria dos grupos. Era mínima a literatura sobre o assunto, normalmente escondida. Interessar-se por sexo era visto como pecaminoso e bastante inadequado. Ainda que as pessoas soubessem que fazer sexo significava mais que procriar, os outros benefícios dessa atividade eram raramente partilhados de forma aberta. A sociedade encarava a expressão sexual fora do casamento uma desgraça e uma indecência. A relutância em aceitar e, com inteligência, confrontar a sexualidade humana levaram à disseminação de vários mitos, à persistência da ignorância e do preconceito e à colocação do sexo em uma condição de vulgaridade.

Felizmente, com o passar dos anos, modificaram-se as atitudes, e a sexualidade tornou-se cada vez mais compreendida e valorizada. A educação ajudou a apagar os mistérios do sexo para adultos e crianças, e revistas, livros, programas de televisão e páginas na internet sobre o assunto multiplicaram-se. Cursos sobre sexo, oficinas de sexo e consultores em todo o país ajudam as pessoas a entendê-lo cada vez mais e a aproveitá-lo. Isso reduziu muito o estigma atrelado às relações antes do casamento e também aumentou o número de casais não casados morando juntos, com aceitação da sociedade. Hoje o sexo é encarado como uma experiência compartilhada natural, boa e bonita.

"Natural", "boa" e "bonita" são, todavia, adjetivos raramente empregados para descrever as experiências sexuais dos idosos. Quando sexo e idoso são tópicos confrontados, reaparecem a ignorância e o preconceito de forma intensa. A educação sobre a sexualidade na velhice é mínima; há muitos livros sobre o tema, mas há pouca atenção aos idosos. Qualquer sinal de interesse por sexo ou por discuti-lo abertamente da parte dos idosos costuma ser motivo de brincadeira e desencorajamento, ou visto com suspeita. Os mesmos critérios que tornam um "playboy" um homem aos 30 anos, transformam-no em um "homem indecente" aos 70 anos. Adultos solteiros, de meia-idade e jovens, que se envolvem em experiências sexuais agradáveis são aceitos, mas avós viúvos que desejam a mesma experiência costumam provocar desconfiança e zombaria.

> **PARA REFLETIR**
> Quanto você se incomoda com a ideia de que seus parentes idosos podem ser sexualmente ativos?

Os mitos sobre os idosos e o sexo proliferam. Quantas vezes escutamos que as mulheres perdem todo o desejo sexual após a **menopausa** e que os idosos não conseguem uma ereção, além de perder o interesse sexual? O respeito pelos idosos como sexualmente ativos é prejudicado pela privação de privacidade que lhes é imposta, por não acreditarem na vitalidade ou conservação de sua sexualidade e pela falta de aceitação, respeito e dignidade assegurados à manutenção de sua expressão sexual. Mitos, ignorância e atribuição de vulgaridade antes associados ao sexo, em geral, foram transferidos à sexualidade dos idosos. Essas ideias erradas e preconceitos são uma injustiça contra as pessoas de todas as idades. Reforçam os medos e a aversão que os jovens têm de envelhecer. Impõem a noção de conformidade aos idosos, resultando em privação de experiências sexuais significativas e amorosas, ou em sofrimento decorrente de sentimentos de culpa e anormalidade.

Uma das consequências dos mitos sobre sexo na vida dos idosos é a ausência de respeito como indivíduos com sexualidade. Os enfermeiros podem testemunhar violações sutis, ou pouco sutis, do respeito à identidade sexual dos idosos, a saber:

- menosprezar o interesse dos idosos por roupas, cosméticos e mudanças no cabelo;
- vestir com roupas unissex homens e mulheres moradores de uma instituição;
- negar o pedido de uma idosa para que uma auxiliar lhe ajude no banho;
- esquecer de abotoar, fechar o zíper ou prender as roupas ao vestir pessoas idosas;
- expor desnecessariamente os idosos durante exames ou atividades de cuidados;
- comentar episódios de incontinência de um idoso quando seus amigos estão presentes;
- ignorar o desejo de um homem de ser limpo e barbeado antes da visita de uma amiga;
- desconsiderar as tentativas dos idosos para ficarem atraentes;
- respeitar o fato de o cônjuge ou parceiro de um idoso poder ser do mesmo sexo;
- fazer brincadeiras de mau gosto sobre o interesse dos idosos de flertar.

Esses exemplos demonstram a incompreensão de que são importantes o reconhecimento da dignidade sexual de todos e o respeito a ela, independentemente da idade. Não é raro um homem de 30 anos ter interesse pela moda, duas pessoas com 35 anos de idade estarem namorando, ou de uma mulher de 20 anos preferir um ginecologista do sexo feminino. Quase todas as mulheres jovens não querem que um novo namorado as veja antes de se arrumarem. Nenhum profissional da saúde entraria no quarto de uma pessoa de 25 anos para despi-la e banhá-la, havendo outras pessoas no quarto. Os idosos têm direito à mesma dignidade e respeito, como indivíduos sexuais, conferidos às pessoas de todas as faixas etárias.

PARA REFLETIR

Quais pré-conceitos relativos ao sexo e aos idosos você identifica em si mesmo? O que contribuiu para a formação desses pré-conceitos?

Uma consequência adicional das visões estereotipadas do sexo na vida dos idosos é que assuntos relativos a sexo seguro entre pessoas de mais idade costumam ser ignorados. A incidência de Aids aumentou rapidamente para mais que o dobro entre pessoas com mais de 50 anos, em comparação com adultos mais jovens, e essa população de adultos mais velhos responde por até um quinto dos casos de Aids nos Estados Unidos (Centers for Disease Control and Prevention, 2014). Quarenta e quatro por cento das novas infecções por HIV em pessoas com mais de 55 anos situam-se entre gays e bissexuais. A maior parte dos homens mais velhos com HIV contraiu o vírus via sexo com outro homem, ao passo que mulheres mais velhas infectadas adquiriram o vírus por contato heterossexual. Pessoas sexualmente ativas, com mais idade, que fazem sexo com novos ou múltiplos parceiros, podem não dar valor ao uso de preservativo, já que engravidar não é mais um risco; podem ainda ter concepções errôneas sobre doenças sexualmente transmitidas, achando que elas afetam somente pessoas mais jovens. Quando se tornam sintomáticos, ou descobrem que um parceiro sexual é HIV-positivo, adultos com mais idade podem ter vergonha em procurar atenção médica; também costumam atribuir os sintomas ao envelhecimento normal. Se se apresentarem ao médico com sintomas, o profissional pode não os associar ao HIV simplesmente porque a pessoa é idosa (p. ex., demência associada ao HIV pode ser erroneamente diagnosticada como doença de Alzheimer). Esses fatores contribuem para que o HIV, normalmente, só seja diagnosticado em um estágio mais avançado em pessoas com mais idade. É importante que os enfermeiros reforcem práticas sexuais seguras para os idosos e perguntem sobre elas e os fatores de risco para o HIV durante a coleta de dados de saúde.

Os enfermeiros têm um papel importante na educação e no aconselhamento sobre sexualidade em estágios posteriores da vida. Podem estimular mudanças de atitude pelo próprio exemplo.

REALIDADES DO SEXO NO IDOSO

Somente após os trabalhos de Kinsey (1948) e Masters e Johnson (1966) é que foram mais bem investigadas as realidades do sexo nos idosos. Vários prováveis fatores contribuíram para essa falta de pesquisas e informação. Primeiro, a aceitação e a expansão da sexologia que ocorreu há poucas décadas. Segundo, associou-se a impropriedade às francas discussões anteriores sobre sexo. Além disso, havia uma ideia errônea de parte de muitos profissionais, dos idosos e do público em geral de que indivíduos com mais idade não tinham interesse ou capacidade para o sexo. E mais, os profissionais da saúde careciam de experiência e tendência para debater sobre esse tema com qualquer faixa etária. Mesmo hoje, levantamentos médicos e de enfermagem não costumam refletir indagações sobre a história e a atividade sexual das pessoas.

Cabe aos enfermeiros uma conscientização do interesse e das pesquisas recentes na área do sexo na população idosa, além de comunicar os achados dessas pesquisas aos colegas e pacientes para promover a compreensão mais realista da sexualidade dos indivíduos dessa faixa etária.

Comportamento e papéis sexuais

As pesquisas, reforçadas por anúncios criativos de fármacos para disfunção erétil, desaprovam a crença de que o idoso não tem interesse ou capacidade de envolvimento sexual. Essa faixa etária pode e realmente encontra satisfação nos prazeres das preliminares e do ato sexual. Uma vez que o padrão geral de comportamento sexual é, essencialmente, coerente ao longo da vida, as pessoas desinteressadas por sexo e com intercurso sexual pouco frequente durante a vida não desenvolverão desejo insaciável repentino pelo sexo quando idosas. Da mesma forma, um casal que manteve interesse pelo sexo e intercursos sexuais contínuos na vida adulta, provavelmente, não ficará indiferente a essa atividade em outro período da vida. Homossexualidade, masturbação, desejo por uma variedade de parceiros sexuais e outros padrões sexuais também continuam na vida do adulto idoso. Estilos, interesses e expressão sexuais devem ser entendidos no contexto da totalidade da experiência de vida do indivíduo.

Vale a mesma coisa para a identificação dos papéis sexuais. Percepções de papéis masculino e feminino mudam com o passar do tempo. Muitos idosos, atualmente, foram socializados de modo a aceitar alguns papéis masculinos e femininos – idosos passaram por experiências de vida com a expectativa de que homens fossem viris, independentes e fortes e de que mulheres fossem bonitas, delicadas e dependentes dos companheiros do sexo oposto. Os chamados *baby boomers* alteraram essas percepções, pois o movimento libertário feminino encorajou as mulheres a serem independentes e fortes e a viverem a vida em condições iguais às dos homens, em casa e no local de trabalho. Além disso, ocorreu uma aceitação e expectativa de que os homens deveriam compartilhar as responsabilidades no lar e na educação familiar que antes integravam o mundo feminino. Isso resultou em diversidade de identidade de papel sexual e expectativas entre a população com mais idade. Essas diferenças, fundamentadas na socialização e em décadas de vida, têm de ser admitidas e respeitadas.

Intimidade

Sexualidade engloba muito mais do que atos físicos. Inclui amor, carinho, calor, cuidados e comunhão entre as pessoas; significa enxergar além dos cabelos brancos, das rugas e de outras manifestações do envelhecimento. Envolve também a troca de palavras e toques na intimidade por indivíduos sexuais. Sentir-se importante para o outro e querido por ele promove proteção, conforto e bem-estar emocional (Fig. 16.1). Diante das múltiplas perdas vividas pelos idosos, o conforto e a satisfação derivados de uma relação significativa têm importância especial.

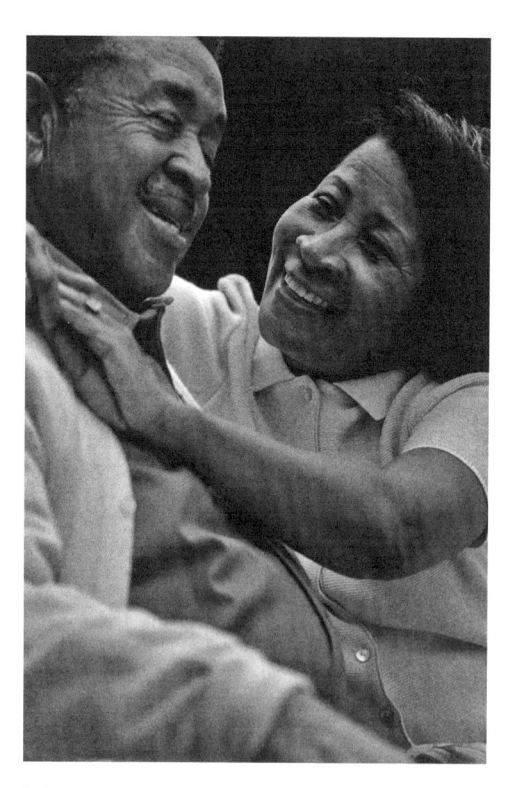

FIGURA 16.1 • Além dos meios físicos de expressão, os idosos expressam sua sexualidade por meio de emoções, em relações de intimidade.

> **CONCEITO-CHAVE**
>
> Sexualidade inclui amor, calor, carinho e comunhão entre as pessoas e a identificação com um papel sexual.

Mudanças e respostas sexuais relativas à idade

Apesar da capacidade física para manter-se sexualmente ativo na vida adulta tardia, vários fatores e mudanças relativas ao envelhecimento causam impacto no funcionamento sexual do indivíduo idoso. Mesmo que os dados clínicos sejam mínimos e haja necessidade de mais pesquisas, algumas afirmações genéricas podem ser feitas sobre o sexo e a pessoa idosa:

- ocorre diminuição na resposta sexual e redução na frequência do orgasmo (Masters e Johnson, 1981; Sand e Fisher, 2007);
- os homens têm a ereção, a penetração e a ejaculação mais lentas;
- as mulheres podem ter dispareunia (intercurso com dor) em consequência de menos lubrificação, menor capacidade de distensão e paredes vaginais mais finas.
- Muitas mulheres idosas obtêm um novo interesse pelo sexo, provavelmente porque não receiam mais uma gravidez indesejada, ou por terem mais tempo e privacidade com os filhos já crescidos e longe de casa.

> **Alerta de domínio conceitual**
>
> Cabe observar que ejaculação precoce não é alteração associada ao envelhecimento e se caracteriza por ocorrer antes ou logo depois da penetração da vagina pelo pênis. Homens mais velhos são mais lentos para ejacular, na comparação com os mais jovens.

Embora existam diferenças individuais na intensidade e na duração da resposta sexual nos idosos, a expressão sexual regular para ambos os sexos é importante para promover a capacidade sexual e para manter a função sexual. Com boa saúde e disponibilidade de um parceiro, a atividade sexual pode continuar até a sétima década de vida ou além. Pode ser menor a frequência da atividade sexual, mas isso não é, necessariamente, acompanhado de uma redução no interesse ou na capacidade sexual.

O trabalho de Masters e Johnson (1966) proporcionou o primeiro entendimento importante das respostas sexuais dos idosos. A Tabela 16.1 resume esses achados.

Menopausa como uma jornada à conexão interior

A **menopausa**, interrupção permanente da menstruação durante, pelo menos, um ano, em geral ocorre por vol-

TABELA 16.1	Ciclo de resposta sexual humana na fase tardia da vida	
Fase	**Mulheres idosas**	**Homens idosos**
Excitação: resulta de estímulos de qualquer origem	A mesma resposta do clitóris e ereção dos mamilos, como nas mulheres mais jovens; mamas menos ingurgitadas; surgimento da cor avermelhada (resposta vasocongestiva da pele) ocorre com menor frequência; menos aumento da tensão muscular em resposta a estímulos sexuais; diferente das mais jovens, os grandes lábios não se separam, achatam e aumentam; redução das reações nos pequenos lábios; menos atividade secretória da glândula de Bartholin; menos lubrificação vaginal e expansão das paredes	A ereção é mais demorada; é menos firme; aumenta a dificuldade de reobter uma ereção se perdida, ou para sua manutenção antes da ejaculação; menos rubor sexual; vasocongestão escrotal e testicular reduzida
Platô: tensões sexuais intensificadas; se chegou a um extremo, o orgasmo será conseguido; se cai o nível de tensão, a fase de resolução terá início	Redução da intensidade; grau menor de ingurgitamento das aréolas; menor vasocongestão dos lábios; redução das secreções da glândula de Bartholin; menos elevação uterina; menos intensidade do rubor sexual	Mais lentidão; uma ereção completa pode ocorrer somente um pouco antes da ejaculação; tensão muscular e rubor sexual menos intensos; retardo e diminuição da elevação testicular
Orgasmo: dura poucos segundos; estímulos sexuais liberados, embora todo o corpo fique envolvido em graus variados, concentra-se basicamente nos genitais	As mesmas contrações vaginais da mulher mais jovem, embora com menos intensidade e duração; grau levemente similar de distensão involuntária do meato urinário externo	Resposta similar à do homem mais jovem, embora mais lenta; durante a ejaculação, ocorre mais uma passagem lenta de sêmen que uma emissão forçada; contrações ejaculatórias em menor número e intensidade; pode não haver orgasmo em todos os intercursos, em especial, quando frequentes
Resolução: desaparecimento das tensões sexuais	Uma ereção dos mamilos pode se manter durante horas; podem estar presentes sintomas urinários	Maior duração; perda mais lenta da ereção dos mamilos; desintumescência peniana mais rápida

ta da quinta década de vida. Há pessoas que a encaram como um período em que se apresentam e são controladas mudanças hormonais. Na verdade, até certo ponto, a menopausa "tornou-se um evento clínico" ao ser entendida como um problema ou uma doença a ser tratada. Embora existam preocupações fisiológicas reais a serem consideradas, a menopausa tem um alcance maior do que, simplesmente, ser uma experiência fisiológica. É um momento de transição importante na vida da mulher capaz de resultar em um despertar de toda uma integridade de corpo, mente e espírito. Quando a mulher chega à menopausa, já acumulou muita experiência de vida, tendo adquirido alguma sabedoria. Muitas culturas homenageiam a sabedoria acumulada durante a vida e buscam orientação com os mais velhos. A sociedade ocidental, lamentavelmente, tende a valorizar a beleza física dos jovens em detrimento da beleza interior que vem do envelhecimento. As mulheres com 50, 60 anos ou mais podem não se sentir atraentes, valorizadas, sendo pouco consideradas em consequência disso.

> **CONCEITO-CHAVE**
>
> A menopausa assinala o início de uma nova estação da vida, caracterizada por sabedoria e solidez.

À medida que a geração dos *baby boomers*, que está redefinindo as normas do envelhecimento, passa pela menopausa, está surgindo uma visão mais informada desse evento. Essa geração de mulheres assertivas e proativas não quer ficar confinada aos papéis limitados baseados em características físicas. Essas mulheres desejarão e exigirão que seus talentos sejam usados e que tenham oportunidades de continuar seu aperfeiçoamento. O encantamento e a sabedoria dessa fase da vida podem receber a importância há muito merecidas.

Manejo de sintomas e educação do paciente

Um manejo eficiente dos aspectos físicos da menopausa pode permitir que as mulheres passem por esse período como um caminho positivo, e não como um desvio problemático. Os enfermeiros gerontólogos podem ser bastante úteis às mulheres idosas, informando-se sobre a menopausa e ajudando as mulheres a separar os mitos das realidades sobre esse período transitório.

Ocorre a menopausa quando os níveis de estrogênio diminuem e a quantidade menor de folículos ovarianos perde a capacidade de responder aos estímulos do hormônio gonadotrópico. Antes da menopausa, a principal fonte de estrogênio é o estradiol, produzido pelos ovários. Quando os ovários apresentam declínio funcional, a maior parte do estrogênio é obtida pela conversão da androstenediona em estrona, na pele e no tecido adiposo. Uma variedade de fatores pode levar a variações nos níveis de estrogênio entre as mulheres na pós-menopausa. O Quadro 16.1 lista os sintomas que podem estar associados à perda de estrogênio.

Há muito é sabido que a terapia hormonal pode reduzir os sintomas associados à menopausa; o que ainda não está claro é o aspecto de riscos e benefícios para várias mulheres. Em 1991, a Organização Nacional de Saúde lançou a Iniciativa pela Saúde da Mulher, que estudou os efeitos dos hormônios em mais de 27 mil mulheres. Em 2002, a Organização interrompeu a parte do estudo em que as mulheres recebiam estrogênio e progesterona em virtude de achados indicando que elas apresentavam riscos cardíacos maiores; a parte do estudo em que elas receberam somente estrogênio continuou. Preocupadas com esses riscos, muitas mulheres abandonaram a terapia de reposição hormonal (TRH) diante do anúncio dos resultados do estudo. Logo em seguida, entretanto, mais achados de pesquisas sugeriram que as mulheres que iniciaram a TRH em algum momento em 10 anos de menopausa pareciam ter redução do risco de ataque cardíaco e câncer de mama, enquanto as que começaram a tomar hormônios com 10 anos ou mais de menopausa apresentaram risco significativamente maior de problemas cardíacos. Esses achados sugerem que a idade para iniciar a terapia é importante em relação aos riscos (Rossouw et al., 2007). Embora esse estudo mostre que o estrogênio pode proteger os corações das mulheres mais jovens e reduzir os riscos de fratura de quadril, diabetes e câncer de colo do útero, ele também revelou que os hormônios aumentam o risco de outros problemas, como coágulos sanguíneos e derrame.

As diretrizes mais recentes da *North American Menopause Society* (2012) oferecem recomendações diferentes para a terapia com estrogênio-progesterona (TEP) para a terapia com estrogênio (TE), na comparação com o que fora antes sugerido. Em razão do risco maior de câncer de mama e de mortalidade por esse tipo de câncer, a TEP deve ficar limitada a três a cinco anos de uso. A TE traz risco mais baixo, podendo ser usada por cerca de sete anos. O que deve orientar a TRH é o perfil individual de saúde e os riscos potenciais da mulher.

> **CONCEITO-CHAVE**
>
> Os benefícios e os riscos associados à TRH dependem da idade em que uma mulher inicia essa terapia e de seu perfil de saúde.

QUADRO 16.1 — Sintomas associados à menopausa

SINTOMAS FÍSICOS
- Calorões
- Fadiga
- Novo surgimento de enxaqueca
- Sintomas de artrite, fibromialgia
- Palpitações cardíacas, angina atípica
- Síndrome das pernas inquietas
- Ressecamento vaginal, coceira
- Perda de gordura subcutânea nos lábios (vagina)
- Insônia
- Taxa metabólica diminuída, aumento do peso
- Aumento de gordura na região do estômago e nos quadris
- Sintomas no trato urinário inferior (frequência urinária, incontinência de esforço, urgência miccional, necessidade de urinar à noite)
- Infecções na bexiga e na vagina
- Aumento dos riscos de osteoporose, doença cardíaca e câncer de colo do útero

SINTOMAS EMOCIONAIS/COGNITIVOS
- Mudanças no humor
- Depressão
- Problemas de memória
- Pensamentos confusos
- Falta de concentração
- Baixa tolerância a perturbações
- Reações rápidas de raiva
- Aumento da impaciência
- Ansiedade, inquietação, novo começo de transtorno do pânico
- Paranoia, sintomas psicóticos

Recomenda-se, atualmente, que, quando o estrogênio é usado no tratamento dos sintomas da menopausa, seja receitado na menor dose eficaz possível, pelo período de tempo mais breve, e apenas para o tratamento de sintomas de moderados a severos, bem como para a prevenção da osteoporose (esses últimos benefícios se perdem quando o hormônio não for mais utilizado). A terapia tem contraindicação em mulheres com câncer de mama, história de câncer de mama, cânceres suspeitados ou conhecidos sensíveis ao estrogênio, doença arterial coronariana, hipertensão não tratada, doença hepática ativa, embolia pulmonar, sangramento vaginal não diagnosticado, ou alta sensibilidade à terapia hormonal. O uso da terapia com progesterona e estrogênio para a prevenção de condições crônicas, em mulheres na pós-menopausa, não é recomendado, da mesma forma que o uso da terapia com estrogênio para a prevenção de condições crônicas em mulheres na pós-menopausa que tenham feito uma histerectomia (U.S. Preventive Services Task Force, 2014).

Não recomendado também é o uso de hormônios bioidênticos, com compostos individualizados. Não há evidências científicas de que eles e muitos produtos à base de plantas e outros produtos "naturais", tomados algumas vezes para tratar sintomas da menopausa, sejam mais seguros ou mais eficientes do que a terapia convencional hormonal (Endocrine Society, 2012). Ainda que muitas dos extratos vegetais que as mulheres possam utilizar para controle dos sintomas da menopausa careçam de evidências científicas, um extrato padronizado do ruibarbo (*Rheum rhaponticum*) parece reduzir significativamente os calorões e outros sintomas da menopausa, em uma pesquisa controlada por placebo (Geller, 2009; Kaszkin-Bettag, Beck, Richardson, Heger e Beer, 2012).

Além da TRH, há terapias naturais para controle dos sintomas (Quadro 16.2). Varia entre as mulheres a eficácia dessas terapias.

Mulheres de meia-idade podem se beneficiar da educação básica sobre menopausa e métodos de controle dos sintomas. O Quadro 16.3 descreve alguns tópicos importantes que podem fazer parte de um programa educativo sobre a menopausa.

Autoaceitação

Os enfermeiros podem ajudar as mulheres a valorizar a menopausa como um período para reflexão e refazer o curso da vida. As mulheres podem liberar energias criativas e descobrir novos interesses. São capazes de tomar consciência da importância de cuidar e oferecer todo o apoio a si mesmas. Seja pela maturidade ou por um desejo de não gastar o tempo precioso e limitado que ainda têm de vida, adultos com mais idade tendem a se compreender e a compreender suas vidas. Expectativas e pretensões impossíveis podem ser abandonadas, e são liberados aspectos mais significativos e criativos da vida na maturidade. Os idosos podem viver com amor e genuinidade o que realmente são. Essa autoaceitação é capaz de proporcionar a proteção para que ampliem suas perspectivas e propósitos, aprofundando suas conexões com os outros e com um poder maior.

PARA REFLETIR

Você encara a menopausa como um período que marca a perda da juventude e da beleza, ou como o começo de uma viagem em direção a uma nova criatividade e sabedoria? O que influencia a sua opinião?

QUADRO 16.1 — Métodos complementares e alternativos para auxílio no controle dos sintomas da menopausa

- Acupuntura
- Dieta:
  - alimentos ricos em estrogênios vegetais: maçã, feijão, cenoura, aipo, nozes, derivados de soja (cerca de 100-160 mg/dia de soja são necessários para alívio significativo), trigo e grãos integrais
  - alimentos ricos em boro para aumentar a retenção de estrogênio: aspargo, feijões, brócolis, repolho, pêssego, ameixa, morango e tomate
  - evitar alimentos estimulantes da adrenal: álcool, cafeína, carboidratos refinados, sal e açúcar
- Exercício
- Uso de imagens
- Meditação
- Remédios homeopáticos:
  - lubrificante vaginal (*bryonia Alba*)
  - sintomas gerais: *amyl nitrosum, natrum muriaticum*, sépia e enxofre
- Sono regular e adequado
- Práticas de controle do estresse
- *Tai chi*
- Agentes que hidratam a vagina:
  - cremes hidratantes vaginais comercializados (p. ex., Replens), hidrogéis
  - bálsamos de ervas, feitos com raiz de alteia, flor da calêndula, confrei, raiz de alcaçuz e inhame selvagem
  - óleo da erva-de-são-joão
- Vitaminas e minerais, como cálcio, cromo, magnésio, selênio e vitaminas C, D e E
- Ioga

| QUADRO 16.3 | Tópicos a serem incluídos em um programa de educação para a menopausa |

- A menopausa é um processo natural, e não uma doença. Caracteriza-se pela ausência dos períodos menstruais durante, pelo menos, 12 meses consecutivos.
- A menopausa é um processo gradativo. A maior parte das mulheres tem a *perimenopausa* cerca de três a seis anos antes da ocorrência da menopausa, momento em que os períodos menstruais cessam, de forma permanente. Por volta dos 40 anos de idade, a maioria das mulheres começa a ter períodos irregulares.
- A menopausa é um processo multi-hormonal. Além do estrogênio, também diminui a progesterona, ainda que não em proporção direta. Na verdade, alguns sintomas associados à menopausa podem ser devidos ao declínio da progesterona, com um domínio do estrogênio. Uma consequência do domínio de estrogênio sobre a progesterona é o bloqueio da ação do hormônio da tireoide. Embora não ocorra em todas as mulheres na menopausa, algumas podem apresentar reduções na testosterona, o que afeta a libido e o prazer sexual. Fatores como estresse e obesidade influenciam a secreção hormonal.
- O estrogênio influencia outras funções além da reprodutiva. O estrogênio:
- aumenta a acetiltransferase da colina enzimática química necessária para a síntese do neurotransmissor acetilcolina (fundamental para a memória);
- promove o crescimento de espinhas dendríticas nos neurônios;
- reforça a disponibilidade dos neurotransmissores serotonina, norepinefrina e dopamina;
- age como antioxidante para proteger as células nervosas contra danos dos radicais livres.
- Muitos sintomas físicos, cognitivos e emocionais podem ser associados a níveis baixos de estrogênio (ver o Quadro 16.1).
- Exames de sangue para diagnóstico devem ser feitos para a coleta adequada de dados sobre o estado da menopausa. Incluem nível de FSH, LH, estradiol (estrogênio), testosterona e testosterona livre. Diante de disfunção sexual ou libido baixa, avaliar a função da tireoide (T3, T4, T4, livre, TSH), MAO de plaquetas e prolactina.
- A terapia de reposição hormonal (TRH) traz riscos e benefícios que devem ser avaliados para cada pessoa.
- Terapias e práticas complementares podem ser úteis no controle dos sintomas em algumas mulheres (ver o Quadro 16.2).

Andropausa

As mulheres não são as únicas a passar por alterações hormonais com o envelhecimento. Alguns homens têm uma redução nos níveis de testosterona, conhecida como **andropausa**, que começa por volta da terceira década de vida, ou posteriormente. Difere da menopausa porque não ocorre com todos os homens e, quando acontece, é um processo mais lento. Aumenta com a idade a probabilidade de surgimento da andropausa. Diferentemente das mulheres, cujos organismos, em algum momento, param de produzir estrogênio, os testículos não costumam perder a capacidade de produzir testosterona. Quando os níveis de testosterona baixam, o organismo aumenta a produção de FSH e LH, tentando aumentar a testosterona.

Níveis baixos de testosterona em homens mais velhos podem resultar em redução da massa muscular, da energia, da força e da resistência. Pode ocorrer disfunção erétil, além de aumento das mamas, osteopenia, osteoporose, encolhimento dos testículos e libido diminuída. Podem se dar também alterações emocionais e cognitivas. Os níveis baixos de testosterona não estão associados apenas com redução da função sexual, mas ainda com um risco maior de diabetes tipo 2 e doença cardiovascular (Feeley, Saad, Guay e Traish, 2009). Uma vez mais, é importante admitir que isso não é uma ocorrência normal em todos os homens que envelhecem. Pode ser receitada terapia de reposição de androgênio, embora ela possa acarretar efeitos e riscos colaterais potenciais, como retenção hídrica, problemas do sono, aumento ou sensibilidade das mamas e crescimento da próstata; não é recomendada para homens com história de câncer de próstata ou mamário.

IDENTIFICAÇÃO DE BARREIRAS À ATIVIDADE SEXUAL

Além do impacto das mudanças relativas à idade, muitas variáveis físicas, emocionais e sociais podem ameaçar a capacidade do adulto idoso de permanecer sexualmente ativo (Tabela 16.2 de Diagnóstico de Enfermagem e Destaque para Diagnósticos de Enfermagem 16.1, Disfunção Sexual). Um levantamento de enfermagem completo inclui a história sexual capaz de revelar esses problemas. O Guia de Coleta de Dados 16.1 traz algumas perguntas que podem ser adicionadas a esse procedimento para identificar assuntos relacionados à função sexual. Uma atenção sensível à manutenção da função sexual e da identidade é importante para promover o bem-estar.

Enfermagem gerontológica | 217

TABELA 16.2	Envelhecimento e riscos à sexualidade
Causas e fatores contribuintes	**Diagnóstico de enfermagem[a,*]**
Rugas e redução do turgor dos tecidos; manchas senis; embranquecimento e perda de cabelos; artrite articulatória; perda do tônus muscular; elevada prevalência de perda de dentes; maior incidência de doenças incapacitantes	Distúrbio na imagem corporal e disfunção sexual relacionados a alterações na aparência
Maior estimulação física necessária para ter ereção e lubrificar a vagina	Disfunção sexual relacionada a preparo inadequado para o intercurso
Aumento da prevalência de condições crônicas incapacitantes	Disfunção sexual relacionada a desconforto, doenças, preocupação com a saúde ou limitações das posições
Maior taxa de mulheres em relação aos homens com mais idade	Disfunção sexual relacionada à indisponibilidade de um parceiro sexual
Preconceitos contra idosos	Disfunção sexual relacionada à crença de que sexo na velhice é inadequado

[a]NANDA-International (NANDA-I) (2014). *Nursing diagnoses: Definitions and classification, 2015–2017*. West Sussex, UK: Wiley-Blackwell.
*N. de R.T. A autora não utiliza, nesta obra, a terminologia proposta pela NANDA 2015–2017 porque esta classificação ainda não contempla o idoso em todas as suas dimensões. Por esse motivo, é feita uma adaptação do modelo proposto pela NANDA para contemplar as características identificadas no idoso a partir de sua prática profissional. Vale mencionar que a NANDA 2018–2020 (Porto Alegre: Artmed Editora, 2018) também segue esse modelo.

DICA DE COMUNICAÇÃO

Há pessoas com mais idade que podem não se sentir à vontade para falar sobre sexo, em especial, com enfermeiro jovem o suficiente para ser seu filho (a), ou neto(a). Para colocar a pessoa à vontade, falar sobre o assunto como algo natural, corriqueiro. Pode ajudar iniciá-lo com comentários do tipo: "Farei algumas perguntas sobre sua atividade sexual, que podem não apenas ajudar a melhorar quaisquer problemas que possam existir, mas ainda identificar condições de saúde capazes de mostrar sintomas por meio de algum problema no funcionamento sexual".

CONCEITO-CHAVE

Indisponibilidade de um parceiro, preconceito de idade, mudanças na imagem corporal, monotonia, ideias erradas, condições físicas, medicamentos e prejuízo cognitivo estão entre os fatores capazes de interferir na função sexual na vida adulta posterior.

Indisponibilidade de um parceiro

Uma interferência de ordem prática na função sexual é a falta de um parceiro, na vida adulta tardia, em especial para a mulher idosa. Por volta dos 65 anos de idade, há apenas 7 homens para cada 10 mulheres; aos 85 anos, a proporção muda de 1:5 mulheres. Além disso, há uma tendência de os homens casarem com mulheres mais jovens. Um terço dos homens com mais de 65 anos têm esposas com menos de 65. Assim, a maioria dos homens idosos é casada, e a maioria das mulheres idosas é viúva.

Mesmo quando uma pessoa de mais idade tem um cônjuge ou um parceiro, ela pode estar doente demais para continuar sexualmente ativa e, em certos casos, pode estar em uma instituição.

Barreiras psicológicas

Às vezes, uma disfunção sexual pode ter causas psicológicas. Atitudes negativas da sociedade, medo de perder a capacidade sexual, preocupações com a imagem corporal, questões de relacionamento e ideias erradas defendidas pelos próprios idosos podem prejudicar a função sexual.

Os idosos não estão imunes às atitudes ao seu redor. Ao ouvir comentários sobre a inadequação de pessoas de mais idade envolvidas em sexo e assistir a programas de televisão que mostram o sexo entre pessoas idosas como algo inferior ou ridículo, podem se sentir tolos ou pouco à vontade em relação aos próprios desejos e atividades sexuais. Quando têm parceiros sexuais desinteressados em sexo e que rotulam de forma negativa suas investidas, o problema fica maior. Quando os idosos internalizam as reações dos outros, podem ficar relutantes ou incapacitados para o envolvimento em atividades sexuais, deixando de lado, sem necessidade, essa função. Os enfermeiros podem defender essa parcela da população, orientando pessoas de todas as idades sobre as realidades e a importância da função sexual na fase posterior da vida e garantindo que os cuidados de enfermagem não reforcem atitudes negativas sobre o sexo.

GUIA DE INVESTIGAÇÃO 16.1
Saúde sexual

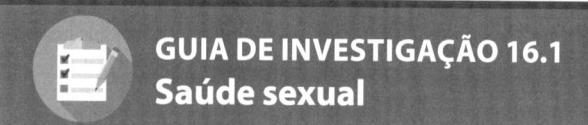

ENTREVISTA

Iniciar o levantamento geral, explicando ao idoso que você fará perguntas sobre sua vida sexual para identificar problemas que podem ser melhorados e conhecer possíveis condições subjacentes que podem se revelar nos problemas sexuais. Pedir permissão para fazer estas perguntas:

Você é sexualmente ativo?

Diante de uma resposta negativa, perguntar os motivos (p. ex., está sozinho (a), não tem energia suficiente, disfunção erétil). Com base no motivo, perguntar sobre o interesse do idoso em mudar a situação de modo a se tornar sexualmente ativo e recomendar planos de acordo (p. ex., oferecer endereço de centros para pessoas idosas, avaliar as causas possíveis para o baixo nível de energia e encaminhar a uma clínica de disfunção sexual).

Se a resposta for positiva, continuar fazendo as seguintes perguntas:

- Com que frequência faz sexo? É uma frequência que lhe satisfaz? Em caso negativo, como mudar a frequência de sexo?
- Você faz sexo com um parceiro ou com mais de um? Seu parceiro é do sexo masculino ou feminino?
- Quando faz sexo com novos parceiros, usa preservativo?
- Consegue prazer com o sexo? Em caso negativo, por quê?
- Você ou seu (s) parceiro (s) já fez (fizeram) tratamento para infecção sexualmente transmitida? Em caso positivo, qual foi a doença e quando aconteceu?
- Você ou seu (s) parceiro (s) apresentam fatores de risco para HIV/AIDS, como história de transfusões de sangue, uso de drogas intravenosas ou sexo com múltiplos parceiros ou com prostitutas?
- *Homens:* Você consegue uma ereção quando quer fazer sexo? Tem orgasmos e ejacula, quando faz sexo? Em caso negativo, descreva o que acontece. Você tem algum tipo de lesão ou secreção no pênis?
- *Mulheres:* O sexo é confortável para você? Em caso negativo, descreva. Tem orgasmo? Apresenta secreções ou sangramento vaginal?
- Seu parceiro está satisfeito com a vida sexual? Em caso negativo, por quê?
- Você já sofreu abuso sexual ou está passando por isso atualmente? Já foi violentada? Em caso positivo, descreva.
- *Diante de presença de condições de saúde ou incapacidades:* De que maneira sua condição afeta a capacidade de ter prazer sexual?
- Que preocupações você tem em relação à vida sexual?
- Tem alguma pergunta sobre a função sexual que gostaria que eu respondesse?

EXAMES LABORATORIAIS

Há uma gama de exames laboratoriais que pode ser útil na identificação de alterações nos níveis hormonais capazes de influenciar a função sexual. Esses exames incluem:

- contagem completa do sangue
- painel metabólico completo
- dihidrotestosterona
- estradiol
- média de hormônio liberador da gonadotropina
- antígeno específico da próstata
- prolactina sérica
- hormônio estimulante da tireoide (TSH)
- testosterona sérica total

MEDICAMENTOS

Uma análise dos fármacos usados, com ou sem receita médica, ajuda a identificar a relação entre medicamentos e alguns problemas sexuais. Dar especial atenção ao uso de inibidores da enzima conversora em angiotensina (ACE), álcool, bloqueadores α-adrenérgicos, fármacos antiansiedade/benzodiazepinas, anticolinérgicos, antidepressivos, anti-histamínicos, anti-hipertensivos, agentes antiparkinsonismo, diuréticos, agonistas dopamínicos, inibidores da oxidase monoamina (MAOI), nicotina, fármacos anti-inflamatórios não esteroidais, sedativos/hipnóticos e uso recreativo de drogas.

DIAGNÓSTICOS

Analisar a história médica quanto a condições de saúde capazes de interferir na função sexual (ver a Tabela 16.3).

DESTAQUE DE DIAGNÓSTICO DE ENFERMAGEM 16.1

DISFUNÇÃO SEXUAL

Visão geral

A disfunção sexual implica um problema na capacidade de ter satisfação sexual. É uma condição que pode ser identificada por meio da história do paciente (p. ex., queixas de impotência, dispareunia, falta de interesse em sexo, mudanças na relação com o parceiro), de achados físicos (p. ex., infecção genital, prolapso uterino, diabetes melito), ou do comportamento (p. ex., depressão, ansiedade, autodepreciação). Algumas vezes, mudanças na vida da pessoa idosa podem oferecer indícios da presença de problemas de disfunção sexual, como viuvez recente, início de um novo problema de saúde ou mudança para a casa de um filho.

Fatores causadores ou contribuintes

Ressecamento ou enfraquecimento do canal vaginal relativo à idade, infecção vaginal, doença sexualmente transmissível (DST), doença neurológica, doença cardiovascular, diabetes melito, menor produção hormonal, doença pulmonar, artrite, dor, prostatite, prolapso uterino, cistocele, rectocele, medicamentos, comida em excesso, obesidade, fadiga, consumo de álcool, medo de piorar problema de saúde, falta de parceiro, parceiro sem desejo ou incapacitado, vida monótona com parceiro, medo do fracasso, culpa, ansiedade, depressão, estresse, autoconceito negativo, falta de privacidade, conflito religioso, aparência alterada.

Meta

O paciente expressar satisfação com a função sexual.

Intervenções

- Conseguir a história sexual com o idoso. Observar a disponibilidade e a qualidade da relação com o parceiro, padrão de toda uma vida de funcionamento sexual, alterações recentes na função sexual, sinais e sintomas de disfunção sexual, conhecimentos e atitudes sobre sexo, problemas médicos, fármacos usados, condição mental, mitos e informações erradas e sentimentos sobre a disfunção sexual.
- Quando a causa da disfunção sexual não estiver muito clara pela história, encaminhar a pessoa idosa para exame físico completo.
- Identificar fatores causadores ou colaboradores da disfunção sexual e planejar intervenções para corrigi-los.
- Encaminhar a conselheiro ou terapeuta sexual, se necessário.
- Esclarecer ideias erradas (p. ex., a pessoa não pode fazer sexo após ataque cardíaco).
- Instruir sobre função sexual normal, sobre medidas de promoção da função sexual e sobre formas de minimizar o impacto de problemas de saúde na função sexual (a American Heart Association, a Arthritis Foundation e outras organizações específicas de doenças oferecem livros que promovem a função sexual quando há doenças).
- Auxiliar a pessoa idosa a ter uma boa aparência e a melhorar o autoconceito se necessário.
- Aconselhar sobre práticas de saúde que promovam a função sexual, como exames ginecológicos regulares, uso moderado do álcool, uma boa dieta e exercícios.
- Assegurar-se de que os funcionários não emitam juízo sobre a forma peculiar do idoso de expressar-se sexualmente.
- Se o idoso for hospitalizado ou colocado em instituição especial, oferecer privacidade para a expressão sexual.

Também pode haver problemas, quando o homem idoso acredita estar perdendo a capacidade sexual, mesmo quando não for o caso. Não é raro um homem mais velho, ocasionalmente, ter dificuldades para chegar à ereção; esta pode não ser atingida diante de alguma interrupção (p. ex., telefone que toca ou parceira que sai da cama para ir ao banheiro). Essas ocorrências podem desencadear um ciclo de problemas, em que um episódio de impotência causa ansiedade quanto à perda potencial permanente da função sexual, e essa ansiedade interfere na capacidade de ereção, o que aumenta ainda mais a ansiedade. Pessoas com mais idade precisam de explicações concretas — de preferência, antes que surjam as situações — sobre o fato de a impotência ocasional não ser algo raro nem uma indicação de alguém estar "velho demais para o sexo". Conversas francas e tranquilização são benéficas. A parceira tem de ser incluída nesse processo e conscientizada da importância da paciência e da sensibilidade para ajudar o homem a lidar com esse problema. O casal precisa ser estimulado a continuar tentando e, quando a ereção for um problema, ocasionalmente, compensar com outras formas de gratificação sexual. É claro que a impotência crônica pode sinalizar uma variedade de distúrbios, merecendo uma avaliação completa.

A imagem corporal e o autoconceito afetam a atividade sexual. Em uma sociedade em que beleza é juventude, os idosos podem achar que ficam menos atraentes com suas rugas, cabelos brancos e torsos menos salientes. O que pode ser especialmente difícil para pessoas mais velhas solteiras, que precisam lidar com a inibição em relação ao corpo e novos parceiros. O medo de parecer feio e ser rejeitado pode levar os idosos a evitar encontrar-se em situações assim, passando a ter um papel sexualmente inativo.

Outros fatores dificultam o desenvolvimento de uma relação sexual para pessoas idosas solteiras. As mulheres com mais idade foram socializadas em uma época em que o sexo era considerado apropriado somente no casamento e, para algumas pessoas, apenas para procriar. A ideia de buscar gratificação sexual com um parceiro com quem não se está casado cria ansiedade e culpa em muitas mulheres com mais idade. O homem idoso, educado no papel de dominador, pode não ter praticado por muito tempo habilidades de fazer a corte e, se foi monógamo por longo período, terá hoje insegurança quanto à capacidade de seduzir uma parceira ou encontrar alguém que compreenda suas preferências individuais. Além disso, ele pode se sentir emocionalmente desconfortável para estabelecer uma relação sexual. Considerações financeiras podem afetar a atividade sexual também, quando o homem solteiro tiver preocupações com a possibilidade de compromisso com um relacionamento e casamento reduzir o que ele recebe da Previdência Social, ou surgirem problemas na partilha dos bens. Os obstáculos na formação de novas relações sexuais podem ser tão grandes, que muitos idosos podem achar mais fácil reprimir as necessidades sexuais.

> **CONCEITO-CHAVE**
>
> Alguns idosos podem reprimir as necessidades sexuais em vez de enfrentar as tensões associadas ao estabelecimento de novas relações sexuais.

Pessoas idosas casadas também podem ter problemas sexuais. Nem todos os casamentos têm um componente sexual satisfatório. Algumas mulheres fazem sexo por considerarem-no um "dever conjugal", apesar de jamais terem conseguido satisfação nessa experiência íntima. Há cônjuges que cansaram de ter um mesmo parceiro ou a mesma maneira de fazer sexo. Talvez as mudanças físicas ou uma desatenção à aparência cause insatisfação com o parceiro. Amor e carinho podem ter sido perdidos ao longo do casamento. O interesse sexual pode ficar reduzido, quando um dos cônjuges passa a cuidar do outro, ou quando alguma incapacidade faz o parceiro ser visto como sexualmente indesejável. Os casais de idosos têm problemas sexuais por várias razões semelhantes às dos casais mais jovens.

Informações erradas costumam ser responsáveis pela criação de obstáculos para uma vida sexual plena na vida adulta posterior, podendo incluir:

- ereções não são possíveis após uma prostatectomia;
- a penetração peniana pode ser prejudicial à mulher após histerectomia;
- a menopausa elimina o desejo sexual;
- sexo é ruim para doenças cardíacas;
- após fratura de quadril, o intercurso pode novamente fraturar o osso;
- a capacidade e o interesse sexuais são perdidos com o envelhecimento.

Explicações diretas e educação do público podem ser úteis para corrigir essas ideias erradas, da mesma forma que descrições realistas de como doenças, cirurgias e fármacos afetam ou não a função sexual.

Condições médicas

Uma variedade de condições físicas, muitas passíveis de reagir a tratamentos (Tabela 16.3), pode influenciar a

ESTUDO DE CASO

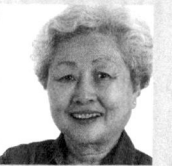

D. Vilma tem 72 anos de idade e está viúva há oito meses. É atraente e ativa. Querendo interromper os dias de solidão, filiou-se a um centro para idosos, onde conheceu sr. Ricardo, um viúvo atraente, de 75 anos de idade. Rapidamente, começaram a namorar e, há pouco, ele a convidou para passar um longo fim de semana juntos em um local romântico para férias. Sr. Ricardo não esconde que tem parceiras sexuais frequentes, manifestando desejo de iniciar uma relação sexual com ela no fim de semana.

D. Vilma está interessada em uma relação nesse nível, embora esteja nervosa, porque ela e o marido não fizeram sexo nos últimos oito anos devido à saúde debilitada do marido. Ela agora se pergunta sobre a quantidade de desconforto que sentirá. Conversa a respeito com uma amiga enfermeira e mostra-se preocupada em ter um novo parceiro sexual pela primeira vez, após 50 anos, nas possíveis reações do sr. Ricardo ao ver seu corpo "nu e envelhecido" e no que filhos e netos pensarão se souberem sobre o fim de semana.

PENSAR DE FORMA CRÍTICA
- Que conselho útil a amiga enfermeira pode dar a Sra. Vilma?
- Quais são alguns desafios e riscos que d. Vilma pode enfrentar?

função sexual na vida adulta posterior. Uma avaliação completa é essencial para determinar uma abordagem realista em auxílio a idosos com esses problemas. Intervenções que valem para os jovens podem também beneficiar os mais velhos, inclusive medicamentos, próteses penianas, lubrificantes, cirurgias e aconselhamento sexual. Os enfermeiros devem informar compreender a importância da função sexual para os indivíduos mais velhos, além de desejar ajudá-los a conservar as capacidades sexuais.

Disfunção erétil

A disfunção erétil, normalmente conhecida como impotência, é uma condição em que o homem não consegue obter e manter uma ereção do pênis que seja suficiente para permitir o seu envolvimento em intercurso sexual. É uma condição que afeta até 35% dos homens, entre as idades de 40 e 70 anos, com aumento da prevalência com o envelhecimento (Bianco et al, 2009; Hyde et al, 2012; Rosing et al, 2009). Essa condição erétil pode ter múltiplas causas, inclusive aterosclerose, diabetes, hipertensão, esclerose múltipla, disfunção da tireoide, alcoolismo, insuficiência renal, anormalidades estruturais (p. ex., doença de Peyronie), medicamentos e fatores psicológicos. Com a variedade e a complexidade das causas potenciais, é essencial um exame físico completo (mesmo que o idoso não tenha interesse em ser sexualmente ativo, deve ser incentivado a fazer uma avaliação da disfunção para identificar as condições subjacentes merecedoras de atenção médica).

Em 1998, houve uma grande novidade no tratamento da disfunção erétil, com a aprovação do citrato de sildenafil *pela Food and Drug Administration*). Em seu primeiro ano no mercado, quase 4 milhões de prescrições foram dadas para o produto, demonstrando o panorama da disfunção erétil e o desejo dos homens de corrigir o problema. A partir disso, outros fármacos, como o tadalafil e o vardenafil foram disponibilizados

TABELA 16.3	Condições clínicas que interferem na função sexual	
Problema de saúde	**Problema criado**	**Intervenção**
Homens		
Prostatite	Desconforto, interferência na ejaculação	Tratar a infecção; massagear a próstata
Prostatectomia do tipo "aberta"	Distúrbio na função do esfíncter interno, causando impotência	Prótese peniana
Doença de Peyronie	Encurvamento dorsal doloroso do pênis decorrente de cicatriz fibrosa associada a processo inflamatório	Injeções locais de corticosteroides cirurgia
Infecções dos genitais	Dor, inibição da ereção, cicatriz que estreita o orifício de saída da uretra	Tratar dilatação cirúrgica do orifício estreitado
Arteriosclerose	Distúrbio na função celular dos testículos, levando a declínio do hormônio sexual masculino	Terapia com testosterona
Doença de Parkinson	Redução do interesse sexual secundário à perda da potência	Terapia com levodopa
Compressão do cordão devido a mudanças pela artrite	Impotência	A cirurgia pode não restaurar a potência, quando o arco reflexo está permanentemente rompido Prótese peniana
Mulheres		
Redução no nível de estrogênio	Ressecamento vaginal excessivo	Estrogênios locais
Virgindade	Hímen espesso ou grande	Cirurgia Dilatação
Infecção nos genitais	Desconforto, coceira	Tratar a infecção e a causa subjacente (higiene insatisfatória, hiperglicemia)
Prolapso uterino	Dor, dificuldade na penetração do pênis	Cirurgia de pessário
Cistocele	Desconforto, gotejamento de urina	Cirurgia

(continua)

TABELA 16.3	Condições clínicas que interferem na função sexual (*continuação*)	
Problema de saúde	**Problema criado**	**Intervenção**
Ambos os sexos		
Doença cardiovascular, respiratória	Falta de ar, tosse, desconforto, medo de ataque cardíaco ou morte durante o sexo, libido diminuída	Conselhos sobre as limitações concretas necessárias Instruções sobre posições alternativas para evitar esforço Conselhos para evitar refeição exagerada durante muitas horas antes, relaxamento, planejar os medicamentos para que a eficácia do pico ocorra durante o sexo
Artrite	Movimentos limitados	Orientação sobre posições alternativas
Diabetes melito	Infecção genital localizada	Tratar a infecção
	Falha erétil em razão de inibição do sistema nervoso parassimpático	Prótese peniana
	Ausência de orgasmo ou dificuldade para tê-lo Lubrificação vaginal atrasada ou reduzida	Orientação sobre posições alternativas e formas de expressão sexual
Acidente vascular encefálico	Redução da libido Medo	Conselhos Orientações sobre posições alternativas
Alcoolismo	Redução da potência Retardo do orgasmo (mulheres)	Conselhos e tratamento para o alcoolismo

para tratar esse problema. Existem outras opções para tratamento, como o alprostadil (uma substância injetada no pênis que aumenta o fluxo sanguíneo), bombas a vácuo e implantes penianos. Os homens precisam discutir com seus médicos as melhores opções para eles.

Efeitos adversos de medicamentos

Com frequência, medicamentos prescritos para pessoas idosas afetam a potência, a libido, o orgasmo e a ejaculação. Alguns incluem:

- inibidores ACE
- álcool
- bloqueadores α-adrenérgicos
- medicamentos contra a ansiedade/benzodiazepínicos
- anticolinérgicos
- antidepressivos
- anti-histamínicos
- anti-hipertensivos
- agentes anti-parkinsonismo
- diuréticos
- agonistas da dopamina
- MAOI
- nicotina
- anti-inflamatórios não esteroidais
- sedativos/hipnóticos
- algumas drogas de uso recreativa

É importante preparar os idosos para as mudanças potenciais na função sexual que os fármacos podem produzir. Ajuda imaginar o que pode ocorrer a um paciente com diagnóstico recente de hipertensão, ao sentir a impotência causada por um fármaco, passando a ter ansiedade em relação às mudanças repentinas na saúde e na função sexual. Os fármacos devem ser analisados quando ocorrer uma nova disfunção sexual e, sempre que possível, modalidades de tratamento sem medicamentos devem ser usadas no controle de problemas de saúde.

Déficit cognitivo

O comportamento sexual das pessoas com demência tende a ser mais difícil para quem está junto delas do que para elas próprias. Comportamentos inadequados, como tirar as roupas e masturbar-se em áreas públicas, agarrar estranhos e fazer comentários sexuais, podem ocorrer. A pessoa com prejuízo cognitivo pode acusar o cônjuge de ser um estranho que tenta, de maneira imprópria, repartir a cama, passando a compreender de maneira errada os procedimentos de cuidado (p. ex., banhos e cateterismo), como investidas sexuais. Às vezes, toques e declarações do tipo "Como está meu amor?" ou "Não vai me dar um abraço apertado?" podem ser mal interpretados como convites para intimidades sexuais. Parentes e cuidadores precisam entender que se trata de uma característica normal da doença. Mais do que sentir vergonha ou incômodo, devem aprender a responder com simplicidade, levando, por exemplo, a pessoa até um local privado ao se masturbar ou dizendo "Não sou uma estranha; sou Meire, sua esposa".

> **CONCEITO-CHAVE**
>
> Sem querer, os cuidadores podem fazer comentários à pessoa com prejuízo cognitivo que podem ser interpretados como flerte, desencadeando comportamentos sexuais inadequados.

PROMOÇÃO DE UMA FUNÇÃO SEXUAL SAUDÁVEL

O enfermeiro pode melhorar a sexualidade e a intimidade dos idosos de várias maneiras; algumas já foram abordadas. Informações básicas podem ajudar os idosos e pessoas de todas as idades a compreender os efeitos do processo de envelhecimento na sexualidade, oferecendo um conjunto de informações concretas sobre o funcionamento sexual. Esse profissional tem condições ainda de ensinar o funcionamento sexual em avaliações de saúde de rotina, como parte de aulas estruturadas de educação de saúde, bem como no planejamento da alta hospitalar, ao serem analisadas as capacidades e as restrições à atividade.

O desejo do enfermeiro de conversar francamente sobre sexo com uma pessoa idosa demonstra reconhecimento, aceitação e respeito por sua sexualidade. Uma história sexual, como parte do levantamento de dados de enfermagem, compõe uma base perfeita de onde partir para conversas desse tipo. O enfermeiro identifica ameaças físicas, emocionais e sociais à sexualidade e à intimidade do idoso, buscando soluções para os problemas — sejam causados por alteração da imagem corporal causada uma cirurgia, obesidade, depressão, autoconceito insatisfatório, fadiga ou falta de privacidade. O profissional pode também de promover práticas que podem estimular a função sexual, inclusive exercícios regulares, uma boa alimentação, ingestão limitada de álcool, muito repouso, controle das tensões, uma boa higiene e práticas de cuidados pessoais, além de preliminares agradáveis.

> **CONCEITO-CHAVE**
>
> A disponibilidade do enfermeiro para conversar abertamente sobre sexo com os idosos demonstra reconhecimento, aceitação e respeito por sua sexualidade.

É preciso dar atenção às necessidades sexuais dos indivíduos dessa faixa etária que estão em instituições. Com frequência, casais em uma mesma instituição não podem partilhar uma cama de casal; inclusive, é comum não conseguirem ficar no mesmo quarto, quando necessitam de níveis diferentes de cuidados. Não é natural ou justo obrigar alguém a ir até uma outra ala do prédio para visitar o cônjuge com quem teve intimidade por 40, 50 ou 60 anos de vida. Existem poucos locais, ou não há acomodações assim, em uma instituição em que duas pessoas que formam um casal possam partilhar sua intimidade sem interrupções ou olhares de outros. Os idosos internados têm direito à privacidade que vai além do serviço oferecido na instituição. Devem poder fechar e trancar a porta e ter a segurança de que serão respeitados. Não devem se sentir culpados ou tolos em decorrência da expressão de seu amor e sexualidade. Esta não pode depender de permissão, sondagem ou veto por parte dos outros.

Masturbar-se costuma ser benéfico para a liberação das tensões sexuais e a manutenção do funcionamento contínuo dos genitais. Os enfermeiros podem transmitir aceitação e compreensão do valor dessa atividade, oferecendo privacidade e atitude neutra. Transmitir isso é capaz de evitar que os idosos se sintam anormais ou culpados por se masturbarem.

Além disso, os enfermeiros têm de valorizar o fato de a satisfação sexual ser capaz de ter significados diferentes para esses indivíduos, na comparação com os mais jovens. Para alguns homens e mulheres idosos, pegar parte do corpo, acariciar e trocar palavras de amor pode ser tão importante quanto fazer amor ou conversar explicitamente sobre sexo.

No caso de indivíduos idosos, em qualquer local de atendimento de saúde, os enfermeiros podem facilitar as conexões, que são essenciais às relações sexuais. Infelizmente, os relacionamentos podem ser mais desafiadores para serem criados e mantidos na fase adulta posterior. O círculo de amigos e familiares, pouco a pouco, diminui a cada ano; as limitações de saúde e de finanças reduzem a participação em atividades sociais, e os entes queridos estreitam a esfera de interesses. Os riscos resultantes do reduzido mundo social dos idosos são reais e, comumente, importantes. Os enfermeiros, porém, podem intervir, minimizando-os e compensando-os. O Quadro 16.4 oferece sugestões que ajudam esses indivíduos a manter relações satisfatórias e saudáveis.

Resumo do capítulo

Os enfermeiros devem valorizar o fato de que o interesse e a atividade sexuais podem continuar ao longo da vida adulta posterior. Ignorar essa realidade não somente limita as formas de auxílio pelo enfermeiro para que os idosos alcancem uma elevada qualidade de vida, mas podem ainda causar problemas de saúde, produzidos ou manifestados pelos efeitos de desatenção à atividade sexual.

A menopausa é a interrupção permanente da menstruação durante, pelo menos, um ano. Em geral, ocorre

> **QUADRO 16.4 — Estratégias para facilitar as conexões**
>
> - *Auxiliar os pacientes a avaliar as atuais relações.* Orientá-los no exame dos padrões de relacionamento em curso e nos que podem ser melhorados. Conversar sobre o impacto das relações na saúde e na qualidade de vida.
> - *Orientar os pacientes a perceber comportamentos e reações que causam impacto nas relações.* Ajudá-los a entender melhor os papéis e a dinâmica e o impacto das reações.
> - *Ensinar estratégias que promovam a expressão real dos sentimentos.* Dar sugestões e encenar papéis que apoiem a comunicação fundamentada nos sentimentos, como declarações que reflitam mais o que sentem do que generalidades impessoais (p. ex., "Fico furioso quando decidem por mim"). Ajudar os pacientes a respeitar as expressões de sentimentos dos outros.
> - *Informar sobre fontes de atividades sociais.* Conseguir endereços e informações para contato de centros locais para idosos, clubes e grupos sociais. Sugerir medidas que os pacientes possam usar para facilitar o ingresso em um novo grupo, como pedir para um amigo acompanhá-los, tomar a frente nas apresentações e achar um interesse comum que possa ser um estímulo para as conversas.
> - *Encaminhar os pacientes a exames auditivos e/ou visuais sempre que necessário.* Começar encaminhamentos auditivos e oftalmológicos ao identificar problemas na coleta de dados pelo enfermeiro. Auxiliar os pacientes a localizar ajuda financeira, quando não puderem pagar custos de exames, óculos ou aparelhos.
> - *Respeitar o interesse e o empenho dos pacientes para serem sexualmente ativos.* Dar apoio às tentativas de melhorar a aparência. Escutar sem julgar enquanto os pacientes descrevem sentimentos sobre interesses e função sexuais. Dar privacidade às suas interações com entes queridos.
> - *Auxiliar os pacientes a melhorar a função sexual.* Encaminhar os pacientes a especialistas adequados para o tratamento de condições que afetam a função sexual. Oferecer apoio às tentativas de corrigir a disfunção sexual. Aconselhar sobre estratégias para conservar e facilitar o funcionamento sexual (p. ex., uso de cremes lubrificantes para compensar ressecamento vaginal; posições alternativas para reduzir dor em articulações e mudar o horário de medicamentos de modo a maximizar a energia durante o sexo).
> - *Oferecer feedback positivo ao empenho dos pacientes para melhorar a quantidade e a qualidade das conexões com os outros.* Lembrar-se de que um ato que possa parecer pequeno, como ir a um evento social, pode ter exigido enorme esforço e risco do paciente. Reconhecer e incentivar essas tentativas.

por volta da quinta década de vida. Terapia de reposição hormonal pode ser receitada, embora tenha que ser individualizada, com base no perfil e nos riscos específicos para cada mulher. A andropausa é um declínio no nível de testosterona que pode começar por volta dos 30 anos de idade ou mais; é um processo lento e que não ocorre em todos os homens. Terapia de reposição de androgênio pode ser usada para tratamento da disfunção erétil e outros problemas causados por baixos níveis de testosterona.

Ser capaz de envolvimento em atividades sexuais não é algo que se perde com o envelhecimento, embora fatores como condições de saúde e falta de um parceiro possam influenciar isso. Uma coleta de dados da função sexual deve integrar a avaliação de pessoas com mais idade. Além de causados por níveis hormonais reduzidos, problemas sexuais podem advir de medicamentos, infecções genitais, falta de desejo de parceiro ou sua incapacidade e doença cardiovascular, diabetes melito, doença pulmonar, obesidade, depressão ou outras condições de saúde. Idosos com problemas de funcionamento sexual devem receber auxílio para achar uma correção do problema subjacente, sempre que possível. Cabe aos enfermeiros admitir, respeitar e incentivar a sexualidade na população com mais idade. Como modelos, os enfermeiros podem fomentar atitudes positivas. Compreensão melhorada, sensibilidade aumentada e atitudes humanas podem ser úteis para que os idosos se deem conta de todo o potencial de sexualidade nos anos de vida posteriores.

APLICANDO CONHECIMENTO NA PRÁTICA

The Association of Physical and Mental Health With Sexual Activity in Older Adults in a Retirement Community

Fonte: Bach L. E., Mortimer J. A., VandeWeerd, C., & Corvin, J. (2013). Journal of Sexual Medicine, 10(11), 2671–2678.

Esta pesquisa quis determinar a relação entre condições de saúde mental e física e a inatividade sexual de pessoas com 55 anos de idade ou mais, moradoras de uma comunidade para aposentados. Dados de 22 condições de saúde autorrelatadas em relação a seu impacto na atividade sexual foram coletados com 22.654 pessoas; 1.879 entre elas tinham mais de 80 anos de vida, e todas moravam em comunidades.

Os resultados mostraram 55% dos homens e 45% das mulheres informando uma vida sexual ativa. A inatividade sexual estava muito associada a câncer, problemas na bexiga e na pélvis, cirurgias importantes, visão insatisfatória, condições de saúde mental e doença cardiovascular e seus fatores de risco, inclusive diabetes, hipertensão e colesterol elevado. Fatores associados a uma atividade sexual positiva incluíram caminhar, pelo menos, uma a duas vezes na semana, envolver-se em atividades físicas e sociais, participar de, no mínimo, dois clubes, não fumar, usar pouca medicação, menor consumo de álcool e relato de uma boa qualidade de vida, bem-estar psicológico, ou apoio social.

Essa pesquisa demonstrou a relação da atividade sexual com atividade física, emocional e social. Os enfermeiros podem usar essas evidências para a promoção de práticas positivas de saúde nas pessoas mais velhas. Além do que, esses profissionais podem utilizar relatos de inatividade ou disfunção sexual como uma dica de possíveis problemas de saúde física ou mental como responsáveis, podendo ainda auxiliar os idosos a obter as avaliações apropriadas.

APRENDENDO NA PRÁTICA

Dona Jussara tem 75 anos de idade e mora em uma instituição para idosos, sendo portadora da doença de Alzheimer. O marido, sr. Dirceu, visita-a com frequência e parece carinhoso. Os auxiliares de enfermagem informam que, em várias ocasiões, foram até o quarto da d. Jussara e testemunharam o esposo segurando a mão da paciente em sua área genital. Houve ocasiões em que viram a mão do esposo sob o lençol, tocando a esposa nos genitais.

Além disso, o sr. Dirceu iniciou uma amizade com outra residente, mentalmente capaz. Os funcionários perceberam que, nas visitas do sr. Dirceu, essa residente costuma fechar a porta do quarto. Uma vez, um enfermeiro entrou sem bater e encontrou o casal na mesma cama.

Qual seria a melhor forma de controle dessa situação pelos funcionários?

EXERCÍCIOS DE PENSAMENTO CRÍTICO

1. Quais atitudes e atos de profissionais de saúde podem ser negativos para a sexualidade dos idosos? Quais podem causar efeitos positivos?
2. Listar as mudanças decorrentes do envelhecimento em homens e mulheres, nas seguintes fases sexuais: excitação, platô, orgasmo e resolução.
3. Listar, pelo menos, seis fatores que possam interferir na função sexual, na vida adulta posterior.

Recursos *online*
American Association of Sex Educators, Counselors, and Therapists
http://www.aasect.org
North American Menopause Society
http://www.menopause.org
Sexuality Information and Education Council of the United States
http://www.siecus.org

SAGE (Services and Advocacy for Gay, Lesbian, Bisexual, Transgender Elders)
http://www.sageusa.org/about/index.cfm

Bibliografia

Bianco, F. J., McHOne, B. R., Wagner, K., King, A., Burgess, J., Patierno, S., & Jarrett, T. W. (2009). Prevalence of erectile dysfunction in men screened for prostate cancer. *Journal of Urology, 74*(1), 89–92.

Centers for Disease Control and Prevention. (2014). *HIV among older Americans*. Recuperado de http://www.cdc.gov/hiv/risk/age/olderamericans/.

Endocrine Society. (2012). *The Endocrine Society position statement on bioidentical hormones*. Recuperado de http://www.menopause.org/bioidenticalHT_Endosoc.pdf.

Feeley, R. J., Saad, F., Guay, A., & Traish, A. M. (2009). Testosterone in men's health: A new role for an old hormone. *Journal of Men's Health, 6*(3), 169–176.

Geller, S. (2009). Improving the science for botanical and dietary supplements. *Alternative Therapies in Health and Medicine, 15*(1), 16–17.

Hyde, Z., Flicker, L., Hankey, G. J., Almeida, O. P., McCaul, K. A., Chubb, S. A., & Yeap, B. B. (2012). Prevalence and predictors of sexual problems in men aged 75–95 years: A population-based study. *Journal of Sexual Medicine, 9*(2), 442–453.

Kaszkin-Bettag, M., Beck, S., Richardson, A, Heger, P. W., & Beer, A. M. (2012). Efficacy of the special extract ERr 731 from rhapontic rhubarb for menopausal complaints: A 6-month open observational study. *Modern Healthcare Professional*. Recuperado de http://www.modernhcp.com/efficacy-of-the-special-extract-err-731-from-rhapontic-rhubarb-for-menopausal-complaints-a-6-month-open-observational-study/.

Kinsey, A. (1948). *Sexual behavior in the human male*. Philadelphia, PA: Saunders.

Masters, W., & Johnson, V. (1966). *Human sexual response*. Boston, MA: Little Brown.

Masters, W., & Johnson, V. (1981). Sex and the aging process. *Journal of the American Geriatrics Society, 9*, 385.

North American Menopause Society. (2012). The 2012 hormone therapy position statement of the North American Menopause Society. *Menopause, 19*(3), 257–271.

Rosing, D., Klebingat, K. J., Berberich, H. J., Bosinski, H. A. G., Loewit, K., & Beier, K. M. (2009). Male sexual dysfunction. *Deutsches Arzteblatt International, 106*(50), 821–828.

Rossouw, J. E., Prentice, R. L., Manson, J. E., Wu, L., Barad, D., Barnabei, V. M., ... Stefanick, M. L. (2007). Postmenopausal hormone therapy and risk of cardiovascular disease by age and years since menopause. *Journal of the American Medical Association, 297*(13), 1465–1477.

Sand, M., & Fisher, W. A. (2007). Women's endorsement of models of female sexual response: The nurses' sexuality study. *Journal of Sexual Medicine, 4*(3), 708–719.

U.S. Preventive Services Task Force. (2014). Final recommendation statement. *Menopausal hormone therapy: Preventive medication*. Recuperado de http://www.uspreventiveservicestaskforce.org/Page/Document/RecommendationStatementFinal/menopausal-hormone-therapy-preventive-medication.

CAPÍTULO 17

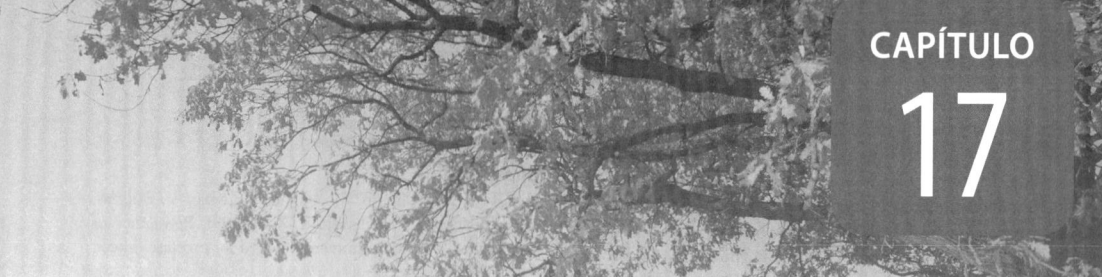

Uso seguro de medicamentos

VISÃO GERAL

Efeitos do envelhecimento no uso de medicamentos
- Polifarmácia e interações
- Farmacocinética alterada
- Farmacodinâmica alterada
- Risco aumentado de reações adversas

Promoção do uso seguro dos fármacos
- Como evitar fármacos potencialmente inadequados: critérios de Beers
- Análise da necessidade e da eficácia dos fármacos prescritos
- Promoção da administração segura e eficaz
- Desenvolvendo o pensamento crítico
- Monitoração de dados laboratoriais

Alternativas aos fármacos

Revisão de fármacos selecionados
- Analgésicos
- Antiácidos
- Antibióticos
- Anticoagulantes
- Anticonvulsivantes
- Fármacos antidiabetes (Hipoglicêmicos)
- Anti-hipertensivos
- Anti-inflamatórios não esteroides
- Fármacos redutores do colesterol
- Fármacos para melhorar a cognição
- Digoxina
- Diuréticos
- Laxantes
- Fármacos psicoativos

OBJETIVOS DE APRENDIZAGEM

A leitura deste capítulo possibilitará a você:

1. Descrever os aspectos peculiares da farmacocinética e da farmacodinâmica dos medicamentos nos idosos.
2. Listar medidas de promoção do uso seguro dos fármacos.
3. Descrever alternativas aos medicamentos.
4. Identificar usos adequados e riscos associados a grupos comuns de fármacos usados pelos idosos.

TERMOS PARA CONHECER

Critérios de Beers: originalmente desenvolvidos por um grupo liderado pelo Dr. Mark H. Beers; é uma lista de fármacos que representam riscos elevados aos idosos e critérios para uso potencialmente inadequado dos fármacos na população de idosos

Meia-vida biológica: o tempo necessário para que metade de um fármaco seja excretado pelo organismo

Farmacocinética: refere-se à absorção, à distribuição, ao metabolismo e à excreção dos fármacos

Farmacodinâmica: refere-se ao efeito biológico e terapêutico dos fármacos no local de ação ou no órgão-alvo

Polifarmácia: uso de uma multiplicidade de fármacos

Ao cuidar de pessoas idosas, é importante que o enfermeiro compreenda as considerações especiais quanto ao uso de medicamentos para essa faixa etária. Os fármacos agem de modo diverso nos adultos mais velhos e nos mais jovens, exigindo ajustes de dosagem e monitoração criteriosos. Os idosos têm mais propensão a tomar, regularmente, mais de um medicamento, aumentando o risco de interações e reações adversas. Para minimizar os riscos associados à farmacoterapia e garantir que os medicamentos não criem mais problemas do que soluções, a supervisão atenta e a adesão a princípios sólidos de uso seguro dos fármacos são essenciais à enfermagem gerontológica.

EFEITOS DO ENVELHECIMENTO NO USO DE MEDICAMENTOS

O uso de fármacos por pessoas idosas traz desafios especiais consequentes à quantidade comumente usada, às mudanças relativas ao envelhecimento que influenciam a farmacocinética e a farmacodinâmica dos medicamentos e ao aumento do risco de reações adversas (Fig. 17.1).

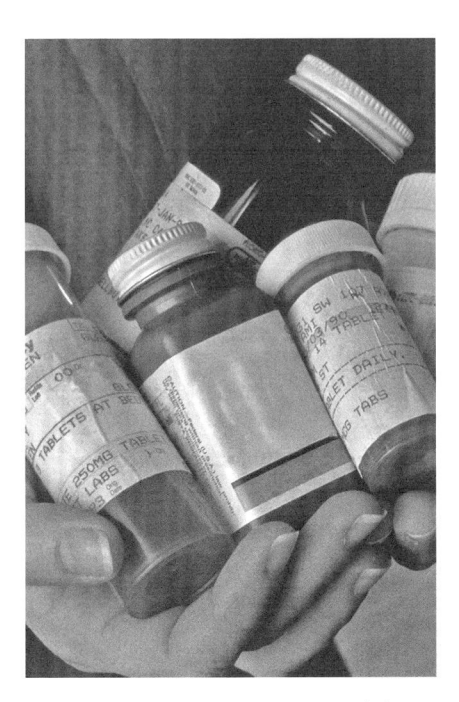

FIGURA 17.1 ● A elevada predominância de fármacos consumidos pelos idosos e a complexidade da dinâmica dos medicamentos na velhice exigem que os enfermeiros gerontólogos avaliem, regularmente, a manutenção da necessidade, a adequação das doses e os efeitos pretendidos e adversos de cada medicamento usado por esses pacientes.

Polifarmácia e interações

A elevada prevalência de condições de saúde na população idosa leva esse grupo a utilizar uma grande quantidade e variedade de medicamentos. Seu uso por essa população cresce continuamente a cada ano; a maioria dos idosos utiliza, no mínimo, um fármaco com regularidade, sendo a situação mais normal o uso de vários todos os dias. Pesquisadores descobriram que a quantidade de fármacos usados pelas pessoas idosas aumenta com o passar dos anos (Gu, Dillon e Burt, 2010; Jerz-Roig, Medeiros, Silva, Bezerra, Cavalcante, 2014). Os fármacos mais usados pelos idosos incluem:

- agentes cardiovasculares;
- anti-hipertensivos;
- analgésicos;
- agentes antiartríticos;
- sedativos;
- tranquilizantes;
- laxantes;
- antiácidos.

Os fármacos dessa lista podem causar efeitos adversos (p. ex., confusão, tontura, quedas, desequilíbrios hídricos e eletrolíticos), que ameaçam a qualidade de vida dessa população. Além disso, quando tomados juntos, alguns podem interagir e causar efeitos adversos graves (Tabela 17.1).

> **CONCEITO-CHAVE**
>
> Uma interação comum que costuma não ser levada em consideração inclui os efeitos da cafeína nos medicamentos. Elevada ingesta de cafeína pode reduzir os efeitos de antiarrítmicos, cimetidina, ferro e metotrexato; elevar os efeitos hipocalêmicos de diuréticos; aumentar os efeitos estimulantes de amantadina, descongestionantes, fluoxetina e teofilina.

Ingerir mais de um fármaco também aumenta o risco de interações entre alimentos e medicamentos (Tabela 17.2). Com o aumento do uso de remédios derivados de plantas, podem ocorrer interações entre fitofármacos e medicamentos e efeitos adversos das plantas (Tabela 17.3). Ao cuidar dos idosos, em especial, dos que tomam mais de um medicamento, é importante que o enfermeiro monitore o aparecimento de sinais de possíveis interações.

> **PARA REFLETIR**
>
> Com que frequência você utiliza medicamentos para conter o apetite, promover o sono, estimular a eliminação intestinal ou controlar uma cefaleia, ou outro sintoma? Por que prefere usar medicamentos em vez de tratar a causa subjacente, ou usar um meio natural para corrigir o problema? De que forma você pode modificar isso?

| TABELA 17.1 | Interações entre grupos populares de fármacos |

	Antiácidos	Ansiolíticos	Anticoagulantes	Antidiabéticos	Antidepressivos	Anti-hipertensivos	Anti-inflamatórios	Antipsicóticos	Preparados digitálicos	Laxantes	Salicílicos	Sedativos	Diuréticos tiazídicos	Antidepressivos tricíclicos
Antiácidos			↓					↓	↓					
Ansiolíticos			↑			↑								
Anticoagulantes (oral)				↑										
Antidiabéticos														
Antidepressivos		↑	↑			↓						↑		
Anti-hipertensivos					↑								↑	↑
Anti-inflamatórios			↑	↑										
Antipsicóticos												↑		
Preparados digitálicos														
Laxantes									↓					
Sedativos			↑											
Diuréticos tiazídicos			↓	↑								↓		
Antidepressivos tricíclicos			↑	↑		↓						↑		

As *setas* indicam o efeito dos fármacos listados na coluna da esquerda sobre os fármacos na lista horizontal, na parte superior.

TABELA 17.2	Exemplos de interações entre alimentos e fármacos
Fármaco	**Interações potenciais**
Acetaminofen	Acúmulo até um nível tóxico, quando mais de 500 mg de suplementos de vitamina C forem ingeridos diariamente
Alopurinol	Prejudica a absorção de ferro, causando anemia por deficiência de ferro Combinado com álcool ou carboidratos simples, pode aumentar o nível de ácido úrico no sangue
Antiácidos de alumínio	Exaurem fosfato e cálcio Reduzem a absorção de vitaminas A, C e D, além de magnésio, tiamina, folacina e ferro
Anti-histamínicos	Ingestão de grandes quantidades de alimentos alcalinos (p. ex., leite, nata, amêndoas, álcool) pode prolongar sua ação
Ácido acetilsalicílico	Pode causar anemia ferropriva em consequência de sangramento GI Pode causar deficiência de vitamina C (12 comprimidos ou mais diariamente) Causa deficiência de tiamina

(*continua*)

TABELA 17.2	Exemplos de interações entre alimentos e fármacos (*continuação*)
Fármaco	**Interações potenciais**
Antiácidos carbonato de cálcio	Causam deficiências de fosfato, folacina, ferro e tiamina
Suplementos de cálcio	Combinados com grandes doses de vitamina D podem causar hipercalcemia Absorção diminuída por alimentos ricos em oxalato (p. ex., espinafre, ruibarbo, aipo, amendoim), ácido fítico (p. ex., farinha de aveia e outros cereais em grão), fósforo (chocolate, legumes e frutas desidratados e manteiga de amendoim)
Clorpromazina HCl	Grandes quantidades de alimentos alcalinos podem retardar a excreção Pode aumentar o colesterol no sangue
Cimetidina	Reduz a absorção do ferro
Clonidina HCl	Eficácia diminuída por alimentos ricos em tiamina (p. ex., fígado de galinha e gado, banana, creme azedo, amaciantes de carne, salame, levedura, chocolate) Pode causar retenção de sódio e líquidos
Colchicina	Eficácia diminuída pela cafeína
Dicumarol	Eficácia reduzida por alimentos ricos em vitamina K (p. ex., repolho, brócolis, aspargos, espinafre e nabiça)
Digitálico	Pode causar deficiências de tiamina, magnésio e zinco Suplementos de cálcio aumentam o risco de toxicidade
Estrogênio	Acelera a fragmentação da vitamina C
Suplementos de ferro	Absorção diminuída por antiácidos, aumentada por vitamina C
Furosemida	Aumenta a excreção de cálcio, magnésio, potássio e zinco
Hidralazina	Pode causar deficiência de vitamina B6
Levodopa	Eficácia reduzida por uma dieta com alto teor proteico Pode causar deficiências de potássio, folacina e vitaminas B6 e B12
Antiácidos com magnésio	Pode exaurir fosfato e cálcio
Laxantes com magnésio	30 mL contêm quase quatro vezes a ingestão média diária de magnésio; pode ocorrer toxicidade
Óleo mineral	Reduz a absorção de vitaminas A, D e K
Fenobarbital	Aumenta a fragmentação de vitaminas D e K Prejudica a absorção de vitaminas B6 e B12 e ácido fólico
Fenitoína	Aumenta a fragmentação de vitaminas D e K Reduz a absorção de folacina
Suplementos de potássio	Absorção reduzida por derivados do leite Prejudica a absorção da vitamina B_{12}
Probenecida	Eficácia diminuída por café, chá ou colas
Espironolactona	Aumenta a excreção de cálcio Reduz a excreção de potássio, levando à toxicidade desse mineral
Teofilina	Eficácia diminuída por uma dieta com elevado teor de carboidratos
Tiazidas	Aumentam a excreção de cálcio, potássio, magnésio e zinco Pode reduzir o nível de glicose no sangue
Tioridazina	Excreção retardada por uma dieta altamente alcalina
Varfarina	Eficácia reduzida por grandes quantidades de vitamina K na dieta

TABELA 17.3	Efeitos potenciais adversos e interações farmacológicas de algumas plantas
Planta	Efeitos potenciais adversos e interações farmacológicas
Aloe (babosa)	Dermatite alérgica; aumenta os efeitos dos glicosídeos cardíacos; aumenta a perda de potássio, quando tomada com corticosteroides ou diuréticos tiazídicos
Angélica	Exantema, quando a pessoa é exposta à luz do sol; pode interagir com bloqueadores do canal de cálcio
Melissa	Interfere no hormônio estimulador da tireoide
Uva-espim	Reduções drásticas da pressão sanguínea, frequência cardíaca e respirações, com doses maiores
Baga de loureiro	Edema, aumento da pressão sanguínea; contraindicada em pessoas com história de câncer
Mirtilo	Pode inibir a coagulação, levando a efeitos mais profundos dos anticoagulantes
Cimicifuga racemosa	Depressão da função cardíaca que leva à bradicardia e hipotensão; propriedades como do estrogênio capazes de causar coagulação anormal e disfunção hepática. Pode interagir com o estrogênio
Sanguinaria canadensis	Bradicardia, arritmia, visão prejudicada, sede
Cáscara sagrada	Cólicas intestinais graves
Aipo	Hipocalemia com uso prolongado
Chaparral	Danos ao fígado
Tussilago farfara	Toxicidade hepática; febre
Confrei	Toxicidade hepática
Dente-de-leão	Hipocalemia com uso prolongado
Efedra (ma huang)	Aumento da pressão sanguínea e da frequência cardíaca, insônia, tontura e ansiedade; pode interagir com a efedrina
Camomila	Interfere na coagulação; quando ingerida oralmente pode causar úlceras na boca, perda do paladar, edema da cavidade oral; aumenta os efeitos anticoagulatórios da aspirina e do sódio varfarina
Alho	Efeito anticoagulatório, hipotensão, aumenta os efeitos de agentes antidiabéticos
Ginkgo biloba	Efeito anticoagulatório, irritabilidade, inquietação, insônia, náusea, vômito, diarreia; aumenta os efeitos dos anticoagulantes
Ginseng	Elevação da pressão sanguínea, insônia
Hidraste	Vasoconstrição
Espinheiro	Reduções drásticas da pressão sanguínea
Lúpulo	Tontura, aumento dos efeitos de sedativos e tranquilizantes
Alcaçuz	Edema, hipertensão, hipocalemia e hipernatremia, com uso prolongado
Visco	Bradicardia; potencialmente fatal
Salsa	Hipocalemia, com uso prolongado
Trevo dos prados	Efeitos semelhantes aos do estrogênio, contraindicado a pessoas com câncer dependente de estrogênio
Ruibarbo	Cólicas abdominais graves, diarreia
Sene	Pode aumentar os efeitos da digoxina
Erva-de-são-joão	Age como inibidor da oxidase monoamina; hipertensão, fotossensibilidade, náusea, vômito

Farmacocinética alterada

A **farmacocinética** refere-se a absorção, distribuição, metabolismo e excreção dos fármacos.

Absorção

Em geral, os idosos têm poucos problemas na área da absorção em comparação com a distribuição, o metabolismo e a excreção de fármacos. Uma variedade de fatores, entretanto, pode alterar a absorção dos medicamentos. São eles:

- *Via de administração*: os fármacos administrados pelas vias intramuscular (IM), subcutânea (SC), oral (VO) ou retal não são absorvidos com a mesma eficiência dos inalados, de aplicação tópica ou infundidos de modo endovenoso.
- *Concentração e solubilidade dos fármacos*: medicamentos altamente solúveis (p. ex., soluções aquosas) e em concentrações mais altas são absorvidos com mais rapidez que os menos solúveis e menos concentrados.
- *Doenças e sintomas*: embora tenha havido época em que eram entendidos como consequência do envelhecimento por serem frequentes, líquido intracelular diminuído, pH gástrico aumentado, fluxo sanguíneo e motilidade gástricos reduzidos, débito cardíaco e circulação reduzidos e metabolismo mais lento podem desacelerar a absorção dos fármacos, sendo mais uma consequência de estados de doenças subjacentes do que de alterações normais associadas ao envelhecimento. Problemas de saúde como diabetes melito e hipocalemia podem aumentar a absorção dos medicamentos, enquanto dor e edema na mucosa podem desacelerar a absorção.

Ainda que os enfermeiros pouco possam fazer para melhorar muitos fatores subjacentes responsáveis por alterar a absorção dos fármacos, podem usar medidas que maximizem sua absorção. O exercício estimula a circulação e auxilia a absorção. Calor e massagem usados de forma correta também aumentam o fluxo sanguíneo, no local da absorção. Evitar déficit de volume de líquidos, hipotermia e hipotensão beneficia a absorção, facilitando-a. Preparados que neutralizam as secreções gástricas devem ser evitados se houver necessidade de pH gástrico baixo para a absorção dos fármacos. O enfermeiro deve monitorar os sinais de interações referidas antes, capazes de influenciar a absorção dos fármacos. Também deve ser considerada a via de administração do medicamento que seja mais eficaz.

Distribuição

Apesar da dificuldade de se prever com certeza como a distribuição do medicamento venha a ser diferente entre os idosos, mudanças na circulação, permeabilidade das membranas, temperatura corporal e estrutura dos tecidos podem modificar esse processo. Por exemplo, o tecido adiposo aumenta em comparação com a massa magra nas pessoas mais velhas, em especial, nas mulheres; assim, os fármacos armazenados em tecido adiposo (i.e., fármacos lipossolúveis) terão concentrações teciduais maiores, concentrações menores no plasma e duração maior no organismo. Débito cardíaco diminuído pode elevar os níveis plasmáticos dos medicamentos, ao mesmo tempo em que reduz seu depósito em reservatórios, o que é visível no caso dos fármacos hidrossolúveis. Níveis menores de albumina sérica podem ser um problema se vários fármacos que se aglutinam às proteínas forem consumidos, competindo pelas mesmas moléculas de proteínas. As concentrações não aglutinadas de medicamentos aumentam e sua eficácia fica ameaçada. Fármacos altamente aglutinados às proteínas, capazes de competir em locais de aglutinação proteica, deslocando-se mutuamente, incluem acetazolamida, amitriptilina, cefazolin, clordiazepoxida, clorpromazina, cloxacilina, digitoxina, doxiciclina, furosemida, gliburide, hidralazina, ibuprofeno, naproxeno, nortriptilina, fenitoína, propranolol, rifampina, salicílicos, espironolactona, sulfisoxazola, tolbutamida e varfarina. Ao monitorar os níveis de medicamentos no sangue, também é importante avaliar o nível de albumina sérica. Por exemplo, aumentar a dose de fenitoína, porque o nível no sangue está baixo, pode levar à toxicidade quando a albumina sérica também estiver baixa.

> **CONCEITO-CHAVE**
>
> Quando diversos fármacos são consumidos concomitantemente, os que se aglutinam às proteínas podem não alcançar os resultados almejados em razão de aglutinação ineficaz de moléculas reduzidas de proteína.

Problemas como desidratação e hipoalbuminemia reduzem a distribuição dos fármacos, resultando em níveis mais altos no plasma. Diante dessas condições, pode haver necessidade de níveis mais baixos das doses.

Metabolismo, desintoxicação e excreção

Problemas como desidratação, hipertermia, imobilidade e doença hepática podem reduzir o metabolismo dos fármacos. Em consequência, eles podem se acumular até níveis tóxicos e causar reações adversas graves. É fundamental a monitoração atenta. Da mesma forma, a **meia-vida biológica** prolongada de muitos fármacos consumidos por pessoas idosas requer avaliação criteriosa de sua eliminação. A estimativa de liberação de creatinina precisa ser calculada com base na idade, no peso e no nível de creatinina sérica de cada indivíduo porque níveis séricos de creatinina, por si só, podem não refletir um nível reduzido de eliminação dessa substância.

Com o avanço da idade, pode ocorrer menor secreção de algumas enzimas, o que interfere no metabolismo de fármacos que demandem atividade enzimática. Entre estes, está o sistema de enzima citocromo P-450, que auxilia o metabolismo de substâncias bioativas (p. ex., plantas), além dos medicamentos. Quando duas ou mais substâncias que usam o sistema enzimático citocromo P-450 são empregadas ao mesmo tempo, competem pelas enzimas diminuídas, sendo metabolizados de forma mais lenta. Além disso, a desintoxicação e a conjugação de fármacos podem ficar bastante reduzidas, de modo que o fármaco permanece mais tempo na corrente sanguínea. Há evidências indicativas de concentrações maiores de fármacos nos locais de administração de pessoas idosas.

O sistema renal é, basicamente, responsável pelas funções excretórias do organismo e, entre suas atividades, está a excreção de fármacos. Estes seguem uma via através dos rins semelhante à da maioria dos elementos que compõem a urina. Após a circulação sistêmica, os medicamentos são filtrados pelas paredes dos capilares glomerulares até a cápsula de Bowman. O fármaco continua sua descida pelo túbulo, onde substâncias benéficas ao organismo serão reabsorvidas na corrente sanguínea, por meio dos túbulos proximais convolutos, local em que dejetos excretados pela urina fluem pela pelve renal. Os capilares em torno dos túbulos reabsorvem o sangue filtrado, unindo-se para formar a veia renal. Calcula-se que para promover esse processo de filtragem quase 10 vezes mais de sangue circula pelos rins do que por outros órgãos do corpo com o mesmo tamanho. A menor eficiência dos órgãos do corpo devido ao avanço da idade afeta também os rins, complicando a excreção de fármacos nos idosos. Unidades de néfrons diminuem em quantidade e muitas que permanecem podem não funcionar nos indivíduos mais velhos. A taxa de filtragem glomerular e a reabsorção tubular diminuem. Diminuição da função cardíaca contribui para uma redução de quase 50% do fluxo sanguíneo para os rins. São importantes as implicações dessa menor eficiência renal. Os fármacos não são filtrados com tanta rapidez a partir da corrente sanguínea, permanecendo ainda mais tempo no organismo. A meia-vida biológica, ou o tempo necessário para a excreção de metade do fármaco, pode aumentar em até 40%, o que eleva o risco de reações adversas aos fármacos. Medicamentos com probabilidade de acúmulo em razão da meia-vida biológica maior incluem antibióticos, barbitúricos, cimetidina, digoxina e salicílicos.

> **CONCEITO-CHAVE**
> A meia-vida prolongada dos fármacos nas pessoas idosas aumenta o risco de reações adversas.

O fígado também tem muitas funções importantes que influenciam a desintoxicação e a excreção dos medicamentos. O metabolismo dos carboidratos, nesse órgão, converte glicose em glicogênio, que é liberado na corrente sanguínea, sempre que necessário. O metabolismo das proteínas nas células parênquimais do fígado é responsável pela perda de grupos de aminos dos aminoácidos, que auxiliam a formação de novas proteínas do plasma, como a protrombina e o fibrinogênio, além da conversão de alguns subprodutos nitrogenosos tóxicos em substâncias não tóxicas, como a vitamina B12. A formação de bile no fígado, que fragmenta as gorduras pela ação enzimática e retira do sangue substâncias como a bilirrubina, também é importante. O fígado tem o tamanho e a função diminuídos com o envelhecimento e o fluxo de sangue hepático reduz cerca de 45%, entre 25 e 65 anos de idade. Isso pode afetar o metabolismo de alguns fármacos, como antibióticos, cimetidina, clordiazepóxido, digoxina, lítio, meperidina, nortriptilina e quinidina.

Farmacodinâmica alterada

Farmacodinâmica refere-se aos efeitos biológico e terapêutico dos fármacos no local de ação ou no órgão-alvo. Informações sobre a farmacodinâmica na população idosa são limitadas, ainda que em crescimento devido ao número cada vez maior de pesquisas na área. Até agora, algumas diferenças conhecidas nas repostas dos idosos aos fármacos incluem maior sensibilidade do miocárdio a anestesias e aumento da sensibilidade receptora do sistema nervoso central (SNC) a narcóticos, álcool e brometos.

Risco aumentado de reações adversas

É tão elevado o risco de reações adversas aos fármacos, na população de mais idade que os enfermeiros devem coletar dados dessa complicação a cada avaliação e levar em conta a relação dos novos sintomas com os medicamentos em uso. A seguir, são listados alguns fatores gerais que devem ser lembrados quanto a reações adversas:

- sinais e sintomas de uma reação adversa a determinado fármaco podem ser diferentes nas pessoas idosas;
- um tempo maior pode ser necessário para que uma reação adversa fique aparente nos idosos;
- uma reação adversa a um fármaco pode ficar evidente mesmo após a sua interrupção;
- reações adversas podem ocorrer de repente, mesmo que um fármaco tenha sido utilizado por longo período sem problemas.

> **CONCEITO-CHAVE**
> O risco de reações adversas é alto em idosos em razão das diferenças farmacocinéticas e farmacodinâmicas relacionadas à idade.

Graus variados de disfunção mental costumam ser sintomas iniciais de reações adversas a medicamentos normalmente receitados a pessoas idosas, como codeína, digitálico, metildopa, fenobarbital, L-dopa, diazepam e vários diuréticos. Todo o medicamento capaz de promover hipoglicemia, acidose, desequilíbrios hídricos e eletrolíticos, elevações de temperatura, aumento da pressão intracraniana e circulação cerebral diminuída pode causar transtornos mentais. Mesmo as mudanças mais sutis no estado mental podem ser associadas a um medicamento, carecendo de análise pelo médico. Facilmente, os idosos podem ser vítimas de disfunção cognitiva associada a fármacos. Infelizmente, disfunções mentais e comportamentais nessa população são por vezes tratadas como sintomas (i. e., são tratadas com medicamentos, embora sem uma investigação completa da etiologia). Essa abordagem não corrigirá um problema relacionado a um fármaco, podendo predispor a pessoa a outras complicações decorrentes do novo medicamento.

> **CONCEITO-CHAVE**
>
> Os enfermeiros têm de assegurar que problemas cognitivos e comportamentais induzidos por medicamentos não sejam tratados com mais medicamentos.

PROMOÇÃO DO USO SEGURO DOS FÁRMACOS

Como evitar fármacos potencialmente inadequados: critérios de Beers

Em 1991, o dr. Mark H. Beers e colaboradores publicaram um trabalho que identificou fármacos que representam riscos elevados para os idosos. Desde então, essa pesquisa foi mais desenvolvida para fornecer critérios para uso potencialmente inadequado de fármacos em pessoas idosas (The American Geriatrics Society 2012 Beers Criteria Update Expert Panel, 2012). Tais critérios incluíram fármacos inapropriados ao uso em geral (Quadro 17.1) e fármacos inapropriados para uso na presença de condições específicas (Tabela 17.4). Alguns medicamentos importantes preocupantes incluem anticolinérgicos, antidepressivos tricíclicos, antipsicóticos, barbitúricos (a não ser quando usados como anticonvulsivantes), e benzodiazepínicos. São critérios amplamente aceitos em círculos de atendimento geriátrico, como forma de reduzir efeitos adversos e custos dos fármacos. Na verdade, *o Centers for Medicare and Medicaid Services* adotaram os critérios para uso em levantamentos realizados em instituições para idosos, e a Joint Commission também os adotou como evento-sentinela potencial nos hospitais.

Análise da necessidade e da eficácia dos fármacos prescritos

O alcance do uso de fármacos e das potenciais reações adversas significativas precisam que enfermeiros gerontólogos assegurem que os fármacos sejam empregados de forma seletiva e atenta. Cabe a esses profissionais analisar todos os medicamentos, receitados ou não, utilizados pelos pacientes, além de se perguntarem o seguinte:

- *Por que o fármaco foi prescrito?* Avaliar se há realmente necessidade do fármaco. Talvez leite morno e uma massagem nas costas possam eliminar a necessidade de sedativos; é possível que o paciente tenha defecado pela manhã e não precise agora de laxante. O medicamento pode ser usado porque foi prescrito há anos e ninguém avaliou a possibilidade de interromper o uso.
- *Foi prescrita a menor dose possível?* Os idosos demandam doses menores da maioria dos medicamentos devido ao tempo retardado de excreção da substância. Doses maiores aumentam o risco de reações adversas.
- *O paciente é alérgico ao fármaco?* Algumas vezes o médico pode subestimar uma alergia conhecida, ou o paciente pode ser negligente não informando o problema alérgico ao médico. O enfermeiro pode estar sabendo das sensibilidades do paciente a determinados fármacos. Também devem ser considerados novos sinais capazes de indicar uma reação a um fármaco que vinha sendo usado há longo período sem problemas.
- *Esse fármaco pode interagir com outros, com medicamentos à base de plantas ou com suplementos nutricionais usados?* É útil revisar analiticamente materiais de consulta para identificar potenciais interações – existem em demasia para ser memorizados!
- *Há algumas instruções especiais que acompanham a administração do fármaco?* Alguns fármacos devem ser tomados com o estômago vazio; outros, com as refeições. Algumas horas do dia podem ser melhores do que outras para a administração dos fármacos.
- *Está sendo usada a via de administração mais eficaz?* Uma pessoa incapaz de engolir um comprimido grande pode se beneficiar da forma líquida. Supositórios expelidos por não derreter de forma eficaz, ou fármacos orais vomitados, sem dúvida, não terão o efeito terapêutico do fármaco dado de modo diferente.

Os enfermeiros devem repassar uma lista mental com tais perguntas ao administrar medicamentos e ensinar os idosos responsáveis pela administração dos próprios medicamentos, além de seus cuidadores, a fazer o mesmo.

> **CONCEITO-CHAVE**
>
> A análise regular da manutenção da necessidade e da eficácia de um fármaco é fundamental.

> **QUADRO 17.1** **Fármacos inadequados para uso em idosos**
>
> Os fármacos listados a seguir foram identificados como agentes de risco elevado de reações adversas nos idosos:
>
> *Anti-histaminas de 1ª geração* (como agente único, ou parte de produtos combinados): bronfeniramina, carbinoxamina, clorfeniramina, clemastina, ciproeptadina, dexbronfeniramina, dexclorfeniramina, difenidramina (oral), doxilamina, hidroxizina, prometazina, triprolidina
>
> *Agentes anti-Parkinsonismo:* benzatropina (oral), triexifenidil
>
> *Antiespasmódicos:* alcaloides beladona, clordiazepóxido clidínio, diciclomina, hiosciamina, propantelina, escopolamina
>
> *Antitrombóticos:* dipiridamol (ação oral breve), ticlopidina
>
> *Anti-infecção:* nitrofurantoína
>
> *Cardiovascular:* disopiramida; dronedarona, digoxina (> 0,125 mg/d), nifedipina (liberação imediata), espironolactona (> 25 mg/d)
>
> Bloqueadores alfa1: doxazosina, prazosina, terazosina
>
> Alfabloqueadores, central: clonidina, guanabenz, guanfacina, metildopa, reserpina (> 0,1 mg/d)
>
> Fármacos antiarrítmicos: amiodarona, dofetilida, dronedarona, flecainida, ibutilida, procainamida, propafenona, quinidina, sotalol
>
> *Sistema nervoso central:*
>
> Antidepressivos tricíclicos terciários, isolados ou combinados: amitriptilina, clordiazepóxido-amitriptilina, clomipramina, doxepina (> 6 mg/d), imipramina, perfenazina-amitriptilina, trimipramina
>
> Antipsicóticos, 1ª (convencional) e 2ª gerações (atípicos): mesoridazina, tioridazina
>
> Barbitúricos: amobarbital, butabarbital, butalbital, mefobarbital, pentobarbital, fenobarbital, secobarbital
>
> Benzodiazepínicos: *de ação breve e intermediária:* alprazolan, estazolan, lorazepan, oxazepan, temazepan, triazolan; *de longa ação:* clorazepato, clordiazepóxido, clordiazepóxido-amitriptilina, clordiazepóxido clidínio, clonazepan, diazepan, flurazepan, quazepan
>
> Hidrocloreto
>
> Meprobamato
>
> Hipnóticos não benzodiazepínicos: eszopiclona, zolpiden, zaleplon
>
> Mesilatos de ergotamina: isoxsuprina
>
> *Endócrino:* androgênios: metiltestosterona, testosterona; tireoide dessecada; estrogênios com ou sem progestinas; hormônio do crescimento; insulina, escala deslizante; megestrol; sulfonilureas (longa duração): clorpropamida, gliburida
>
> *Gastrintestinal:* metoclopramida; óleo mineral, administrado oralmente; trimetobenzamida
>
> *Medicação para dor:*
>
> Meperidina
>
> Anti-inflamatórios não esteroidais (AINE) seletivos não cicloxigenase, oral: aspirina (> 325 mg/d), diclofenaco, diflunisal, etodolac, fenoprofeno, ibuprofeno, cetoprofeno, meclofenamato, ácido mefenâmico, meloxican, nabumetona, naproxeno, oxaprozina, piroxican, sulindac, tolmetina
>
> Indometacina, cetorolac, inclui parenterais
>
> Pentazocina
>
> Relaxantes musculoesqueléticos: carisoprodol, clorzoxazona, ciclobenzaprina, metaxalona, metocarbamol, orfenadrina
>
> *Fonte:* The American Geriatrics Society 2012 Beers Criteria Update Expert Panel. (2012). Critérios de Beers Atualizados pela *American Geriatrics Society* para uso potencialmente inadequado de medicamentos em pessoas idosas, Tabela 17.2. 2012 American Geriatrics Society Beers Criteria for potentially inappropriate medication use in older adults. *Journal of the American Geriatrics Society, 60*(4), 616–631.

Promoção da administração segura e eficaz

A via oral é a mais comum para a administração de fármacos. Medicamentos orais, na forma de comprimidos, cápsulas, líquidos, pós, elixires, soluções alcoólicas, emulsões, misturas e partículas em suspensão são usados devido à ação direta nas mucosas do trato digestório (p. ex., antiácidos), ou pelos efeitos sistêmicos (p. ex., antibióticos e tranquilizantes). Embora a administração oral seja simples, há problemas que podem interferir no processo. Mucosas ressecadas da cavidade oral, comum nos idosos, podem evitar que cápsulas e comprimidos sejam engolidos. Se o paciente os cospe, não há valor terapêutico; se dissolvidos na boca, podem irritar a mucosa. Higiene oral adequada, muito líquido para ajudar na deglutição e na mobilidade, posição correta e exame da cavidade oral após a administração garantirão que o paciente tenha recebido o benefício completo do medicamento durante o seu deslocamento no trato gastrintestinal. Alguns idosos podem não perceber um comprimido preso na parte superior de sua dentadura ou sob a língua.

> **CONCEITO-CHAVE**
>
> Para garantir que o medicamento oral promova o benefício máximo, deve ser estimulada uma boa higiene oral, muitos líquidos e posicionamento adequado para facilitar a deglutição.

TABELA 17.4	Fármacos inadequados para uso em idosos na presença de diagnósticos ou problemas específicos
Problemas com elevado potencial de reações adversas	**Quando o paciente está tomando**
Anorexia e desnutrição	Estimulantes do sistema nervoso central
Arritmias	Antidepressivos tricíclicos
Obstruções do fluxo da bexiga	Anticolinérgicos e anti-histamínicos, antiespasmódicos gastrintestinais, relaxantes musculares, oxibutinina, flavoxato, anticolinérgicos, antidepressivos, descongestionantes e tolterodina
Distúrbios de coagulação do sangue ou anticoagulantes estarem em uso	Ácido acetilsalicílico, anti-inflamatórios não esteroides (AINE), dipiridamol, ticlopidina e clopidogrel
Prejuízo cognitivo	Barbitúricos, anticolinérgicos, antiespasmódicos, relaxantes musculares e estimulantes do sistema nervoso central
Doença pulmonar obstrutiva crônica	Benzodiazepínicos de ação longa, betabloqueadores
Depressão	Benzodiazepínicos (uso prolongado), agentes simpatolíticos
Úlceras gástricas ou duodenais	Anti-inflamatórios não esteroides e ácido acetilsalicílico
Insuficiência cardíaca	Disopiramida e fármacos com muito sódio
Hipertensão	Fenilpropanolamina HCl
Insônia	Descongestionantes, teofilina, metilfenidato, inibidores da oxidase monoamine e anfetaminas
Doença de Parkinson	Metoclopramida, antipsicóticos convencionais e tacrina
Convulsões	Clozapina, clorpromazina, tioridazina e tiotixeno
Transtorno convulsivo	Bupropiona
Incontinência de esforço	Alfabloqueadores, anticolinérgicos, antidepressivos tricíclicos, benzodiazepínicos de ação longa
Síncope e quedas	Benzodiazepínicos de ação curta a intermediária e antidepressivos tricíclicos

Fonte: The American Geriatrics Society 2012 Beers Criteria Update Expert Panel. (2012). Os Critérios de Beers Atualizados, da American Geriatrics Society, para uso de medicamentos potencialmente inadequados pelos idosos, Tabela 3. 2012 American Geriatrics Society Beers Criteria for potentially inappropriate medication use in older adults due to drug–disease or drug–syndrome interactions that may exacerbate the disease or syndrome. *Journal of the American Geriatrics Society, 60*(4), 616–631.

Uma vez que comprimidos entéricos revestidos e de liberação contínua não podem ser esmagados, o enfermeiro deve consultar o médico a respeito de uma forma alternativa do medicamento, quando o comprimido for grande demais para ser engolido. Normalmente, as cápsulas não devem ser abertas e misturadas. Os medicamentos são colocados em cápsulas para que seu gosto desagradável fique mascarado, ou a cápsula que o reveste se dissolva quando em contato com secreções gastrintestinais específicas. Alguns preparados de vitaminas, minerais e eletrólitos são amargos, mais amargos ainda para idosos, já que os botões das papilas gustativas para doces são perdidos parabém antes daqueles para gostos amargos e azedos. Combinar medicamentos com alimentos e líquidos, como purê de maçã e sucos, pode torná-los mais palatáveis, evitando irritação gástrica, embora possa haver problemas se o alimento com remédios não for totalmente ingerido. As pessoas devem saber que sua comida ou bebida contém um medicamento. Higiene oral após a administração de fármacos orais evita a permanência de gosto desagradável.

Os fármacos receitados na forma de supositórios para ação local ou sistêmica são inseridos em várias cavidades do organismo, agindo mediante o derretimento com o calor do corpo, ou dissolvendo-se em líquidos do corpo. Pelo fato de a circulação até o intestino mais inferior e a vagina se reduzirem e a temperatura corporal estar mais baixa nas pessoas mais velhas, pode ser necessário um tempo maior para que o supositório dissolva. Quando não houver via alternativa para uso e o supositório tiver de ser administrado, deve ser feito esforço especial para garantir que não seja expelido.

A administração intramuscular e subcutânea de fármacos é necessária quando se buscam resultados imediatos, ou quando outras vias não puderem ser usadas, seja pela natureza do fármaco, seja pela con-

ESTUDO DE CASO

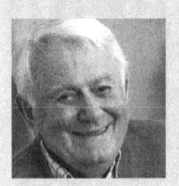

Sr. Mansfield, viúvo de 76 anos, mora sozinho, e está em uma consulta de acompanhamento com seu médico, para a qual levou os vários remédios de que faz uso. Ao analisá-los, o enfermeiro percebe que um antibiótico receitado no mês passado, a ser tomado por dez dias, ainda conserva metade dos comprimidos. Questionado, o sr. Mansfield admite "posso ter esquecido algumas vezes de tomar esse comprimido". Ao analisar com o sr. Mansfield os demais fármacos que toma, o enfermeiro percebe que ele parece ter dificuldades para ler rótulos e não recorda a finalidade ou a dose dos fármacos. "Costumo usá-los corretamente, mas é muita coisa para lembrar", diz ele.

PENSAR DE FORMA CRÍTICA

- Quais outras informações seriam úteis ao enfermeiro ao coletar dados sobre as capacidades de administração de fármacos do sr. Mansfield?
- Quais medidas poderiam ser sugeridas ao sr. Mansfield para melhorar a administração de seus fármacos?

dição do paciente. O quadrante superior externo dos glúteos é o melhor lugar para injeções intramusculares. Com frequência, o indivíduo com mais idade sangrará ou eliminará alguma secreção após a injeção devido à redução da elasticidade tecidual; pode ser útil uma atadura de pressão. Alternar o local das injeções ajuda a reduzir o desconforto. Os medicamentos não devem ser injetados em membro imobilizado, já que a inatividade reduz a taxa de absorção. No caso de alguém que receba injeções frequentes, o enfermeiro deve verificar o surgimento de sinais de infecção no local das aplicações. A redução de sensação subcutânea nos idosos, ou a ausência de sensação, tal como nos acidentes vasculares encefálicos (AVE), pode impossibilitar que o indivíduo tenha consciência de complicações nos locais de injeção.

Uma vez ou outra, a administração endovenosa de um fármaco é necessária. Além de observar os efeitos do medicamento, o enfermeiro deve ficar atento à quantidade de líquido em que o fármaco é administrado. Declínio da função cardíaca e renal torna o idoso mais suscetível a desidratação e a excesso de hidratação. O enfermeiro deve monitorar atentamente o aparecimento de sinais de sobrecarga circulatória, inclusive aumento da pressão sanguínea, aumento das respirações, tosse, falta de ar e sintomas associados a edema pulmonar. Equilíbrio entre ingestão e eliminação, peso corporal e gravidade específica devem ser monitorados. É claro que também cabe a esse profissional monitorar os idosos quanto a complicações associadas à terapia endovenosa, em qualquer faixa etária, por exemplo, infiltração, embolia aérea, tromboflebite e reações pirogênicas. A redução das sensações pode mascarar qualquer uma dessas complicações potenciais, o que enfatiza a necessidade de observação criteriosa pelo enfermeiro.

CONCEITO-CHAVE

Os idosos correm o risco de sobrecarga circulatória durante terapia endovenosa com fármacos; é essencial o monitoramento atento.

Desenvolvendo o pensamento crítico

Uma vez que muitos idosos são responsáveis pela administração da própria medicação, cabe aos enfermeiros promover a capacidade de autocuidado nessa área. O profissional precisa levantar dados sobre o risco do paciente a erros medicamentosos (Quadro 17.2) e planejar intervenções que minimizem esses riscos. Alguns fatores capazes de interferir em uma administração segura de medicamentos incluem

- *Limitações funcionais:* prejuízos na capacidade pessoal de realizar atividades cotidianas ou instrumentais cotidianas podem dificultar ao idoso a administração dos medicamentos. São problemas que podem incluir a incapacidade de ir até uma farmácia para aviar uma receita, dificuldade para retirar a tampa dos remédios, problemas em separar a quantidade de fármacos a ser ingerida e em deglutir.
- *Limitações cognitivas:* pessoas com mais idade podem se esquecer de tomar os remédios ou se realmente os tomaram, ocasionando repetição de doses, o que resulta em confusão entre medicamentos, doses ou horários.
- *Limitações de orientação:* pessoas com educação limitada podem ter dificuldades de leitura e compreensão de instruções e rótulos.
- *Limitações sensoriais:* deficiências auditivas podem fazer com que instruções sejam esquecidas ou mal compreendidas. Deficiências visuais podem evitar que rótulos e instruções sejam vistos de forma adequada.

| QUADRO 17.2 | Fatores de risco para erros farmacológicos |

- Uso de muitos medicamentos
- Prejuízo cognitivo
- Deficiências auditivas
- Mãos com artrite ou fraqueza
- História de desobediência aos cuidados de saúde
- Falta de conhecimentos sobre medicamentos
- Recursos financeiros limitados
- Analfabetismo
- Falta de um sistema de apoio
- História de automedicação inadequada
- Medicamentos em casa com a validade vencida ou emprestados

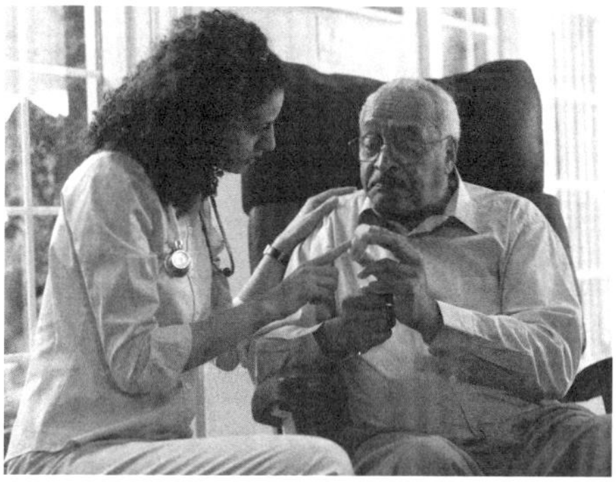

FIGURA 17.2 • O enfermeiro deve ensinar o idoso sobre seus medicamentos para promover o autocuidado seguro.

- *Limitações financeiras:* recursos limitados podem fazer com que uma pessoa idosa não adquira os remédios, pule doses ou use uma receita antiga ou remédios de outra pessoa.
- *Opção:* algumas pessoas podem decidir não tomar os remédios em razão dos efeitos indesejados, motivação insuficiente, usar o dinheiro para outros fins, ou negação de sua condição.

DICA DE COMUNICAÇÃO

Uma visita ao profissional de saúde é potencialmente estressante para os idosos, o que pode aumentar o risco de as orientações relativas aos fármacos serem mal compreendidas ou esquecidas. Para garantir que as orientações sejam compreendidas e atendidas, deve ser dada ao idoso e a seus cuidadores uma descrição por escrito, com nome do fármaco, agenda das doses, via de administração, ação, precauções especiais, alimentos ou fármacos incompatíveis e reações adversas (Fig. 17.2). O horário das doses com código de cores pode ajudar idosos com problemas visuais, ou analfabetos. Rótulos dos medicamentos em letras grandes e embalagens de fácil remoção por mãos enfraquecidas ou vitimadas pela artrite devem ser providenciados.

A cada visita que fizer, o enfermeiro deve revisar os horários dos medicamentos do paciente e os novos sintomas. Muitos erros medicamentosos podem ser evitados ou corrigidos pelo monitoramento criterioso. Alguns desses erros clássicos de automedicação incluem dose incorreta, desobediência decorrente de compreensão errada, interrupção ou continuação desnecessária sem aconselhamento médico e uso de remédios receitados para doenças anteriores. O Quadro 17.3 descreve as orientações para ensinar aos idosos o uso seguro dos fármacos.

Monitoração de dados laboratoriais

Exames de sangue costumam ser feitos para determinar os níveis de alguns fármacos no sangue e para coletar dados sobre o fármaco estar ou não levando ao resultado desejado. Trata-se de monitoração de particular importância para pessoas idosas, já que as funções de seu organismo podem se alterar com o tempo, dessa forma modificando o metabolismo e a excreção dos medicamentos. Além disso, fármacos podem atuar de modo diferente em pessoas com mais idade. Falta de adesão a horários de administração pode também ser identificada pelos exames laboratoriais.

Enfermeiros devem consultar médicos e farmacêuticos sobre tipo e frequência de exames de sangue necessários para determinados medicamentos. No caso de adultos moradores das comunidades, importa garantir que possam ir até o laboratório para exames; mobilidade limitada, indisponibilidade de ajuda no transporte ou acompanhamento, falta de dinheiro, e memória insatisfatória podem interferir na obtenção dos exames necessários.

ALTERNATIVAS AOS FÁRMACOS

Os idosos têm muitas condições de saúde para as quais os fármacos podem ser úteis. Entretanto, medicamentos podem causar efeitos adversos graves, capazes de resultar em ameaças maiores a esses indivíduos do que o problema de saúde primário. É fundamental que os fármacos sejam usados com cautela e que benefícios e riscos sejam pesados, garantindo que sua consequência seja mais benéfica do que prejudicial.

Há situações em que mudar o modo de vida pode melhorar as condições e eliminar a necessidade dos medicamentos. Alterar o modo de vida pode incluir modificações na dieta, exercícios regulares, técnicas eficientes de manejo do estresse e horários regulares de sono, repouso e eliminação.

> **QUADRO 17.3 Dicas para o uso seguro dos fármacos: instrumento de ensino**
>
> - Mantenha uma lista atualizada de todas as substâncias listadas a seguir, usadas por você:
>   - Medicamentos receitados
>   - Medicamentos sem receita médica
>   - Vitaminas, minerais e outros suplementos alimentares
>   - Remédios à base de plantas e homeopáticos
>   - Mostre isso aos seus provedores de cuidados de saúde
> - Em relação a cada medicamento de laboratório, à base de plantas ou homeopático, ou suplemento alimentar usado, conheça (e, quando possível, tenha estas informações por escrito):
>   - Doses
>   - Horário de administração
>   - Instruções para administração (ingerir com estômago vazio ou cheio, ingerir apenas se o sintoma estiver presente, interromper após x dias)
>   - Finalidade
>   - Efeitos colaterais comuns
>   - Efeitos adversos que devem ser levados à atenção do médico
>   - Precauções (quando não tomar, interações com alimentos, com outros fármacos ou substâncias)
> - Orientações de armazenagem
> - Onde comprar/obter
> - Aprenda o máximo possível sobre os fármacos que está tomando, lendo a bula acompanhante e livros de consulta sobre fármacos, disponíveis ao consumidor, que podem ser encontrados em bibliotecas ou livrarias locais.
> - Admita que a dose de seu fármaco pode ser diferente da dose de outra pessoa que o está ingerindo.
> - Tenha consciência de que você pode desenvolver efeitos adversos aos fármacos que toma há anos sem nenhum problema. Revise seus sintomas com o médico.
> - Tente reduzir os fármacos em uso. Converse com o médico sobre o que melhorou nos sintomas ou sobre outras mudanças que possam levá-lo a não mais precisar do fármaco.
> - Revise, com periodicidade, as doses dos fármacos com seu médico para verificar se mudanças nas funções do organismo podem levar à redução nas doses.
> - Tente controlar novos sintomas de forma mais natural, e não com fármacos.
> - Não ingira novos medicamentos sem consultar seu médico.

Terapias complementares oferecem novas possibilidades para o tratamento de problemas de saúde. São cada vez mais aceitas e mais populares entre os consumidores, podendo oferecer abordagens eficientes e seguras para o controle de condições de saúde. É comum as terapias complementares substituírem a necessidade de medicamentos ou possibilitarem a redução das doses utilizadas. É fundamental que os enfermeiros estejam atentos a usos, limitações, precauções e possíveis reações adversas associados às terapias complementares, para que possam auxiliar os idosos a serem consumidores informados.

> **PARA REFLETIR**
>
> Como você vê o uso de terapias complementares em auxílio à farmacoterapia, em sua prática? Quais obstáculo terá de enfrentar ao tentar integrar essas terapias a sua prática e o que poderá fazer para vencê-los?

REVISÃO DE FÁRMACOS SELECIONADOS

A partir de agora, este capítulo revisa os principais grupos de fármacos e as maiores preocupações relacionadas a seu uso na população de idosos. A intenção não é uma revisão analítica completa dos fármacos; os leitores devem consultar materiais atualizados sobre eles, bem como farmacêuticos, em busca de informações mais completas.

Analgésicos

Devido à elevada prevalência de dor entre pessoas idosas, os analgésicos são muito utilizados. Entre eles, o fármaco anti-inflamatório não esteroide, como o ácido acetilsalicílico, é bastante popular por sua eficácia e baixo custo. Os idosos são especialmente sensíveis aos seus efeitos e mais propensos a ter efeitos colaterais, como sangramento gastrintestinal, que é um dos mais graves. Quando detectada anemia por carência de ferro em adultos com mais idade, é importante questionar sobre o consumo de ácido acetilsalicílico, que pode ter relação com sangramentos gastrintestinais. O uso de preparados com comprimidos de ácido acetilsalicílico tamponados ou revestidos e a cautela em evitar sua administração com estômago vazio são medidas úteis para prevenir irritação e sangramento GI. Pode ocorrer insônia quando os pacientes usam derivados ácido acetilsalicílico com cafeína, é importante, dessa forma, perguntar sobre o uso de ácido acetilsalicílico (AAS, aspirina) ao coletar informações sobre os fármacos em uso pelo paciente. Uma vez ou outra, distúrbios do SNC aparecem quando pessoas com função renal diminuída usam aspirina. Esse medicamento em supositório pode irritar o reto. Os sintomas associados a isso incluem mudanças no estado mental, tontura, zumbido e surdez. Quando os pacientes estão em dieta com baixo teor de sódio, deve-se considerar a quantidade que ingerem de AAS, uma vez que ingerir muito salicílico sódico (o mesmo que pode ocorrer com pacientes que tomam aspirina regularmente para artrite) pode significar grande adição de sódio à dieta.

O acetaminofen é outro analgésico popular entre idosos com dor leve a moderada. Apesar da relativa falta de atividade anti-inflamatória, esse medicamento costuma ser recomendado para o tratamento inicial da osteoartrite. A dose diária total não deve ultrapassar 4.000 mg, pois doses elevadas ingeridas por muito tempo podem causar necrose hepática irreversível. As enzimas hepáticas podem elevar-se com o uso prolongado, em doses menores. As doses de acetaminofen devem ser adaptadas a pacientes com função hepática alterada. Da mesma forma como acontece com derivados da aspirina e da cafeína, os derivados do acetaminofen que têm cafeína ou hidrocloreto pseudoefedrina (Dristan Cold No Drowsiness Formula Maximum Strength Caplets, Excedrin Aspirin-Free Caplets, Sine-Off Maximum Strength No Drowsiness Formula Caplets e Sinutab) podem causar insônia. O acetaminofen pode provocar falsos resultados em alguns exames de glicose sanguínea; devem ser feitas perguntas sobre uso recente do fármaco quando novas alterações nos níveis de glicose do sangue forem detectadas. Pacientes com doença renal ou hepática correm alto risco de efeitos secundários graves ao usarem acetaminofen.

Opioides de curta ação (codeína, fentanil, meperidina, morfina, oxicodona) são usados para dor leve a moderada e costumam ser experimentados antes do início de opioides de ação prolongada (fentanil, liberação contínua de morfina, liberação contínua de oxicodona). É importante ter cautela ao usar opioides nos idosos devido ao risco aumentado de efeitos adversos, em especial, depressão respiratória. Os efeitos adversos comuns desses fármacos incluem constipação, náusea, vômito, sedação, letargia, fraqueza, risco de quedas, confusão e dependência. Como os idosos são mais propensos a sofrer de hipertrofia ou obstrução da próstata e ter prejuízos renais associados ao envelhecimento, correm risco de ter retenção urinária induzida por opioides. A meperidina é o opioide menos preferido, pois é excretado pelos rins; uma vez que os idosos têm mais propensão a apresentar redução da função renal, é alto o risco de uma reação tóxica a esse fármaco.

As diretrizes de enfermagem para idosos que usam analgésicos incluem:

- Avaliar com cuidado o sintoma de dor relativo à causa subjacente. Melhorar ou eliminar a causa da dor pode tornar desnecessário o uso de analgésico.
- Ponderar uso de formas não farmacológicas de controlar a dor, como exercícios de relaxamento, massagens, compressas quentes e atividades recreativas.
- Quando as formas não farmacológicas de manejo da dor não tiverem sucesso, iniciar pelo tipo mais fraco e a menor dose do analgésico; lentamente, aumentar de modo que possa ser avaliada a resposta do paciente.
- Administrar analgésicos com regularidade para manter o nível sanguíneo constante.
- Observar o surgimento de sinais de infecção, além de febre, em pacientes que ingerem AAS ou acetaminofen, uma vez que o efeito antipirético desses fármacos é capaz de mascarar febres associadas a infecções.
- Já que pode ocorrer sangramento e tempos retardados de coagulação em decorrência do uso prolongado de AAS, observar aparecimento de sinais de anemia, sangramento e hemoglobina e tempo de protrombina alterados.
- Ficar atento a sinais de toxicidade pelo salicílico, que incluem tontura, vômito, zumbido, perda auditiva, transpiração, febre, confusão, ardência na boca e na garganta, convulsões e coma.
- Podem ocorrer reações hipoglicêmicas, quando pessoas com diabetes combinam aspirina e sulfonilureias.
- Usar os narcóticos com muita cautela com idosos.
- Diante de dose excessiva conhecida ou suspeitada de qualquer fármaco desse grupo, encaminhar o paciente à emergência médica imediatamente, mesmo se não houver sintomas. Os sinais de envenenamento podem não aparecer durante vários dias, embora possa estar ocorrendo dano hepático.
- Ficar atento a interações:
  - a aspirina é capaz de aumentar os efeitos de anticoagulantes orais, antidiabéticos orais, fármacos tipo cortisona, penicilinas e fenitoína;
  - a aspirina pode diminuir os efeitos de probenecida, espironolactona e sulfinpirazona;
  - os efeitos da aspirina podem ser ampliados com doses maiores de vitamina C e diminuídos com antiácidos, fenobarbital, propranolol e reserpina;
  - os efeitos do acetaminofen podem ficar menores pela ação do fenobarbital;
  - os analgésicos narcóticos podem aumentar os efeitos de antidepressivos, sedativos, tranquilizantes e outros analgésicos;
  - os efeitos dos narcóticos podem ser ampliados por antidepressivos e fenotiazinas; os nitratos podem aumentar a ação da meperidina;

- a meperidina é capaz de reduzir os efeitos de gotas oftalmológicas para tratamento do glaucoma.

Antiácidos

Secreção ácida gástrica reduzida e aumento da intolerância a alimentos gordurosos e fritos fazem da indigestão uma ocorrência comum na fase tardia de vida, popularizando o uso de antiácidos. É importante, no entanto, que os enfermeiros investiguem a razão de seu uso. O que os pacientes acreditam tratar-se de indigestão pode, na verdade, ser câncer ou úlcera gástrica; além disso, distúrbios cardíacos podem apresentar sintomas atípicos, semelhantes à indigestão. Uso crônico de antiácidos pode levar à necessidade de uma avaliação diagnóstica.

A disponibilidade e o uso disseminado de antiácidos podem levar algumas pessoas a minimizar a gravidade desses fármacos. Antiácidos são fármacos e interagem com outros fármacos. Antiácidos com bicarbonato de sódio e magnésio podem causar desequilíbrios hídricos e eletrolíticos, promovendo diarreia; o bicarbonato de sódio pode causar hipernatremia e acidose metabólica; o carbonato de cálcio pode levar à hipercalcemia; o uso prolongado de hidrocloreto de alumínio pode causar hiperfosfatemia, e o uso por longo prazo de antiácidos à base de cálcio pode causar constipação e problemas renais. É importante, então, usar com cautela esses fármacos, e apenas se necessários.

As diretrizes de enfermagem para idosos que usam antiácidos incluem:

- Nas avaliações, perguntar, especificamente, sobre o uso de antiácidos. Há pacientes que podem não ter preocupação quanto a antiácidos administrados sem prescrição médica, omitindo-os ao relatar suas histórias medicamentosas.
- Ter certeza de que pacientes que usam antiácidos com frequência, ou por período prolongado, foram avaliados para ser descoberta a causa subjacente de seu problema.
- Evitar administrar outros medicamentos durante duas horas após administrar um antiácido, a menos que haja prescrição médica contrária. Isso previne que o antiácido interfira na absorção de fármacos.
- Monitorar a eliminação intestinal. Pode ocorrer constipação pelo uso de antiácidos com hidróxido de alumínio e cálcio; pode ocorrer diarreia quando usadas combinações com hidróxido de magnésio.
- Aconselhar os pacientes em dieta com baixo teor de sódio a evitar o uso do bicarbonato de sódio como antiácido.
- Ficar atento a interações:
  - o hidróxido de alumínio pode aumentar os efeitos da meperidina e da pseudoefedrina;
  - o hidróxido de magnésio pode aumentar os efeitos do dicumarol;
  - a maioria dos antiácidos pode reduzir os efeitos de barbitúricos, clorpromazina, digoxina, preparados com ferro, isoniazida, anticoagulantes orais, penicilina, fenitoína, salicílicos, sulfonamidas, tetraciclina e vitaminas A e C.

Antibióticos

Mudanças associadas ao envelhecimento no sistema imune e a alta prevalência de processos de doença tornam os idosos muito suscetíveis a infecções. Os antibióticos podem ter papel importante no tratamento dessas infecções. Seu uso excessivo, porém, contribui para o aparecimento e a disseminação de bactérias resistentes aos antibióticos. A resistência à penicilina do *Streptococcus pneumoniae* aumentou muito, da mesma forma que a resistência aos macrolíticos, à doxiciclina, ao trimetoprim-sulfametoxazola e à 2ª e 3ª gerações de cefalosporinas. O *S. pneumoniae* resistente aos antibióticos é uma enorme preocupação porque esse patógeno é a principal causa de pneumonia bacteriana, meningite e sinusite bacterianas adquiridas nas comunidades. Candidíase oral, colite e vaginite são infecções secundárias comuns decorrentes da terapia antibiótica, que podem causar desconforto e um novo grupo de problemas. Além disso, reações adversas a antibióticos ocorrem com mais frequência em idosos do que em outras faixas etárias. Pelas graves consequências, a terapia antibiótica deve ser usada de modo seletivo e cauteloso.

Qualquer antibiótico pode ocasionar diarreia, náusea, vômito, anorexia e reações alérgicas. A vancomicina e aminoglicosídeos parenterais (p. ex., amicacina, gentamicina, tobramicina) exigem o monitoramento atento devido ao risco de causar perda auditiva e insuficiência renal. Exames da função renal devem ser feitos com regularidade durante o uso desses medicamentos. As fluoroquinolonas (p. ex., ciprofloxacina, moxifloxacina) aumentam o risco de hipoglicemia e hiperglicemia em idosos, podendo causar intervalos QTc (onda QT corrigida) prolongados; esse grupo de antibióticos não é usado em pacientes com intervalos QTc prolongados conhecidos, ou que recebam agentes antiarrítmicos. As cefalosporinas podem causar falsos resultados em exames de glicose urinária.

As diretrizes de enfermagem para idosos que usam antibióticos contemplam:

- Garantir que sejam feitas culturas diante de infecção presente ou suspeitada; antibióticos diferentes são eficazes para infecções diferentes.
- Administrar os antibióticos com regularidade para manter um nível constante no sangue. Enfatizar aos pacientes que não devem pular doses. Considerar a elaboração de um gráfico ou calendário com horários e doses para ajudar o paciente idoso a lembrar-se de tomar os fármacos.
- Observar o aparecimento de sinais de superinfecções, que podem se desenvolver com o uso prolongado de antibiótico.

- Ficar atento a interações:
  - penicilinas são fármacos que se aglutinam às proteínas. Se tomadas com outros fármacos altamente aglutinantes às proteínas (p. ex., aspirina, fenitoína, valproato, aripiprazola, buspirona, clozapina), seus efeitos podem ser diminuídos e a penicilina, por sua vez, pode reduzir os efeitos de outros fármacos que se aglutinam às proteínas;
  - os efeitos da ampicilina e da carbenicilina podem ser diminuídos por antiácidos, cloranfenicol, eritromicina e tetraciclina;
  - os efeitos da doxiciclina podem ser diminuídos por laxantes à base de alumínio, cálcio ou magnésio, antiácidos, preparados com ferro, fenobarbital e álcool;
  - os efeitos do sulfizoxazol podem ser aumentados por aspirina, oxifenbutazona, probenecida, sulfimpirazona e ácido para-aminossalicílico. O sulfizoxazol pode aumentar os efeitos do álcool, de anticoagulantes orais, de agentes orais antidiabéticos, de metotrexato e de fenitoína;
  - a probenecida retarda a excreção da maioria dos antibióticos, arriscando que seus níveis se acumulem no sangue, com aumento dos efeitos secundários.

Anticoagulantes

Eficazes na prevenção de trombose arterial e venosa, costumeiramente prescritos para pacientes com história de distúrbios tromboembolíticos, ataques cardíacos, AVE e distúrbios coronários, além de profilaxia para pacientes que fizeram cirurgia de reposição de quadril e da válvula mitral. Ainda que benéficos, esses medicamentos têm uma amplitude reduzida de tratamentos e representam risco maior de sangramento em pessoas idosas.

A heparina costuma ser receitada para anticoagulação rápida, seguida de varfarina (cumarina) para uso prolongado. Nenhum desses fármacos dissolve coágulos existentes, mas previnem a formação de novos. Sabe-se que a heparina bloqueia a resposta eosinofílica ao hormônio adrenocorticotrópico e à insulina. Osteoporose e fraturas espontâneas são um risco em pessoas que usaram heparina por tempo prolongado.

As diretrizes de enfermagem para idosos que usam anticoagulantes incluem:

- Garantir que os pacientes que usam anticoagulantes tenham o tempo da protrombina (TP)/taxa internacional de normalização monitorado; discutir a frequência recomendada com o médico.
- Devem ser prescritas doses adaptadas à idade; consultar o médico.
- Administrar anticoagulantes no mesmo horário diariamente, de modo a manter um nível constante no sangue.
- Observar aparecimento de sinais de sangramento; ensinar os pacientes a observar tais sinais.
- Informar os pacientes sobre a necessidade de cuidados com a dieta. Ingerir grandes quantidades de alimentos ricos em vitamina K (aspargos, bacon, fígado de gado, repolho, peixe, couve-flor, vegetais folhosos) pode reduzir a eficácia dos anticoagulantes. Manga e mamão podem aumentar a razão normalizada internacional (RNI). Doses elevadas de vitamina E podem reduzir risco de sangramento.
- Aconselhar os pacientes a não ingerir produtos fitoterápicos até que os analisem com o médico. Muitas extratos vegetais interagem com os anticoagulantes.
- Manter a vitamina K sempre disponível como um antídoto, quando os pacientes recebem anticoagulantes.
- Aconselhar os pacientes a evitar o uso de aspirina, uma vez que pode interferir na agregação de plaquetas e causar sangramento. Três gramas ou mais de salicílicos — nível que pode ser alcançado por pessoas que usam aspirina para dor decorrente de artrite — são suficientes para causar hemorragia, em adultos com mais idade.
- Ficar atento a interações:
  - os anticoagulantes podem aumentar os efeitos dos agentes hipoglicêmicos orais e da fenitoína e reduzir os efeitos da ciclosporina e da fenitoína;
  - os efeitos dos anticoagulantes podem ser acentuados por acetaminofen, alopurinol, alteplase, amprenavir, androgênios, aspirina e alguns outros fármacos AINE, axitromicina, subsalicílico bismuto, alguns bloqueadores do canal de cálcio, capsaicina, antibióticos de amplo espectro, clorpromazina, colchicina, ácido etacrínico, óleo mineral, fenitoína, probenecida, reserpina, tiroxina, tolbutamida e antidepressivos tricíclicos;
  - os efeitos dos anticoagulantes podem ser reduzidos por antiácidos, agentes antitireoide, barbitúricos, carbamazepina, clorpromazina, colestiramina, estrogênios, rifampina, diuréticos tiazídicos e vitamina K;
  - os efeitos da heparina podem ser parcialmente reduzidos por digoxina, anti-histamínicos, nicotina e tetraciclinas.

Anticonvulsivantes

Convulsões em idosos podem ser consequência de história de epilepsia, lesão, hipoglicemia, infecções, desequilíbrio eletrolítico ou reações a fármacos. O tratamento de muitas dessas condições pode eliminar as convulsões e a necessidade de anticonvulsivantes, o que reforça a importância de uma avaliação e de exames diagnósticos completos para identificar a causa exata.

Esses medicamentos podem ser usados isoladamente ou combinados para manter um nível no sangue que controlará as convulsões, com o mínimo de efeitos secundários. Pessoas idosas apresentam maior risco de toxicidade por anticonvulsivantes, com necessidade de uso criterioso. Carbamazepina, lamotrigina, valproato e gabapentina são preferidos, em vez de fenobarbital e fenitoína, no tratamento de pacientes idosos com epilepsia.

Além das convulsões, os anticonvulsivantes podem ser prescritos para tratar transtornos bipolares, transtornos esquizoafetivos, dor neuropática crônica, prevenção de enxaqueca e outras condições.

As diretrizes de enfermagem para idosos que usam anticonvulsivantes incluem:

- Observar e perguntar a respeito de aparecimento de possíveis efeitos secundários desses fármacos, inclusive mudanças nos hábitos intestinais, hematomas anormais, sangramentos, palidez, fraqueza, icterícia, dor muscular e articular, náusea, vômito, anorexia, tontura (que aumenta o risco de quedas), visão turva, diplopia, confusão, agitação, fala arrastada, alucinações, arritmias, hipotensão, distúrbios do sono, zumbido, retenção urinária e glicosúria.
- Visto que esses fármacos podem deprimir a atividade psicomotora, deve-se assegurar de que os pacientes tenham atividade física adequada.
- Garantir a realização de avaliações periódicas dos níveis do sangue em relação a fármacos para os quais isso seja um requisito e/ou algo disponibilizado (p. ex., carbamazepina, fenitoína, fenobarbital, primidona, ácido valproico).
- Ficar atento ao fato de que esses fármacos podem piorar doença hepática ou renal existente.
- Os anticonvulsivantes não devem ser interrompidos repentinamente. Aconselhar os pacientes a conversar com o médico antes de interrompê-los.
- Aconselhar o paciente a evitar grapefruit e suco dessa fruta ao ingerir esses fármacos, pois ela aumenta o risco de toxicidade.
- Monitorizar atentamente os pacientes com glaucoma, doença arterial coronariana ou doença da próstata. Anticonvulsivantes podem agravar essas condições.
- Observar que alguns anticonvulsivantes podem causar fotossensibilidade.
- Ficar atento a interações:
  - alguns anticonvulsivantes podem aumentar os efeitos de analgésicos, anti-histamínicos, propranolol, sedativos e tranquilizantes;
  - os anticonvulsivantes podem reduzir os efeitos da cortisona e dos anticoagulantes;
  - os efeitos depressivos do SNC podem aumentar e os efeitos anticonvulsivantes diminuir quando alguns destes são usados com antidepressivos tricíclicos;
  - anticonvulsivantes e preparados digitálicos, tomados concomitantemente, aumentam muito o risco de toxicidade decorrente de ambos.

Fármacos antidiabetes (hipoglicêmicos)

Exigem ajustes criteriosos das doses, com base no peso, na dieta e no nível de atividade individuais. Os fármacos desse grupo incluem insulina e sulfonilureias. Autoinjeção de insulina pode constituir um desafio para alguns idosos, em especial aqueles com artrite nas mãos, visão insatisfatória ou prejuízos cognitivos. É fundamental avaliar continuamente a capacidade desses indivíduos e dos cuidadores na família de lidar com as injeções. Pessoas que ainda produzem um pouco de insulina podem tomar sulfonilureias. Exemplos incluem clorpropamida, glimepirida, glipizida, gliburida, tolazamida e tolbutamida; a metaformina não é recomendada a pessoas com mais de 80 anos em razão do risco de acidose metabólica.

A clorpropamida e a gliburida não são indicadas para os idosos porque têm uma meia-vida prolongada e aumentam o risco de hipoglicemia grave.

A hipoglicemia é um problema mais provável e grave nessa população do que a cetose. Alguns sinais clássicos de hipoglicemia podem não estar presentes nos idosos; confusão e fala arrastada podem constituir a primeira indicação dessa complicação.

Consultar o Capítulo 26, que traz mais informações sobre cuidado de pacientes diabéticos. As diretrizes de enfermagem para idosos que usam fármacos antidiabéticos incluem:

- Ensinar as pessoas com diabetes e seus cuidadores sobre o uso e a armazenagem corretos dos medicamentos, além do reconhecimento da hipoglicemia e da hiperglicemia. Enfatizar que todas as insulinas ou os fármacos antidiabéticos orais não podem ser substituídos uns pelos outros (i. e., medicamentos diferentes têm potência, início e duração diferentes).
- Garantir que as pessoas com diabetes usem ou levem uma identificação que alerte sobre seu diagnóstico, caso sejam encontrados inconscientes ou confusos.
- Para pacientes usuários de insulina, examinar regularmente os locais das injeções. Aparecimento de eritema, edema, dor e nódulos locais pode indicar alergia à insulina. Uma área afundada no local da injeção pode ser causada por atrofia e hipertrofia associadas à lipodistrofia pela insulina – uma condição não prejudicial, embora de má aparência.
- Informar ocorrências capazes de alterar as exigências de fármacos antidiabéticos, como febre, trauma grave, diarreia ou vômito prolongado, função alterada da tireoide, doença cardíaca, renal ou hepática.
- Aconselhar os pacientes a evitar ingestão de álcool, já que isso pode causar queda significativa da glicose do sangue.
- Ficar atento a interações:
  - os efeitos dos fármacos antidiabéticos podem ser aumentados com álcool, anticoagulantes orais,

cimetidina, isoniazida, ranitidina, sulfinpirazona e doses maiores de salicílicos;
- os efeitos dos fármacos antidiabéticos podem ser reduzidos por clorpromazina, fármacos tipo cortisona, furosemida, fenitoína, diuréticos tiazida, preparados para a tireoide e medicamentos para tosse e resfriado;
- os fármacos antidiabéticos podem aumentar os efeitos dos anticoagulantes.

Anti-hipertensivos

A boa circulação fica cada vez mais dificultada na fase tardia da vida em virtude de menor elasticidade dos vasos periféricos e do acúmulo de depósitos no lúmen dos vasos. Para compensar o aumento da resistência periférica, a pressão sanguínea sistólica pode elevar-se. Da mesma forma, a pressão sanguínea diastólica pode aumentar, como reação à diminuição do débito cardíaco, associada ao envelhecimento. Ao mesmo tempo em que tais aumentos na pressão sanguínea podem compensar mudanças capazes de interferir na circulação adequada, criam novos riscos associados, quando a pressão sanguínea passa a um nível considerado hipertenso (> 140 mm Hg sistólica e/ou > 90 mm Hg diastólica).

Como os diuréticos neutralizam os efeitos da retenção de água e sódio de muitos outros fármacos anti-hipertensivos, como os betabloqueadores, são a medicação de uso mais comum em combinação com agentes anti-hipertensivos. Os diuréticos fazem os vasos sanguíneos dilatar e ajudam os rins a eliminar sal e água, reduzindo, dessa forma, o volume de líquidos em todo o corpo e baixando a pressão sanguínea. Os betabloqueadores interrompem os efeitos da distribuição simpática, a parte do sistema nervoso capaz de, com rapidez, reagir ao estresse por aumento da pressão sanguínea. Os exemplos incluem acebutolol, atenolol, betaxolol, bisoprolol, carteolol, metoprolol, nadolol, pembutolol, pindolol, propranolol e timolol. Os efeitos secundários dos betabloqueadores podem incluir tontura, desmaio, broncoespasmo, bradicardia, insuficiência cardíaca, possível mascaramento de níveis baixos de açúcar no sangue, circulação periférica prejudicada, insônia, fadiga, falta de ar, depressão, fenômeno de Raynaud, sonhos intensos, alucinações, disfunção sexual e, com alguns betabloqueadores, aumento do nível de triglicerídeos.

Os inibidores da enzima conversora da angiotensina (IECA) (p.ex., lisinopril) são bem tolerados como fármacos anti-hipertensivos e populares como os primeiros agentes no tratamento da hipertensão. Dilatam as arteríolas, evitando a formação da angiotensina II, que faz com que elas comprimam e bloqueiem a ação da ECA, que converte a angiotensina I em angiotensina II. Os exemplos incluem benazepril, captopril, enalapril, fosinopril, lisinopril, moexipril, perindopril, quinapril, ramipril e trandolapril. A tosse é um efeito secundário comum desse fármaco. Em pacientes com indicação de combinação do inibidor ECA e de diurético, mas que não a toleram, uma combinação do antagonista receptor da angiotensina II (p. ex., losartan) e diurético pode ser usada.

Bloqueadores do canal de cálcio levam à dilatação das arteríolas por um mecanismo totalmente diverso. Os exemplos incluem amlodipina, diltiazem (apenas com liberação prolongada), felodipina, isradipina, nicardipina, nifedipina (apenas com liberação prolongada), nisoldipina e verapamil. Os efeitos secundários desses medicamentos incluem dor de cabeça, tontura, rubor, retenção de líquido, problemas no sistema cardíaco de condução elétrica (inclusive bloqueio cardíaco), bradicardia, insuficiência cardíaca, aumento das gengivas e constipação. IECA e bloqueadores do canal de cálcio podem ser prescritos combinados para baixar a pressão sanguínea, da mesma forma que outras combinações.

Alfabloqueadores (doxazosina, prazosina, teratozina) e bloqueadores angiotensina II (candesartan, eprosartan, imbesartan, losartan, telmisartan, valsartan) estão entre os demais fármacos que podem ser prescritos para controle da hipertensão.

As diretrizes de enfermagem para idosos que usam fármacos anti-hipertensivos abrangem:

- Investigar com cautela a pressão sanguínea. Obter dados com o paciente deitado, sentado e de pé.
- Ajudar os pacientes a aprender e usar medidas não farmacológicas de redução da pressão sanguínea, como redução do peso, restrição da ingestão de sódio e álcool, exercício aeróbico moderado e técnicas de controle do estresse.
- Monitorar atentamente os pacientes após o início da terapia. Alguns anti-hipertensivos podem causar hipotensão significativa no começo. Aconselhar os pacientes a trocar de posição devagar para evitar quedas. Quando prescritos diuréticos, monitorizar surgimento de desidratação induzida por eles. Uma vez que eventos adversos induzidos por tiazidas são comuns entre os idosos (Makam, 2014), monitorizar e observar ocorrência de sinais (p.ex., hiponatremia, hipocalemia e disfunção renal grave).
- Garantir que os pacientes façam os exames laboratoriais recomendados. Monitorar o potássio sérico é muito importante, quando os pacientes tomam IECA com diuréticos com potássio ou poupadores de potássio.
- Monitorar os pacientes quanto a efeitos secundários.
- Reforçar para os pacientes a importância de aderirem ao tratamento, mesmo quando os sintomas estejam ausentes.
- Alguns anti-hipertensivos não devem ser interrompidos de forma abrupta. Aconselhar os pacientes a conversar com o médico antes de interrompê-los.

- Ficar atento a interações:
  - fármacos anti-hipertensivos podem aumentar os efeitos de barbitúricos, insulina, fármacos antidiabéticos orais, sedativos e diuréticos tiazídicos;
  - os efeitos dos anti-hipertensivos podem ser diminuídos por anfetaminas, antiácidos, anti-histamínicos, salicílicos e antidepressivos tricíclicos;
  - verapamil pode aumentar o nível de digoxina no sangue;
  - os efeitos do propranolol podem ser aumentados por cimetidina, ciprofloxacina e diuréticos;
  - suco de grapefruit pode influenciar a biodisponibilidade e alterar os efeitos dos bloqueadores do canal de cálcio;
  - cada fármaco tem interações específicas; revisar com cuidado a literatura sobre eles para saber a respeito.

Anti-inflamatórios não esteroides

A alta prevalência de artrite na população de idosos contribui para o uso disseminado dos AINE. São fármacos eficazes no alívio de dor leve a moderada e de inflamação; mas só serão usados se analgésicos de baixo risco (p. ex., acetaminofen) não surtirem efeito. Exemplos de AINE incluem diclofenaco, diflunisal, flurbiprofeno, indometacina, meclofenamato, naproxeno, piroxicam, salicílicos e tolmetina.

Inibidores da ciclo-oxigenase 2 (COX-2) compõem uma nova classe de AINE introduzida em 1998, supostamente com a vantagem de causar menos irritação gástrica. São chamados inibidores da COX-2, porque bloqueiam uma enzima chamada ciclo-oxigenase, suposta desencadeadora de dor e inflamação no organismo. Em 2005, a agência americana Food and Drug Administration (FDA), por meio do Comitê de Aconselhamento, concluiu que os inibidores da COX-2 aumentam o risco de ataques cardíacos e AVE. A FDA, entretanto, concordou com a venda de alguns fármacos desse tipo celecoxib porque, para muitas pessoas, os benefícios desses medicamentos superam os riscos cardiovasculares. Há necessidade de um monitoramento atento, quando os pacientes estão tomando celecoxib. Os efeitos secundários que devem ser observados incluem inchaço do rosto, dos dedos das mãos, das mãos e da porção inferior das pernas; dor estomacal forte e sinais de sangramento. Pessoas alérgicas a fármacos com sulfa podem ter reações alérgicas ao celecoxib.

Qualquer AINE pode causar ou piorar insuficiência renal, aumentar a pressão sanguínea e exacerbar insuficiência cardíaca. As diretrizes de enfermagem para idosos que usam AINE incluem:

- Os AINE têm uma janela terapêutica menor e os níveis tóxicos acumulam-se com maior facilidade e em doses menores nos idosos. Observar atentamente e perguntar a respeito de efeitos secundários, como sintomas gastrintestinais, prejuízo auditivo e indicações de distúrbios do SNC. Ficar alerta ao fato de os idosos correrem maior risco de ter ideias delirantes, como um efeito secundário desses fármacos.
- Garantir a realização regular de avaliações do sangue.
- Administrar esses fármacos com alimentos ou um copo de leite, a menos que haja contraindicações, para reduzir irritação gastrintestinal.
- Quando os pacientes estiverem usando aspirina para proteção cardíaca e iniciarem o uso dos AINE, revisar isso com o médico ou o farmacêutico, já que alguns dos AINE (p. ex., ibuprofeno) podem reduzir o benefício cardíaco da aspirina.
- Uso prolongado de indometacina, meclofenamato, piroxicam e tolmetina pode causar efeitos no SNC (p. ex., dor de cabeça, tontura, sonolência, confusão). Ao revisar os fármacos do paciente, verificar se estão sendo usados por tempo prolongado e revisar essa condição com o médico e o farmacêutico.
- Ficar atento a interações:
  - os AINE podem aumentar os efeitos de anticoagulantes orais, insulina, fármacos antidiabéticos orais, ciclosporina, lítio, penicilina, fenitoína e fármacos com sulfa; podem reduzir os efeitos de diuréticos e betabloqueadores;
  - quando o celecoxib é usado com aspirina, lítio ou fluconazol, há maior risco de efeitos secundários graves.

Fármacos redutores do colesterol

Cada vez mais idosos estão atentos aos riscos associados a níveis elevados de colesterol da lipoproteína de baixa densidade (LDL). A comercialização de fármacos redutores do colesterol direto ao consumidor aumentou também a conscientização do problema e resultou em aumento do uso desses medicamentos, que trazem benefícios à redução de eventos cardiovasculares e de mortalidade entre os idosos.

A principal meta da redução do colesterol é baixar o LDL e elevar a lipoproteína de alta densidade (HDL). As metas do tratamento são individualizadas, baseadas no perfil original de cada paciente. É comum, antes de iniciar a terapia, o uso de outras intervenções (p. ex., ingestão de uma dieta saudável ao coração, programas de exercícios, redução do peso). Os fármacos que reduzem o colesterol incluem estatinas, niacina, resinas acidobiliares, derivados do ácido fíbrico e inibidores da absorção do colesterol.

As estatinas (inibidores reductase HMG-CoA), normalmente, são o tratamento de 1ª linha, bloqueando a produção de colesterol no fígado. Os exemplos incluem rosuvastatina, atorvastatina, fluvastatina, lovastatina, pravastatina e sinvastatina. Há ainda estatinas combinadas, uma combinação de uma estatina (atorvastatina) e da amlodipina hipertensiva. Como esses fármacos podem prejudicar a função hepática, devem ser feitos exames hepáticos, antes de começar a terapia, e a intervalos regulares, a partir de seu início. Dor muscular é um sintoma importante a ser observado em pacientes que usam estatinas, já que esses fármacos podem causar miopatia e colapso de músculos esqueléticos, o que pode precipitar insuficiência renal.

A niacina, ou ácido nicotínico, é uma vitamina do complexo B que — além de estar disponível nos alimentos — pode ser prescrita em doses elevadas para baixar o LDL e elevar o HDL. Os principais efeitos secundários são rubor, prurido, formigamento e dor de cabeça; a aspirina pode reduzir muitos desses sintomas. A niacina pode, no entanto, interferir no controle da glicose e agravar o diabetes. Pode, também, exacerbar doenças de vesícula e gota.

Resinas com ácidos biliares agem dentro do intestino, onde se aglutinam à bile e evitam que seja reabsorvida no sistema circulatório. Os exemplos incluem colestiramina, colestipol e colesevelam. Os efeitos secundários mais comuns são constipação, gases e distúrbios estomacais. Esses fármacos potencialmente interagem com diuréticos, betabloqueadores, corticosteroides, hormônios da tireoide, digoxina, ácido valproico, AINE, sulfonilureias e varfarina; consultar o médico e um farmacêutico sobre o intervalo entre a administração desses fármacos e de resinas com ácidos biliares.

Acredita-se que os derivados do ácido fíbrico, ainda que seu mecanismo de ação não esteja totalmente esclarecido, intensifiquem a fragmentação de partículas ricas em triglicerídeos, reduzam a secreção de determinadas lipoproteínas e induzam a síntese do HDL. Os exemplos incluem fenofibrato, genfibrozila e fenofibrato. Exames da função hepática e hemograma devem ser avaliados antes de iniciar a terapia e, regularmente, após seu início.

Inibidores da absorção do colesterol agem inibindo a absorção dessa substância nos intestinos. Uma nova combinação de ezetimiba e a estatina tem sido utilizada com este objetivo.

As diretrizes de enfermagem para idosos que usam fármacos para reduzir o colesterol incluem:

- Auxiliar os pacientes a implementar mudanças na alimentação e no modo de vida para ajudar a diminuir os níveis de colesterol.
- Garantir que os pacientes façam exames da função hepática e outros exames necessários, conforme prescrito.
- Monitorizar ocorrência de interações e atender às precauções para cada categoria de fármacos redutores do colesterol, conforme abordado.

Fármacos para melhorar a cognição

Visto que cerca de 5 milhões de pessoas apresentam demência e cerca de 30 milhões têm algum tipo de problema mnemônico, houve aumento na criação de fármacos para melhorar as funções cognitivas. Esses fármacos podem desacelerar a progressão de declínio cognitivo, em pessoas com demência leve, embora não melhorem o funcionamento, quando há prejuízo cognitivo severo. Incluem:

- *Inibidores da colinesterase:* donepezil, galantamina, tartarato de rivastigmina e tacrina.
- *Antagonistas receptores NMDA:* memantina.

Esses fármacos podem causar muitos efeitos secundários, inclusive náusea, vômito, diarreia, anorexia, perda de peso, frequência urinária, cãibras musculares, dor articular, edema ou rigidez nas articulações, fadiga, sonolência, dor de cabeça, tontura, nervosismo, depressão, confusão, mudanças de comportamento, sonhos anormais, dificuldades para dormir ou manter o sono, descoloração ou hematomas da pele e pele avermelhada, que descama e coça.

As diretrizes de enfermagem para idosos que usam fármacos para melhorar a cognição compreendem:

- Avaliar o estado mental dos pacientes, sua cognição e atividades cotidianas, antes de começar a terapia e, com periodicidade, depois que a iniciar, em caso de tratamento prolongado; monitorar o surgimento de sinais e sintomas de sangramento gastrointestinal; assegurar-se de que pacientes que usam tacrina façam exames hepáticos regulares.
- Recomendar que aqueles que usam esses medicamentos sejam reavaliados, à medida que evolui o problema subjacente.
- Inibidores da colinesterase podem afetar a condução cardíaca, em pacientes com distúrbios de condução conhecidos, ou que estejam usando medicamentos que afetam a frequência cardíaca. Revisar os riscos potenciais com o médico e o farmacêutico.
- Evitar a interrupção repentina desses fármacos. Aconselhar os pacientes a conversar com o médico antes de interromper esses remédios.
- Orientar os pacientes ao fato de a tacrina ser mais bem ingerida com estômago vazio e a galantamine. Com alimentos.
- Ficar atento a interações com anticolinérgicos, aspirina (doses elevadas usadas para artrite), fármacos colinérgicos, inibidores da colinesterase, AINE usados por longo prazo, carbamazepina, dexametasona, fenobarbital, fenitoína e rifampina.

Digoxina

Preparados digitálicos são usados no tratamento de insuficiência cardíaca congestiva, fibrilação ou *flutter* atrial, taquicardia supraventricular e extrassístoles para aumentar a força da contração do miocárdio por meio de ação direta sobre o músculo cardíaco. A melhora resultante na circulação também ajuda a reduzir edema.

Doses diárias para idosos não devem ultrapassar 0,125 mg, a não ser se usadas para controle de arritmia atrial e frequência ventricular. A digoxina deve ser usada com cautela, em pacientes com prejuízo da função renal.

As diretrizes de enfermagem para idosos que usam digoxina abrangem:

- Verificar e/ou orientar os pacientes e seus cuidadores para controle do pulso em relação a frequência, ritmo e regularidade, antes de administrar a digoxina.
- A meia-vida biológica normal desses fármacos pode ser prolongada nos idosos, aumentando o risco de toxicidade pelo digitálico. Sinais de toxicidade incluem bradicardia, diarreia, anorexia, náusea, vômito, dor abdominal, ideias delirantes, agitação, alucinações, dor de cabeça, inquietação, insônia, pesadelos, afasia, ataxia, fraqueza e dores musculares, arritmias cardíacas, níveis séricos dos fármacos aumentados (embora *possa ocorrer toxicidade na presença de níveis séricos normais*). Informar, rapidamente, qualquer sinal de possível toxicidade.
- A hipocalemia torna os pacientes mais suscetíveis à toxicidade. Garantir que os pacientes consumam alimentos ricos em potássio e que o potássio sérico seja regularmente avaliado.
- Pessoas com mais idade podem apresentar sinais de toxicidade, com níveis normais do fármaco no plasma. Certificar-se de monitorar surgimento de sinais.
- Ficar atento a interações:
  - os efeitos da digoxina podem ser exacerbados por alprazolam, anfotericina, benzodiazepínicos, carvedilol, ciclosporina, eritromicina, ácido etacrínico, fluoxetina, guanetidina, ibuprofeno, indometacina, fenitoína, propranolol, quinidina, tetraciclinas, tolbutamida, trazodona, trimetoprima, verapramil e alguns outros fármacos;
  - os efeitos da digoxina podem diminuir por antiácidos, colestiramina, caolin-pectina, laxantes, neomicina, fenobarbital e rifampin;
  - aumenta o risco de toxicidade com preparados digitálicos tomados com cortisona, diuréticos, reserpina parenteral com cálcio e preparados para a tireoide.

Diuréticos

Usados no tratamento de uma variedade de distúrbios cardiovasculares, como hipertensão e insuficiência cardíaca congestiva. Há muitos tipos importantes, com funcionamento diferente:

- *Tiazidas*: inibem a reabsorção do cálcio no local de diluição cortical da alça de Henle ascendente e aumentam a excreção de cloreto e potássio. Os exemplos incluem clorotiazida, hidroclorotiazida e metolazona.
- *Diuréticos de alça:* inibem a reabsorção de sódio e cloreto na porção proximal da alça de Henle ascendente. Os exemplos incluem bumetanida, ácido etacrínico e furosemida.
- *Diuréticos poupadores de potássio:* antagonizam a aldosterona, no túbulo distal, levando água e sódio, e não potássio, a serem excretados. Os exemplos incluem amilorida, espironolactona e triantereno.

Alerta de domínio conceitual

Os diuréticos tiazida ajudam a reduzir a pressão arterial, apesar de exaurirem o potássio do organismo.

Em circunstâncias normais, os idosos correm alto risco de ter desequilíbrios hídricos e eletrolíticos; a terapia diurética aumenta esse risco de forma considerável. Deve ser dada atenção especial ao reconhecimento de sinais precoces de desequilíbrios, com a correção ocorrendo rapidamente.

As diretrizes de enfermagem para os idosos que tomam diuréticos incluem:

- Planejar um horário de administração que interfira o mínimo possível nos horários do paciente. A preferência recai nos horários matinais.
- Monitorar a ingestão e a eliminação e assegurar o consumo adequado de líquidos.
- Ensinar pacientes e cuidadores a reconhecer e, rapidamente, informar sinais de desequilíbrio hídrico e eletrolítico: ressecamento da cavidade oral, confusão, sede, fraqueza, letargia, sonolência, inquietação, câimbras musculares, fadiga muscular, hipotensão, débito urinário reduzido, pulso lento e perturbações gastrintestinais.
- Uma vez que pode ocorrer hipotensão postural devido ao uso desses fármacos, deve ser dada atenção criteriosa à prevenção de quedas.
- Observar surgimento de sinais de diabetes latente, que por vezes pode manifestar-se durante a terapia com diuréticos tiazídicos.
- Observar surgimento de sinais de reações metabólicas adversas, quando usados diuréticos tiazida.
- Monitorar a audição em pacientes que recebem diuréticos de alça, já que esses fármacos podem causar ototoxicidade passageira.
- Os diuréticos podem piorar doença hepática, doença renal, gota e pancreatite existentes, além de aumentar a glicose sanguínea em diabéticos. Monitorizar pacientes em tais condições, com cautela.
- Garantir a avaliação periódica de eletrólitos séricos, glicose e ureia nitrogenada do sangue.
- Ficar atento a interações:
  - os diuréticos podem aumentar os efeitos dos anti-hipertensivos e reduzir os efeitos do alo-

purinol, da digoxina, de anticoagulantes orais, agentes antidiabéticos e probenecida;
- os efeitos dos diuréticos podem ser aumentados por analgésicos e barbitúricos; podem ser reduzidos por colestiramina e grandes quantidades de aspirina (administrar esses fármacos pelo menos uma hora antes).

Laxantes

A redução no peristaltismo com o envelhecimento e a tendência de muitas pessoas idosas à menor atividade, ao consumo de uma dieta com poucas fibras e à ingestão de medicamentos que causam constipação tornam esta condição um problema comum. Medidas não farmacológicas para promover a eliminação intestinal devem ser usadas antes de se recorrer aos laxantes. Quando necessários, os laxantes devem ser escolhidos e usados de forma seletiva. Os laxantes diferem no funcionamento:

- *Formadores de resíduos* (p. ex., metilcelulose) absorvem o líquido nos intestinos e criam resíduos extras, que distendem os intestinos e aumentam o peristaltismo. Costumam levar entre 12 e 24 horas para causar efeito. Os formadores de resíduos têm de ser misturados a grandes quantidades de água. Esses compostos não devem ser usados diante de indicação de obstrução intestinal.
- *Emolientes fecais* (p. ex., sódio docusato) coletam líquido nas fezes, o que amacia a massa e facilita seu movimento. Não afetam o peristaltismo; o efeito ocorre entre 24 e 48 horas.
- *Hiperosmolares* (p. ex., glicerina) atraem líquidos para o colo, ocasionando distensão intestinal, o que aumenta o peristaltismo. O efeito ocorre entre 1 e 3 horas; são contraindicados diante de risco de impactação fecal.
- *Estimulantes* (p. ex., cáscara sagrada) irritam a musculatura lisa dos intestinos e atraem os líquidos para o colo, causando o peristaltismo. O efeito dá-se entre 6 e 10 horas. Os estimulantes podem causar cólicas intestinais e evacuação excessiva de líquidos.
- *Lubrificantes* (p. ex., óleo mineral) revestem o material fecal para facilitar sua passagem. O efeito dá-se entre 6 e 8 horas. São compostos não recomendados para adultos idosos.

As diretrizes de enfermagem para idosos que usam laxantes incluem:

- Admitir que é um risco geriátrico comum e ajudar essas pessoas a prevenir a constipação.
- Quando os pacientes se queixam de constipação, investigar com cuidado antes de sugerir ou administrar um laxante.
- Reforçar para o idoso e seus cuidadores que os laxantes, ainda que populares, são fármacos, capazes de causar efeitos secundários e interagir com outros fármacos.
- Ensinar os pacientes que uma boa ingestão de líquidos tem de acompanhar o uso de laxantes formadores de resíduos e emolientes fecais, evitando, assim, acúmulo de fezes que leve à obstrução intestinal.
- Ficar atento a interações:
  - laxantes podem reduzir a eficácia de muitos medicamentos orais, aumentando a velocidade de sua passagem pelo sistema gastrintestinal;
  - o uso crônico de óleo mineral pode exaurir as vitaminas lipossolúveis do organismo (vitamina A, D, E e K).

Fármacos psicoativos

Ansiolíticos (fármacos antiansiedade)

Preocupações financeiras, mortes, crimes, doenças e muitos problemas que os idosos costumam enfrentar legitimam a ocorrência de ansiedade. Auxílio financeiro, conselhos, instruções de autocuidado e outras intervenções conseguem provocar melhores resultados a longo prazo no tratamento dessa condição situacional do que apenas o uso de medicamentos, e essas medidas também podem prevenir o aparecimento de outros problemas, resultantes de reações adversas aos medicamentos. Conforme o Manual diagnóstico e estatístico de transtornos mentais (American Psychiatric Association, 2013), os medicamentos para ansiedade devem ser usados apenas diante de transtorno de ansiedade generalizado, transtorno de pânico, ansiedade que acompanha outros transtornos psiquiátricos, transtornos do sono, ansiedade significativa em resposta a um gatilho situacional ou ideias delirantes, demência e outros transtornos cognitivos, com comportamentos associados bem documentados, persistentes, não decorrentes de razões que possam ser evitadas ou corrigidas, e que criem sofrimento ou disfunção tal que tornem a pessoa um risco para ela ou para os outros.

Os benzodiazepínicos são ansiolíticos comumente usados nos idosos, quando entendidos como necessários. Depressores do SNC incluem benzodiazepínicos de curta ação (p. ex., alprazolam, estazolam, lorazepam, oxazepam, temazepam) e de ação prolongada (p. ex., clordiazepóxido, clonazepam, diazepam, flurazepam, quazepam). Adultos idosos têm mais propensão a evidenciar efeitos colaterais, que podem incluir tontura, marcha instável, sonolência, fala arrastada e confusão. Ainda que mais raros, outros efeitos secundários incluem cólicas abdominais ou estomacais, aumento da frequência cardíaca, aumento da transpiração, sensibilidade à luz, convulsões e alucinações. Alguns pacientes têm insônia, irritabilidade e nervosismo após a interrupção desses fármacos. Uma vez que os benzodiazepínicos estão na lista de Beers de fármacos inadequados para pessoas idosas, têm de ser usados com cautela máxima, normalmente somente até quando medicamentos de ação mais lenta tenham começado a agir.

Não se aconselha o uso de meprobamato, difenidramina e hidroxizina em idosos. Pacientes que usam meprobamato por período prolongado podem ficar dependentes, física e psicologicamente, do fármaco, com necessidade de desmame lento.

As diretrizes de enfermagem para idosos que usam ansiolíticos incluem:

- Assegurar que outros métodos que não os medicamentosos tenham sido tentados antes da prescrição dos ansiolíticos. Mesmo que essas estratégias tenham sido tentadas antes sem resultado, devem ser novamente experimentadas.
- Aconselhar os pacientes a trocar de posição devagar e a evitar dirigir automóvel ou usar algum equipamento ou máquina que exija estado de alerta mental e reações rápidas.
- Orientar os pacientes a incorporar alimentos na dieta capazes de promover eliminação intestinal, uma vez que esses fármacos podem causar constipação. Monitorar a eliminação intestinal.
- Monitorar o estado nutricional e o peso de modo a garantir que a ingestão de alimentos não fique prejudicada por possível letargia ou distúrbio gastrintestinal.
- Aconselhar cautela no consumo de *grapefruit* (toranja), fruta que pode aumentar a concentração desses fármacos.
- Informar os pacientes sobre a necessidade de vários dias de administração até o aparecimento dos efeitos clínicos do medicamento. Informar, ainda, que tais efeitos podem ser percebidos vários dias após a interrupção do fármaco.
- O paciente deve evitar álcool quando esses fármacos forem usados e limitar a cafeína.
- Ficar atento a interações:
    - os ansiolíticos podem aumentar os efeitos de anticonvulsivantes, anti-hipertensivos, anticoagulantes orais e outras substâncias que deprimem o SNC;
    - os efeitos dos ansiolíticos podem aumentar com antidepressivos tricíclicos;
    - o diazepam pode aumentar os efeitos da digoxina e da fenitoína, levando à toxicidade; o diazepam pode reduzir os efeitos da levodopa.

Antidepressivos

A incidência de depressão aumenta com a idade, contribuindo para ser o principal diagnóstico psiquiátrico em idosos. A depressão pode ter sido um problema enfrentado por alguns indivíduos idosos durante toda a vida, ou ser um sintoma novo em resposta a circunstâncias de vida agora enfrentadas.

Existem várias classes diferentes de antidepressivos em disponibilidade, inclusive alfa-adrenorreceptores (p.ex. mirtazapina), compostos bloqueadores da reabsorção da dopamina (p. ex., bupropiona), inibidores oxidase monoamina, antagonistas da serotonina (receptor 5-hidroxitriptamina-2; p. ex., nefazodona e trazodona), inibidores seletivos da reabsorção da serotonina-norepinefrina (p. ex., duloxetina e venlafaxina), inibidores seletivos da reabsorção da serotonina (ISRS; p. ex., citalopram, escitalopram, fluoxetina, fluvoxamina, paroxetina e sertralina), e TCA. Desses, os ISRS tendem a ser bem tolerados e eficazes nos idosos, não causando cardiotoxicidade geralmente, hipotensão ortostática ou efeitos anticolinérgicos, que costumam ocorrer com os TCA. O citalopram, a sertralina e o escitalopram apresentam menos interações entre fármacos. Embora populares, os TCA têm efeitos secundários que podem trazer riscos aos idosos, como efeitos anticolinérgicos, hipotensão ortostática e arritmias, principalmente em pacientes com doenças cardiovasculares.

As diretrizes de enfermagem para idosos que usam antidepressivos incluem:

- Investigar fatores que contribuem para a depressão. Em algumas situações, obter ajuda financeira, receber conselhos no luto, participar de um grupo e outros atos podem melhorar a causa da depressão e reduzir ou eliminar a necessidade de fármacos.
- Investigar o uso de outras terapias além dos antidepressivos para melhorar o humor.
- Garantir que a dose eficaz mais baixa do fármaco seja usada para reduzir o risco de efeitos adversos.
- Aconselhar os pacientes no sentido de que várias semanas de terapia são necessárias até ser observada alguma melhora.
- Monitorar o nível do fármaco no plasma. Ficar atento à necessidade de ajustar a dose.
- Observar, perguntar a respeito e informar efeitos secundários, inclusive diaforese, retenção urinária, indigestão, constipação, hipotensão, visão turva, dificuldades para urinar, aumento do apetite, aumento do peso, fotossensibilidade e níveis oscilantes de glicose no sangue.
- A tontura, a sonolência e a confusão que podem ocorrer nos idosos podem aumentar o risco de quedas, daí a necessidade de precauções especiais.
- Ressecamento da boca pode ser um efeito secundário desconfortável desses fármacos. Aconselhar os pacientes a usar preparados com menta sem açúcar, lascas de gelo ou um substituto da saliva para melhorar esse sintoma. Monitorar atentamente a saúde oral, pois o ressecamento da boca aumenta o risco de doença dentária.
- Há antidepressivos que precisam ser interrompidos gradativamente. Aconselhar os pacientes a não interromper os fármacos de repente.
- Observar os pacientes em relação a uma piora dos sintomas de depressão, ou a pensamentos ou comportamento suicida; levar tais achados ao médico imediatamente.

- Ficar atento a interações:
  - os antidepressivos podem aumentar os efeitos de anticoagulantes, fármacos tipo atropina, anti-histamínicos, sedativos, tranquilizantes, narcóticos e levodopa;
  - eles podem diminuir os efeitos da clonidina, da fenitoína e de vários anti-hipertensivos;
  - os efeitos dos antidepressivos podem ser aumentados por álcool e diuréticos tiazídicos;
  - bupropiona pode aumentar o risco de convulsões.

Antipsicóticos

Medicamentos antipsicóticos costumam ser usados para tratar pessoas idosas com ideias delirantes, agitação e psicose pela doença de Alzheimer, além de esquizofrenia. A eficácia dos antipsicóticos no controle de sintomas permite que muitas pessoas melhorem a qualidade de vida e as funções; esses fármacos, no entanto, podem causar efeitos adversos profundos, que requerem prescrição criteriosa e monitoração atenta.

Há duas classes importantes de antipsicóticos:

- *Agentes de 1ª geração (convencionais):*
  - Clorpromazina flufenazina haloperidol
  - Loxapinamolindona
  - Perfenazina
  - Pimozida
  - Tioridazina
  - Tiotixeno
  - Trifluoperazina
- *Agentes de 2ª geração (atípicos):*
  - Aripiprazola
  - Clozapina
  - Fluoxetina e olanzapina
  - Olanzapina
  - Paliperidona quetiapina
  - Risperidona
  - Ziprasidona

Considerados de risco menor de efeitos adversos e de maior capacidade de tolerância, os antipsicóticos atípicos substituíram em grande escala os agentes convencionais/típicos. Os atípicos, no entanto, parecem ter seu próprio conjunto de efeitos secundários, que preocupam no atendimento geriátrico, a saber hipotensão postural, sedação e quedas. A FDA determinou que o tratamento de transtornos do comportamento em pacientes idosos com demência, com o uso de antipsicóticos atípicos ou de 2ª geração, está associado a aumento de eventos cerebrovasculares adversos e mortalidade, lançando alerta de tarja preta para tais fármacos (U.S. Food and Drug Administration, 2005). Esses fármacos somente devem ser utilizados no tratamento da esquizofrenia, e não para tratar transtornos comportamentais associados a demências.

Os riscos graves associados a esses fármacos e a carência de ensaios clínicos com medicamentos psicotrópicos na população idosa em geral e em pacientes com demência em particular exigem o uso de intervenções não farmacológicas, antes do início da terapia medicamentosa. Tais intervenções podem incluir abordagem de fatores que contribuam para os sintomas, modificações no ambiente, intervenções comportamentais e tratamento de outras condições.

As diretrizes de enfermagem para idosos que usam antipsicóticos incluem:

- Garantir que os pacientes façam avaliação completa da saúde física e mental, antes da prescrição de qualquer fármaco antipsicótico.
- Sempre que possível, tentar o uso de outras intervenções para tratar os sintomas, antes do uso dos antipsicóticos.
- Os antipsicóticos devem ser usados no tratamento de transtornos específicos, e não como forma de controlar o comportamento. Seu uso no controle de comportamentos por si só pode ser entendido como restrição química de pacientes.
- Os fármacos têm uma meia-vida biológica maior em pacientes idosos; assegurar que a menor dose possível seja usada inicialmente.
- Idosos são mais sensíveis aos *efeitos anticolinérgicos* desses medicamentos: boca seca, constipação, retenção de urina, visão turva, insônia, inquietação, febre, confusão, desorientação, alucinações, agitação, comportamento de machucar a pele. Também correm maior risco de desenvolver sintomas *extrapiramidais*: discinesia tardia, parkinsonismo, acinesia, distonia. Observar e relatar rapidamente tais sintomas.
- Pacientes que usam antipsicóticos correm alto risco de quedas devido a efeitos hipotensivos e sedativos. Implementar medidas de prevenção de quedas para essas pessoas.
- Constipação é um efeito secundário comum dos antipsicóticos. Aconselhar os pacientes a incluir, na dieta, alimentos com fibras e outros promotores de movimentos intestinais regulares e monitorizar a eliminação intestinal.
- Homens com hipertrofia de próstata podem desenvolver hesitação e retenção urinárias ao usar antipsicóticos. Aconselhar pacientes e cuidadores a monitorar sintomas urinários e a relatar mudanças imediatamente.
- Desmamar devagar, em vez de parar repentinamente, o uso desses fármacos é recomendável.
- A reação a esses medicamentos varia em pessoas idosas, havendo necessidade de monitorização atenta.
- Ficar atento a interações:
  - os efeitos dos antipsicóticos podem ser reduzidos com fármacos anticolinérgicos, fenitoína e antiácidos;
  - os antipsicóticos podem aumentar os efeitos de sedativos e anti-hipertensivos e reduzir os efeitos da levodopa;

- o álcool pode aumentar a ação sedativa e os efeitos depressivos desses fármacos na função cerebral.

Sedativos/hipnóticos

Hipnóticos e sedativos costumam ser prescritos para pessoas idosas no tratamento de insônia, inquietação noturna, ansiedade, confusão e transtornos associados. A dose determinará se o mesmo fármaco terá um efeito hipnótico ou sedativo.

Em geral, hidrato de cloro, difenidramina, flurazepam, hidroxizina, quazepam e triazolam não são indicados para indivíduos idosos para o controle da insônia.

Pelo fato de, após uso prolongado, poder ocorrer tolerância aos sedativos, manter a avaliação da eficácia é uma necessidade. Não é incomum a ocorrência de inquietação, insônia e pesadelos, após a interrupção de sedativos.

As diretrizes de enfermagem para idosos que usam sedativos/hipnóticos incluem:

- Antes de usar esses fármacos, avaliar os fatores que contribuem para a insônia. Ajustar a iluminação ou a temperatura do ambiente, controlar ruídos, eliminar a cafeína, aumentar a atividade física, aliviar a dor, fazer massagem nas costas e controlar sintomas de doenças são medidas potenciais para melhorar o sono e eliminar a necessidade de sedativos.
- Monitorar com cuidado os pacientes que usam sedativos, já que correm maior risco de quedas e fraturas.
- Ficar atento a interações:
  - sedativos e hipnóticos podem aumentar os efeitos de anticoagulantes orais, anti-histamínicos e analgésicos e reduzir os efeitos da cortisona e de fármacos tipo cortisona.
  - os efeitos dos sedativos e dos hipnóticos podem ser aumentados por álcool, anti-histamínicos e fenotiazinas.

Há outros grupos de fármacos que os idosos podem utilizar. É vantajoso aprender sobre os medicamentos antes de administrá-los, compreender o impacto que alguns fármacos podem ter nos mais velhos, ensinar essas pessoas a usar cada um deles com segurança e, com regularidade, monitorizar os efeitos secundários e as reações adversas.

Resumo do capítulo

O aumento da prevalência de condições de saúde em pessoas idosas eleva o uso de medicamentos por essa população. A polifarmácia aumenta o risco de reações adversas em razão de interações potenciais entre medicamentos. Além disso, há diferenças na farmacocinética, a forma de absorção, distribuição, metabolismo e excreção dos fármacos, e na farmacodinâmica, os efeitos biológicos e terapêuticos dos fármacos, no local de ação. São todos fatores contribuintes para aumento do risco de reações adversas.

Os critérios de Beers arrolam medicamentos potencialmente inadequados para uso em adultos com mais idade e têm ampla aceitação nos círculos de atendimento geriátrico, como forma de reduzir efeitos adversos e custos dos medicamentos. Cabe aos enfermeiros uma revisão analítica dos medicamentos empregados por pessoas idosas em relação à adequação, além de debate com quem prescreve sobre os riscos e os benefícios de fármacos encarados como inapropriados ou com potencial de alto risco. Sempre que possível, cabe aos enfermeiros a busca de alternativas aos medicamentos para o controle de sintomas.

Os enfermeiros precisam conhecer a finalidade pretendida, a variação de dose, as precauções de administração, as interações potenciais, as necessidades de monitoração e os sinais de efeitos secundários, além das reações adversas, em todos os fármacos que administram aos pacientes. Importa lembrar que fármacos usados há vários anos por indivíduos idosos podem começar a causar-lhes problemas; têm de ser levados em consideração quando do aparecimento de novos sinais e sintomas.

APLICANDO CONHECIMENTO NA PRÁTICA

The Impact of Combined Use of Fall-Risk Medications and Antithrombotics on Injury Severity and Intracranial Hemorrhage Among Older Trauma Patients

Fonte: Hohmann, N., Hohmann, L., & Kruse, M. (2014). Geriatric Nursing, 35(1), 20–25.

Diante do alto risco de quedas na população idosa e do aumento no uso de anticoagulantes e medicamentos com risco de quedas, deve causar preocupação o emprego de medicamentos potencialmente inadequados nessa população, capazes de contribuir para quedas e com potenciais consequências graves de sangramento, caso ocorram quedas. Essa pesquisa quis coletar dados de uso ambulatorial simultâneo de medicamentos que trazem risco de quedas e antitrombóticos, na população com mais idade, e analisar a gravidade das lesões e a ocorrência de hemorragia intracraniana, com potencial de ocorrência (medicamentos com risco de quedas incluíram anticolinérgicos, barbitúricos, benzodiazepinas, clonidina, digoxina, relaxantes musculares, psicotrópicos e zolpidem). Foi feita uma análise dos registros de 112 pacientes em centros de trauma, com mais de 65 anos de idade, hospitalizados em razão de uma queda quando em atendimento ambulatorial. Trinta e nove por cento dessas pessoas estavam tomando antitrombóticos e mais medicamentos com risco de quedas; o escore de lesões, incluindo o de hemorragia intracraniana, foi superior nos pacientes que tomavam as duas classes de fármacos.

Há necessidade de os enfermeiros analisarem todos os fármacos usados por pessoas idosas e, quando administrados medicamentos com risco de quedas a pacientes que já estão usando antitrombóticos, garantir que eles compreendam o risco de quedas e as medidas para sua redução. Sugestões específicas de prevenção de quedas mostram-se benéficas (p. ex., troca lenta de posição, uso de sapatos com saltos baixos, esquiva de subir escadas, etc.). Essa pesquisa reforça a realidade de que, ainda que muitos medicamentos possam funcionar no controle de condições de saúde e melhorar sintomas, podem também trazer riscos graves; benefícios *versus* riscos precisam ser regularmente avaliados e os pacientes têm de ser auxiliados a reduzir riscos específicos.

APRENDENDO NA PRÁTICA

Dona Hilda tem 83 anos de idade e mora sozinha em uma comunidade. É paciente de uma clínica médica onde, a menos que surja alguma situação grave, costuma visitar seu médico a cada seis meses. Ela toma seis fármacos diferentes prescritos para hipertensão, glaucoma e osteoporose.

Em sua consulta clínica de hoje, quando seus sinais vitais são verificados pela enfermeira, a pressão arterial está em 19/16,5. Quando o médico entra na sala e novamente verifica a pressão, 15 minutos mais tarde, ela está em 18/16. O médico pergunta-lhe se está tomando seu medicamento para hipertensão e o diurético, e a paciente responde afirmativamente. "Na verdade", diz d. Hilda, "corro ao banheiro a noite inteira para urinar".

O médico troca o anti-hipertensivo da paciente por outro mais potente e sai da sala.

O que deveria ter sido feito de outra maneira, antes da receita do novo fármaco? O que poderia a enfermeira fazer para auxiliar d. Hilda nessa situação?

EXERCITANDO O PENSAMENTO CRÍTICO

1. Listar as mudanças associadas ao envelhecimento que influenciam o comportamento dos fármacos nas pessoas idosas.
2. Quais pontos importantes você incluiria em um programa para educar pessoas idosas sobre uso seguro de fármacos?
3. Quais intervenções você poderia utilizar para ajudar uma pessoa idosa com memória insatisfatória a administrar medicamentos com segurança?
4. Revisar analiticamente os principais grupos de fármacos e identificar os que tratam problemas com potencial de controle por meio de formas não farmacológicas.

Bibliografia

American Psychiatric Association. (2013). *Diagnostic and statistical manual of mental disorders* (5th ed.). Washington, DC: Author.

Gu, Q., Dillon, C. F., & Burt, V. L. (2010). *Prescription drug use continues to increase: U.S. prescription drug data for 2007–2008. NCHS Data Brief, No 42.* Hyattsville, MD: National Center for Health Statistics.

Jerz-Roiq, J., Medeiros, L. F., Silva, V. A., Bezerra, C. L., Cavalcante, L. A., Piuvezam, G., & Souza, D. L. (2014). Prevalence of self-medication and associated factors in an elderly population: a systematic review. *Drugs and Aging, 31*(12), 883–896.

Makam, A. (2014). Common blood pressure medication may pose risk to older adults. *Stone Health News*, June 16, 2014. Recuperado de www.stonehearthnewsletters.com?S=makam.

The American Geriatrics Society 2012 Beers Criteria Update Expert Panel. (2012). The American Geriatrics Society Updated Beers Criteria for potentially inappropriate medication use in older adults. *Journal of the American Geriatrics Society, 60*(4), 616–631.

U.S. Food and Drug Administration. (2005). *FDA public health advisory: Deaths from antipsychotics in elderly patients with behavioral disturbances.* Recuperado de http://www.fda.gov/Drugs/DrugSafety/PostmarketDrugSafetyInformationforPatientsandProviders/ucm124830.htm.

PARTE 4

Cuidados geriátricos

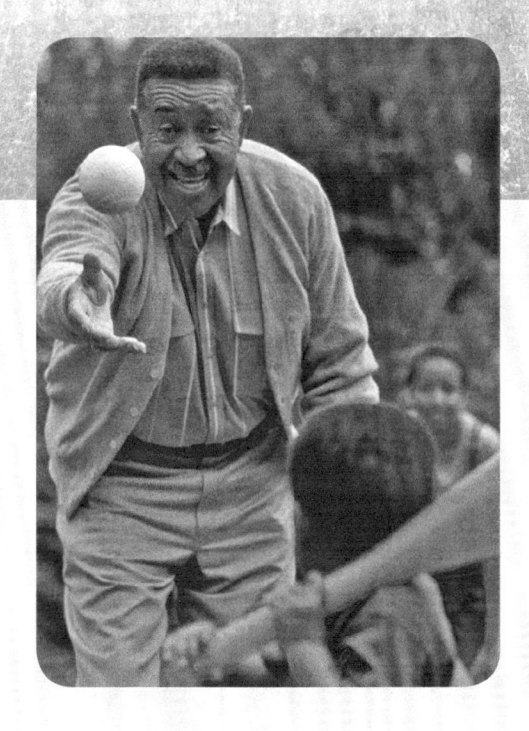

18 Respiração
19 Circulação
20 Digestão e eliminação intestinal
21 Eliminação urinária
22 Saúde do sistema reprodutivo
23 Mobilidade
24 Função neurológica
25 Visão e Audição
26 Função endócrina
27 Saúde do sistema tegumentar
28 Câncer
29 Transtornos de saúde mental
30 *Delirium* e demência
31 Como viver em harmonia com problemas crônicos

CAPÍTULO 18

Respiração

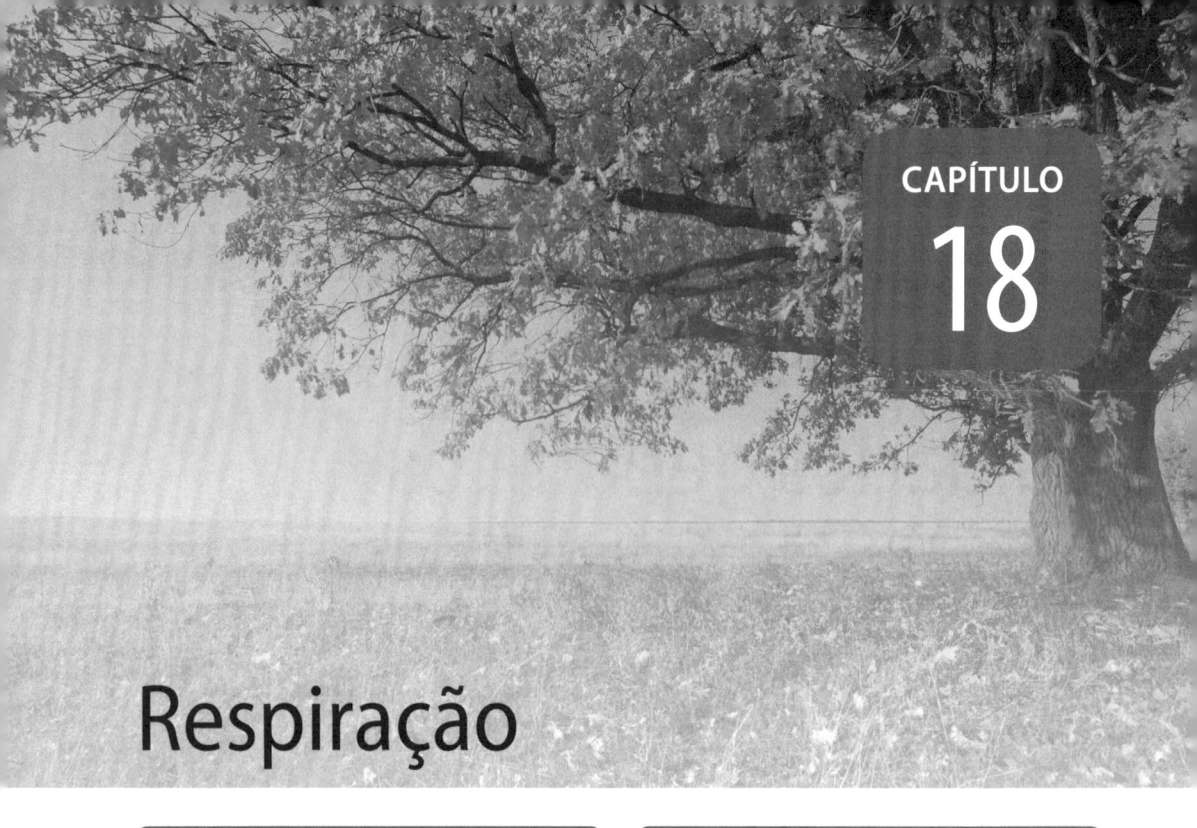

VISÃO GERAL

Efeitos do envelhecimento na saúde do sistema respiratório

Promoção da saúde respiratória

Problemas respiratórios relacionados
   Doença pulmonar obstrutiva crônica
   Pneumonia
   Gripe (influenza)
   Câncer de pulmão
   Abscesso pulmonar

Considerações gerais de enfermagem relativas a problemas respiratórios
   Reconhecimento de sintomas
   Prevenção de complicações

Garantia de uma administração segura de oxigênio
   Realização de drenagem postural
   Promoção da tosse produtiva
   Uso de terapias complementares
   Promoção do autocuidado
   Reforçar o incentivo

OBJETIVOS DE APRENDIZAGEM

A leitura deste capítulo possibilitará a você:

1. Listar o impacto de mudanças relativas ao envelhecimento na saúde do sistema respiratório.
2. Descrever medidas para promover a saúde do sistema respiratório dos idosos.
3. Discutir os riscos, os sintomas e as considerações de cuidados associados a problemas respiratórios.
4. Descrever intervenções capazes de auxiliar a prevenção de complicações e promover o autocuidado em pessoas idosas com problemas respiratórios.

TERMOS PARA CONHECER

Bronquiectasia: um problema em que há alargamento anormal permanente das vias aéreas em razão de inflamação

Doença pulmonar obstrutiva crônica (DPOC): grupo de doenças que inclui asma, bronquite crônica e enfisema

Retração elástica: capacidade pulmonar de expandir e contrair

Frêmito: uma vibração sentida durante palpação do peito

Cifose: curvatura da coluna vertebral que causa arqueamento de sua porção superior

Capacidade pulmonar total: volume máximo de expansão pulmonar durante inspiração completa

Capacidade vital: quantidade máxima de ar que pode ser expelido, após inspiração máxima

A saúde respiratória é fundamental para a capacidade do indivíduo idoso de manter ativa a vida física, mental e social. Ela pode fazer a diferença entre uma pessoa que maximiza as oportunidades de viver a vida e aquela que fica fatigada e desconfortável a ponto de não sair dos limites da própria casa. Uma vida de danos ao sistema respiratório – desde o uso do cigarro e passando pela poluição e por infecções – cobra a dívida no período tardio da vida adulta, tornando as doenças respiratórias a principal causa de incapacidade e a quarta causa de morte em pessoas com mais de 70 anos. Práticas positivas de saúde, no entanto, promovem uma respiração eficiente capaz de beneficiar a saúde respiratória em qualquer idade e minimizar as limitações impostas pelos problemas.

EFEITOS DO ENVELHECIMENTO NA SAÚDE DO SISTEMA RESPIRATÓRIO

Os efeitos do envelhecimento criam uma situação em que problemas respiratórios podem surgir com mais facilidade e ter manejo dificultado. Alterações no sistema respiratório podem ser observadas em vias aéreas superiores. O nariz apresenta alterações no tecido conjuntivo, o que diminui o apoio e pode causar desvios de septo nasal que interferem na passagem do ar. Secreções reduzidas da glândula submucosal espessam o muco na nasofaringe, dificultando sua expulsão; isso pode também ocasionar uma coceira crônica na garganta e tosse. Embora pareçam, relativamente, de menor importância, os pelos nas narinas ficam mais grossos com o envelhecimento, podendo rapidamente acumular uma quantidade maior de poeira e partículas de sujeira durante a inspiração. A menos que sejam retiradas e a via nasal seja mantida desobstruída, as partículas podem causar interferência na inspiração normal de ar. Assoar o nariz e manipulá-lo, delicadamente, com lenço de papel, pode, com adequação, livrar as narinas dessas partículas. Quando de difícil remoção, cotonete umedecido em água morna ou solução salina pode ajudar a soltá-las. É preciso cautela para que o cotonete não seja inserido com muita profundidade nas narinas, já que pode resultar em trauma. Toda a obstrução nasal que não for de fácil remoção deve ser levada à atenção médica.

A traqueia enrijece em razão de calcificação de sua cartilagem. A tosse diminui por um embotamento dos reflexos da laringe e de tosse. Enfraquece-se o reflexo de vômito pela diminuição da quantidade de terminações nervosas na laringe.

Os pulmões têm o peso reduzido com o envelhecimento. Vários tecidos conjuntivos responsáveis pela respiração e a ventilação estão mais fracos. A **retração elástica** dos pulmões durante a expiração está menor em virtude de menor elasticidade do colágeno e da elastina, e a expiração requer o uso ativo de músculos acessórios. Os alvéolos estão menos elásticos, desenvolvem tecido fibroso e contêm menos capilares funcionais. A perda de força da musculatura esquelética no tórax e no diafragma, combinada à perda de força de resiliência que mantém o tórax em uma posição levemente contraída, contribui para uma leve cifose e o peito em barril, encontrados em muitos idosos. O efeito em rede dessas mudanças é uma redução na **capacidade vital** e um aumento no volume residual – em outras palavras, há menos troca de ar e mais ar e secreções que permanecem nos pulmões.

Além disso, mudanças associadas ao envelhecimento, externas ao sistema respiratório, podem influenciar a saúde do sistema respiratório de formas importantes. Uma redução nos líquidos corporais e menor ingestão de líquidos podem ressecar as mucosas, impedindo a retirada de muco e levando ao aparecimento de tampões de muco e infecção. Sensações de dor alteradas podem sinalizar problemas respiratórios não percebidos ou erradamente entendidos como distúrbios não respiratórios. Normas diferentes para a temperatura corporal podem levar à presença de febre em nível anormalmente baixo, com potencial de não ser notada e possibilitando o avanço de infecções respiratórias, sem tratamento oportuno. Dentes frouxos ou quebradiços podem se deslocar ou fraturar, causando abscessos e infecções pulmonares decorrentes de aspiração de fragmentos dentários. Esfíncteres relaxados e motilidade gástrica desacelerada contribuem ainda mais para o risco de aspiração. Mobilidade prejudicada, inatividade e efeitos secundários de vários medicamentos utilizados pelos idosos podem reduzir a função respiratória, promover infecções, interferir na detecção precoce e complicar o tratamento de problemas respiratórios. A Tabela 18.1 de Diagnóstico de enfermagem traz os riscos para o aparelho respiratório associados ao envelhecimento. É fundamental uma coleta inteligente de dados para diminuir a morbidade e a mortalidade associadas a esses problemas (Guia de Coleta de Dados 18.1).

> **CONCEITO-CHAVE**
>
> Partes de dentes fragilizados podem se fragmentar, ser aspiradas e causar problemas respiratórios. Isso reforça a importância de uma boa saúde oral e cuidados dentários na fase posterior de vida.

PROMOÇÃO DA SAÚDE RESPIRATÓRIA

O risco elevado para desenvolvimento de distúrbios respiratórios, enfrentado por todos os adultos com mais idade, requer a incorporação de medidas preventivas a todos os planos de cuidados. A prevenção de infecções é um elemento importante. Além das precauções que todos os adultos devem tomar, as pessoas com mais idade precisam ficar especialmente atentas para fazer vacinas contra gripe e pneumonia, além de evitar expor-se a pessoas com infecções respiratórias.

TABELA 18.1	Envelhecimento e riscos a uma respiração apropriada
Causas ou fatores contribuintes	**Diagnóstico de enfermagem**[a,*]
Retração elástica pulmonar reduzida na expiração	Interrupção da troca de gases Padrão respiratório ineficaz
Aumento da capacidade residual	Modo de respirar ineficaz
Redução da capacidade respiratória máxima	Desobstrução ineficaz de vias aéreas
Hiperinflação dos ápices pulmonares e subinflação das bases pulmonares	Interrupção da troca de gases
Número e elasticidade menores dos alvéolos	Intolerância à atividade relacionada a uma eficiência respiratória diminuída
Calcificação da cartilagem da traqueia e da laringe	Desobstrução ineficaz de vias aéreas
Redução da capacidade vital Atividade ciliar reduzida Aumento do diâmetro dos bronquíolos e dos dutos alveolares Reação de tosse menos eficiente Perda de força da musculatura esquelética do tórax e do diafragma Maior rigidez dos músculos torácicos e das costelas Maior diâmetro da porção anteroposterior do tórax	Risco de infecção

[a]Da NANDA-International (NANDA-I) (2014). Nursig diagnoses: Definitions and classification, 2015–2017. West Sussex, UK: Wiley-Blackwell.
*N. de R.T. A autora não utiliza, nesta obra, a terminologia proposta pela NANDA 2015–2017 porque esta classificação ainda não contempla o idoso em todas as suas dimensões. Por esse motivo, é feita uma adaptação do modelo proposto pela NANDA para contemplar as características identificadas no idoso a partir de sua prática profissional. Vale mencionar que a NANDA 2018–2020 (Porto Alegre: Artmed Editora, 2018) também segue esse modelo.

Também é importante uma atenção especial dada à promoção da atividade respiratória, além das práticas básicas de saúde. Cabe aos enfermeiros ensinar as pessoas idosas a fazer exercícios de respiração profunda várias vezes ao dia (Fig. 18.1). Lembrando que a expiração total é mais difícil do que a inspiração para os idosos, esses exercícios devem enfatizar uma proporção entre inspiração-expiração de 1:3. Para ajudar a torná-los rotineiros, esses exercícios podem ser associados a outras atividades de rotina, como antes das refeições ou sempre que a pessoa sentar para assistir ao noticiário da televisão. Mesmo com saúde, pessoas ativas podem ser beneficiadas ao incluírem tais exercícios às atividades cotidianas. A ioga é outra prática capaz de auxiliar a respiração.

PARA REFLETIR

Utilizar alguns minutos para acalmar-se, fechar os olhos e fazer exercícios de respiração profunda. Quais foram seus efeitos sobre corpo, mente e espírito? Como esses exercícios podem beneficiá-lo, quando executados várias vezes ao dia?

Visto que fumar é o fator colaborador mais importante para doenças respiratórias, parar de fumar é uma medida importante de promoção da saúde. Muitos fumantes com mais idade iniciaram esse hábito quando

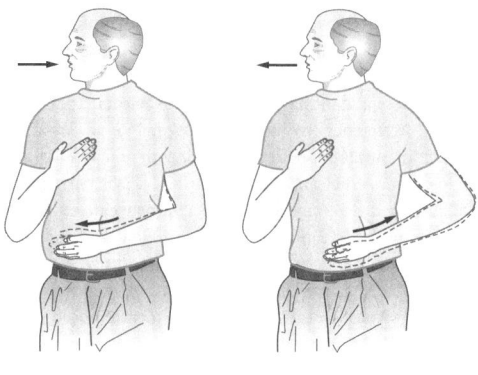

A. Inspirar **B.** Expirar

FIGURA 18.1 • Os exercícios respiratórios devem enfatizar a expiração forçada. **(A)** Com uma das mãos sobre o estômago (abaixo das costelas) e a outra sobre a porção anterior média do tórax, o paciente deve inspirar contando até 1. A mão sobre o estômago deve movimentar-se para fora, à medida que o diafragma e o estômago se movimentam para baixo; a mão sobre o peito não deve se mover. **(B)** Expirar o ar, lentamente, contando até 3. A mão sobre o estômago deve ser levada para mais perto do corpo, enquanto o diafragma e o estômago movimentam-se para cima; a mão sobre o peito não deve se movimentar.

GUIA DE INVESTIGAÇÃO 18.1
Função respiratória

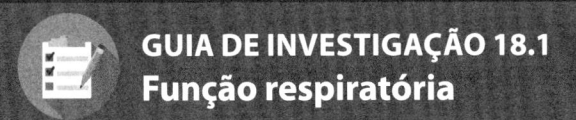

OBSERVAÇÕES GERAIS

A observação criteriosa dos seguintes elementos pode determinar grande parte do estado do sistema respiratório:

- *Cor:* a cor do rosto, do pescoço, dos membros e da base das unhas pode indicar a condição respiratória. Costuma ocorrer hiperemia ou tonalidade rosada na pele, na ocorrência de enfisema, associada à hipoxia, causada por nível aumentado de dióxido de carbono no sangue, que inibe a neurotransmissão involuntária da ponte até o diafragma, na inspiração. Pacientes com bronquite crônica podem ter descoloração azulada ou acinzentada, causada por falta de aglutinação de oxigênio à hemogobina.
- *Estrutura do tórax e postura:* o diâmetro anteroposterior do tórax aumenta com o envelhecimento — aumenta exageradamente na presença de DPOC. Observar curvaturas anormais na coluna vertebral (p. ex., cifose, escoliose, lordose).
- *Padrão respiratório:* observar o tórax quanto à expansão simétrica nas respirações, além de profundidade, frequência, ritmo e duração das respirações. Menor expansão do tórax pode ser causada por dor, costelas fraturadas, embolia pulmonar, efusão pleural ou pleurisia. Pedir ao paciente para mudar de posição, andar e tossir para verificar se tais atividades resultam em mudanças de algum tipo.
- *Tosse:* observar presença e características de qualquer tipo de tosse capaz de observação.

ENTREVISTA

Alguns indivíduos idosos podem fazer relatos irreais de seus sintomas respiratórios anteriores ou estar tão acostumados a eles que não os consideram incomuns. Perguntas específicas podem ser úteis para revelar distúrbios, como as seguintes:

- "Costuma ofegar, ter dores ou uma sensação de peso no tórax?"
- "Com que frequência se resfria? Você se resfria seguidamente? Como trata seus resfriados?"
- "Que distância é capaz de andar? Quantos degraus consegue subir até ficar sem fôlego?"
- "Tem algum problema respiratório, quando o clima esfria ou esquenta?"
- "Quantos travesseiros você usa para dormir? Os problemas respiratórios (p. ex., tosse, falta de ar) costumam acordá-lo?"
- "Quanto você tosse durante o dia? A cada hora? Consegue controlar a tosse?"
- "Expele catarro, muco espesso ou outra substância ao tossir? Quanto? De que cor? Tem a consistência líquida, de clara de ovo ou geleia?"
- "Como controla os problemas respiratórios? Com que frequência toma xaropes para tosse, comprimidos para resfriados, usa inaladores, vapores, esfrega cremes ou unguentos no corpo?"
- "Já foi fumante? Em caso positivo, durante quanto tempo, quando e por que parou de fumar? Quantos cigarros ou charutos fuma por dia? As pessoas com quem você mora ou com quem você passa a maior parte do tempo fumam?"
- "Que tipo de trabalho você realizou a vida inteira? Em alguma fábrica ou indústria química?"
- "Mora ou já morou perto de fábricas, campo ou áreas de tráfego intenso?"

Perguntas mais específicas aumentam a possibilidade de conseguir uma história completa e precisa dos fatores relacionados à saúde respiratória. Confirmar e registrar as datas de vacinas contra gripe e pneumonia.

EXAME FÍSICO

- Palpar a porção posterior do tórax para avaliar a profundidade das respirações, o grau dos movimentos torácicos e a presença de grânulos ou dor. Normalmente, há movimentos bilaterais nas respirações e expansão menor da base dos pulmões. Frêmito tátil costuma ser mais bem sentido nos lobos superiores; frêmito aumentado nos lobos inferiores ocorre com pneumonia e grânulos. DPOC e pneumotórax podem ocasionar falta de frêmito nos lobos superiores.
- Percussão dos pulmões pode produzir um som ressonante. Auscultá-los deve refletir sons respiratórios bronquiais, vesiculares e broncovesiculares normais; crepitação, roncos e assobios são achados anormais. Os sons pulmonares podem estar diminuídos nos idosos em razão de uma redução no volume corrente. Suspeitadas infecções respiratórias e sons pulmonares difíceis de escuta, ou questionáveis, quando o paciente se encontrar sentado, deve-se pedir a ele que se deite de lado e proceda-se à ausculta de seus pulmões; isso costuma auxiliar na escuta de sons pulmonares anormais no pulmão afetado.

Revisar os dados coletados em busca de diagnósticos de enfermagem reais ou potenciais que possam ser usados para orientar o plano de cuidados.

os efeitos totais do tabagismo não eram conhecidos e fumar era considerado moderno, compatível com a vida em sociedade e sofisticado. Embora os fumantes possam ter consciência dos riscos à saúde associados ao ato de fumar, trata-se de um hábito difícil de ser interrompido.

Fumar acarreta efeitos importantes no sistema respiratório, inclusive constrição de brônquios, fechamento precoce de vias aéreas, redução da ação ciliar, inflamação da mucosa e aumento de secreções de muco e tosse. Os efeitos na saúde respiratória podem, no começo, ser tão sutis e gradativos, que não são percebidos. Infelizmente, quando os sinais e os sintomas aparecem, danos consideráveis ao sistema respiratório já podem já ter ocorrido, aumentando as alterações no sistema associadas ao envelhecimento. Os fumantes apresentam duas vezes mais incidência de câncer pulmonar, maior incidência de todas as doenças respiratórias, mais complicações com os problemas respiratórios e, em geral, sofrem de tosses produtivas, falta de ar e capacidade respiratória diminuída. A nicotina também pode interagir com medicamentos. Embora os maiores benefícios sejam obtidos, em primeiro lugar, por não fumar ou por abandonar o tabagismo bem cedo na vida, parar de fumar é benéfico em qualquer idade. As associações locais da Associação Americana Pulmonar, Secretarias de Saúde, clínicas e agências comerciais oferecem uma ampla variedade de métodos para parar de fumar que podem funcionar.

> **CONCEITO-CHAVE**
>
> O uso de qualquer forma de tabaco representa um risco aumentado de problemas de saúde.

A imobilidade é uma grande ameaça à saúde pulmonar, e pessoas idosas costumam apresentar condições que reduzem a mobilidade. Evitar fraturas, dor, fraqueza, depressão e outros problemas que podem reduzir a mobilidade é uma meta fundamental. Pessoas com mais idade, seus familiares e cuidadores precisam ser informados sobre os vários riscos associados à imobilidade. Já que ela pode ser uma tentação para pessoa idosa reduzir as atividades ou, no caso de familiares cuidadores, estimular o idoso a descansar, nos dias em que a artrite ou outros desconfortos estão incomodando, a não ser que saibam que isso acarretará mais desconforto e incapacidade. Quando a imobilidade não puder ser evitada, virar de hora em hora, tossir e respirar profundamente promove atividade respiratória; soprar em garrafas e equipamento similar pode promover benefícios. Pessoas presas a uma cadeira podem precisar da mesma atenção à atividade respiratória oferecida àquelas que não podem sair da cama, como uma garantia de que seus pulmões sejam totalmente expandidos.

Os idosos devem receber conselhos no sentido de não tratarem, eles mesmos, seus problemas respiratórios. Muitos medicamentos para resfriados e tosse sem prescrição médica podem causar efeitos graves nos mais velhos e interagir com outros fármacos administrados. Além disso, podem mascarar sintomas de problemas graves, retardando diagnósticos e tratamentos. As pessoas idosas precisam ser informadas de que um resfriado com duração de mais de uma semana pode não ser um resfriado, mas algo mais grave, que requer atenção médica.

É importante analisar todos os medicamentos usados pelos idosos quanto a efeitos na respiração. Respirações diminuídas, rápidas ou superficiais podem ocorrer em razão de muitos fármacos de uso comum, prescritos para doenças geriátricas, por exemplo, analgésicos, antidepressivos, anti-histamínicos, agentes antiparkynsonismo, antiespasmódicos sintéticos, sedativos e tranquilizantes. Como sempre, alternativas ao uso de medicamentos devem ser usadas sempre que possível.

Há fatores ambientais que também influenciam a saúde respiratória. Ventilação indireta no quarto é mais indicada para idosos suscetíveis a correntes de ar; a fibrose, comum nessa população, pode ser agravada por calafrios e correntes de ar. Deve se dispensar muita atenção a poluentes, como o ozônio, o monóxido de carbono e o óxido de nitrogênio, que reduzem a qualidade do ar respirado em ambiente externo. A poluição do ar em ambiente interno, porém, também pode afetar a saúde respiratória. Materiais sintéticos ou plásticos de construção podem emitir gases; esporos, descamação ou penas de animais, ácaros, pólen, gesso, bactérias e vírus podem estar presentes na poeira das casas; a fumaça do cigarro pode acrescentar monóxido de carbono e cádmio ao ar interno. Escolhas conscientes para minimizar exposição à poluição do ar em locais de moradia, trabalho e lazer podem reduzir parte dos estressores de nosso sistema respiratório. Além disso, a qualidade do ar em ambiente interno pode ser melhorada por meio de:

- Instalação e manutenção de filtros de ar em sistemas de aquecimento e ar-condicionado.
- Uso regular de aspiradores (de preferência, usando um sistema de aspiração central, ou a vácuo com sistema de retenção à base de água que evita que o pó volte ao ambiente).
- Mobiliário que possa ser limpo com pano úmido.
- Desencorajamento do tabagismo.
- Abertura de janelas para saída do ar dos quartos e salas.
- Manutenção de plantas para ajudar a desintoxicar o ar.

Os enfermeiros devem auxiliar os idosos a identificar e reduzir fontes de poluentes internos. Podem ser trocadas dicas de limpeza doméstica (p. ex., pó retirado com pano úmido, arejamento de cobertores, remoção de papéis e objetos de pano desnecessários); em algumas situações, ajudar na localização de serviços de limpeza doméstica pode trazer benefícios, melhorando a saúde respiratória.

> **PARA REFLETIR**
>
> Quais fontes de poluição do ar você consegue identificar em casa e no trabalho? O que pode fazer para corrigi-las?

Concluindo, uma comum desatenção à prevenção de problemas respiratórios localiza-se na importância de uma cavidade oral saudável. Infecções orais podem causar infecções respiratórias ou diminuir o apetite e facilitar um problema de saúde, em geral, insatisfatória. Conforme observado, os dentes podem se fraturar ou deslocar-se, causando abscessos pulmonares, infecções e aspiração de fragmentos de dentes. As infecções respiratórias podem diminuir pela retirada de dentes frouxos ou doentes.

Considerações para promover uma respiração eficiente são encontradas no Destaque para Diagnósticos de Enfermagem 18.1, Padrão Respiratório Ineficaz.

PROBLEMAS RESPIRATÓRIOS RELACIONADOS

Doença pulmonar obstrutiva crônica

DPOC representa um grupo de doenças que inclui asma, bronquite crônica e enfisema. Sua incidência é mais alta em mulheres e em fumantes.

Asma

Algumas pessoas idosas são afetadas pela asma durante toda a vida; outras a desenvolvem na velhice. Seus sintomas e controle, na fase posterior da vida, não são muito diferentes dos encontrados em outras faixas etárias. Consequente ao acréscimo de tensão que a asma acarreta ao coração, asmáticos idosos, porém, correm alto risco de desenvolver complicações, como bronquiectasia e problemas cardíacos. Também apresentam taxas mais altas de mortalidade decorrente dessa condição. O enfermeiro deve ajudar a detectar os fatores desencadeadores (p. ex., emoções, respiração pela boca, infecções respiratórias crônicas) e informar o paciente a respeito do reconhecimento precoce e da atenção imediata a uma crise de asma, quando ocorrer.

É aconselhável uma investigação criteriosa do uso que o paciente idoso faz de nebulizadores em aerosol. Em razão da dificuldade que alguns idosos têm para usar corretamente os inaladores, um espaçador ou uma câmara de contenção pode ser útil, permitindo que o medicamento inalado penetre profundamente nos pulmões. São sistemas que consistem em câmaras de ar que prendem o medicamento, ou câmaras de contenção, que desinflam e inflam durante a inalação e a expiração. Instruções específicas acompanham cada sistema. É bom que o enfermeiro revise o uso desses dispositivos que os pacientes utilizam como parte de cada avaliação.

Algumas precauções são importantes para evitar os efeitos adversos dos fármacos. Uso excessivo de nebu-

---

DESTAQUE DE DIAGNÓSTICO DE ENFERMAGEM 18.1

MODO DE RESPIRAR INEFICAZ

Visão geral

Na fase tardia da vida, há alta prevalência de condições que limitam a capacidade de, com adequação, inflar os pulmões ou livrá-los de quantidades suficientes de dióxido de carbono. Sinais como confusão, dispneia, falta de ar, gases sanguíneos arteriais anormais, cianose, respiração com os lábios franzidos, retração dos músculos respiratórios ao respirar e respirações superficiais podem estar associados a esse diagnóstico.

Fatores causadores ou contribuintes

Fraqueza, fadiga, dor, paralisia, imobilidade, estado mental alterado, doença respiratória ou musculoesquelética.

Meta

O paciente exibir padrão respiratório eficaz, estar sem sinais de respiração ineficiente e apresentar gases sanguíneos arteriais normais.

Intervenções

- Orientar o paciente com relação a exercícios respiratórios (ver Fig. 18.1).
- Controlar os sintomas (p. ex., dor) capazes de ameaçar as respirações eficazes.
- Erguer a cabeceira da cama, pelo menos, 30°, quando o paciente estiver deitado, a não ser que haja contraindicação.
- Orientar o paciente a virar-se, tossir e respirar profundamente, no mínimo, a cada 2 horas.
- Monitorar frequência, ritmo, profundidade das respirações; cor; padrão respiratório, gases no sangue e estado mental.

lizadores broncodilatadores simpatomiméticos cria um risco de arritmias cardíacas, provocando morte repentina. Sódio cromolin é um dos fármacos respiratórios menos tóxicos que pode ser utilizado, embora possa haver necessidade de várias semanas de terapia para surtir efeito. Alguns inalantes esteroides novos são eficientes e acarretam riscos mais baixos de absorção sistêmica e reações adversas, comparativamente aos esteroides mais antigos.

Bronquite crônica

Muitos idosos demonstram tosse produtiva persistente; sibilos; infecções respiratórias recorrentes e falta de ar, causados por bronquite crônica. Esses sintomas podem surgir devagar, algumas vezes levando anos para que o impacto total da doença seja notado, momento em que, em virtude do broncoespasmo, os pacientes percebem maior dificuldade respiratória, em tempo frio e úmido. A condição resulta de inflamação e produção recorrentes de muco, nos tubos bronquiais, que, com o tempo, causam bloqueio e cicatrizes limitadores do fluxo de ar. Pessoas com bronquite crônica têm infecções respiratórias mais frequentes e maior dificuldade de controlá-las. Episódios de hipoxia começam a surgir porque o muco obstrui a árvore brônquica e ocasiona a retenção de dióxido de carbono. Com a evolução da doença, pode ocorrer enfisema e morte por obstrução.

> **Alerta de domínio conceitual**
>
> As manifestações usuais de DPOC incluem tosse, dispneia, chiado e aumento da produção de muco. Falta de ar pode ser sintoma de DPOC; dor no peito não.

O manejo da bronquite crônica voltado à remoção de secreções brônquicas e à prevenção de obstrução das vias aéreas é o mesmo para todas as faixas etárias. Pacientes idosos podem precisar de estímulo especial para manter boa ingestão de líquidos e expectorar as secreções. O enfermeiro pode ser mais eficiente na prevenção de ocorrência de bronquite crônica, desestimulando irritação respiratória crônica, como a resultante do uso de cigarro, e auxiliando os idosos a evitar infecções respiratórias.

> **PARA REFLETIR**
>
> Doenças respiratórias associadas ao tabagismo têm impacto não apenas na pessoa envolvida, mas na sociedade, em termos de custos de cuidados de saúde. O que você acha dos custos à sociedade decorrentes da decisão pessoal de fumar? Como a sociedade poderia desestimular esse comportamento?

Enfisema

A maior incidência de enfisema ocorre entre pessoas idosas. Os fatores desencadeantes dessa doença destrutiva incluem bronquite crônica, irritação crônica consequente à poeira ou a alguns poluentes do ar e mudanças morfológicas nos pulmões, que incluem distensão dos sacos alveolares, ruptura das paredes alveolares e destruição do leito capilar dos alvéolos. Fumar também tem um papel importante no aparecimento do enfisema. No início, os sintomas são lentos e, ainda nessa fase, podem se assemelhar a mudanças relativas ao envelhecimento no sistema respiratório. Por isso, muitos pacientes identificam e tratam essa condição tardiamente. Pouco a pouco, a ocorrência de dispneia aumenta e não é aliviada com o paciente sentando-se ereto, como antes. Aparece tosse crônica. Com a necessidade de mais esforço para respirar e o surgimento de hipoxia, fadiga, anorexia, perda de peso e fraqueza ficam aparentes. Infecções respiratórias recorrentes, desnutrição, insuficiência cardíaca congestiva e arritmias cardíacas estão entre as complicações que mais ameaçam a vida das pessoas idosas em decorrência de um enfisema.

O tratamento costuma incluir drenagem postural, broncodilatadores, evitar situações estressantes e realizar exercícios respiratórios, importantes na educação do paciente. O fumo, definitivamente, deve ser interrompido. O paciente idoso pode não ter energia suficiente para consumir os alimentos e os líquidos adequados; cabe aos enfermeiros levantar dados sobre isso e providenciar intervenções na dieta para facilitar a ingestão (p. ex., refeições menores e frequentes e suplementos altamente proteicos). Quando usado oxigênio, deve haver muito cuidado e supervisão atenta. Há necessidade de lembrar aos pacientes que um nível mais baixo de oxigênio, em vez de um mais alto de dióxido de carbono, estimula a respiração. O paciente idoso que sofre de enfisema é candidato de alto risco à narcose por dióxido de carbono. As infecções respiratórias devem ser evitadas; caso alguma infecção ocorra, independentemente de sua simplicidade, tem de ser comunicada de imediato ao médico. Sedativos, hipnóticos e narcóticos podem ser contraindicados porque o paciente estará mais sensível a esses fármacos. Pode ser útil consultar os médicos do paciente a respeito da possibilidade de cirurgia para reduzir o volume pulmonar (procedimento em que as partes mais gravemente doentes do pulmão são retiradas para possibilitar que os tecidos e os músculos respiratórios remanescentes funcionem melhor).

Pacientes com enfisema precisam de muitas informações e apoio para conseguir controlar essa doença. Pode ser difícil adaptar-se à presença de uma doença crônica grave que exige cuidados especiais ou mesmo uma mudança no estilo de vida. Cabe ao paciente aprender a espaçar as atividades, evitar temperaturas muito baixas, administrar medicamentos de forma correta e reconhecer sintomas de infecção. O Plano de Cuidados de Enfermagem 18.1 é um exemplo de plano para pacientes com DPOC.

PLANO DE CUIDADO DE ENFERMAGEM 18.1

IDOSO COM DOENÇA PULMONAR OBSTRUTIVA CRÔNICA

Diagnósticos de enfermagem: Ruptura da troca de gases relacionada à hipoxia tecidual crônica; Risco de infecção relacionado a acúmulo de secreções nos pulmões

Meta	Ações de enfermagem

O paciente manter via aérea desobstruída; o paciente expectora as secreções dos pulmões.	• Ensinar exercícios respiratórios para aumentar a proporção entre inspiração e expiração, usando as seguintes diretrizes:
	  • Lentamente, inalar até contar até 5.
	  • Inclinar-se para a frente (30-40°) e, devagar, expirar contando até 10; usar a respiração com os lábios franzidos para expirar.
	  • Repetir várias vezes, respirando de forma lenta e ritmada.
	• Ensinar a respiração abdominal para ajudar a expirar, usando as seguintes orientações:
	Deitado:
	  • Colocar um livro ou travesseiro pequeno sobre o abdome.
	  • Empurrar o abdome para fora ao inspirar; observar a elevação do livro ou da almofada.
	  • Expirar devagar, com os lábios franzidos, ao mesmo tempo em que contrai o abdome.
	Sentado:
	  • Manter um livro ou travesseiro pequeno contra o abdome.
	  • Empurrar o abdome contra o livro ou o travesseiro ao inspirar.
	  • Inclinar-se para a frente, expirar devagar com os lábios franzidos e contrair o abdome, comprimindo o livro ou o travesseiro contra ele.
	• Orientar o paciente a tossir e respirar profundamente, pelo menos, uma vez a cada 8 horas. Tossir pode ser estimulado por expiração profunda, podendo ser planejado para depois dos exercícios respiratórios.
	• Fazer exercícios de drenagem postural conforme prescrito; providenciar períodos de descanso entre as trocas de posição e cuidar para evitar compressão forçada, uma vez que os idosos, com ossos mais fragilizados, podem fraturá-los.
	• Diante da prescrição de antibióticos, assegurar-se de que sejam dados no horário correto para manter o fluxo sanguíneo constante.
	• Controlar o contato com pessoas com sinais de infecção respiratória.
	• Observar sinais de infecção respiratória e, imediatamente, informar o médico.
	• Manter uma temperatura ambiente estável de 23,8 °C.
	• Diante de prescrição de oxigênio, administrá-lo com cuidado e observar atentamente para prevenir narcose por dióxido de carbono (ver Fig. 18.2).
	• Garantir que tenham sido dadas as vacinas contra gripe e pneumonia, a menos que contraindicadas.

(Continua)

PLANO DE CUIDADO DE ENFERMAGEM 18.1 *(Continuação)*

Diagnóstico de enfermagem: Intolerância à atividade relacionada à hipoxia crônica

Meta	Ações de enfermagem

O paciente desempenhar as atividades da vida diária (AVD) sem ficar fatigado ou apresentar sintomas respiratórios.	• Determinar o impacto dos sintomas respiratórios nas AVD; identificar deficiências reais ou potenciais para o envolvimento nas AVD e providenciar ajuda como compensação dos déficits ou intervenções que aumentem a capacidade de autocuidado.
	• Agendar períodos de descanso entre as atividades.
	• Identificar os fatores que contribuem para a intolerância à atividade (p. ex., interrupções do sono consequente à tosse, falta de informação sobre formas de agendar as atividades para conservar energia) e controlá-los ou melhorá-los, se possível.
	• Lentamente, aumentar o nível de atividade; monitorar os sinais vitais e interromper a atividade se ocorrer:
	  • redução na frequência respiratória
	  • redução na frequência do pulso
	  • ausência de aumento na pressão sistólica
	  • aumento de 15 mmHg na pressão diastólica
	  • confusão
	  • vertigem
	  • dor
	  • sofrimento respiratório
	• Consultar um nutricionista sobre ingestão alimentar como suporte para as atividades.

> **CONCEITO-CHAVE**
>
> Asma, bronquite crônica e enfisema agrupam-se na categoria de DPOC em razão da consequência comum de obstrução do fluxo de ar.

Pneumonia

A pneumonia, em especial a broncopneumonia, é comum entre idosos, sendo uma das principais causas de morte nesse grupo. Vários fatores contribuem para essa incidência elevada:

- Expansão torácica insatisfatória e respiração mais superficial resultante de mudanças no sistema respiratório associadas ao envelhecimento.
- Elevada prevalência de doenças respiratórias que promovem formação de muco e obstrução dos brônquios.
- Resistência reduzida a infecções.
- Sensibilidade reduzida a reflexos faríngeos, o que promove aspiração de material estranho.
- Alta incidência de condições causadoras de menor mobilidade e debilidade (Fig. 18.2).
- Maior probabilidade de os idosos serem hospitalizados ou internados em instituições especiais, vindo a ter pneumonia nosocomial em maior proporção do que a população mais jovem.

A pneumonia pneumocócica, causada pelo *Streptococcus pneumoniae*, é o tipo mais comum de pneumonia na população idosa. Outras pneumonias são causadas por bacilos gram-negativos (*Klebsiella pneumoniae*), *Legionella pneumophila*, bactérias anaeróbias e gripe (*Haemophilus influenzae*).

Os sinais e sintomas de pneumonia podem estar alterados nos idosos, podendo haver uma pneumonia grave sem evidência de sintomas. Dor pleurítica, por exemplo, pode não ser tão grave como a descrita por pacientes mais jovens. Diferenças na temperatura do corpo podem causar febre mínima ou não causar febre. Os sintomas podem incluir tosse leve, fadiga e respiração rápida. Confusão, inquietação e mudanças comportamentais podem ocorrer em consequência de hipoxia cerebral. Os cuidados de enfermagem do paciente idoso com pneumonia são iguais aos dispensados ao paciente mais jovem. Observação atenta a mudanças sutis é muito importante. O paciente idoso também pode desenvolver a complicação de íleo paralítico, que pode ser evitada com mobilidade.

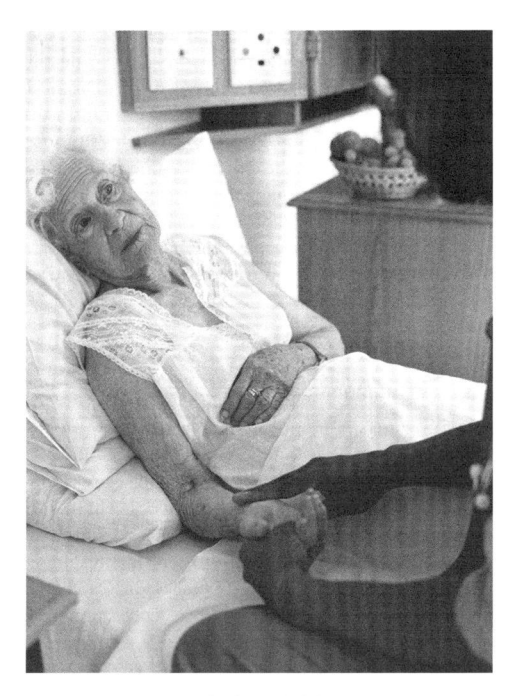

FIGURA 18.2 • Estado de imobilidade aumenta o risco de pneumonia em idosos.

> **DICA DE COMUNICAÇÃO**
>
> Pela possibilidade de o diagnóstico de pneumonia em idosos ser retardado em razão de uma apresentação atípica de sintomas, é bom reforçar com essa população e seus cuidadores a importância da identificação e relato precoces dos sintomas. Isso pode ser facilitado pela descrição de sintomas em um nível apropriado à pessoa. Exemplificando, em lugar de usar o termo *tosse produtiva*, podem ser usados os termos *expelir catarro* ou *produzir muco*; *peso* ou *aperto no peito* como descrições de dores no tórax. Da mesma maneira, uma vez que muitos acham que febre é temperatura elevada (p. ex., 38,3 °C) e muitos idosos têm febre em temperaturas mais baixas em razão de suas temperaturas corporais normais menores, é importante explicar sobre sensação de calor e suor.

> **CONCEITO-CHAVE**
>
> Tosse produtiva, febre e dor no peito podem ser atípicas nos idosos em virtude de mudanças associadas ao envelhecimento, que podem causar atraso no diagnóstico da pneumonia.

Embora sua eficácia seja ainda controversa, as vacinas pneumocócicas são recomendadas aos indivíduos com mais de 65 anos de idade. Não devem ser administradas durante a fase febril da doença. A administração concomitante da vacina contra a gripe e algumas outras é aceitável, desde que usados locais diferentes para as injeções. Os efeitos secundários comuns são hiperemia local, febre, mialgia e indisposição. Alguns podem apresentar episódios de artrite e, mais raramente, parestesias e outras neuropatias. O Centro de Controle e Prevenção de Doenças recomenda uma vacina pneumocócica e um reforço único após cinco anos, a pessoas que fizeram a vacina quando tinham menos de 65 anos de idade. Os enfermeiros devem se certificar de documentar a administração da vacina, o nome do fabricante, o número do lote e o prazo de validade. Também aconselha que, diante de dúvidas quanto à vacina ter sido feita ou não, o melhor é administrá-la, em vez de correr o risco de contrair pneumonia.

Gripe (influenza)

A maioria das mortes em decorrência de gripe dá-se em idosos, o que salienta a gravidade dessa infecção nessa faixa etária. Entre os dois subtipos de gripe, a gripe A (influenza A) é a causa mais frequente de doença grave e morte entre idosos; a gripe B (influenza B) é menos grave, embora possa causar problemas sérios para esses indivíduos. Mudanças associadas ao envelhecimento, inclusive prejuízo da resposta imune ao vírus, levam o idoso a ficar altamente suscetível à gripe. Normalmente, ela causa febre (ainda que não tão alta quanto nos mais jovens), mialgia, inflamação na garganta e tosse não produtiva. Assim que ataca, a gripe destrói as células epiteliais ciliares do trato respiratório e deprime a liberação mucociliar. Infecções bacterianas secundárias e outras complicações aumentam o risco de morte nos idosos, em consequência da gripe. Pacientes com doença respiratória, cardíaca ou metabólica crônica correm risco especialmente elevado de ter pneumonia bacteriana secundária. As complicações não pulmonares podem incluir miosite, pericardite, síndrome de Guillain-Barré, encefalite e uma perda temporária do olfato ou do paladar.

As consequências graves da gripe na população idosa requerem medidas preventivas. Considerando-se que uma gripe é adquirida por inalação de gotículas infectadas, reduzir o contato com pessoas com gripe reconhecida ou suspeitada é importante. A prevenção pode também ser obtida com a vacina anual contra a gripe, recomendada para pessoas com mais de 65 anos de idade. Embora os idosos tenham titulações mais baixas de anticorpos após a vacinação, em comparação aos indivíduos de menos idade, a vacina consegue prevenir complicações graves associadas à doença, mesmo quando não previne a doença em si. Há necessidade de cerca de duas semanas para a resposta dos anticorpos à vacina; por isso, recomenda-se a sua administração em outubro, de modo que a imunidade esteja presente antes do pico da estação das gripes.* Considerando-se que a estação das gripes possa perdurar até fevereiro (nos Estados Unidos), as vacinações para os idosos podem ser realizadas após outubro. A imunidade declina, lentamente, nos meses após a vacinação; daí a necessidade de sua repetição no ano seguinte. Ela é contraindicada em indivíduos com febre e alergia ao ovo, bem como pessoas com história de síndrome de Guillain-Barré. O nível de carbamazepina, fenobarbital, fenitoína, teofilina e varfarina no sangue pode elevar-se entre 1 e 4 semanas após a vacinação. Assim, os pacientes que utilizam esses fármacos precisam de monitoração atenta quanto a reações tóxicas. Aconselha-se a imunização de quem trabalha com idosos.

Câncer de pulmão

A maioria dos cânceres pulmonares acomete, atualmente, indivíduos com mais de 65 anos de idade. Padrões associados à geração na prevalência do tabagismo são um fator importante responsável por essa situação, embora recursos diagnósticos aperfeiçoados e o maior número de pessoas que sobrevivem ao avanço da idade certamente desempenhem um papel na alta incidência de câncer pulmonar em idosos. Esse tipo de câncer é mais frequente nos homens, ainda que esteja aumentando a taxa nas mulheres. Incidência e taxa de mortalidade decorrentes de câncer de pulmão são maiores nos homens negros, com brancos, nativos norte-americanos e do Alasca, moradores de ilhas do Pacífico e Ásia e homens hispânicos situando-se na sequência; entre mulheres, as brancas apresentaram a taxa mais elevada de câncer pulmonar, seguidas pelas negras, nativas norte-americanas e do Alasca, moradoras de ilhas do Pacífico e hispânicas (Centers for Disease Control and Prevention, 2014). Fumantes têm duas vezes a incidência de não fumantes. Há elevada incidência entre pessoas cronicamente expostas a agentes como asbesto, gases do carvão, poeira radioativa e cromatos, o que enfatiza a importância da obtenção de informações completas sobre a história profissional de um paciente, como parte da coleta de dados de enfermagem. Mesmo que não haja evidências conclusivas disponíveis, existem relatos que associam a presença de cicatrizes pulmonares, como as consequentes de tuberculose e pneumonite, a câncer de pulmão.

> **CONCEITO-CHAVE**
>
> Exposição crônica a fumaça de cigarro, asbesto, gases do carvão, radônio e poluidores do ar contribui para o surgimento de câncer de pulmão.

Uma pessoa pode ter câncer pulmonar muito antes do aparecimento dos sintomas. Assim, pessoas de alto risco devem ser examinadas com regularidade. Dispneia, tosse, dores no peito, fadiga, anorexia, sibilos e infecções recorrentes do trato respiratório são parte dos sintomas encontrados à medida que a doença evolui. O diagnóstico é confirmado por radiografia do tórax, citologia do catarro, broncoscopia e biópsia. O tratamento pode envolver cirurgia, quimioterapia ou radioterapia, exigindo o mesmo tipo de cuidado de enfermagem oferecido a pacientes de qualquer faixa etária com o mesmo diagnóstico.

Abscesso pulmonar

Em consequência de pneumonia, tuberculose, malignidade ou trauma aos pulmões pode aparecer abscesso pulmonar. Aspirar material estranho pode causar também abscesso. O risco pode merecer atenção em pessoas idosas, com reflexos faríngeos menores. Os sintomas, semelhantes aos de muitos outros problemas respiratórios, incluem anorexia, perda de peso, fadiga, aumento da temperatura e tosse crônica. Pode ocorrer produção de catarro, embora nem sempre isso seja demonstrado em pessoas idosas.

O diagnóstico e o controle são os mesmos que os das demais faixas etárias. Mudanças na drenagem postural, componente importante do tratamento, são discutidas mais adiante neste capítulo. Uma vez que podem ser perdidas proteínas pelo catarro, uma dieta com elevado teor proteico e calórico deve ser estimulada para manter e melhorar o estado nutricional do paciente idoso.

CONSIDERAÇÕES GERAIS DE ENFERMAGEM RELATIVAS A PROBLEMAS RESPIRATÓRIOS

Reconhecimento de sintomas

Os idosos devem ser aconselhados a procurar ajuda médica rapidamente quando aparecer qualquer sinal de infecção respiratória. Com frequência, essa população não tem dores no peito associadas à pneumonia, no mesmo grau dos mais jovens, e sua temperatura corporal, em geral baixa, pode causar ocorrência atípica de febre (i. e., em níveis mais baixos da febre em pessoas mais jovens). Assim, quando os sintomas forem visíveis a outras pessoas, a pneumonia poderá já estar em estágio avançado.

O enfermeiro deve ensinar os idosos a informar as mudanças características do catarro, que podem estar associadas a alguns processos de doenças. Por exemplo, catarro pegajoso, translúcido e branco-acinzentado, com DPOC; purulento e de odor desagradável, com abscesso pulmonar ou bronquiectasia; e avermelhado e espumante, com edema pulmonar e insuficiência cardíaca do lado esquerdo.

---

*N. de R.T. No Brasil, as vacinas são aplicadas antes do início do inverno.

Prevenção de complicações

Assim que surgirem as doenças respiratórias, o monitoramento atento da condição do paciente é necessário para minimizar incapacidades e evitar a mortalidade. Observações atentas do enfermeiro podem evitar e detectar complicações respiratórias e devem incluir a verificação de:

- frequência e volume respiratórios;
- pulso (p. ex., aumento repentino pode indicar hipoxia);
- pressão sanguínea (p. ex., podem ocorrer aumentos com hipoxia crônica);
- temperatura (p. ex., não somente para detectar infecção, mas para evitar estresse do sistema cardiovascular e respiratório, ao mesmo tempo que eles tentam atender às demandas aumentadas de oxigênio do organismo, impostas por aumento da temperatura);
- veias do pescoço (p. ex., quanto à distensão);
- desobstrução de via aérea;
- tosse (p. ex., frequência, profundidade, produtividade);
- qualidade das secreções;
- estado mental.

GARANTIA DE UMA ADMINISTRAÇÃO SEGURA DE OXIGÊNIO

A oxigenoterapia deve ser usada com prudência para tratar distúrbios respiratórios em idosos. DOPC, ou níveis elevados crônicos de oxigênio (decorrentes da oxigenoterapia) contribuem para a retenção de quantidade mais elevada de dióxido de carbono nos pulmões do indivíduo. Reter esse gás aumenta o risco de surgimento de complicação grave da narcose por dióxido de carbono durante a oxigenoterapia (Fig.18.3). O enfermeiro deve monitorar os gases do sangue e observar o paciente em relação a sintomas de narcose por dióxido de carbono, que incluem confusão, contrações musculares desordenadas, defeitos visuais, transpiração abundante, hipotensão, graus progressivos de insuficiência circulatória e depressão cerebral, que pode ser evidenciada como aumento do sono ou estado de coma profundo.

Como a administração incorreta de oxigênio pode acarretar consequências graves para indivíduos idosos, os enfermeiros devem aderir com rigidez aos procedimentos adequados, quando ela for utilizada. Cabe a esses profissionais verificar o calibre com frequência para ter certeza de estar ajustado no nível recomendado, além de confirmar o fluxo de oxigênio quanto a interrupções ou bloqueio devido a esvaziamento do tanque, sonda dobrada ou outros problemas. O enfermeiro tem também que avaliar e recomendar o método de administração mais eficiente a cada paciente. Idosos que respiram pela boca ou que têm um controle insatisfatório na manutenção dos lábios bem fechados, na maior parte do tempo, podem não receber todo o benefício de uma cânula nasal. Um indivíduo que está definhando, cuja estrutura facial não permite um lacre firme da máscara facial, pode perder uma porção significativa do oxigênio por vazamentos. O paciente inseguro e ansioso em uma tenda de oxigênio pode usar o oxigênio com o estresse emocional sem obter o benefício terapêutico completo. As vias nasais do paciente devem ser limpas com regularidade para manter a desobstrução. Indicações de oxige-

Níveis elevados de oxigênio
↓
Depressão do estímulo respiratório
↓
Respirações diminuídas
↓
Retenção de dióxido de carbono
↓
Inquietação | Irritabilidade | Dispneia | Coma

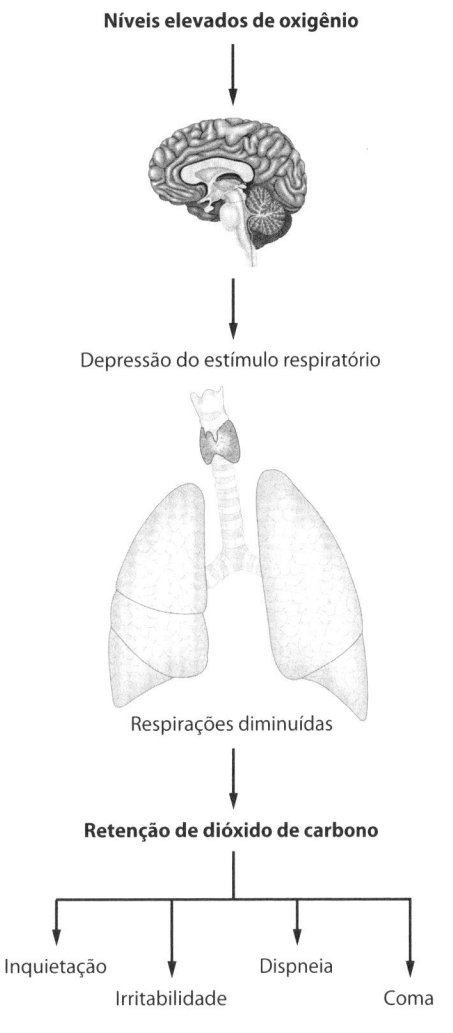

FIGURA 18.3 • O oxigênio deve ser administrado com cautela a pessoas idosas. Níveis elevados crônicos de oxigênio podem deprimir o estímulo respiratório no cérebro, reduzindo, em consequência, a respiração e promovendo retenção de dióxido de carbono.

nação insuficiente devem ser monitoradas atentamente; alguns idosos não ficam cianóticos quando hipóxicos; cabe ao enfermeiro avaliar outros sinais.

Considerando-se o fato de cada vez mais pacientes levarem oxigênio para uso em casa, após receberem alta, e conscientização de que muitos idosos não têm capacitação, conhecimentos e apoio de cuidadores, são essenciais as avaliações realistas da capacidade do paciente para o uso domiciliar seguro do oxigênio. O paciente precisa de reforço para as informações, além de supervisão realizada por agências de atendimento domiciliar, ou outros recursos da comunidade, até que ele ou seu cuidador se sintam à vontade e competente com o tratamento. O ambiente domiciliar deve ser avaliado quanto à segurança. Deve ser avaliado o impacto do oxigênio em todo o estilo de vida do paciente e da família; assistência e apoio dados aos familiares podem influenciar o uso domiciliar de oxigênio como oportunidade para melhorar as circunstâncias, ou motivos para aprisioná-los em casa.

Realização de drenagem postural

A drenagem postural (ver a Fig. 18.4) costuma ser receitada para a remoção de secreções brônquicas em determinadas condições respiratórias. As etapas básicas do procedimento são iguais para os idosos, com pequenas mudanças. Se prescritos medicamentos em aerossol, o enfermeiro os administra antes de fazer a drenagem postural. A posição para o procedimento depende de cada paciente e da parte do pulmão envolvida. O paciente idoso precisa trocar de posição lentamente e ter alguns minutos de descanso entre essas mudanças para adaptar-se à nova posição. A última posição normal para a drenagem postural – deitado com o rosto virado para baixo ao longo da superfície, com a cabeceira da cama no nível do chão – pode causar estresse no indivíduo idoso e efeitos adversos. O enfermeiro pode consultar o médico quanto a ser ou não aconselhável essa posição e acerca de alterações possíveis que atendam às necessidades de cada paciente. Quando usada essa posição, ajuda coletar dados da tolerância do paciente e mudar a posição conforme as informações e a necessidade. Uso de mãos em concha e de vibração facilita a drenagem das secreções; tecidos e ossos mais envelhecidos, entretanto, são mais frágeis, podendo lesionar-se com maior frequência. O procedimento deve ser interrompido imediatamente quando surgirem dispneia, palpitação, dor no peito, diaforese, apreensão ou outro sinal de sofrimento. Higiene oral completa e um período de descanso devem ser providenciados após a drenagem postural. É essencial a documentação da tolerância ao procedimento, da quantidade e da característica do muco drenado.

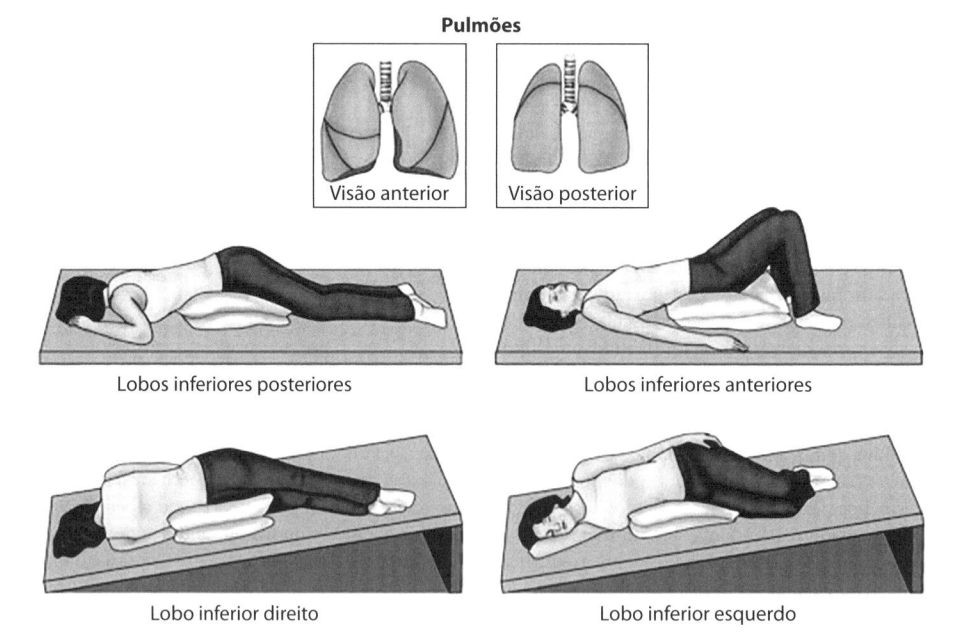

Pulmões

Visão anterior   Visão posterior

Lobos inferiores posteriores   Lobos inferiores anteriores

Lobo inferior direito   Lobo inferior esquerdo

FIGURA 18.4 ● Drenagem postural. São mostradas quatro posições que usam a força da gravidade em auxílio à drenagem de secreções das vias aéreas menores dos brônquios para os brônquios principais e a traqueia, possibilitando que o paciente as elimine ao tossir (Reimpresso de Taylor, C., Lillis, C. e Lynn, P. (2015). *Fundamentals of nursing* (8th ed.). Philadelphia, PA: Wolters Kluwer, com permissão).

Promoção da tosse produtiva

Tossir para remover secreções é importante no manejo de problemas respiratórios; tosse improdutiva, porém, pode ser um gasto desnecessário de energia, além de estressante para o paciente idoso. Podem ser usadas várias medidas para promover a tosse produtiva. Por exemplo, pode-se ter o auxílio de balas e outros doces que aumentam as secreções. Os exercícios respiratórios já abordados também são benéficos. Uma variedade de umidificadores pode ser obtida sem prescrição médica para uso domiciliar, cabendo ao enfermeiro ensinar ao paciente o uso correto desses aparelhos. Expectorantes podem ser também prescritos para soltar as secreções e tornar a tosse mais produtiva. Uma medida básica, embora muito importante, é reforçar uma boa ingestão de líquidos. Os pacientes devem ser aconselhados a usar lenços de papel, e não de pano ao expectorar catarro. Lavagem frequente das mãos e higiene oral são fundamentais, com muitos benefícios físicos e psicológicos.

> **CONCEITO-CHAVE**
>
> Tosse improdutiva pode ser um gasto de energia desnecessário, além de estressante para uma pessoa idosa.

Uso de terapias complementares

Acredita-se que algumas plantas afetem a saúde respiratória. O *verbascum nigrum* (valeriana), a malva branca e o ulmeiro vermelho têm efeitos secretores de muco e podem suavizar revestimentos respiratórios irritados. A lobelia, o tussilago e a sanguinária são usados como expectorantes. A aromaterapia com eucalipto, pinho, lavanda e limão pode ser útil. Antes de introduzir algum remédio à base de plantas, o enfermeiro deve pesquisar a possibilidade de interações com os medicamentos usados pelo paciente, além de conversar com o médico.

Alimentos temperados e picantes (p. ex., alho, cebola e pimentas chili) podem abrir vias aéreas, ao passo que alimentos formadores de muco, como os derivados do leite e os processados, podem espessar o muco e reduzir a troca completa do ar.

A acupuntura, feita por terapeuta treinado, é usada para o manejo da asma, do enfisema e da febre do feno. A acupressão está sendo empregada, com alguns benefícios, em pessoas com asma, bronquite e enfisema. A ioga pode promover a respiração profunda e a boa oxigenação dos tecidos. O *rolfing* (técnica que usa pressão aplicada com os dedos das mãos, os nódulos dos dedos e os cotovelos para liberar aderências de fáscias e realinhar o corpo, equilibrando-o) e a massagem são capazes de liberar a caixa torácica e melhorar a respiração.

Cada vez mais americanos fazem uso de terapias complementares para a prevenção e o controle de doenças respiratórias. Embora a eficiência desses métodos possa não estar totalmente confirmada, os enfermeiros devem ter a mente aberta; se a terapia não causa prejuízo e os pacientes acham-na benéfica, podem ser obtidos resultados positivos, combinando-se tratamentos complementares e convencionais.

Promoção do autocuidado

Broncodilatadores podem ser receitados na forma de um inalador para tratar asma brônquica e outras condições que causam broncoespasmo, como bronquite crônica ou enfisema. O uso eficaz desses dispositivos depende da capacidade da pessoa para manipulá-los e coordenar o jato e a inalação – o que pode ser difícil para pessoas idosas com reações mais lentas, coordenação insatisfatória,

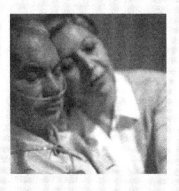

> **ESTUDO DE CASO**
>
> Sr. Carlos, 79 anos de idade, paciente com DPOC, mora em casa com a mulher, dona Lourdes, de 80 anos, que tem a doença de Alzheimer. Dona Lourdes consegue deambular e fazer as atividades cotidianas, orientada pelo marido. Mas ela tem nível de discernimento insatisfatório e requer supervisão atenta. Recentemente, sr. Carlos foi hospitalizado por causa de uma pneumonia e recebeu alta com oxigênio para ser usado em casa. D. Lourdes, que ficou com uma amiga durante a hospitalização do marido, voltou para casa. O sr. Carlos quer cuidar da mulher em casa, mas acredita que não tem energia suficiente e sente dificuldade de acompanhar d. Lourdes pela casa com a bomba de oxigênio acoplada. O casal quer muito permanecer em casa, mas não tem parentes nas proximidades, recebendo apenas assistência limitada de amigos e vizinhos.
>
> ### DESENVOLVENDO O PENSAMENTO CRÍTICO
>
> - Quais riscos o casal enfrenta e como podem ser minimizados?
> - Qual tipo de assistência pode ser dado ao casal?

articulações com artrite ou fraqueza generalizada. Antes de prescrever um inalador, deve ser avaliada a capacidade do paciente para usá-lo corretamente. Terapeutas respiratórios podem ajudar na recomendação desses itens, auxiliando os pacientes a vencer obstáculos relativos ao uso. Quando adquirirem as habilidades necessárias para o uso dos dispositivos, as instruções e as precauções devem ser revisadas em profundidade. Paciente e cuidadores têm de compreender os efeitos cardíacos graves decorrentes do uso excessivo. Normalmente, uma ou duas inalações são suficientes para aliviar os sintomas por 4 horas. Para ter certeza de que o inalador não fica vazio repentinamente e a pessoa fica sem o medicamento quando dele precisa, deve ser avaliada a quantidade total do medicamento no aparelho, periodicamente, colocando-o em uma bacia com água. Quando cheio, ele afunda; vazio, flutua — níveis variados entre essas duas ações indicam níveis parciais de espaço ocupado pelo medicamento.

> **CONCEITO-CHAVE**
>
> O uso eficaz dos inaladores exige a capacidade do usuário para manipular o aparelho e coordenar o jato e a inalação — tarefas que podem ser difíceis para algumas pessoas idosas.

Não faz muito tempo, viam-se pacientes com apoio ventilatório em unidades de terapia intensiva de hospitais para doentes graves. Hoje em dia, um número crescente de pessoas dependentes de ventilador está sendo controlado em casa ou em instituições de cuidados prolongados. Cada ventilador tem características peculiares, e os enfermeiros devem buscar orientação com especialista em cuidados respiratórios, garantindo o entendimento completo e o uso correto do equipamento. Seja em casa, seja em uma instituição, esses pacientes necessitam de um sólido apoio multidisciplinar que os ajude na rede complexa de necessidades de cuidados físicos, emocionais e sociais que podem apresentar. Os enfermeiros têm a oportunidade de desempenhar um papel importante, realizando avaliações realistas das capacidades dos pacientes e dos cuidadores na família para o manejo dos cuidados relacionados aos ventiladores. Não faz sentido usar esse aparelho para salvar a vida de um paciente e, em seguida, colocá-la em risco, enviando o paciente para casa com familiares incapacitados para atender às necessidades de cuidados. Deve ser dada atenção especial à qualidade de vida do paciente dependente do ventilador; conselhos, estímulos sensoriais, terapias expressivas e outros recursos precisam ser utilizados.

Reforçar o incentivo

Os problemas respiratórios assustam e causam ansiedade. Pacientes com tais problemas exigem suporte psicológico e tranquilidade, em especial nos períodos de dispneia. Eles precisam entender a fundo a doença e seu manejo para ajudar a reduzir a ansiedade. Incentivo repetido pode ser necessário, auxiliando o paciente a atender as exigências de uma doença crônica. Alguns indivíduos podem ter necessidade de passar a maior parte do tempo em casa para evitar extremos de temperatura; outros podem ter de aprender a levar o oxigênio sempre junto, possibilitando a saída de casa. Há os que precisam mudar para climas diferentes em busca de alívio. Essas mudanças no estilo de vida podem causar impacto importante em suas vidas. Tal como as pessoas com doenças crônicas, pacientes com problemas respiratórios podem se beneficiar de uma assistência para que tenham a vida mais plena possível, apesar de suas condições, em vez de se tornarem prisioneiros delas.

Resumo do capítulo

Envelhecer afeta o sistema respiratório, resultando em risco maior de troca completa de ar comprometida, capacidade vital reduzida, secreções a serem expelidas com menos eficiência e infecções respiratórias surgindo com muita facilidade. São riscos que podem ser diminuídos por realização regular de exercícios de respiração profunda, esquiva ou interrupção do tabagismo, atividade física, proteção contra exposição a poluentes no ar e promoção de uma boa saúde oral.

Na coleta de dados de pessoas idosas, deve-se dar atenção a sinais que podem estar associados a problemas respiratórios, como tez muito corada, descoloração azulada ou acinzentada da pele, aumento do diâmetro anteroposterior do tórax, expansão reduzida ou assimétrica do tórax nas inspirações, sons respiratórios anormais na auscultação e ausência de ressonância na percussão pulmonar, tosse e expectoração de grandes quantidades de muco e/muco sem cor. A entrevista deve incluir perguntas sobre história como fumante e problemas respiratórios sentidos.

Uma vez que sintomas de condições respiratórias podem estar alterados na população idosa, os enfermeiros têm de se esforçar para identificar sinais e sintomas e perguntar sobre eles. Assim que surgirem as doenças respiratórias, o monitoramento atento da condição do paciente é necessário para minimizar incapacidades e evitar a mortalidade.

Ainda que boa para tratar problemas respiratórios, a oxigenoterapia deve ter monitoração criteriosa em razão do risco de narcose pelo dióxido de carbono. Modificações na drenagem postural podem ser necessárias em razão da possibilidade de os idosos cansarem muito durante o procedimento e não conseguirem aguentar algumas posições. A gravidade dos sintomas e seu impacto na capacidade de realização de atividades rotineiras exigem que os pacientes sejam orientados, monitorados e apoiados para um controle eficaz das condições respiratórias.

APLICANDO CONHECIMENTO NA PRÁTICA

Surviving Lung Cancer: Medication Taking and Oral Targeted Therapy

Fonte: Wickersham, K. E., Happ, M. B., Bender, C. M., Engberg, S. J., Tarhini, A., & Erlen, J. A. (2014). Geriatric Nursing, 35(2), Supplement, S49–56.

O câncer de pulmão de células não pequenas (NSCLC) representa a maior parte dos cânceres que ocorrem comumente em estágio avançado quando diagnosticado em pessoas com mais idade. O tratamento atual envolve uso de terapias voltadas à parte oral, ingeridas diariamente até se tornarem ineficazes. É importante a ingestão consciente desses fármacos; há, no entanto, muitas competências que os pacientes precisam ter para seu uso (p. ex., identificar e contar comprimidos, lembrar-se de tomar os comprimidos com as refeições, obter novas receitas médicas). Essa pesquisa investigou o processo de ingestão de terapias específicas orais, em um grupo de idosos com NSCLC.

Trinta pessoas foram escolhidas intencionalmente para a obtenção de uma amostra com variação de gênero, raça/etnia, idade e terapia. Foram feitas entrevistas com essas pessoas por um ano.

Todos os participantes descreveram um processo decisório de opção pela terapia, influenciado por aconselhamento do oncologista e de parentes. A maioria conseguiu informações sobre o fármaco e como usá-lo de forma correta, em folhetos, livros, literatura fornecida pelo laboratório; outras pessoas preferiram não fazer buscas na internet porque se sentiam mais à vontade desconhecendo todos os detalhes sobre o fármaco. A maior parte das pessoas encarou o fármaco como o tratamento ativo para uma condição crônica com risco à vida, assim integrando o câncer a suas vidas cotidianas e concentrando-se mais em viver com ele do que em morrer por causa dele. Os participantes manifestaram tensão ao saber que o medicamento tinha limitações para curar o câncer e descobrir seu alto custo.

Essa pesquisa demonstra o valor dado pelos pacientes ao impacto de uma terapia na qualidade de vida mais do que no controle da doença. Os pacientes podem estar mais inclinados a obedecer ao regime de tratamento quando capazes de relacionar os benefícios à qualidade de vida. E mais, é comum os pacientes terem preocupações quanto a custo, algo a que os enfermeiros devem ser sensibilizados. O melhor tratamento do mundo pouco significa quando os pacientes receiam exaurir os recursos familiares. Auxiliar os pacientes a encontrar fontes de recursos financeiros, diante de limitação dos próprios, é elemento essencial do cuidado de pacientes que usam tratamentos caros sem cobertura do plano de saúde.

APRENDENDO NA PRÁTICA

Dona Márcia recebeu alta hospitalar, e você deve visitá-la a cada três dias, ao longo das próximas duas semanas, auxiliando-a a cuidar de uma incisão abdominal. Essa paciente teve uma história de infecções respiratórias recorrentes e usa, regularmente, anti-histamínicos sem receita médica para o que ela descreve como "alergias".

Na primeira visita, você descobre que ela e o marido, ambos com 76 anos de idade, têm em casa seis gatos. A casa parece suja e abarrotada de móveis e objetos, com forte odor de urina dos gatos tomando todo o ambiente. Pelos de gato estão por todo o mobiliário e tapetes.

Durante a visita, vários animais sobem no colo da d. Márcia, e ela tem um episódio de espirro e secreção nasal.

Você lhe pergunta se acha que a alergia pode decorrer dos gatos e ela responde "É possível que tenham algo a ver, mas são meus bebezinhos e não posso evitar acolhê-los quando aparecem. Nem pensar em me separar deles". O marido apoia esse pensamento dizendo "Sou culpado porque também amo os gatos".

De que forma você pode tratar tópicos de saúde relacionados aos gatos, enquanto respeita o desejo do casal de mantê-los em casa?

EXERCITANDO O PENSAMENTO CRÍTICO

1. Quais riscos autoimpostos e impostos pelo ambiente aos adultos mais jovens podem contribuir para o surgimento de condições respiratórias posteriormente em suas vidas?
2. Como mudanças relativas ao envelhecimento afetam o desenvolvimento, o reconhecimento e o controle de problemas respiratórios?
3. Quais elementos importantes você incluiria em um programa educativo para promover a saúde respiratória de pessoas idosas?
4. Descrever as precauções que devem ser tomadas quando administrado oxigênio a idosos.

Recursos *online*

American Lung Association
http://www.lungusa.org
Asthma and Allergy Foundation of America
http://www.aafa.org
National Heart, Lung, and Blood Institute Information Center
http://www.nhlbi.nih.gov
Office on Smoking and Health, Centers for Disease Control and Prevention
http://www.cdc.gov/tobacco

Bibliografia

Centers for Disease Control and Prevention. (2014). *Lung cancer rates by race and ethnicity*. Recuperado de http://www.cdc.gov/cancer/lung/statistics/race.htm.

CAPÍTULO 19

Circulação

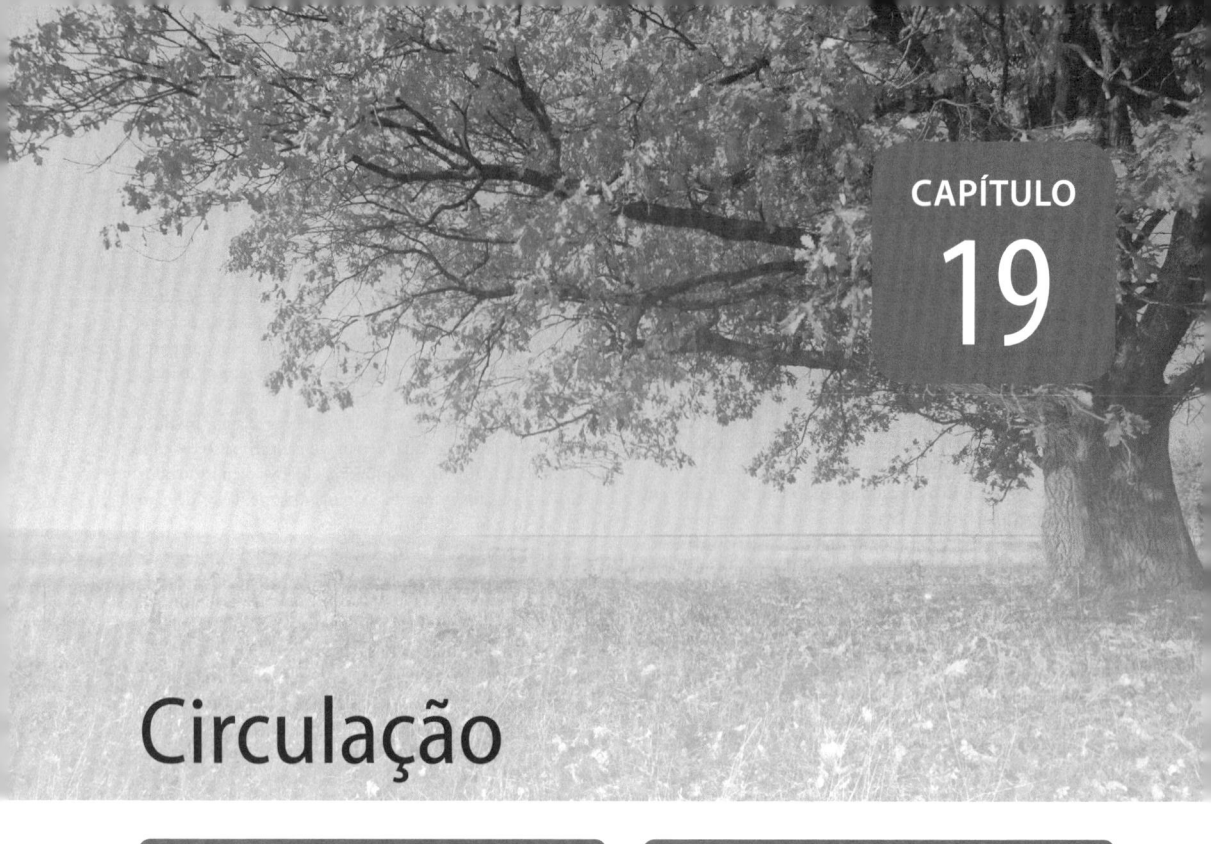

VISÃO GERAL

Efeitos do envelhecimento na saúde cardiovascular

Promoção da saúde do sistema cardiovascular
- Nutrição adequada
- Exercício adequado
- Como evitar o vício do cigarro
- Controle do estresse
- Intervenções proativas

Doença cardiovascular e as mulheres

Problemas cardiovasculares relacionados
- Hipertensão
- Hipotensão
- Insuficiência cardíaca congestiva
- Embolia pulmonar
- Doença da artéria coronária
- Hiperlipidemia
- Arritmias
- Doença vascular periférica

Considerações gerais de enfermagem para problemas cardiovasculares
- Prevenção
- Como manter o paciente informado
- Prevenção de complicações
- Promoção da circulação
- Promoção de cuidados dos pés
- Manejo de problemas associados à doença vascular periférica
- Promoção da normalidade
- Integração de terapias complementares

OBJETIVOS DE APRENDIZAGEM

A leitura deste capítulo possibilitará a você:

1. Descrever os efeitos do envelhecimento na saúde do sistema cardiovascular e na circulação.
2. Listar os fatores que promovem a saúde do sistema cardiovascular.
3. Identificar principais aspectos de doenças cardiovasculares comuns em adultos idosos.
4. Descrever as ações de enfermagem para auxiliar pacientes com problemas cardiovasculares.

TERMOS PARA CONHECER

Arritmia: frequência ou ritmo cardíaco anormal

Aterosclerose: espessamento e estreitamento das artérias em razão de acúmulo de placas nas paredes dos vasos

Sinal de Homans: dor sentida quando a perna afetada dorsiflexiona, normalmente associada à flebite profunda da perna

Hipertensão: medida consistente da pressão arterial sistólica (PAS) ≥ 140 e ≥ 90 diastólica (PAD)

Falta de condicionamento físico: declínio na função cardiovascular em razão de inatividade física

Hipotensão postural: declínio na PAS de 20 mmHg ou mais, após erguer-se e permanecer em pé por 1 minuto

O aperfeiçoamento tecnológico para diagnóstico e tratamento precoces e a maior conscientização do público sobre a importância de nutrição, exercício e interrupção do tabagismo resultaram em declínio de doenças cardíacas na população como um todo. Estima-se que as futuras gerações sofrerão menos mortes e incapacidades associadas a doenças cardiovasculares. Infelizmente, os idosos de hoje ainda convivem com as consequências de muitos anos de práticas preventivas, diagnósticas e de tratamento inadequadas, que os fazem das doenças cardiovasculares a principal causa de incapacidade e morte entre eles. Isso se agrega a alguns efeitos do envelhecimento no sistema cardiovascular. Com a elevada prevalência de problemas cardiovasculares nos idosos, é essencial o planejamento de ações para prevenir e tratar alguns problemas potenciais de enfermagem relacionados à circulação cardiovascular.

EFEITOS DO ENVELHECIMENTO NA SAÚDE CARDIOVASCULAR

Com o envelhecimento, a espessura e a rigidez das válvulas cardíacas aumentam como resultado da esclerose e fibrose. A aorta dilata-se, inicia-se leve hipertrofia ventricular e há o espessamento da parede ventricular esquerda. O músculo cardíaco fica menos eficiente e perde parte da força contrátil, ocasionando redução do débito cardíaco, quando se elevam as demandas sobre o coração. O ciclo de enchimento diastólico e esvaziamento sistólico requer mais tempo para ser concluído. Calcificação e redução da elasticidade dos vasos ocorrem e corações com mais idade são menos sensíveis a uma regulação barorreceptora da pressão arterial. Essas mudanças costumam ser lentas, tornando-se mais visíveis quando o adulto com mais idade se vê diante de algum estresse fisiológico incomum, como aumento da atividade ou uma infecção.

A boa saúde dos tecidos depende da perfusão tecidual adequada (i. e., circulação para e de uma parte do corpo). Para garantir a boa perfusão tecidual, a pressão do sangue arterial deve permanecer dentro de uma variação normal. Infelizmente, os idosos têm mais propensão a sofrer de condições que podem alterar a perfusão dos tecidos, tais como:

- *doença cardiovascular*: doença cardíaca arteriosclerótica, hipertensão, insuficiência cardíaca congestiva (ICC), varicosidades;
- *doenças*: diabetes melito, câncer, insuficiência renal;
- discrasias do sangue: anemia, trombos e reações a transfusões;
- *hipotensão*: surgem a partir de choque anafilático, hipovolemia, hipoglicemia, hiperglicemia, hipotensão ortostática;
- *efeitos secundários de medicamentos*: anti-hipertensivos, vasodilatadores, diuréticos, antipsicóticos;
- *outros problemas*: edema, inflamação, imobilidade prolongada, hipotermia, desnutrição.

A Tabela de Diagnóstico de Enfermagem 19.1 identifica os diagnósticos associados com os riscos à circulação relacionados ao envelhecimento. O enfermeiro pode investigar a adequação da circulação tecidual nos idosos, revisando a história de saúde individual, avaliando os sinais vitais, examinando o organismo e observando sinais ou sintomas. O Quadro 19.1 traz indicações de perfusão tecidual ineficaz.

PROMOÇÃO DA SAÚDE DO SISTEMA CARDIOVASCULAR

Muitas alterações no sistema cardiovascular podem ser modificadas pelo estilo de vida e pela alimentação; portanto, prevenir problemas cardiovasculares em todas as faixas etárias é uma meta importante a ser levada em conta por todos os enfermeiros. Ensinando jovens e idosos a identificar e reduzir fatores de risco relacionados à doença cardiovascular, os enfermeiros promovem

TABELA 19.1 Envelhecimento e riscos à circulação cardiovascular adequada

Causas ou fatores contribuintes	Diagnóstico de enfermagem[a,*]
Elasticidade reduzida dos vasos sanguíneos	Perfusão tecidual periférica diminuída
Aumento da resistência dos vasos periféricos	Intolerância à atividade
Fluxo de sangue coronariano diminuído	Perfusão tecidual cardíaca diminuída
Proporção reduzida do oxigênio extraído do sangue arterial pelos tecidos	Perfusão tecidual cardiopulmonar diminuída
Capacidade de resposta cardiovascular diminuída a estímulos adrenérgicos	Intolerância à atividade

[a]Da NANDA-International (NANDA-I). (2014). *Nursing diagnoses: Definitions and classification, 2015–2017*. West Sussex, UK: Wiley-Blackwell.
*N. de R.T. A autora não utiliza, nesta obra, a terminologia proposta pela NANDA 2015–2017 porque esta classificação ainda não contempla o idoso em todas as suas dimensões. Por esse motivo, é feita uma adaptação do modelo proposto pela NANDA para contemplar as características identificadas no idoso a partir de sua prática profissional. Vale mencionar que a NANDA 2018–2020 (Porto Alegre: Artmed Editora, 2018) também segue esse modelo.

> **QUADRO 19.1 Indicações de perfusão tecidual ineficaz**
>
> Hipotensão
> Taquicardia, qualidade de pulso reduzida
> Claudicação
> Edema
> Perda de cabelos/pelos nos membros
> Necrose tecidual, úlceras por estase
> Dispneia, respirações aumentadas
> Palidez, pele fria
> Cianose
> Eliminação urinária diminuída
> Ideias delirantes (cognição e nível de consciência alterados)
> Inquietação
> Distúrbios de memória

> **QUADRO 19.2 Diretrizes alimentares para reduzir o risco de doença cardiovascular**
>
> - Reduzir a ingestão de frituras, gorduras animais e gorduras parcialmente hidrogenadas. Evitar a chamada *fast food*, que tende a ter elevado teor de gorduras e calorias.
> - Aumentar a ingestão de carboidratos complexos e fibras. Usar produtos com grãos integrais não refinados, como trigo integral, aveia e farinha de aveia, centeio, cevada, milho, pipoca, arroz escuro, arroz integral, fagópiro (primeiro grão sem glúten), burgol (trigo moído), milheto, quinoa e sorgo.
> - Manter a ingestão calórica nas variações ideais. Reduzir o consumo de alimentos pobres em nutrientes.
> - Usar óleos monoinsaturados (p. ex., canola, oliva prensado a frio) e óleos com ômega 6 (p. ex., óleo de groselha negra, óleo de prímula do entardecer).
> - Ingerir peixes ricos em ácidos graxos com ômega 3 (p. ex., salmão, truta e arenque), pelo menos, duas vezes/semana.
> - Reduzir a ingestão de carne vermelha, açúcar e alimentos muito processados.
> - Limitar as bebidas alcoólicas.

saúde e funcionalidade excelentes. Práticas importantes a serem reforçadas incluem alimentação adequada, exercícios apropriados, esquiva do tabagismo, controle do estresse e uso de intervenções proativas, se adequado.

Nutrição adequada

Uma dieta que proporcione todas as exigências diárias mantém o peso dentro de uma variação ideal para a altura e a idade, e o controle da ingestão de colesterol tem seus benefícios. O Quadro 19.2 traz algumas diretrizes alimentares genéricas para reduzir riscos de doença cardiovascular (DCV). Alguns suplementos nutricionais podem ser úteis à saúde cardiovascular (Quadro 19.3).

O dr. Dean Ornish promoveu uma dieta que tem se mostrado eficiente não apenas para prevenir, mas também para reverter doenças cardíacas (Millen, Wolongevicz, de Jesus, Nonas e Lichenstein, 2014; Ornish, 2008, 2014). A dieta de reversão para pessoas com doença cardiovascular consiste em:

- menos de 10% de calorias de gorduras e muito pouca caloria de gorduras saturadas;
- maior ingestão de fibras;
- exclusão de todos os azeites, derivados com azeites e de animais, exceto leite magro e iogurte;
- permite, mas não incentiva, menos de 60 mL de álcool/dia;
- ingestão ilimitada de feijões, legumes, frutas, grãos e verduras

A dieta de prevenção de Ornish é voltada para pessoas com nível de colesterol inferior a 150 ou com uma proporção entre colesterol total e colesterol HDL inferior a 3, sem doenças cardíacas. Assemelha-se à dieta de reversão, exceto pelo fato de até 20% das calorias poderem advir das gorduras (além das modificações alimentares, o programa do dr. Ornish defende exercícios moderados, aumento da intimidade, redução do estresse e outras práticas saudáveis).

Nos últimos anos, essa dieta tem recebido críticas por ser muito restritiva quanto a gorduras, contribuindo para aumento da obesidade, uma vez que, em seu lugar, as pessoas consomem carboidratos em excesso. Apesar das críticas e ainda que muitas pessoas afirmem que é difícil seguir a dieta restritiva do dr. Ornish por tempo prolongado, qualquer dieta prolongada e modificações no estilo de vida que visem à redução de gorduras e estimulantes, aumentem as fibras na alimentação e os exercícios e propiciem verdadeiro controle do estresse, com certeza, conduzem as pessoas a uma direção certa.

> **PARA REFLETIR**
>
> Sua dieta atual aumenta o risco de doença cardíaca? Em caso positivo, quais fatores impedem mudanças em seu padrão alimentar de modo que você passe a ingerir mais vegetais e o que você poderia fazer para eliminar esses fatores?

A alimentação correta ao longo da vida é importante para prevenir hiperlipidemia, fator de risco importante na DCV. Nas últimas décadas, muito se aprendeu sobre a redução significativa de acidentes cardiovasculares e vasculares encefálicos (AVE) associados à diminuição dos níveis de

> **QUADRO 19.3 Suplementos nutricionais para a saúde do sistema cardiovascular***
>
> *Vitamina B6:* eficaz na prevenção da oxidação do colesterol induzida pela homocisteína, capaz de auxiliar na prevenção de ataques e derrames cardíacos
> *Vitamina B12:* pode reduzir níveis de homocisteína
> *Ácido fólico:* essencial para o metabolismo correto da homocisteína
> *Vitamina C:* ajuda a prevenir a formação de oxisteróis, mantém a integridade das paredes das artérias
> *Selênio:* reduz a agregação plaquetária
> *Magnésio:* ajuda na dilatação das artérias e na facilitação da circulação, pode prevenir calcificação de vasos, reduz o colesterol total, eleva o colesterol HDL, inibe a agregação plaquetária
> *Cálcio:* pode reduzir o colesterol total e inibir a agregação plaquetária
> *Cromo:* baixa o colesterol total e os triglicerídeos (em especial, quando combinado com niacina); aumenta o colesterol HDL
> *Potássio:* pode auxiliar na redução do uso de anti-hipertensivos e diuréticos
> *Óleos de peixe:* reduzem mortes por doença arterial coronariana, baixam a pressão arterial
>
> *É preferível obter as vitaminas e os minerais necessários dos alimentos, e não por meio de suplementos.

colesterol, em pessoas na meia-idade. Embora as pesquisas que demonstrem os benefícios em pessoas idosas sejam insuficientes, reduzir a ingesta de colesterol costuma ser uma prática positiva (ver esse adiante, neste capítulo). Mudanças no estilo de vida para baixar o colesterol também podem ajudar as pessoas a evitar o uso de medicamentos para o colesterol, que, apesar dos benefícios, podem ocasionar efeitos secundários, como dores musculares, fraqueza, fadiga, disfunção erétil, perda de memória, além de ardência e formigamento nas mãos e nos pés.

Exercício adequado

Automóveis, elevadores, dispositivos modernos e trabalhos com menos exigências físicas levam a um estilo de vida mais sedentário, não tão saudável. Associada a isso, pode estar a prática de se ficar fisicamente inativo durante a semana e preencher os finais de semana com limpeza doméstica, trabalhos em áreas externas e atividades esportivas. É aconselhável a distribuição mais sensata das atividades físicas ao longo da semana, o que é mais benéfico à função cardiovascular do que excessos pontuais de atividade. A falta de exercício físico, conhecida como **descondicionamento físico**, aumenta muitos declínios funcionais relativos ao envelhecimento que os idosos podem evidenciar. Felizmente, uma taxa menos acelerada de declínio e a melhora do estado cardiovascular foram identificadas em pessoas de meia-idade que se exercitam regularmente. Os enfermeiros podem incentivar as pessoas que não gostam de exercícios programados a maximizar as oportunidades de se exercitarem durante suas atividades rotineiras (p. ex., uso das escadas em vez do elevador, estacionar o carro mais longe de onde se pretende ir, ou andar até a banca de jornais em vez de receber o jornal em casa). Trinta minutos de atividade física moderada, cinco dias por semana, ou 20 minutos de exercícios vigorosos, no mínimo, três dias por semana, são os níveis recomendados para reduzir o risco de doença cardiovascular.

> **CONCEITO-CHAVE**
>
> Além dos tradicionais exercícios aeróbios, de fortalecimento e de equilíbrio, boas maneiras de melhorar a circulação incluem a ioga e o *tai chi*.

Como evitar o vício do cigarro

Embora muitos fumantes conheçam os riscos do cigarro à saúde, enfrentam dificuldades para cessar o tabagismo. Para que o consigam, é necessário mais do que ouvir que devem parar de fumar. Precisa-se de muito apoio e assistência, normalmente obtidos por meios dirigidos ou específicos. A acupuntura tem se mostrado útil para alguns fumantes; mesmo que o paciente tenha fracassado repetidas vezes na tentativa de abandonar o cigarro, a tentativa seguinte deve ser bem-sucedida, merecendo incentivo. Além de evitar que as pessoas fumem, os enfermeiros podem orientar as pessoas a evitarem a condição de fumante passivos, que ela também é prejudicial.

Controle do estresse

O estresse é parte normal da vida. Os enfermeiros podem ensinar os pacientes a identificar os estressores em suas vidas, sua forma pessoal de reagir ao estresse, e modos mais eficientes de o controlar. Exercícios de relaxamento, ioga, meditação e várias outras atividades redutoras de tensão são benéficos para quase todos os indivíduos.

Enfermeiros gerontólogos compreendem ser mais fácil e mais útil estabelecer boas práticas de saúde bem cedo na vida, em vez de mudá-las ou lidar com suas consequências posteriormente.

Intervenções proativas

Pesquisas continuam descobrindo rotinas que as pessoas podem estabelecer para a saúde do coração. Durante muitos anos, uma baixa dose diária de ácido acetilsalicílico foi recomendada para reduzir o risco de ataque cardíaco; pesquisas recentes, porém, questionam o valor dessa prá-

> **QUADRO 19.4** Importância da sondagem da proteína reativa-C
>
> Diante da percepção de que inflamação na corrente sanguínea pode ser causa de infarto do miocárdio, a American Heart Association e os Centers for Disease Control and Prevention recomendam o exame da proteína reativa-C (PCR) para pessoas com risco moderado de doença cardíaca (Ridker, 2003). O PCR é um marcador de inflamação que constitui forte elemento preditivo de eventos cardiovasculares, mais do que o colesterol LDL. Duas medidas do PCR são sugeridas, com o valor mais baixo ou a média sendo usada para determinar risco vascular. Como os níveis de PCR permanecem estáveis por muito tempo, não são influenciados pela ingestão de alimentos e quase não demonstram variação circadiana; não há necessidade de conseguir amostras de sangue em jejum para esse exame. Seu custo compara-se ao do exame normal do colesterol e pode ser custo-efetivo em termos de evitar complicações graves e morte.
>
> Indivíduos com níveis de PCR > 3 mg/dL, com colesterol LDL < 130 mg/dL, são considerados parte do grupo de alto risco, aconselhados a realizar as intervenções ATP III (Painel de Tratamento para Adultos) no estilo de vida. Indivíduos com PCR elevado e LDL entre 130 e 160 mg/dL correm risco global elevado e devem ser aconselhados a aderir, com rigidez, às atuais diretrizes do tratamento ATP. Aqueles com PCR elevada e níveis LDL > 160 md/dL podem precisar de regime medicamentoso e monitoramento atento quanto à obediência ao plano de tratamento.
>
> Níveis significativamente altos de PCR podem estar associados a outras causas de inflamação sistêmica, como lúpus ou endocardite. Mais exames diagnósticos devem ser realizados.

tica. Uma grande pesquisa com pacientes japoneses que a adotavam, descobriu que não era significativa a redução de mortes por causas cardiovasculares, derrames não fatais e infartos não fatais do miocárdio entre pacientes a partir de 60 anos de idade, que apresentavam fatores de risco aterosclerótico, embora houvesse um aumento no risco de hemorragia extracraniana a exigir transfusão ou hospitalização (Ideda et al., 2014). Uma vez que a continuidade das pesquisas pode alterar as recomendações de uso de ácido acetilsalicílico na prevenção de eventos cardiovasculares e que os riscos e os benefícios do uso dessa medida preventiva podem variar entre os pacientes, cabe aos enfermeiros incentivar os pacientes a consultar o médico quanto à adequação de iniciar ou manter o uso do fármaco como medida preventiva.

Para pessoas com risco de doença cardíaca, submeter-se à sondagem da proteína reativa-C é outra medida preventiva (Quadro 19.4).

Uma coleta ampla de dados do sistema cardiovascular, que identifique sinais de doença e os hábitos de vida dos pacientes que podem contribuir para doenças cardiovasculares é útil (Guia de Coleta de Dados 19.1). Durante a coleta de dados, o enfermeiro identifica problemas reais e potenciais e elabora diagnósticos de enfermagem adequados. A Tabela de Diagnóstico de Enfermagem 19.2 traz diagnósticos de enfermagem associados a problemas cardiovasculares.

DOENÇA CARDIOVASCULAR E AS MULHERES

Com o passar dos anos, aumenta nas mulheres a prevalência de Doenças Cardio Vasculares (DCV), afetando mais de um terço das que têm entre 45 e 54 anos de idade e quase 70% das que têm 65 anos e mais. Doenças cardiovasculares matam anualmente 12 vezes mais que a quantidade de mulheres que morrem com câncer de mama, embora não sejam encaradas como uma ameaça importante pelas mulheres. O usual é as mulheres não perceberem sinais de doença cardiovascular porque os sintomas nelas são menos evidentes do que nos homens; isso retarda a busca de avaliação capaz de impedir a progressão da doença para condições mais graves antes que se possa fazer o diagnóstico e iniciar um tratamento. Mulheres de todas as faixas etárias precisam de informações sobre o risco de DCV e sobre as medidas que promovam a saúde do sistema cardiovascular. Além disso, em investigações de rotina, a elas devem ser feitas perguntas sobre sintomas associados a DCV para ajudar a evidenciar sintomas ignorados.

PROBLEMAS CARDIOVASCULARES RELACIONADOS

Hipertensão

A incidência de **hipertensão** aumenta com o avançar da idade, sendo a CV mais prevalente nos idosos, tornando-a um problema entre os mais encontrados pelos enfermeiros gerontólogos. Muitos idosos têm pressão arterial elevada em decorrência de vasoconstrição associada ao envelhecimento, produzindo resistência periférica. Hipertireoidismo, parkinsonismo, doença de Paget, anemia e deficiência de tiamina também podem ser responsáveis pela hipertensão.

Pessoas com PAS > 140 e PAD > 90 são consideradas hipertensas. Há profissionais da saúde que usam uma

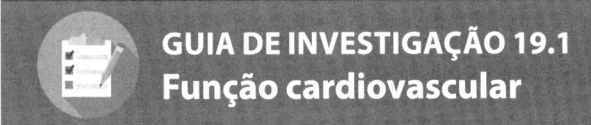

GUIA DE INVESTIGAÇÃO 19.1
Função cardiovascular

Pode ser difícil detectar precocemente problemas cardíacos em virtude da apresentação atípica dos sintomas, da natureza sutil da progressão da doença cardíaca e da facilidade com que os sintomas cardíacos podem ser erroneamente atribuídos a outras condições de saúde (p. ex., indigestão, artrite). Questionamento e observação criteriosos podem trazer percepções valiosas dos problemas surgidos recentemente ou não percebidos.

Indicações de distúrbios vasculares periféricos costumam ser detectadas por contato genérico com os pacientes, que podem comentar sobre pés frios e sem sensações, sensação de ardência na panturrilha, ou tontura ao levantar. Esses indivíduos podem deambular devagar, esfregar as pernas ou chutar os sapatos. Pode haver varizes nas pernas. Essas observações podem ser usadas para o começo de uma conversa sobre problemas vasculares periféricos.

OBSERVAÇÕES GERAIS

Uma coleta de dados do sistema cardiovascular pode começar quando você vê o paciente, observando indicadores de problemas cardiovasculares. Essas observações podem mostrar:
- *Coloração generalizada:* observar palidez, que pode acompanhar distúrbios cardiovasculares.
- *Nível de energia:* observar fadiga e quantidade de atividade que pode ser tolerada.
- *Padrão respiratório:* observar as respirações enquanto o paciente deambula, troca de posição e fala. Dispneia aguda requer atenção médica imediata, pois pode ser sintoma de infarto do miocárdio nos idosos.
- *Condição das unhas:* examinar cor, forma, espessura, curvatura e marcas nos leitos das unhas, que podem oferecer indicadores de problemas. As unhas podem estar grossas e ressecadas na presença de doença cardiovascular. Verificar branqueamento; insuficiência circulatória pode retardar o retorno das unhas à cor rosada após branqueamento. Doença cardíaca avançada pode causar baqueteamento das unhas.
- *Estado dos vasos sanguíneos:* examinar os vasos dos membros, da cabeça e do pescoço. Registrar varizes e hiperemiana pele acima de um vaso.
- *Pelos nos membros:* perda de pelos/cabelos pode acompanhar circulação insatisfatória.
- *Edema:* inchaço dos tornozelos e dedos das mãos costuma indicar distúrbios cardiovasculares.
- *Estado mental:* circulação cerebral inadequada costuma manifestar-se como confusão; avaliar a função cognitiva e o nível de consciência.

ENTREVISTA

A entrevista deve incluir uma análise de funções, sinais e sintomas. Fazer perguntas pertinentes aos seguintes tópicos:

Sintomas

Perguntar sobre a presença de tontura, sensação de desfalecimento, edema, extremidades frias, palpitações, síncopes, dificuldades respiratórias, tosse, hemoptise, dor no peito, sensações incomuns no peito, no pescoço, nas costas ou nas mandíbulas. O uso de exemplos específicos nas perguntas pode ajudar: "Alguma vez você sentiu como se um torno pressionasse seu peito?"; "Ao sentir essa sensação incomum no peito, você já transpirou e teve problemas para respirar?"; "Acha que anéis e sapatos ficam apertados com o passar das horas?"; "Já sentiu o quarto girar ao se levantar da cama?". Após relato dos sintomas, investigar frequência, duração e manejo.

Há pacientes que conseguem relacionar sintomas a problemas vasculares. Outros, porém, podem nem perceber sinais como desfalecimento, pele descamada, edema ou descoloração como associados a distúrbios vasculares periféricos. Por isso, fazer perguntas específicas é essencial. Provocar informações por meio de perguntas, tais como:
- "Seus braços ou pernas alguma vez esfriam ou entorpecem?"
- "Manchas escuras ou pontos doloridos surgem, às vezes, nas pernas?"
- "Suas pernas ficam doloridas ou inchadas ao andar ou ficar de pé?"
- "Já teve momentos em que sentiu tontura, desfalecimento ou confusão?"
- "Alguma vez uma das pernas pareceu maior do que a outra?"

Mudanças na função

Perguntar ao paciente se notou mudanças na função física ou mental:
- "Tem dificuldades ou percebeu alguma mudança na capacidade de andar, trabalhar ou cuidar de você?"
- "Já teve períodos em que os pensamentos não pareciam claros?"
- "Já precisou limitar as atividades ou mudar o estilo de vida, recentemente?"

PRÁTICAS DO ESTILO DE VIDA

- "Com que frequência você faz exercícios e que tipo de exercícios faz?"

(continua)

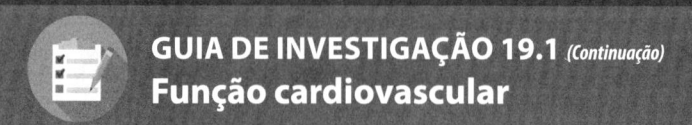

GUIA DE INVESTIGAÇÃO 19.1 *(Continuação)*
Função cardiovascular

- "Qual é seu padrão de consumo de álcool?"
- "Consome alguma droga ilegal ou para recreação e, em caso positivo, qual é o tipo e a frequência?"
- "Quais suplementos está utilizando (vitaminas, plantas, homeopatia)?"
- "Faz alguma coisa para promover a saúde (p. ex., tomar uma dose de ácido acetilsalicílico por dia, seguir dieta especial)?"

EXAME FÍSICO

- Examinar o paciente da cabeça aos pés, observando áreas de irritação ou hiperemia acima de vasos, vasos distendidos, edema ou palidez. Branqueamento do leito ungueal informa sobre a circulação. Exame dos membros deve incluir palpitação dos pulsos e temperatura, além de observação da distribuição dos pelos nas pernas.
- Avaliar pulso apical e radial costuma revelar um pulso que varia entre 60 e 100 batimentos/minuto. Lembrar-se de que o coração dos mais idosos leva mais tempo para se recuperar de estresse; taquicardia pode ser detectada em consequência de estresse ocorrido várias horas antes. Ao descobrir taquicardia em uma pessoa idosa, reavaliá-la algumas horas depois.
- Avaliar a pressão arterial com a pessoa deitada, sentada e de pé para determinar a presença de hipotensão postural (Fig. A); reduções por posição superiores a 20 mmHg são importantes.

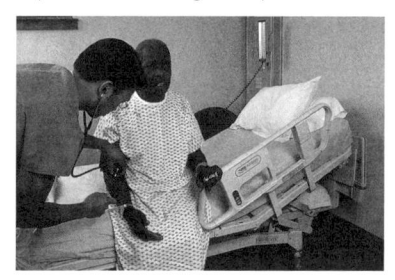

FIGURA A

- Auscultar o coração para detectar vibração e sopros. Palpar o ponto de impulso máximo para identificar deslocamento, que pode surgir em problemas como hipertrofia ventricular esquerda. Medir a pressão venosa da jugular.
- Palpar pulsos bilateralmente para verificar a condição da parede, frequência, ritmo, qualidade, contorno e igualdade dos vasos, nos seguintes lugares.
- *Pulso temporal*, a única artéria palpável da cabeça, localizada anteriormente à orelha, acima do osso temporal; normalmente, sentida como sinuosa.

- *Pulso braquial*, localizado na fissura entre o bíceps e o tríceps; costuma ser palpado diante de suspeita de insuficiência arterial.
- A ramificação do *pulso radial* a partir da artéria braquial; a artéria radial vai do antebraço ao punho no lado radial, sendo palpada na superfície lateral do punho flexionado.
- *Pulso ulnar*, que também é uma ramificação da artéria braquial; a artéria ulnar vai do antebraço ao punho, no lado ulnar, sendo palpada na superfície do punho flexionado, na porção média. Costuma ser palpada diante de suspeita de insuficiência arterial.
- *Pulso femoral*, a artéria femoral é palpada no ligamento inguinal a meio caminho entre a coluna ilíaca anterossuperior e o tubérculo do púbis.
- *Pulso poplíteo*, localizado no joelho; a artéria poplítea é a continuação da artéria femoral. Com o paciente flexionando os joelhos, durante a palpação, é possível localizar a pulsação.
- *Pulso tibial posterior*, palpável atrás e abaixo do maléolo medial.
- *Pulso podálico dorsal*, palpado na fissura entre os dois primeiros tendões, no lado médio do dorso do pé; esse pulso e o pulso posterior da tíbia podem estar ausentes por problemas congênitos.
- Classificar os pulsos em uma escala de 0 a 4:
  - 0 = sem pulso
  - 1 = pulso filiforme e facilmente obliterado
  - 2 = pulso de difícil palpação e facilmente obliterado
  - 3 = pulso normal
  - 4 = pulso forte, latejante, não obliterado mediante pressão

Com frequência, um desenho do corpo humano com traços e círculo é usado para documentar a qualidade dos pulsos em locais diferentes (Fig. B).

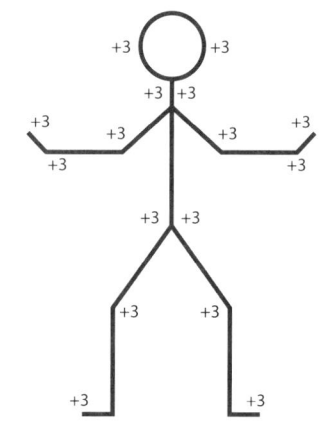

FIGURA B

- Ao investigar pulsação, examinar os vasos quanto a sinais de flebite. Os sinais podem incluir vermelhidão, sensibilidade e edema sobre uma veia. Às vezes, sinais visíveis de inflamação podem não estar presentes e a principal indicação de existência dessa condição pode ser sensibilidade do vaso detectada por palpação. Sinal de Homans positivo (i. e., dor quando a perna afetada é dorsiflexionada) pode acompanhar flebite profunda da perna.
- Examinar as pernas quanto a descoloração, perda de pelos, edema, pele que descama, palidez, lesões e veias que parecem sinuosas.
- Avaliar a temperatura da pele, tocando-a em lugares diferentes.
- Assegurar-se de que o paciente tenha feito eletrocardiograma recentemente e exames de sangue para colesterol e PCR (ver Quadro 19.4).
- Alterações na circulação cerebral podem causar interrupções na função cognitiva; uma avaliação do estado mental, portanto, pode oferecer informações úteis sobre problemas circulatórios.

TABELA 19.2 | Diagnósticos de enfermagem relacionados a problemas cardiovasculares

Causas e fatores contribuintes	Diagnóstico de enfermagem[a,*]
Transporte insuficiente de oxigênio, circulação insatisfatória, desequilíbrio eletrolítico, repouso no leito, dor, fadiga, efeitos de medicamentos, medo de causar danos a si mesmo	Intolerância à atividade
Mudança no autoconceito, medo de procedimentos desconhecidos ou de diagnósticos, hospitalização	Ansiedade
Repouso no leito, medicamentos, dieta, estresse, sedentarismo, hidratação insuficiente, dor, ambiente hospitalar	Constipação
Bradicardia, taquicardia, insuficiência cardíaca congestiva, infarto do miocárdio, hipertensão, *cor pulmonale*, estresse, medicamentos	Perfusão tecidual diminuída
Vasoespasmo, oclusão, flebite, espasmos, exames diagnósticos, cirurgia, posicionamento insatisfatório, esforço	Dor aguda
Separação do paciente da família, falta de conhecimentos	Ruptura da dinâmica familiar
Hospitalização, privação de atividades, medo do impacto	Isolamento social
Doença do paciente; encargos financeiros, físicos e psicológicos da doença; hospitalização; mudanças nos papéis	Ruptura da dinâmica familiar
Mudanças na função, incapacidade, procedimentos, dor, falta de conhecimentos	Medo
Ascite, hipovolemia, anorexia	Volume de líquidos deficiente
Débito cardíaco diminuído, ingestão excessiva de líquidos, acúmulo/estase venosa dependente	Volume de líquidos excessivo
Mudança na função do corpo ou no estilo de vida, dor	Perturbação da autoestima crônica
Falta de conhecimentos, perda da independência	Dificuldade de permanecer saudável
Incapacidade, dor, fadiga	Incapacidade de organizar e manter a casa
Transporte de oxigênio prejudicado, procedimentos invasivos, medicamentos	Potencial para infecção
Circulação insatisfatória, fadiga, imobilidade, dor, medicamentos	Risco de lesão
Dor, fadiga, repouso no leito, edema, medicamentos	Mobilidade física prejudicada

(continua)

TABELA 19.2	Diagnósticos de enfermagem relacionados a problemas cardiovasculares (*continuação*)
Causas e fatores contribuintes	Diagnóstico de enfermagem[a,*]
Anorexia, depressão, estresse, medicamentos, não aceitação da dieta prescrita, ansiedade	Deficiência nutricional
Incapacidade de participar das atividades normais, falta de conhecimentos, hospitalização	Sentimento de impotência
Imobilidade, dor, edema, fadiga	Incapacidade de realizar a higiene, de vestir-se, de usar o vaso sanitário
Mudanças na função corporal, novo diagnóstico, hospitalização, imobilidade, dor	Distúrbio na imagem corporal
Mudanças metabólicas, transporte de oxigênio prejudicado, medicamentos, imobilidade, dor, estresse, ambiente hospitalar	Percepção sensorial alterada
Dor, fadiga, medo, ansiedade, depressão, medicamentos, hospitalização, falta de conhecimentos	Disfunção sexual
Edema, imobilidade, transporte de oxigênio prejudicado	Integridade da pele prejudicada
Transporte de oxigênio prejudicado, imobilidade, hospitalização, dor, ansiedade, sedentarismo, medicamentos, depressão	Padrão de sono interrompido
Desequilíbrios metabólicos ou eletrolíticos, medicamentos, ansiedade, depressão	Confusão aguda
Débito cardíaco diminuído, infarto do miocárdio, angina, insuficiência cardíaca congestiva, hipertensão, vasoconstrição, hipotensão, imobilidade, medicamentos	Perfusão tecidual cardíaca diminuída; perfusão tecidual periférica diminuída
Diuréticos, repouso no leito, ambiente hospitalar, ansiedade	Eliminação urinária alterada

[a]Fonte: NANDA-International (NANDA-I). (2014). *Nursing diagnoses: Definitions and classification, 2015–2017*. West Sussex, UK: Wiley-Blackwell.
*N. de R.T. A autora não utiliza, nesta obra, a terminologia proposta pela NANDA 2015–2017 porque esta classificação ainda não contempla o idoso em todas as suas dimensões. Por esse motivo, é feita uma adaptação do modelo proposto pela NANDA para contemplar as características identificadas no idoso a partir de sua prática profissional. Vale mencionar que a NANDA 2018–2020 (Porto Alegre: Artmed Editora, 2018) também segue esse modelo.

abordagem conservadora e não prescrevem tratamento para hipertensão, a menos que a PAS ultrapasse a 160 e a PAD esteja em 90. O enfermeiro precisa avaliar várias vezes e atentamente a pressão arterial do paciente, com este em pé, sentado e em pronação. Ansiedade, tensão ou atividade antes da verificação da pressão devem ser registradas porque são fatores que podem causar aumento temporário. A ansiedade relativa ao exame médico ou decorrente dos preparativos para uma visita médica ou visita de um profissional de saúde costuma causar elevação da pressão em pessoas comumente normotensas.

Acordar com dor de cabeça entorpecente, memória prejudicada, desorientação, confusão, epistaxe e tremor lento pode apontar sintomas de hipertensão. A presença desses sintomas e a pressão arterial elevada costumam comprovar a necessidade de um tratamento. Pacientes idosos hipertensos são aconselhados a descansar, reduzir a ingestão de sódio e, se necessário, reduzir o peso. Uma terapia anti-hipertensiva agressiva é desencorajada para essa população em virtude da possibilidade de uma redução repentina perigosa da pressão arterial. Cabe aos enfermeiros observar a presença de sinais indicativos de pressão baixa demais para atender às necessidades do paciente, como tontura, confusão, síncope, inquietação e sonolência. Nível elevado de nitrogênio da ureia do sangue também pode estar presente. Esses sinais devem ser observados e comunicados ao médico, se aparecerem. No manejo de indivíduos hipertensos idosos, constitui um desafio atingir um nível de pressão arterial suficientemente elevado para proporcionar circulação excelente, mas baixo o suficiente para prevenir complicações relacionadas graves.

Ainda persistem controvérsias acerca do tratamento correto da hipertensão para os pacientes idosos; assim, eles podem receber muitas terapias em vez de somente fármacos anticonvulsivantes. Ainda que diuréticos tiazida costumem ser receitados, em geral como tratamento inicial para hipertensão, eles têm riscos. Pesquisa importante com idosos usuários de diuréticos tiazida descobriu que um a cada 12 desenvolveu um evento adverso, sendo os mais comuns hiponatremia, hipocalemia e lesão renal aguda, e menos de metade realizou exames laboratoriais para monitoração desses eventos (Makam, Boscardin, Miao e Steinman, 2014). O que reforça a importância de os enfermeiros analisarem as histórias dos pacientes como garantia de realização de exames laboratoriais regulares para a detecção de consequências adversas. Outros fármacos podem ser usados para tratar hipertensão e incluem betabloqueadores, bloqueadores do canal de cálcio e inibidores da enzima conversora da angiotensina (IECA).

Uma vez que os fármacos anti-hipertensivos apresentam risco maior de reações adversas, sempre que possível, os idosos devem ser assistidos em relação ao uso de medidas não farmacológicas para diminuir a pressão. *Biofeedback*, ioga, meditação e exercícios de relaxamento podem ser eficazes para reduzi-la (National Center for Complementary and Alternative Medicine, 2015a). Na verdade, a American Heart Association sugere o uso de métodos alternativos à prescrição de medicamentos em caso de hipertensão leve (Brook et al., 2013). Suplementos de óleo de peixe podem diminuir a pressão arterial em hipertensos. Maior ingestão de grãos integrais foi associada à redução do risco de hipertensão em mulheres de meia-idade e idosas, o que sugere que um aumento de grãos integrais na dieta tem papel potencial na prevenção primária da hipertensão e suas complicações cardiovasculares (Wang et al., 2007). Algumas plantas têm efeitos hipotensivos, inclusive alho, bagas de espinheiro, rauvolfia e pervinca. Diferentemente, plantas como o ginseng e o alcaçuz podem ocasionar uma elevação da pressão arterial, quando usadas com regularidade. O impacto das plantas na pressão arterial salienta a necessidade de serem feitas perguntas sobre o uso desses produtos durante a coleta de dados.

A dieta com base em abordagens alimentares para interromper a hipertensão (DASH, do inglês *dietary approaches to stop hypertension*) é recomendada pelo National Heart, Lung, and Blood Institute (2015) para redução da pressão arterial. Trata-se de uma dieta rica em frutas, verduras, grãos integrais e alimentos com baixo teor de gordura láctea. Parece que a pressão arterial se reduz muito quando a ingesta diária de sódio diminui para 1.500 mg, em combinação com a dieta DASH (Saneei, Salehi-Abargouei, Esmailzadeh e Azabakht, 2014), dieta considerada benéfica para todas as pessoas e não apenas para as hipertensas.

Hipotensão

Declínio de 20 mmHg ou mais na PAS, após o indivíduo se levantar e ficar de pé durante 1 minuto, caracteriza a hipotensão postural; redução similar 1 hora após a refeição é hipotensão pós-prandial. Vários estudos mostram que muitos idosos têm problemas relativos à hipotensão postural e pós-prandial consequente à maior ingestão de medicamentos vasoativos e à redução concomitante da função fisiológica, como a sensibilidade barorreceptora (Romero-Ortuno, Cogan, Foran, Kenny e Fan, 2011). Isso pode ser secundário a mudanças relativas ao envelhecimento, como enfraquecimento da resposta da frequência cardíaca mediada por barorreflexo a estímulos hipotensivos e hipertensivos e presença de doenças que afetam o coração. A hipotensão pós-prandial também pode estar relacionada a medicamentos anti-hipertensivos ingeridos antes das refeições e a uma elevada ingestão de carboidratos (os efeitos podem ser evitados, bebendo-se algo com cafeína após a refeição). A hipotensão pode trazer consequências graves para os idosos, inclusive risco elevado de quedas, AVE, síncope e complicações coronarianas.

> **DICA DE COMUNICAÇÃO**
>
> Questionar acerca de quedas na coleta de dados pode ajudar a identificar problemas com hipotensão postural. Da mesma forma, em locais como hospitais ou instituições de atendimento prolongado, devem ser feitas perguntas que levantem dados sobre o potencial de alterações posturais na pressão arterial, em pessoas com uma história de quedas. Em razão da elevada predominância de hipotensão postural, é benéfico discutir, com pessoas mais velhas e cuidadores, a importância da troca lenta de posição para reduzir o risco de quedas capazes de resultar desse problema.

Insuficiência cardíaca congestiva

A incidência de insuficiência cardíaca congestiva (ICC) aumenta de forma significativa com o envelhecimento, sendo uma das principais causas de hospitalização de pessoas idosas. É uma complicação potencial nessa população, quando os indivíduos apresentam doença cardíaca arterioesclerótica; o sucesso no tratamento dos idosos com infarto do miocárdio (IM) com agentes trombolíticos contribui para o aumento da incidência. Doença da artéria coronária é responsável pela maior parte dos casos de ICC, seguida de hipertensão; outros fatores de risco capazes de provocar ICC incluem diabetes melito, dislipidemia, perturbação respiratória no sono, albuminúria, anemia, doença renal crônica, uso de drogas ilícitas, estilo de vida sedentário e estresse psicológico. É um problema comum nos idosos devido às mudanças associadas ao envelhecimento, como redução na elasticidade e no tamanho do lúmen dos vasos, bem como elevações na pressão arterial, que interferem no suprimento de sangue ao músculo cardíaco. Reservas cardíacas reduzidas limitam a capacidade cardíaca de resistir a efeitos de doenças ou lesões.

Os sintomas da ICC no paciente idoso incluem dispneia de esforço (o achado mais comum), confusão, insônia, perambulação à noite, agitação, depressão, anorexia, náusea, fraqueza, falta de ar, ortopneia, respiração ofegante, aumento do peso e edema bilateral dos tornozelos. Ao auscultar o paciente, percebem-se crepitações úmidas. O enfermeiro deve, rapidamente, informar o médico ao detectar qualquer um desses sintomas.

A história de saúde e o exame físico ajudam a confirmar o diagnóstico dessa condição. A Associação de Nova York do Coração criou quatro categorias de ICC, que podem ser usadas para classificar a gravidade da doença e orientar o tratamento (a Associação permite o uso desse sistema de classificação sem necessidade de permissão):

- *Classe 1:* doença cardíaca sem limitação física.
- *Classe 2:* sintomas percebidos com atividade física normal; limitações leves podem ficar evidenciadas.
- *Classe 3:* sintomas percebidos com atividades mais simples que as normais; atividade física bastante limitada.
- *Classe 4:* sintomas percebidos com qualquer atividade e durante o repouso; pode haver necessidade de repouso no leito.

O controle da ICC em um indivíduo idoso é, basicamente, o mesmo que para os de meia-idade, em geral consistindo em repouso no leito, uso de IECA, betabloqueadores, digitálicos, diuréticos e diminuição da ingestão de sódio. O paciente pode sentar em poltrona próxima à cama; o normal é desestimular o repouso total no leito para evitar o desenvolvimento potencial de trombose e congestão pulmonar. O enfermeiro deve ajudar o paciente a usar a cadeira, oferecer apoio adequado e, com o paciente sentado, observar o surgimento de sinais de fadiga e dispneia, além de mudanças na cor da pele e pulso.

A presença de edema e a nutrição tecidual insatisfatória, associadas a essa doença, além da pele mais fragilizada do idoso, predispõem o paciente a risco maior de colapso da pele. Cuidados regulares da pele e mudanças frequentes de posição são fundamentais. A ICC é uma condição que assusta e recorre com frequência, exigindo muita tranquilidade e apoio emocional. O Plano de Cuidados de Enfermagem 19.1 é uma estratégia básica de cuidados para o idoso com insuficiência cardíaca

CONCEITO-CHAVE

O risco de colapso da pele é elevado em indivíduos com ICC em razão da presença de edema e da nutrição tecidual insatisfatória. A fragilidade da pele do idoso aumenta o risco.

PLANO DE CUIDADO DE ENFERMAGEM 19.1

IDOSO COM INSUFICIÊNCIA CARDÍACA

Diagnóstico de enfermagem: Intolerância à atividade relacionada a débito cardíaco diminuído, dor, dispneia, fadiga

Meta	Ações de enfermagem
O paciente tolerar atividade leve a moderada sem dor, dispneia ou arritmias.	• Coletar dados sobre a capacidade do paciente para se envolver em atividades da vida diária; observar a presença de sintomas nos vários níveis de atividade. • Agendar as atividades para evitar acúmulo das mais cansativas (p. ex., banho de chuveiro, exames diagnósticos, fisioterapia); planejar períodos de repouso antes e depois das atividades. • Consultar o médico a fim de elaborar um plano para, devagar, aumentar a atividade; monitorar a resposta e ajustar as atividades, em conformidade. • Administrar oxigênio conforme a necessidade e a prescrição; usar alças nasais em vez de máscara, já que esta tende a aumentar a ansiedade e pode não lacrar por completo o rosto do paciente (não esquecer que o oxigênio pode ser receitado em níveis mais baixos, ou ser contraindicado a pacientes com hipoxia crônica). • Evitar e controlar a dor; ficar atento às manifestações específicas de dor no adulto idoso (p. ex., estado mental alterado, apreensão, mudanças na capacidade funcional). • Investigar os sinais vitais em repouso e em atividade. Prestar atenção a sinais de débito cardíaco diminuído (p. ex., queda na pressão arterial, pulso aumentado). • Monitorar o ritmo cardíaco, conforme prescrito, por eletrocardiograma ou telemetria. • Administrar fármacos antidisrítmicos conforme prescrição; monitorar a resposta. • Observar alterações no estado mental capazes de indicar hipoxia cerebral (p. ex., confusão, inquietação, nível de consciência diminuído, agitação). • Proporcionar atividades de lazer para combinar com o nível de tolerância à atividade.

Diagnóstico de enfermagem: Violação da integridade da pele relacionada a edema e nutrição tecidual insatisfatória

Meta	Ações de enfermagem
O paciente estar sem úlceras de pressão e outros prejuízos na integridade da pele.	• Coletar dados sobre o tempo necessário para que o paciente consiga permanecer na posição, antes do aparecimento de sinais de pressão; elaborar agenda individual de viradas e reposicionamentos. • Usar pelego de carneiro, almofadas e outros dispositivos de proteção. • Manter a pele limpa e seca. • Garantir que o paciente consuma alimentos adequados; consultar nutricionista, se necessário, para planejar uma dieta.

Diagnósticos de enfermagem: Volume de líquidos excessivo relacionado à ação ineficaz de bombeamento do coração; deficiência nutricional relacionada a menor apetite, dispneia, restrições alimentares, efeitos secundários de tratamentos

Meta	Ações de enfermagem
O paciente manter o equilíbrio hídrico e eletrolítico. O paciente ingerir nutrientes suficientes para atender às necessidades metabólicas corporais, sem aumentar a carga de trabalho cardíaca.	• Pesar diariamente o paciente (mesma hora do dia, mesma quantidade de roupas, mesma balança); registrar e informar mudanças de peso superiores a 1,5 kg sem relação com mudanças na dieta. • Examinar os membros, as áreas periorbitais e o sacro em relação a edema; investigar presença de distensão da veia jugular. • Elevar e apoiar os membros, quando o paciente estiver sentado. • Aplicar meias antiembolia ou tiras elásticas conforme prescrito; retirar durante 10 minutos, a cada 8 horas, e examinar a pele. • Assegurar-se de que o paciente siga as restrições de líquidos e sódio prescritas; instruir o paciente quando necessário. • Registrar e avaliar a ingestão e a eliminação. • Consultar nutricionista sobre restrições alimentares e incorporação de preferências do paciente à dieta. • Administrar diuréticos conforme prescrito; observar sinais de desequilíbrios hídricos e eletrolíticos relacionados; orientar o paciente, se necessário. • Monitorar a gravidade específica e exames laboratoriais (p. ex., nitrogênio da ureia do sangue, creatinina, eletrólitos). • Orientar o paciente para identificar e informar sintomas de piora da condição (p. ex., edema dos tornozelos, perda do apetite, aumento de peso, falta de ar).

Diagnóstico de enfermagem: Falta de conhecimento relacionada a mudanças no estilo de vida e necessidades do cuidador, associadas à ICC

Meta	Ações de enfermagem
O paciente descrever as exigências do plano de cuidados e as medidas de autocuidado. O paciente demonstrar autocuidado máximo.	• Coletar dados sobre as necessidades de aprendizagem. • Consultar equipe multidisciplinar sobre recomendações pertinentes à dieta e ingestão de líquidos, atividade, medicamentos, diretrizes para exercícios e todas as precauções. • Ensinar o paciente a distribuir repouso e atividades ao longo do dia para reduzir a carga de trabalho do coração. • Revisar os sintomas que o paciente precisa identificar e informar, inclusive aumento de peso de cerca de 1,5 kg ou mais, em período de 1m ou mais dias, aumento de fadiga ou fraqueza, tontura, desmaios e sensação de desmaio, edema, falta de ar, dispneia com atividades antes toleradas, tosse, dor no peito, dor ou inchaço abdominal, sangramento, hematomas, vômito. • Encaminhar a recursos da comunidade conforme a necessidade (p. ex., grupos de apoio, aulas de preparo de alimentos saudáveis). • Fornecer telefones do médico, do gerente de caso e de outros contatos importantes.

Embolia pulmonar

A incidência de embolia pulmonar é alta nos idosos, embora sua detecção e diagnóstico nessa faixa etária constituam um desafio. Pacientes com alto risco de ter o problema são aqueles com fratura de quadril, ICC, arritmias e história de trombose. Imobilidade e desnutrição, problemas frequentes na população idosa, contribuem para embolia pulmonar. Os seguintes sintomas devem ser observados: confusão, apreensão, aumento de dispneia, leve aumento da temperatura, pneumonite e taxa sedimentar elevada. Os pacientes com mais idade podem não sentir dores no peito em virtude de sensações de dor alteradas, ou sua dor pode ser atribuída a outros problemas existentes. Sondagem pulmonar e angiografia podem ser feitas para confirmar o diagnóstico e estabelecer o local, o tamanho e a extensão do problema. O tratamento da embolia pulmonar nos idosos não é muito diferente do usado nos mais jovens.

Doença da artéria coronária

Doença da artéria coronária é a expressão normalmente usada para doença cardíaca isquêmica. Sua prevalência aumenta com o envelhecimento, de modo que há alguma forma dessa condição na maior parte das pessoas com 70 anos ou mais.

Angina

Um sintoma de infarto do miocárdio, a síndrome da angina apresenta um padrão atípico nos idosos, dificultando sua detecção. A dor pode ser difusa e de uma natureza menos grave que a descrita por adultos mais jovens. A primeira indicação desse problema pode ser desconforto vago sob o esterno, normalmente, após esforço ou refeição farta. O tipo de dor descrita e a relação entre seu começo e a refeição podem levar o paciente e o profissional de saúde a atribuírem o desconforto à indigestão. Com a evolução do problema, o paciente pode ter dor no precórdio que irradia para o braço esquerdo. Outros sintomas podem incluir tosse, síncope, suor mediante esforço e episódios de confusão.

A recorrência de síndromes de angina por muitos anos pode resultar na formação de pequenas áreas de necrose e fibrose miocárdicas e, por fim, ocorrer fibrose difusa do miocárdio, levando à fraqueza cardíaca e a risco potencial de ICC.

A nitroglicerina tem se mostrado eficaz na prevenção e no tratamento de crises de angina. Indivíduos idosos têm mais propensão a apresentar hipotensão ortostática, que resulta em nitratos por perda das reações vasomotoras e barorreceptores. Como esse fármaco pode causar queda de pressão, doses mais baixas podem ser indicadas. O enfermeiro chama a atenção do paciente para sentar ou deitar após ingerir um comprimido, evitando episódios de desmaio e quedas. Para evitar a deglutição do medicamento e bloqueio de sua absorção, os pacientes não devem engolir saliva por vários minutos, após a administração sublingual. Nitratos de ação prolongada não costumam ser prescritos para os idosos.

Para evitar as síndromes de angina, o enfermeiro ensina e ajuda o paciente a evitar os fatores que podem agravar o problema, como ventos frios, estresse emocional, atividade cansativa, anemia, taquicardia, arritmias e hipertireoidismo. A acupuntura parece reduzir a frequência e a gravidade das crises de angina em algumas pessoas e deve ser levada em consideração. Pelo fato de a dor associada a IM poder assemelhar-se à da angina, os pacientes devem ser orientados a avisar o médico ou o enfermeiro se a nitroglicerina não aliviar a dor. Os prontuários dos pacientes devem incluir os fatores desencadeadores dos ataques, bem como a natureza da dor e sua descrição pelo paciente, o método de controle e a quantidade usual de comprimidos de nitroglicerina usada para aliviar a crise. Instrução e apoio para reduzir os fatores de risco complementam o plano de cuidados.

Infarto do miocárdio

O infarto do miocárdio (IM) costuma ser frequente em pessoas idosas, especialmente em homens com história de hipertensão e arteriosclerose. O diagnóstico de IM feito nos idosos pode ser retardado ou não realizado consequente a um conjunto atípico de sintomas e ausência de dor. Os sintomas incluem dor que irradia para o braço esquerdo, para todo o peito, para o pescoço e o abdome; dormência em braços, pescoço ou costas; confusão, umedecimento e empalidecimento da pele, pressão arterial diminuída, síncope, falta de ar, tosse, febre baixa e taxa sedimentar aumentada. Produção de urina deve ser observada porque pode ocorrer anúria total ou parcial se o problema persistir. Há, também, a possibilidade de ocorrerem arritmias não tratadas evoluírem para fibrilação e morte.

A tendência de tratamento de IM é reduzir o tempo que o paciente fica limitado ao leito e substituir repouso total na cama por momentos sentado em uma poltrona perto da cama. O paciente deve ter assistência para chegar à poltrona, exercendo esforço mínimo. Os braços precisam de apoio para evitar esforço cardíaco. O uso da poltrona não só ajuda a prevenir muitas complicações associadas à imobilidade, mas também previne acúmulo de sangue nos vasos pulmonares, reduzindo, então, o trabalho do coração.

A deambulação precoce após um IM é estimulada. Normalmente, os pacientes podem deixar a cama em poucos dias após um infarto não complicado, deambulando em seguida. Sair logo da cama pode beneficiar o coração (usar comadre faz o coração trabalhar mais do que usar uma cadeira higiênica), manter a condição do organismo e prevenir as complicações associadas à imobilidade.

Costuma-se usar terapia trombolítica para o tratamento e, como os idosos são mais suscetíveis a sangramento cerebral e intestinal, uma observação atenta de sinais de sangramento é fundamental. O enfermeiro deve ficar atento a sinais de início de edema pulmonar e ICC

– complicações potenciais de paciente geriátrico com IM. Essas e outras observações, como dispneia persistente, cianose, pressão arterial reduzida, temperatura em elevação e arritmias refletem um problema na recuperação do paciente, devendo ser relatadas ao médico rapidamente.

Programas de aptidão física têm sido benéficos para pessoas idosas com doença da artéria coronária, melhorando a capacidade funcional do coração, reduzindo episódios isquêmicos, diminuindo o risco de complicações e promovendo uma sensação de bem-estar e controle da doença. Caminhar, nadar e andar de bicicleta são formas aeróbias rítmicas excelentes de exercício para pessoas com mais idade. Esportes agressivos não precisam ser excluídos, embora representem um desafio maior ao controle da frequência cardíaca durante o exercício. Todas as sessões de exercícios devem começar com 5 minutos de aquecimento e terminar com resfriamento por 5 a 10 minutos, com exercícios de baixa intensidade. Cabe aos enfermeiros aconselhar os pacientes a fazer uma avaliação médica e teste de exercício, antes de iniciarem um programa de aptidão física. Normalmente, a frequência cardíaca-alvo de cerca de 70 a 85% da frequência máxima é recomendada durante os exercícios.

> **CONCEITO-CHAVE**
>
> Programas de aptidão física para adultos idosos com doença da artéria coronária podem melhorar a capacidade de funcionamento cardíaco, reduzir episódios isquêmicos e risco de complicações e promover uma sensação de bem-estar e controle da condição.

Hiperlipidemia

O risco de doença coronariana associada a colesterol total aumentado eleva-se com o passar dos anos, basicamente, em razão de aumentos na lipoproteína de baixa densidade (LDL). Além do envelhecimento, os idosos podem apresentar condições causadoras de distúrbios lipoproteicos, como diabetes sem controle, hipotireoidismo, uremia e síndrome nefrótica, ou usar corticosteroides, diuréticos tiazídicos e outros fármacos que aumentam o risco.

Diagnóstico

A avaliação do paciente deve incluir a obtenção de perfil lipídico total em vez de apenas o nível de colesterol total no plasma. Como os valores do colesterol podem mudar de um dia para outro, não deve ser usado apenas um valor laboratorial para classificar um paciente. Os níveis de triglicerídeos são sensíveis aos alimentos; assim, um exame exploratório definitivo exige que o paciente fique em jejum por 12 horas, antes do exame. Um nível de HDL superior a 60 mg/dL é o ideal; triglicerídeos além de 200 mg/dL estão no limite e, além de 240 mg/dL, estão altos. LDL inferior a 100 mg/dL é o recomendado para indivíduos com doença cardíaca coronariana ou diabetes; um nível abaixo de 130 mg/dL é o aconselhável para quem não tem doença cardíaca coronariana ou diabetes, que apresente dois fatores de risco ou mais de doença cardíaca coronariana; LDL inferior a 160 mg/dL é o desejável para indivíduos sem doença cardíaca coronariana ou diabetes, com um fator de risco menor ou nenhum.

Quando causas secundárias de distúrbios lipoproteicos (p. ex., dieta com elevado teor de gordura saturada ou colesterol, ingestão excessiva de álcool, suplementação exógena de estrogênio, diabetes mal controlado, uremia, uso de betabloqueadores ou corticosteroides) puderem ser descartadas, um distúrbio lipoproteico de família ou primário pode estar presente. As lipoproteinemias familiares mais comuns são transmitidas como traços autossômicos dominantes, de modo que filhos de idosos afetados por essa condição precisam de exames exploratórios e conselhos sobre práticas do modo de vida capazes de prevenir hipercolesterolemia.

Tratamento

Mudanças na dieta e exercícios são as primeiras abordagens para tratar esse problema. A dieta da etapa 1 da AHA é recomendada para o tratamento inicial. Se o paciente já estiver seguindo uma dieta semelhante à etapa 1, será prescrita a dieta da etapa 2. O enfermeiro gerontólogo deve encaminhar os pacientes a um nutricionista que os oriente em relação a essas dietas. Conforme referido, a dieta de Dean Ornish é mais restritiva que a da AHA, e já mostrou melhora nos níveis de LDL. O Quadro 19.5 traz algumas diretrizes alimentares gerais. Outras práticas no estilo de vida que podem ajudar incluem reduzir o peso e limitar a ingestão de álcool.

Uma variedade de medicamentos pode ser usada, quando apenas mudanças na dieta e estilo de vida não trouxerem resultados. Os fármacos preferidos para colesterol LDL elevado são os inibidores da reductase HMG CoA (p. ex., atorvastatina, fluvastatina, lovastati-

---

QUADRO 19.5 — Diretrizes alimentares gerais para indivíduos com condições hiperlipoproteicas

Reduzir a ingestão de gema de ovo e vísceras de animais.
Aumentar o consumo de fibras solúveis (p. ex., cevada e aveia).
Reduzir a ingestão de carne vermelha e substituí-la por peixes, galinha e peru.
Substituir os óleos vegetais pelo de oliva.
Usar leite desnatado e queijo *cottage* magro.
Substituir coberturas cremosas por manteiga.
Ingerir muitas frutas e verduras frescas.

na, pravastatina, rosuvastatina e sinvastatina). Também conhecida como estatinas, essa classe de medicamentos tem sido considerada eficiente para reduzir níveis de colesterol LDL, parece ter poucos efeitos colaterais imediatos; um número crescente de pesquisas, no entanto, questiona benefícios *versus* riscos para pessoas com mais idade, em razão do nível elevado de efeitos adversos (Joseph et al., 2015; Stone, Turin, Spitz, Valle e Kazmi, 2015). Sequestradores do ácido biliar (colestiramina, colsetipol), ácido nicotínico (niacina [Nicolar]), coenzima 3 hidroxi-3 metilglutaril, derivados do ácido fíbrico (gemfibrozil, clofibrato) e ácidos graxos ômega 3 (óleos de peixe) também podem ser usados.

Algumas terapias complementares também têm se mostrado benéficas para reduzir os níveis de colesterol, como fibras hidrossolúveis (aveias, goma guar, pectina, fibras mistas), suplementos com alho, chá verde e vitaminas A, C e E, antioxidantes e betacaroteno.

Arritmias

Toxicidade por digitálico, hipocalemia, infecções agudas, hemorragia, síndrome de angina e insuficiência coronariana são alguns entre muitos fatores que causam um aumento da incidência de **arritmias**, com o envelhecimento. Entre as causas mencionadas, toxicidade por digitálico é a mais comum. Sintomas associados a arritmias incluem fraqueza, fadiga, palpitações, confusão, tontura, hipotensão, bradicardia e síncope.

Os princípios básicos de um tratamento de arritmias não variam muito para os idosos. Tranquilizantes, fármacos antiarrítmicos, digitálicos e suplementos de potássio são parte da terapia prescrita; também pode ser feita cardioversão. Deve-se educar o paciente no sentido de ajudá-lo a modificar a dieta, o uso do cigarro e do álcool e padrões de atividade. O enfermeiro deve ficar atento à toxicidade por digitálico, já que esta pode evoluir na ausência de sinais clínicos e com níveis sanguíneos em variação normal. Dar atenção ao fato de os efeitos poderem ficar evidentes duas semanas após a interrupção do fármaco enfatiza a importância da avaliação e do monitoramento do enfermeiro para detectar mudanças sutis e sintomas atípicos. Os idosos têm taxa de mortalidade maior do que outros segmentos da população devido a paradas cardíacas, salientando a necessidade de observações atentas dos enfermeiros e detecção precoce de problemas para prevenir essa complicação grave.

Fibrilação atrial

A maior parte das pessoas com fibrilação atrial, a arritmia cardíaca crônica mais comum, tem mais de 65 anos de idade. Ocorre, normalmente, em pessoas com defeitos estruturais e comorbidades. Na verdade, a maior parte das pessoas idosas que desenvolve fibrilação atrial parece ter várias comorbidades (January et al., 2014); mais de 80% têm hipertensão; mais de 50% têm doença cardíaca isquêmica, hiperlipidemia ou insuficiência cardíaca; outros costumam apresentar anemia, artrite, diabetes melito e doença renal crônica.

No estágio inicial, a pessoa pode não ter sintomas, e a fibrilação atrial pode ter a primeira descoberta em um exame físico. Quando os sintomas realmente ocorrem, podem incluir palpitações, pulso irregular, falta de ar, dor no peito, fadiga, tontura e ideias delirantes. Algumas vezes, uma fibrilação atrial aparece rapidamente, solucionado-se sozinha em pouco tempo; a isso dá-se o nome de fibrilação atrial paroxística. Com o avanço da condição, entretanto, desenvolve-se uma fibrilação atrial persistente, em que os episódios duram mais tempo e não têm solução sem intervenção médica. Há situações em que pode ocorrer uma fibrilação atrial permanente, em que a fibrilação atrial pode ser uma ocorrência regular durante, pelo menos, um ano, não sendo possível um retorno a um ritmo normal. Faz-se um diagnóstico com exame físico normal, história e uso de eletrocardiograma, exames eletrofisiológicos e ecocardiogramas.

São importantes controle e prevenção de fibrilação atrial para a redução do risco de derrame. O tratamento pode incluir antiarrítmicos, cardioversão elétrica e, quando a condição não reage a esses tratamentos, ablação com cateter e procedimento tipo labirinto (ablação cirúrgica). Além de apoio ao plano de tratamento, os enfermeiros têm papel importante na orientação dos pacientes sobre a doença, os tratamentos, as alterações na alimentação e nas atividades que possam ser recomendadas, e nos sintomas a serem rapidamente informados (p.ex., palpitações, edema, aumento do peso, falta de ar, fadiga, sinais de sangramento).

Doença vascular periférica

Arteriosclerose

A arteriosclerose é um problema comum entre indivíduos idosos, sobretudo entre aqueles com diabetes. Diferentemente da aterosclerose, que costuma afetar os grandes vasos que vêm do coração, a arteriosclerose, em geral, afeta os pequenos vasos afastados do coração. Arteriografia e radiografia podem ser usadas para diagnosticar essa condição e exames oscilométricos conseguem levantar dados do pulso arterial, em níveis diversos. Quando a temperatura da superfície for avaliada como uma medida diagnóstica, o enfermeiro deve manter o paciente a uma temperatura ambiental morna e estável, durante um mínimo de uma hora antes do exame. O tratamento da arteriosclerose inclui repouso no leito, calor, exercícios de Buerger-Allen (Quadro 19.6) e vasodilatadores. Ocasionalmente, obtém-se efeito vasodilatador permanente, realizando-se uma ganglionectomia simpática.

Problemas especiais associados ao diabetes

Pessoas com diabetes, com alto risco de ter problemas vasculares periféricos e complicações associadas, cos-

| QUADRO 19.6 | Exercícios de Buerger-Allen |

Orientar o paciente a fazer os exercícios de Buerger-Allen, seguindo estas etapas:
1. Deitar-se de costas, com as pernas erguidas acima do nível do coração até ocorrer branqueamento (cerca de 2 minutos; Fig. A).
2. Sentar-se na beira da cama; baixar as pernas para encher os vasos e exercitar os pés, até que as pernas fiquem rosadas (cerca de 5 minutos; Fig. B).
3. Deitar de costas por 5 minutos, antes de repetir os exercícios (Fig. C).
4. Repetir todos os exercícios cinco vezes, ou conforme a tolerância, em três momentos diferentes do dia.
5. Ajudar o paciente a trocar as posições, pois pode ocorrer hipotensão postural. Observar a tolerância do paciente e a eficácia do procedimento.

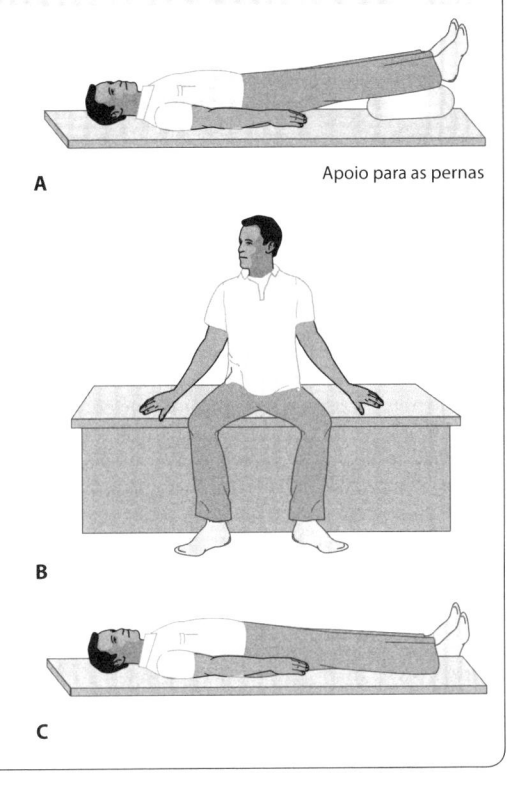

A — Apoio para as pernas
B
C

tumam apresentar neuropatias e infecções associadas à doença, que afetam os vasos no corpo todo. A insuficiência arterial pode estar presente de várias formas. Dor durante repouso pode ocorrer em consequência de claudicação intermitente; os pulsos arteriais podem ser difíceis de ser encontrados, ou estão totalmente ausentes, e descoloração da pele, ulcerações e gangrena podem ocorrer. Medidas diagnósticas, similares às empregadas para determinar o grau da insuficiência arterial com outros problemas, incluem oscilometria, exames de dependência de elevação e palpação de pulsos e temperatura da pele, em locais diversos. Diante da possibilidade de cirurgia, deve ser feita uma arteriografia para estabelecer o tamanho e o local exatos da lesão arterial. O tratamento escolhido depende da extensão da doença. Caminhar pode promover circulação colateral e constituir-se em controle suficiente se a claudicação intermitente for o único problema. Analgésicos podem propiciar alívio para a dor em repouso.

Muitos idosos podem ter testemunhado incapacitação grave e morte de pessoas com a doença. Por isso, é necessário tranquilizá-los no sentido de que métodos aperfeiçoados de controle médico e cirúrgico — talvez ainda desconhecidos quando seus pais e avós conviviam com o diabetes — aumentam as chances de uma vida plena e independente.

Aneurismas

A arteriosclerose avançada nos idosos costuma ser responsável pelo desenvolvimento de aneurismas, embora estes também possam resultar de infecção, trauma, sífilis e outros fatores. Alguns aneurismas podem ser vistos a olho nu, podendo ser palpados como massas pulsantes; outros só podem ser detectados por radiografia. Pode ocorrer trombose no aneurisma, levando a uma oclusão arterial ou a sua ruptura — as duas complicações mais graves associadas a esse problema.

Os aneurismas da aorta abdominal são mais frequentes em indivíduos idosos. Pacientes com história de lesões arterioscleróticas, angina de peito, IM e ICC costumam desenvolver aneurismas nessa área. Uma indicação dessa condição é a presença de uma massa pulsante, às vezes dolorida, na região umbilical. Sua correção imediata é essencial para que não ocorra rompimento. Poucas complicações e mortes decorrem da intervenção cirúrgica antes de rompimento. Entre as complicações que podem surgir para pessoas idosas após a cirurgia estão hemorragia, IM, AVE e insuficiência renal aguda. Cabe ao enfermeiro observar atentamente o aparecimento de sinais de complicações pós-operatórias.

> **CONCEITO-CHAVE**
>
> Aneurismas aórticos abdominais são um risco elevado em pessoas com história de lesões arterioscleróticas, angina de peito, IM e ICC.

Também podem aparecer aneurismas em artérias periféricas, cujos locais mais comuns são a artéria femoral e a poplítea. Os aneurismas periféricos, normalmente, podem ser palpados, estabelecendo, assim, o diagnóstico. Sua complicação mais grave é a formação de um trombo, capaz de ocluir o vaso e causar perda do membro. Da mesma forma que com os aneurismas aórticos abdominais, o tratamento precoce reduz o risco de complicações e morte. A lesão pode sofrer ressecção e a parte do vaso retirada pode ser substituída, em geral, por uma prótese. Em alguns pacientes, pode ser feita simpatectomia lombar. O enfermeiro deve estar atento ao fato de esses pacientes poderem desenvolver trombo pós-operatório; ele deve auxiliar o paciente a evitar essa complicação.

Veias varicosas

As varizes, problema comum na velhice, podem ser causadas por falta de exercício, trabalhos que requerem longo tempo de pé e perda da elasticidade e da força dos vasos, associada ao envelhecimento. Podem ser detectadas varizes em qualquer idade por veias dilatadas e de natureza sinuosa, em especial, as veias dos membros inferiores. A pessoa pode ter dor prolongada e cãibras nas pernas, algumas vezes suficientemente fortes para interferir no sono. Pode ocorrer tontura, quando o paciente sai da posição deitada, pois o sangue está localizado nos membros inferiores e a circulação cerebral está diminuída. Os efeitos das varizes tornam a pele mais suscetível a trauma e infecção, promovendo o aparecimento de lesões ulcerativas, em especial, no paciente obeso ou diabético (Quadro 19.7).

> **CONCEITO-CHAVE**
>
> Pessoas com varizes podem ter tontura ao erguer-se da posição deitada, pois o sangue está localizado nos membros inferiores e a circulação cerebral está diminuída.

O tratamento de veias varicosas objetiva uma redução de estase venosa. O paciente eleva e descansa o membro afetado para promover o retorno venoso. Exercícios, sobretudo andar, também estimulam a circula-

> **QUADRO 19.7** Tópicos que devem ser incluídos no ensino do paciente com úlcera na perna
>
> Úlceras venosas resultam de insuficiência crônica da veia profunda, ou por varizes graves. O enfermeiro deve ensinar os pacientes com úlceras venosas a promover perfusão tecidual e a prevenir complicações. Eis o que deve ser ensinado:
> - Usar a gravidade para promover a circulação e reduzir edema, elevando o membro inferior ao se sentar e evitando ficar de pé, sentado e com as pernas cruzadas por longos períodos.
> - Evitar pressão sobre a úlcera, usando um arco sobre a cama para manter cobertores e lençóis afastados do membro.
> - Evitar compressão à circulação, evitando meias ou tiras elásticas apertadas.
> - Controlar a dor com analgésicos; ingerir um analgésico cerca de 30 minutos antes de trocar o curativo pode reduzir parte do desconforto associado ao procedimento.
> - Trocar o curativo conforme prescrito (quando o paciente não conseguir realizar o procedimento sozinho, orientar um cuidador).
> - Promover a circulação com o uso de exercícios (p. ex., caminhar, nadar, bicicleta ergométrica, dorsiflexão dos pés).

ção. O enfermeiro deve ter certeza quanto ao uso correto de meias elásticas e ataduras, sem comprimir, além de informar o paciente das causas do estado venoso (p. ex., ficar de pé por longo tempo, cruzar as pernas, usar roupas apertadas), prevenindo o surgimento de complicações e mais varizes. Ligar e cortar as veias exigem os mesmos princípios de cuidados de enfermagem usados com pessoas de outras faixas etárias que fazem essa cirurgia.

Tromboembolia venosa

Uma incidência cada vez maior de tromboembolia venosa é encontrada entre os idosos. Pacientes restritos a repouso no leito ou que fizeram cirurgia recente, ou tiveram fratura de membro inferior são candidatos de alto risco. Embora as veias dos músculos da panturrilha sejam as que apresentam tal condição com maior frequência, esta também ocorre na veia cava inferior, no segmento ileofemoral e em várias veias superficiais.

Os sintomas e os sinais de tromboembolia venosa dependem do vaso envolvido. O enfermeiro precisa estar atento quanto a edema, calor na área afetada e dor na sola dos pés. Um edema pode ser a principal indicação de tromboembolia nas veias do músculo da panturrilha, pois descoloração e dor costumam estar ausentes nos idosos com essa condição. Se a veia cava inferior estiver envolvida, edema bilateral, sensibilidade e cianose dos membros inferiores, ingurgitação das veias superficiais e sensibilidade ao longo das veias femorais estarão presentes. Os mesmos sinais surgirão se houver envolvimento do segmento ileofemoral, mas apenas no membro afetado.

O local da tromboembolia orientará o tratamento a ser usado. Meias elásticas ou ataduras, repouso e elevação do membro afetado podem promover o retorno venoso. Podem ser dados analgésicos para aliviar a dor associada. Anticoagulantes podem ser administrados e uma cirurgia também é um tratamento possível. O enfermeiro precisa ajudar o paciente a evitar situações causadoras de compressão, deixando-o confortável e bem hidratado.

CONSIDERAÇÕES GERAIS DE ENFERMAGEM PARA PROBLEMAS CARDIOVASCULARES

Prevenção

A elevada incidência e os efeitos incapacitantes potenciais das doenças cardiovasculares exigem ações conscientes dos enfermeiros gerontólogos para incorporarem medidas preventivas ao planejamento e aos cuidados. Instruir, aconselhar, treinar e realizar atividades de recuperação/reabilitação facilitam a prevenção em três níveis:

1. *Primário*: para prevenir o aparecimento de doenças em adultos idosos saudáveis.
2. *Secundário*: para fortalecer as capacidades dos indivíduos diagnosticadas com doenças de modo que evitem complicações e uma piora de suas condições atingindo saúde e funcionalidade máximos.
3. *Terciário*: para maximizar as capacidades por meio de esforços de recuperação e reabilitação para que a doença não gere mais problemas.

As medidas de promoção da saúde cardiovascular descritas no começo deste capítulo são vantajosas para serem incorporadas a todos os planos que visem promover a saúde de pessoas idosas.

Como manter o paciente informado

Medidas básicas de diagnóstico e tratamento de problemas cardiovasculares de pessoas idosas não diferem muito das utilizadas em pacientes mais jovens, e as mesmas medidas de enfermagem podem ser aplicadas. Por causa de déficits sensoriais, ansiedade, memória insatisfatória ou doença, o paciente idoso pode não compreender ou recordar totalmente as explicações dadas sobre medidas diagnósticas e de tratamento. Explicações completas com reforço são fundamentais. Os pacientes e suas famílias devem ter oportunidade de fazer perguntas e discutir claramente as preocupações. É comum que procedimentos aparentemente simples para o enfermeiro, como avaliações frequentes dos sinais vitais, sejam difíceis para o paciente e a família sem preparo colocarem em prática.

Prevenção de complicações

O edema associado a muitas DCV pode promover colapso da pele, em especial, em indivíduos idosos, que costumam apresentar uma pele mais fragilizada. Mudanças frequentes de posição são essenciais. O corpo deve estar apoiado no alinhamento correto e braços e pernas pendentes nas laterais da cama ou da poltrona devem ser evitados. Uma verificação frequente das roupas e de dispositivos de proteção pode ser útil para detectar compressão resultante de aumento do edema. Proteção, forros e massagem nos pontos de pressão são benéficos. Se o paciente tiver de ser colocado em maca, mesa de exames ou mesa cirúrgica por período prolongado, colocar forro protetor nos pontos de pressão, antecipadamente, oferece conforto e evita ruptura da pele. Se houver edema, deve ser evitada atividade em excesso, pois aumenta a circulação de líquidos, com os dejetos tóxicos que contêm, podendo expor o paciente a uma intoxicação profunda. O peso e as circunferências dos membros e do abdome devem ser monitorados, para que sejam obtidos dados quantitativos sobre mudanças no estado edematoso.

Observação e documentação precisas do equilíbrio hídrico são muito importantes. Sem nenhuma limitação de líquidos, a ingestão hídrica deve ser estimulada para prevenir desidratação e facilitar a diurese; a água é eficiente para isso. Perda de líquido por qualquer meio deve ser medida; volume, cor, odor e gravidade específica da urina devem ser observados. Líquidos endovenosos precisam ser monitorados com cautela, em especial porque infusão excessiva de líquidos resulta em hipervolemia, podendo sujeitar os idosos a risco de ICC. A administração endovenosa de solução de glicose pode estimular o aumento da produção de insulina, resultando em uma reação hipoglicêmica se essa solução for interrompida repentinamente, sem substituto adequado.

Os sinais vitais devem ser verificados com regularidade, com muita atenção às mudanças. Um aumento de temperatura pode refletir infecção ou IM. A temperatura corporal dos idosos pode estar baixa, dentro da normalidade, em comparação com a dos adultos mais jovens. É importante o registro da temperatura normal do paciente, quando estiver bem, para que se tenham dados básicos para comparação. Aconselha-se detectar e corrigir rapidamente aumentos de temperatura porque elevam o metabolismo, o que aumenta as exigências de oxigênio pelo organismo, levando o coração a trabalhar mais. Uma redução na temperatura desacelera o metabolismo, levando a menor consumo de oxigênio, menor produção de dióxido de carbono e menos respirações. Uma elevação na pressão arterial está associada a débito cardíaco reduzido, vasodilatação e menor volume sanguíneo. Hipotensão pode resultar em circulação insuficiente para atendimento das necessidades corporais; sintomas de confusão e tontura possivelmente indicam circulação insuficiente ao cérebro resultante de pressão arterial menor. Mudanças no pulso são importantes. Além de problemas cardíacos, uma taquicardia pode indicar hipoxia causada por via aérea obstruída. Bradicardia pode estar associada à toxicidade por digitálico.

Oxigênio costuma ser administrado no tratamento das doenças cardiovasculares, exigindo uso mais criterioso em indivíduos idosos. O enfermeiro deve observar atentamente o paciente quanto à hipoxia. Pacientes que utilizam cateter nasal podem respirar, basicamente, pela boca e reduzir a ingestão de oxigênio. Embora uma máscara facial possa minorar o problema, não garante inspiração suficiente de oxigênio. Os idosos podem não demonstrar cianose como o primeiro sinal de hipoxia; podem, em vez disso, ficar inquietos, irritadiços e dispneicos. Esses sinais também são indicativos de concentrações elevadas de oxigênio e consequente narcose por dióxido de carbono, um risco especial em pacientes com mais idade que fazem oxigenioterapia. Os níveis dos gases sanguíneos podem propiciar dados que revelem esses problemas, com a observação atenta do enfermeiro podendo facilitar a correção precoce.

> **CONCEITO-CHAVE**
>
> Em vez de demonstrar cianose, idosos com hipoxia podem ficar inquietos, irritadiços e dispneicos.

Anorexia pode acompanhar a DCV e os pacientes talvez necessitem da assistência especial de um enfermeiro para atendimento de suas necessidades nutricionais. Várias refeições menores ao longo do dia, em vez de poucas maiores, podem compensar a ausência de apetite e diminuir o trabalho do coração. Alimentos preferidos, servidos de forma atraente, podem funcionar. Os pacientes precisam ser estimulados a manter uma ingestão regular de glicose, a principal fonte de energia cardíaca. Pode haver necessidade de orientações sobre dieta com baixo teor de sódio, colesterol e calorias. Mudanças terapêuticas na dieta devem tentar incorporar os alimentos étnicos de que o paciente gosta; ele pode rejeitar uma dieta especial prescrita se achar que precisa abrir mão de alimentos que constituem elemento importante de sua vida há décadas. Pode ser necessária a negociação de compromissos; uma dieta realista, embora imperfeita, que deixe o paciente satisfeito, tem maior probabilidade de ser seguida do que a dieta perfeita que ele não consegue aceitar. Cabe ao enfermeiro analisar os alimentos incluídos nas dietas e informar os pacientes sobre o teor de sódio, colesterol e calorias desses alimentos. Os alimentos podem ser categorizados como "nunca" consumir, consumir "ocasionalmente ou apenas uma vez por mês" e consumir "sem restrição". Os pacientes têm de aprender a ler os rótulos dos alimentos, das bebidas e dos fármacos quanto ao teor de sódio; têm de entender que bebidas gaseificadas, alguns preparados analgésicos, alcalinizantes comercializados e misturas de refrigerantes feitas em casa contêm sódio.

> **CONCEITO-CHAVE**
>
> Uma forma de promover a adesão à dieta é classificar os alimentos para o paciente como os que "jamais devem ser consumidos", "consumidos ocasionalmente" e "consumidos sem restrições".

O esforço decorrente da constipação, do uso de enemas e da remoção de impactações fecais pode causar estimulação vagal, uma situação especialmente perigosa para pacientes com DCV. Medidas de prevenção da constipação devem integrar o plano de cuidados desses pacientes; pode ser prescrito emoliente fecal. Se receitado repouso no leito, exercícios de amplitude de movimentos devem ser feitos porque causarão contrações musculares que comprimem as veias periféricas, facilitando, então, o retorno do sangue venoso.

Pacientes fracos, ou que adormecem enquanto sentados, devem manter a cabeça e o pescoço apoiados para prevenir extensão ou flexão excessiva do pescoço. Todos os idosos, não somente aqueles com DCV, podem sofrer redução no fluxo de sangue ao cérebro, decorrente da compressão de vasos durante essa extensão ou flexão excessiva. Pessoas com ICC precisam de bom posicionamento e suporte. Uma posição semi-Fowler, com travesseiros apoiando as costas inteiras, mantém um bom alinhamento do corpo, promove conforto e auxilia a reduzir congestão pulmonar. O esforço cardíaco diminui em decorrência do apoio dos braços em travesseiros ou em apoios em dispositivos específicos. Pranchas para os pés ajudam a evitar contratura por queda do pé; os pacientes têm de ser orientados sobre formas de uso dessas pranchas para exercício.

Caso ocorra congestão hepática, fármacos podem desintoxicar de forma mais lenta. Uma vez que os idosos podem já ter uma taxa mais lenta de desintoxicação de fármacos, os enfermeiros devem ficar muito alertas a sinais indicativos de reações adversas a fármacos. A toxicidade por digitálicos, especificamente, deve ser monitorada e pode estar presente com mudança no estado mental, náusea, vômito, arritmias e pulso lento. Como a hipocalemia sensibiliza o coração aos efeitos dos digitálicos, a prevenção pelo uso de uma dieta adequada e pela possibilidade de uso de suplementos de potássio são aconselháveis.

Promoção da circulação

Os idosos passam por mudanças associadas ao envelhecimento e apresentam alta prevalência de problemas de saúde que aumentam seu risco de alterar a perfusão tissular. Por isso, os enfermeiros gerontólogos devem promover intervenções para melhorar a circulação tecidual que:

- garantam que a pressão arterial seja mantida em uma variação aceitável (normalmente, PAS abaixo de 140 mmHg e PAD abaixo de 90 mmHg);
- evitem e eliminem as fontes de pressão sobre o corpo;
- lembrem ou auxiliem os pacientes a trocar de posições com frequência;
- previnam acúmulo de sangue nos membros;
- estimulem a atividade física;
- previnam hipotermia, mantenham o calor do corpo (sobretudo dos membros);
- massageiem o corpo, a não ser que haja contraindicação (p. ex., na presença de trombose venosa profunda e úlcera de pressão);
- monitorem os fármacos quanto a efeito secundário de hipotensão;
- eduquem para reduzir riscos (p. ex., evitar ingestão excessiva de álcool, uso de cigarro, uso de drogas ilegais ou recreativas, obesidade e sedentarismo);
- avaliem, com periodicidade, a saúde física e mental para identificar sinais e sintomas de perfusão tissular alterada.

Os enfermeiros podem ter importância fundamental na prevenção de problemas vasculares periféricos. Educar pessoas de todas as idades para a saúde deve reforçar a importância do exercício para promover a circulação. Devem ser analisados fatores que interferem em uma circulação excelente, como cruzar as pernas e usar ligas elásticas. Controle do peso deve ser estimulado, pois a obesidade interfere no retorno venoso. Uso do tabaco deve ser desestimulado, pois pode ocasionar espasmos arteriais. Imobilidade e hipotensão devem ser prevenidas para evitar a formação de trombos. A Figura 19.1 mostra exercícios que podem beneficiar pacientes com doença vascular periférica. Ioga e *tai chi* também promovem a circulação. Além disso, os exercícios de Buerger-Allen (ver Quadro 19.6) podem ser prescritos; o paciente e os familiares, além dos cuidadores, terão de aprender como podem ser feitos correta e confortavelmente. As instruções sobre o uso correto de tornozeleiras ou meias elásticas especiais são importantes.

Promoção de cuidados dos pés

Indivíduos com doença vascular periférica precisam dar atenção especial ao cuidado de seus pés, que devem ser lavados e examinados diariamente. Para evitar lesões, os pacientes não devem andar descalços. Qualquer lesões ou descoloração nessa região deve ser informada rapidamente ao médico ou ao enfermeiro. Esses pacientes correm alto risco de ter infecções por fungos pela umidade produzida

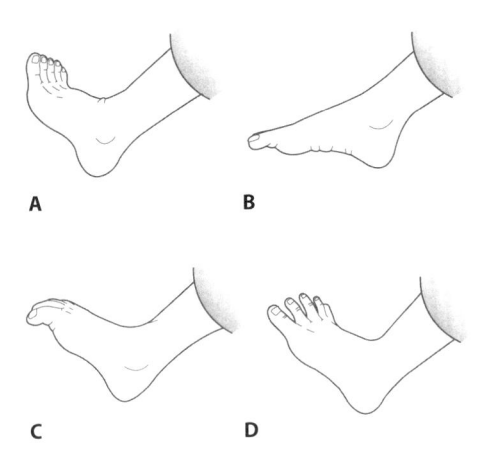

FIGURA 19.1 • Exercícios para os pés e dedos dos pés. (A) Flexão do pé. (B) Extensão do pé. (C) Dobra dos dedos. (D) Movimento de separação dos dedos dos pés.

pela transpiração normal nos pés. É comum que pessoas idosas tenham infecções por fungo debaixo das unhas, o que enfatiza a importância do exame regular e criterioso das unhas. Infecção simples por fungo não tratada pode levar a gangrena e a outras complicações graves. Colocar algodão entre os dedos dos pés e tirar os sapatos várias vezes ao dia ajuda a manter os pés secos. Os sapatos devem ser suficientemente grandes para evitar qualquer pressão e seguros para evitar lesão aos pés; devem ser arejados após o uso. Cordões de sapatos não devem ser amarrados de forma apertada porque podem fazer pressão sobre os pés. Meias coloridas podem conter tinturas irritantes e é melhor não as usa; as meias devem ser trocadas com regularidade. Ainda que os pés tenham de ser mantidos aquecidos, a aplicação direta de calor (como no caso de bolsas de água e almofadas quentes e imersão em água quente) pode aumentar o metabolismo e a demanda circulatória, aumentando, assim, o problema existente.

Manejo de problemas associados à doença vascular periférica

Lesões isquêmicas nos pés podem estar presentes, em pacientes com doença vascular periférica. Se houver escaras, devem ter as cascas afrouxadas para permitir a drenagem. Há necessidade de desbridamento cuidadoso para evitar sangramento e trauma; agentes químicos para desbridar podem ser úteis. Agentes antibióticos sistêmicos podem ser eficientes no controle da celulite. Antibióticos tópicos não costumam ser usados porque há necessidade de epitelização antes da destruição da flora bacteriana. Podem ser administrados analgésicos para aliviar a dor associada. Uma boa alimentação, com a ingestão adequada de proteínas e manutenção da força muscular e dos movimentos articulares é fundamental.

Vários procedimentos cirúrgicos podem ser empregados para tratar lesões isquêmicas nos pés, inclusive enxertos por desvio, simpatectomias e amputações.

Perder um membro pode representar perda significativa da independência para os idosos, não importando a realidade da situação. Com a imagem do corpo alterada, precisam ser assumidos novos papéis, uma vez que outros foram abandonados. Pacientes e familiares precisam de oportunidades para discutir medos e preocupações. Conscientizá-los da possibilidade de uma vida normal e da existência de dispositivos que possibilitam deambular, dirigir e outras atividades podem colaborar na redução da ansiedade e promover uma adaptação mais suave à amputação. O período de reabilitação pode ser longo para os idosos, possivelmente precisando de motivação e encorajamento frequentes pelos enfermeiros.

Promoção da normalidade

Uma pergunta que não costuma ser feita pelos pacientes idosos está relacionada ao impacto de sua condição cardiovascular na atividade sexual. Eles podem relutar em perguntar, por medo de serem ridicularizados ou de causar choque por "alguém dessa idade ainda ter interesse em sexo". Podem se resignar a abandonar a atividade sexual, com base na ideia errada de que causarão mais danos ao coração. Pesquisas mostram que os pacientes, normalmente, colocam restrições desnecessárias a essas atividades após ataques cardíacos. Os enfermeiros devem estimular a discussão do assunto e introduzi-lo quando os pacientes não forem capazes disso. Consequente ao medo de lesionar o coração ao retomar as atividades sexuais o enfermeiro deve explicar de forma realista, inclusive informando quando retomá-las, como os fármacos podem afetar a função sexual, como modificar os horários dos medicamentos pode ser benéfico para a atividade sexual e quais as posições no sexo que causam menos esforço cardíaco.

> **DICA DE COMUNICAÇÃO**
>
> De forma direta e natural, os enfermeiros devem abordar questionamentos e conversas sobre o impacto de condições cardiovasculares na função sexual. Evitar pressupostos capazes de interferir nas discussões francas, como aquele de que sexo não é assunto em razão da idade avançada, da condição de saúde ou da viuvez. Dar aos pacientes explicações concretas sobre a relação entre condições cardiovasculares e função sexual, além de incentivar perguntas.

Relaxamento e descanso são importantes no tratamento das DCV, sendo prudente lembrar que o paciente em repouso não está, necessariamente, relaxado. Os estresses de uma hospitalização, de dor, de falta de conhecimento e de medo da incapacitação, as alterações no modo de vida e a morte potencial podem tornar o paciente ansioso, confuso e irracional. Tranquilizá-lo e oferecer apoio é necessário, inclusive dar explicações completas dos exames diagnósticos, das rotinas hospitalares ou institucionais e de outras atividades. Cabe ao enfermeiro oportunizar aos pacientes e familiares a discussão de dúvidas, preocupações, interesses e medos. Explicações realistas sobre limitações e mudanças no estilo de vida que forem necessárias devem salientar que os pacientes não precisam ser vistos como "deficientes cardíacos" só porque têm uma doença cardíaca. A maioria deles pode ter vida normal e precisa ser tranquilizada quanto a isso (consultar a lista de Recursos *online*, ao final do capítulo, que traz instituições para ajudar os pacientes a conviver com problemas cardiovasculares).

Integração de terapias complementares

Os benefícios do digitálico (dedaleira) no tratamento de doenças cardíacas vêm estimulando o interesse no uso de outras plantas para prevenir e tratar distúrbios cardiovasculares. Entre essas plantas, estão o alho, o espinheiro, o gengibre e o gingko biloba. Niacina, vitaminas E e K e ácidos graxos com ômega 3 são também recomendados para a promoção da saúde cardiovascular. Mesmo que possa haver bastante valor em seu uso, ainda não temos evidências suficientes quanto aos benefícios e uso correto de suplementos para a saúde cardiovascular (John M. Eisenberg Center for Clinical Decisions and Communications Science, 2013). Os pacientes agem com sabedoria ao debater o uso de plantas medicinais e suplementos alimentares com os profissionais de saúde e evitar ultrapassar as doses recomendadas.

Algumas medidas não convencionais para facilitar o relaxamento profundo e reduzir o estresse podem ser eficientes para reverter doenças cardíacas. Exemplificando, parece que meditar aumenta o fluxo de sangue e o consumo de oxigênio; *biofeedback*, imagens orientadas, *tai chi* e ioga baixam a pressão arterial e a frequência cardíaca, e a acupuntura reduz a pressão arterial (National Center for Complementary and Alternative Medicine, 2015b).

Alguns pacientes encontram benefícios para a circulação na ioga em razão de várias posturas (assanas) usadas, que aumentam a circulação pelos efeitos sobre as glândulas endócrinas e os plexos nervosos. Técnicas de massagem com acupressão, usando movimentos de fricção, compressão, percussão e vibração podem melhorar a circulação. O ginkgo biloba parece eficaz na melhora da circulação cerebral e periférica. O futuro poderá trazer outras medidas não invasivas para melhorar a circulação.

ESTUDO DE CASO

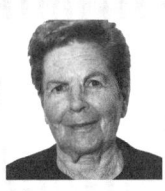

Embora tenha 68 anos de idade, d. Carolina continua a dar aulas em período integral na universidade, sem planos para aposentar-se em um futuro próximo. Durante uma caminhada no campo na semana passada, sentiu dores no peito e foi à emergência do hospital para uma avaliação. Foi diagnosticada com infarto do miocárdio e, após rápida hospitalização, voltou para casa, usando um agente trombolítico.

Como sua dieta é saudável, assim como seus exercícios são regulares, o cardiologista não recomendou outro tratamento, a não ser ver a paciente em intervalos determinados. D. Carolina está agora receosa de retomar as atividades físicas e avalia a possibilidade de aposentar-se em razão da "condição cardíaca".

DESENVOLVENDO O PENSAMENTO CRÍTICO
- Em sua opinião, o que realmente preocupa d. Carolina?
- O que você poderia fazer para ajudá-la?

Embora os benefícios completos das terapias complementares ainda estejam sendo elucidados, essas medidas são menos invasivas e mais baratas do que os tratamentos convencionais, além de, em sua maioria, trazerem riscos mínimos. Os enfermeiros devem considerar seu uso na prevenção de doenças cardíacas e na complementação de tratamentos convencionais, quando houver alguma patologia.

Resumo do capítulo

Pouco a pouco, muitas alterações acontecem no sistema cardiovascular em razão do envelhecimento. A maioria dos mais velhos consegue uma funcionalidade adequada, apesar dessas alterações; quando, porém, diante de aumento de demandas sobre o coração, ficam aparentes as diferenças no coração mais envelhecido.

Práticas ao longo do tempo de vida influenciam a saúde cardiovascular mais adiante; elas incluem alimentação com pouca gordura, manutenção do peso em variações ideais, exercícios físicos regulares, controle eficaz do estresse e esquiva do tabagismo, do consumo de álcool e do uso de drogas ilegais.

Ainda que DCV matem muito mais mulheres do que o câncer de mama, não costumam ser alvo da mesma atenção, de modo que as mulheres podem não ter consciência do risco. Há necessidade de mais orientação para as mulheres sobre riscos e formas de apresentação dos sintomas.

Com o envelhecimento, aumenta a incidência de hipertensão, o que a torna a DCV mais prevalente nos mais velhos. Em razão dos riscos associados aos medicamentos anti-hipertensivos, devem ser tentadas alternativas ao uso desses fármacos, a menos que existam contraindicações. Pessoas com mais idade também correm mais risco de ter hipotensão postural. Cabe aos enfermeiros uma análise dos fatores que contribuem para esse risco e um reforço da importância da troca lenta de posições.

A insuficiência cardíaca congestiva (CHF) é uma das principais causas de hospitalização entre os idosos. Embora os sintomas possam aparecer da mesma maneira nos mais jovens com o mesmo diagnóstico, o risco de rupturas na pele decorrente de edema e perfusão tecidual insatisfatória, associados a essa condição, é maior nos idosos.

A ocorrência maior de condições causadoras da imobilidade e da desnutrição nos mais velhos resulta em embolia pulmonar como condição altamente incidente nessa população. Como muitas condições, a embolia pulmonar pode se apresentar de forma incomum nas pessoas mais velhas, o que pode retardar um diagnóstico.

A maior parte dos adultos com mais de 70 anos de vida apresenta algum grau de doença arterial coronariana. O reconhecimento de uma síndrome de angina e de IM pode atrasar por causa de uma apresentação atípica. É benéfica a instrução aos pacientes para que sejam evitados fatores capazes de agravar esse problema.

O risco de doença arterial coronariana associada a colesterol total elevado aumenta com a idade, particularmente em pessoas com diabetes sem controle, hipotireoidismo, uremia e síndrome nefrótica, ou em pessoas usuárias de corticosteroides ou diuréticos tiazida.

Fibrilação atrial é a arritmia prolongada mais comum e o mais importante colaborador de derrames isquêmicos nos adultos com mais idade. Considerando que a pessoa afetada pode não ter sintomas explícitos no estágio inicial, é importante uma coleta de dados criteriosa da frequência e da qualidade cardíacas.

Diferentemente da aterosclerose, que costuma afetar os grandes vasos que vêm do coração, a arteriosclerose normalmente afeta os pequenos vasos afastados do coração. Pessoas com diabetes, que apresentam alto risco de problemas vasculares periféricos e complicações associadas, costumam apresentar neuropatias e infecções associadas à doença, que afetam os vasos no corpo todo.

Arteriosclerose avançada costuma ser responsável pelo aparecimento de aneurismas, embora eles possam também advir de infecção, trauma, sífilis e outros fatores. Os aneurismas da aorta abdominal são mais frequentes em indivíduos idosos. Há necessidade de tratamento rápido para evitar rompimento.

Falta de exercício, trabalho que exige muitas horas em pé e perda da elasticidade e da força dos vasos, associada ao processo de envelhecimento, contribuem para que varicosidades sejam um problema comum na fase posterior da vida. Essas pessoas correm risco de quedas por tontura e de lesões ulcerativas na pele com maior suscetibilidade a traumas e infecções.

É importante o papel dos enfermeiros na saúde cardiovascular dos idosos, por meio de orientações sobre medidas preventivas, auxiliando essa faixa etária a prevenir complicações diante da presença de condições cardiovasculares, garantindo que os tratamentos aconteçam na maneira adequada, promovendo intervenções para melhorar a circulação e ajudando a população mais velha a conseguir um estilo de vida dentro da maior normalidade possível.

APLICANDO CONHECIMENTO NA PRÁTICA

Implementation of a Self-Care Heart Failure Program Among Home-Based Clients

Fonte: Bryant, R. & Gaspar, P. (2014). Geriatric Nursing, 35(3), 188–193.

Sendo a razão mais comum de hospitalização, problemas do coração causam impacto importante nos custos da saúde e na qualidade de vida dos idosos. Uma vez que habilidades aperfeiçoadas de autocuidado causam impacto nas hospitalizações, esse projeto examinou como a implementação de um programa de autocuidado para insuficiência cardíaca poderia impactar internações em razão dessa condição.

Um grupo de pessoas que não podiam sair de casa, com 65 anos ou mais, com diagnóstico de insuficiência cardíaca, receptores de serviços primários de enfermeiros de formação avançada, foi identificado para a pesquisa. Se os pacientes apresentassem limitações cognitivas ou funcionais, eram excluídos do programa, porque isso poderia influenciar a capacidade de autocuidado. Receberam orientação relativa à prevenção e aos cuidados da insuficiência cardíaca (p. ex., dieta, medicamentos, ingesta de sódio), instruções sobre automonitoração de sintomas e informações a serem comunicadas aos profissionais. A quantidade de hospitalizações decorrentes da insuficiência cardíaca desse grupo foi monitorada ao longo de seis meses. Passado esse período, o grupo mostrou uma melhora nos resultados e nenhuma hospitalização pela condição. Além disso, foram percebidas melhoras nos gerais nos comportamentos de autocuidado.

Embora pequena a amostra, a pesquisa demonstrou o papel que os enfermeiros de prática avançada podem ter na melhora da saúde dos pacientes, na redução das baixas hospitalares e na diminuição dos custos de atendimento de saúde. Serviu também para reforçar a importância de equipar os pacientes para um autocuidado real. Em uma era de muito interesse no controle de custos na área da saúde, combinar intervenções de enfermagem e redução de custos pode ser uma forma eficaz de promover o papel da enfermagem.

APRENDENDO NA PRÁTICA

Você está fazendo um programa de sondagem da pressão arterial e de educação de saúde, em um centro local para pessoas com mais idade. Um dos participantes, homem solteiro com 76 anos de idade, aposentado, mostrou-se com pressão arterial levemente aumentada. Quando você o informa a respeito, ele admite uma história e que seu médico o aconselhara a reduzir a ingesta de sódio. "Fala correta", diz o senhor, "mas não cozinho e tenho orçamento limitado. Na maioria das vezes, como algo barato ou faço um lanche. Mesmo que pudesse adquirir frutas e verduras frescas e peixe, esses produtos não são vendidos na loja de conveniências do local e eu não dirijo. Preciso fazer o máximo possível com o que tenho".

Você já sabe que as questões de transporte, finanças e preparo das refeições desse homem são reais, uma vez que ele mora em um pequeno apartamento, em uma parte empobrecida da cidade.

Como poderia ajudá-lo?

EXERCÍCIOS DE PENSAMENTO CRÍTICO

1. De que maneira o estilo de vida dos indivíduos norte-americanos médios contribui para o risco de DCV com o envelhecimento?
2. Listar as complicações para o estado de saúde geral do idoso que podem surgir em consequência de distúrbio cardiovascular.
3. Delinear os tópicos gerais que possam ser assunto de ensino para um idoso que se recupera de IM.
4. Citar medidas que possam ser incorporadas a práticas de saúde dos indivíduos idosos que promovam a saúde cardiovascular, na fase posterior da vida.

Recursos *online*
American Heart Association
http://www.amhrt.org
Mended Hearts (for patients with heart disease)
http://www.mendedhearts.org
National Amputation Foundation
http://www.nationalamputation.org
National Heart, Lung, and Blood Institute
http://www.nhlbi.nih.gov

Bibliografia

Brook, R. D., Appel, L. J., Rubenfire, M., Ogedegbe, G., Bisognano, J. D., Elliott, W. J., … Rajagopalan, S. (2013). AHA Scientific Statement. Beyond medications and diet: Alternative approaches to lowering blood pressure. *Hypertension*, *61*(6), 1360–1383.

Ideda, Y., Shimada, K., Teramoto, T., Uchiyama, S., Yamazaki, T., … Ishizuka, N.. (2014). Low-dose aspirin for primary prevention of cardiovascular events in Japanese patients 60 years or older with atherosclerotic risk factors. *Journal of the American Medical Association*, *312*(23), 2510–2520. Recuperado de http://jama.jamanetwork.com/article.aspx?articleid=1936801.

January, C. T., Wann, S., Alpert, J. S., Calkins, H., Cleveland, J. C., … ACC/AHA Task Force Members. (2014). AHA/ACC/HRS guidelines for the management of patients with atrial fibrillation: A report of the American College of Cardiology. American Heart Association Task Force on practice guidelines and the Heart Rhythm Society. *Circulation*, *130*(23), e199–e267.

John M. Eisenberg Center for Clinical Decisions and Communications Science. (2013). Taking dietary supplements with heart, blood pressure, or cholesterol medications: A review of the research for adults. *Agency for Healthcare Research and Quality.* Recuperado de http://www.ncbi.nlm.nih.gov/pubmedhealth/PMH0060225/pdf/consdietary.pdf.

Joseph, J. P., Alfonso, M., Berdai, D., Salles, N., Benard, A., & Gay, B., Bonnet, F. (2015). Benefits and risks for primary prevention with statins in the elderly. *Presse Medicine*, *44*(12), 1219–1225.

Makam, A. N., Boscardin, W. J., Miao, Y., & Steinman, M. A. (2014). Risk of thiazide-induced metabolic adverse events in older adults. *Journal of the American Geriatrics Society*, *62*(6), 1039–1045.

Millen, B. E., Wolongevicz, D. M., deJesus, J. M., Nonas, C. A., & Lichenstein, A. H. (2014). 2013 American Heart Association/American College of Cardiology guidelines on lifestyle management to reduce cardiovascular risk: Practice opportunities for registered nutritionists. *Journal of the Academy of Nutrition and Dietetics*, *114*(11), 1723–1729.

National Center for Complementary and Alternative Medicine. (2015a). Hipertensão Recuperado de http://nccam.nih.gov/health/hypertension.

National Center for Complementary and Alternative Medicine. (2015b). Cardiovascular disease. Recuperado de http://nccam.nih.gov/health/heart-disease.

National Heart, Lung, and Blood Institute. (2015). *Description of the DASH eating plan*. Recuperado de http://www.nhlbi.nih.gov/health/health-topics/topics/dash/.

Ornish, D. (2008). *Dr. Dean Ornish's program for reversing heart disease*. New York, NY: Ivy Books.

Ornish, D. (2013). Mediterranean diet for primary prevention of cardiovascular disease. *New England Journal of Medicine*, *369*(7), 675–676.

Ridker, P. M. (2003). Clinical application of C-reactive protein for cardiovascular disease detection and prevention. *Circulation*, *107*(3), 363–369.

Romero-Ortuno, R., Cogan, L., Foran, T., Kenny, R. A., & Fan, C. W. (2011). Continuous noninvasive orthostatic blood pressure measurements and their relationship with orthostatic intolerance, falls, and frailty in older people. *Journal of the American Geriatrics Society*, *59*(4), 655–665.

Saneei, P., Salehi-Abargouei, A., Esmailzadeh, A., & Azabakht, L. (2014). Influence of dietary approaches to stop hypertension (DASH) diet on blood pressure: A systematic review and meta-analysis on randomized controlled trials. *Nutrition, Metabolism, and Cardiovascular Disease*, *24*(12), 1253–1261.

Stone, N. J., Turin, A., Spitz, J. A., Valle, C. W., & Kazmi, S. (2015). Stain therapy across the lifespan: Evidence in major age groups. *Expert Review of Cardiovascular therapy*. Recuperado de http://www.tandfonline.com/doi/abs/10.1586/14779072.2016.1128825.

Wang, L., Gaziano, J. M., Liu, S., Manson, J. E., Buring, J. E., & Sesso, H. D. (2007). Whole- and refined-grain intakes and the risk of hypertension in women. *American Journal of Clinical Nutrition*, *86*(2), 472–479.

CAPÍTULO 20

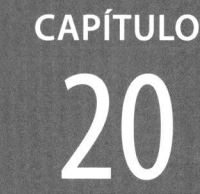

Digestão e eliminação intestinal

VISÃO GERAL

Efeitos do envelhecimento na saúde do sistema gastrintestinal

Promoção da saúde gastrintestinal

Considerações gerais de enfermagem relativas a problemas gastrintestinais
- Boca seca (xerostomia)
- Problemas dentários
- Disfagia
- Hérnia de hiato
- Câncer de estômago
- Doença diverticular
- Câncer colorretal
- Constipação crônica
- Flatulência
- Obstrução intestinal
- Impactação fecal
- Incontinência fecal
- Apendicite aguda
- Câncer de pâncreas
- Doença do trato biliar

OBJETIVOS DE APRENDIZAGEM

A leitura deste capítulo possibilitará a você:

1. Descrever como o envelhecimento afeta a saúde do sistema gastrintestinal.
2. Discutir medidas para promover a saúde do sistema gastrintestinal em indivíduos idosos.
3. Listar os sintomas e o controle de problemas gastrintestinais que acometem idosos.

TERMOS PARA CONHECER

Anorexia: falta de apetite

Colelitíase: a formação ou a presença de cálculos biliares na vesícula

Diverticulite: inflamação ou infecção das bolsas da mucosa intestinal

Disfagia: dificuldade para deglutir

Disfagia esofágica: dificuldade na passagem do alimento pelo esôfago

Incontinência fecal: eliminação involuntária de fezes

Flato: gás

Gengivite: inflamação das gengivas em torno dos dentes

Hérnia de hiato: porção do estômago que se projeta por um orifício no diafragma

Disfagia orofaríngea: dificuldade de transferir alimentos em bolo ou líquidos da boca à faringe e ao esôfago

Doença periodontal: inflamação das gengivas que atingem os tecidos subjacentes, as raízes dos dentes e os ossos

Presbiesôfago: alterações ao esôfago, associadas ao envelhecimento, ocasionando diminuição da força das contrações esofágicas e a passagem mais lenta dos alimentos pelo esôfago

A digestão e a eliminação intestinal são funções importantes do trato gastrintestinal. Cada vez mais pessoas idosas morrem por problemas gastrintestinais em comparação com outras doenças de sistemas importantes do organismo. No entanto, esses problemas costumam originar muitas queixas e desconfortos nessa faixa etária. Indigestão, eructação, diarreia, constipação, náusea, vômito, anorexia, aumento ou perda de peso e flatulência estão entre os problemas que incomodam, com frequência cada vez maior, mesmo na ausência de causas orgânicas. Doenças da vesícula e vários tipos de câncer do trato gastrintestinal têm a incidência aumentada na velhice. Além disso, alimentação errada, medicamentos, emoções, sedentarismo e uma variedade de outros fatores influenciam a condição da saúde gastrintestinal.

O normal é os adultos idosos terem consciência de seus desconfortos gastrintestinais e usarem várias medidas para manejar os sintomas desses problemas. Em algumas situações, informações incorretas podem interferir na boa saúde gastrintestinal (p. ex., achar que perder um dente seja normal ou crer que um laxante por dia seja essencial); em outras circunstâncias, o autotratamento pode retardar o diagnóstico de patologias (p. ex., o uso de antiácidos para mascarar sintomas de câncer de estômago). Os enfermeiros gerontólogos têm um papel importante na promoção da saúde do sistema gastrintestinal dos idosos e, após a identificação dos problemas, na intervenção.

EFEITOS DO ENVELHECIMENTO NA SAÚDE DO SISTEMA GASTRINTESTINAL

O sistema gastrintestinal (SGI) e as estruturas acessórias passam por mudanças importantes ao longo da vida (ver Cap. 5). A língua atrofia, afetando os botões gustativos e reduzindo algumas sensações de gosto. Alterações nas sensações do paladar podem também ter relação com xerostomia (ressecamento da boca), efeitos de alguns medicamentos, doenças e tabagismo. A produção de saliva fica reduzida e a deglutição pode tornar-se mais difícil. Há afinamento da mucosa oral e enfraquecimento dos músculos envolvidos na mastigação, levando à diminuição da eficiência da mastigação. Recessão gengival das superfícies dos dentes na boca afrouxa os suportes dentários. **Presbiesôfago**, alterações degenerativas no revestimento da musculatura lisa do esôfago inferior resultam em contrações esofágicas mais fracas e em fraqueza do esfíncter. Enquanto diminui a motilidade do esôfago e do estômago, o alimento pode permanecer no SGI superior por período maior; há, em consequência, risco de indigestão e de aspiração. Uma menor elasticidade estomacal reduz a quantidade de alimento que o estômago pode suportar de uma só vez. O pH do estômago é mais alto nesse período da vida em razão de declínios no ácido hidroclórico e na pepsina, o que contribui para elevar a incidência de irritação gástrica nessa fase da vida. Menos pepsina pode interferir na absorção das proteínas, ao passo que uma redução no ácido hidroclórico pode intervir na absorção de cálcio, ferro, ácido fólico e vitamina B12. A menor presença de células na superfície absorvente das paredes intestinais influencia a absorção de dextrose, xilose, cálcio, ferro e vitamina B, B12 e D.

Desaceleração peristáltica, sedentarismo, redução da ingestão de alimentos e líquidos, fármacos e uma dieta com baixo teor de fibras são responsáveis pela elevada incidência de constipação em indivíduos idosos. A redução na percepção sensorial pode impedir a percepção dos sinais de eliminação intestinal, capaz de promover constipação. Há também uma tendência ao esvaziamento incompleto dos intestinos em um movimento intestinal; 30 a 45 minutos após o movimento inicial, os demais movimentos intestinais talvez precisem ocorrer e, se isso não receber a devida atenção, podem surgir problemas.

A estrutura da vesícula e dos dutos biliares não se altera com a idade; mas a síntese dos sais biliares diminui, contribuindo para o risco de ocorrência de cálculos biliares. O pâncreas pode apresentar fibrose, atrofia e depósitos de ácidos graxos, além de uma redução das secreções pancreáticas; isso pode influenciar a digestão de gorduras e colaborar para a intolerância a alimentos gordurosos. Ainda que o tamanho do fígado diminua com o envelhecimento, sua função permanece dentro de limites normais. Fluxo de sangue ao estômago pode diminuir em consequência de débito cardíaco reduzido.

PROMOÇÃO DA SAÚDE GASTRINTESTINAL

Uma variedade de condições gastrintestinais pode ser evitada por boas práticas de saúde. A boa higiene dentária (Quadro 20.1) e visitas regulares ao dentista podem evitar distúrbios capazes de ameaçar a ingestão de nutrientes, a saúde geral, o conforto e a autoimagem.

Quantidade e qualidade adequadas de alimentos podem fortalecer a saúde geral e minimizam o risco de indigestão e constipação (ver Cap. 11, que traz informa-

> **QUADRO 20.1** **Práticas de saúde oral para adultos idosos**
>
> - Escovar todas as superfícies dos dentes e a língua, no mínimo, duas vezes ao dia, usando escova com cerdas macias e creme dental com flúor. Usar movimentos de subida e descida na escovação. Quando artrite, fraqueza e outros problemas interferirem na capacidade de uma escovação correta dos dentes, conseguir escova com manopla grande, movida a pilha, ou elétrica.
> - Usar fio dental diariamente. Há dispositivos para uso de fio dental compensadores de dedos com artrite ou outros problemas que interfiram em seu uso.
> - Se usado enxaguante bucal, evitar aqueles com álcool (enxaguantes bucais não substituem o fio dental).
> - Hastes de algodão para limpar (p. ex., com limão-glicerina) devem ser evitados, já que ressecam a mocosa oral e desgastam o esmalte dos dentes.
> - Escovar os dentes ou enxaguar a boca após ingerir açúcar ou outros doces.
> - Quando usadas dentaduras, retirá-la à noite e imergi-las em água. Limpar as dentaduras e as gengivas antes de recolocar as primeiras.
> - Quando balas e gomas de mascar forem uma preferência, usar variedades sem açúcar.
> - Ir ao dentista a cada seis meses. Visitas menos frequentes são aceitáveis, quando usado um conjunto completo de dentaduras; todavia, a detecção de doenças orais ainda conta com avaliação dos dentes; consultar o dentista com a frequência de visitas sugerida.

Alerta de domínio conceitual

Uso de álcool ou hastes de algodão com cítricos (p. ex., limão-glicerina) para a higiene oral não é recomendado porque pode ressecar mucosas e desgastar esmalte dos dentes. Escovar, usar fio dental e enxaguar a cavidade oral com enxaguantes promove a saúde da boca.

ções mais específicas sobre formas de promover a saúde nutricional). Conhecer a relação entre medicamentos e saúde gastrintestinal também é importante.

Meios naturais de promover a eliminação intestinal são importantes para que pessoas com mais idade os incorporem a suas rotinas, inclusive a boa ingestão de líquidos, uma dieta rica em frutas e verduras, atividades e o estabelecimento de horários regulares de evacuação (Fig. 20.1). Ingerir cerca de 20 a 35 g diários de fibras alimentares é aconselhável; se o consumo de fibras estiver baixo, a quantidade deve ser aumentada lentamente para prevenir gases, distensão abdominal, diarreia e outros sintomas. Se a pessoa não gosta de alimentos com muitas fibras, estes podem ser adicionados a outros alimentos (p. ex., farelo de trigo adicionado a carne moída ou bolinhos) para mascarar o gosto. Muito líquido deve acompanhar aumento da ingesta de fibras. Devido à tendência de esvaziamento incompleto do intestino em um só momento, deve ser oportunizado o esvaziamento completo e durante tentativas repetidas, em evacuações subsequentes. Às vezes, a solicitação de um idoso para ir ao banheiro ou ter disponível uma comadre para a eliminação intestinal, logo após a ocorrência de um movimento intestinal, é entendida como desnecessária, sendo ignorada; e ocorre a surpresa de ocorrência de incontinência. É útil que os idosos tentem ter seus movimentos intestinais

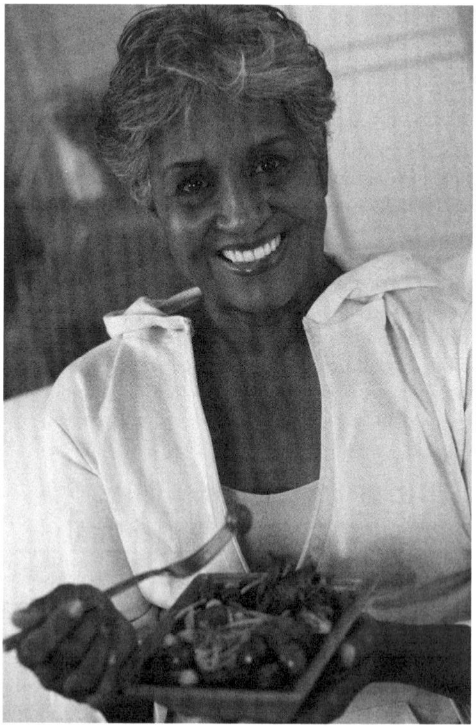

FIGURA 20.1 • Uma dieta rica em frutas e verduras é uma forma natural de promover a evacuação intestinal.

após o café da manhã porque a atividade matinal e a ingestão de alimentos e líquidos após um período de repouso estimulam o peristaltismo.

Uma investigação inteligente é capaz de revelar problemas que os pacientes possam ter omitido ao conversar com o médico e de identificar práticas que podem interferir na boa saúde (Guia de Coleta de Dados 20.1). A Tabela de Diagnóstico de Enfermagem 20.1 traz possíveis diagnósticos relacionados a problemas gastrintestinais.

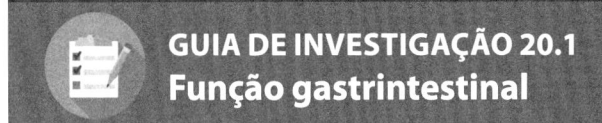

GUIA DE INVESTIGAÇÃO 20.1
Função gastrintestinal

OBSERVAÇÕES GERAIS

- *Aparência geral:* palidez pode estar associada a sangramento gastrintestinal. Fraqueza e fadiga podem resultar de desnutrição, desequilíbrios hidreletrolíticos ou sangramento. Ficar atento à obesidade e magreza incomum.
- *Cheiros:* odores incomuns na boca podem estar associados a distúrbios. Halitose pode indicar práticas insatisfatórias de higiene oral, doença da cavidade oral ou do esôfago, abscesso pulmonar ou infecção, doença hepática ou uremia.
- *Pele:* pele ressecada e com turgor insatisfatório pode indicar desidratação; descamação, prurido, descoloramento ou erupções de pele podem ser consequência de uma variedade de deficiências nutricionais.

ENTREVISTA

Perguntas criteriosamente estruturadas possibilitam revelar problemas escondidos, em especial, nos idosos, que aceitam alguns sintomas gastrintestinais como normais, ou que convivem com eles há tanto tempo, que já não os veem como anormais. As perguntas devem analisar assuntos como:

- *Estado dos dentes ou de dentaduras:* "Quando foi o último exame odontológico? Como você cuida dos dentes ou da dentadura? Quando colocou a dentadura, ela serviu bem? Você tem dor, sangramento ou outros sintomas?".
- *Gosto, apetite:* "O gosto dos alimentos é hoje diferente em comparação com seu gosto anterior? O que você faz para os alimentos terem gosto melhor? Como está seu apetite; compare-o ao dos anos anteriores".
- *Sintomas:* "Você tem alguma ferida na boca, dificuldade para engolir, engasga-se, tem a sensação de que alguma coisa 'desceu pelo orifício errado', náusea, vômito, sangramento em algum lugar na boca, sangue no vômito ou nas fezes, dor ou ardência no estômago ou nos intestinos, diarreia, constipação, gases, sangramento do reto?". Perguntas específicas precisam ser feitas para a investigação de todas as respostas positivas.
- *Peso:* "Percebeu mudanças recentes no peso? Está tentando engordar ou emagrecer?".
- *Digestão:* "Com que frequência tem indigestão? O que parece causá-la e como é controlada? Ocorre sensação de estômago cheio ou desconforto no peito após as refeições? Costuma ter regurgitação ou eructação?".
- *Eliminação:* "Com que frequência tem movimentos intestinais? Usa alguma medida especial para movimentar os intestinos? Em caso positivo, quais? Faz esforço para ter movimento intestinal? Já apareceu sangue nas fezes ou no papel higiênico? Qual a cor e a consistência de suas fezes?".
- *Dieta:* "Descreva o que você come e quando come, em um dia normal. Os alimentos têm um gosto diferente para você? Consegue comprar os alimentos e prepará-los sozinho? Seu padrão alimentar mudou?".
- *Sondagem colorretal:* Perguntar se tem sido feita sondagem colorretal (p. ex., sangue oculto nas fezes, sigmoidoscopia e colonoscopia).

Pode haver necessidade de mais perguntas para elucidar problemas percebido na entrevista.

EXAME FÍSICO

Inspeção, auscultação, percussão e palpação ajudam a confirmar problemas identificados na entrevista e a detectar distúrbios escondidos. Um exame sistemático do sistema gastrintestinal deve analisar:

- *Lábios:* observar simetria, cor, hidratação e condição geral. Como os capilares são abundantes nos lábios, uma descoloração azulada pode refletir oxigenação precária. Fissuras e rachaduras podem estar associadas a deficiências de riboflavina, compressão mandibular ou dentaduras mal-ajustadas.
- *Cavidade oral:* com um abaixador de língua e uma lanterna, examinar a boca. A mucosa deve estar úmida e rosada. Indivíduos negros podem apresentar pigmentação na mucosa. Ressecamento

(continua)

GUIA DE INVESTIGAÇÃO 20.1 *(Continuação)*
Função gastrintestinal

excessivo da mucosa ou da língua pode indicar desidratação. Observar lesões ou áreas de irritação causadas por dentes, dentaduras ou condições patológicas. Pontos brancos na cavidade oral podem sinalizar infecções por moniliáse, precisando de cultura. Sangramento e gengivas edemaciadas são associados, normalmente, com doença periodontal. Gengivas edemaciadas também podem resultar de terapia com fenitoína ou de leucemia. Envenenamento por chumbo causa uma linha escura e azulada ao longo da linha gengival, embora somente se houver dentes. Os idosos podem ter envenenamento por chumbo por exposição profissional ou contato no ambiente doméstico.

- *Língua:* examinar a parte superior e inferior da língua. A presença de uma crosta na língua pode estar associada a higiene insatisfatória ou desidratação. A língua apresenta cor vermelha e superfície lisa quando há deficiência de ferro, vitamina B12 ou niacina; manchas brancas e espessas podem indicar leucoplaquia, que pode ser pré-cancerígena. Prestar atenção a lesões na língua presentes há várias semanas, já que podem ser cancerígenas; ocorrem com mais frequência na superfície inferior do que na superior. Varizes na superfície inferior da língua não são achados raros. Determinar se a pessoa consegue movimentar a língua de um lado a outro, para cima e para baixo.

- *Faringe:* na deglutição normal, o nervo vago faz o palato mole erguer-se e bloquear a nasofaringe para evitar aspiração. Para testar essa função, comprimir a língua com o abaixador na porção média, mas não muito atrás, que resulta em ânsia de vômito; pedir para o paciente dizer "ah". O palato mole deve elevar-se com o "ah". Diante da presença de sensibilidade, hiperemia ou manchas brancas na garganta, deve ser providenciada cultura.

- *Abdome:* pedir ao paciente para urinar e, depois, deitar-se em supino sobre superfície firme; examinar o abdome. Perguntar a respeito de cicatrizes presentes; o paciente pode ter se esquecido de mencionar uma apendectomia feita há 50 anos. Estrias ou marcas de tensionamento são rosadas ou azuladas, quando recentes, e de um branco prateado quando antigas; podem resultar de obesidade, ascite, gravidez ou tumores. Observar exantemas, afundamentos e outros achados. Os dois lados do abdome devem estar simétricos, sem áreas salientes. Uma distensão simétrica, mais comumente por obesidade, pode também estar associada a ascite ou tumores. Ocorre distensão na porção central inferior do abdome (i. e., abaixo do umbigo), na presença de distensão da bexiga ou de tumores uterinos ou ovarianos. Distensão central e superior pode ser consequência de dilatação gástrica ou tumores no pâncreas. O abdome deve subir e baixar com as respirações. As atividades peristálticas podem ser observadas, algumas vezes, com pancadinhas leves de um dedo no abdome para estimular o peristaltismo. Com o diafragma do estetoscópio, os sons intestinais podem ser escutados cerca de uma vez a cada 5 a 15 segundos; costumam ser irregulares. Se não forem escutados, tentar estimulá-los, palpando o abdome com um dedo. A ausência de sons por 5 minutos pode indicar ausência de sons abdominais, com necessidade de avaliação médica. Sons altos e gorgolejantes indicam aumento da atividade peristáltica. Palpar o abdome não deve revelar a presença de caroços.

- *Reto:* fazer exame retal com o paciente de pé, inclinado sobre a mesa de exames, ou deitado sobre o lado esquerdo, com o quadril e o joelho direitos flexionados. Examinar a área perianal em primeiro lugar. Sacos de pele flácida em torno do ânus são hemorroidas. Fissuras, tumores, inflamação e práticas insatisfatórias de higiene podem ser notados. Pedir que o paciente faça esforço, o que pode evidenciar mais hemorroidas ou prolapso retal. Enquanto o paciente fizer força, inserir um dedo enluvado no canal anal. Dizer a ele que é normal a sensação de movimento intestinal iminente. O esfíncter deve comprimir em torno do dedo. Caroços ou outras anormalidades na parede do reto devem ser observados. Caroço rijo que evita a palpação completa do reto pode ser impactação fecal. As impactações podem ser movimentadas ou não. Se for impactação fecal, deve aparecer material fecal na luva, ou ocorrer saída de material fecal ao ser retirado o dedo do ânus.

- *Fezes:* conseguir amostra de fezes; o material fecal retirado durante o exame do reto pode indicar problemas. Fezes escuras como alcatrão podem estar associadas à ingestão de preparados com ferro ou de alimentos ricos em ferro, ou indicar sangramento na porção gastrintestinal superior. Sangue vermelho forte acompanha sangramento da porção intestinal inferior ou hemorroidas; podem ocorrer fezes claras e gordurosas quando há problemas de absorção; fezes acinzentadas ou cor de bronze são causadas por icterícia obstrutiva e muco nas fezes é uma possível consequência de inflamação.

TABELA 20.1	Diagnósticos de enfermagem relacionados a problemas gastrintestinais
Causas e fatores contribuintes	Diagnóstico de enfermagem[a,*]
Anemia, constipação, obesidade, deficiências de vitaminas e minerais, desidratação	Intolerância à atividade
Peristaltismo colônico reduzido e impulsos neurais mais lentos em razão de envelhecimento para sinalizar o ato de defecar, anorexia, obesidade, hemorroidas, falta de alimentos residuais na dieta, desidratação, uso habitual de laxantes	Constipação
Medicamentos, úlcera péptica, gastrite, colite ulcerativa, diverticulite, diabetes, impactação fecal, alimentação via sonda, estresse	Diarreia
Indigestão, constipação, hemorroidas, flatulência	Dor aguda
Diabetes sem controle, infecção, peritonite, diarreia, vômito, perda de sangue, ingestão insuficiente de líquidos, alimentos via sonda altamente solúveis	Volume de líquidos deficiente
Diabetes, desnutrição, hemorroidas	Risco de infecção
Obstrução intestinal, anorexia, náusea, vômito, estado dentário insatisfatório, sensações do gosto alteradas, constipação	Nutrição desequilibrada: menos do que as necessidades corporais
Sensações do paladar alteradas, preferências étnicas, sedentarismo, falta de motivação para alimentar-se bem	Nutrição desequilibrada: mais do que as necessidades corporais
Diabetes, câncer, gengivite, doença periodontal, ranger de dentes, dentadura mal-ajustada, desidratação, desnutrição, boca seca	Mucosa oral prejudicada

[a]NANDA-International (NANDA-I). (2014). *Nursing diagnoses: Definitions and classification, 2015–2017*. West Sussex, UK: Wiley-Blackwell.
*N. de R.T. A autora não utiliza, nesta obra, a terminologia proposta pela NANDA 2015–2017 porque esta classificação ainda não contempla o idoso em todas as suas dimensões. Por esse motivo, é feita uma adaptação do modelo proposto pela NANDA para contemplar as características identificadas no idoso a partir de sua prática profissional. Vale mencionar que a NANDA 2018–2020 (Porto Alegre: Artmed Editora, 2018) também segue esse modelo.

DICA DE COMUNICAÇÃO

Se durante a entrevista os pacientes negarem a existência de qualquer problema com constipação diante de perguntas sobre eliminação intestinal, pode ajudar perguntar-lhes sobre as medidas que tomam para manter a regularidade intestinal. Em uma sondagem assim, pode-se descobrir que os pacientes usam laxantes rotineiramente, fazem enemas ou têm períodos regulares de diarreia. Fazer perguntas específicas sobre esses tópicos podem ajudar a revelar problemas que, de outra forma, não seriam descobertos.

CONSIDERAÇÕES GERAIS DE ENFERMAGEM RELATIVAS A PROBLEMAS GASTRINTESTINAIS

Boca seca (xerostomia)

A saliva tem muitas funções importantes, como lubrificar os tecidos moles, auxiliar a remineralizar os dentes, promover as sensações de gosto e ajudar a controlar as bactérias e os fungos na cavidade oral. Menos saliva, portanto, pode ter consequências importantes.

Boca seca pode resultar de muitos fatores, além de declínios mais leves associados ao envelhecimento na secreção de saliva. Muitos remédios usados pelos idosos (p. ex., diuréticos, anti-hipertensivos, anti-inflamatórios e antidepressivos) podem afetar a salivação. A síndrome de Sjögren, uma doença do sistema imune, é capaz de reduzir a função das glândulas salivares e causar ressecamento grave da mucosa. Respiração pela boca e alterações cognitivas também contribuem para esse problema.

Indivíduos com a boca seca beneficiam-se com higiene oral frequente, não apenas pelo conforto obtido, mas ainda pela redução do risco aumentado de doença dentária associada à boca seca. Substitutos para a saliva podem ser encontrados em gel e enxaguatórios; entretanto, para muitas pessoas, funciona tomar água para aliviar o ressecamento e estimular a produção de saliva, assim como comer bala sem adição de açúcar e mascar chicletes.

Problemas dentários

O cuidado com os dentes é importante durante a vida inteira. Examiná-los pode ser fundamental para detectar e prevenir precocemente muitos problemas que afetam outros sistemas do organismo. Uma condição dentária insatisfatória pode limitar a ingestão de alimentos, possivelmente ocasionando constipação e desnutrição (ver Cap. 11). Também pode impedir que as pessoas se exponham, o que pode afetar a socialização, resultando em apetite insatisfatório, que pode também causar desnutrição. **Doenças periodontais** podem predispor os idosos à infecção sistêmica. Embora os cuidados dentários sejam importantes para prevenir esses problemas, limitações financeiras impedem que muitos idosos os busquem. Há os que erroneamente acreditam que usar dentadura elimina a necessidade de idas regulares ao dentista; outros, como muitos jovens, têm medo de dentistas. Cabe ao enfermeiro incentivar exames dentários regulares e promover os cuidados dos dentes, explicando as doenças graves que podem ser detectadas pelos dentistas, além de ajudar os pacientes a encontrar clínicas odontológicas com serviços mais baratos ou gratuitos. Compreender como as técnicas dentárias modernas minimizam a dor pode aliviar os problemas. Embora pessoas com mais idade possam não ter se beneficiado com a adição do flúor à água, ou com a aplicação de flúor quando jovens, o uso tópico de flúor é benéfico para os dentes dos idosos, da mesma forma que para os dentes dos mais jovens. O enfermeiro deve orientar os pacientes a informar seus dentistas sobre seus problemas de saúde e os medicamentos que tomam, ajudando-os a determinar modificações nos procedimentos, a taxa de cura esperada e os remédios que não devem ser prescritos.

Problemas nos dentes podem ser causados por alteração na sensação do gosto, dieta insatisfatória ou dieta com menos recursos financeiros à base de carboidratos, com ingestão excessiva de doces, que podem causar cáries. Deficiências do complexo vitamínico B e cálcio, desequilíbrios hormonais, hiperparatireoidismo, diabetes, osteomalacia, doença de Cushing e sífilis podem ser causas subjacentes de problemas dentários. Alguns fármacos, como a fenitoína, que pode causar **gengivite**, ou anti-histamínicos e antipsicóticos, que causam ressecamento grave da boca, podem contribuir. O processo de envelhecimento, em si, também afeta os dentes. As superfícies costumam desgastar-se com os vários anos de uso, graus variados de ocorrência de reabsorção da raiz ocorrem, além de perda do esmalte dos dentes; isso tudo pode aumentar o risco de irritação aos tecidos dentários mais profundos. Embora lesões neoplásicas que surgem sejam mais benignas do que malignas, o câncer na cavidade oral, especialmente em homens, tem incidência aumentada com o envelhecimento, da mesma forma que a monilíase, normalmente associada a problemas mais graves, como diabetes ou leucemia. Não se pode pressupor que todas as lesões esbranquiçadas encontradas na boca sejam monilíase. É importante uma biópsia para ter certeza de não serem cancerígenas. A doença periodontal, que danifica os tecidos moles em torno de dentes e dos ossos de apoio, apresenta incidência elevada entre os idosos, sendo causa importante de perda de dentes. Cáries dentárias ocorrem com menor frequência nessa população, mas ainda são um problema.

> **CONCEITO-CHAVE**
>
> Com o envelhecimento, os dentes têm desgaste das superfícies, redução no tamanho e no volume da polpa, aumento da fragilidade, graus variados de absorção das raízes e perda do esmalte.

Uma boa higiene oral é muito importante para os idosos, que já podem ter problemas com **anorexia** ou alteração do gosto dos alimentos. Dentes, gengivas e língua têm de ser escovados com regularidade, com escova de dentes macia, que pode ainda ser usada para massagear suavemente, as gengivas, no caso dos usuários de dentaduras. Escovar é melhor do que usar chumaços de algodão ou gaze, mesmo nos dentes de pacientes inconscientes. Deve-se usar diariamente fio dental nos dentes naturais. Como a mucosa oral é mais fina e menos vascularizada com a idade, é necessário evitar causar-lhe trauma. O enfermeiro deve informar o dentista e o médico sobre língua atônica ou atrofiada, lesões, descoloração da mucosa, dentes soltos, sensibilidade, sangramento ou outro problema identificado durante o exame e os cuidados da cavidade oral.

Disfagia

A incidência de dificuldades para deglutir aumenta com o envelhecimento. Como a deglutição depende de mecanismos complexos que envolvem vários nervos cranianos e músculos da boca, do rosto, da faringe e do esôfago, o que quer que impacte essas estruturas pode ocasionar **disfagia**. Doença do refluxo gastresofágico (GERD) é uma causa comum, da mesma forma que o derrame e os distúrbios estruturais. A disfagia pode ser **orofaríngea**, caracterizada por dificuldade de transferir o bolo alimentar ou líquidos da boca à faringe e ao esôfago, sendo mais comum em pessoas com dano neurológico, ou ela pode ser **esofágica**, envolvendo dificuldades da passagem do alimento pelo esôfago, sendo mais comum em pessoas com problemas de motilidade, anormalidades do esfíncter, ou obstruções mecânicas causadas por estenose. Os sintomas podem ser leves, como dificuldades ocasionais para deglutir alguns tipos de alimento, até uma total incapacidade de deglutir.

Uma coleta atenta de dados e observação ajudam no diagnóstico da causa do problema. O enfermeiro precisa perguntar a pacientes com disfagia:

- Quando o problema começou;
- Quais outros sintomas acompanham a disfagia (dor no peito, náusea ou tosse);
- Quais tipos de alimentos desencadeiam os sintomas (p. ex., sólidos ou líquidos);
- Se o problema é intermitente ou se está presente a cada refeição.

Observar a ingestão dos alimentos pode melhorar o entendimento da natureza do problema. Encaminhar a fonoaudiólogo é essencial para a elaboração de um plano de cuidados eficiente.

Prevenir a aspiração e promover um estado nutricional adequado são metas importantes no cuidado de pacientes com disfagia. O enfermeiro deve seguir as recomendações do fonoaudiólogo com rigidez. Usualmente, uma dieta cremosa e espessamento dos líquidos são recomendados para a promoção da facilidade para deglutir; há, entretanto, vários níveis de alterações alimentares que podem ser receitados, variando dos alimentos em forma de purê, dos alterados mecanicamente, chegando aos usuais. Pacientes com disfagia devem alimentar-se sentados e eretos, ingerindo porções pequenas, sem pressa. Pode haver necessidade de lembretes verbais. Um aspirador para sucção, de fácil acesso, é benéfico em caso de engasgo. É importante monitorar a ingestão dos alimentos e o peso do paciente.

Hérnia de hiato

A incidência de **hérnias de hiato** aumenta com o envelhecimento, afetando cerca de metade das pessoas nos Estados Unidos com mais de 50 anos de idade, com maior incidência entre mulheres idosas. A alta prevalência dessa condição pode estar relacionada à dieta de baixo teor de fibras dos norte-americanos. Os dois tipos de hérnia de hiato incluem a deslizante (axial) e a rolada (paraesofágica). O tipo deslizante é o mais comum e ocorre quando parte do estômago e da junção deste com o esôfago desliza pelo diafragma. A maioria dos pacientes com GERD tem esse tipo. No tipo rolado ou paraesofágico, o fundo e as curvaturas maiores do estômago sobem no diafragma. Azia, disfagia, eructação, vômito e regurgitação são sintomas comuns associados à hérnia de hiato. São sintomas especialmente problemáticos, quando o paciente está recumbente (posição dorsal). Dor (por vezes confundida com ataque cardíaco) e sangramento também podem ocorrer. O diagnóstico é confirmado por deglutição de bário e esofagoscopia.

A maior parte dos pacientes é controlada com medicamentos. Se o paciente for obeso, reduzir o peso pode minimizar o problema. Uma dieta leve é recomendada, da mesma forma que o uso de leite e antiácidos para alívio dos sintomas. Mais refeições menores durante o dia, em vez de três maiores, ajudam a melhorar as hérnias de hiato, podendo ser vantajosas para os indivíduos idosos que enfrentam outros problemas gastrintestinais associados à idade. Comer antes de dormir deve ser desestimulado. Alguns pacientes podem preferir dormir em posição parcialmente recumbente. Bloqueadores H2, como ranitidina, cimetidina ou nizatidina, e inibidores da bomba de próton, como lansoprazol e omeprazol, costumam ser receitados. O Plano de Cuidados de Enfermagem 20.1 traz um exemplo de roteiro de cuidados para pacientes com hérnia de hiato.

> **CONCEITO-CHAVE**
>
> Várias refeições menores ao longo do dia, em vez de três maiores, não são apenas benéficas no controle de hérnias de hiato, como também trazem vantagens à saúde gastrintestinal de todos os idosos.

Câncer de esôfago

A maioria das pessoas com câncer no esôfago tem idade avançada, ainda que a incidência esteja decrescendo. Os tipos mais comuns são carcinoma de células escamosas e adenocarcinoma. A doença costuma acometer as pessoas entre 50 e 70 anos de idade, com incidência maior nos homens. Homens afro-americanos, com história de alcoolismo e tabagismo em excesso, têm uma incidência maior de carcinoma esofágico das células escamosas. Higiene oral insatisfatória e irritação crônica pelo tabaco, álcool e outros agentes contribuem para o aparecimento do problema. Esôfago de Barrett, condição em que o revestimento normal do esôfago é substituído por um tipo de revestimento comumente encontrado nos intestinos (metaplasia intestinal), está associado a aumento do risco de aparecimento de câncer (Patel e Burbridge, 2015). O risco de aparecimento de adenocarcinoma é de 30 a 125 vezes maior em indivíduos com o esôfago de Barrett do que naqueles sem essa condição (National Institute of Diabetes and Digestive and Kidney Disease, 2015).

Disfagia, perda de peso, salivação excessiva, sede, soluços, anemia e sangramento crônico são sintomas da doença. Os sintomas, infelizmente, não costumam ser identificados, a não ser com doença já avançada, contribuindo para um prognóstico insatisfatório. Engolir bário, esofagoscopia e biópsia são medidas diagnósticas. As opções de tratamento incluem ressecção cirúrgica, radiação, quimioterapia, terapia com laser e terapia fotodinâmica. Tumores benignos de esôfago são raros em idosos.

Úlcera péptica

Além de estresse, dieta e predisposição genética como causas, acredita-se que alguns fatores sejam responsáveis pelo aumento de úlceras nos idosos, inclusive longevidade, avaliações diagnósticas mais precisas e o fato de as úlceras poderem ser complicação de doença pulmonar obstrutiva crônica (DPOC), cada vez mais prevalente. Os fármacos normalmente prescritos para os idosos, capazes de aumentar as secreções gástricas e reduzir a resistência da mucosa, incluem ácido acetilsalicílico, reserpina, tolbutamida, fenilbutazona, colchicina e corticosteroides adrenais. Outros fatores de risco incluem tabagismo, consumo acentuado de bebida alcoólica, cafeína, estresse e infecção por *Helicobacter pylori*.

Úlceras pépticas tendem a apresentar sintomas mais agudos nos indivíduos mais velhos, como dor, sangramento, obstrução e perfuração. Medidas diagnósti-

PLANO DE CUIDADO DE ENFERMAGEM 20.1

IDOSO COM HÉRNIA DE HIATO

Diagnóstico: Dor aguda

Meta	Ações de enfermagem
O paciente estar livre do desconforto relacionado à hérnia de hiato.	• Ajudar o paciente a identificar situações que trazem desconforto (p. ex., inclinar-se, lanchar antes de dormir); aconselhar o paciente a evitá-las. • Ensinar e oferecer apoio para uma dieta com baixas calorias, quando a obesidade for um problema. • Aconselhar o paciente a fazer entre cinco e seis refeições menores durante o dia, em vez de três maiores; no hospital ou em outro local de atendimento, consultar um nutricionista para organizar esse plano de refeições. • Orientar o paciente a fazer as refeições devagar e a se sentar ereto ao alimentar-se, mantendo-se nessa posição por 1 hora após cada refeição. • Desencorajar o consumo de alimentos temperados, bebidas com cafeína, bebidas com gás e álcool. • Aconselhar o paciente a parar de fumar, se tiver esse hábito; encaminhá-lo a programa para deixar o cigarro, se necessário. • Aconselhar o paciente a não consumir alimentos, pelo menos, 2 horas antes de dormir à noite ou antes da eventual soneca do dia. • Orientar o paciente a evitar erguer peso, inclinar-se, usar tiras elásticas ou calças justas, bem como tossir ou espirrar com muito esforço. • Prevenir constipação para evitar o esforço durante os movimentos intestinais. • Erguer a cabeceira da cama, colocando blocos sob ela (melhor do que elevar parte do colchão por causa do risco de forças de cisalhamento). • Administrar antiácidos conforme prescrição médica.

Diagnóstico de enfermagem: Nutrição desequilibrada: menos do que as necessidades corporais

Meta	Ações de enfermagem
O paciente consumir a dieta prescrita e estar livre de desconforto abdominal.	• Consultar nutricionista e um médico para a elaboração de um plano alimentar adequado ao paciente. • Orientar o paciente a fazer de cinco a seis refeições menores em vez de três maiores. • Identificar os alimentos que aumentam os sintomas e orientar o paciente a tirá-los da dieta; oferecer alimentos de igual valor nutritivo para substituir os eliminados, se necessário. • Registrar e monitorar o peso e a dieta alimentar.

cas e terapêuticas assemelham-se às usadas com adultos mais jovens. Tratar os fatores de risco é importante. O enfermeiro deve estar atento às complicações associadas a essa condição, com mais probabilidade de ocorrer em idosos, por exemplo, constipação ou diarreia, causada por terapia com antiácidos, e obstrução pilórica, que resulta em desidratação, peritonite, hemorragia e choque.

Câncer de estômago

A incidência de câncer gástrico aumenta com a idade, ocorrendo com maior frequência em indivíduos entre 50 e 70 anos de idade, com idade média de diagnóstico aos 68 anos. Predomina nos homens, nos fumantes, nos grupos de menor condição financeira e em afro-americanos, hispânicos e asiáticos e moradores das ilhas do Pacífico. Os adenocarcinomas respondem pela maioria das malignidades gástricas. Anorexia, dor epigástrica,

> **PARA REFLETIR**
>
> Como dieta, atividade, emoções e outros fatores afetam seu apetite, dieta, digestão e eliminação intestinal? Você percebe padrões que pode corrigir e, em caso positivo, quais?

perda de peso e anemia são sintomas de câncer gástrico; podem ser sutis e facilmente confundidos com problemas de indigestão. Sangramento e aumento do fígado podem ocorrer. Sintomas associados a metástase pélvica podem surgir também. O diagnóstico é confirmado com a deglutição de bário e gastroscopia com biópsia. O tratamento cirúrgico com gastrectomia parcial ou total é a preferência. Se detectado logo, o prognóstico é bom; quando em estágio já avançado, é ruim. Uma dieta com pouca carne vermelha e com muitos antioxidantes pode ajudar a prevenir o câncer de estômago.

> **CONCEITO-CHAVE**
>
> Sintomas de câncer gástrico podem ser sutis e facilmente confundidos com indigestão.

Doença diverticular

Bolsas múltiplas da mucosa intestinal na parede muscular enfraquecida do intestino grosso, conhecidas como diverticulose, são comuns entre os idosos. Constipação crônica, obesidade, hérnia de hiato e atrofia dos músculos da parede intestinal, com o envelhecimento, contribuem para o problema. Dietas com baixo teor de fibras e poucos alimentos residuais, comuns nas sociedades ocidentais, compõem uma das principais razões para a diverticulose ser comum nos Estados Unidos, ainda que rara em países em desenvolvimento. A maioria dos casos envolve o colo sigmoide; muitos casos são assintomáticos. Quando os sintomas estão presentes, podem incluir sangramento leve, mudança nos hábitos intestinais (constipação, diarreia, ou ambas) e sensibilidade à palpação do quadrante inferior esquerdo. Enema de bário costuma identificar o problema. A cirurgia é realizada somente se surgir sangramento grave. O manejo médico é mais comum e inclui aumento da ingestão de fibras alimentares, redução de peso e evitar a constipação.

Os conteúdos intestinais podem acumular-se nos divertículos e decompor, causando inflamação e infecção; a isso dá-se o nome de **diverticulite**. Embora menos de metade dos pacientes com diverticulose desenvolvam diverticulite, a maioria deles tem idade avançada. Essa população tende a ter esse problema com mais frequência que qualquer outro grupo.

Comer demais, tensão ao defecar, álcool e alimentos irritantes podem contribuir para a diverticulite, em paciente com diverticulose. Início repentino de dor no quadrante inferior esquerdo, semelhante à da apendicite, embora acima da área do sigmoide, é sintoma dessa condição. Náusea, vômito, constipação, diarreia, febre baixa e sangue ou muco nas fezes podem ocorrer. Esses ataques podem ser muito agudos ou de progressão lenta; embora os ataques agudos possam causar peritonite, as formas mais lentas também podem ser graves em razão da possibilidade de obstrução no intestino inferior, resultante da formação de cicatrizes e abscesso. Além das complicações mencionadas, podem surgir fístulas na bexiga, na vagina, no colo e nos intestinos. Na fase aguda, as tentativas concentram-se em reduzir a infecção, oferecer nutrição, aliviar o desconforto e promover o repouso. Nada costuma ser ingerido pela boca, sendo usada terapia intravenosa. Desaparecidos os episódios agudos, ensina-se o paciente a consumir uma alimentação com baixo teor residual. A cirurgia, realizada quando o manejo médico não funcionou ou surgiram complicações graves, pode consistir em ressecção ou em colostomia temporária. Deve ser estimulado o acompanhamento contínuo.

Câncer colorretal

O câncer em qualquer local no intestino grosso é comum com o envelhecimento. O colo sigmoide e o reto tendem a ser locais frequentes de carcinomas; na verdade, câncer colorretal é a segunda malignidade mais comum nos Estados Unidos. Embora varie o padrão dos sintomas de uma pessoa para outra, alguns sintomas comuns incluem:

- Sangramento do reto, fezes com sangue.
- Alteração no padrão intestinal.
- Sensação de esvaziamento incompleto do intestino.
- Anorexia.
- Náusea.
- Desconforto abdominal, dor sobre a região afetada.
- Fraqueza, fadiga.
- Perda inexplicada de peso.
- Anemia.

Alguns idosos ignoram os sintomas intestinais, pois acreditam que são decorrentes de constipação, dieta errada, ou hemorroidas. A descrição feita pelo paciente das condições intestinais é menos confiável do que um exame retal digital, que detecta metade de todos os carcinomas do intestino grosso e do reto. Exame de sangue oculto nas fezes detecta tumores colônicos precocemente. Os exames diagnósticos incluem colonoscopia com biópsia e colonografia CT (colonoscopia virtual). Ressecção cirúrgica com anastomose ou a formação de uma colostomia costuma ser realizada. Livros de enfermagem médico-cirúrgica podem informar sobre essa cirurgia e os enfermeiros devem consultá-los quanto a orientações específicas para os cuidados de pacientes com essa condição.

> **CONCEITO-CHAVE**
>
> A realização de exame anual de sangue oculto nas fezes e exame retal digital é recomendada porque ambos podem detectar muitos cânceres do intestino grosso e do reto. Além disso, uma sigmoidoscopia flexível, a cada cinco anos, ou uma colonoscopia, a cada 10 anos, é aconselhável como recurso importante para a detecção de câncer colorretal. Os fatores de risco podem requerer exames mais frequentes.

É importante dar-se conta de que uma colostomia pode apresentar muitos problemas para pessoas idosas. Além de adaptar-se a muitas mudanças no corpo devidas ao envelhecimento, uma colostomia exige maior adaptação e uma ameaça a um bom autoconceito. Os idosos podem achar que ela os afasta ainda mais do que é considerado socialmente normal. Podem ocorrer prejuízos à socialização pela preocupação do paciente quanto às reações dos outros ou por receio de episódios causadores de embaraço. Reservas mais baixas de energia, artrite nos dedos das mãos, movimentos mais lentos e visão mais insatisfatória estão entre os problemas que podem criar obstáculos à capacidade de cuidar de uma colostomia, levando à dependência de outros para a obtenção de ajuda com esse procedimento. Essa necessidade de assistência pode ser entendida como uma perda significativa de independência pelos idosos. Uma intervenção estratégica e hábil do enfermeiro pode promover a adaptação psicológica e física a uma colostomia. Acompanhamento contínuo é benéfico para investigar a capacidade de mudança do paciente para que ele se envolva na atividade de autocuidado, além de identificar problemas e oferecer suporte e tranquilização constantes.

Constipação crônica

A constipação é uma preocupação normal dos indivíduos idosos (ver Destaque para Diagnósticos de Enfermagem 20.1). Muitos fatores podem contribuir para essa condição, inclusive:

- estilo de vida sedentário;
- ingestão de poucas fibras e líquidos;
- depressão;

DESTAQUE DE DIAGNÓSTICO DE ENFERMAGEM 20.1

CONSTIPAÇÃO
Visão geral

A constipação é uma condição em que há passagem pouco frequente de fezes, as quais são ressecadas e duras. Alguns achados consistentes referentes a essa condição incluem redução da frequência de movimentos intestinais (se comparada ao padrão normal do paciente); esforço para ter movimento intestinal; fezes duras e secas; distensão e desconforto abdominais; caroço palpável e sensação de pressão ou peso retal; apetite insatisfatório; dor nas costas, dor de cabeça; nível de atividade diminuído e pedido ou uso de laxantes ou enemas.

Fatores desencadeadores ou contribuintes

Redução do peristaltismo associada ao envelhecimento, uma vida sedentária, a imobilidade, dor decorrente de hemorroidas, ingesta alimentar insatisfatória de fibras e líquidos, desidratação, algumas doenças (p. ex., hipotireoidismo), cirurgia, dependência de laxantes ou enemas e efeitos colaterais de medicamentos (p. ex., antiácidos, cálcio, anticolinérgicos, bário, ferro e narcóticos).

Meta

O paciente estabelecer um padrão regular de eliminação intestinal e expelir fezes de consistência normal, sem esforço ou desconforto.

Intervenções

- Estabelecer e manter registro da frequência e das características dos movimentos intestinais.
- Assegurar que o paciente consuma no mínimo 1.300 mL de líquidos todos os dias (a menos que haja contraindicação).
- Analisar o padrão alimentar com o paciente e informá-lo, se necessário, sobre a inclusão de alimentos com muitas fibras na alimentação; monitorizar a ingestão diária.
- Ajudar o paciente a elaborar um programa para aumentar o nível de atividade se adequado.
- Auxiliar o paciente a criar um horário regular para usar o vaso sanitário; oferecer assistência para o seu uso, quando necessário; garantir privacidade durante esse uso; diante de necessidade do uso da comadre, garantir que o paciente fique ereto e confortável, a menos que haja contraindicação.
- Avaliar o uso de plantas com efeitos laxativos, como babosa, raiz de dente-de-leão, cáscara sagrada, sene e ruibarbo.
- Consultar um médico a respeito do uso de suplementos de vitamina C, várias vezes por dia, até que as fezes estejam macias (não ultrapassar 5.000 mg/dia).
- Administrar laxantes, conforme prescrição médica; evitar o seu uso por tempo prolongado a não ser que a condição do paciente exija o contrário.
- Monitorar a ocorrência de impactação fecal.
- Investigar o uso que o paciente faz de laxantes e enemas; quando existir dependência de laxantes ou enemas para defecar, informar sobre os perigos associados a essa dependência e elaborar um plano para, lentamente, reduzir o seu uso (interromper repentinamente é contraindicado).
- Orientar o paciente sobre meios não farmacológicos para estimular movimentos intestinais.

- abuso de laxantes;
- alguns medicamentos, como opiáceos, sedativos e géis de hidróxido de alumínio;
- sensações difusas que tornam o sinal de eliminação intestinal imperceptível;
- falha em permitir tempo suficiente para o esvaziamento intestinal completo.

Uma dieta com elevado teor de fibras e líquidos, além de atividades regulares, pode promover a eliminação intestinal, e alguns alimentos que os pacientes entendem como eficientes (p. ex., ameixas pretas ou pudim de chocolate) podem ser incorporados à dieta normal. Uma mistura de passas de uva, ameixas, tâmaras e groselha pode compor um lanche saboroso e nutritivo, que promove a eliminação intestinal (no caso de pessoas com problemas para mastigar, essa mistura pode ser adicionada a iogurte ou purê de maçãs). Proporcionar um tempo regular para a eliminação intestinal costuma ajudar; as manhãs tendem a ser o melhor momento para que os idosos esvaziem o intestino. Algumas vezes, girar o tronco de lado a lado, para a frente e para trás, enquanto sentado no vaso sanitário, ajuda a estimular o movimento intestinal. Só quando essas medidas não funcionarem é que medicamentos passam a ser considerados.

> **CONCEITO-CHAVE**
>
> Medidas que promovem a eliminação intestinal incluem agendamento de um horário regular para essa função, incorporação de alimentos com muitas fibras à dieta e movimentos giratórios do tronco de um lado a outro e de trás para a frente enquanto estiver sentado no vaso sanitário.

Os indivíduos idosos podem precisar de orientações sobre eliminação intestinal. O uso seguro de laxantes deve ser salientado para evitar o abuso desses fármacos. O paciente precisa saber que diarreia resultante de abuso de laxantes pode causar desidratação, uma ameaça grave à vida. Raiz de dente-de-leão, cáscara sagrada, sene e ruibarbo são plantas que estimulam os movimentos intestinais e podem ser tomadas para prevenir a constipação.

Idosos hospitalizados ou em casa de longa permanência podem se beneficiar do uso de um registro da eliminação fecal que siga um horário e apresente quantidade e características dos movimentos intestinais. Esse registro pode ajudar o enfermeiro a prevenir constipação e impactação fecal, oferecendo dados de fácil acesso sobre a evacuação do paciente. Inclusive para os idosos da comunidade pode ser um benefício manter um registro da evacuação feito por eles mesmos.

Constipação crônica que não melhora com as medidas normais pode necessitar de avaliação médica, inclusive exame retal, anal e do sigmoide, para determinar a presença de alguma causa oculta.

Flatulência

A flatulência, comum nos idosos, é causada por constipação, movimentos intestinais irregulares, alguns alimentos (p. ex., aumento da ingestão de alimentos com elevado teor de fibras na dieta nos últimos anos) e controle neuromuscular insatisfatório do esfíncter anal. Conseguir um padrão intestinal regular e evitar alimentos produtores de gases podem aliviar o problema, da mesma forma que a administração de medicamentos específicos para tal. Sentar-se ereto após as refeições ajuda a permitir a subida dos gases até o fundo do estômago para serem expelidos.

O desconforto associado à incapacidade de expelir gases pode ocorrer uma vez ou outra. Aumentar as atividades pode trazer alívio, da mesma forma que posicionar-se com os joelhos no peito, se possível. Uma bolsa para gases, com uma sonda retal acoplada a uma bolsa plástica, que evita entrada de ar no reto, pode trazer benefício.

Obstrução intestinal

Prejuízo total ou parcial do fluxo dos conteúdos intestinais no intestino grosso costuma ocorrer por câncer de colo; aderências e hérnias são a principal causa de obstruções

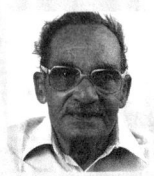

> **ESTUDO DE CASO**
>
> Sr. Celso tem 75 anos de idade e participa de um programa de atendimento-dia para adultos. Na entrevista, você descobre que ele teve um acidente vascular encefálico (AVE) há dois anos que o deixou com o lado direito mais enfraquecido. O prontuário do paciente indica que ele também tem história de hérnia de hiato, depressão, hipertensão e osteoartrite. Está tomando fármacos anti-hipertensivos, antidepressivos e anti-inflamatórios não esteroides (AINE).
>
> **DESENVOLVENDO O PENSAMENTO CRÍTICO**
> - Quais ameaças à saúde gastrintestinal existem para sr. Celso?
> - Quais medidas podem ser implementadas para reduzir essas ameaças?

no intestino delgado. Outras causas de bloqueio incluem diverticulite, colite ulcerativa, hipocalemia, problemas vasculares e íleo paralítico, uma obstrução mecânica que pode ocorrer após uma cirurgia para corrigir nervos afetados pela falta prolongada de atividade peristáltica.

Os sintomas variam, dependendo do local e da causa da obstrução:

- Obstrução do intestino delgado causa dor nas porções superior e intermediária do abdome, em ondas recorrentes e ritmadas, associadas à tentativa do intestino delgado de empurrar os conteúdos pela obstrução. Ocorre vômito, que pode trazer certo alívio.
- Obstrução após o íleo causa distensão abdominal tão grave que o diafragma elevado pode inibir as respirações. O vômito é mais grave do que com bloqueios do intestino delgado, inicialmente, composto de alimentos semidigeridos e, posteriormente, de bile, ficando mais líquido.
- Obstrução colônica causa dor no baixo abdome, hábitos intestinais alterados, distensão e a sensação de necessidade de defecar. Vômito só ocorre mais tarde, quando a distensão atinge o intestino delgado.

Cabe ao enfermeiro analisar completamente os sintomas e observar os sons intestinais. Uma obstrução intestinal pode causar repentes peristálticos com tonalidades elevadas, escutados com auscultação. Quando a obstrução persiste por longo tempo ou os intestinos apresentam muitos danos, os sons intestinais diminuem até ficarem ausentes.

A intervenção no momento certo é fundamental para prevenir o estrangulamento intestinal e complicações graves. Radiografias e exames de sangue costumam ser feitos para determinar a causa e a extensão do problema. Intubação intestinal é o principal tratamento e costuma ajudar a descomprimir o intestino, rompendo a obstrução. Quando o manejo médico não tem sucesso ou a causa está relacionada a obstruções vasculares ou mecânicas, há necessidade de cirurgia. Além do apoio ao plano de tratamento médico ou cirúrgico, os enfermeiros devem promover conforto ao paciente e garantir a recuperação e a manutenção do equilíbrio hidreletrolítico.

Impactação fecal

Prevenir a constipação ajuda a evitar a impactação fecal. Observar a frequência e o caráter dos movimentos intestinais pode ser útil na detecção do aparecimento de impactação. É essencial registrar as evacuações intestinais no caso de indivíduos idosos hospitalizados ou em casas de repouso, para que sejam identificadas as alternâncias nos movimentos intestinais. As indicações de uma impactação fecal incluem:

- reto distendido;
- desconforto abdominal e retal;
- perda lenta de material fecal em torno da impactação, normalmente confundida com diarreia;
- massa fecal rija e palpável;
- febre.

Como as políticas podem variar, os enfermeiros devem analisar os procedimentos permitidos pela agência empregadora para garantir que a remoção de uma impactação fecal seja um ato de enfermagem aceito. Enema, comumente de retenção e oleoso, pode ser receitado para ajudar no processo de amaciamento e eliminação das fezes. Fragmentação e remoção manual das fezes, com dedo enluvado e lubrificado, promovem a remoção da impactação. Às vezes, injetar 50 mL de peróxido de hidrogênio por sonda retal causa a fragmentação da impactação à medida que essa substância forma espuma. É importante cuidar para não traumatizar o paciente ou causar-lhe muita pressão durante esses procedimentos.

Incontinência fecal

Incontinência fecal, ou seja, defecar involuntariamente, refere-se à incapacidade de controlar, de forma voluntária, a eliminação de fezes. Essa condição costuma estar associada, em indivíduos idosos, à impactação fecal, quando internados ou física ou cognitivamente prejudicados. Por isso, o primeiro passo é investigar se há impactação. Se ela não estiver presente, investigar outras causas. Possíveis causas de incontinência intestinal incluem força contrátil menor, prejuízo do automatismo do esfíncter anal externo e puborretal (secundário à fraqueza muscular ou lesão do nervo pudendo associada à idade), perda do controle cortical e capacidade reduzida do reservatório (secundária à ressecção cirúrgica ou presença de tumor). Proctossigmoidoscopia, proctografia e manometria anorretal estão entre os exames diagnósticos usados para avaliar esse distúrbio. A causa da incontinência dita o método de tratamento, que pode incluir novo treinamento intestinal (Plano de Cuidados de Enfermagem 20.2), fármacos, cirurgia ou *biofeedback*.

Apendicite aguda

Embora a apendicite aguda não seja frequente em idosos, é importante registrar que pode estar presente, com sinais e sintomas alterados, quando realmente ocorrer. A dor grave que acomete os mais jovens pode estar ausente nos mais velhos; nestes, ela pode ser mínima e referida. A febre pode ser mínima e uma leucocitose estar ausente. Essas diferenças costumam retardar o diagnóstico. Cirurgia imediata melhora o prognóstico do paciente. Infelizmente, atraso ou diagnóstico errado e a incapacidade de melhorar o estado geral do paciente antes dessa cirurgia de emergência podem levar a complicações maiores e mortalidade entre idosos com apendicite.

PLANO DE CUIDADO DE ENFERMAGEM 20.2

IDOSO COM INCONTINÊNCIA FECAL

Diagnóstico de enfermagem: Incontinência intestinal (fecal)

Meta	Ações de enfermagem
O paciente conseguir restauração parcial ou total do controle intestinal.	• Registrar e avaliar o padrão de eliminação intestinal do paciente. • Estabelecer um horário fixo para o uso do vaso sanitário, segundo um padrão. • Posicionar o paciente na melhor posição fisiológica para os movimentos intestinais: sentar-se na postura normal. • Pedir ao paciente que se incline para a frente ou apoiar os pés em banquinho para aumentar a pressão intra-abdominal. • Orientar o paciente a fazer esforço e tentar defecar. • Registrar os resultados; garantir que o paciente não tenha impactação fecal. • Se necessário, estimular o reflexo anorretal com supositório de glicerina, 30 a 45 minutos antes do horário agendado para eliminação intestinal. • Suplementar as atividades de uso do vaso sanitário com exercícios e uma boa ingestão de líquidos (mínimo de 1.500 mL/dia) e fibras, a não ser que haja contraindicação.

Câncer de pâncreas

O câncer pancreático afeta, principalmente, pessoas idosas, sendo de difícil detecção. Esta se dá quando a doença já está em estágio avançado. Anorexia, fraqueza, perda de peso e falta de energia são sintomas generalizados, facilmente atribuíveis a outras causas. Dispepsia, eructação, náusea, vômito, diarreia, constipação e icterícia obstrutiva também podem ocorrer. Febre pode estar presente ou não. O indivíduo pode ter dor epigástrica que irradia para as costas. É uma dor que encontra alívio com inclinação para a frente, piorando em posição recumbente. É feita cirurgia para tratar a condição. Infelizmente, a doença costuma já estar tão adiantada quando feito o diagnóstico, que o prognóstico costuma ser ruim.

Doença do trato biliar

Colelitíase, a formação ou a presença de cálculos vesiculares, aumenta com a idade e afeta mulheres com mais frequência do que homens. A dor é o sintoma principal. A abordagem inclui terapias não cirúrgicas, como tratamento com litótrito rotativo e litotripsia extracorpórea por onda de choque, além de procedimentos cirúrgicos padronizados. Obstrução, inflamação e infecção são consequências potenciais dos cálculos biliares, exigindo monitorização.

Câncer da vesícula biliar costuma afetar os idosos, em especial, as mulheres. Felizmente, essa doença não é comum. Dor no quadrante superior direito, anorexia, náusea, vômito, perda de peso, icterícia, fraqueza e constipação são os sintomas costumeiros. Ainda que possa ser feita uma cirurgia, o prognóstico não é bom.

Resumo do capítulo

Ainda que a maior parte dos problemas gastrintestinais que acometem os idosos não seja uma ameaça à vida, essas condições podem afetar muito a qualidade de vida e a condição de saúde dessa população, o que torna importante um controle eficaz. Algumas condições gastrintestinais podem ser evitadas com boas práticas de saúde, inclusive higiene oral regular, práticas alimentares positivas, eliminação intestinal regular e rápida atenção a sintomas.

Sintomas gastrintestinais, ainda que comuns, podem indicar condições clínicas graves em pessoas idosas, devendo ser tratados com seriedade. Condições como xerostomia, disfagia, hérnia de hiato, câncer de esôfago, úlcera péptica, colelitíase e câncer de estômago, colo e pâncreas ocorrem, com maior frequência, na população idosa. O diagnóstico desses problemas pode ser difícil, pois os sintomas são atípicos, a automedicação os mascara e eles são facilmente confundidos com distúrbios de outros sistemas. Um questionário bem elaborado e atenção a sintomas sutis na investigação podem ajudar o diagnóstico e o tratamento precoces dessas condições.

APLICANDO CONHECIMENTO NA PRÁTICA

When Evidence Clashes With Emotion: Feeding Tubes in Advanced Dementia

Fonte: Rhodes, R. (2014). Annals of Long-Term Care, 22(9), 24–26.

À medida que pessoas com demência avançada se aproximam do final da vida, costumam ter dificuldades na mastigação e na deglutição, ocasionando-lhes aumento da dificuldade para comer ou beber pela boca. É então que passa a ser analisado o uso de uma alimentação enteral.

Os pesquisadores analisaram evidências que mostram que a alimentação com sonda não melhora os resultados do paciente ou prolonga sua vida, podendo, na verdade, criar outros problemas para ele. Pesquisas mostram que pode ocorrer desnutrição em pacientes com alimentação por sonda, além da síndrome de realimentação e hiperfosfatemia. O risco de aspiração e de pneumonia por aspiração continua presente. A cicatrização de úlceras de pressão e a sobrevida não são afetadas pela entrega de nutrientes via alimentação enteral. E mais, as pesquisas sugerem que pacientes idosos com sondas alimentares têm maior probabilidade de hospitalizações relacionadas a disfunção, entupimento, deslocamento e infecção em razão da sonda.

A decisão de oferecer alimentação enteral a pacientes no final da vida pode ser mais emocional que algo solidamente clínico, em razão de pacientes, familiares e cuidadores acharem que essa opção é positiva e humanitária. Cabe aos enfermeiros garantir evidências sólidas a serem levadas em consideração quando tomadas decisões clínicas. Usando conselhos acerca dos riscos, os enfermeiros podem ajudar pacientes, familiares e cuidadores a tomar decisões informadas e a analisar medidas alternativas que reduzam riscos e promovam conforto durante o processo de morte.

APRENDENDO NA PRÁTICA

Uma igreja da cidade, com mais de 2.000 membros, iniciou um programa de saúde com o pároco e levantou dados com seus membros acerca de suas necessidades. Um dos achados do levantamento foi que menos de 10% dos adultos com mais de 60 anos já fizeram uma colonoscopia. Todos os participantes tinham plano de saúde que cobriria os custos do procedimento, de modo que o orçamento não seria um obstáculo.

A igreja solicita a você um auxílio para desenvolver uma campanha de estímulo à sondagem colorretal.

Em sua opinião, quais poderiam ser os componentes desse programa?

Quais estratégias estimulariam o interesse dos membros da igreja?

EXERCITANDO O PENSAMENTO CRÍTICO

1. Quais mudanças relacionadas ao envelhecimento afetam a eliminação intestinal?
2. Descrever as mudanças nos cuidados dentários ocorridas desde a época em que idosos de agora eram crianças, e a forma como isso afetará a saúde dentária das futuras gerações de idosos.
3. Quais medidas preventivas você recomenda para que os idosos promovam a eliminação intestinal?
4. Quais ações poderiam ser implementadas em lares para idosos para uma coleta de dados da presença de disfagia e para uma monitoração contínua de seus moradores em relação a sintomas de disfagia novos ou agravados?

Recursos *online*
American Dental Association
http://www.ada.org
Crohn's & Colitis Foundation of America
http://www.ccfa.org
National Institute of Dental and Craniofacial Research
http://www.nidcr.nih.gov
United Ostomy Associations of America, Inc.
http://www.uoa.org

Bibliografia
National Institute of Diabetes and Digestive and Kidney Disease. (2015). *Barretts esophagus*. Bethesda, MD: National Digestive Diseases Information Center. NIH Publication No. 02-4546. Recuperado de http://digestive.niddk.nih.gov/ddiseases/pubs/barretts/index.aspx.

Patel, V., & Burbridge, R. A. (2015). Endoscopic approaches for early-stage esophageal cancer: current options. *Current Oncology Reports, 17*(1), 421.

CAPÍTULO 21

Eliminação urinária

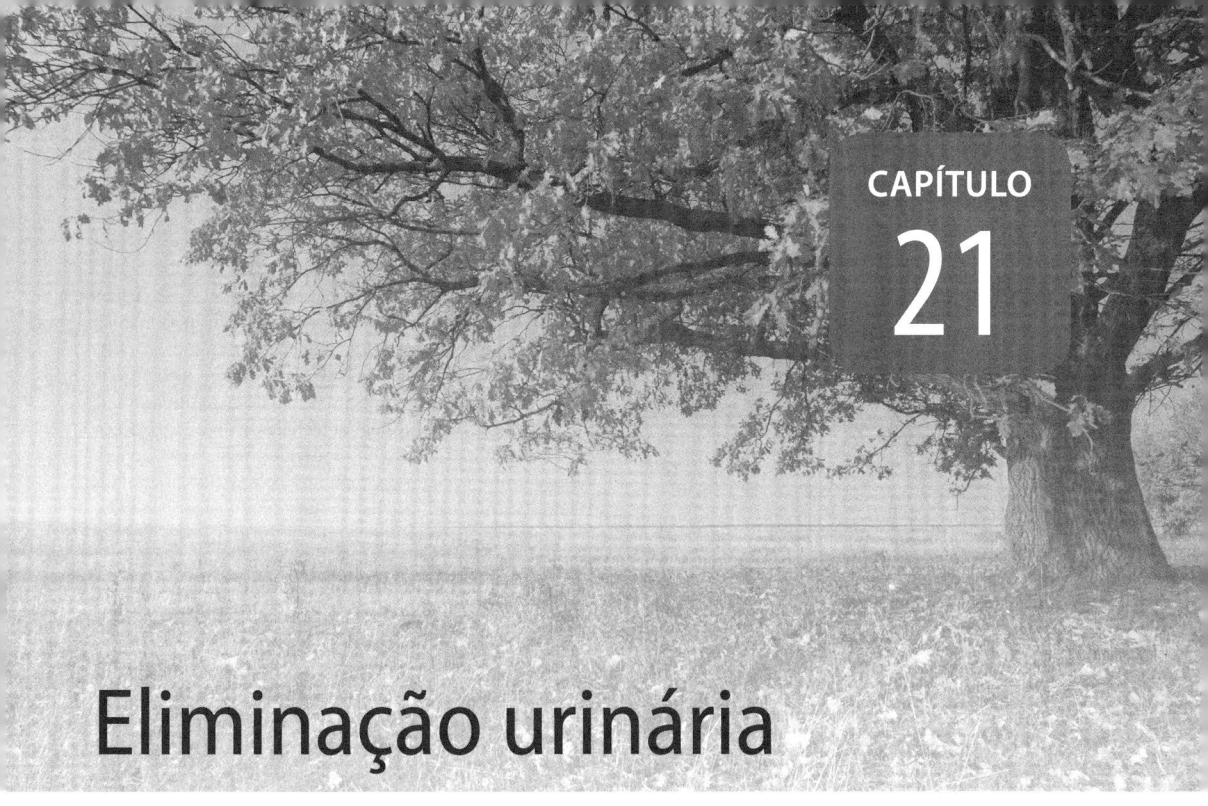

VISÃO GERAL

Efeitos do envelhecimento na eliminação urinária

Promoção da saúde do sistema urinário

Alguns problemas urinários
    Infecção do trato urinário
    Incontinência urinária
    Câncer de bexiga
    Cálculos renais
    Glomerulonefrite

Considerações gerais de enfermagem relativas a problemas urinários

OBJETIVOS DE APRENDIZAGEM

A leitura deste capítulo possibilitará a você:

1. Descrever as mudanças associadas ao envelhecimento que afetam a eliminação urinária.
2. Listar medidas que promovem a saúde do trato urinário.
3. Delinear fatores que devem ser considerados ao investigar o sistema urinário.
4. Descrever a incidência, os sintomas e o manejo de problemas urinários.
5. Delinear um plano de cuidados para paciente com incontinência urinária.

TERMOS PARA CONHECER

Incontinência estabelecida: perda involuntária de urina, que pode ter um início abrupto ou repentino, sendo crônica.

Incontinência funcional: perda do controle voluntário de urina em razão de sedação, de banheiro inacessível, de medicamentos que prejudicam a cognição, de deficiências que impedem o uso independente do vaso sanitário ou de qualquer outro fator que interfira na capacidade de chegar a um banheiro

Glomerulonefrite: condição em que há inflamação dos glomérulos que filtram o sangue nos rins

Incontinência mista: perda involuntária de urina em razão de uma combinação de fatores

Incontinência neurogênica (reflexa): perda de controle da eliminação de urina em razão de incapacidade de sentir a urgência para urinar ou de controlar o fluxo de urina

Nictúria: ato urinário que ocorre pelo menos uma vez durante a noite

Incontinência por transbordamento: perda involuntária de urina em razão de acúmulo excessivo de urina na bexiga

Incontinência de esforço: perda involuntária de urina, quando é colocada pressão no assoalho pélvico (p. ex., ao rir, espirrar ou tossir)

Incontinência transitória: perda involuntária de urina, aguda no início e, normalmente, reversível

Incontinência de urgência: perda involuntária de urina em razão de irritação ou espasmos da parede da bexiga, que causam uma eliminação repentina de urina

Incontinência urinária: perda involuntária de urina

Problemas urinários, embora incomodem, sejam frequentes e, potencialmente, causadores de riscos à vida, são distúrbios pouco discutidos pelos idosos. Alguns indivíduos se constrangem ou creem ser um assunto inadequado, enquanto outros podem aceitar os sintomas de distúrbios urinários como elementos normais do envelhecimento. São fatores que costumam retardar a detecção e o tratamento precoces. Se não tratados, esses problemas podem prejudicar a saúde geral do organismo e afetar o bem-estar psicossocial. Os enfermeiros encontram-se na posição perfeita para construir relações de proximidade com o paciente idoso, o que pode ser útil para esses pacientes, que ficarão mais à vontade para conversar sobre esse tipo de problema. Demonstrar sensibilidade, aceitação e compreensão dos problemas dos pacientes pode facilitar intervenções rápidas e apropriadas.

EFEITOS DO ENVELHECIMENTO NA ELIMINAÇÃO URINÁRIA

Mudanças no trato urinário associadas ao envelhecimento causam muitos problemas de eliminação. Um dos que mais perturbam é a frequência urinária, causada pela hipertrofia dos músculos da bexiga e pelo espessamento desse órgão, o que reduz sua capacidade de expansão e de armazenamento. Além da frequência durante o dia, a frequência urinária à noite (**nictúria**) também pode causar problemas. É comum a circulação renal melhorar quando a pessoa assume a posição recumbente, de modo a haver uma exigência de urinar algumas horas depois de se deitar; e em outros momentos, à noite. Mudanças relativas à idade no controle cortical do ato urinário também contribuem para a nictúria; esse problema, junto com a incontinência (que não é uma consequência normal do envelhecimento), pode ser observado em indivíduos com demência ou outros problemas que afetam o córtex cerebral. Cabe aos enfermeiros aconselhar idosos e seus cuidadores sobre diuréticos de ação prolongada, como os tiazídicos, pois, mesmo quando administrados pela manhã, podem causar nictúria. Quando ocorrem episódios múltiplos de nictúria, deve ser feita uma avaliação médica para garantir a inexistência de problemas do trato urinário.

Controle neurológico ineficiente do esvaziamento da bexiga e músculos enfraquecidos nesse órgão podem promover a retenção de grandes volumes de urina. Nas mulheres, a causa mais comum de retenção urinária é a impactação fecal; hipertrofia de próstata, presente em certo grau na maior parte das pessoas mais velhas, é a principal causa nos homens. Sintomas de retenção incluem frequência, esforço, gotejamento urinários, bexiga palpável e a sensação de que a bexiga não foi esvaziada. Retenção pode predispor os idosos ao aparecimento de infecções no trato urinário (ITU).

A eficiência da filtragem pelos rins diminui com a idade, afetando a capacidade do organismo para eliminar substâncias. O enfermeiro deve observar o paciente em relação a sinais de reações adversas aos medicamentos, resultantes de acúmulo de seus níveis tóxicos. Podem ocorrer níveis mais elevados de nitrogênio da ureia do sangue devido à redução da função renal, ocasionando letargia, confusão, dor de cabeça, sonolência e outros sintomas. Função tubular diminuída pode trazer problemas à concentração de urina; a densidade específica máxima aos 80 anos de idade é 1.024, enquanto, nos mais jovens, é 1.032. Capacidade de concentrar e diluir a urina em resposta a excesso ou redução das reservas de sódio diminui. A menor reabsorção do filtrado faz com que proteinúria de 1.0 não costume ser importante na população idosa. Um aumento no limiar renal da glicose é uma preocupação grave, pois indivíduos mais velhos podem ficar hiperglicêmicos, sem evidência de glicosúria. Os resultados de exames de urina de diabéticos podem ser falso-negativos por isso.

> **CONCEITO-CHAVE**
>
> Mudanças no limiar renal relativas à glicose podem levar os idosos a ficar hiperglicêmicos, sem nenhuma evidência de glicosúria.

A incapacidade de controlar a eliminação de urina (i. e., incontinência) não é uma ocorrência normal do envelhecimento; mudanças associadas à idade, porém, aumentam o risco desse problema. Incontinência reflete um distúrbio físico ou mental e requer avaliação completa. Pode estar presente um pouco de incontinência de esforço, em especial nas mulheres com várias gestações, ou em indivíduos que adiam a eliminação de urina, depois de sentirem a urgência. Adiante neste capítulo são dadas mais informações sobre incontinência.

PROMOÇÃO DA SAÚDE DO SISTEMA URINÁRIO

Práticas básicas de saúde, facilmente incorporadas à rotina diária, podem prevenir muitos problemas do trato urinário. Por exemplo, a boa ingestão de líquidos é capaz de diminuir a quantidade de bactérias na bexiga. Urina ácida, benéfica para prevenir infecções, pode ser intensificada por ingestão de vitamina C e alimentos como amoras, ameixas secas ou frescas, ovos, queijo, peixe e grãos. A cateterização aumenta muito o risco de infecção, devendo ser evitada. Atividades podem eliminar estase urinária, e ae ensinar os idosos a fazer tentativas específicas para melhorar a eliminação de urina e prevenir a retenção, por meio de:

- urinar em posição ereta;
- massagear a área da bexiga;
- balançar-se para a frente e para trás;
- abrir uma torneira para correr a água;
- imergir as mãos em água morna.

A menor capacidade da bexiga dos idosos não deve ser esquecida quando alguns deles que não conseguem deambular com independência são colocadas em cadeira de rodas; eles não conseguirão permanecer um dia inteiro sem sentir necessidade de urinar, podendo resultar em uma incontinência desnecessária se não for oferecida assistência para o uso do vaso sanitário. Viagens e atividades devem ser planejadas de modo a possibilitar idas ao banheiro em intervalos frequentes.

No caso de idosos com nictúria, os enfermeiros podem implementar medidas que promovam a segurança do paciente. Considerando-se que o aumento do limiar dos adultos com mais idade para perceber a luz dificulta a visão noturna, a nictúria pode predispô-los a acidentes, quando tentam andar até o banheiro à noite. Devem ser usadas lâmpadas noturnas para melhorar a visibilidade durante as idas ao banheiro e removidos objetos ou outros perigos no ambiente que possam ensejar quedas. Reduzir os líquidos logo antes da hora de dormir pode ajudar, embora eles não devam ser limitados demais.

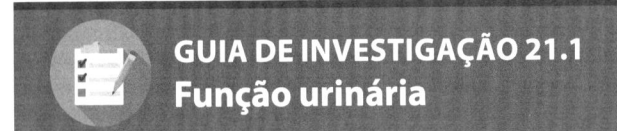

GUIA DE INVESTIGAÇÃO 21.1
Função urinária

ENTREVISTA

A entrevista deve incluir análise da função, dos sinais e dos sintomas. Fazer perguntas relativas a:

- *Frequência do ato urinário:* "Quantas vezes você precisa urinar durante o dia e durante a noite? Ocorreu alguma mudança recente nesse padrão?".
- *Continência:* "Alguma vez você perdeu o controle da urina? Você sempre sente que perde urina por gotejamento ou apenas em alguns momentos? Sente liberar a urina ao tossir ou espirrar? Qual a pressa para ir ao banheiro quando sente urgência para urinar antes de perder o controle?".
- *Retenção:* "Alguma vez você sentiu não ter esvaziado completamente a bexiga após ter urinado? Tem uma sensação de bexiga cheia após urinar?".
- *Dor:* "Tem ardência ao urinar? Tem dor no baixo abdome ou em outro local? Há sensibilidade, desconforto, comichão ou dor em algum lugar na área genital?".
- *Urina:* "Já viu cristais ou partículas na urina? Sua urina já apareceu rosada, com sangue ou sem cor? É tão transparente quanto a água da torneira ou escura como água amarronzada? Sua urina já apresentou cheiro forte? Em caso positivo, esse cheiro era parecido com o quê?".
- *Medicamentos:* "Toma algum medicamento receitado ou não? Em caso positivo, quais? Usa algum preparado à base de plantas?".

EXAME FÍSICO

- Examinar, percutir e palpar o abdome para verificar bexiga distendida, dor ou anormalidades.
- Examinar as mulheres em relação à incontinência de esforço da seguinte forma:
  - solicitar à paciente que beba pelo menos um copo cheio de líquido e aguardar até que ela sinta encher a bexiga;
  - orientá-la a colocar-se de pé; se ela não conseguir, pedir que sente bem ereta, se possível;
  - pedir à paciente para segurar uma gaze 4 X 4 encostada no períneo;
  - orientá-la a tossir com força.
- O teste é negativo quando não ocorreu saída de urina ou se apareceram somente algumas gotas. Quando urina residual for um problema, pode ser prescrito retirar o resíduo pós-miccional, em que a paciente é cateterizada 15 minutos após o ato urinário para determinar o volume de urina que permaneceu na bexiga.
- Na presença de incontinência, encaminhar o paciente para avaliação completa; pode ser útil fazer um prontuário, ou pedir que o paciente tenha um diário de todas as ocorrências de incontinência e dos fatores associados a esses incidentes.

(continua)

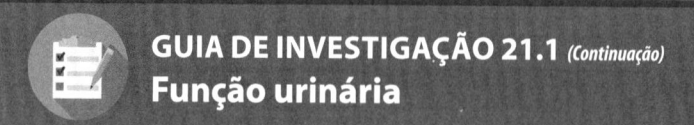

> ## GUIA DE INVESTIGAÇÃO 21.1 *(Continuação)*
> ## Função urinária
>
> **EXAME DE AMOSTRA DE URINA**
>
> A análise da urina pode fornecer informações básicas sobre o trato urinário. A densidade específica deve variar de 1.005 a 1.025 e o pH, de 4.6 a 8. Embora uma urina alcalina costume estar associada a infecções, pode estar presente quando a amostra levou algumas horas para ser examinada. Normalmente, a urina não apresenta glicose e proteínas, mas as mudanças renais no idoso fazem da proteinúria e da glicosúria achados menos confiáveis.
>
> Observar a cor da amostra. O exame da cor da urina pode propiciar compreensão da presença de problemas de saúde. Cores escuras podem indicar concentração urinária aumentada. Vermelhos ou marrons costumam estar associados à presença de sangue. Amarelo-amarronzado ou marrom-esverdeado pode ser ocasionado por um duto biliar obstruído ou por icterícia. Urina alaranjada resulta de presença de bílis ou de ingestão de fenazopiridina. Urina marrom muito escuro está associada à hematúria ou a carcinoma.
>
> Também observar o cheiro da amostra de urina. Cheiro mais suave de urina é normal. Cheiro forte pode indicar urina concentrada, associada à desidratação. Cheiro que lembra amônia pode estar presente em infecções.

História e exame completos são fundamentais para a identificação de áreas específicas que exijam uma investigação mais detalhada; conseguir dados sobre a função urinária e seus problemas, entretanto, pode ser difícil. Como os idosos podem se envergonhar de discutir esses problemas, o enfermeiro precisa usar um tom de voz confortável e evidenciar sensibilidade durante a investigação para facilitar uma boa coleta de dados. O Guia de Investigação 21.1 descreve algumas áreas que devem ser incluídas no levantamento de dados do sistema urinário; a Tabela 21.1 de Diagnósticos de Enfermagem descreve alguns diagnósticos de enfermagem que podem ser identificados.

ALGUNS PROBLEMAS URINÁRIOS

Infecção do trato urinário

As ITU são a infecção mais comum nos idosos, com aumento da prevalência com o envelhecimento. Embora acometam com mais frequência mulheres do que homens mais jovens, a diferença entre os sexos diminui posteriormente, o que se atribui à redução do intercurso sexual das mulheres e à maior incidência de obstrução da saída da bexiga, secundária à hiperplasia prostática benigna nos homens. Os organismos basicamente responsáveis pelas ITU são a espécie *Escherichia coli* nas mulheres e *Proteus* nos homens. A presença de qualquer corpo estranho no trato urinário ou do que quer que desacelere ou obstrua o fluxo urinário (p. ex., imobilização, contraturas uretrais, neoplasias ou cateter de demora obstruído) predispõe o indivíduo a essas infecções. As ITU podem ser consequência de práticas insatisfatórias de higiene, higienização imprópria após evacuação intestinal, predisposição resultante de baixa ingestão de líquidos e perda excessiva de líquidos, além de mudanças hormonais, que reduzem a resistência do organismo. Indivíduos em estado de debilidade ou com bexiga neurogênica, arteriosclerose ou diabetes também apresentam alto risco de ITU. Importantes são as ITU associadas a cateteres, que são o tipo isolado mais comum de infecção associada a atendimento de saúde.

> **CONCEITO-CHAVE**
>
> As infecções do trato urinário podem ser consequência de práticas insatisfatórias de higiene, problemas de próstata, cateterização, desidratação, diabetes, arteriosclerose, bexigas neurogênicas e estados gerais de debilidade.

O enfermeiro gerontólogo deve ficar atento aos sinais e sintomas de ITU. Os primeiros indícios incluem ardência, urgência e febre. Alguns idosos desenvolvem incontinência e ideias delirantes com uma ITU. Perceber a temperatura normal do corpo do paciente ajuda o profissional a reconhecer a presença de febre, por exemplo, 37,2 °C em paciente cuja temperatura normal é 35 °C. Há urologistas que acham que muitas dessas infecções nos idosos parecem assintomáticas pela falta de percepção das elevações na temperatura normal, a partir da norma básica. O enfermeiro pode facilitar bastante o diagnóstico, informando ao médico as elevações de temperatura a partir do nível normal do paciente. Bacteriúria superior a 105 CFU/mL confirma o diagnóstico de ITU. Com sua evolução, pode ocorrer retenção, incontinência e hematúria.

O tratamento busca estabelecer uma drenagem urinária adequada e o controle da infecção, com terapia antibiótica. O enfermeiro, com cuidado, registra a ingestão e a eliminação de líquidos do paciente. Obrigar

TABELA 21.1	Diagnósticos de enfermagem associados ao envelhecimento e a problemas urinários
Causas e fatores contribuintes	**Diagnóstico de enfermagem**[a,*]
Filtração ineficaz de drogas, dejetos do sangue, por perda de néfrons e acerca de 50% de redução na taxa de filtragem glomerular	Manutenção ineficaz da saúde
Achados pouco confiáveis em amostra de urina consequente à redução da reabsorção de glicose pelo filtrado e à urina menos concentrada	Manutenção ineficaz da saúde
Urgência, frequência, nictúria relacionadas a músculos mais enfraquecidos da bexiga, menor capacidade da bexiga, reflexo de micção mais lento e aumento da próstata, com o envelhecimento	Eliminação urinária prejudicada
Infecção, câncer, retenção	Dor aguda
Urina concentrada, imobilidade, urina mais alcalina, cateterismo	Risco de infecção
Quedas causadas por urina no chão	Risco de lesão
Imobilidade, demência, fraqueza	Défice no autocuidado: uso do vaso sanitário
Incontinência	Distúrbio na imagem corporal
Integridade da pele prejudicada	Risco de comprometimento da dignidade humana
Nictúria, retenção, disúria	Perturbação no padrão de sono
Vergonha dos sintomas, cheiro, frequência e desconforto	Interação social prejudicada
Infecção, retenção, cálculos, compressões, incontinência	Eliminação urinária prejudicada

[a]NANDA-International (NANDA-I). (2014). *Nursing diagnoses: Definitions and classification, 2015–2017*. West Sussex, UK: Wiley-Blackwell.
*N. de R.T. A autora não utiliza, nesta obra, a terminologia proposta pela NANDA 2015–2017 porque esta classificação ainda não contempla o idoso em todas as suas dimensões. Por esse motivo, é feita uma adaptação do modelo proposto pela NANDA para contemplar as características identificadas no idoso a partir de sua prática profissional. Vale mencionar que a NANDA 2018–2020 (Porto Alegre: Artmed Editora, 2018) também segue esse modelo.

pacientes a ingerir líquidos é aconselhável, desde que seu estado cardíaco não seja uma contraindicação a essa medida. Observar aparecimento de novos sintomas, distensão da bexiga, irritação da pele e outros sinais nada comuns deve continuar, enquanto o paciente se recupera.

ITU graves, que levam a uma septicemia, ocorrem com mais frequência entre idosos do que entre jovens, da mesma forma que a recorrência dessas infecções. Urossepse (septicemia secundária a uma ITU) é uma complicação comum em indivíduos com cateteres de demora, por isso é importante seu uso seletivo.

Bacteriúria assintomática é um achado comum nos idosos e não costuma ser tratada, embora seja importante investigar os fatores subjacentes capazes de contribuir para essa condição.

Suco de amora há muito foi promovido com um meio de reduzir ITU, há atualmente pesquisas que apoiam essa crença. Pesquisa feita na Faculdade de Medicina de Harvard demonstrou redução na frequência de bactérias e células brancas do sangue, na urina de mulheres que, com regularidade, consumiam suco de amora (Bass-Ware, Weed, Johnson e Spurlock, 2014; Fiore e Fox, 2014). O enfermeiro gerontólogo pode querer promover a inclusão diária desse suco na dieta dos idosos (Pode ser melhor utilizar formas como cápsulas, que não têm adição de açúcar, para evitar o conteúdo elevado de açúcar de alguns preparados comerciais; essas cápsulas e outras formas desidratadas e congeladas do suco de amora estão disponíveis na maioria dos supermercados).

Providência importante para ajudar a prevenir ITU é evitar uso de cateteres urinários. Cabe aos enfermeiros questionar a prescrição de cateteres de demora, além da análise de outras opções. Facilitação das tarefas do corpo funcional (p. ex., diminuir a necessidade de trocar lençóis sujos ou de levar a pessoa ao banheiro) não justifica inserção de um cateter de demora e exposição da pessoa ao risco de uma ITU. Deve ser estimulada a retirada precoce do cateter, já que sabidamente isso reduz o risco de ITU.

A prostatite é a ITU mais comum entre os homens idosos. Embora o tipo não bacteriano de prostatite seja responsável por alguns casos, a maioria tem origem bacteriana. Prostatite bacteriana aguda caracteriza-se por sintomas sistêmicos de febre, calafrios e indisposição, enquanto esses sintomas são raros na prostatite bacteriana crônica. Os dois tipos apresentam sintomas urinários de frequência, nictúria, disúria e graus variados de obstrução da bexiga secundária a próstata edemaciada e aumentada, além de dor na porção inferior das costas e no períneo. Uma simples análise de urina consegue identificar o patógeno responsável pela prostatite bacteriana aguda. Na forma crônica, pode ser usado um processo especial para coletar uma amostra de urina por jato limpo, com a obtenção das secreções da próstata por meio de massagem nesse local durante o procedimento. A prostatite aguda costuma responder bem à terapia antibiótica; já a crônica não responde tão bem, tendo tratamento mais difícil.

Incontinência urinária

Um distúrbio comum e perturbador em idosos, e que requer atenção hábil dos enfermeiros, é a perda involuntária de urina, ou **incontinência urinária**. Há pesquisas que mostram que incontinência urinária está presente em mais de metade da população idosa internada em instituições e até 90% dos residentes em instituições para idosos com demência; entre adultos idosos não institucionalizados, 24% têm incontinência urinária de moderada a severa (Centers for Disease Control and Prevention, 2014).

Alerta de domínio conceitual

A meta mais difícil de facilitação do equilíbrio fisiológico de um paciente idoso com risco de lesão relacionado à incontinência urinária é estar livre de quedas relacionadas a urina que escapa (p. ex., quedas em poças de urina).

A incontinência pode ser passageira ou estabelecida. **Incontinência passageira** é aguda e reversível e pode ser causada por infecções, ideias delirantes, reações a fármacos, produção excessiva de urina, impactação fecal, transtornos do humor ou incapacidade de chegar à comadre ou ao urinol (p. ex., estar em repouso no leito, estar imobilizado e estar dependente). O início é repentino e o tratamento da causa subjacente pode reverter o problema. **Incontinência estabelecida** é crônica e persistente, seja com início abrupto ou gradativo. A seguir, alguns tipos de incontinência estabelecida:

- *Incontinência de esforço*: causada pela fraqueza da musculatura pélvica de apoio. Quando aplicada pressão intra-abdominal no assoalho pélvico (p. ex., ao rir, espirrar ou tossir), há perda involuntária de urina. Obesidade contribui para esse problema.
- *Incontinência de urgência*: causada por ITU, aumento da próstata, diverticulite ou tumores pélvicos ou da bexiga. Irritação ou espasmos da parede da bexiga causam uma eliminação repentina de urina.
- *Incontinência por transbordamento*: associada a obstruções na porção estreita da bexiga e a medicamentos (p. ex., adrenérgicos, anticolinérgicos e bloqueadores do canal de cálcio). Os músculos da bexiga falham em contrair, ou os músculos periuretrais não relaxam, levando a acúmulo excessivo de urina na bexiga.
- *Incontinência neurogênica (reflexa)*: decorre de lesões no córtex cerebral, esclerose múltipla e outras perturbações na via neural. Há uma incapacidade de sentir a urgência de urinar ou de controlar o fluxo de urina.
- *Incontinência funcional*: causada por demência, incapacidades que evitam o uso independente do vaso sanitário, sedação, problemas de acesso ao banheiro, medicamentos que prejudicam a cognição ou quaisquer outros fatores que interfiram na capacidade de ir até o banheiro.
- *Incontinência mista*: pode resultar de uma combinação desses fatores.

Os enfermeiros não podem pressupor que pessoas com incontinência, mesmo há longo tempo, já tenham identificado e avaliado esse problema. A vergonha em conversar sobre esse distúrbio ou a crença de que a incontinência seja uma consequência normal do envelhecimento podem levar o paciente a omitir a incontinência. Isso enfatiza a importância de se perguntar sobre ela nas coletas de dados rotineiras. Além de encaminhar o paciente a uma avaliação médica completa, os enfermeiros podem ajudar a identificar a causa e determinar medidas de tratamento apropriadas, com o uso da coleta de dados de enfermagem. O Quadro 21.1 traz alguns fatores que devem ser analisados na coleta de dados de uma pessoa incontinente.

DICA DE COMUNICAÇÃO

Em razão do embaraço ou de uma ideia errônea de que é normal, pessoas com mais idade podem não mencionar ter incontinência urinária. Ser hábil ao inquirir pode auxiliar a identificar a existência do problema. Perguntas como "Já teve urina vazada ou predeu controle da urina?" e "Tem problemas para chegar ao banheiro a tempo?" podem auxiliar a revelar a existência da incontinência. Diante de respostas positivas, perguntar quando o problema começou, se algo novo aconteceu naquele período (p. ex., receita médica nova ou alterada, mudança na dieta, mudança de endereço), como é controlado e como pode estar influenciando a vida pessoal (p. ex., menor socialização, necessidade de usar roupa íntima, relutância em se envolver sexualmente). Conversar sobre a incontinência com naturalidade, em particular, pode promover a abertura da pessoa para abordar o problema.

QUADRO 21.1 — Fatores a serem investigados em paciente com incontinência urinária

- **História clínica:** registrar os diagnósticos que possam contribuir para a incontinência, como ideias delirantes, demência, acidente vascular encefálico (AVE), diabetes melito, insuficiência cardíaca congestiva (ICC), ITU.
- **Medicamentos:** revisar todos fármacos prescritos e não prescritos usados pelos pacientes, capazes de afetar a continência, como diuréticos, ansiolíticos, antipsicóticos, antidepressivos, sedativos, narcóticos, agentes antiparkinsonianos, antiespasmódicos, anti-histamínicos, bloqueadores do canal de cálcio e bloqueadores-α e estimulantes-α.
- **Estado funcional:** investigar as atividades da vida diária (AVD); registrar prejuízos; perguntar sobre mudanças recentes nas funções; determinar o grau de dependência de outras pessoas em relação à mobilidade, às transferências e ao uso do vaso sanitário.
- **Cognição:** testar a função cognitiva; revisar sintomas, como depressão, alucinações; perguntar sobre mudanças recentes no humor ou na função intelectual.
- **Função neuromuscular nos membros inferiores:** testar a capacidade do paciente para manter as pernas erguidas contrariando suas tentativas de, com suavidade, empurrá-las para baixo; tocar várias áreas ao longo das duas pernas com objeto pontudo e o lado liso de alfinete de segurança, para determinar a capacidade do paciente para detectar e distinguir sensações.
- **Controle e retenção urinários:** testar se há incontinência de esforço nas mulheres; verificar presença de resíduo pós-miccional.
- **Sensação de bexiga cheia e dor na bexiga:** examinar, percutir e palpar a bexiga quanto a distensão, desconforto e anormalidades.
- **Padrão de eliminação:** registrar os padrões de eliminação urinária e os fatores associados durante vários dias; perguntar sobre mudanças no padrão; observar frequência, padrão, quantidade e relação com outros fatores.
- **Impactação fecal:** palpar o reto para ver se há impactação fecal (a menos que contraindicado).
- **Sintomas:** perguntar sobre urgência, ardência, comichão vaginal, dor, pressão na área da bexiga, febre.
- **Dieta:** investigar a ingestão de alimentos irritantes potenciais de bexiga: cafeína, álcool, frutas/sucos cítricos, tomates, alimentos temperados, adoçantes artificiais.
- **Reações à incontinência:** analisar como a incontinência influencia as atividades, o estilo de vida, o autoconceito; determinar como o paciente avalia o problema.

A meta inicial para pessoas incontinentes é identificar a causa do problema; depois, desenvolvem-se as metas de tratamento, com base na causa subjacente. Exercícios de Kegel (Quadro 21.2), *biofeedback* e uso de pessário e medicamentos (p. ex., estrogênio ou anticolinérgicos) podem ser úteis para melhorar a **incontinência de esforço**; há circunstâncias em que cirurgia pode ser a solução. A **incontinência de urgência** pode ser auxiliada, obedecendo-se a um horário de uso do vaso sanitário, exercícios de Kegel, *biofeedback* e medicamentos (p. ex., anticolinérgicos ou antagonistas adrenérgicos). Ainda que os exercícios de Kegel sejam recomendados com frequência para **incontinência de esforço**, há pesquisas mostrando que poucas mulheres os fazem corretamente ou de forma consistente (Streicher, 2014). A **incontinência por transbordamento** pode beneficiar-se com obediência a horários de uso do vaso sanitário, uso do método de Crede, cateterização intermitente e medicamentos (p. ex., parassimpatomiméticos). As intervenções que ajudam na **incontinência funcional** podem variar desde melhora da mobilidade até providências de uma comadre junto à cama. O Plano de Cuidados de Enfermagem 21.1 apresenta um exemplo de roteiro de cuidados para o adulto idoso com incontinência urinária.

> **CONCEITO-CHAVE**
>
> Os enfermeiros não devem pressupor que pessoas incontinentes há longo tempo tenham feito uma avaliação completa do problema. Uma revisão criteriosa da história clínica e uma entrevista com o paciente são importantes para determinar se foram feitos exames diagnósticos.

A inconsistência de parte dos enfermeiros é destrutiva para o progresso dos pacientes, ameaçando as tentativas de voltar a ter controle sobre a bexiga. No entanto, reforço positivo e incentivo são muito benéficos ao paciente durante esse programa difícil. Cateteres de demora devem ser usados apenas em circunstâncias especiais e, com certeza, jamais por conveniência dos funcionários. ITU são o tipo mais comum de infecções associadas aos cuidados de saúde; 75% das ITU adquiridas em hospitais estão associadas a cateteres urinários

QUADRO 21.2 Exercícios de Kegel

Os exercícios de Kegel compõem um método de fortalecimento da musculatura pélvica que pode melhorar o controle da incontinência urinária. Para ter benefício, a mulher deve ser capaz de realizá-los de forma correta e consistente. Os enfermeiros podem oferecer às mulheres as seguintes instruções básicas:

IDENTIFICAR OS MÚSCULOS ENVOLVIDOS NOS EXERCÍCIOS

Inicialmente, você deve identificar os músculos do assoalho pélvico, envolvidos nos exercícios. Para isso, deve interromper o fluxo urinário ao urinar e observar como os músculos estão se comprimindo na área vaginal e como está se erguendo o assoalho pélvico. Uma outra maneira é inserir um dedo na vagina e comprimir os músculos em torno dele. Observar a vagina comprimindo-se e o assoalho pélvico elevando-se. Parar e reiniciar o fluxo urinário várias vezes até identificar os músculos e entender seus movimentos.

PRATICAR OS EXERCÍCIOS

Urinar antes de iniciar os exercícios. Sentar-se ou ficar de pé e contrair os músculos do assoalho pélvico.
Certificar-se de não contrair os músculos abdominais, as nádegas ou as coxas; apenas o assoalho pélvico. No começo, tentar manter os músculos contraídos por cerca de 5 segundos, várias vezes seguidas. Devagar, aumentar para 10 segundos, com cerca de 10 segundos de relaxamento muscular entre as flexões.

FAZER OS EXERCÍCIOS

Assim que conseguir manter contraídos os músculos por 10 segundos, fazer um conjunto de 10 exercícios seguidos. Repeti-los várias vezes por dia, diariamente. Os resultados serão notados em 2 a 3 meses. Após melhora da incontinência, continuar a realizar esses exercícios ajuda a manter a força muscular. Mesmo que a incontinência não seja totalmente eliminada, sua progressão pode ser desacelerada com os exercícios.

PLANO DE CUIDADO DE ENFERMAGEM 21.1

IDOSO COM INCONTINÊNCIA URINÁRIA

Diagnóstico de enfermagem: Eliminação urinária prejudicada

Meta	Ações de enfermagem
O paciente conseguir recuperação total ou parcial do controle da bexiga. O paciente realmente conter a urina expelida.	• Assegurar-se de que seja feita uma avaliação completa para identificar a causa da incontinência e o potencial de retomada do controle da bexiga. • Identificar o padrão individual de eliminação de urina: frequência, sensação do sinal para urinar, tempo entre a recepção do sinal e a incapacidade de reter a urina, quantidade eliminada e sintomas. • Diante da existência de potencial para controle da urina, iniciar o programa de novo treinamento da bexiga. • Monitorar a ingestão e a eliminação; calcular a urina perdida em roupas e roupa de cama (diâmetro de 2,5 cm mais ou menos corresponde a 10 mL de urina). • Garantir que o banheiro seja de acesso fácil; providenciar comadre junto ao leito ou cadeira sanitária, quando necessário. • Oferecer, no mínimo, 1.500 mL de líquidos diariamente, a menos que contraindicado. • Estimular o paciente a inclinar-se para a frente, quando sentado na cadeira sanitária e a comprimir o baixo abdome (método de Crede) para promover o esvaziamento excelente da bexiga. • Ensinar ao paciente métodos para estimular o reflexo de urinar: derramar água morna sobre o períneo, dar pancadinhas no abdome e na porção interna das coxas; tomar água enquanto sentado na cadeira sanitária.

- Orientar a mulher a respeito dos exercícios de Kegel.
- Providenciar forros para urina, dispositivos tipo preservativo, calças plásticas para adultos, forros sanitários ou calças para incontinência para conter a urina.
- Evitar o uso de cateter de demora.
- Quando ocorrerem episódios de incontinência, conversar sobre a causa com o paciente, de forma natural.
- Mudar o ambiente de acordo com a incontinência (p. ex., proteger colchões e mobiliário, oferecer uma boa ventilação, usar desodorante para ambientes, manter o banheiro bem iluminado).

Diagnóstico de enfermagem: Risco de integridade da pele prejudicada relacionado à incontinência

Meta	Ações de enfermagem
O paciente manter a integridade da pele.	• Verificar o paciente para ver se está molhado a cada 2 horas; trocar suas roupas e a roupa de cama, se necessário.
O paciente permanecer seco e sem odores.	• Limpar e secar completamente a pele do paciente após episódios de incontinência. • Investigar diariamente a condição da pele.

Diagnóstico de enfermagem: Risco de lesão relacionado à incontinência

Meta	Ações de enfermagem
O paciente não sofrer quedas relacionadas à urina perdida.	• Providenciar dispositivo eficaz de contenção da urina (p. ex., roupa íntima especial para adultos, cateter tipo preservativo). • Verificar regularmente o ambiente do paciente quanto à presença de urina no assoalho. • Retirar rapidamente a urina do assoalho.

Diagnóstico de enfermagem: Baixa autoestima crônica relacionada à incontinência

Meta	Ações de enfermagem
O paciente recuperar ou manter os papéis e as funções desejados.	• Estimular o paciente a expressar os sentimentos.
O paciente criar ou manter uma visão positiva de si mesmo.	• Oferecer explicações realistas quanto a causas, manejo e prognóstico do tipo de incontinência do paciente. • Auxiliar o paciente a vestir-se com as roupas para sair. • Evitar discutir a incontinência do paciente diante de visitas e outros pacientes. • Garantir que cuidadores e familiares tratem o paciente com dignidade.

(Centers for Disease Control and Prevention, 2012). Além disso, o risco de ter cálculos urinários é elevado diante da presença de cateteres de demora.

Câncer de bexiga

A incidência de câncer de bexiga aumenta com o passar dos anos. De acordo com *a American Cancer Society* (2015), 90% dos casos de câncer na bexiga acometem pessoas com mais de 55 anos, e homens idosos têm mais de três vezes a taxa das mulheres idosas. Irritação crônica da bexiga, exposição a tinturas e uso do cigarro — todos fatores passíveis de serem evitados — estão entre os fatores de risco associados a tumores de bexiga. Alguns sintomas assemelham-se aos de infecção na bexiga, como frequência, urgência e disúria. Hematúria sem dor é o principal sinal e caracteriza câncer da bexiga. São usadas medidas diagnósticas padronizadas para essa doença com o paciente idoso, inclusive exame cistoscópico.

ESTUDO DE CASO

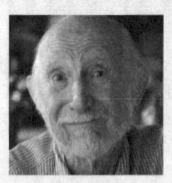

Sr. Eliseu, de 86 anos, mora com a filha e a família dela. Seu quarto fica no 1º andar, em uma casa de dois pisos, com um banheiro nas proximidades. Os familiares passam, regularmente, pelo seu quarto, e sentiram cheiro forte de urina vindo dali. O sr. Eliseu não apresenta prejuízo cognitivo, realiza com independência as atividades cotidianas e, como sempre, maneja sua vida corretamente. Jamais mencionou problemas com a eliminação e, pelo fato de lavar a própria roupa de cama e limpar o quarto, a família não consegue determinar se ele anda urinando na cama.

DESENVOLVENDO O PENSAMENTO CRÍTICO
- Cite alguns desafios nessa situação.
- Quais conselhos você daria à família para tratar do assunto com o sr. Eliseu?

O tratamento desse tipo de câncer pode incluir cirurgia, radiação, imunoterapia ou quimioterapia, dependendo da extensão e do local da lesão. O enfermeiro deve adotar as práticas de enfermagem descritas na literatura de enfermagem médico-cirúrgica. Observar o aparecimento de sinais indicativos de metástase, como dor pélvica ou nas costas, é parte do plano de cuidados de pacientes com câncer na bexiga.

Cálculos renais

Cálculos renais ocorrem, com maior frequência, em adultos na meia-idade. Nos idosos, a formação de cálculos pode resultar de imobilização, infecção, mudanças no pH ou na concentração de urina, diarreia crônica, desidratação, eliminação excessiva de ácido úrico e hipercalcemia. Dor, hematúria e sintomas de infecção do trato urinário estão associados a esse problema, podendo, ainda, ocorrer distúrbio gastrintestinal. Medidas padronizadas para diagnóstico e tratamento são usadas para os idosos. O enfermeiro pode ajudar, prevenindo estase urinária, oferecendo muito líquido e facilitando o tratamento rápido das infecções do trato urinário.

Glomerulonefrite

Com frequência, uma **glomerulonefrite** crônica já existe em indivíduos idosos que desenvolvem uma condição aguda. Os sintomas dessa doença podem ser tão sutis e sem especificidade que custam a ser percebidos. As manifestações clínicas incluem febre, fadiga, náusea, vômito, anorexia, dor abdominal, anemia, edema, artralgias, pressão sanguínea elevada e aumento da taxa sedimentar. Podem ocorrer oligúria, proteinúria ou hematúria moderada. Dor de cabeça, convulsões, paralisia, afasia, coma e estado mental alterado podem ser consequências de edema cerebral associado a essa doença.

As medidas diagnósticas e de tratamento não diferem muito das usadas com pessoas mais jovens. Antibióticos, dieta com pouco sódio e proteínas e muita atenção à ingestão e eliminação de líquidos são elementos básicos do plano de tratamento. Quando o idoso está em tratamento com digitálico, diuréticos ou fármacos anti-hipertensivos, a observação muito atenta de aparecimento de efeitos tóxicos cumulativos, por função renal comprometida, deve ser mantida. O paciente deve ser avaliado com periodicidade após a resolução da doença aguda, com atenção a exacerbações da glomerulonefrite crônica e a sinais de insuficiência renal.

CONSIDERAÇÕES GERAIS DE ENFERMAGEM RELATIVAS A PROBLEMAS URINÁRIOS

Os enfermeiros precisam de sensibilidade ao lidar com os problemas urinários dos pacientes. Além de serem considerados tabus para alguns, esses distúrbios podem desencadear medos e ansiedades, visto que relatos de que a incontinência acontece na velhice podem ser válidos. Explicações realistas e comprometimento nos esforços para corrigir esses distúrbios são vitais. Todos os níveis de funcionários devem lembrar-se da importância da discrição e da dignidade no controle desses problemas. Os funcionários não devem verificar se as roupas dos pacientes estão molhadas diante de outras pessoas, deixar o paciente sentar-se na comadre em locais de trânsito, levar grupo de estudantes sem a permissão do paciente para assistir à cateterização, ou repreender o paciente que teve um acidente na cama. Deve ser feito tudo para minimizar o embaraço e promover um autoconceito positivo.

Resumo do capítulo

Problemas do trato urinário aumentam a incidência com o envelhecimento. Alterações na bexiga contribuem para frequência urinária e nictúria, ao passo que hipertrofia de próstata e impactações fecais podem levar à retenção urinária.

Em razão da vergonha de conversar sobre problemas urinários ou de ideias errôneas de que problemas como incontinência são normais na fase posterior de vida, os idosos podem não colaborar com uma história desses problemas. Entrevistas hábeis e sensíveis, que investiguem essas condições, trazem benefício.

Ainda que não seja consequência normal do envelhecimento, a incontinência urinária está presente entre mais de metade de idosos em instituições e 24% dos moradores de comunidades. São variados os tipos de incontinência; portanto, para o estabelecimento de um plano realista, é fundamental uma avaliação completa. Mesmo que a incontinência já exista há bastante tempo, a história deve ser analisada para a determinação de ter sido feita ou não uma avaliação completa.

A maior parte dos cânceres de bexiga atinge pessoas com mais idade. Os sintomas podem se assemelhar aos associados a uma ITU; entretanto, hematúria sem dor é o principal sinal a ser percebido. Cálculos renais também podem causar hematúria, embora dor e sintomas de ITU também ocorram. Pode haver glomerulonefrite em pessoas com mais idade, sem diagnóstico, em razão de seus sintomas não específicos. Em razão da função renal comprometida, capaz de ocorrer em pacientes com glomerulonefrite, aumenta o risco de toxicidade devido a determinados fármacos, tendo que haver monitorização atenta da pessoa.

APLICANDO CONHECIMENTO NA PRÁTICA

Evidence-Based Review of Recommendations Addressing the Frequency of Changing Long-Term Indwelling Catheters in Older Adults

Fonte: Palka, M. A. (2014). Geriatric Nursing, 35(5):357–363.

Sabidamente, cateteres de demora aumentam o risco de ITU; há, entretanto, opiniões diferentes sobre a frequência de mudanças rotineiras de cateteres, em pacientes com cateteres de demora há longo prazo. Uma prática comum com esses cateteres é sua troca mensal, em pacientes internados, e a cada 4 a 6 semanas, em idosos não institucionalizados, para que sejam evitadas infecções do trato urinário e bloqueio.

O autor fez uma análise de pesquisas relevantes, realizadas nos últimos dez anos, para determinar o que essas pesquisas mostram em relação à frequência das trocas de cateteres. Não foi encontrada pesquisa em apoio a qualquer frequência agendada de troca de cateteres de demora de prazo prolongado. Não foi encontrada orientação definitiva ou consenso de especialistas em relação à necessidade de troca desses cateteres em momento algum. Algumas pesquisas mostraram dor associada e um aumento do risco de ITU, em consequência de mudanças de cateter.

Os achados indicam a inexistência de evidências sólidas em apoio a qualquer frequência-padrão de troca de cateteres de demora de longa permanência. Sem essas evidências, o melhor método é ajustar as trocas de cateteres à pessoa, e essas trocas seguirem mais indicações clínicas do que prazos de tempo padronizados.

Além da identificação da necessidade de pesquisas que orientem essa área de atuação, esses achados demonstram que práticas podem ser aceitas sem evidências que as apoiem. Compete aos enfermeiros questionar as evidências em apoio a práticas específicas para terem certeza de que estão baseadas na ciência e não na preferência individual do profissional, ou no fato de ele agir de determinado modo há bastante tempo.

APRENDENDO NA PRÁTICA

A enfermeira Ana trabalha meio período em uma comunidade de vida assistida, com 25 leitos. Usualmente, seu turno é o da noite, embora tenha concordado em substituir um colega no plantão diurno no final de semana. Em dois dias, a enfermeira percebe cheiro forte de urina ao entrar no prédio pela manhã. Depois que os moradores tomam banho e vestem-se, com troca da roupa de cama, o cheiro some no restante do plantão. Ao analisar os prontuários, a enfermeira descobre que somente dois moradores usam roupa íntima para incontinência urinária ocasional. Com base no cheiro forte detectado, ela suspeita da existência de outros moradores com problemas de incontinência além da ocasional.

Quais passos Ana pode dar para esclarecer sua suspeita?

EXERCITANDO O PENSAMENTO CRÍTICO

1. Quais fatores devem ser analisados ao se investigar incontinência urinária? Quais barreiras podem surgir a essa análise e à obtenção de respostas precisas dos idosos?
2. O que pode ser feito para reduzir cada uma das principais causas de incontinência urinária em adultos idosos?
3. Quais ações podem ser implementadas para a promoção de autoconceito positivo em indivíduos com incontinência urinária?
4. Identificar recursos em sua comunidade para ajudar pacientes com incontinência ou câncer no sistema urinário.

Recursos *online*
American Urologic Association
http://www.urologyhealth.org
National Association for Continence
http://www.nafc.org
National Institute of Diabetes and Digestive and Kidney Diseases, National Kidney and Urologic Diseases Information Clearinghouse
http://www.kidney.niddk.nih.gov
Simon Foundation for Continence
http://www.simonfoundation.org
Society of Urologic Nurses and Associates
http://www.suna.org

Bibliografia

American Cancer Society. (2015). *What are the key statistics for bladder cancer?* Recuperado de http://www.cancer.org/cancer/bladdercancer/detailedguide/bladder-cancer-key-statistics.

Bass-Ware, A., Weed, D., Johnson, T., & Spurlock, A. (2014). Evaluation of the effect of cranberry juice on symptoms associated with a urinary tract infection. *Urologic Nursing, 34*(3), 121–127.

Centers for Disease Control and Prevention. (2012). *Catheter-associated urinary tract infections.* Recuperado de http://www.cdc.gov/HAI/ca_uti/uti.html.

Centers for Disease Control and Prevention. (2014). *Prevalence of incontinence among old Americans.* Recuperado de http://www.cdc.gov/nchs/data/series/sr_03/sr03_036.pdf.

Fiore, D. C. & Fox, C. L. (2014). Urology and nephrology update: recurrent urinary tract infections. *FP Essentials, 16*(1), 30–37.

Streicher, L. (2014). Stress incontinence in women. *Today's Geriatric Medicine, 7*(4), 6–7.

CAPÍTULO 22

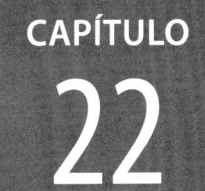

Saúde do sistema reprodutivo

VISÃO GERAL

Efeitos do envelhecimento no sistema reprodutivo

Promoção da saúde do sistema reprodutivo

Alguns problemas do sistema reprodutivo
    Problemas no sistema reprodutivo da mulher
    Problemas no sistema reprodutivo do homem

OBJETIVOS DE APRENDIZAGEM

A leitura deste capítulo possibilitará a você:

1. Listar as mudanças no sistema reprodutivo masculino e feminino ocorridas com o envelhecimento.
2. Descrever medidas que promovem a saúde do sistema reprodutivo nos adultos idosos.
3. Delinear os fatores que devem ser levados em conta em uma investigação da saúde do sistema reprodutivo dos idosos.
4. Descrever os sintomas e o controle de distúrbios selecionados do sistema reprodutivo.
5. Delinear as medidas para o plano de cuidados a um paciente que fez cirurgia de próstata.

TERMOS PARA CONHECER

Hiperplasia benigna de próstata: aumento não maligno da glândula prostática, que costuma ocorrer com o envelhecimento

Dispareunia: ato sexual com dor

Disfunção erétil: problemas de impotência para conseguir ou manter uma ereção no ato sexual

Tais como com os problemas urinários abordados no capítulo anterior, os problemas do sistema reprodutivo podem ser tópicos de difícil abordagem pelos idosos. É importante, no entanto, que eles levem em consideração seu sistema reprodutivo ao pensarem na saúde como um todo. Além de prevenir e detectar problemas graves, como câncer e doenças sexualmente transmitidas, compreender as práticas de saúde associadas ao sistema reprodutivo pode promover uma atividade sexual satisfatória para essa população, trazendo benefícios múltiplos. Os enfermeiros gerontólogos podem ser importantes na educação dos idosos sobre as mudanças que ocorrem com o envelhecimento e as medidas importantes de promoção da saúde para prevenir ou identificar problemas potencialmente graves no sistema reprodutivo.

EFEITOS DO ENVELHECIMENTO NO SISTEMA REPRODUTIVO

Ocorrem várias mudanças no sistema reprodutivo da mulher, que aumentam o risco de problemas desconfortáveis e interferem em experiências sexuais satisfatórias. As mudanças hormonais atrofiam a vulva. Ocorre achatamento dos lábios e perda de gordura subcutânea e de pelos. O epitélio vaginal fica mais fino e a região da vagina mais seca e alcalina; essas mudanças podem tornar o intercurso sexual desconfortável para as mulheres idosas, embora continuem normalmente possíveis orgasmos e experiências sexuais satisfatórias. O colo, o útero, as tubas uterinas e os ovários atrofiam. O útero e os ovários diminuem de tamanho; podendo, assim, não ser palpáveis durante o exame físico. O endométrio continua a responder a estímulos hormonais. As tubas uterinas também encurtam e ficam retas. As mamas perdem a firmeza e caem, com o envelhecimento, consequente à substituição de glândulas mamárias por tecido adiposo após a menopausa. Pode ocorrer retração de mamilo em consequência de atrofia e de mudanças nas fibras. Faixas lineares firmes podem aparecer nas mamas devido à fibrose e calcificação dos dutos terminais.

Os órgãos genitais masculinos mudam também. Ocorre redução na contagem de espermatozoides associada ao afinamento do epitélio nas vesículas seminais, substituição de tecido muscular por conjuntivo e menor capacidade de reter líquidos. Mudanças estruturais nos túbulos seminíferos incluem aumento de fibrose, afinamento do epitélio, espessamento da membrana basal e estreitamento do lúmen.

Há atrofia dos testículos e redução na massa testicular. O líquido ejaculado costuma permanecer o mesmo, embora tenha menos quantidade de espermatozoides vivos. A testosterona permanece igual ou apresenta declínio leve. Há necessidade de mais tempo para a ereção, sendo perdida com mais facilidade do que nos homens com menos idade. A maioria dos idosos tem aumento da glândula prostática, já que parte do tecido da próstata é substituído por tecido fibroso. Ainda que, em geral, aumentos da próstata sejam benignos, há maior risco de malignidades com o passar do tempo.

PROMOÇÃO DA SAÚDE DO SISTEMA REPRODUTIVO

Uma forma importante de os enfermeiros promoverem a saúde do sistema reprodutivo é enfatizando o valor dos exames regulares desse sistema. Um exame ginecológico por ano, incluindo o esfregaço de Papanicolau, é essencial em mulheres idosas; além disso, elas devem saber fazer o autoexame das mamas. Homens com hipertrofia da próstata devem ser examinados, no mínimo, a cada seis meses, para assegurar a inexistência de malignidades. Exame de rotina do antígeno específico da próstata (PSA), em homens sem história de câncer de próstata, não é recomendado. O enfermeiro deve, ainda, garantir que os idosos saibam fazer o autoexame dos testículos. Finalmente, história completa e exame físico são essenciais para a detecção de áreas específicas que exijam mais investigação (Guia de Investigação 22.1). A Tabela de Diagnósticos de Enfermagem 22.1 traz diagnósticos associados a problemas do sistema reprodutivo que podem ser identificados pelos enfermeiros.

Alerta de domínio conceitual

O exame de PSA é feito rotineiramente somente quando há história de câncer de próstata.

O Capítulo 16 trata das considerações de enfermagem para incrementar a função e a expressão sexuais dos idosos.

CONCEITO-CHAVE

É importante garantir que as mulheres idosas saibam fazer o autoexame das mamas e que os homens idosos saibam fazer o autoexame dos testículos.

ALGUNS PROBLEMAS DO SISTEMA REPRODUTIVO

Problemas no sistema reprodutivo da mulher

Infecções e tumores da vulva

Mudanças na vulva associadas ao envelhecimento fragilizam-na, tornando-a mais suscetível a irritação e infecções. Os problemas vulvares na velhice podem refletir processos graves de doença, como diabetes, hepatite, leucemia e anemia perniciosa. Vulvite senil é o termo usado para descrever infecção da vulva associada à hipertrofia ou

GUIA DE INVESTIGAÇÃO 22.1
Saúde do sistema reprodutivo

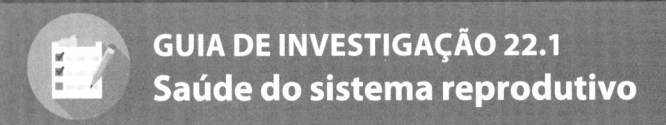

ENTREVISTA

A entrevista deve incluir a revisão das funções, dos sinais e dos sintomas. Fazer perguntas relativas a:
- *Dor:* "Você sente dor no baixo abdome ou em outro local? Há sensibilidade, desconforto, prurido ou dor em algum lugar na área genital? Você sente dor durante o ato sexual?".
- *Corrimento:* "Já teve secreções, sangue ou outro tipo de corrimento nos genitais?".
- *Disfunção sexual:* "Pode ter ereção e mantê-la durante o ato sexual? Como são as ejaculações? Sua vagina fica sensível ou muito ressecada durante o ato sexual? Sente pressão extra ou sente que o pênis do parceiro está encontrando algum bloqueio durante ato sexual? Consegue ter orgasmos satisfatórios? Ocorreu alguma mudança em seu padrão sexual?".

EXAME FÍSICO

Examinar os genitais quanto a lesões, feridas, fissuras ou caroços. Observar se há sangramento, corrimento, cheiros e outras anormalidades.
- Quando paciente do sexo feminino não tiver feito exame ginecológico ou mamografia no ano anterior, encaminhá-la para esses procedimentos.
- Para as mulheres, palpar as mamas em busca de caroços.
- Revisar o procedimento de autoexame das mamas com a paciente e orientá-la se ela não souber fazê-lo.

---

atrofia. Incontinência e práticas de higiene insatisfatórias também podem ser causas latentes de vulvite. Coceira é o principal sintoma associado. Pacientes confusas e que não se comunicam podem evidenciar inquietação e tocar a região dos genitais; cabe ao enfermeiro descobrir se estão sofrendo de irritação e espessamento do tecido vulvar em consequência do ato de coçar. Inicialmente, o tratamento busca encontrar e controlar qualquer causa latente. Um bom estado nutricional ajuda a melhorar a condição, da mesma forma que atenção à limpeza. Banhos de assento e aplicações locais de compressas salinas ou cremes esteroides podem ser incluídos no plano de tratamento. Há necessidade de atenção especial para manter limpo e seco o paciente incontinente, o máximo possível.

CONCEITO-CHAVE

Mudanças associadas ao envelhecimento deixam a vulva mais frágil e mais facilmente suscetível à irritação e infecção.

TABELA 22.1 Diagnósticos de enfermagem associados a problemas no sistema reprodutivo

Causas e fatores contribuintes	Diagnóstico de enfermagem[a,*]
Disfunção sexual, dor, vergonha relativos a sintomas ou tratamentos	Ansiedade
Infecção, câncer	Dor aguda
Canal vaginal mais alcalino e frágil, hipertrofia de próstata	Risco de infecção
Infecção, dor, estruturas alteradas, vergonha	Disfunção sexual
Disfunção sexual	Distúrbio na imagem corporal
Vaginite	Integridade da pele prejudicada
Aumento da próstata, vaginite	Eliminação urinária prejudicada
	Dor aguda

[a]NANDA-International (NANDA-I) (2014). *Nursing diagnoses: Definitions and classification, 2015–2017*. West Sussex, UK: Wiley-Blackwell.
*N. de R.T. A autora não utiliza, nesta obra, a terminologia proposta pela NANDA 2015–2017 porque esta classificação ainda não contempla o idoso em todas as suas dimensões. Por esse motivo, é feita uma adaptação do modelo proposto pela NANDA para contemplar as características identificadas no idoso a partir de sua prática profissional. Vale mencionar que a NANDA 2018–2020 (Porto Alegre: Artmed Editora, 2018) também segue esse modelo.

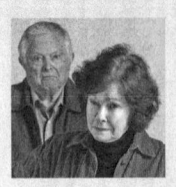

> **ESTUDO DE CASO**
>
> Srs. Gonçalo e Célia estão casados há 50 anos e, com os filhos já casados, moram sozinhos. Têm uma vida sexual feliz, mas, com o passar dos anos, a frequência do intercurso e dos jogos sexuais declinou bastante. Recentemente, sr. Gonçalo ouviu alguns amigos conversarem sobre a renovação da atividade sexual, desde que começaram a tomar remédio para melhorar a função erétil. Essas conversas levaram-no a desejar sexo mais frequente; mas suas tentativas não foram bem recebidas pela esposa, que não mostrou interesse e ainda ridicularizou o marido. Suas diferenças quanto ao desejo sexual estão causando desentendimentos. Durante sua visita para exame ginecológico rotineiro, d. Célia comenta que o marido "começou a agir como um maníaco sexual, parecendo um tolo ao não agir de acordo com a idade".
>
> **DESENVOLVENDO O PENSAMENTO CRÍTICO**
> - Quais são as possíveis causas das reações de cada um dos cônjuges?
> - O que você responderia para d. Célia?

Embora coceira normalmente ocorra na vulvite, pode ser sintoma de tumor da vulva. Dor e irritação também podem estar associadas a esse problema. Qualquer caroço ou lesão nessa área deve receber atenção rápida e ser submetida a uma biópsia. O clitóris costuma ser o local de malignidades vulvares. Câncer da vulva, a quarta malignidade ginecológica mais comum nos anos tardios da vida, pode manifestar-se por meio de tumores ulcerativos ou fungiformes, grandes, dolorosos e com odor desagradável. Os tecidos adjacentes também podem ser afetados. O tratamento preferencial costuma envolver vulvectomia radical, tendendo a ser bem tolerado pelas mulheres idosas. Radioterapia é de uso mais raro, e não é tão bem tolerada quanto a cirurgia. Conselhos sobre práticas de autocuidado, imagem corporal e atividade sexual devem ser dados. O tratamento precoce, antes de metástase em nódulos linfáticos inguinais, melhora o prognóstico.

Vaginite

A mulher na pós-menopausa apresenta muitas mudanças que afetam o canal vaginal, inclusive redução no colágeno e tecido adiposo, encurtamento e estreitamento do canal vaginal, diminuição da elasticidade, menos secreções vaginais e pH vaginal mais alcalino, devido a níveis mais baixos de estrogênio. A maior fragilidade da vagina nas mulheres em pós-menopausa torna-a mais facilmente irritável, aumentando o risco de vaginite. Sensibilidade ao toque, prurido, ardência e avermelhamento da vagina são sintomas; e as secreções vaginais acompanhantes e de odor desagradável mostram-se transparentes, amarronzadas ou esbranquiçadas. Com a evolução, uma vaginite pode ocasionar sangramento e aderências.

A aplicação de estrogênios locais sob a forma de supositório ou creme costuma funcionar no tratamento da vaginite senil. Os enfermeiros devem garantir que as pacientes compreendam o uso correto desses medicamentos tópicos e que não tentem administrá-los oralmente. Duchas com ácido bórico, zinco, lisina ou violeta genciana também podem ser prescritas. Se a paciente tiver que fazer a ducha em casa, é importante salientar a necessidade de medir a temperatura da solução. Receptores alterados para temperaturas quentes e frias e sensação reduzida de dor predispõem a paciente a queimaduras por soluções muito quentes que tocam o tecido vaginal fragilizado. Os enfermeiros devem aconselhar as mulheres idosas a evitar duchas e uso de sabonetes e vaporizadores perfumados na genitália; devem usar calcinhas de algodão, manter limpa e seca a área genital e usar lubrificantes (p. ex., geleia KY, óleo de vitamina E e gel de aloe vera) no intercurso sexual. Boas práticas de higiene ajudam a tratar e a prevenir a vaginite.

Câncer vaginal

O câncer vaginal é raro em mulheres idosas; resulta com mais frequência de metástase, e não da área vaginal como o local principal. Quaisquer úlceras e caroços vaginais detectados em mulheres idosas devem ser encarados com suspeita de malignidade e submetidos à biópsia. Uma vez que a irritação crônica pode predispor as mulheres a câncer vaginal, aquelas com vaginite crônica ou que usam pessário devem fazer esfregaço de Papanicolau com frequência. O tratamento assemelha-se ao usado em mulheres mais jovens e pode consistir em irradiação, agentes quimioterápicos tópicos ou cirurgia, dependendo da extensão do carcinoma.

Problemas do colo

Com o passar dos anos, o colo fica menor e o epitélio endocervical atrofia. Ocasionalmente, as glândulas endocervicais podem fechar-se, causando a formação de cistos de Naboth. As secreções associadas a esses cistos acumulam-se e pode haver febre e um caroço palpável e sensível ficar evidente. É importante, assim, que a mulher idosa faça exames ginecológicos regulares para verificar a desobstrução do colo.

Câncer de colo

A média de idade para diagnóstico de câncer de colo é 49 anos, com a taxa mais elevada dessa doença encontrada entre hispânicas, seguidas pelas negras, as brancas, as americanas nativas e nativas do Alasca, as mulheres das ilhas do Pacífico (National Cancer Institute, 2014). Embora menos de 20% de todos os casos diagnosticados de câncer cervical sejam em mulheres idosas, cerca de um terço das mortes por esse câncer ocorrem nesse grupo. Apesar de a maioria dos pólipos endocervicais ser benigna nas mulheres mais idosas, devem ser vistos com suspeita, até que a biópsia confirme o diagnóstico. Sangramento vaginal e leucorreia são sinais de câncer de colo em pessoas idosas. Não costuma haver dor. Com a evolução da doença, a paciente pode desenvolver retenção ou incontinência urinária, incontinência fecal e uremia. O tratamento pode incluir radioterapia e cirurgia. A American Cancer Society (2014) sugere que mulheres com mais de 65 anos de vida, que tenham feito exames regulares nos últimos dez anos, possam parar de sondar câncer cervical, já que nunca tiveram situações graves de pré-câncer (como neoplasia intraepitelial cervical), encontradas nos últimos 20 anos. Mulheres com história de neoplasia intraepitelial devem manter os exames durante, pelo menos, 20 anos após a descoberta da anormalidade.

Câncer do endométrio

Ainda que incomum, o câncer do endométrio afeta, principalmente, mulheres idosas. Sua incidência é elevada em mulheres que tiveram início tardio dos períodos menstruais, foram inférteis, têm história familiar de câncer de colo sem pólipos e hereditário, ou doença policística ovariana, usaram estrogênio sem progesterona, ou estão obesas. Qualquer sangramento pós-menopausa deve levantar suspeita imediata dessa doença. Dilatação e curetagem costumam ser realizadas para confirmar o diagnóstico, pois nem todos os casos podem ser detectados apenas pelo exame Papanicolau. O tratamento consiste em cirurgia, radiação, ou a combinação dos dois. Realizar logo o tratamento pode prevenir metástase para a vagina e o colo. Pólipos endometriais também podem causar sangramento, devendo ter atenção séria, pois capazes de indicar câncer em seu início.

Câncer de ovários

O câncer ovariano, que aumenta a incidência com o envelhecimento, é responsável por somente 5% das doenças malignas em mulheres idosas, embora seja a principal causa de morte por malignidades ginecológicas. Os primeiros sintomas não são específicos, podendo ser confundidos com desconforto gastrintestinal. Com a evolução da doença, as manifestações clínicas incluem sangramento, ascite e presença de múltiplos caroços. O tratamento pode consistir em cirurgia ou radiação. Tumores ovarianos benignos costumam ocorrer em mulheres idosas e é normal a necessidade de cirurgia para diferenciá-los de tumores malignos.

> **CONCEITO-CHAVE**
>
> Embora o câncer ovariano seja menos comum do que o de endométrio ou do colo, é mais fatal quando ocorre.

Hérnia perineal

Em consequência de alongamento e laceração dos músculos no parto e de fraqueza muscular associada à idade avançada, hérnia de períneo é um problema comum em mulheres idosas. Cistocele, retocele e prolapso do útero são os tipos de ocorrência mais provável. Associadas a esse problema incluem-se dores na porção inferior das costas, sensação de peso na pelve e a sensação de repuxamento. Incontinência fecal e urinária, retenção e constipação também podem ocorrer. Por vezes, a mulher consegue sentir pressão ou palpar um caroço na vagina. Essas hérnias podem dificultar ou tornar desconfortável o intercurso sexual. Ainda que as retoceles não tendam a piorar com a idade, o oposto vale para as cistoceles, que trarão mais problemas com o tempo. O reparo cirúrgico é o tratamento preferencial, podendo ter sucesso no alívio dos sintomas.

Dispareunia

Dispareunia é um problema usual entre mulheres com mais idade, acompanhando alterações hormonais. Mu-

> **DICA DE COMUNICAÇÃO**
>
> O fato de a mulher idosa ser solteira ou viúva não significa ausência de vida sexual. Perguntas sobre atividade sexual, prazer e satisfação no sexo devem ser parte de uma coleta abrangente de dados. Fazer as perguntas com naturalidade pode transmitir que não há nada de incomum em ser sexualmente ativo no final da vida, sendo um convite à troca de ideias (esse tipo de pergunta pode incluir: "É sexualmente ativa? Existe algum problema em seu envolvimento sexual ou quanto a ter uma experiência sexual satisfatória? Usa algum produto para auxiliar no ressecamento vaginal? Em caso positivo, qual?"). Conversas desse tipo têm o potencial de revelar outros tópicos que podem precisar de atenção, como ter experiências sexuais sem proteção com múltiplos parceiros, ou usar produtos inadequados para lubrificar a vagina.

lheres nulíparas têm o problema com mais frequência do que as que tiveram filhos. Como vulvite, vaginite e outros problemas ginecológicos podem contribuir para a dispareunia, um exame ginecológico completo é importante, e quaisquer lesões ou infecções devem ser corrigidas para trazer alívio. Tudo deve ser feito para ajudar a mulher idosa a ter uma vida sexual satisfatória (o Cap. 16 apresenta uma discussão mais detalhada dos problemas que afetam a intimidade sexual).

Câncer de mama

A menor presença de tecido adiposo e a atrofia das mamas da mulher idosa podem causar tumores, provavelmente, presentes há muitos anos até ficarem mais evidentes. Uma vez que o câncer de mama é a segunda causa importante de mortes de mulheres, os enfermeiros devem estimular as pacientes a fazer os exames regulares das mamas. Infelizmente, embora a incidência do câncer mamário aumente com a idade, a mulher idosa é a que, com menor probabilidade, faz o autoexame das mamas, mamografias anuais ou tem as mamas examinadas anualmente por profissional da saúde. As medidas diagnósticas e o tratamento para mulheres com câncer de mama são as mesmas em qualquer faixa etária. São recomendadas mamografias anuais para mulheres, começando aos 40 anos de idade, a cada 2 a 3 anos, a menos que haja outra recomendação médica.

> **CONCEITO-CHAVE**
>
> Embora a incidência de câncer de mama aumente com a idade, as mulheres idosas compõem o grupo que, com menor probabilidade, faz mamografias e tem as mamas examinadas por profissional, ou faz o autoexame.

Problemas no sistema reprodutivo do homem

Disfunção erétil

Disfunção erétil, a incapacidade de atingir e manter uma ereção no ato sexual, é um problema que afeta quase metade dos homens com mais de 70 anos de idade. Ainda que aumentem com o envelhecimento as taxas de incidência, essa disfunção não é consequência normal do envelhecimento; ela se deve mais a causas como alcoolismo, diabetes, dislipidemia, hipertensão, hipogonadismo, esclerose múltipla, insuficiência renal, lesão na medula espinhal, condições na tireoide e fatores psicológicos. Anticolinérgicos, antidepressivos, anti-hipertensivos, digoxina, sedativos e tranquilizantes estão entre os fármacos de uso comum entre idosos, possíveis causadores de disfunção erétil.

Vários tratamentos podem ser implementados para disfunção erétil, incluindo agentes orais para ereção (p.ex., citrato sildenafil, vardenafil HCl e tadalafil, fármacos injetados no pênis, implantes penianos e dispositivos com bomba a vácuo. Alguns fármacos para ereção podem ter efeitos secundários que podem contraindicar seu uso em algumas pessoas; portanto, é fundamental uma avaliação criteriosa dos riscos antes de sua prescrição.

> **DICA DE COMUNICAÇÃO**
>
> Quando um homem com mais idade informa ter disfunção erétil, é importante investigar o que ele quer dizer com isso. Homens com mais idade têm menor capacidade de ter ereção apenas pensando no sexo, demandando uma estimulação física mais direta para ter o pênis ereto. Ainda são mais propensos a perder uma ereção se perturbados durante o ato sexual por ruído ou outra interrupção. Essas experiências não significam a existência de uma disfunção erétil. Quando o homem consegue ereções pela masturbação, é bem provável que não tenha disfunção erétil. Fazer perguntas específicas para esclarecimento de sintomas pode ajudar o homem a evitar uso desnecessário de medicamentos e facilitar troca de ideias sobre o que pode ser feito como compensação para alterações eréteis.

Hiperplasia benigna da próstata

A maior parte dos homens idosos apresenta algum grau de **hiperplasia benigna da próstata**, que leva um a cada quatro homens a ter disúria. Os sintomas desse problema evoluem lentamente, ainda que de forma contínua, quando a próstata aumentada faz pressão na uretra; começam com hesitação, redução da força do jato urinário, frequência e nictúria por obstrução da parte vesical mais estreita e compressão da uretra, que causa uma hipertrofia compensatória do músculo destrusor e uma posterior obstrução do orifício de saída. Gotejamento, controle insatisfatório, incontinência por fluxo excessivo e sangramento podem ocorrer. Com a progressão da hiperplasia, a parede da bexiga perde sua elasticidade e afina, causando retenção 55urinária e aumento do risco de infecção urinária. Infelizmente, alguns homens relutam ou têm vergonha de buscar atenção médica rapidamente, podendo desenvolver danos renais, quando os sintomas estiverem suficientemente graves para motivá-los a uma avaliação.

O tratamento inclui massagem na próstata, uso de antissépticos urinários e, quando possível, recomendação para evitar agentes diuréticos, anticolinérgicos e antiarrítmicos. O método mais comum de prostatectomia usado em idosos com prostatismo é a cirurgia transuretral. O paciente precisa ser tranquilizado no sentido de que essa cirurgia não necessariamente resultará em impotência. Entretanto, explicações bem concretas são necessárias, para que o paciente compreenda que a cirurgia não causará rejuvenescimento repentino do desempenho sexual (Fig. 22.1). O Plano de Cuidados de

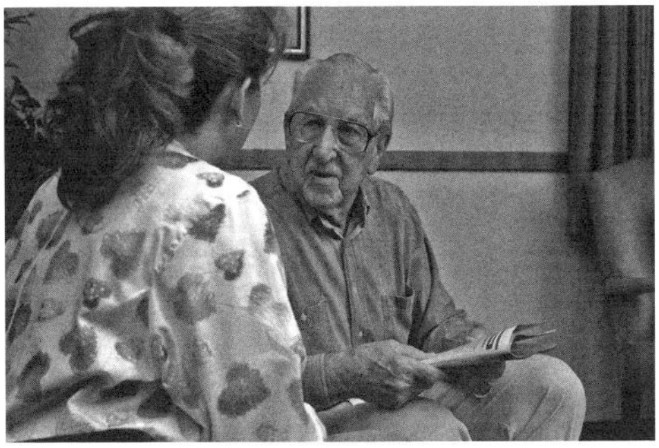

Enfermagem 22.1 descreve os cuidados dados ao idoso que se recupera de cirurgia de próstata.

Câncer de próstata

O câncer da próstata tem sua incidência aumentada com o envelhecimento. Na verdade, mais da metade dos homens com mais de 70 anos de idade tem evidências histológicas de câncer de próstata, embora apenas percentual pequeno morra dessa doença (National Cancer Institute SEER, 2015). É comum ser assintomático; a maioria de cânceres de próstata, entretanto, pode ser detectada por exame retal digital, o que reforça a importância dos exames físicos regulares. Hipertrofia benigna deve ser acompanhada com atenção porque se acredi-

FIGURA 22.1 • Os homens beneficiam-se de explicações concretas dos efeitos de tratamentos na função sexual.

PLANO DE CUIDADO DE ENFERMAGEM 22.1

IDOSO QUE SE RECUPERA DE CIRURGIA DE PRÓSTATA

Diagnóstico de enfermagem: Risco de lesão e de infecção relacionado à cirurgia

Meta	Ações de enfermagem
O paciente estar sem lesão, estar livre de infecção.	• Aconselhar o paciente a evitar, por 3 a 4 semanas, atividades que exijam esforço. • Aconselhar o paciente a prevenir a constipação. Recomendar adaptações na dieta, se necessário; aconselhar uma consulta médica sobre uso de emolientes fecais se os movimentos intestinais exigirem esforço ou forem irregulares. • Ensinar o paciente a evitar a manobra de Valsalva. • Estimular a ingestão elevada de líquidos, a menos que contraindicada. • Ensinar o paciente a observar se há sinais de complicações, inclusive sangue vermelho brilhante na urina, aumento de temperatura, dor forte e fraqueza, e a relatá-los imediatamente.

Diagnósticos de enfermagem: (1) Disfunção sexual relacionada à cirurgia; (2) Conhecimento insuficiente sobre o efeito de cirurgia na função sexual

Meta	Ações de enfermagem
O paciente manifestar compreensão real do efeito da cirurgia na função sexual; retomar uma relação sexual satisfatória.	• Consultar o médico sobre restrições sexuais; discutir com o paciente (normalmente, o intercurso sexual é evitado durante 1 mês após a cirurgia, período após o qual pode ser retomado. Não é raro que o retorno completo do funcionamento sexual demande 1 ano). • Investigar como o paciente entende o impacto da cirurgia na função sexual; esclarecer informações erradas, se necessário. • Escutar as preocupações do paciente e oferecer apoio. • Discutir, com a mulher do paciente e se este concordar, o retorno antecipado à função sexual • Preparar o paciente para possível ejaculação retrógrada (clímax seco), que fará a urina parecer leitosa. • Discutir com o casal o potencial de ansiedade e outros fatores psicológicos relacionados à doença e cirurgia que podem interferir no funcionamento sexual. • Incentivar o casal a partilhar outras formas de intimidade até o reinício da relação sexual.

(continua)

PLANO DE CUIDADO DE ENFERMAGEM 22.1 *(Continuação)*

Diagnóstico de enfermagem: Risco de incontinência urinária, por estresse ou urgência, relacionado à retirada de cateter

Meta	Ações de enfermagem
O paciente recomeçar a continência urinária.	• Coletar dados sobre o controle da bexiga após a retirada do cateter urinário. • Se ocorrer perda de urina por gotejamento, informar o paciente de que isso é comum e que desaparece, orientando-o a fazer exercícios para o períneo.

ta que esteja associada com câncer de próstata, pois os sintomas podem ser similares. Sintomas como dor nas costas, anemia, fraqueza e perda de peso podem aparecer como consequência de metástase. Exame PSA ajuda no diagnóstico, confirmado com biópsia.

Se não houve metástase, o tratamento pode consistir de monitorização, radiação ou prostatectomia radical; esse procedimento resultará em impotência. Podem ser usados hormônios para prevenir disseminação de tumores. Um tratamento paliativo, usado quando o câncer tem metástase, inclui radiação, cirurgia transuretral, quimioterapia, orquiectomia e terapia hormonal. Os princípios gerais associados a essas medidas terapêuticas são aplicáveis ao paciente com mais idade. Muitos homens conseguem manter o desempenho sexual após uma orquiectomia e com terapia à base de estrogênios; cabe ao médico oferecer conselhos específicos sobre os resultados esperados para cada indivíduo.

Tumores penianos, testiculares e escrotais

O câncer no pênis é raro e aparece como uma lesão indolor ou semelhante a uma verruga, no prepúcio ou na glande. A semelhança dessa lesão com um cancro pode causar erro diagnóstico ou relutância por parte do paciente em buscar tratamento. Há necessidade de biópsia de todas as lesões penianas. O tratamento pode envolver radiação e excisão local de lesões menores e amputação parcial ou total do pênis, no caso de lesões grandes.

Tumores testiculares são raros em idosos, embora costumem ser malignos quando ocorrem; aumento e dor nos testículos e aumento das mamas são sintomas suspeitos. Quimioterapia, radiação e orquiectomia estão entre as medidas de tratamento. Como parte da coleta de dados, os enfermeiros devem assegurar-se de que o paciente saiba fazer o autoexame dos testículos e oferecer instruções sobre esse procedimento quando necessário; a Sociedade Americana do Câncer pode oferecer materiais informativos para uso nesses casos.

Caroços escrotais, normalmente benignos, podem resultar de condições como hidrocele, espermatocele, varicocele e hérnia. Os sintomas e o tratamento dependem da causa subjacente e são iguais aos dos homens mais jovens. Tal como com qualquer problema no sistema reprodutivo, conselhos relativos a práticas de autocuidado, imagem corporal e atividade sexual são importantes.

Resumo do capítulo

A saúde do sistema reprodutivo tem impacto na saúde geral do organismo. As condições desse sistema podem estar relacionadas a processos de doença não diagnosticada que exigem atenção, como diabetes ou infecções.

Alterações associadas ao envelhecimento contribuem para infecções da vulva e da vagina. Cânceres do trato reprodutivo feminino ocorrem com menor frequência com o envelhecimento, a não ser câncer ovariano, cuja incidência aumenta. A incidência de câncer de mama aumenta com a idade. Como as mulheres idosas compõem o grupo que, com menor probabilidade, faz mamografias e tem as mamas examinadas por profissional, ou faz o autoexame, é importante educar a paciente.

Dispareunia é um problema comum em mulheres com mais idade. Muitos homens com mais idade têm disfunção erétil. Os enfermeiros podem ajudar, orientando um debate receptivo sobre as maneiras de controlar esses problemas e promover uma atividade sexual satisfatória.

A relação próxima e a confiança que os pacientes costumam ter com os enfermeiros permitem que se sintam mais à vontade para falar de suas preocupações e dos sintomas associados ao sistema reprodutivo, sendo mais francos com os enfermeiros do que com outros membros da equipe de saúde. Cabe aos enfermeiros, então, incluir uma análise do sistema reprodutivo nas investigações dos pacientes e garantir que achados e sintomas anormais sejam encaminhados para avaliação e tratamento.

APLICANDO CONHECIMENTO NA PRÁTICA

Prostate Cancer Screening: Recommendations Statement

Fonte: U.S. Preventive Services Task Force. (2014). Recuperado de http://www.uspreventiveservicestaskforce.org/Page/Topic/recommendation-summary/prostate-cancer-screening

Na esteira de uma análise de dados feita pelo U.S. Prostate, Lung, Colorectal, and Ovarian Cancer Screening Trial e pelo European Randomized Study of Screening for Prostate Cancer, a U.S. Preventive Services Task Force rebaixou sua avaliação da sondagem de câncer de próstata com base no PSA. Descobriu-se que programas de sondagem com base no PSA resultavam na detecção de muitos cânceres prostáticos assintomáticos, embora os tumores detectados teriam permanecido assintomáticos ou evoluiriam tão lentamente, que não criariam problemas. A experiência norte-americana não demonstrou nenhuma redução de mortes por câncer de próstata em consequência dos exames. A experiência europeia encontrou uma diminuição nas mortes por câncer de próstata de cerca de 1 morte a cada 1.000 homens examinados.

Houve riscos associados ao exame de câncer de próstata, inclusive dor, sangramento, infecção, dificuldades urinárias passageiras e sofrimento psicológico. O tratamento produziu disfunção erétil, incontinência urinária, disfunção intestinal e um reduzido risco de morte prematura. No todo, o dano resultante de procedimentos diagnósticos e de tratamento mostrou-se maior que os benefícios.

Essas evidências e alterações nas recomendações sobre exame do PSA demonstram a necessidade de os enfermeiros sempre estarem atualizados com achados de pesquisas e garantirem que sua prática esteja fundamentada em evidências atualizadas e nas melhores práticas. Também é um lembrete aos enfermeiros de que há riscos na sondagem de doenças, seja em termos de complicações capazes de surgir durante os exames, seja nas consequências dos tratamentos.

APRENDENDO NA PRÁTICA

O sr. Edson e a dona Neide, ambos com 66 anos de idade, têm atividade sexual saudável e satisfatória em um casamento que já dura 20 anos. Dona Neide fez uma mastectomia decorrente de câncer mamário há quatro meses e narra que, desde o diagnóstico, o marido tem estado mais distante. Desde a mastectomia, não tiveram relações sexuais e ele não mais a abraça. Ela está interessada em retomar a atividade sexual, mas o marido encontra desculpas e parece desinteressado.

O que poderia explicar a reação do sr. Edson? O que poderia ser feito para ajudar o casal?

EXERCITANDO O PENSAMENTO CRÍTICO

1. Discutir as razões para os idosos não realizarem autoexames de mamas e testículos e as medidas que os enfermeiros podem implementar para promover esse tipo de exame entre esses adultos.
2. Elaborar um programa que garanta exames regulares de mama e testículos em pessoas que moram em comunidades com assistência, ou em casas de longa permanência.
3. Elaborar sugestões que possam ser oferecidas a mulheres idosas que dizem ter desconforto no intercurso sexual em razão de ressecamento do canal vaginal.

Recursos *online*
Gilda's Club Worldwide
http://www.gildasclub.org
Gynecologic Cancer Foundation
http://www.wcn.org
MaleCare
http://www.malecare.com
National Prostate Cancer Coalition
www.zerocancer.org
Ovarian Cancer National Alliance
http://www.ovariancancer.org
The Wellness Community
http://www.thewellnesscommunity.org

Bibliografia
American Cancer Society. (2014). *American Cancer Society guidelines for the prevention and early detection of cancer*. Recuperado de http://www.cancer.org/cancer/cervicalcancer/moreinformation/cervicalcancerpreventionandearlydetection/cervical-cancer-prevention-and-early-detection-cervical-cancer-screening-guidelines.
National Cancer Institute. (2014). *Cancer Statistics. SEER Stat Fact Sheets: Cervix uteri cancer*. Recuperado de http://seer.cancer.gov/.
National Cancer Institute. (2015). *Cancer Fact Sheet*. Recuperado de http://seer.cancer.gov/statfacts/html/prost.html.

CAPÍTULO 23

Mobilidade

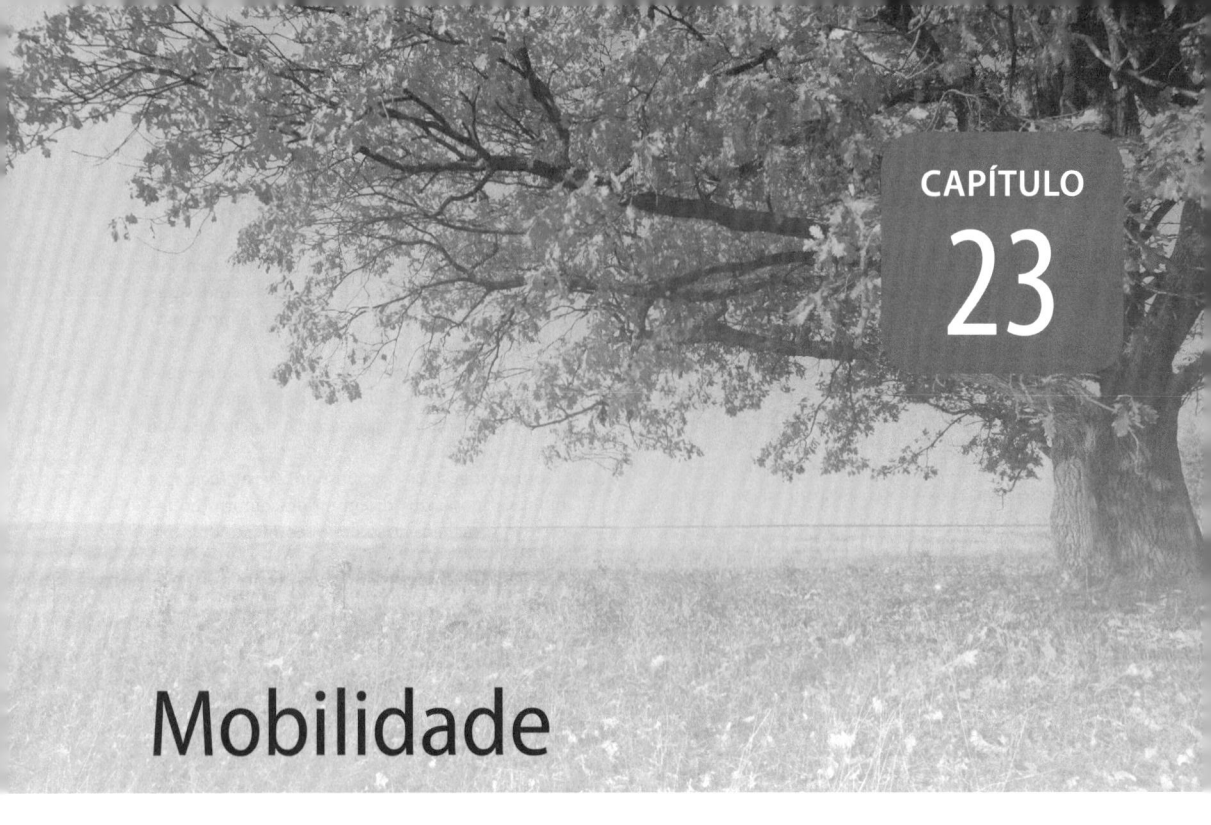

VISÃO GERAL

Efeitos do envelhecimento na função musculoesquelética

Promoção da saúde musculoesquelética
- Promoção do exercício físico em todas as faixas etárias
- Programas de exercício adaptados para idosos
- A conexão mente-corpo
- Prevenção do sedentarismo
- Nutrição

Problemas musculoesqueléticos
- Fraturas
- Osteoartrite
- Artrite reumatoide
- Osteoporose
- Gota
- Problemas podiátricos

Considerações gerais de enfermagem para problemas musculoesqueléticos
- Manejo da dor
- Prevenção de lesão
- Promoção da independência

OBJETIVOS DE APRENDIZAGEM

A leitura deste capítulo possibilitará a você:

1. Descrever os efeitos do envelhecimento na função musculoesquelética.
2. Listar os benefícios da atividade.
3. Descrever as adaptações eventualmente necessárias nos programas de exercício na fase tardia da vida.
4. Discutir os desafios que os idosos podem enfrentar para manter um estado ativo.
5. Listar as ações potencialmente benéficas aos idosos com mobilidade prejudicada.
6. Discutir o papel da nutrição na saúde musculoesquelética.
7. Descrever os fatores que contribuem e os sintomas de fraturas, osteoartrite, artrite reumatoide, osteoporose, gota e problemas podiátricos, além dos cuidados de enfermagem associados.
8. Discutir medidas de manejo da dor para problemas musculoesqueléticos.
9. Identificar formas de reduzir riscos de lesão associados a problemas musculoesqueléticos.
10. Descrever medidas para facilitar a independência de indivíduos com problemas musculoesqueléticos.

TERMOS PARA CONHECER

Onicomicose: infecção por fungo que acomete as unhas ou o leito das unhas

Osteoartrite: doença articular degenerativa em que há deterioração e abrasão progressivas da cartilagem articular, com formação de novos ossos nas superfícies articulares

Osteoporoses: problema ósseo o que se caracteriza por baixa densidade óssea e ossos porosos

Sarcopenia: um declínio na velocidade de andar ou na força da preensão, associado a uma redução relacionada ao envelhecimento da massa e/ou da função muscular

Tinea pedis: pé-de-atleta; infecção nos pés por fungo

Uma variedade de benefícios físicos, psicológicos e sociais é obtida com a atividade física regular. Ela ajuda a função respiratória, circulatória, digestiva, excretória e musculoesquelética. Acuidade mental e humor são estimulados pelos efeitos fisiológicos do exercício. A atividade física pode ser um meio de envolvimento em atividades sociais; aptidão física estimula a participação de idosos em eventos sociais. Uma multiplicidade de problemas de saúde, como aterosclerose, obesidade, imobilidade articular, pneumonia, constipação, úlceras de pressão, depressão e insônia, pode ser evitada se o indivíduo se mantiver ativo. No entanto, a manutenção de um estado físico ativo é um desafio maior na fase tardia de vida por causa dos efeitos do envelhecimento e dos sintomas e restrições impostos pelas condições crônicas de saúde altamente prevalentes entre os idosos. Enfermeiros gerontólogos podem dar enorme contribuição à saúde dos adultos com mais idade, orientando-os quanto à manutenção e ao aperfeiçoamento de suas condições físicas e ajudando-os a controlar, de fato, os problemas que podem ameaçar um estado físico ativo.

EFEITOS DO ENVELHECIMENTO NA FUNÇÃO MUSCULOESQUELÉTICA

O declínio na quantidade e no tamanho das fibras musculares e a posterior redução da massa muscular reduzem a força corporal; ocorre declínio também na resistência da força de preensão. Mudanças no tecido conjuntivo reduzem a flexibilidade de articulações e músculos.

Um desafio crescente associado à reduzida massa muscular e/ou funcionamento, enfrentado pelos indivíduos à medida que envelhecem é a *sarcopenia*, ou declínio da velocidade para andar ou da força de preensão. Sua causa pode ser doença, imobilidade, ingesta calórica reduzida, fluxo sanguíneo insatisfatório para os músculos, disfunção mitocondrial, declínio dos hormônios anabólicos e aumento das citocinas pró-inflamatórias (Morley, Anker e von Haehling, 2014). Quando a isso se junta prejuízo da capacidade de regeneração muscular, na fase tardia de vida, pode haver incapacidade, em especial, nos pacientes com doenças ou lesões em alguns órgãos.

Além dos efeitos do envelhecimento e das doenças, as atividades podem ser afetadas por fatores psicossociais. A perda do cônjuge e/ou de amigos é capaz de limitar a participação do idoso em atividades sociais e de lazer, dessa forma diminuindo oportunidades de atividade física. Aposentar-se costuma estar acompanhado de atividade reduzida, já que a pessoa não mais se prepara para o trabalho, não mais se desloca até o local e não se envolve nas tarefas profissionais; atividades sociais e de lazer que poderiam ensejar um pouco de exercício podem ficar limitadas pela situação financeira ou saúde insatisfatória. Mudar-se da casa em que criou os filhos para uma casa menor, apartamento ou instituição reduz tarefas de manutenção e funções associadas que davam oportunidade aos idosos se movimentarem mais.

A Tabela 23.1 de Diagnósticos de Enfermagem descreve os efeitos do envelhecimento que desafiam a capacidade dos idosos para continuar em atividade.

PROMOÇÃO DA SAÚDE MUSCULOESQUELÉTICA

Promoção do exercício físico em todas as faixas etárias

Manter um estado físico ativo é tarefa cada vez mais difícil não apenas para os idosos, mas para muitas pessoas mais jovens. Cada vez menos profissões exigem esforço físico intenso e as que o exigem costumam usar inovações tecnológicas para a realização das tarefas mais extenuantes. Assistir à televisão, usar os meios sociais e ser espectador de esportes são formas populares de recreação. Automóveis, táxis e ônibus promovem a locomoção para locais aonde antes se ia a pé. Elevadores e escadas rolantes tornaram raro o ato de subir escadas. Os dispositivos modernos reduziram muito o gasto de energia nas tarefas domésticas. Os jovens gastam muito tempo diante de telas de computadores e videogame, sentados, digitando e jogando. Números crescentes de norte-americanos veem como desafio achar tempo para caminhadas e corridas ou frequentar ginásios de esportes.

Educar e estimular as pessoas das mais diversas idades a exercitarem-se com regularidade é uma forma importante pela qual os enfermeiros gerontólogos conseguem influenciar a saúde das gerações atuais e futuras de idosos. Todos os programas de exercício devem levar em conta:

- *Resistência cardiovascular*: a capacidade cardíaca, pulmonar e dos vasos sanguíneos para levar oxigênio a todas as células do corpo é estimulada por treinamento aeróbio. Os exercícios aeróbios incluem caminhar, correr, pedalar, nadar, remar, jogar tênis e fazer dança aeróbica. Para a resistência car-

TABELA 23.1	Envelhecimento e riscos à manutenção do estado ativo
Causas e fatores contribuintes	Diagnóstico de enfermagem[a,*]
Débito cardíaco diminuído	Intolerância a atividade relacionada a manejo menos eficiente do estresse
Capacidade e eficiência respiratórias diminuídas	Intolerância a atividade relacionada a falta de ar
Difusão de oxigênio retardada	Perfusão tecidual ineficaz relacionada a atraso na difusão do oxigênio
Redução da massa, da força e dos movimentos musculares	Falta de condicionamento físico relacionada a fraqueza e fadiga musculares
Desmineralização dos ossos; deterioração de cartilagens, da superfície das articulações	Prejuízo da mobilidade física relacionado à redução da amplitude de movimentos
Fragilidade óssea	Risco de lesão
Visão e audição mais insatisfatórias	Isolamento social relacionado a déficit sensorial
Enrugamento da pele; afinamento, perda e mudança na cor dos cabelos	Imagem corporal perturbada relacionada a mudanças na aparência associadas ao envelhecimento
Taxa metabólica basal mais baixa	Prejuízo da mobilidade física relacionado a funções mais lentas
Risco de lesão e infecção relacionado a funções corporais diminuídas durante os estados de repouso/sono	Elevada prevalência de doenças crônicas e incapacitantes
Risco de planejamento ineficaz de atividades relacionado à doença crônica	Prejuízo da mobilidade física relacionado à doença crônica
Dor crônica relacionada à doença crônica	Prejuízo da interação social relacionado à doença crônica
Receita financeira menor	Insuficiência de atividades de recreação relacionada a menores recursos financeiros disponíveis para o lazer
Baixa autoestima crônica relacionada à redução da receita financeira	Isolamento social relacionado a recursos financeiros menores, disponíveis para transporte, lazer, recreação e passatempos

[a]NANDA-International (NANDA-I). (2014). *Nursing diagnoses: Definitions and classification, 2015–2017.* West Sussex, UK: Wiley-Blackwell.
*N. de R.T. A autora não utiliza, nesta obra, a terminologia proposta pela NANDA 2015–2017 porque esta classificação ainda não contempla o idoso em todas as suas dimensões. Por esse motivo, é feita uma adaptação do modelo proposto pela NANDA para contemplar as características identificadas no idoso a partir de sua prática profissional. Vale mencionar que a NANDA 2018–2020 (Porto Alegre: Artmed Editora, 2018) também segue esse modelo.

díaca, esses exercícios devem ser realizados durante um tempo suficiente que exija suprimento contínuo de oxigênio, o que gera uma demanda para o sistema cardiopulmonar de atingir, pelo menos, 55% da sua frequência cardíaca máxima (Quadro 23.1). O ideal é que a frequência cardíaca chegue à variação da frequência almejada durante os exercícios. Dependendo do exercício, sua realização deve ocorrer por um mínimo de 20 minutos e três vezes por semana. Ajustes na variação da frequência cardíaca-alvo podem ter de ser feitos para pessoas com condições cardíacas ou que tomam determinados medicamentos; é importante consultar o médico antes de começar qualquer programa de exercícios.

- *Flexibilidade*: a capacidade de movimentar músculos e articulações livremente por meio de sua amplitude de movimentos é outro elemento da aptidão física. Exercícios suaves de alongamento ajudam a manter a flexibilidade articular e muscular; exercícios de alongamento por 5 a 10 minutos, antes e depois de outros exercícios, podem reduzir dor muscular. Os grandes grupos musculares devem ser alongados, no mínimo, duas vezes na semana.
- *Treinamento de força*: força e resistência são reforçadas com exercícios que desafiam os músculos. Os principais elementos do treinamento de força são resistência e progressão. A resistência é alcançada, erguendo-se pesos e usando-se máquinas com pesos; exercícios isométricos ou uso do próprio peso do corpo em exercícios calistênicos, como flexões e elevações, são boas formas de treino de força. A progressão envolve aumento da carga sobre músculos, como o ato de levantar pesos maiores. A recomendação para a maioria dos adultos é o exercício de um músculo por meio de um conjunto de 8 a 12 repetições, no mínimo, duas vezes por semana.

> **QUADRO 23.1** **Cálculo das frequências cardíacas máxima e almejada**
>
> Frequência cardíaca máxima = 220 − idade
> Frequência cardíaca almejada = frequência cardíaca máxima x 75%
> Variação da frequência cardíaca almejada = 65 a 80% da frequência cardíaca máxima
>
> (Monitores da frequência cardíaca disponíveis no comércio podem fornecer um retorno sobre a frequência cardíaca durante o exercício, sem a inconveniência de parar para palpar pulsações.)

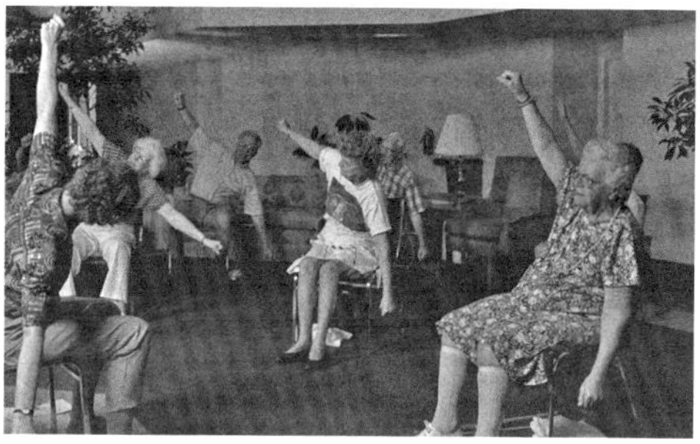

FIGURA 23.1 ● Atividades planejadas podem oferecer oportunidades de socialização e exercício.

É essencial a toda avaliação de saúde analisar a qualidade e a quantidade dos exercícios. Cabe aos enfermeiros resolver deficiências identificadas nos exercícios, revisando as metas e as estratégias desejadas com sua realização. Ajudar as pessoas a desenvolverem bons hábitos de exercício hoje em dia promove uma população mais saudável de idosos no futuro.

PARA REFLETIR

Você faz exercícios regularmente? Em caso negativo, o que o impede?

Programas de exercício adaptados para idosos

Fazer exercícios é uma prática popular em nossa sociedade e idosos também são influenciados por esse movimento. Atividade física regular pode retardar ou prevenir algumas perdas associadas ao envelhecimento na função cardiovascular e melhorar a absorção máxima de oxigênio. Pode reduzir a pressão sanguínea sistólica e diastólica em repouso. Atividades físicas conseguem aumentar a força muscular e a flexibilidade e desacelerar a taxa de perda óssea.

Exercitar-se pode melhorar o tônus do organismo, a circulação, o apetite, a digestão, a evacuação, a respiração, a imunidade, o sono e o autoconceito. Participar de programas de exercícios enseja a socialização e a recreação (Fig. 23.1). Cada vez mais pessoas idosas compreendem os benefícios de programas de exercícios e aderem a eles.

Ainda que altamente benéficos para os idosos, os exercícios podem criar problemas se não houver ajustes conforme o avanço da idade. Além dos efeitos já descrito do envelhecimento na função musculoesquelética, mudanças associadas ao envelhecimento afetam a capacidade pessoal de exercitar-se. O volume reduzido de batimentos cardíacos, verificado com o passar dos anos, costuma ser adequado para exercícios mais leves, embora incapaz de aumentar em resposta a exercícios exaustivos, em comparação com corações mais jovens.

O coração é obrigado a acelerar para suprir circulação adequada aos tecidos. Um aumento da resistência ao fluxo sanguíneo não apenas resulta em pressão arterial sistólica (PAS) mais elevada em repouso, como estas também podem subir para mais de 200 mmHg durante o exercício. Capacidade vital reduzida e capacidade residual aumentada limitam a movimentação do ar, levando os músculos respiratórios a trabalharem mais, aumentando a frequência respiratória. O aumento proporcional de gordura corporal nos idosos leva o calor a se dissipar com menor eficiência, tornando-os mais suscetíveis a ataques cardíacos, quando o exercício é feito em temperaturas elevadas. O declínio entre 10 e 15% do líquido corporal total, que ocorre na fase tardia da vida, significa que idosos estão sujeitos a se desidratarem com mais facilidade em decorrência da transpiração. Esses fatores enfatizam a importância de avaliar os idosos antes de iniciarem um programa de exercícios e de monitorizar sua condição durante a atividade física. O Quadro 23.2 descreve algumas diretrizes que podem ser úteis aos idosos para que obtenham os benefícios máximos dos programas de exercício.

Programas de exercícios são têm maior e melhor adesão se combinarem os interesses e as necessidades dos indivíduos. Há aqueles que não gostam de participar de jogos, mas adoram dançar; ajudá-los a encontrar grupos na igreja ou na comunidade em geral que costumam organizar noites de dança pode fazer muito mais para promover o exercício do que descrever todos os benefícios de participar de uma equipe de tênis ou de boliche. Da mesma maneira, os indivíduos que não conseguem se exercitar em academias podem ser receptivos a levantar peso ou usar bicicleta ergométrica em casa. Uma gama de opções deve ser considerada, como andar com vigor, nadar, fazer ioga e exercícios aeróbios. Além disso, os idosos podem se interessar pela oportunidade para reforçar as atividades físicas nas rotinas diárias, como subir escadas em vez de usar o elevador, estacionar o carro mais longe do local desejado para aumentar a caminhada, levar o cachorro para passear por um tempo maior, regularmente, e cuidar do jardim e da limpeza da casa (Fig. 23.2).

> **QUADRO 23.2** **Diretrizes para programas de exercício para pessoas idosas**
>
> - Garantir que tenha sido feito exame físico recente para detectar problemas capazes de afetar ou de serem afetadas por um programa de exercícios (p. ex., doença cardíaca, diabetes). Se problemas de saúde existirem, consultar o médico sobre restrições ou mudanças no programa de exercícios.
> - Investigar o atual nível de atividade do adulto idoso, a amplitude de movimentos, a força e o tônus musculares e a resposta à atividade física. Junto com o paciente, elaborar um programa de exercícios que contemple seus interesses, capacidades, limitações e real potencial.
> - Dar ênfase a exercícios concentrados na boa velocidade e ritmo (p. ex., pesos baixos, muitas repetições). Manter os exercícios de resistência em nível baixo e evitar exercícios isométricos.
> - Determinar a frequência cardíaca em treinamento e avaliá-la durante o exercício para garantir que permaneça em limites seguros.
> - Para determinar a frequência cardíaca de treinamento ajustada à idade, subtrair a idade da pessoa de 220 e multiplicar o número obtido por 70% (Centers for Disease Control and Prevention, 2011). Esse é o cálculo da frequência máxima que proporciona benefícios além dos vasculares, sem efeitos prejudiciais. A frequência cardíaca em repouso pode funcionar como o nível mais inferior e a frequência cardíaca durante o treino, como o nível mais alto para uma variação segura da frequência cardíaca durante o exercício.
> - Monitorizar o pulso durante os exercícios e reduzir sua intensidade e duração se a frequência cardíaca for superior a 10 batimentos acima da frequência cardíaca almejada.
> - Consultar o médico sobre a adequação do programa de exercícios para pessoas com frequência cardíaca em repouso acima de 100 batimentos por minuto (bpm).
> - Aconselhar os idosos a usar calçado que absorva impacto e com tamanho correto, com solado com tração.
> - Estimular exercícios de aquecimento (p. ex., alongamento e flexão suaves) durante um mínimo de 10 minutos, antes de começar o programa completo de exercícios.
> - Proporcionar um período de esfriamento após os exercícios.
> - Iniciar com um programa tradicional de exercícios e, lentamente, aumentar a atividade. Monitorar sinais vitais e sintomas nos vários níveis de atividade. Observar arritmias, mudanças significativas na pressão arterial, dispneia, falta de ar, fadiga, angina e claudicação intermitente.

Aconselha-se a dividir os exercícios ao longo do dia e a evitar fadiga por causa deles devido ao potencial de dor e câibra musculares. Exercícios matinais de alongamento soltam articulações e músculos enrijecidos, o que estimula a atividade, enquanto exercícios à hora de dormir promovem relaxamento e estimulam o sono. Quando uma pessoa idosa não está acostumada a muita atividade física, ela deve começar lentamente os exercícios, aumentando-os de acordo com o progresso individual. É normal um pouco de taquicardia durante os exercícios, permanecendo até por mais horas em indivíduos idosos. Devem ser proporcionados períodos mais longos para que os idosos façam os exercícios e períodos de descanso após as atividades. Água morna e panos ou toalhas ou panos enroladas em torno das articulações podem facilitar os movimentos e os exercícios.

Os ossos mais finos, fracos e quebradiços dos idosos aumentam o risco de fraturas. Exercícios que estressam articulação imobilizada, esportes cansativos e exercícios de corrida e saltos devem ser evitados para prevenir traumas. Adultos com mais idade, com problemas respiratórios ou cardíacos, devem procurar orientação com seu médico sobre a quantidade e o tipo de exercícios mais adequados às capacidades e limitações individuais.

> **DICA DE COMUNICAÇÃO**
>
> Ao conversar com idosos sobre exercícios físicos, resultados melhores podem ser obtidos se feito um plano baseado nos seus interesses e necessidades, e não fazer uso de programa de exercícios padronizado. Em lugar de dar livros sobre exercícios ou apresentar recomendações aos mais velhos, perguntar-lhes se já praticaram exercícios físicos e qual sua opinião sobre a probabilidade de adesão a um plano de exercícios. Se admitirem não gostar ou se aderirem ao plano de exercícios, analisar seus interesses e atividades para investigar como podem ser usados para promover a atividade física. Envolver as pessoas com mais idade na elaboração dos planos de exercício, perguntar sobre sua reação a eles e auxiliá-los a investigar opções para vencer obstáculos. Planos realistas e aceitáveis a pessoas com mais idade têm mais probabilidade de implementação e manutenção do que recomendações de exercícios ideais, dadas pelos profissionais da saúde, incoerentes em relação a interesses e preferências.

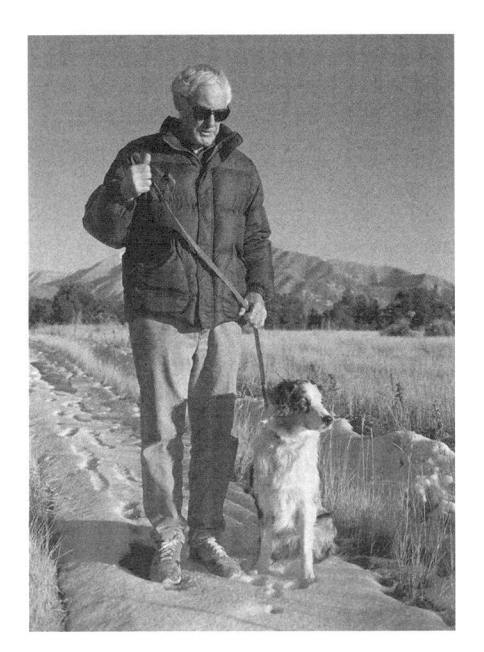

FIGURA 23.2 • Levar o cachorro para passear pode ser incorporada à rotina diária do idoso como uma atividade física.

Cada vez mais os idosos procuram exercícios antes limitados ao campo das terapias complementares. *Tai chi* e ioga são exemplos dessas práticas. Elas parecem beneficiar essa população. Depois do primeiro estudo importante publicado, mostrando que os exercícios do *tai chi* ajudam a reduzir em 25% as quedas dos idosos (Province et al., 1995), vários outros estudos demonstraram que, além de melhorar a flexibilidade e o equilíbrio, o *tai chi* é benéfico para promover um humor positivo nessa população (Li, Yuan e Zhang, 2014; Manor et al., 2014) (ver a lista de Recursos *online* ao final do capítulo, que traz páginas na internet com mais informações sobre ioga e *tai chi*.)

Há pessoas com mais idade que não conseguem participar de programas formais de exercício. Para elas, os benefícios podem advir de exercícios menos agressivos agregados às atividades cotidianas, promovendo atividade máxima em atividades rotineiras de cuidados. Por exemplo:

- Sugerir que o paciente faça círculos com os pés, as pernas, os ombros e os braços enquanto assiste à televisão.
- Orientá-lo a fazer exercícios de respiração profunda e exercícios para os membros entre o despertar e o sair da cama.
- Estimulá-lo a lavar a louça ou a roupa mais leve manualmente para exercitar os dedos, beneficiando-se com a água morna.
- Ao cumprimentá-lo no corredor, pedir que erga os dois braços até onde conseguir e acene.
- Ao dar os medicamentos, pedir-lhe para dobrar cada membro várias vezes.
- Pedir-lhe para que, durante o banho, flexione e estenda todas as partes do corpo.

> **CONCEITO-CHAVE**
>
> Pessoas que não conseguem participar de um programa mais forte de exercícios podem alongar e exagerar os movimentos durante as atividades cotidianas para promover flexibilidade das articulações e a circulação.

A Figura 23.3 mostra vários exercícios que podem ser incorporados com facilidade às atividades cotidianas do idoso.

Há momentos em que os indivíduos idosos podem precisar de assistência total ou parcial com os exercícios. O enfermeiro ou outros cuidadores verão certa utilidade em recordar os seguintes aspectos:

- Exercitar todas as articulações do corpo por meio de sua amplitude normal de movimento, no mínimo, três vezes por dia.
- Apoiar a articulação e o membro distal durante o exercício.
- Não forçar a articulação além do ponto de resistência.

O Capítulo 32 revisa os exercícios de amplitude de movimentos e alguns dispositivos auxiliares que podem ajudar os idosos a ter uma vida ativa.

A conexão mente-corpo

Estados cognitivos e emocionais podem influenciar a atividade física. Pessoas deprimidas podem ter motivação insatisfatória para participar de exercícios, ou falta de energia para estar fisicamente ativas. Indivíduos com a doença de Alzheimer e outros prejuízos cognitivos podem não ter memória, capacidade de julgar ou coordenação para, em segurança, exercitar-se. No entanto, o sedentarismo tem efeitos doentios sobre a imobilidade (p. ex., circulação insatisfatória, fadiga, liberação menor de endorfinas), que podem influenciar a mente. Dessa forma, promover atividades físicas pode causar efeitos positivos no humor e na cognição. Os enfermeiros podem ajudar os pacientes com distúrbios cognitivos ou de humor a desenvolver e implementar um programa de exercícios adequado às suas capacidades e necessidades. As atividades devem ser planejadas de acordo com os interesses de cada indivíduo, podendo incluir atividades artísticas, artesanais, viagens, aulas, jardinagem, mecânica de automóvel, dança, escutar música, observar pessoas e colecionar itens. Animais de estimação costumam ser uma fonte de interesse, atividade e companheirismo para os adultos idosos. Ademais, na fase tardia da vida adulta podem surgir novos passatempos e interesses.

> **CONCEITO-CHAVE**
>
> Estímulos mentais são vitais ao bem-estar físico das pessoas, assim como atividade física. Da mesma forma, a atividade física pode melhorar o humor e a cognição.

Exercícios para fazer enquanto estiver na cama

FIGURA 23.3 ● Exercícios para fazer enquanto estiver na cama: (A) Flexionar o joelho com a mão oposta segurando o pé para ajudar. (B) Rolar de um lado a outro. (C) Cruzar as pernas como uma tesoura. (D) Erguer o tórax. (E) Flexionar os joelhos ao estar deitado em posição ventral. (F) Fazer movimentos de bicicleta. (G) Erguer um travesseiro acima da cabeça com os braços estendidos. Exercícios para fazer enquanto estiver sentado: (H) Fazer movimentos circulares da articulação do ombro com o braço ao lado do corpo. (I) Fazer círculos com o braço. (J) Rotar a cabeça. (K) Flexionar e estender o pescoço. (L) Levantar na cadeira com auxílio dos braços. (M) Fazer um movimento de chutar com as pernas, enquanto está sentado. (N) Rolar os pés sobre uma lata. Todos os exercícios podem integrar as atividades normais. Exercícios para fazer a qualquer momento: (O) Rolar um lápis sobre superfície rija. (P) Flexionar os dedos das mãos em torno de um lápis. (Q) Enfatizar movimentos de mastigação. (R) Esfregar as costas com uma toalha. (S) Contrair os músculos retoperineais. (T) Comprimir o estômago para contrair os músculos abdominais.

Enfermagem gerontológica | 337

Exercícios para fazer enquanto estiver sentado

H   I   J

K   L   M   N

Exercícios para fazer a qualquer momento

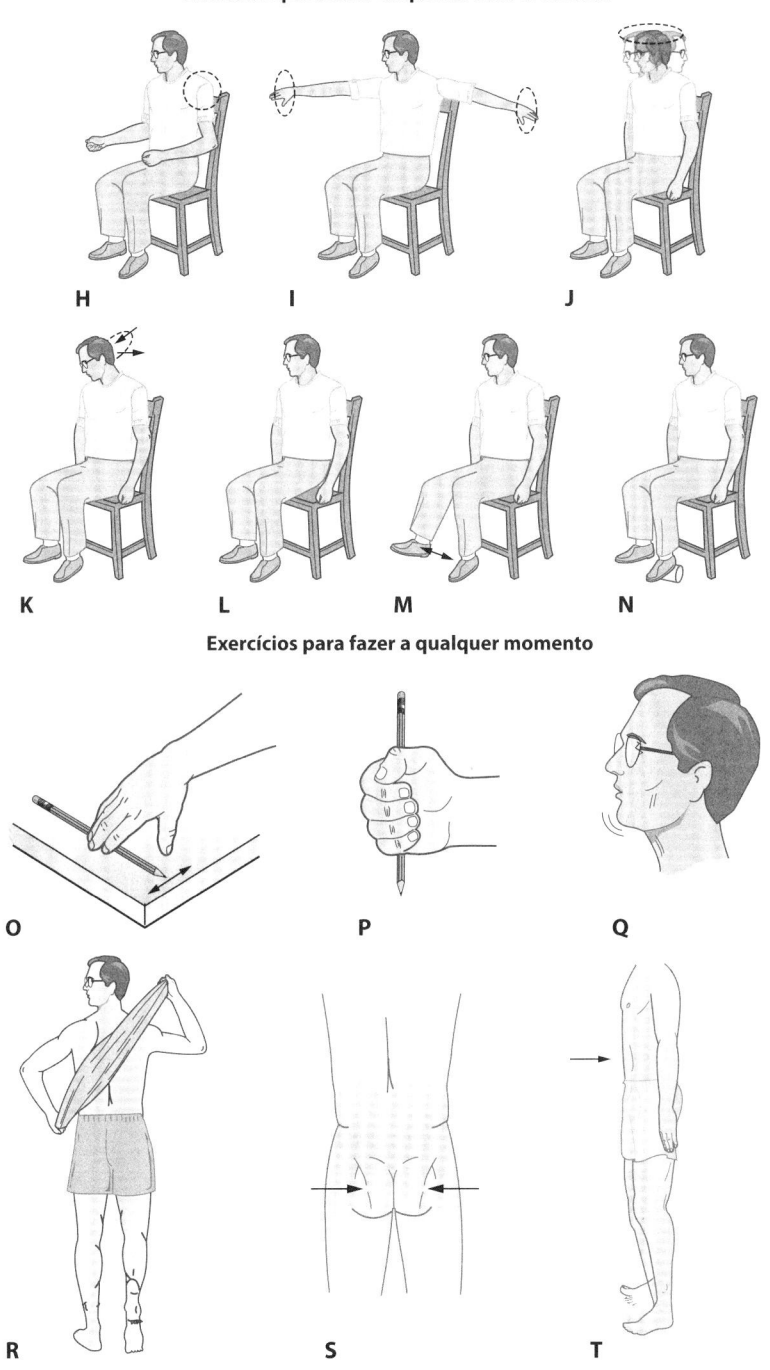

O   P   Q

R   S   T

FIGURA 23.3 ● *(Continuação)*

A recreação terapêutica é lazer estruturado, com uma meta específica, por exemplo, trabalho com argila para exercitar os dedos, pintura para expressar os sentimentos e aulas de culinária para recuperar ou manter papéis. Especialistas em terapia com recreação, música, arte ou dança podem oferecer assistência valiosa, combinando atividades com necessidades, interesses e capacidades de cada idoso.

Em qualquer atividade, tempo adequado e paciência são necessários. A passagem mais lenta de impulsos pelo sistema nervoso, déficits sensoriais e a grande quantidade de informações armazenadas que é desencadeada e classificada, em uma reação aos estímulos psicológicos, são apenas alguns fatores que interferem nas reações rápidas nos idosos.

Prevenção do sedentarismo

Conforme o Quadro 23.3, os efeitos descondicionantes do sedentarismo são significativos nos adultos idosos, aumentando os efeitos da sarcopenia, associados ao envelhecimento. Manter um estado ativo é um desafio para indivíduos de todas as faixas etárias. No caso dos idosos, as mudanças associadas ao envelhecimento na força e na resistência musculares, as oportunidades reduzidas de atividade, além de fadiga e dor, tontura, dispneia e outros sintomas relacionados a problemas de saúde prevalentes na velhice podem reduzir ainda mais os níveis de atividade.

> **CONCEITO-CHAVE**
> O sedentarismo pode resultar em falta de condicionamento que aumenta os efeitos da sarcopenia.

Uma vez que esses obstáculos reais se interpõem a uma vida fisicamente ativa na fase adulta posterior, são necessários mais esforços dos idosos e dos que cuidam deles para compensar esse problema. Uma medida fundamental é informar as pessoas, em especial, os cuidadores, sobre a importância da atividade física para essa população (p. ex., baixa a pressão sanguínea, mantém a força muscular, previne quedas, ajuda a circulação linfática, aguça a acuidade mental, melhora o humor e melhora a digestão e a eliminação). Há momentos em que as famílias acham que ajudam os parentes com mais idade "fazendo as coisas por eles" e alimentando o sedentarismo. Normalmente, ajudar nas tarefas domésticas intensifica o bom funcionamento dos sistemas do corpo e ainda promove um sentimento de valor, oportunizando a produtividade. Embora as atividades físicas possam trazer mais desconforto ou exigências que a inatividade, problemas futuros de saúde e incapacidade podem não ocorrer em razão de sua prática regular.

Criatividade para sugerir passatempos capazes de estimular os movimentos pode ser fundamental para aumentar as oportunidades de atividade. Por exemplo, estimular a inscrição em clube para idosos pode motivar muitos tipos de atividade porque a pessoa terá um motivo para realizar as tarefas a seguir, entre outras:

- sair da cama
- preparar e tomar o café da manhã
- banhar-se
- vestir-se
- pentear os cabelos
- deslocar-se até o clube
- negociar um novo ambiente
- interagir com outras pessoas
- participar de atividades
- voltar para casa
- tirar as roupas

Pessoas que cuidam de idosos podem fortalecer a motivação, demonstrando interesse sincero por suas atividades, por exemplo, perguntando como passam o

---

QUADRO 23.3 Efeitos nocivos do sedentarismo

- *Mudanças na função fisiológica*
  - Redução da frequência de pulso
  - Aumento da carga de trabalho cardíaca
  - Redução da capacidade aeróbia
  - Redução da expansão e da ventilação torácicas
  - Redução da força, do tônus e da resistência dos músculos
  - Desmineralização óssea, maior facilidade de fraturas
  - Motilidade gastrintestinal mais lenta
  - Metabolismo e circulação linfática mais lentos
- *Risco aumentado de complicações*
  - Hipotensão postural
  - Pneumonia hipostática
  - Úlceras de pressão
- Apetite insatisfatório
- Obesidade
- Constipação
- Impactação fecal
- Incontinência
- Formação de cálculos nos rins
- Infecção do trato urinário
- Rigidez das articulações, amplitude limitada de movimentos
- *Mudanças no humor e no autoconceito*
  - Aumento de sentimentos de impotência, depressão
  - Percepção de si como incapaz e frágil
- *Aumento da dependência*
- *Menos oportunidades de socialização*

dia, admirando as peças de artesanato que fazem ou escutando o relato detalhado de uma viagem. Reconhecer as tentativas de manter a casa, usar os presentes feitos manualmente e comentar a aparência bem cuidada são formas simples, mas importantes, de reforçar os esforços dos idosos para que se mantenham em atividade.

Os enfermeiros podem orientar os idosos sobre recursos locais que possam promover atividades, por exemplo, centros para idosos, aulas de exercícios, programas educacionais e recreativos em escolas ou universidades, oportunidades de voluntariado e clubes locais. Além disso, podem promover atividades, providenciando transporte para os idosos até o local em que serão realizadas, além da volta para casa. No caso de pessoas que não podem sair de casa, serviços especiais oferecidos por bibliotecas, associações de pessoas com problemas visuais, organizações de serviços sociais, comunidades religiosas e outras organizações podem constituir recursos e oferecer companhia que promovam a atividade. Consultar a lista de Recursos *online*, ao final dos capítulos, que informa sobre agências que tratam de necessidades específicas.

As capacidades e as limitações peculiares do idoso, bem como seus interesses, orientarão as atividades apropriadas a ele. Saber mais sobre seus interesses, preferências e capacidades pode ajudar os enfermeiros a identificar atividades familiares e agradáveis. Estereotipar essas pessoas, pressupondo que todas gostarão das mesmas atividades, viola o princípio subjacente à enfermagem de atendimento individualizado, limitando gravemente as oportunidades disponíveis aos idosos. Pressupor que os adultos com mais idade costumam ser sedentários, desinteressados por exercícios e incapazes de participar de atividades físicas e tratá-los como tal fará, provavelmente, com que essas expectativas sejam satisfeitas. Entretanto, diante da expectativa de que eles se mantenham ativos e interessados no mundo ao seu redor, dá-lhes mais possibilidades de continuar capazes, independentes e física e mentalmente em competentes.

DESTAQUE DE DIAGNÓSTICO DE ENFERMAGEM 23.1

MOBILIDADE FÍSICA PREJUDICADA
Visão geral

Mobilidade física prejudicada é um estado em que os movimentos estão limitados. É observado algum grau de limitação à mobilidade, variando desde o uso de equipamento especial para os movimentos até a total dependência de outros indivíduos para os movimentos. Outros sinais associados a esse diagnóstico podem incluir força ou controle muscular reduzido, diminuição da amplitude de movimentos, coordenação prejudicada, marcha alterada, redução do nível de consciência, dor, paralisia e restrições impostas aos movimentos.

Fatores desencadeadores ou contribuintes

Artrite, desnutrição, doença neuromuscular, déficits sensoriais, edema, ausência de um membro, doença cardiovascular, doença pulmonar, obesidade, efeitos secundários de medicamentos, humor ou cognição alterada.

Meta

O paciente aumentar a mobilidade para um nível excelente. Não haver complicações associadas à mobilidade prejudicada.

Intervenções

- Coletar dados sobre a força e o tônus musculares, a amplitude ativa e passiva de movimentos e o estado mental.
- Revisar a história em relação a problemas capazes de limitar a mobilidade ou exigir alteração no nível de mobilidade. Consultar um médico sobre restrições a mobilidade e mudanças nos exercícios.
- Elaborar um programa individualizado de exercícios, que pode incluir exercícios passivos ou ativos de amplitude de movimentos, exercícios estruturados e programas de caminhada (Quadro 23.2).
- Ajudar o paciente a manter um bom alinhamento corporal e a mudar de posição de hora em hora.
- Promover um bom estado nutricional. Consultar nutricionista, se necessário.
- Quando necessário, conseguir bengala, andador, cadeira de rodas, aparelhos imobilizadores, dispositivos de tração e outros recursos auxiliares para aumentar a mobilidade. Oferecer instruções de saúde associadas sempre que necessárias.
- Colaborar com o fisioterapeuta, o terapeuta ocupacional, o terapeuta recreativo e outros membros da equipe de saúde para a criação de um programa que aumente a mobilidade do paciente.
- Estimular familiares e pessoas próximas a ajudar nas tentativas de aumentar a mobilidade do paciente.
- Proporcionar atividades de lazer com base nos interesses e nível de funcionalidades do paciente.
- Observar o aparecimento de complicações associadas à imobilidade e buscar correção imediata. Orientar o paciente para que reconheça as complicações.

ESTUDO DE CASO

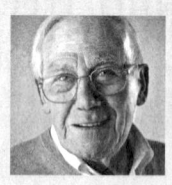

Desde a aposentadoria do trabalho de entregador há seis anos, sr. João, 74 anos, ficou cada vez mais sedentário. Sua mulher, d. Tereza, com a mesma idade e muito mais ativa, pressiona-o a exercitar-se mais, mas ele responde que trabalhou demais na vida e que agora, aposentado, merece "relaxar e fazer o mínimo". Ele apresenta cada vez mais rigidez nas articulações e menor capacidade respiratória, o que dificulta andar mais de uma quadra e subir escadas. Cada vez mais, sr. João se nega a fazer coisas e tem menos interesses, exceto pela televisão. D. Tereza está infeliz porque eles não conseguem mais realizar atividades juntos.

DESENVOLVENDO O PENSAMENTO CRÍTICO
- O que pode ser feito para ocasionar alguma mudança no comportamento do sr. João?
- De que forma você pode ajudar o casal?

O Destaque de Diagnósticos de Enfermagem 23.1, Mobilidade Física Prejudicada, descreve outras intervenções que promovem a mobilidade. Os enfermeiros gerontólogos podem fazer diferença, identificando pacientes com alto risco de desenvolver problemas musculoesqueléticos, implementando intervenções para preveni-los e implementando um programa de recondicionamento para indivíduos com falta crônica de condicionamento.

Nutrição

Por fim, embora com potencial de ser negligenciada, uma boa alimentação é um fator importante na prevenção e no controle de problemas musculoesqueléticos. Uma dieta bem equilibrada, rica em proteínas e minerais, ajudará a manter a estrutura dos ossos e dos músculos. Um mínimo de 1.500 mg de cálcio deve ser parte da dieta diária dos idosos, tanto homens quanto mulheres, que não tomam estrogênio (1.000 mg no caso das mulheres que tomam estrogênio). A Tabela 23.2 apresenta boas fontes de cálcio. Quando a ingestão desse mineral nos alimentos não atende às necessidades diárias, devem ser tomados suplementos para compensar as deficiências na quantidade (i. e., se a pessoa que deve consumir 1.500 mg diárias consegue apenas uma média de 1.000 mg pela ingestão alimentos, uma suplementação de 500 mg é adequada).

Além da qualidade da dieta, importa a quantidade. Obesidade acarreta esforço das articulações, agravando doenças como artrite. Reduzir o peso, em geral, melhora os desconfortos musculares e diminui as limitações, devendo ser promovido como excelente prática de saúde para pessoas de todas as idades.

PROBLEMAS MUSCULOESQUELÉTICOS

É raro um indivíduo com mais idade não ter algum grau de desconforto, incapacidade ou deformação resultante de distúrbios musculoesqueléticos. Na verdade, as doenças musculoesqueléticas são a principal causa de prejuízo funcional entre os idosos. Uma vez que atividade e mobilidade são vitais para a saúde total dos indivíduos mais velhos, problemas musculoesqueléticos que limitam a capacidade de funcionamento podem causar efeitos devastadores (Tabela 23.3 de Diagnósticos de Enfermagem). A investigação de problemas musculoesqueléticos deve considerar não apenas a presença dessas condições, mas o efeito que têm no funcionamento da pessoa idosa (Guia de Investigação 23.1). Prevenir problemas musculoesqueléticos e intervir de forma agressiva para minimizar seu impacto, quando estiverem presentes, devem integrar o atendimento de enfermagem gerontológica.

TABELA 23.2	Boas fontes de cálcio	
Fonte	Porção	Cálcio (mg)
Iogurte com baixo teor de gordura	1 xícara	250-400
Sardinha	1/2 xícara	375
Suco de fruta fortificado com cálcio	1 copo	300
Leite desnatado	1 xícara	302
Leitelho	1 xícara	300
Mingau instantâneo, enriquecido	1 xícara	200
Queijo suíço	30 g	272
Sorvete	1 xícara	175
Requeijão com baixo teor gordura (2%)	1 xícara	155
Folhas cozidas de nabo	½ xícara	150
Tofu	½ xícara	150
Brócolis	1 xícara	136

TABELA 23.3 | Diagnósticos de enfermagem relacionados a problemas musculoesqueléticos

Causas e fatores contribuintes	Diagnóstico de enfermagem[a,*]
Fadiga, dor, deformidade musculares	Falta de condicionamento físico
Dor, medo de lesão	Ansiedade
Sedentarismo ou imobilidade decorrente de dor ou incapacidade	Constipação
Fratura, contratura, espasmos, artrite	Dor (aguda, crônica)
Mudança ou perda de função ou aparência	Medo
Artrite, contratura, dor, prejuízo da amplitude de movimentos	Manutenção do lar prejudicada
Marcha instável, dor, uso inadequado de calor	Risco de lesão
Espasmos, atrofia, dor, deformidade	Mobilidade física prejudicada
Capacidade de autocuidado prejudicada	Impotência
Imobilidade, dor, deformação	Déficit no autocuidado
Mudança em estrutura ou função corporal, dor, imobilidade, aumento da dependência	Distúrbio na imagem corporal
Dor, fadiga, dificuldades de posicionamento, imagem corporal alterada	Disfunção sexual
Dor, espasmos, cãibras	Padrão de sono perturbado
Mudança em estrutura ou função corporal, autoconceito alterado, dor	Interação social prejudicada
Imobilidade, dor, desfiguramento	Isolamento social

[a]NANDA-International (NANDA-I). (2014). *Nursing diagnoses: Definitions and classification, 2015–2017*. West Sussex, UK: Wiley-Blackwell.
*N. de R.T. A autora não utiliza, nesta obra, a terminologia proposta pela NANDA 2015–2017 porque esta classificação ainda não contempla o idoso em todas as suas dimensões. Por esse motivo, é feita uma adaptação do modelo proposto pela NANDA para contemplar as características identificadas no idoso a partir de sua prática profissional. Vale mencionar que a NANDA 2018–2020 (Porto Alegre: Artmed Editora, 2018) também segue esse modelo.

Fraturas

Trauma, metástase cancerígena nos ossos, **osteoporose** e outras doenças esqueléticas contribuem para fraturas em idosos. A parte mais estreita do fêmur é um local comum para fraturas nessa população, especialmente nas mulheres, com a maioria das fraturas resultando de quedas. A fratura de Colles (do rádio distal) é uma das mais frequentes nos membros superiores e costuma ocorrer com a tentativa de, com a mão estendida, diminuir o impacto de uma queda com a mão estendida. Os idosos correm o risco de fraturas de compressão de vértebras, consequentes de quedas ou de erguer objetos pesados. Os ossos mais fragilizados dos idosos fraturam mais facilmente e cicatrizam mais devagar do que os dos indivíduos mais jovens; potencialmente, os idosos ficam predispostos às várias complicações associadas à imobilidade.

Sabendo que o risco de fratura e suas múltiplas complicações é elevado entre pessoas com mais idade, o enfermeiro gerontólogo deve buscar a prevenção, utilizando a eficácia de medidas básicas de senso comum. Em virtude da coordenação e do equilíbrio mais insatisfatórios, os idosos devem ser orientados a evitar atividades de risco (p. ex., subir em escadas ou cadeiras para alcançar locais mais altos). Para evitar tontura e quedas resultantes de hipotensão postural, devem erguer-se da posição ajoelhada ou sentada devagar. Sapatos seguros e que sirvam bem, com salto baixo e largo, podem prevenir tropeços e perda de equilíbrio. Corrimãos para subir escadas ou erguer-se da banheira oferecem apoio e equilíbrio. Colocar os dois pés perto da borda de calçadas ou do ônibus antes de subir ou descer do veículo é mais seguro do que uma passada mal equilibrada de uma perna (Fig. 23.4). Os indivíduos mais velhos devem cuidar por onde andam para evitar buracos e calçadas danificadas ou escorregar em partes cobertas de neve. Os olhos dos idosos são mais sensíveis à claridade, por isso o uso de óculos de sol melhora a visão em ambientes externos. Luz noturna é extremamente útil para prevenir quedas durante visitas noturnas ao banheiro. Outras medidas de prevenção de quedas são assunto do Capítulo 14.

Em razão da elevada prevalência e da facilidade de fraturas nos idosos, sempre deve ser suspeitada alguma fratura quando adultos idosos caem ou sujeitam, de outra forma, os ossos a trauma. Os sintomas incluem dor, mudança no formato ou comprimento de um membro, movimento anormal ou limitado de um membro, edema, espasmos do tecido no entorno, descoloração de tecidos e protrusão óssea através dos tecidos. A ausência desses sintomas não descarta possibilidade de fratura. Si-

GUIA DE INVESTIGAÇÃO 23.1
Função musculoesquelética

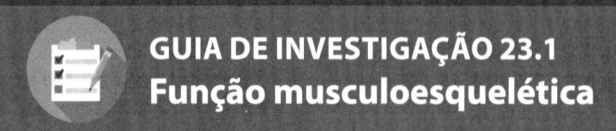

OBSERVAÇÃO GERAL

Investigar o sistema musculoesquelético pode começar mesmo antes do exame formal, observando-se as ações do paciente, como atividades de transferência, deambulação e uso das mãos. Registrar as observações relativas a:
- Modo anormal de andar (Tab. 23.4)
- Anormalidade da estrutura
- Disfunção de membro
- Favorecimento de um dos lados
- Tremor
- Paralisia
- Fraqueza
- Atrofia de um membro
- Hiperemia, edema de articulação
- Uso de bengala, andador, cadeira de rodas

ENTREVISTA

Embora possa parecer cansativo, o melhor é avaliar o paciente da cabeça aos pés e perguntar sobre limitação de funcionalidades ou desconforto em partes específicas do corpo. Exemplos de perguntas podem incluir:
- "Sua mandíbula já enrijeceu ou ficou machucada ao mastigar?"
- "Já teve torcicolo?"
- "Já teve enrijecimento de ombros?"
- "Suas costelas doem ou ficam sensíveis?"
- "Seus quadris doem após andar um pouco?"
- "Suas articulações estão enrijecidas pela manhã?"
- "Sente dores ou rigidez nas costas?"
- "Tem cãibras musculares?"
- "Qual distância consegue andar?"
- "Consegue cuidar da casa, entrar na banheira e sair dela e subir escadas?"

Perguntar especificamente como o paciente controla dores musculoesqueléticas; em especial, abordar o uso de analgésicos, calor e preparados tópicos.

EXAME FÍSICO

Examinar a amplitude ativa e passiva de movimentos de todas as articulações. Observar o grau de movimentos com e sem assistência. Áreas específicas que devem ser revisadas incluem:
- *Ombro:* o paciente deve conseguir erguer os braços esticados acima da cabeça. Com eles esticados nas laterais do corpo, o paciente deve conseguir erguê-los lateralmente sobre a cabeça (i. e., 180°), com as mãos em supino, e 110° com as mãos pronadas. O paciente deve poder estender os braços 30° atrás do corpo a partir das laterais.
- *Pescoço:* o paciente deve poder virar lateralmente a cabeça e flexioná-la e esticá-la cerca de 30°, em todas as direções.
- *Cotovelo:* o paciente deve conseguir abrir completamente os braços e flexionar suficientemente a articulação a ponto de suas mãos tocarem o ombro.
- *Punho:* o paciente deve conseguir dobrar o punho 80° na direção palmar e 70° na direção dorsal. Com movimento de mão abanando, deve poder dobrar lateralmente o punho 10°, lateralmente, na direção radial ou do polegar e 60° na direção ulnar. Deve ser capaz de movimentar a mão até 90° em posição pronada e supinada.
- *Dedos das mãos:* o paciente deve poder dobrar a articulação distal dos dedos cerca de 45° e a articulação proximal cerca de 90°. Hiperextensão de 30° deve ser possível.
- *Quadril:* deitado, o paciente deve conseguir abduzir e aduzir a perna 45°. Com o paciente deitado de costas, sua perna deve ser erguida 90°, com o joelho reto, e 125° com o joelho dobrado.
- *Joelho:* deitado de bruços, o paciente deve poder flexionar o joelho cerca de 100°.
- *Tornozelo:* o paciente deve conseguir apontar os dedos dos pés 10° na direção da cabeceira e 40° na direção dos pés da cama ou mesa de exames. Deve ser feita uma inversão de 35° e uma eversão de 25°.
- *Dedos dos pés:* o paciente deve conseguir flexionar e hiperestender os dedos cerca de 30°. Registrar a amplitude ativa e passiva de movimentos do paciente, além de fraqueza, enrijecimento, espasmos, tremores ou contraturas que possam ser evidentes.

Pode ser antecipado um pouco de fraqueza muscular, embora o grau exato varie entre os indivíduos. Os membros superiores costumam ter mais força no lado da mão dominante; deve haver força igual nos membros inferiores. Com o objetivo de testar a força muscular para manter a posição mais curta, pede-se que o paciente mantenha o músculo na posição mais curta e aplicar-se força para fazer o músculo estender. Normalmente, o músculo poderá ser mantido nessa posição mais curta, com resistência moderada. Palpar todos os músculos quanto a sensibilidade, contraturas e caroços.

TABELA 23.4	Distúrbios na marcha
Padrão da marcha	**Distúrbio associado**
Atáxico	
Sem equilíbrio e descoordenado, os pés são levantados bem alto enquanto é dada a passada e, então, voltam ao solo com toda a planta do pé apoiada	Intoxicação do cerebelo (doença)
Batida de pés	
A base ampla dos pés é levantada na passada e levada de volta ao chão com uma batida, sem vacilo ou rotação	Doença neuronal motora inferior
	Paralisia de músculos do perônio e da pré-tíbia
Hemiplégico	
Ocorre queda unilateral do pé e o pé é arrastado, há rotação da perna, os braços são flexionados e ficam junto ao corpo	Doença neuronal motora superior unilateral
Parkinsoniano	
O tronco está inclinado para a frente, há leve flexão de quadril e joelhos, sem balanço dos braços nas passadas, as passadas são curtas e o indivíduo arrasta os pés, inicia devagar e aumenta a velocidade	Doença de Parkinson
Tesouras	
Passadas lentas e curtas; as pernas cruzam a cada passada	Paraplegia espástica
	Demência
	Paralisia cerebral
Espástico	
O modo de andar é descoordenado e com movimentos repentinos e bruscos; as pernas estão rijas e os dedos dos pés são arrastados	Paraplegia espástica
	Tumor na medula espinal
	Esclerose múltipla

nais e sintomas claros podem estar ausentes; além disso, a posição da fratura pode evitar que apareça na primeira radiografia. Quando o paciente é levado para uma avaliação, é fundamental a imobilização do local lesionado e o controle do sangramento.

> **CONCEITO-CHAVE**
>
> A ausência de sinais característicos de fratura não garante que algum osso não esteja quebrado; por isso, é essencial a observação atenta, pelo enfermeiro, sempre que algum osso tenha sido submetido a trauma.

As fraturas cicatrizam mais lentamente nos idosos, e o risco de complicações é maior. Pneumonia, formação de trombos, úlceras de pressão, cálculos renais, impactação fecal e contraturas estão entre as complicações que a atenção especial dos enfermeiros pode ajudar a evitar. Atividade dentro dos limites determinados pelo médico devem ser promovidas, inclusive exercícios de respiração profunda e para tossir, exercícios isométricos e de amplitude de movimentos e mudanças de posição frequentes. A ingestão de líquidos deve ser estimulada e anotadas as características de eliminação de urina. A boa alimentação facilita a cicatrização, aumenta a resistência a infecções e reduz a probabilidade de outras complicações. Exercícios para as articulações e posicionamento correto podem prevenir contraturas. O alinhamento corporal correto pode ser mantido com o uso de pranchas para os pés, rolos trocanter e sacos de areia. Manter a pele seca e limpa, prevenir pressão, estimular a circulação por meio de massagem e, com frequência, virar o paciente pode reduzir o risco de úlceras de decúbito. Pele de carneiro, colchões de água e colchões que alternam a pressão são benéficos, embora não substituam um bom cuidado da pele e as mudanças frequentes de posição.

O paciente deve ser mobilizado logo que possível. Como ele pode temer o uso do membro fraturado e evitar

A. Correto **B.** Incorreto

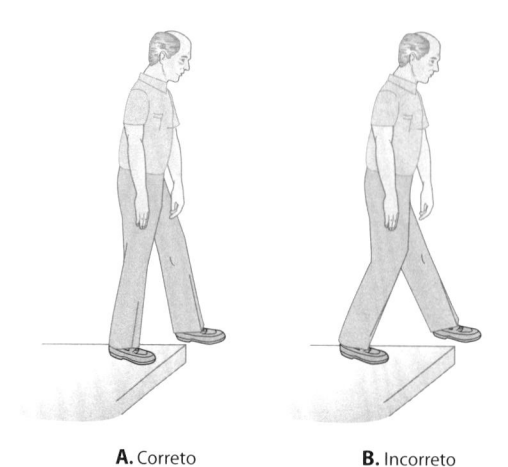

FIGURA 23.4 • (A) O método correto de se dar passadas sobre o cordão de calçadas é colocar os dois pés próximos ao cordão, antes de subir ou descer a calçada. (B) O método incorreto é esticar uma perna longe da outra, antes da passada.

fazê-lo, são necessárias orientações e tranquilização para ajudá-lo a compreender que o membro cicatrizado pode ser usado com segurança. O progresso em pequenas etapas pode ser mais fácil para o paciente tolerar, física e psicologicamente; a primeira tentativa para deambular pode ser colocar-se de pé junto da cama. Depois, uma caminhada até a cadeira para, só então, andar até o banheiro. No começo, pode ser útil a presença de duas pessoas para ajudar o paciente a deambular, já que fraqueza e tontura são comuns. Os princípios do manejo de enfermagem para tipos específicos de fraturas estão disponíveis em livros de enfermagem médico-cirúrgica, e o enfermeiro é aconselhado a consultá-los em busca de informações mais detalhadas.

Osteoartrite

A **osteoartrite** é a deterioração progressiva e a abrasão da cartilagem das articulações, com a formação de um osso novo nas superfícies articulares. É um problema cada vez mais frequente com o envelhecimento e afeta a maioria das pessoas acima de 55 anos, até certo grau. Acomete mulheres mais do que homens e é a principal causa de incapacidade física dos idosos. Diferentemente da artrite reumatoide, a osteoartrite não causa inflamação, deformidade e aleijamento — um fato que tranquiliza o indivíduo afetado, que teme a incapacidade grave normalmente observada naqueles com artrite reumatoide. Durante anos, acreditou-se que o desgaste das articulações à medida que se envelhece seria responsável pelo aparecimento da osteoartrite. A ampliação do conhecimento sobre a fisiopatologia da doença trouxe outra forma de compreendê-la. O desequilíbrio entre elementos destrutivos (enzimas de metaloprotease de matriz) e sintéticos (inibidores do tecido da metaloprotease de matriz) leva à falta de homeostase, necessária à manutenção da cartilagem, causando mudanças articulares. Uso excessivo das articulações, traumas, obesidade, níveis reduzidos de vitamina D e C e fatores genéticos também predispõem os indivíduos a essa condição. Pacientes com acromegalia apresentam elevada incidência de osteoartrite. Normalmente, ela afeta várias articulações em vez de apenas uma. Articulações que suportam peso são as mais afetadas, com os locais comuns incluindo joelhos, quadris, vértebras e dedos das mãos.

> **CONCEITO-CHAVE**
>
> A osteoartrite é a principal causa de incapacidade física nos idosos.

Ela não é acompanhada por sintomas sistêmicos. É possível observar crepitação ao se movimentar articulações, e as articulações distais podem desenvolver nódulos ósseos (i. e., nódulos de Heberden). O paciente pode perceber que suas articulações ficam mais desconfortáveis com a umidade do clima e períodos de uso prolongado. Embora sejam benéficos os exercícios isométricos e leves, excesso pode causar mais dor e degeneração.

Podem ser receitados analgésicos para o controle da dor. O acetaminofen é o preferido, pois é seguro, em vez de fármacos anti-inflamatórios não esteroidais (AINE). Uma vez que há variação na reação individual aos analgésicos, os enfermeiros devem avaliar a eficiência de vários tipos com o paciente. Repouso, calor ou gelo, *tai chi*, terapia hídrica, ultrassom e massagem suave ajudam a aliviar dores articulares. Sabe-se que a acupuntura traz alívio a curto prazo. Talas, imobilizadores e bengalas oferecem apoio e descanso às articulações. O enfermeiro deve enfatizar a importância de ser mantido o alinhamento corporal correto e o uso de uma boa mecânica corporal ao instruir o paciente. Peixes de água fria e outros alimentos ricos em ácidos graxos essenciais têm efeitos anti-inflamatórios e devem ser abundantes na dieta. Vitaminas A, B, B6, C e E, além de zinco, selênio, niacinamida, cálcio e magnésio estão entre os suplementos alimentares que podem ser úteis no controle dos sintomas. Suplementos sem prescrição médica glicosamina e condroitina têm apresentado resultados em alguns casos (Hochberg et al., 2015). Reduzir o peso pode melhorar a condição do paciente obeso e deve ser incentivado. É benéfica a presença de alguém para fazer as tarefas domésticas ou auxiliar o paciente, aliviando-o das atividades cansativas que forçam as articulações a suportarem peso. Terapeutas ocupacionais e fisioterapeutas podem ser consultados sobre dispositivos auxiliares que promovam independência nas atividades de autocuidado. O Plano de Cuidados de Enfermagem 23.1 é um exemplo para pacientes com osteoartrite.

Quando outros tratamentos fracassam para melhorar a condição, ou a pessoa tem limitação funcio-

PLANO DE CUIDADO DE ENFERMAGEM 23.1

IDOSO COM OSTEOARTRITE

Diagnósticos de enfermagem: Dor Crônica relacionada a inflamação, rigidez e acúmulo de líquido nas articulações

Meta	Ações de enfermagem
O paciente manifestar alívio ou controle da dor, estar livre de limitação por dor, podendo se envolver em atividades da vida diária; estar livre dos efeitos adversos dos analgésicos.	• Solicitar ao paciente para avaliar sua dor em uma escala de 0 a 10 (0 = ausência de dor, 10 = dor mais intensa); monitorar diariamente. • Revisar com o paciente os fatores que precipitam, pioram ou aliviam a dor; incorporar essas informações aos cuidados para prevenir e controlar a dor. • Aplicar calor se prescrito para aliviar o desconforto e promover a mobilidade. Estimular o paciente a usar meias, cobertores e roupas adequadas para manter músculos e articulações aquecidos. • Administrar analgésicos conforme prescrito, ou orientar o paciente quanto a uma autoadministração correta. Monitorar a eficácia, a tolerância e os efeitos secundários. • Auxiliar o paciente a manter um bom alinhamento e postura corporais. • Coletar dados sobre o impacto da dor na realização das atividades da vida diária. Consultar fisioterapeuta e terapeuta ocupacional quanto a exercícios e dispositivos auxiliares que possam promover independência. • Orientar o paciente sobre formas de minimizar tensão em articulações e músculos. • Orientar o paciente quanto ao uso de imagem orientada, *biofeedback* e técnicas de relaxamento; oferecer massagem e outras formas de toque terapêutico.

Diagnóstico de enfermagem: Mobilidade Física Prejudicada por dor e movimentos limitados de articulações

Meta	Ações de enfermagem
O paciente manter ou conseguir posições funcionais das articulações; manter ou alcançar uma excelente mobilidade articular; estar sem contraturas por flexão.	• Avaliar a amplitude de movimentos na hospitalização ou na primeira visita e regularmente daí em diante; observar se há em cada articulação edema, calor, sensibilidade e anormalidades estruturais ou funcionais. • Orientar ou auxiliar o paciente a manter bom alinhamento do corpo, boa postura e o uso correto das articulações. • Aconselhar o paciente a evitar estresse sobre articulações (p. ex., segurar peso, correr, fazer movimentos bruscos e intensos, como se usasse um martelo). • Agendar a administração de analgésicos e outras medidas de alívio da dor para antes das atividades. • Durante exacerbação da dor, oferecer descanso adequado para as articulações e ajuda ao paciente para posicioná-las em um alinhamento funcional. • Consultar especialistas em reabilitação quanto ao exercício correto para melhorar a força, o tônus e a mobilidade musculares, além do possível uso de dispositivos de assistência e auxiliares da mobilidade (p. ex., bengala, andador, utensílios personalizados para comer e vestir-se). • Incentivar ou ajudar o paciente a fazer exercícios de amplitude de movimentos, no mínimo, duas vezes por dia. • Proporcionar o aquecimento de músculos e articulações antes das atividades e dos exercícios, bem como períodos de resfriamento após.

(continua)

PLANO DE CUIDADO DE ENFERMAGEM 23.1 *(Continuação)*

Diagnósticos de enfermagem: Déficit no autocuidado para banho/vestir-se/usar o vaso sanitário relacionado a dor ou imobilidade articular

Meta	Ações de enfermagem
O paciente conseguir comer, banhar-se, vestir-se, transferir-se de local, deambular e usar o vaso sanitário com independência; usar mecanismos auxiliares correta e eficientemente.	• Avaliar a capacidade do paciente para comer, banhar-se, vestir-se, transferir-se, deambular e usar o vaso sanitário com independência. Identificar os déficits para realizar, com independência, as atividades da vida diária e planejar medidas para compensar os déficits; identificar riscos e déficits potenciais e planejar medidas para prevenir perda do funcionamento independente. • Dar o máximo de independência ao paciente e participação nas atividades de cuidado. • Instruir o paciente quanto ao controle correto do problema e das medidas capazes de reduzir o risco de perda da independência (p. ex., exercícios para manter a mobilidade, uso de dispositivos auxiliares). • Encorajar o paciente a expressar os sentimentos sobre a dependência real ou potencial; dar explicações realistas e apoio emocional.

Diagnóstico de enfermagem: (1) Distúrbio na imagem corporal relacionado à anormalidade e imobilidade das articulações, capacidade alterada de autocuidado e (2) Baixa autoestima relacionada a mudanças na aparência e função do corpo

Meta	Ações de enfermagem
O paciente expressar aceitação da condição crônica e as realidades associadas a ela; expressar sentimentos relativos a mudanças no corpo; elaborar mecanismos eficientes para enfrentar as mudanças corporais; identificar formas construtivas de funcionar com as mudanças corporais; estar sem complicações associadas a distúrbios na imagem corporal e na autoestima.	• Avaliar o impacto da função e da aparência alteradas no paciente. • Incentivar o paciente a expressar preocupações, medos e sentimentos. • Ajudar o paciente a identificar medidas eficazes de enfrentamento (p. ex., medidas eficientes usadas para enfrentar os problemas no passado, conselhos, surgimento de novos interesses). • Ajudar o paciente a identificar e focalizar mais as capacidades que as limitações.

nal ou dor forte, uma artroplastia pode ser indicada. Artroplastia, ou substituição da articulação, pode ser feita para restaurar o movimento articular, melhorar a função e reduzir a dor. Houve um tempo em que os idosos não eram considerados bons candidatos a uma artroplastia; isso, porém, mudou e cada vez mais indivíduos com mais de 65 anos de idade fazem substituição de articulação. As substituições mais comuns envolvem quadril e joelho, embora a artroplastia possa ser feita em qualquer articulação. É um procedimento desaconselhado para pacientes com articulações neurotróficas, sepse articular, ou indivíduos obesos ou com demências, ou outras condições que venham a interferir na capacidade de cooperar na terapia de reabilitação. Condições como doença vascular periférica e diabetes melito aumentam o risco de infecção e interferem na cicatrização da ferida. Costuma ocorrer dor moderada a intensa no pós-operatório; são administrados analgésicos durante 24 horas. Ao mesmo tempo em que se garante o controle adequado da dor em apoio às tentativas de uma rápida recuperação, deve ser considerado o risco elevado de efeitos adversos dos analgésicos que podem também interferir na recuperação. É importante a observação atenta das reações do paciente. A artroplastia está associada a alto risco de trombose venosa profunda e embolia pulmonar em pacientes idosos; pode ser usado varfarina, como profilaxia. Os pacientes e seus cuidadores precisam ser instruídos quanto às precauções relativas à terapia anticoagulatória. São dadas instruções específicas aos pacientes referentes a restrições a exercícios, carregamento de peso e atividades. Os enfermeiros devem garantir que pacientes e cuidadores compreendam as orientações e obedeçam ao plano de cuidados para a garantia do sucesso da cirurgia.

Artrite reumatoide

A artrite reumatoide afeta muitas pessoas, em especial, entre 20 e 40 anos de idade; é uma das principais causas de incapacidade artrítica nos anos posteriores de vida. A incidência, felizmente, diminui após os 65 anos de idade; a maioria dos pacientes idosos com a doença teve seu início mais cedo na vida. De forma específica, as deformações e a incapacidade associadas a ela, basicamente, começam no início da vida adulta, com o auge na vida adulta intermediária. Na velhice, há maior envolvimento sistêmico. É uma doença que acomete com maior frequência mulheres e pessoas com história familiar do problema.

Na artrite reumatoide, a membrana sinovial, ou sinóvia, hipertrofia e fica edemaciada, com projeções do tecido sinovial salientando-se na cavidade articular. As articulações envolvidas ficam muito doloridas, edemaciadas, enrijecidas, hiperemiadas e quentes ao toque. Dor nas articulações está presente no repouso e na atividade. Nódulos subcutâneos sobre saliências ósseas e bursas podem estar presentes, da mesma forma que contraturas deformantes de flexão. Os sintomas sistêmicos incluem fadiga, desânimo, fraqueza, perda de peso, desgaste, febre e anemia.

São medidas úteis estimular os pacientes a descansar e apoiar os membros afetados. O apoio dos membros deve ser feito de modo a prevenir úlceras de pressão e contraturas. Talas costumam ser usadas como tentativa de prevenir deformações. Exercícios de amplitude de movimentos são fundamentais para manter a função musculoesquelética; o enfermeiro poderá ter de ajudar o paciente com os exercícios ativos. Fisioterapeutas e terapeutas ocupacionais podem providenciar dispositivos auxiliares para promover a independência nas atividades de autocuidado; calor, massagem suave e analgésicos podem ajudar a controlar a dor. Pacientes com artrite reumatoide podem ter agentes anti-inflamatórios receitados, bem como fármacos antirreumáticos modificadores da doença (p. ex., metotrexato), corticosteroides e medicamentos imunossupressores. O enfermeiro precisa conhecer os vários efeitos tóxicos desses fármacos e detectá-los bem cedo, quando ocorrerem. Quando o funcionamento fica muito prejudicado, ou há dor muito forte, pode haver recomendação de cirurgia de substituição.

Alguns indivíduos com doença cardíaca reumática são sensíveis a alimentos com beladona: batatas, pimentas, berinjela, tomates e outras solaninas. Sua eliminação da dieta pode ser benéfica. Plantas capazes de melhorar sintomas incluem chá verde e gengibre em razão dos efeitos anti-inflamatórios; há, porém, poucas pesquisas para estudo dos benefícios e riscos do uso desses itens.

Pacientes com artrite reumatoide e seus familiares precisam de muita informação para conseguir controlar essa condição. Sua orientação deve incluir informações sobre a doença, os tratamentos, a administração dos fármacos, a identificação de efeitos secundários, regimes de exercício, uso de dispositivos auxiliares, métodos para evitar e reduzir a dor e o entendimento da necessidade de manutenção da supervisão médica. Aceitar essa doença crônica não é tarefa fácil para o paciente ou a família. Por fim, o paciente pode ser um alvo importante de vendedores que oferecem cura ou alívio rápido para a artrite, devendo ser orientado a consultar um enfermeiro ou um médico, antes de investir muito dinheiro em promessas inúteis.

Osteoporose

A osteoporose é a doença óssea metabólica que mais predomina; basicamente, afeta os adultos entre a meia-idade e a fase tardia da vida, com alguns grupos apresentando risco mais elevado que outros (Quadro 23.4). A desmineralização óssea ocorre evidenciada pela diminuição na massa e na densidade do esqueleto. Qualquer problema de saúde associado a uma ingestão inadequada, perda excessiva ou absorção insatisfatória de cálcio pode causar osteoporose. Muitas das causas potenciais a seguir costumam ser encontradas entre indivíduos idosos.

- *Sedentarismo ou imobilidade*: falta de tração dos músculos que recobrem os ossos pode levar à perda de minerais, especialmente, cálcio e fósforo. Isso pode ser um problema específico de membros engessados.
- *Doenças:* a síndrome de Cushing, produção excessiva de glicocorticosteroides pela glândula adrenal, pode inibir a formação de matrizes ósseas. A atividade metabólica aumentada do hipertireoidismo causa renovação óssea mais rápida, e a taxa mais rápida de reabsorção óssea para formar ossos ocasiona osteoporose. Diverticulite excessiva pode interferir na absorção de quantidades suficientes de cálcio. Embora a relação direta ainda seja incerta, o diabetes melito pode contribuir para a ocorrência de osteoporose. O percentual de casos de osteoporose secundários a outras doenças é relativamente pequeno.
- *Redução de hormônios anabólicos sexuais*: menor produção ou perda de estrogênios e androgênios pode ser responsável por cálcio insuficiente nos ossos; assim, mulheres na pós-menopausa correm alto risco.
- *Dieta:* uma quantidade insuficiente de cálcio, vitaminas D e C, proteínas e outros nutrientes na dieta pode causar osteoporose. Consumo exagerado de cafeína ou álcool reduz a absorção e a retenção de cálcio pelo organismo.
- *Fármacos:* heparina, furosemida, suplementos para a tireoide, corticosteroides, tetraciclina, magnésio e antiácidos à base de alumínio podem levar à osteoporose.

PARA REFLETIR

A que fatores de risco de osteoporose você está sujeito e o que pode fazer para reduzi-los?

> **QUADRO 23.4 Fatores de risco para osteoporose**
>
> - Idade avançada (mulheres acima de 65 anos, homens acima de 80 anos)
> - Etnia
>   - Mulheres brancas com ascendentes na região norte-ocidental da Europa e das ilhas britânicas
>   - Mulheres asiáticas
> - Deficiência de cálcio
> - Deficiência de vitamina D
> - Mulheres magras, de compleição miúda
> - História de menopausa precoce
> - Deficiência de estrogênio
> - História de múltiplas gestações
> - Uso do cigarro
> - Elevado consumo de álcool
> - Imobilidade prolongada
> - Doenças ou uso crônico de fármacos que aumentam perdas ósseas (p. ex., corticosteroides, hormônios da tireoide e anticonvulsivantes)
> - História familiar de osteoporose

A osteoporose pode causar cifose e redução na altura. A pessoa acometida pode sentir dor na coluna, em especial, na região lombar, e os ossos podem tender à fratura com mais facilidade. Os pacientes, porém, não costumam apresentar sintomas e só percebem o problema com radiografias. A densidade da massa óssea pode ser medida por diferentes de técnicas não invasivas, como a absormetria radiológica de dupla energia (DEXA), que é o método mais comum, a absormetria radiológica dual periférica (P-DEXA) e a absormetria dual por fótons (DPA).

O tratamento depende da causa subjacente da doença e pode incluir suplementos de cálcio e de vitamina D, moduladores receptores seletivos do estrogênio (SERM) e terapia hormonal. Um fármaco relativamente recente, que tem se mostrado benéfico, produzindo aumentos modestos de massa óssea, é uma forma sintética de calcitonina, hormônio produzido na tireoide, que é um potente inibidor da atividade osteoclástica (as células que reabsorvem os ossos continuamente). Os bisfosfonados são outra categoria nova e benéfica de fármacos, basicamente, antirreabsorventes (i. e., evitam ou desaceleram muito a atividade osteoclástica normal, responsável pela reabsorção óssea). Uma dieta rica em proteína e cálcio deve ser estimulada. Podem ser usados aparelhos para dar apoio e reduzir espasmos. Uma prancha para a cama também é útil e deve ser recomendada. Exercícios regulares podem ser úteis à retenção óssea da densidade.

O enfermeiro deve orientar o paciente a evitar erguer objetos pesados, saltar e outras atividades que possam resultar em fratura. Os cuidadores devem desses pacientes precisam se lembrar de usar suavidade ao movimentar, exercitar ou erguer o paciente porque podem ocorrer fraturas com facilidade. Fraturas de vértebras por compressão são uma complicação potencial da osteoporose. Exercícios de amplitude de movimentos e deambulação são importantes para manter a função e prevenir mais danos.

> **CONCEITO-CHAVE**
>
> Os corpos das pessoas com osteoporose devem ser manuseados delicadamente para evitar fraturas.

Gota

A gota é um distúrbio metabólico, em que ácido úrico em excesso se acumula no sangue. Em consequência, cristais de ácido úrico são depositados nas articulações e em torno delas, ocasionando dor forte e muita sensibilidade articulatórias, além de calor, hiperemia e edema do tecido circunjacente. Durante um ataque agudo, a dor pode ser bastante intensa; a pessoa pode não conseguir suportar peso ou um cobertor ou peça de vestuário junto à articulação. Os ataques podem durar de semanas a meses, com possibilidade de longas remissões entre eles.

O tratamento busca reduzir o urato sódico por meio de uma dieta com baixo teor de purina (p. ex., evitar *bacon*, carne de peru, fígado, rins, miolos, anchovas, sardinhas, arenque, cavalinha, salmão e legumes), além da administração de fármacos. Deve ser evitado o consumo de bebida alcoólica porque aumenta a produção e reduz a excreção de ácido. Colchicina e fenilbutazona podem ser usadas no controle dos ataques agudos, o controle de longo prazo pode incluir colchicina, alopurinol, probenecida ou indometacina. Os ataques de gota podem ser precipitados pela administração de diuréticos tiazida que aumentam o nível de ácido úrico no sangue. Vitamina E, ácido fólico e ácido eicosapentaenoico (EPA) podem ajudar como suplementos alimentares. Plantas como a iúca e a unha do diabo reduzem os sintomas em idosos. Enfermeiros devem monitorar a dor e incentivar boa ingesta hídrica para evitar a formação de cálculos renais.

Problemas podiátricos

Problemas nos pés capazes de ocasionar certo grau de desconforto ou disfunção são tão comuns entre pessoas idosas que têm uma especialidade própria: a podologia geriátrica. Problemas de toda uma vida nos pés, mudanças na marcha, doenças que afetam os pés (p. ex., gota, diabetes e doença vascular periférica) e perda associada ao envelhecimento da parte mais carnuda da sola dos pés contribuem para problemas nessa parte do corpo.

O fato de o próprio idoso cortar as unhas dos pés e cuidar dos pés, além de fazer um tratamento químico de condições podiátricas, pode resultar em complicações graves; assim, os pacientes devem ser encaminhados a podiatras para tratar problemas nos pés. Os enfermeiros devem ensinar os idosos a cuidar corretamente dessa região (p. ex., manter pés limpos e secos; usar sapatos seguros e de tamanho certo, exercitar os pés e cortar as unhas retas e, ainda, do dorso dos pés) e a importância de procurar atendimento de podiatra para cuidar dos problemas relacionados. Os enfermeiros podem fazer massagem nos pés dos idosos, auxiliando a estimular a circulação, reduzir edema e promover conforto (massagens nos pés podem ser contraindicadas em pacientes com doença vascular periférica ou lesões; é importante, então, consultar primeiro o médico).

Em virtude do impacto dos problemas podiátricos na mobilidade e na independência, esses problemas devem ser realmente identificadas e tratadas. Alguns dos problemas mais comuns são abordados a seguir.

Calosidades

As calosidades (ceratoses plantares) são causadas por atrito e irritação nos pés que criam camadas mais espessas de pele. Redução das almofadas de gordura dos pés, ressecamento da pele, diminuição da função dos dedos e sapatos que servem inadequadamente contribuem para a formação de calosidades. Costumam aparecer nos calcanhares e nas solas dos pés e, ainda que não causem dor, podem ter aspecto desagradável. Além disso, há o risco de as pessoas tentarem lixar ou retirar as calosidades dos pés e lesionar a pele. Massagear os pés com cremes e óleos ajuda a prevenir calosidades.

Outro tipo de calosidade (corns)

Uma outra espécie de calosidade inclui camadas em forma de cone de pele espessa e ressecada que se formam sobre saliências ósseas. Pressão na área causa desconforto, já que a ponta do cone pressiona o tecido. Mais pressão aumenta o tamanho do calo e, consequentemente, a dor. Usar almofadinhas em forma de "u" e enrolar frouxamente o dedo do pé em pele de ovelha são melhores do que almofadinhas para calos ovais ou redondas que podem limitar a circulação. Da mesma forma que com as calosidades comuns, os pacientes devem ser orientados a não tentar retirar, eles mesmos, esse outro tipo de calosidade.

Joanetes (Hallux valgus)

Um joanete ou bursa é uma saliência óssea sobre a primeira cabeça do metatarso (Fig. 23.5A). Ocorre um desvio médio do primeiro metatarso, com abdução do dedão em relação a esse osso. Os joanetes são mais comum em mulheres — o que não surpreende, considerando-se o tipo de calçado usado por elas, mais estreitos na frente, comprimindo os dedos. Alguns joanetes são hereditários. A largura aumentada do pé, causada por um joanete, pode ocasionar dificuldade para encontrar sapatos que sirvam bem. Há sapatarias que alargam os sapatos para que pés com joanete sirvam neles; trazem benefícios os calçados feitos especialmente. Pode haver indicação de cirurgia em alguns casos.

Dedo em martelo (Digiti flexus)

O dedo em martelo é uma hiperextensão na articulação metatarsofalângica com flexão e, normalmente, com formação de calo especial na articulação interfalângica proximal. O dedo do pé começa a parecer um dos martelos do piano, daí o nome (Fig. 23.5B). Embora a articulação em si não tenha dor, pressionar a área pode traz desconforto. A ortótica pode proporcionar alívio dos sintomas, embora a cirurgia seja necessária para corrigir a deformação.

Fasciite plantar

Uma causa comum de dor no calcanhar, comumente confundida com esporão, é a fasciite plantar. A fáscia plantar é uma faixa de ligamento espessa na parte inferior do pé que vai da parte mais carnuda da sola do pé até o calcanhar, onde está presa. Alinhamento insatisfatório do pé, que causa supinação ou pronação durante a marcha, resulta

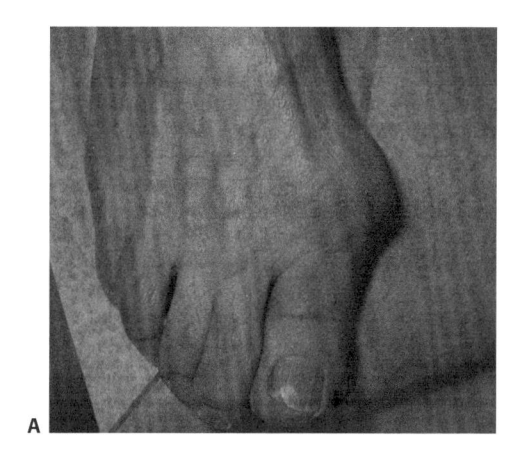

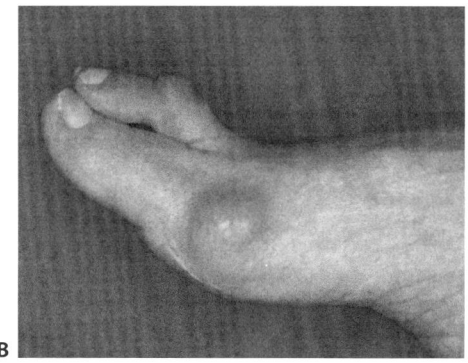

FIGURE 23.5 ● Distúrbios nos pés podem causar dor e disfunção. (A) Joanete. (B) Dedo em martelo.

em alongamento e tensão da fáscia plantar. A fasciite plantar é uma inflamação dessa faixa, no ponto de ligação com o calcanhar. A dor é o principal sintoma e ocorre no centro ou no lado interno do calcanhar. Essa dor piora após um período de descanso; a maioria das pessoas tem dor mais intensa pela manhã. Após andar, ela pode desaparecer, embora tenda a aumentar quando é colocada pressão no calcanhar pelo andar ou ficar em pé. A dor pode irradiar para o tornozelo ou o arco do pé se os nervos ficarem irritados, o que é secundário a edema da fáscia plantar.

O tratamento dos sintomas pode incluir exercícios de alongamento do pé (esticar os pés, apoiando-se na parte mais carnuda), aplicação de gelo no calcanhar por 30 minutos e uso de almofadinhas no calcanhar, bem como sapatos com saltos de cerca de 5 cm. A forma mais eficaz de aliviar a dor e prevenir inflamação é realinhar o pé pelo uso de ortótica individualizada. Os pacientes devem ser orientados no sentido de os resultados aparecerem apenas vários meses após o início do tratamento.

Infecções

Usar sapatos por longos períodos, em especial, os feitos com materiais sintéticos, cria um ambiente úmido e quente que facilita a proliferação de fungos e bactérias. A **onicomicose** é uma infecção por fungo que acomete a unha ou o leito da unha, deixando as unhas do pé com aparência aumentada, grossa, quebradiça e com descamação. Quando o fungo se forma sob a unha, deslocando-a para cima, as laterais são empurradas para dentro da pele, causando dor. Preparados antifúngicos ajudam a eliminar a infecção, embora o tratamento seja demorado.

Tinea pedis, mais conhecida como pé-de-atleta, é uma infecção fúngica do pé capaz de causar ardência e coceira; a superfície da pele descama, sofre fissura e fica hiperemiada, normalmente com erupções vesiculares. As fissuras na superfície da pele facilitam a penetração de bactérias.

Unhas encravadas (Onicocriptose)

O encravamento das unhas pode ocorrer pelo uso de sapatos muito apertados ou corte muito curto da unha. À medida que elas crescem, sua borda perfura o tecido, levando à inflamação. Imersões do pé e antibióticos tópicos podem ser prescritos; normalmente, o podiatra consegue corrigir o problema, removendo a parte encravada da unha e limpando o local.

CONSIDERAÇÕES GERAIS DE ENFERMAGEM PARA PROBLEMAS MUSCULOESQUELÉTICOS

Manejo da dor

A dor costuma acompanhar problemas musculoesqueléticos. Mudanças degenerativas em tendões e artrite são, normalmente, responsáveis por ombros, cotovelos, mãos, quadril, joelhos e coluna doloridos. Cãibras, especialmente à noite, são comuns nas panturrilhas, nos pés, nas mãos, no quadril e nas coxas. Tensão articular e dias úmidos costumam ocasionar mais dor musculoesquelética nos idosos do que nos jovens.

Aliviar a dor é essencial para promover funcionamento físico, mental e social excelente. A dor sem alívio pode interferir nas capacidades dos idosos para envolver-se no autocuidado, lidar com as tarefas em casa e manter contato social. Para enriquecer a qualidade de vida, tudo deve ser feito para minimizar ou eliminar dores. É normal o calor aliviar espasmos musculares; banho morno na hora de dormir e manutenção dos membros aquecidos com cobertores e roupas podem reduzir espasmos e cãibras durante a noite, promovendo sono ininterrupto. Como os indivíduos mais velhos correm muito risco de queimaduras, deve-se cuidar para evitar lesão se usada aplicação de calor ou imersão. Alongamento passivo dos membros pode ser útil para controlar cãibras musculares. Exercício exagerado e estresse musculoesquelético devem ser evitados, bem como situações que notadamente causam dor, como erguer objetos pesados ou tempo úmido. Esfregar as costas com movimentos lentos, rítmicos e prolongados pode promover relaxamento e conforto. A dor em articulações que suportam peso pode ser aliviada com o descanso dessas articulações, apoio a articulações doloridas nas transferências e uso de andador ou bengala (Fig. 23.6). Posição correta, em que todas as partes do corpo ficam adequadamente alinhadas, pode ajudar a prevenir e manejar a dor. Tropeços acidentais na cama do paciente ou em cadeira e manuseio mais grosseiro do paciente durante as atividades de atendimento devem ser evitados. Além disso, os enfermeiros precisam enfatizar a outros cuidadores a necessidade de gentileza extra para virar e erguer pacientes com mais idade.

> **CONCEITO-CHAVE**
> Dor sem alívio pode afetar muito a independência e a qualidade de vida de pessoas com mais idade.

Atividades de lazer são úteis para prevenir a preocupação do paciente com a dor. Acupuntura, acupressão e quiropraxia estão entre as terapias complementares que podem ajudar alguns pacientes a controlar a dor. Imagem orientada e toque terapêutico são úteis. A meta é auxiliar o paciente a ter nível máximo de atividade, com um mínimo de dor.

Prevenção de lesão

Considerações de segurança são essenciais para todos os idosos consequentes à elevada incidência de acidentes e lesões musculoesqueléticas e ao tempo longo necessário para cura. A prevenção inclui prestar atenção à área em que se anda; subir escadas e meio-fio de calçadas devagar;

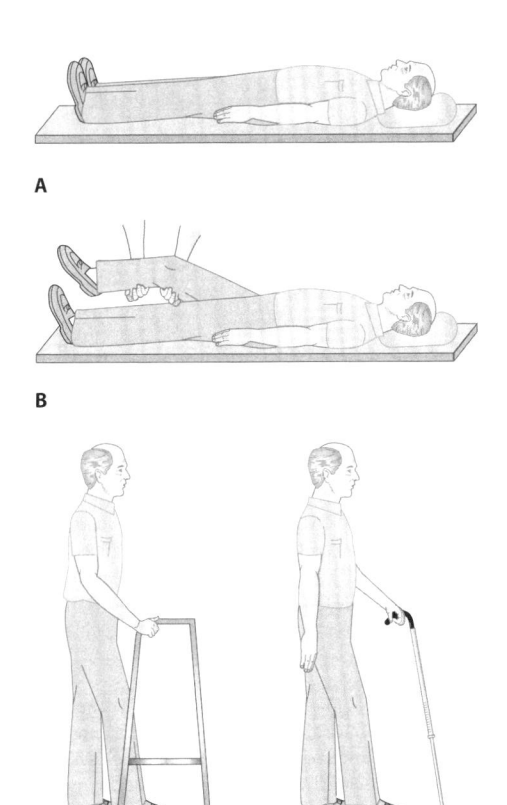

FIGURA 23.6 ● Métodos para reduzir dores musculoesqueléticas. (A) Bom alinhamento corporal. (B) Apoio a partes do membro adjacentes à articulação dolorida ao movimentar-se ou erguer objetos. (C) Uso de andador ou bengala.

usar os dois pés para ter o máximo possível de apoio; usar corrimãos e bengalas para ter mais equilíbrio; calçar sapatos que sirvam bem e sejam seguros para um bom apoio e evitar calças compridas, pijamas e roupões compridos demais. A importância do uso seguro do calor já foi mencionada. É útil que os pacientes aprendam a verificar a temperatura da água e a usar bolsas de água quente e almofadas aquecidas em segurança. Pacientes com doença vascular periférica devem ser alertados quanto a aplicações locais de calor, capazes de causar demandas circulatórias que o organismo não poderá atender. Outras formas de alívio da dor podem trazer mais benefícios a eles. Banho morno pode reduzir espasmo muscular e proporcionar alívio à dor, embora possa também causar episódios de hipotensão que provocam tontura, desmaio e lesões graves.

Pacientes submetidos a viradas de modo que as pernas atinjam a grade da cama, pacientes que são quase jogados na cadeira durante uma transferência, contenção em posição desalinhada, manuseio grosseiro de membro ou tentativa de uso da força para alinhar uma contratura podem causar tensão muscular e fraturas. Manuseio suave evitará desconforto e lesão musculoesquelética desnecessários.

Promoção da independência

Qualquer perda de independência associada a limitações impostas por problemas musculoesqueléticos causa impacto grave no bem-estar físico, emocional e social. Dessa forma, os enfermeiros devem buscar todos os meios que ajudem os pacientes a minimizar as limitações e a fortalecer suas capacidades, promovendo o maior nível de independência. Bengalas, andadores e outros dispositivos auxiliares costumam proporcionar auxílio importante, compensando as carências, devendo ser usados sempre que possível (Fig. 23.7). Fisioterapeutas e terapeutas ocupacionais podem ser recursos valiosos na determinação dos dispositivos auxiliares apropriados para uso com deficiências específicas. O Capítulo 32 aborda auxiliares da mobilidade com mais detalhes.

Resumo do capítulo

Com o envelhecimento, o sistema musculoesquelético apresenta uma redução na massa e na força musculares, na resistência da preensão e na flexibilidade articular. Ainda que isso possa desafiar muitos adultos idosos, manter uma condição fisicamente ativa é importante, e programas individualizados de exercício devem ser promovidos, tratando da resistência cardiovascular, de treino da flexibilidade e da força. Uma vez que condições cognitivas e emocionais podem influenciar a atividade física, além de serem influenciadas por ela, os enfermeiros devem auxiliar as pessoas com mais idade a elaborar programas de exercício adaptados a suas capacidades, necessidades e interesses.

Osteoporose e outras doenças mais predominantes nos anos posteriores contribuem para risco elevado de fraturas. Identificar riscos e orientar pacientes quanto a medidas de segurança podem evitar quedas, ajudando a reduzir esse risco. A facilidade com que fraturam ossos envelhecidos e a possibilidade de uma fratura existir sem sintomas no começo dão apoio à importância da suspeita de fratura, sempre que idosos caem ou sujeitam seus ossos a trauma, até que isso seja descartado por uma avaliação. A imobilidade posterior a uma fratura sujeita pacientes com mais idade a pneumonia, formação de trombo, úlceras de pressão, cálculos renais, impactação fecal, contraturas e outras complicações. São fundamentais a mobilização precoce e a monitoração atenta.

Osteoartrite é uma das principais causas de incapacitação em pessoas idosas. Analgésicos costumam ser usados no controle da dor, demandando investigação contínua quanto à eficácia. Calor, gelo, *tai chi*, hidroterapia, acupuntura e massagem estão entre as outras medidas capazes de beneficiar alguns pacientes. Quando outros tratamentos fracassam para melhorar a condição, ou quando a pessoa tem limitação funcional ou dor severa, pode haver indicação de artroplastia.

Embora a artrite reumatoide afete, basicamente, pessoas com idade entre 20 e 40 anos, é causa importante

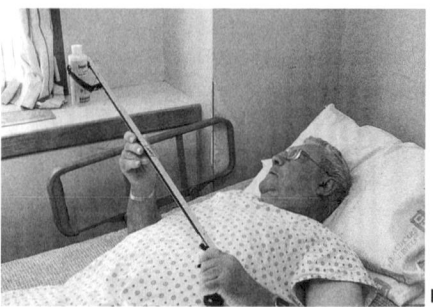

FIGURA 23.7 • Dispositivos de autocuidado podem ajudar o paciente com problemas musculoesqueléticos a conseguir o máximo de independência possível. (A) Dispositivos para auxiliar a alimentação, quando o cliente pega a comida e retira o alimento dos utensílios. (B) Dispositivo para cliente com restrições à mobilidade alcançar objetos. (C) Assento auxiliar que eleva o vaso sanitário e facilita seu uso por pessoas com problemas para abaixar-se para sentar e usar, em segurança, o vaso sanitário em casa.

Medidas de enfermagem em auxílio a pacientes com suas condições musculoesqueléticas incluem controle da dor, prevenção de lesões e promoção da independência. O terapeuta ocupacional e o fisioterapeuta podem ajudar a elaborar planos individualizados que auxiliem no controle dessas condições e promovam mobilidade máxima.

APLICANDO CONHECIMENTO NA PRÁTICA

Proto Tai Chi: In Search of a Promising Group Exercise for the Frail Elderly

Fonte: Yao, L., Foley, K. T., Kolanowski, A. M., & Smith, B. A. (2014). Geriatric Nursing, 35(2), Supplement:S21–S26.

O Proto Tai Chi é um exercício tradicional chinês que imita as posturas e movimentos naturais dos veados, dos tigres, dos macacos, dos ursos e dos grous. Foi a partir desse exercício que o *tai chi* evoluiu.

Nessa pesquisa, os objetivos dos autores foram realizar um projeto-piloto de cinco dias para coleta de dados da aceitabilidade e da segurança do programa de exercícios Proto Tai Chi para adultos idosos de uma comunidade, bem como determinar seu impacto no equilíbrio, na marcha e na amplitude de movimentos. Os participantes escolhidos tinham, no mínimo, 65 anos de idade, com diagnóstico de, pelo menos, uma doença crônica, todos com transporte para levá-los às aulas com os exercícios. A intensidade da postura e da atitude de cada animal foi alterada e as instruções, simplificadas. O desempenho físico foi testado antes e depois do programa.

Ocorreu adesão excelente ao exercício, sem ocorrência de efeitos adversos. Foram percebidas melhoras em exten-

de incapacitação artrítica na população com mais idade. O tratamento inclui suporte do membro, exercícios de amplitude de movimento e medicamentos. Monitoração atenta de efeitos tóxicos dos medicamentos é fundamental.

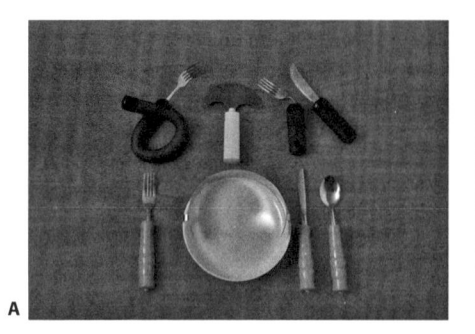

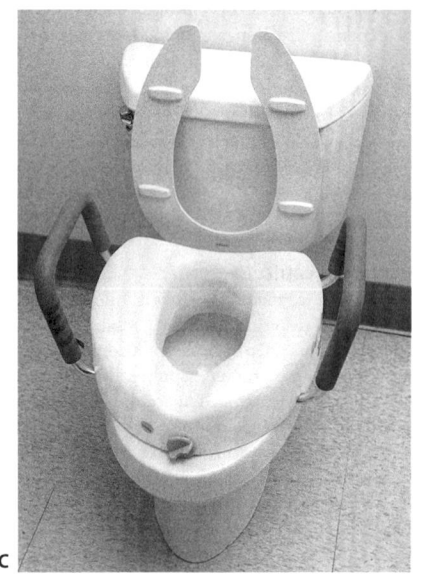

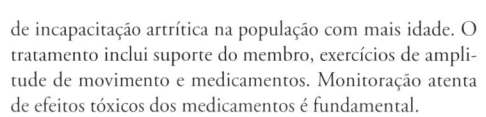

Imobilidade, redução de hormônios sexuais anabolizantes, baixa ingesta de cálcio e alguns fármacos e doenças contribuem para a desmineralização óssea conhecida como osteoporose. A DEXA, que é o método mais comum, a P-DEXA e a DPA são algumas técnicas usadas para a medida da densidade óssea. O tratamento depende da causa subjacente.

A gota, um problema metabólico em que ácido úrico em excesso se acumula no sangue, faz com que cristais de ácido úrico sejam depositados nas articulações e ao redor delas, ocasionando dor intensa e sensibilidade das articulações, bem como calor, vermelhidão e edema do tecido ao redor. Durante um ataque agudo, são intensas a dor e a sensibilidade. Medicamentos, esquiva de álcool e dieta com pouca purina estão entre as medidas de tratamento.

Entre adultos com mais idade, são comuns as condições podiátricas. É importante que os pacientes sejam aconselhados a não tentar controlar essas condições por conta própria; devem, sim, buscar atendimento do podiatra.

são de joelho, rotação cervical, velocidade confortável de marcha e velocidade rápida de marcha. Os autores admitem limitações da pesquisa, como amostra pequena por conveniência e sua rápida duração. Apesar das limitações, o Proto Tai Chi mostrou-se um programa de exercícios seguro, barato e satisfatório para adultos idosos fragilizados com condições crônicas, capaz de auxiliar a melhorar a atividade física, a mobilidade e o funcionamento. Essa pesquisa também evidenciou o benefício de se enxergar além dos métodos tradicionais de promoção da saúde.

APRENDENDO NA PRÁTICA

Durante o trabalho em uma unidade hospitalar, você percebe que pacientes com mais idade podem passar a maior parte do tempo na cama e, quando fora dela, são levados em cadeira de rodas. Quase todos esses pacientes deambulavam, antes da baixa hospitalar. Em suas observações, fica claro que muitos deles estão fracos demais para deambular em segurança, quando da alta.

Em uma reunião da equipe, você traz o assunto e sugere planos a serem elaborados para reduzir imobilidade desnecessária em pacientes idosos e auxiliá-los a deambular a intervalos, ao longo do dia. Vários outros enfermeiros objetam, dizendo que isso aumentará o risco de quedas na unidade. Acrescentam que essa ação também demandará mais tempo dos enfermeiros e que eles já estão trabalhando com um mínimo de pessoal.

Você deseja estar em harmonia com a equipe, mas acha que a percepção dos companheiros não combina com o melhor interesse dos pacientes.

Quais opções você tem?

EXERCÍCIOS DE PENSAMENTO CRÍTICO

Quais são os obstáculos enfrentados pelo idoso para manter um estado ativo? Quais aspectos da sociedade como um todo desestimulam a atividade física dessa população?

Delinear os conteúdos de um programa de educação com exercícios para um grupo de pessoas idosas com saúde.

Listar os problemas especiais que os idosos descritos a seguir podem ter para conseguir exercitar-se adequadamente: morador de instituição de atendimento prolongado com demência; viúva com depressão que mora sozinha na comunidade e homem que deve procurar um novo emprego após a aposentadoria.

Descrever como a atitude do enfermeiro em relação aos idosos pode afetar sua participação em atividades que promovam o movimento.

Quais situações um idoso pode encontrar durante uma hospitalização por episódio agudo que possam aumentar o risco de ter uma fratura?

Recursos *online*
Arthritis Foundation
http://www.arthritis.org
International Association of Yoga Therapists
http://www.iayt.org
National Arthritis and Musculoskeletal and Skin Diseases Information Clearinghouse
http://www.nih.gov/niams/
National Institute of Arthritis and Musculoskeletal and Skin Diseases (NIAMS)
http://www.niams.nih.gov
National Osteoporosis Foundation
http://www.nof.org
Tai Chi Tao Center
http://www.taichitaocenter.com

Bibliografia

Centers for Disease Control and Prevention. (2011). *Target heart rate and estimated maximum heart rate*. Recuperado de http://www.cdc.gov/physicalactivity/everyone/measuring/heartrate.html.

Hochberg, M. C., Martel-Pelletier, J., Monfort, J., Moller, I., Castillo, J. R., et al. (2015). Combined chondroitin sulfate and glucosamine for painful knee osteoarthritis: a multicenter randomized, double-blind, non-inferiority trial versus celecoxib. *Annals of Rheumatic Disease, 74*(2), 430–436.

Li, G., Yuan, H., & Zhang, W. (2014). Effects of Tai Chi on health related quality of life in patients with chronic conditions: a systematic review of randomized controlled trials. *Complementary Therapies in Medicine, 22*(4), 743–755.

Manor, B., Lough, M., Gagnon, M. M., Cupples, A., Wayne, P. M., & Lipsitz, L. A. (2014). Functional benefits of tai chi training in senior housing facilities. *Journal of the American Geriatrics Society, 62*(8), 1484–1489.

Morley, J. E., Anker, S. D., & von Haehling, S. (2014). Prevalence, incidence, and clinical impact of sarcopenia: facts, numbers, and epidemiology. *Journal of Cachexia, Sarcopenia, and Muscle, 5*(4), 253–259.

Province, M. A., Hadley, E. C., Hornbrook, M. C., Lipsitz, L. A., Miller, J. P., Mulrow, C. D., ... Wolf, S. L.. (1995). The effects of exercise on falls in elderly patients. *Journal of the American Medical Association, 273*(17), 1341–1347.

CAPÍTULO 24

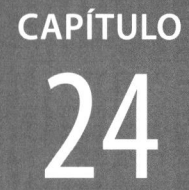

Função neurológica

VISÃO GERAL

Efeitos do envelhecimento no sistema nervoso

Promoção da saúde do sistema neurológico

Doenças neurológicas relacionadas
   Doença de Parkinson
   Acidentes isquêmicos transitórios
   Acidentes vasculares encefálicos (AVE)

Considerações gerais de enfermagem para atender pacientes com problemas neurológicos
   Promoção da independência
   Prevenção de lesão

OBJETIVOS DE APRENDIZAGEM

A leitura deste capítulo possibilitará a você:

1. Descrever os efeitos do envelhecimento no sistema nervoso.
2. Listar os fatores de risco de problemas neurológicos nos idosos.
3. Descrever medidas para promover a saúde do sistema neurológico dos idosos.
4. Identificar sinais e sintomas de distúrbios neurológicos nos idosos.
5. Descrever os sintomas, os aspectos peculiares e os cuidados de enfermagem relacionados em caso de doença de Parkinson, acidentes isquêmicos transitórios e AVE nos idosos.
6. Discutir ações que promovam a independência de idosos com problemas neurológicos.
7. Descrever medidas que reduzem o risco de lesão, em pessoas idosas com problemas neurológicos.

TERMOS PARA CONHECER

Bradicinesia: movimentos lentos

Acidente vascular encefálico: derrame, interrupção do suprimento de sangue ao cérebro

Disartria: dificuldade de formar palavras, associada a controle muscular insatisfatório em razão de dano ao sistema nervoso central (SNC) ou periférico (SNP)

Disfasia: dificuldade de expressar ou compreender linguagem verbal ou escrita, em razão de lesão ou dano cerebral

Hemiparesia: redução de força temporária em um dos lados do corpo

Hemiplegia: paralisia em um dos lados do corpo

Hemianopsia: visão diminuída, ou cegueira em metade de um ou dos dois olhos

Doença de Parkinson: degeneração progressiva de neurônios nos gânglios basais, resultando em produção reduzida de dopamina

Acidente isquêmico transitório (AIT): evento neurológico temporário ou intermitente, provavelmente resultante de qualquer situação que reduza a circulação cerebral

O sistema nervoso tem profunda influência em nossas interações com o mundo. Quando saudável, permite que tenhamos sensação de prazer com o que acontece ao nosso redor, é uma proteção contra danos e participa da solução de problemas, da recepção de estímulos intelectuais, da interação social e da comunicação de nossas necessidades, ideias e desejos. Todos os aspectos de nossas atividades básicas cotidianas dependem de uma boa condição neurológica. Disfunção nesse sistema tem efeitos incapacitantes sobre outros sistemas, podendo afetar, profundamente, a saúde, a segurança, a normalidade e o bem-estar geral.

EFEITOS DO ENVELHECIMENTO NO SISTEMA NERVOSO

Com o passar dos anos, a perda de massa celular nervosa causa alguma atrofia ao cérebro e à coluna vertebral, havendo diminuição do peso do cérebro. O número de células nervosas reduz-se, com cada célula apresentando menos dendritos, e há certa desmielinização. São mudanças que tornam mais lenta a condução nervosa. Ficam menos acelerados os tempos de resposta e de reação, e os reflexos ficam mais fracos.

Surgem placas, emaranhados e atrofia em graus variados no cérebro; nem sempre há relação entre essas mudanças e a função cognitiva. Acumulam-se radicais livres com o envelhecimento que podem ter efeito tóxico sobre algumas células nervosas. O fluxo de sangue ao cérebro diminui em cerca de 20% já que depósitos de gordura se acumulam, lentamente, nos vasos sanguíneos, com reduções ainda maiores em indivíduos com doença vascular em pequenos vasos por diabetes e hipertensão, o que contribui para aumento do risco de AVE. O cérebro tem uma capacidade maior de compensação após lesões que não afetem a medula espinal, mas tal capacidade diminui com o passar do tempo.

O desempenho intelectual tende a ser mantido até cerca de 80 anos, ainda que uma desaceleração no processamento central atrase o tempo necessário para a realização de tarefas. As habilidades verbais ficam bem até 70 anos de vida, após o que ocorre uma redução gradativa no vocabulário, uma tendência a cometer alguns erros semânticos e prosódia anormal (ritmo e entonação). Outras mudanças associadas ao envelhecimento na função intelectual são sutis, mas podem ser detectadas, como dificuldade para aprender, em especial, idiomas, e esquecimento em áreas não tão importantes.

A falta geral de reposição de neurônios afeta a função dos órgãos dos sentidos, que ficam menos aguçados com a idade. A quantidade e a sensibilidade dos receptores sensoriais, dos dermatomas e dos neurônios diminuem, resultando em um embotamento das sensações táteis. Além disso, ocorre declínio na função dos nervos cranianos, mediadores do paladar e do olfato. É necessário elevar os níveis do paladar, dos sons, dos odores, dos toques e de luz para os idosos, em uma comparação com pessoas mais jovens.

Contudo, essas alterações não afetam todas as pessoas de maneira uniforme. Estrutura genética, dieta, estilo de vida e outros fatores influenciam a saúde e o funcionamento do sistema neurológico.

PROMOÇÃO DA SAÚDE DO SISTEMA NEUROLÓGICO

Ocorrem muitos distúrbios neurológicos por razões além do controle individual, embora alguns possam ser prevenidos ou minimizados. Por exemplo, tabagismo, obesidade, controle ineficiente do estresse, colesterol alto e hipertensão são fatores de risco importantes para doenças neurovasculares. O risco de lesão à cabeça e medula aumenta com práticas inseguras, como não usar cinto de segurança em veículos, imprudência na direção de veículos, quedas e abuso de álcool e de drogas. Infecções no ouvido ou nos seios da face e infecções sexualmente transmitidas podem levar à disfunção neurológica. A maioria desses fatores pode ser controlada pelas pessoas, é passível de prevenção. Os enfermeiros podem orientar indivíduos de todas as faixas etárias sobre medidas preventivas que promoverão a saúde do sistema neurológico na fase posterior de vida.

> **CONCEITO-CHAVE**
>
> Manter o peso e os níveis de colesterol dentro de uma variação ideal, evitar o cigarro, controlar o estresse de modo eficaz, dirigir com prudência e controlar infecções pode evitar alguns problemas neurológicos.

> **QUADRO 24.1 — Indicações sutis de problemas neurológicos**
>
> - Novas cefaleias que surgem cedo, pela manhã, ou interrompem o sono
> - Alteração na visão (p. ex., acuidade repentinamente diminuída, visão dupla e cegueira parcial)
> - Surdez repentina, tinido nos ouvidos
> - Alterações de humor e de personalidade
> - Cognição ou nível de consciência alterado
> - Macha descoordenada, instável
> - Entorpecimento e formigamento de extremidades
> - Sensação ou dor anormal nos nervos

A relação próxima e o contato regular entre os enfermeiros e os pacientes colocam aqueles em uma posição ideal para detectar sintomas novos ou sutis de doenças neurológicas que, de outra forma, não seriam percebidos (Quadro 24.1). Reconhecer sintomas e agir rapidamente para garantir que os pacientes sejam avaliados no momento oportuno ajuda a prevenir disfunções irreversíveis ou graves.

Além disso, a coleta de dados que o enfermeiro faz da função neurológica (Guia de Investigação 24.1) pode auxiliar a revelar problemas específicos que levam a intervenções. A Tabela 24.1 lista os diagnósticos de enfermagem que podem ser identificados por intermédio de uma investigação de enfermagem.

GUIA DE INVESTIGAÇÃO 24.1
Função neurológica

OBSERVAÇÕES GERAIS E ENTREVISTA

Observar atentamente o paciente durante a entrevista pode ajudar a detectar uma variedade de problemas neurológicos:

- No primeiro exame do paciente, observar se há assimetria, deformação, fraqueza, paralisia e outras anormalidades.
- Investigar a presença de sintomas de distúrbios neurológicos, como dor, sensações de formigamento, entorpecimento, *blackouts*, dores de cabeça, contorções, convulsões, distúrbios do sono, tontura, distorções da realidade, fraqueza e mudanças no estado mental.
- Se identificadas anormalidades ou sintomas clínicos, perguntar sobre a origem, tempo em que estão presentes e limitações ou problemas decorrentes.

INVESTIGAÇÃO DA FALA

Em um ato tão elementar como o de cumprimentar, distúrbios da fala podem ficar evidentes. Se houver esse tipo de problema, é importante distinguir problemas com a articulação (i. e., **disartria**) e com o uso de símbolos (i. e., disfasia):

- Em uma disartria, os símbolos (no caso, as palavras) são usados corretamente, mas a fala pode estar arrastada ou distorcida em consequência de controle motor insatisfatório. Disartrias sutis podem ser descobertas, pedindo-se ao paciente para pronunciar as seguintes sílabas:
  me, me, me (para testar os lábios)
  la, la, la (para testar a língua)
  ga, ga, ga (para testar a faringe)
- Disfasias podem ser receptivas, expressivas ou uma combinação das duas.
- Para testar afasia receptiva, pedir ao paciente para obedecer a uma ordem (p. ex., pegar o lápis); a incapacidade do paciente para entender o significado desses símbolos evitará que a ordem seja obedecida.
- Paciente com afasia expressiva conseguirá entender ordens, mas não unir os símbolos em uma forma inteligente de discurso. Indicar vários objetos e pedir ao paciente para dizer seus nomes; disfasias leves (i. e., parafasia) podem ser percebidas quando o paciente substitui a palavra certa por uma próxima, embora imprecisa, como chamar de bota um sapato ou de relógio de pulso um relógio de parede.
- É importante avaliar também a capacidade de entender e expressar-se com a palavra. Pedir ao paciente que leia uma frase de um jornal e escreva uma frase curta ditada por você. Garantir que ele tenha as habilidades educacionais e visuais para atender a essas exigências.

EXAME FÍSICO
Sensações

- O examinador deve pedir ao paciente para fechar os olhos e descrever as sensações experimentadas. Como auxílio à documentação das áreas onde foram identificados problemas, pode ser útil o desenho de uma figura.
- O examinador deve tocar várias partes do corpo do paciente (p. ex., testa, bochecha, braços, mãos, pernas, pés) de leve com um dedo da mão ou

cotonete e observar se o paciente consegue sentir os toques. Comparar áreas análogas dos dois lados do corpo e áreas distais e proximais em um mesmo membro.
- Se essas sensações primárias estiverem intactas, deve-se testar a capacidade do paciente para identificar dois estímulos simultâneos (p. ex., tocar a bochecha direita e o antebraço esquerdo).
- Para testar sensações corticais (p. ex., estereognosia), pedir ao paciente, outra vez com os olhos fechados, que identifique vários objetos colocados em cada uma das mãos (p. ex., chave, bola de gude, moeda). A incapacidade de sentir os objetos é conhecida como astereognosia.

Coordenação e função cerebelar
- Erguer um dos seus dedos da mão e pedir ao paciente para tocá-lo e, depois, o paciente tocar o próprio nariz, pedir que realize esse movimento enquanto o examinador modifica a localização do dedo do paciente para outras áreas do corpo. Fazer esse teste passo a passo, com os dois braços do paciente, e observar movimentos desiguais e descontrolados e incapacidade de tocar o dedo do examinador ou o próprio nariz.
- Para testar a coordenação nos membros inferiores, pedir para o paciente se deitar e esfregar o calcanhar na canela da outra perna.
- Para testar a capacidade de fazer movimentos alternados rápidos, o examinador deve pedir ao paciente para bater rapidamente o dedo indicador na coxa ou na superfície de uma mesa.

- Andar em linha reta, procedimento em que o paciente caminha com o calcanhar de um pé seguindo os dedos do outro, como se andasse sobre uma corda esticada, também testa a coordenação. Indivíduos com deformações por artrite podem não conseguir fazer isso. Pedir que pacientes fracos ou com coordenação insatisfatória segurem a mão do examinador enquanto fazem esse teste.

Reflexos
- Os enfermeiros podem fazer alguns testes de reflexos:
- Para testar o reflexo da córnea, delicadamente, o examinador deve tocá-la com um pedaço pequeno de algodão limpo. Lenço de papel e gaze são ásperos e podem causar abrasão na córnea. Normalmente, o paciente deve piscar o olho.
- Testar o reflexo de Babinski (i. e., resposta plantar). Para tal, tocar a sola do pé do paciente; os dedos, normalmente, devem flexionar; uma resposta anormal é a extensão e a separação dos dedos.

Outros testes
- Cada um dos nervos cranianos pode ser testado para identificação de outros problemas. Punção lombar, angiografia cerebral, pneumoencefalograma e tomografia computadorizada (TC) estão entre os dispositivos usados para avaliar problemas neurológicos. Revisar o estado mental é parte da investigação do sistema nervoso (mais informações sobre o exame do estado mental podem ser encontradas no Capítulo 29.)

Alerta de domínio conceitual

Posicionamento insatisfatório acaba em desconforto e dor, que podem ser remediados por alteração na posição do paciente, o que faz da dor aguda o diagnóstico de enfermagem mais importante, associado a posicionamento errado de paciente idoso.

PARA REFLETIR

Revisar sua condição de saúde e modo de vida em relação a fatores de risco de distúrbios neurológicos. Se houver riscos, como reduzi-los?

DOENÇAS NEUROLÓGICAS RELACIONADAS

Doenças neurológicas que podem ser encontradas em pessoas idosas são assunto dos capítulos a seguir. O Capítulo 30 traz um debate da doença de Alzheimer, uma condição neurodegenerativa.

Doença de Parkinson

A **doença de Parkinson** afeta a capacidade do SNC de controlar os movimentos do corpo, em consequência de prejuízo da função dos gânglios basais no mesencéfalo. Ocorre quando os neurônios que produzem dopamina na *substantia nigra* morrem ou ficam lesionados. A dopamina é necessária ao movimento motor liso e tem um papel nas emoções. Quando uma quantidade significativa dessas células produtoras de dopamina se danificam, aparecem os sintomas da doença de Parkinson. Quando surgem, quase 80% dos neurônios da dopamina foram perdidos (Ward et al., 2014)

Essa doença é mais comum em homens e ocorre com mais frequência após a quinta década de vida. Aumenta a incidência com a idade, ainda que a maior parte dos casos é diagnosticada, quando a pessoa chega

TABELA 24.1	Diagnósticos de enfermagem relacionados a problemas neurológicos
Causas ou fatores contribuintes	**Diagnóstico de enfermagem**[a,*]
Função sensorial ou motora prejudicada, fadiga, dor, depressão, necessidade de equipamento ou recursos auxiliares que usam energia	Falta de condicionamento
Autoconceito alterado, incapacidade de comunicar-se, dependência	Ansiedade
Incapacidade de sentir sinais, falta de controle motor, imobilidade	Constipação
Posicionamento incorreto, pressão no cérebro, neurite	Dor
Disfasia, disartria, estado mental alterado	Comunicação verbal prejudicada
Estrutura ou função corporal alterada, dependência	Enfrentamento individual ineficaz
Exigências, dependência e mudanças de papel devido à doença do paciente	Enfrentamento familiar ineficaz
Estrutura e função corporais alteradas, dependência	Distúrbio na imagem corporal
Perda de função, mudança no estilo de vida	Adaptação prejudicada
Dependência, incapacidade, autoconceito alterado	Distúrbio da autoestima
Incapacidade, dependência, dor, estado mental prejudicado	Controle da manutenção do lar prejudicado
Imobilidade, falta de sensações	Potencial para infecção
Função sensorial prejudicada, fadiga, estado mental alterado, uso inadequado de recursos auxiliares, mobilidade ou coordenação alterada	Potencial para lesão
Paralisia, fraqueza, vertigem, coordenação insatisfatória	Mobilidade física prejudicada
Dificuldade para deglutir, incapacidade de alimentar-se ou de expressar desejos, depressão, paladar alterado, anorexia	Nutrição alterada: menos do que as necessidades corporais
Incapacidade para fazer higiene oral adequada	Mucosa oral alterada
Dependência, incapacidade, comunicação prejudicada, mudança de papel	Impotência
Fraqueza, paralisia, coordenação insatisfatória, distúrbios visuais	Déficit no autocuidado para banho/alimentação/uso do vaso sanitário
Estrutura ou função corporal alterada, dependência, mudança de papel	Baixa autoestima crônica
Função sensorial diminuída ou perdida, AVE, privação sensorial	Potencial para lesão
Suprimento prejudicado aos nervos, incapacidade, autoimagem alterada, depressão	Disfunção sexual
Capacidade alterada para sentir pressão ou dor, imobilidade	Integridade da pele prejudicada
Estrutura ou função corporal alterada, disfasia, disartria, déficits visuais ou auditivos, depressão, autoconceito alterado	Interação social prejudicada
Incapacidade de comunicar-se, deficiência, mobilidade prejudicada	Isolamento social
AVE, depressão, ansiedade, medo, função cerebral alterada	Processos do pensamento alterados
Falta de percepção sensorial para urinar ou de capacidade para controlar o esvaziamento da bexiga, incapacidade de comunicar necessidades ou de usar sozinho o vaso sanitário	Padrões alterados de eliminação urinária

[a]NANDA-International (NANDA-I). (2014). *Nursing diagnoses: Definitions and classification, 2015–2017*. West Sussex, UK: Wiley-Blackwell.
*N. de R.T. A autora não utiliza, nesta obra, a terminologia proposta pela NANDA 2015–2017 porque esta classificação ainda não contempla o idoso em todas as suas dimensões. Por esse motivo, é feita uma adaptação do modelo proposto pela NANDA para contemplar as características identificadas no idoso a partir de sua prática profissional. Vale mencionar que a NANDA 2018–2020 (Porto Alegre: Artmed Editora, 2018) também segue esse modelo.

à sétima década de vida. Embora seja desconhecida a causa exata, acredita-se que essa doença esteja associada a uma história de exposição a toxinas, encefalite e doença vascularencefálica, especialmente, arteriosclerose. Um achado em pessoas com doença de Parkinson comparado a indivíduos com tremores por outras razões é a presença do corpo de Lewy, um corpo de inclusão intracelular no cérebro. A morte das células da *substantia nigra* nos gânglios basais leva a uma redução significativa da dopamina, responsável pelos sintomas.

Tremor leve em mãos ou pés, de evolução demorada, pode ser o primeiro indício da doença de Parkinson (Fig. 24.1). O tremor diminui quando o indivíduo tenta um movimento voluntário. Rigidez e fraqueza musculares aparecem evidenciadas por muita salivação, dificuldade para deglutir, fala lenta e voz de tonalidade monótona. O rosto do paciente assume aparência de máscara e a pele fica úmida. Ocorre **bradicinesia** (lentidão de movimentos) e equilíbrio insatisfatório. O apetite costuma aumentar, e pode ser evidenciada instabilidade emocional. Há presença de instabilidade postural. Um sinal característico é a marcha com arrastar de pés, com inclinação do tronco para a frente. Quando o paciente deambula, a frequência dos movimentos aumenta e ele pode não conseguir, de forma voluntária, parar de andar. Com a evolução da doença, ele pode ficar totalmente incapacitado para deambular. Sintomas secundários incluem depressão, perturbações do sono, demência, fechamento forçado das pálpebras, redução do ato de piscar, salivação excessiva, disfagia, constipação, falta de ar, hesitação urinária, urgência e redução do interesse por sexo.

Uma variedade de medidas é usada para controlar os tremores e manter o maior nível possível de independência. Carbidopa/levodopa, na combinação a levodopa se converte em dopamina, e a carbidopa reduz os efeitos adversos e tem uso mais amplo e eficaz como fármaco para de Parkinson. Os agonistas da dopamina estimulam, de forma direta, os receptores de dopamina; costumam ser introduzidos gradativamente e titulados até uma dose terapêutica para reduzir o risco de reações adversas. Ainda que seu uso tenha diminuído, anticolinérgicos podem ser receitados para reduzir a quantidade de acetilcolina no cérebro para restauração do equilíbrio normal dos neurotransmissores; os efeitos desses fármacos têm de ser monitorados de forma atenta, já que podem exacerbar glaucoma e causar anúria temporária. Amantadina, inibidores da monoxidase e inibidores catecol-*O*-metiltransferase também podem ser receitados para controle dos sintomas. Importante é monitorar atentamente a terapia com fármacos. Enquanto tomam levodopa, os pacientes devem evitar alimentos com muita vitamina B6, como abacate, lentilha e feijão de lima porque são antagônicos ao fármaco. Não há necessidade de restrições alimentares se o paciente estiver tomando carbidopa-levodopa. Estimulação profunda do cérebro é o tratamento cirúrgico preferido porque funciona, não destrói o tecido cerebral, é reversível e pode ser adaptada à medida que avança a doença (Hauser, Lyons, McClain, Pahwa e Bedbadis, 2015). Sistemas de infusão de fármacos e terapia genética estão entre as outras terapias capazes de beneficiar algumas pessoas com doença de Parkinson; deve ser consultado o neurologista a respeito da utilidade potencial ao paciente.

Exercícios ativos e passivos de amplitude de movimentos mantêm e melhoram a mobilidade articular; banhos mornos e massagem podem facilitar esses exercícios e aliviar espasmos musculares causados pela rigidez. Um risco especial são as contraturas nos idosos com essa doença. Fisioterapeutas e terapeutas ocupacionais devem ser envolvidos de forma ativa no programa de exercícios, auxiliando o paciente a encontrar dispositivos que aumentem a capacidade de autocuidado. É rara uma intervenção cirúrgica em pacientes idosos porque a tendência é que não reajam bem.

Tensão e frustração agravam os sintomas; por isso, é importante que o enfermeiro ofereça suporte psicológico e minimize os abalos emocionais. Instruir sobre a doença e seu controle auxilia pacientes e familiares a ter compreensão concreta. O enfermeiro deve enfatizar que a doença evolui lentamente e que a terapia é capaz de minimizar as incapacidades. Embora a função intelectual possa ser prejudicada com a evolução da doença, quem tem a doença de Parkinson não pode ser encarado como cognitivamente prejudicado. É importante que os outros não subestimem as capacidades mentais do pa-

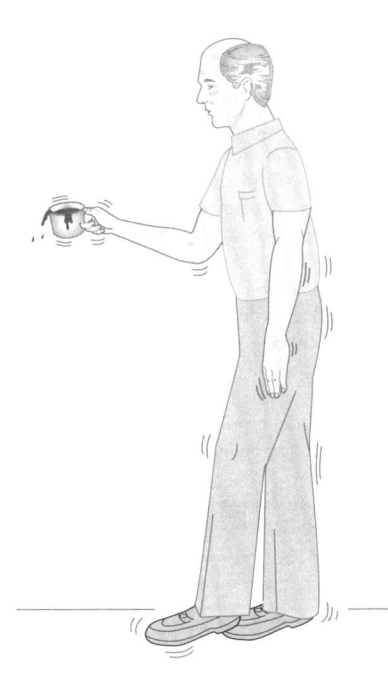

FIGURA 24.1 • Tremores e andar arrastando os pés são característicos da doença de Parkinson.

ciente em razão dos problemas da fala e da aparência de desamparo, pois isso pode frustrar e degradar demais o indivíduo, que pode reagir com depressão e irritação. Manter o apoio do enfermeiro pode ajudar a família a maximizar a capacidade mental do paciente e a entender as mudanças que podem ocorrer na personalidade. Comunicação e estímulos mentais devem ser incentivados em um nível que o paciente sempre teve.

Com a evolução da doença, o paciente requer mais assistência. Uma investigação hábil de enfermagem é fundamental para garantir que as necessidades de assistência sejam atendidas, ao mesmo tempo em que um nível máximo de independência do paciente seja preservado. O enfermeiro deve ainda coletar dados sobre os cuidadores na família em relação a estresse e fadiga.

Acidentes isquêmicos transitórios

Os **acidentes isquêmicos transitórios** (AIT) são eventos neurológicos temporários ou intermitentes, que podem decorrer de qualquer situação que diminua a circulação cerebral. Hiperextensão e flexão da cabeça, como quando se adormece em uma cadeira, podem prejudicar o fluxo de sangue ao cérebro. Pressão sanguínea diminuída em razão de anemia e alguns fármacos (p. ex., diuréticos e anti-hipertensivos) e tabagismo, pelo efeito vasoconstritor, também reduzem a circulação cerebral, da mesma forma que se levantar repentinamente da posição pronada. **Hemiparesia**, hemianestesia, afasia, perda unilateral da visão, diplopia, vertigem, náusea, vômito e disfagia estão entre as manifestações comuns de um AIT, dependendo da localização da área isquêmica. Esses sinais podem durar de minutos a horas, e a recuperação total costuma demandar um dia. O tratamento pode envolver correção da causa subjacente, terapia anticoagulante ou reconstrução vascular. Uma grande preocupação quanto a episódios de AIT é o fato de aumentar o risco do paciente de ter **AVE**.

> **CONCEITO-CHAVE**
>
> Um bom alinhamento e apoio da cabeça e do pescoço podem prevenir hiperextensão e flexão da cabeça, capazes de prejudicar o fluxo de sangue ao cérebro.

Acidentes vasculares encefálicos (AVE)

AVE são a terceira principal causa de morte e importante causa de incapacitação em idosos. Idosos com hipertensão, arteriosclerose grave, diabetes, gota, anemia, hipotireoidismo, infarto silencioso do miocárdio, AIT e desidratação, além dos que fumam, estão entre os candidatos com alto risco de AVE. Os tipos principais de AVE são isquêmicos, decorrentes de trombo ou êmbolo, e hemorrágicos, que podem ocorrer em razão de rompimento de um vaso sanguíneo cerebral. A maior parte dos AVE em pessoas com mais idade é isquêmica, ocasionada por trombose cerebral parcial ou total. Sensação de desmaio, tontura, cefaleia, ataque de queda (sensação de ser forte e repentinamente puxado ao solo) e mudanças na memória e no comportamento são alguns sinais de alerta de AVE. Ir ao solo é um tipo de queda causado por flacidez muscular total nas pernas, embora sem alteração de consciência. Os pacientes que descrevem ou demonstram esses sintomas devem ser encaminhados a uma avaliação médica imediata. Como os enfermeiros estão em posição privilegiada de saber, em primeira mão, sobre esses sinais, podem ser fundamentais para auxiliar o paciente a evitar incapacidade ou morte decorrente de um AVE. Os AVE podem ocorrer sem sinal de alerta e evidenciar sinais e sintomas bastante variáveis, dependendo da área do cérebro afetada. Os principais sinais tendem a incluir **hemiplegia**, afasia e **hemianopsia**.

Ainda que os idosos tenham taxa de mortalidade mais alta por AVE que os mais jovens, os que sobrevivem têm boas chances de recuperação. Bons cuidados de enfermagem podem melhorar a possibilidade de sobrevida do paciente e minimizar limitações que prejudicam uma recuperação completa. Na fase aguda, os esforços dos enfermeiros buscam o seguinte:

- Manter desobstruída uma via aérea.
- Oferecer nutrição e hidratação adequadas.
- Monitorar sinais neurológicos e vitais.
- Prevenir as complicações associadas à imobilidade.

Além disso, pacientes inconscientes precisam de bons cuidados da pele e frequentes mudanças de posição porque são mais suscetíveis à formação de úlceras de decúbito. Quando não está sendo usado cateter de demora, é importante que o enfermeiro examine o paciente quanto a indicadores de distensão excessiva da bexiga, tomando imediatas providências se isso acontecer. Os olhos do paciente inconsciente podem permanecer abertos por longo período, com risco de ressecamento, irritação e ulceração da córnea. Danos à córnea podem ser evitados com irrigações dos olhos com solução fisiológica estéril, seguida do uso de gotas oftalmológicas de óleo mineral estéril. Podem ser usados tampões oculares para ajudar a manter fechadas as pálpebras. São trocados diariamente e verificados com frequência para a certeza de que as pálpebras estejam realmente fechadas. Cuidados regulares da boca e exercício de amplitude de movimentos são medidas-padrão.

> **PARA REFLETIR**
>
> De que forma a sua vida e a de seus familiares serão influenciadas se você tiver um AVE?

Quando o paciente recupera a consciência e fica estabilizado, esforços mais ativos do enfermeiro podem concentrar-se na reabilitação. Pode ser muito difícil para os pacientes compreender e participar da reabilitação em razão de problemas na fala, no comportamento e na memória. Embora esses problemas variem, dependendo do lado afetado do cérebro, algumas observações gerais podem ser registradas. Como o alcance da atenção fica reduzido, comandos mais longos e complexos podem confundir. A memória dos acontecimentos antigos pode permanecer intacta, mas a de acontecimentos ou explicações recentes é esquecida, uma característica demonstrada por muitos idosos com história de AVE. Os pacientes podem ter dificuldades para transferir informações de uma situação para outra. Por exemplo, podem conseguir lembrar as etapas para ir da cama à cadeira de rodas, mas podem não conseguir aplicar os mesmos princípios para ir da cadeira de rodas até a poltrona. Confusão, inquietação e irritabilidade podem decorrer de privação sensorial. Instabilidade emocional também pode ser um problema. Para minimizar as limitações impostas por esses problemas, o enfermeiro pode achar úteis as seguintes ações:

- Conversar com o paciente durante as atividades de rotina.
- Rapidamente, explicar os fundamentos do que ocorreu, os procedimentos realizados e as atividades esperadas.
- Falar espaçadamente sem gritar.
- Descobrir uma forma fácil de comunicação, como quadro com figuras para onde apontar.
- Minimizar ruídos ambientais, de trânsito e aglomerado de móveis e objetos.
- Buscar a consistência dos que oferecem os cuidados e das atividades de atendimento.
- Usar objetos conhecidos dos pacientes (p. ex., as roupas dele, o relógio, etc.).
- Manter calendário ou sinalizador no quarto que mostre dia, mês e ano.
- Oferecer estímulos sensoriais por meio de conversa, rádio, televisão, decoração nas paredes e objetos que o paciente possa manusear.
- Oferecer retorno positivo frequente; mesmo uma tarefa pequena pode ser importante para o paciente.
- Aceitar e encarar com naturalidade erros e fracassos.

A literatura médico-cirúrgica traz orientações mais detalhadas de cuidados de pacientes que sofreram AVE. As filiais da American Heart Association, nos Estados Unidos, também têm bastante material útil sobre o assunto para enfermeiros, pacientes e familiares. O Plano de Cuidados de Enfermagem 24.1 delineia considerações para paciente que se recupera de um AVE.

Cabe também aos enfermeiros a promoção de atividades que reduzam o risco de AVE nos pacientes. Controle da hipertensão é importante para diminuir eventos fatais e não fatais em idosos. Da mesma forma, parar de fumar é útil. Pessoas idosas que param de fumar podem melhorar os níveis de perfusão cerebral, uma medida importante para prevenir AVE.

> **DICA DE COMUNICAÇÃO**
>
> No caso de pacientes que tiveram prejuízos da fala em consequência do derrame, importa identificar o tipo de prejuízo presente. Pacientes com disartria costumam conseguir compreender a fala, embora tenham dificuldade de falar em razão de controle motor insatisfatório, ao passo que pacientes com disfasia têm problemas para compreender palavras e/ou expressar-se de forma verbal. Cuidadores e parentes têm de compreender o tipo de prejuízo presente de modo a possibilitar a comunicação de fato. Tratar as pessoas com disartria como se não compreendessem pode ser frustrante e um insulto a elas, mas também que possam entender por conseguirem pronunciar palavras pode ser frustrante e inseguro para elas. Para evitar a desnecessária frustração geral, importa que o enfermeiro dê uma explicação bem concreta do distúrbio da fala e discuta com aqueles que têm de se comunicar com o paciente formas eficientes de fazer isso.

> **CONCEITO-CHAVE**
>
> Controlar a hipertensão é importante para reduzir AVE em idosos.

CONSIDERAÇÕES GERAIS DE ENFERMAGEM PARA ATENDER PACIENTES COM PROBLEMAS NEUROLÓGICOS

Promoção da independência

Pacientes com mais idade, com problemas neurológicos, têm limitações impostas pela doença e pelo processo de envelhecimento. A assistência habilitada de enfermeiros dedicados ajuda os pacientes a obter níveis máximos de independência. Alguns dispositivos auxiliares – como corrimãos em locais de passagem, barras de apoio em banheiros e várias outras mudanças nas moradias – podem aumentar o tempo em que o paciente consegue ter uma vida independente na comunidade. Visitas domiciliares periódicas do enfermeiro, contato regular com familiares ou amigos e telefonema diário de algum programa local de oferecimento de tranquilização podem ajudar o paciente a sentir confiança e proteção, sendo elementos promotores da independência. Embora esses indivíduos possam realizar as tarefas de forma esquisita e lenta, os familiares precisam compreender que possibilitar o funcionamento independente é mais benéfico, física e psicologicamente, do que realizar as tarefas por eles. Paciência, tranquilidade e incentivo constantes são essenciais para maximizar as capacidades do paciente para uma vida independente.

PLANO DE CUIDADO DE ENFERMAGEM 24.1

IDOSO COM AVE: PERÍODO DE CONVALESCENÇA

Diagnósticos de enfermagem: (1) Déficits no autocuidado relacionados a prejuízo sensorial ou motor, déficits visuais, fadiga, afasia; (2) Intolerância à atividade relacionada com depressão, motivação insatisfatória, imobilidade prolongada, fadiga

Meta	Ações de enfermagem
Progressivamente, o paciente aumentar a independência nas atividades da vida diária (AVD)	• Coletar dados sobre a independência–dependência do paciente em cada uma das AVD. • Coletar dados do estado cognitivo e emocional; repetir essa coleta mensalmente, ou sempre que houver mudança no estado físico ou mental. • Consultar fisioterapeuta e elaborar planos de exercício, técnicas de transferência e recursos para a mobilidade. • Consultar um terapeuta ocupacional e elaborar planos relativos a medidas para melhorar a independência nas AVD, além de equipamento de adaptação ou assistência. • Garantir que o paciente use adequadamente auxiliares da mobilidade e equipamento de adaptação ou assistência. • Incentivar o paciente a usar as capacidades existentes e a reconhecer os esforços para ser independente. • Oferecer assistência nas AVD, sempre que necessário; garantir que os cuidadores deem tempo adequado às tarefas a serem realizadas pelo paciente, sempre que possível. • Monitorar o estado nutricional, a ingestão e a eliminação. • Revisar regularmente o progresso do paciente com a equipe multidisciplinar, o paciente e a família.

Diagnóstico de enfermagem: Mobilidade Física Prejudicada por alterações na função sensorial e motora

Meta	Ações de enfermagem
O paciente estar sem complicações relacionadas à imobilidade progressivamente, aumentar a mobilidade independente.	• Determinar a amplitude ativa e passiva de movimentos de cada articulação e reavaliá-la, no mínimo, mensalmente. • Orientar o paciente nos exercícios de amplitude de movimentos, no mínimo, três vezes por dia; dar a assistência necessária. • Usar exercícios isométricos, de resistência e de ajuste de musculatura se possível. • Ter certeza de que o paciente esteja na posição correta e seja mantido em alinhamento correto. • Estabelecer a quantidade de tempo em que o paciente possa ficar em uma posição, antes de mostrar indícios de pressão. Para tal, verificar a pele do paciente depois de ele permanecer em uma mesma posição por meia hora; se não houver área avermelhada, aumentar a quantidade de tempo de permanência na posição em meia hora por vez, a cada duas horas. Fazer uma agenda de reposicionamento com base na quantidade de tempo, de acordo com a avaliação do tempo em cada posição sem aparecimento de áreas teciduais avermelhadas. • Orientar o paciente a tossir e a respirar profundamente, pelo menos, a cada duas horas. • Estimular a ingestão adequada de líquidos e uma dieta rica em fibras, a menos que haja contraindicação. • Usar massagem, cremes ou almofadas protetoras, se necessário, para proteger a integridade da pele. • Ajudar o paciente a usar corretamente os auxiliares de mobilidade. • Consultar o fisioterapeuta sobre formas de aumentar a mobilidade. • Monitorar o progresso e dar um retorno ao paciente.

Diagnósticos de enfermagem: (1) Desempenho de papel alterado por perda de função corporal, mudanças físicas, mudanças nos papéis; (2) Processos familiares alterados por mudanças na função, dependência dos cuidados dos familiares, enfrentamento ineficaz

Meta	Ações de enfermagem
O paciente expressar aceitação das mudanças no estilo de vida e nas funções; desenvolver ou mantém interações satisfatórias com a família.	• Entrevistar o paciente e a família para identificar interesses, papéis e funções anteriores do paciente; avaliar sua capacidade ou prontidão para reiniciar as atividades. • Identificar e implementar medidas que capacitem o paciente a se envolver nos interesses, papéis e funções anteriores, com mudanças. • Admitir as frustrações do paciente pelas alterações nas capacidades; encorajar a expressão de sentimentos. • Estimular o paciente a participar das funções familiares e sociais na comunidade; ajudar o paciente e a família a identificar medidas e recursos auxiliares para facilitar as atividades. • Monitorizar o humor do paciente; interferir se observar problemas. • Consultar a família sobre o que cada parente sente e suas necessidades; planejar de acordo com o que for levantado.

Costumam ocorrer mudanças na personalidade quando há problemas neurológicos. Os pacientes podem ficar deprimidos quando se dão conta de suas limitações e frustrar-se por depender dos outros. Podem lamentar a perda de antigos papéis e identidades. Suas reações podem ser deslocadas e externalizadas por irritabilidade com os outros, normalmente pessoas próximas ou cuidadores imediatos. Familiares e cuidadores podem precisar de ajuda para entender as razões desse comportamento, além de aprender maneiras concretas para lidar com isso. Ofender-se ou enfurecer-se pode causar mais raiva e frustração. Compreensão, paciência e tolerância são necessárias.

CONCEITO-CHAVE

Os cuidadores devem ser preparados para as mudanças de personalidade que costumam ocorrer em indivíduos com distúrbios neurológicos; eles também podem se beneficiar do apoio dos enfermeiros.

Prevenção de lesão

Proteger os idosos com distúrbio neurológico contra perigos tem grande importância. Movimentos sem coordenação, fraqueza e tontura estão entre os problemas capazes de aumentar o risco de acidentes sofridos por esses pacientes. Independentemente de o indivíduo estar em uma instituição de saúde ou em casa, o enfermeiro precisa analisar atentamente o ambiente em busca de fontes potenciais de infortúnios, como tapetes soltos, escadas com pouca iluminação, acúmulo de objetos, eletrodomésticos que funcionam mal e falta de sistemas de alerta, saídas em caso de incêndio, barras de apoio em banheiras, superfícies que previnem escorregão em banheira e outros elementos de proteção. As considerações quanto à segurança incluem ainda a prevenção de contraturas, úlceras de pressão e outros riscos à saúde e ao bem-estar. Deixar que complicações passíveis de prevenção atrapalhem a evolução e aumentem as incapacidades é injusto com o paciente.

ESTUDO DE CASO

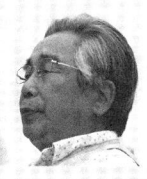

Sr. Jonas, de 68 anos, sofreu um AVE há uma semana que o deixou com o lado direito mais enfraquecido, afasia e incontinência. Sua mulher, Cecília, quer que ele receba logo a alta hospitalar para cuidar dele em casa. Você a ouviu dizer a ele que "não precisaria se preocupar com nada porque ela faria tudo o que fosse preciso, com ele apenas tendo de ficar na cama e indo devagar com as coisas".

DESENVOLVENDO O PENSAMENTO CRÍTICO
- Com base nas informações oferecidas, quais problemas serão enfrentados pelo sr. Jonas e sra. Cecília?
- Quais metas do plano de cuidados ajudarão o casal a atender a suas necessidades?

Resumo do capítulo

Alterações do sistema nervoso relacionadas ao envelhecimento podem acabar em resposta e tempo de reação mais lentos, reflexos mais fracos e sensações mais embotadas. O desempenho intelectual costuma ser mantido até a oitava década de vida, e as habilidades verbais podem começar a mostrar alguns declínios após os 70 anos. A saúde do sistema neurológico pode ser promovida pelo controle real do estresse, por adesão a práticas de segurança e evitando-se o tabagismo, a obesidade, o colesterol elevado e a hipertensão.

A incidência de doença de Parkinson aumenta com o envelhecimento. O início com leve tremor nas mãos ou nos pés, reduzido em movimentos voluntários, mostra a doença progredindo com rigidez e fraqueza musculares, disfagia, fala lenta, voz monótona e aspecto de máscara do rosto. Marcha arrastando os pés, ao mesmo tempo que ocorre inclinação do tronco para frente, é um sinal característico. Medicamentos, estimulação cerebral profunda e terapia genética estão entre os tratamentos possíveis.

Os AIT são eventos neurológicos temporários ou intermitentes, que podem resultar de qualquer situação que diminua a circulação cerebral. Dependendo do local da área isquêmica, hemiparesia, hemianestesia, afasia, perda parcial da visão, diplopia, vertigem, náusea, vômito e disfagia podem estar presentes. O tratamento pode envolver a correção da causa subjacente, terapia anticoagulante ou reconstrução vascular.

AVE são condições graves em pessoas idosas, constituindo-se na terceira causa de morte e importante causa de incapacitação dessa população. Os fatores de risco incluem tabagismo, hipertensão, arteriosclerose severa, diabetes, gota, anemia, hipotireoidismo, infarto silencioso do miocárdio, AIT e desidratação. Sinais importantes incluem hemiplegia, afasia e hemianopsia. Um bom cuidado de enfermagem durante a fase aguda pode melhorar a chance de sobrevida do paciente e minimizar as limitações que prejudicam uma recuperação completa. As tentativas de recuperação começam quando o paciente recupera a consciência e fica estabilizado.

Evitar complicações e lesões, contar concretamente com as capacidades existentes e promover a independência são medidas essenciais da enfermagem para pessoas com essas condições neurológicas.

APLICANDO CONHECIMENTO NA PRÁTICA

Oral Care Post Stroke: A Scoping Review

Fonte: Kwok, C., McIntyre, A., Janzen, S., Mays, R., & Teasell, R. (2015). Journal of Oral Rehabilitation, 42(1), 65–74.

Com a constatação de que muitas preocupações de saúde, depois que uma pessoa teve um derrame, podem decorrer ou piorar em razão de cuidados de saúde bucal negligenciados, os autores analisaram pesquisas publicadas entre 1970 e 2013, resumindo os conhecimentos atuais pertinentes a cuidados da saúde bucal após um derrame. Sessenta artigos atenderam aos critérios de inclusão na análise.

Os autores descobriram que a maior parte das preocupações tinham relação com mastigação, disfagia, higiene e qualidade de vida. Foram encontrados alguns instrumentos investigativos, protocolos e orientações pertinentes aos cuidados da saúde bucal de pacientes que tiveram um derrame. Havia evidências de que os conhecimentos dos enfermeiros sobre cuidados de saúde bucal eram, em geral, inadequados.

Em razão da importância desse aspecto para a saúde em geral e da situação dos problemas de saúde existentes, além do fato de que a higiene bucal costuma ser responsabilidade da enfermagem, esses profissionais devem abordar a falta de instrumentos de investigação baseados em evidências e diretrizes, disponibilizadas para que atendam às necessidades de saúde bucal de pessoas que tiveram uma isquemia cerebral. Pesquisadores têm de ser desafiados a investigar o assunto, e os locais de atendimento clínico devem ser chamados a oferecer orientações baseadas em evidências, relacionadas à higiene bucal, em pacientes que já tiveram uma isquemia. Embora possa parecer elementar, comparado a outras áreas da pesquisa clínica, é um tópico que influencia grande quantidade de pessoas e pode causar impacto na prevenção de complicações e na piora da condição de saúde.

APRENDENDO NA PRÁTICA

Dona Taís, 63 anos de idade, trabalha no setor de contabilidade do hospital onde você também trabalha. Um dos colegas dela, seu amigo, informa estar preocupado de que "algo esteja acontecendo com a d. Taís". Ele diz que ela anda com uma expressão vazia e uma fala monótona. Ao segurar papéis, as mãos tremem demais e ela não caminha mais com o mesmo equilíbrio de antes. Ele se sente pouco à vontade para abordar o assunto com a colega.

Por algumas semanas, você se senta à mesma mesa, no almoço, com seu amigo e a d. Taís. Percebe os sintomas descritos pelo amigo e suspeita da possibilidade de um problema neurológico.

Qual seria uma maneira apropriada de abordar as preocupações de seu amigo e auxiliar d. Taís?

EXERCITANDO O PENSAMENTO CRÍTICO

1. Elaborar o conteúdo de um programa de educação de saúde que oriente os idosos sobre práticas para reduzir riscos de problemas neurológicos.
2. Quais fatores podem piorar os sintomas de um paciente com a doença de Parkinson? Quais sugestões você daria aos cuidadores para promoverem ao máximo as funcionalidades do paciente?

3. Quais recursos existem em sua comunidade para ajudar pacientes com doença de Parkinson, AVE ou outros distúrbios neurológicos?

Recursos *online*
American Heart Association Stroke Connection
http://www.strokeassociation.org
American Parkinson Disease Association
http://www.apdaparkinson.org
Epilepsy Foundation of America
http://www.efa.org
Michael J. Fox Foundation for Parkinson's Research
http://www.michaeljfox.org
National Institute of Neurological Disorders and Stroke
http://www.ninds.nih.gov
National Multiple Sclerosis Society
http://www.nmss.org
National Parkinson Foundation
http://www.parkinson.org
National Stroke Association
http://www.stroke.org
Paralyzed Veterans of America
http://www.pva.org
Parkinson Alliance
http://www.parkinsonalliance.org
Parkinson's Action Network (PAN)
http://www.parkinsonsaction.org
Parkinson's Disease Foundation (PDF)
http://www.pdf.org
Parkinson's Institute
http://www.thepi.org
Parkinson's Resource Organization
http://www.parkinsonsresource.org

Bibliografia
Hauser, R. A., Lyons, K. E., McClain, T. A., Pahwa, R., & Bedbadis, S. R. (2015). Parkinson's disease treatment and management. *Medscape*. Recuperado de http://emedicine.medscape.com/article/1831191--treatment#aw2aab6b6b6.

Ward, C., Health, S., Janovsky, V., Lanier, F., Franks, R. & O'Connor, S. (2014). *Care of the movement disorder patient with deep brain stimulation*. AANN clinical practice guideline series. American Association of Neuroscience Nurses, Recuperado de http://www.aann.org/pubs/content/guidelines.html.

CAPÍTULO 25

Visão e audição

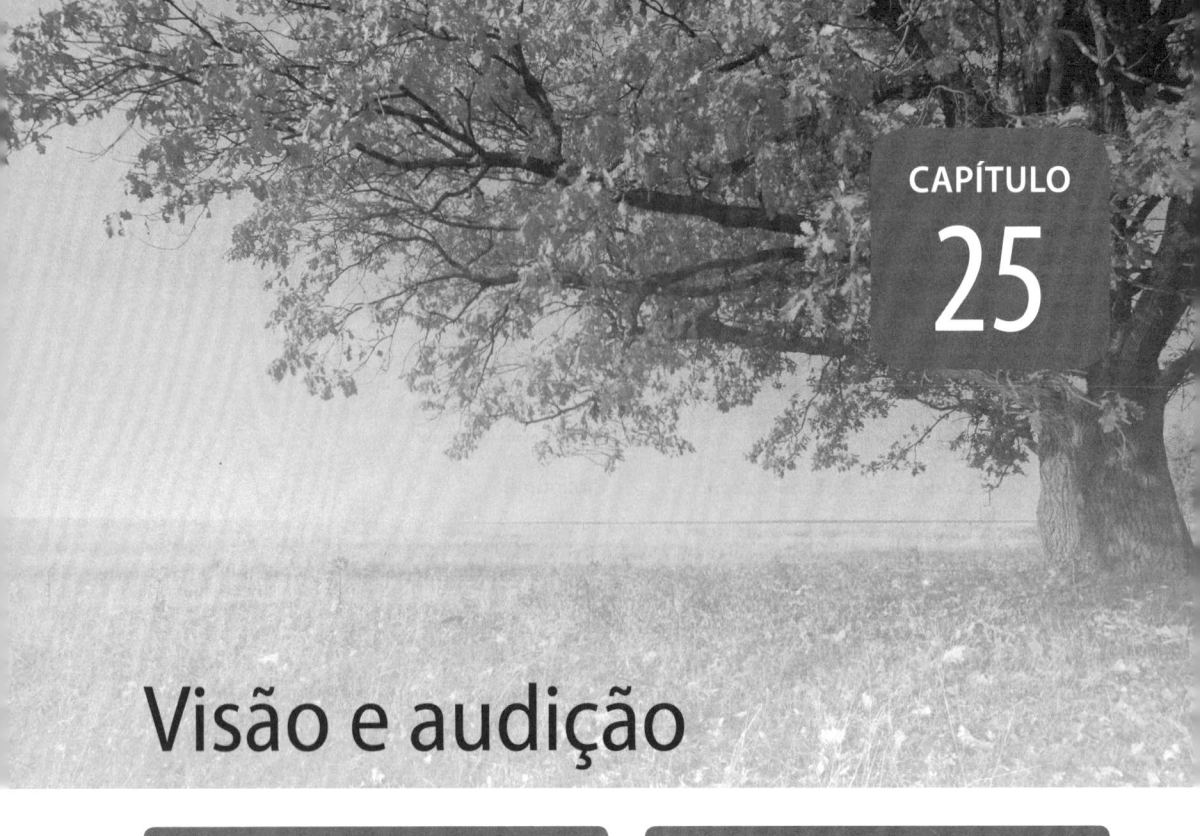

VISÃO GERAL

Efeitos do envelhecimento na visão e na audição

Promoção da saúde do sistema sensorial
- Promoção da visão
- Promoção da audição
- Levantamento de problemas

Problemas visuais e auditivos e intervenções de enfermagem relacionadas
- Deficiências visuais
- Deficiências auditivas

Considerações gerais de enfermagem para deficiências visuais e auditivas

OBJETIVOS DE APRENDIZAGEM

A leitura deste capítulo possibilitará a você:

1. Explicar a importância de uma boa visão e audição e o impacto das deficiências visuais e auditivas em idosos.
2. Descrever os efeitos do envelhecimento na visão e na audição.
3. Listar medidas que promovam visão e audição saudáveis em idosos.
4. Identificar sinais e intervenções de enfermagem para idosos com catarata, glaucoma, degeneração macular, descolamento da retina, úlceras na córnea e prejuízo auditivo.

TERMOS PARA CONHECER

Catarata: obnubilação do cristalino do olho

Glaucoma: doença oftalmológica que envolve aumento da pressão intraocular

Degeneração macular: perda da visão central em razão de aparecimento de depósitos de drusas (*cristais*) no epitélio pigmentado da retina

Presbiacusia: perda auditiva sensório-neuronal de alta frequência, relacionada ao envelhecimento

Presbiopia: redução da capacidade do olho, associada ao envelhecimento, de alterar a forma do cristalino para focalizar objetos próximos

Visão e audição boas são bens de imenso valor que costumam ser tidos como garantia. Por exemplo, as pessoas conseguem se proteger melhor contra danos, quando conseguem ver, ouvir e comunicar-se. Capacidade diminuída para proteger-se contra perigos em razão de deficiências dos sentidos pode resultar em quedas graves porque obstáculos não foram vistos, alarmes e alertas não foram ouvidos e substâncias perigosas foram ingeridas, além da ingestão de doses inadequadas de medicamentos em consequência de incapacidade de leitura correta de rótulos.

A capacidade de ouvir e ver ainda facilita uma percepção precisa do ambiente. As pessoas podem suspeitar de ser o assunto quando não conseguem ouvir a conversa no entorno. Visão deficitária pode impedir a leitura de jornais e o reconhecimento do rosto de algum conhecido, quando se está na rua. O entorno da pessoa pode parecer obscuro e isolado sem a capacidade de ver ou ouvir.

Finalmente, interações sociais, partilhamento de experiências e troca de sentimentos são mais completos quando visão e audição estão intactas. Comunicando-se, as pessoas partilham alegrias e problemas, têm sensações de normalidade, validam percepções e mantêm um vínculo com a realidade.

> **PARA REFLETIR**
>
> De que forma perder a visão ou a audição afetaria sua vida diária? Quais seriam as sensações vividas?

EFEITOS DO ENVELHECIMENTO NA VISÃO E NA AUDIÇÃO

Uma das áreas mais importantes em que ocorrem mudanças pelo envelhecimento é a que afeta a visão. A menor elasticidade e o enrijecimento das fibras musculares do cristalino, que começam na quarta década de vida, interferem na capacidade de focalizar, de modo adequado, sendo o fator responsável pela necessidade de a maioria dos idosos usar lentes corretivas. Essa condição é conhecida como ***presbiopia***. A acuidade visual declina, de modo progressivo, devido à redução no tamanho da pupila, ao processo de opacidade do cristalino e do humor vítreo e à perda das células fotorreceptoras na retina. O limiar de percepção da luz diminui, causando dificuldades com a visão noturna e em áreas menos iluminadas. É mais demorada a adaptação à claridade e escuridão. A sensibilidade à claridade aumenta pela formação de catarata. As mudanças visuais distorcem a percepção de profundidade, tornando um desafio a capacidade de julgar a altura das superfícies por onde se anda. Diminuem os campos visuais e reduz-se a visão periférica. Os olhos produzem menos lágrimas e ficam mais secos.

Cerca de metade de todas as pessoas diagnosticadas cegas anualmente tem 65 anos ou mais. As limitações visuais podem problematizar a comunicação porque expressões faciais e gestos, tão importantes quanto as palavras, podem não ser percebidos ou mal interpretados. A leitura labial, que compensa déficits auditivos, pode tornar-se difícil, e a correspondência escrita pode ficar limitada porque ler e escrever com independência passa a ser quase impossível. Podem ficar prejudicadas as ações de continuar consciente dos acontecimentos atuais por meio de jornais e socializar com jogos de cartas e outras formas.

Mudanças na audição também são comuns, podendo causar impacto negativo na comunicação. A **presbiacusia** (perda auditiva sensório-neuronal relacionada ao envelhecimento) diminui a capacidade de escutar os sons do s, sh, f, ph e w, podendo deixar a fala inaudível ou distorcida, da mesma forma que a impactação por cerúmen, problema comum nos idosos. Esses indivíduos podem ter consciência das limitações e evitar situações em que tenham que interagir. Por sua vez, outras pessoas podem evitá-los pela mesma dificuldade. Falar ao telefone pode ser influenciado pelo problema, limitando o contato social ainda mais para quem já pode estar isolado do convívio social por outros motivos. Cerca de 10% da população idosa apresenta um pouco de dificuldade para ouvir conversas ao telefone. Investigar a causa subjacente de um problema auditivo com uma avaliação profissional, inclusive uma audiometria, é a primeira etapa no manejo ou na correção do problema.

> **PARA REFLETIR**
>
> Telefones celulares têm uso disseminado, é a realidade. De forma você acha que eles facilitaram e prejudicaram a comunicação?

PROMOÇÃO DA SAÚDE DO SISTEMA SENSORIAL

Promoção da visão

Apesar das mudanças decorrentes do envelhecimento, a maioria dos idosos tem capacidade visual suficiente para atender às exigências normais do autocuidado, com auxílio de lentes corretivas. Podem surgir problemas visuais graves, tendo de ser logo reconhecidos para evitar maiores danos à visão. Exames completos e de rotina dos olhos, inclusive tonometria, realizados pelo oftalmologista, são importantes para a detecção e o tratamento precoces dos problemas visuais dos indivíduos idosos. Cabe ao enfermeiro enfatizar a importância de um exame oftalmológico anual, não apenas para a detecção das mudanças na visão e as necessidades de alteração do grau nas lentes dos óculos, mas também para a descoberta precoce de problemas como catarata, glaucoma e outros processos de doença. Esse profissional, além disso, deve avaliar a capacidade financeira do idoso para poder reali-

> **QUADRO 25.1 Nutrientes que beneficiam a visão**
>
> *Ácidos graxos essenciais:* Importantes à função saudável da retina.
> *Flavonoide:* melhora a visão noturna e a adaptação ao escuro; promove a acuidade visual; melhora a integridade capilar para reduzir risco de hemorragia na retinopatia diabética.
> *Vitamina A:* mantém bastonetes e cones saudáveis na retina.
> *Complexo de vitamina B:* pode evitar níveis elevados de homocisteína, que está associada a problemas vasculares que afetam a retina.
>
> *Vitamina C:* promove visão normal; a suplementação pode reduzir risco de catarata.
> *Vitamina E:* pode ajudar a prevenir catarata; suplementos em grandes doses possivelmente evitam degeneração da mácula.
> *Selênio:* pode ajudar a prevenir catarata; suplementos de vitamina E podem reduzir a perda visual na degeneração da mácula.
> *Zinco:* promove a capacidade visual normal e a adaptação ao escuro; suplementos podem reduzir a perda visual na degeneração da mácula; a deficiência pode facilitar aparecimento de catarata.

zar isso tudo, uma vez que os planos de saúde raramente dão cobertura a esse serviço tão importante. Recursos da comunidade ou a negociação de planos especiais de pagamento podem ajudar os idosos a conseguir a ajuda de que precisam. O *Medicare* pode pagar exames oftalmológicos a pessoas com determinadas doenças ou com risco de adquiri-las.

Além dos exames oftalmológicos anuais, há necessidade de uma avaliação rápida diante de qualquer sintoma indicando um problema visual, inclusive ardência ou dor nos olhos, visão embaçada ou dupla, hiperemia da conjuntiva, manchas, dores de cabeça e qualquer outra mudança na visão. Cabe ao enfermeiro analisar a dieta para garantir uma ingestão adequada de nutrientes que promovam uma boa visão (Quadro 25.1). Há muitos distúrbios que podem ameaçar a visão dos idosos. Por exemplo, arteriosclerose e diabetes podem causar danos à retina, e deficiências nutricionais e hipertensão podem resultar em prejuízo visual. Consultar as partes deste livro que descrevem essas doenças para compreender a fisiopatologia envolvida.

Promoção da audição

Os enfermeiros gerontólogos são responsáveis por ajudar os idosos a proteger e conservar a audição. Algumas deficiências auditivas nos anos tardios da vida podem ser evitadas com bons cuidados dos ouvidos ao longo da vida. São cuidados que devem envolver o tratamento rápido e completo de infecções do ouvido, prevenção de traumas de ouvido (p. ex., assoar o nariz com muita força ou colocar um objeto estranho no ouvido) e audiometrias regulares.

O enfermeiro deve examinar com frequência os ouvidos do idoso quanto a acúmulo de cerúmen. Remoção do cerúmen pode ser auxiliada por irrigação delicada do canal auditivo externo, com água morna ou peróxido de hidrogênio e solução aquosa; já existem preparados no comércio. Não pode ser usado jato forte no ouvido, durante esse procedimento, porque pode perfurar o tímpano. Aconselha-se a assistência de outra pessoa na irrigação do ouvido porque costuma ocorrer tontura durante o procedimento. Deixar correr um pouco de água nos ouvidos, durante o banho ou lavagem dos cabelos, pode afrouxar o cerúmen. Evitar o uso de hastes de algodão para remoção de cerúmen porque elas podem empurrá-lo mais para dentro do canal auditivo, causando impactação. Jamais usar grampos de cabelo ou similares.

> **CONCEITO-CHAVE**
>
> Irrigar ouvidos pode ajudar a remover cerúmen acumulado; mas deve-se ter cuidado para proteger o idoso contra potencial tontura associada ao procedimento.

Além disso, é benéfico os enfermeiros oferecerem orientações de saúde sobre os efeitos dos ruídos ambientais na saúde auditiva e geral. A proteção contra ruídos altos demais, como os associados às fábricas e ao trabalho na construção civil, veículos, música alta e explosões é importante ao longo da vida. Podem ser usados protetores para as orelhas, ou outro dispositivo redutor do som, quando a exposição for inevitável. Os enfermeiros podem ter um papel ativo na defesa de leis para o controle da poluição sonora, bem como o cumprimento da legislação.

Levantamento de problemas

Como é raro os idosos não terem alguma deficiência sensorial, o enfermeiro que trabalha com essa população deve buscar conhecer, bem como investigar visão e audição (Guia de Investigação 25.1), garantir a avaliação adequada dos problemas sensoriais e implementar as técnicas de assistência associadas para promover o funcionamento sensorial em grau máximo. A Tabela de Diagnósticos de Enfermagem 25.1 lista alguns diagnósticos de enfermagem associados a deficiências sensoriais.

GUIA DE INVESTIGAÇÃO 25.1
Visão e audição

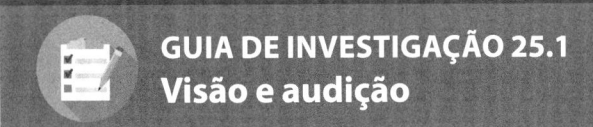

OBSERVAÇÕES GERAIS

Durante as interações com o paciente, observar sinais de deficiências auditivas, como não entendimento do que foi dito, pedidos para repetir palavras, uso da leitura labial e inclinação da cabeça para um dos lados, na tentativa de ouvir melhor. Identificar problemas com os olhos, percebendo se o paciente usa óculos, demonstra dificuldade para enxergar (p. ex., tropeça nos objetos, não consegue ler letras pequenas), ou apresenta anormalidades nos olhos, como queda das pálpebras, esclera sem cor, lacrimejamento excessivo, secreções e movimentos incomuns dos olhos. Odores desagradáveis (p. ex., associados à incontinência ou vaginite) que não parecem incomodar o paciente podem refletir função olfativa reduzida; marcas de queimadura de cigarro nos dedos ou úlceras de pressão não reconhecidas podem indicar sensação de pressão e dor diminuída.

ENTREVISTA

- Perguntar ao paciente a data e o tipo dos mais recentes exames oftalmológicos e audiométricos (p. ex., "Onde foi feito? Consultou oftalmologista ou optometrista? O exame dos olhos incluiu tonometria? Foi feita avaliação audiométrica completa ou exame otológico básico?").
- Se o idoso usar óculos ou aparelho auditivo, perguntar onde, quando e como esses aparelhos foram conseguidos (p. ex., óculos de leitura comprados na ótica local *versus* óculos com prescrição médica; aparelho auditivo comprado via anúncio de TV).
- Fazer perguntas como as que se seguem para descobrir a presença de problemas sensoriais:
- "Ocorreu alguma mudança em sua visão? Descreva-a, por favor."
- "Seus óculos são úteis ainda como eram quando iniciou o uso?"
- "Você tem dor, ardência ou coceira nos olhos?"
- "Alguma vez viu manchas flutuantes nos olhos? Quantas vezes isso acontece e qual o tamanho e a quantidade dessas manchas?"
- "Já viu clarões ou halos?"
- "Seus olhos costumam estar mais secos ou umedecidos?"
- "Você tem dificuldades para enxergar à noite, em áreas com pouca iluminação, ou em áreas muito iluminadas?"
- "Há alguém na família com glaucoma ou outros problemas nos olhos?"
- "Percebeu alguma mudança na capacidade de escutar? Descreva-a, por favor."
- "Há alguns sons mais difíceis de ser ouvidos por você?"
- "Já teve dor, coceira, tinido ou sensação de ter os ouvidos cheios?"
- "Ocorre muito acúmulo de cera nos ouvidos? Como lida com isso?"
- "Alguma vez apareceu secreção nos ouvidos?"

EXAME FÍSICO

Olhos

- Examinar os olhos quanto a estrutura incomum, quedas das pálpebras, descoloração e movimentos anormais. Perda de elasticidade ao redor, indicada por bolsas, é um achado normal. Indivíduos de pele negra podem, comumente, apresentar descoloração um pouco amarelada da esclerótica. Observar se há lesões nas pálpebras.
- Palpar os globos oculares com as pálpebras fechadas pode revelar olhos muito enrijecidos, com a pressão intraocular muito aumentada, e olhos mais esponjosos, com deficiência de volume de líquido.
- Fazer uma avaliação mais grosseira da acuidade visual, pedindo ao paciente para ler o cartaz de Snellen ou letras de tamanhos variados em um jornal. Se o paciente não conseguir ver as letras no cartaz ou no jornal, calcular a extensão da limitação visual, determinando se ele consegue ver os dedos colocados diante dele, ou se apenas consegue divisar algumas formas.
- Para fazer um exame mais grosseiro do campo visual, o examinador deve pedir que o paciente olhe para a frente (do paciente). Olhando para o paciente, o examinador deve colocar um dedo no campo de visão do paciente e observar quando o paciente demonstra que viu o dedo, na comparação com o momento em que o próprio examinador o vê no seu campo visual. Quando o paciente apresentar limitações para enxergar a totalidade do campo visual, analisar a natureza exata do problema. Pontos cegos no campo visual (i. e., escotoma) podem resultar de degeneração da mácula; um estreitamento do campo visual pode estar associado a glaucoma, e cegueira na mesma metade dos dois olhos (i. e., hemianopia homônima) pode estar presente em indivíduos que tiveram AVE.

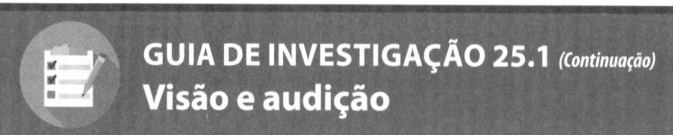

> ## GUIA DE INVESTIGAÇÃO 25.1 *(Continuação)*
> ### Visão e audição

- Testar os movimentos extraoculares, pedindo ao paciente para acompanhar seu dedo enquanto você o movimenta para vários pontos, horizontal e verticalmente. Movimentos irregulares e descoordenados podem ser consequência de perturbações nos nervos cranianos III, IV ou VI.

Ouvidos
- Examinar os ouvidos costuma mostrar acúmulo de cerúmen, aumento de pelos e atrofia da membrana timpânica, causando aparência esbranquiçada ou acinzentada.
- Impactações por cerúmen devem ser observadas e removidas.
- Lesão ulcerativa pequena e com crosta na parte externa do ouvido pode sinalizar carcinoma celular basal ou escamoso.
- Fazer uma avaliação mais genérica dos ouvidos, determinando a capacidade do paciente para escutar o som de um relógio. Verificar os dois ouvidos.
- Testes de Weber e Rinne podem ser feitos para investigar sons em frequências diversas. São exames que envolvem vibrar um diapasão perto de cada ouvido ou contra o crânio; o som estimula a vibração do ouvido interno. O teste de Rinne com diapasão ajuda a avaliar a capacidade auditiva do paciente por condução de ar comparada à capacidade da condução óssea. O teste de Weber com diapasão ajuda a determinar a capacidade auditiva do paciente somente por condução óssea, sendo útil quando a perda auditiva é assimétrica.
- Além da presbiacusia e de perdas na condução auditiva, infecções de ouvido ou de vias aéreas superiores, fármacos ototóxicos e diabetes podem ser responsáveis por diminuir a audição.

TABELA 25.1 | Diagnósticos de enfermagem associados a déficits sensoriais

Causas ou fatores contribuintes	Diagnóstico de enfermagem[a,*]
Privação ou sobrecarga sensorial, comunicação prejudicada	Falta de condicionamento
Comunicação prejudicada, autoconceito alterado, capacidade reduzida para proteger-se	Ansiedade
Glaucoma agudo, úlcera de córnea, descolamento de retina	Dor
Déficit auditivo	Comunicação verbal prejudicada
Visão ou audição prejudicada	Isolamento social
Deficiências visuais, incapacidade de proteger-se	Manutenção do lar prejudicada
Incapacidade para ver, ouvir, cheirar ou sentir os perigos	Potencial de lesão
Incapacidade de proteger-se, cuidar de si mesmo, comunicar-se	Impotência
Dependência, interações prejudicadas, autoconceito alterado	Distúrbio na imagem corporal
Percepção errada do ambiente	Perturbação no padrão de sono o
Deficiências visuais ou auditivas, frustração do paciente ou de outras pessoas ao tentar comunicar-se	Isolamento social
Percepções erradas ou privação sensorial devido a alteração na função sensorial	Ansiedade Alterações nos processos do pensamento

[a]NANDA-International (NANDA-I). (2014). *Nursing diagnoses: Definitions and classification, 2015–2017*. West Sussex, UK: Wiley-Blackwell.
*N. de R.T. A autora não utiliza, nesta obra, a terminologia proposta pela NANDA 2015–2017 porque esta classificação ainda não contempla o idoso em todas as suas dimensões. Por esse motivo, é feita uma adaptação do modelo proposto pela NANDA para contemplar as características identificadas no idoso a partir de sua prática profissional. Vale mencionar que a NANDA 2018–2020 (Porto Alegre: Artmed Editora, 2018) também segue esse modelo.

PROBLEMAS VISUAIS E AUDITIVOS, E INTERVENÇÕES DE ENFERMAGEM RELACIONADAS

Deficiências visuais

Catarata

A **catarata** é o aparecimento de uma névoa no cristalino ou em sua cápsula que leva à perda da transparência. Catarata é comum em pessoas com mais idade porque todos desenvolvem algum grau de opacidade do cristalino com o envelhecimento. Na verdade, a catarata é a principal causa de visão diminuída nessa faixa etária. Exposição à radiação ultravioleta B (RUVB) aumenta o risco de aparecimento dessa condição, o que salienta a importância do uso de óculos de sol adequados para proteger os olhos. Diabetes, uso de cigarro, elevada ingesta de álcool e lesão oftalmológica também são fatores contribuintes. A maioria dos idosos apresenta um pouco de opacidade do cristalino, com ou sem a presença de outras perturbações nos olhos.

> **CONCEITO-CHAVE**
>
> Todos desenvolvemos algum grau de opacidade no cristalino com o passar dos anos, embora isso seja mais grave em indivíduos com muita exposição à luz solar.

Sintomas: não há desconforto ou dor associada à catarata. Inicialmente, a acuidade visual não é afetada; com a continuação do processo de opacidade, a visão fica distorcida, diminui a visão noturna e os objetos aparecem manchados. As pessoas podem ter problemas para ver sinais de trânsito ao dirigir e sentir como se houvesse uma película sobre o olho. Finalmente, a opacidade do cristalino e perda da visão são totais. Clarão pela luz solar e luzes fortes incomodam muito o indivíduo afetado; isso se deve ao cristalino nublado que faz a luz disseminar-se mais do que com um cristalino transparente. Ocorre esclerose nuclear, levando o cristalino a amarelar ou a ficar amarelo-amarronzado; em certo momento, a cor da pupila vai do preto ao branco enevoado. Algumas pessoas podem relatar melhora na capacidade de ver letras e objetos menores ("segunda visão") devido a mudanças no cristalino que aumentam a miopia.

Tratamento e cirurgia de catarata: embora a cirurgia para remover o cristalino seja a única cura para catarata, esta afeta os indivíduos de modos diversos. Assim, a necessidade de cirurgia precisa ser averiguada, com base na situação de cada um. Pacientes com catarata em um só olho podem não precisar de cirurgia se a visão do outro olho estiver boa; essas pessoas devem concentrar-se em fortalecer a capacidade visual existente, reduzir as limitações e usar medidas de segurança aplicáveis a quem tem prejuízos visuais (Quadro 25.2). Óculos de sol, cortinas transparentes em janelas, mobiliário colocado afastado de luz forte e várias fontes de luz mais fracas em vez de uma única mais forte minimizam os incômodos do excesso de claridade. É bom colocar os objetos no campo visual do olho são, algum objeto a ser levado em conta no preparo da bandeja com a refeição e na organização dos móveis e dos objetos de uso mais frequente. Avaliações regulares dos pacientes pelo oftalmologista são essenciais para a detecção de mudanças ou novos problemas no olho saudável.

Para a maioria dos pacientes, a cirurgia melhora a visão. Cirurgia de catarata é um procedimento ambulatorial e os idosos suportam-na bem. Os enfermeiros gerontólogos podem acalmar pacientes idosos e familiares, dizendo que a idade não impede a cirurgia. O normal é o paciente retomar atividades leves no mesmo dia. O procedimento cirúrgico simples e algumas semanas de recuperação podem resultar em anos de visão melhor e, consequentemente, em uma vida com mais qualidade. São usados dois tipos de procedimento cirúrgico para a remoção do cristalino. A extração intracapsular é o preferido para o paciente idoso e consiste na remoção do cristalino e da cápsula. A extração extracapsular é um procedimento cirúrgico simples, em que o cristalino é retirado e a cápsula posterior permanece. Um problema comum com este último tipo é a possível formação de uma membrana secundária, exigindo mais um procedimento para sua retirada.

O método mais comum de substituição do cristalino removido mediante cirurgia é a inserção de um cristalino intraocular, no momento da cirurgia de cata-

---

QUADRO 25.2 Medidas para compensar deficiências visuais nos idosos

- Olhar para a pessoa quando fala com ela.
- Usar várias fontes indiretas de luz em vez de uma única fonte mais forte.
- Evitar luz forte de janelas, usando cortinas transparentes ou vidros espelhados.
- Usar material de leitura com letras maiores.
- Colocar os objetos de uso mais frequente no campo da visão.
- Evitar o uso de cores mais fracas e tentar usar cores fortes.
- Usar cores contrastantes em vãos de portas e escadas e mudanças de nível.
- Identificar os pertences pessoais e diferenciar o quarto e a cadeira de rodas com uma marca peculiar, em lugar de letras e números.

rata. No caso de pacientes idosos, esse método tem mais sucesso do que o ajuste de uma lente de contato ou de óculos especiais para catarata. O cristalino intraocular tende a distorcer menos a visão do que os óculos de catarata, não exigindo os cuidados de uma lente de contato. Alguns pacientes têm complicações com o implante de cristalino, como infecção no olho, perda de humor vítreo e deslocamento do implante.

Glaucoma

O **glaucoma** é uma doença ocular degenerativa, em que o nervo óptico fica danificado em virtude da pressão intraocular acima da normal (PIO). Depois da catarata, é o principal problema nos olhos dos idosos, sendo a segunda causa principal de cegueira nessa faixa etária, respondendo por 12% de todos os casos de cegueira nos Estados Unidos. O glaucoma tende a acometer indivíduos com mais de 40 anos e aumenta a prevalência com o envelhecimento. Pessoas afro-americanas tendem a desenvolver glaucoma mais jovens, na comparação com pessoas de cor branca, tendo incidência bastante mais alta; mulheres são mais afetadas do que homens em todas as faixas etárias. Ainda que se desconheça a causa exata, pode-se associar esse distúrbio a aumento do tamanho do cristalino, irite, alergia, desequilíbrio endócrino, instabilidade emocional e história familiar. Fármacos com propriedades anticolinérgicas podem exacerbar o glaucoma em razão de seus efeitos dilatadores da pupila. Ocorre aumento da pressão intraocular rápido no glaucoma agudo e lento no glaucoma crônico.

Glaucoma agudo: no glaucoma agudo, também chamado de glaucoma com fechamento de ângulo ou com ângulo estreito, o paciente tem dor forte no olho, cefaleia, náusea e vômito. Além do aumento rápido da tensão no globo ocular, ocorrem edema do corpo ciliar e dilatação pupilar. A visão embaça e resultará em cegueira se esse problema não for corrigido um dia, enfatize-se que se trata de emergência clínica que exige atenção rápida. O oftalmologista examina o olho com o oftalmoscópio e faz um exame do campo visual (perimetria). O diagnóstico é confirmado, colocando-se um tonômetro sobre a córnea anestesiada a fim de medir a PIO (Fig. 25.1). A pressão normal fica em 20 mmHg. Uma leitura entre 20 e 25 mmHg é considerada como potencial de glaucoma. Outro exame diagnóstico (i. e., a gonioscopia) usa uma lente de contato e um microscópio binocular para possibilitar o exame direto da câmara anterior e distinguir o glaucoma de ângulo fechado do de ângulo aberto. Antes, se a PIO não diminuísse em 24 horas, havia necessidade de intervenção cirúrgica. Atualmente, os medicamentos são eficazes no tratamento de ataque agudo (p. ex., inibidores da anidrase carbônica, que reduzem a formação de solução aquosa; manitol, ureia e glicerina, que reduzem os líquidos por sua capacidade de aumentar a tensão os-

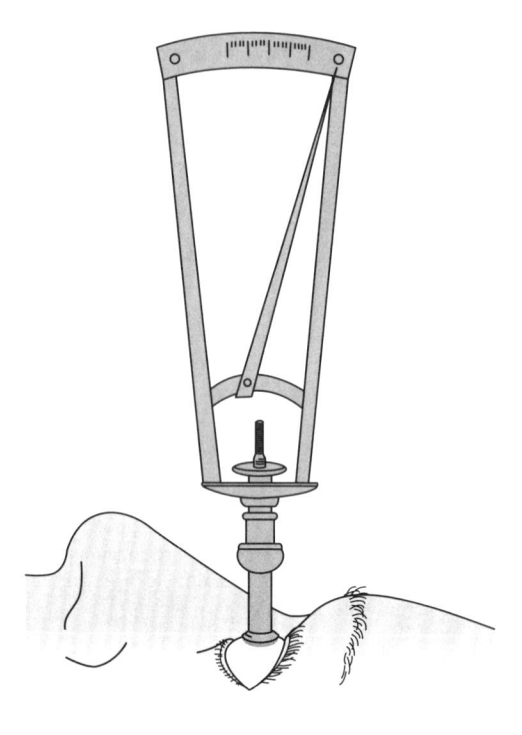

FIGURA 25.1 • Medida da pressão intraocular com uso de um tonômetro.

mótica no sangue circulante). Pode ser realizada uma iridectomia após o ataque agudo para prevenir episódios futuros de glaucoma agudo.

Glaucoma crônico: o glaucoma crônico, ou de ângulo aberto, é mais comum do que o agudo. Costuma ocorrer de forma tão gradual, que os indivíduos afetados não se dão conta do problema. A visão periférica fica lenta, cada vez mais prejudicada, de modo que as pessoas afetadas possam não se dar conta, por longos períodos, dos motivos para tantas batidas ou tropeços em objetos a seu lado. Podem precisar trocar os óculos com frequência. Com a progressão do distúrbio, a visão central é afetada. Os pacientes podem se queixar de sensação de cansaço nos olhos, dores de cabeça, visão enevoada ou aparecimento de halos em torno das luzes – sintomas que tendem a ficar mais acentuados pela manhã. A córnea pode ficar com uma aparência enevoada e a íris, fixa e dilatada. Embora essa condição geralmente envolva apenas um olho, ambos podem ser afetados se não for procurado tratamento. São usados os mesmos procedimentos do glaucoma agudo para o diagnóstico do problema. O tratamento, voltado à redução da PIO, pode consistir na combinação de um inibidor anidromiótico e carbônico, ou em cirurgia para o estabelecimento de um canal que filtre o líquido aquoso (p. ex., iridectomia, iridencleisia, ciclodiálise, perfuração corneoesclerótica).

> **CONCEITO-CHAVE**
>
> O glaucoma de ângulo aberto, a forma mais comum da doença, pode ser assintomático até um estágio avançado; por isso, é importante o exame do glaucoma.

Cuidado e prevenção de complicações: a visão perdida por glaucoma não pode ser restaurada. Danos adicionais, no entanto, podem ser prevenidos, evitando-se todas as situações ou atividades que aumentem a PIO. Esforço físico e estresse emocional devem ser evitados. Podem ser injetados mióticos no olho, ou ser usada acetazolamida. Midriáticos, estimulantes e agentes que elevam a pressão sanguínea não devem ser administrados. Pode ser bom que os pacientes tenham sempre um cartão ou pulseira indicativa de seus problemas para prevenir a administração desses medicamentos em situações em que possam estar inconscientes ou incapazes de comunicar-se. Abuso e uso excessivo dos olhos devem ser evitados também. Avaliações periódicas por oftalmologista são um elemento essencial dos cuidados contínuos do paciente com glaucoma.

A adesão ao tratamento do glaucoma pode ser desafiadora. A natureza silenciosa do glaucoma, dificuldades para instilar as gotas no olho e o custo dos remédios contribuem para a falta de adesão ao plano de cuidados. Os enfermeiros devem ensinar os pacientes sobre a doença e seus cuidados, aconselhando-os acerca da importância de uma adesão ao tratamento. O plano de cuidados deve incluir o reforço contínuo das medidas de autocuidado para que a doença seja controlada. O Plano de Cuidados de Enfermagem 25.1 apresenta um roteiro sugerido para cuidados de paciente com glaucoma de ângulo aberto.

Degeneração da mácula

Degeneração macular, a causa mais comum de cegueira nas pessoas com mais de 65 anos de idade, envolve danos ou colapso da mácula, resultando em perda da visão

---

PLANO DE CUIDADO DE ENFERMAGEM 25.1

IDOSO COM GLAUCOMA DE ÂNGULO ABERTO

Diagnóstico de enfermagem: Conhecimento deficiente relacionado a manejo da doença

Meta	Ações de enfermagem
O paciente expressar conhecimento de fatos sobre glaucoma e cuidados associados; colocar corretamente as gotas oftalmológicas.	• Investigar o que o paciente sabe sobre a doença em relação ao que ela é, os cuidados necessários, os sintomas que devem ser observados e informados e as precauções. • Esclarecer noções incorretas e dar instruções quando necessário. • Garantir que o paciente compreenda a importância da administração regular das gotas oftalmológicas. • Avaliar a capacidade do paciente para manipular o conta-gotas e instilar as gotas (em especial, nos casos de mãos afetadas pela artrite). Orientar, sempre que necessário. Quando o paciente não consegue, sozinho, usar o conta-gotas e instilar as gotas, verificar a capacidade de algum parente para ajudar e orientá-lo. • rientar o paciente a conversar com o médico se tem asma, já que se deve usar hidrocloreto pilocarpina com cuidado em indivíduos asmáticos. • Reforçar a importância de o paciente relatar a história clínica completa a todos os profissionais de saúde com quem tem contato. • Preparar o paciente quanto aos efeitos secundários do hidrocloreto pilocarpina, como visão embaçada durante 1 a 2 horas após a administração; revisar as considerações de segurança associadas. • Ensinar o paciente a evitar situações capazes de aumentar a pressão intraocular, como tossir com força, espirrar e fazer esforço ao defecar. • Aconselhar o paciente a evitar a automedicação no tratamento de resfriados porque remédios para essa condição podem conter agentes midriáticos, capazes de aumentar a pressão intraocular. • Discutir a natureza crônica do glaucoma e a necessidade de administrar medicamentos a vida inteira, além de atenção a precauções e reconhecimento de sintomas que devem ser relatados. Reforçar que, embora a visão perdida não possa ser recuperada, mais perda costuma ser evitada com o controle da doença.

(continua)

PLANO DE CUIDADO DE ENFERMAGEM 25.1 *(Continuação)*

Diagnóstico de enfermagem: Potencial de lesão por visão prejudicada e riscos associados ao glaucoma

Meta	Ações de enfermagem
O paciente estar sem lesão relacionada à visão prejudicada; usar medidas preventivas para evitar as complicações associadas ao glaucoma.	• Explicar o impacto da visão periférica reduzida e as precauções de segurança associadas, como colocar no campo visual os objetos de uso mais frequente, retirar objetos acumulados do chão, virar a cabeça para ver completamente os objetos ao lado, evitar dirigir automóvel. • Orientar o paciente a evitar situações que possam danificar a visão, aumentando a pressão intraocular, como tossir com força, espirrar exageradamente, tensão ao defecar, exercitar-se com muito esforço, estressar-se emocionalmente. • Estimular o paciente a manter bem iluminados corredores e banheiros porque, em consequência do uso do hidrocloreto pilocarpina, a visão pode ficar prejudicada à noite ou em áreas com pouca iluminação. • Aconselhar o paciente a evitar atividades por muitas horas após a administração das gotas oftalmológicas para acalmar a visão embaçada que pode ocorrer durante esse período. • Ajudar o paciente a conseguir pulseira de identificação médica, para que outras pessoas sejam informadas de sua condição, caso ele não possa se comunicar.

Diagnóstico de enfermagem: Ansiedade e medo relacionados à perda da visão

Meta	Ações de enfermagem
O paciente ter um estilo de vida satisfatório, com controle eficaz da doença; não ter ansiedade nem medo.	• Estimular o paciente a expressar os sentimentos relativos à perda da visão e ao impacto nas funções. Escutar e oferecer apoio. • Esclarecer ideias incorretas; oferecer explicações realistas. • Determinar as atividades importantes para o paciente e aquelas com risco de ameaças pela condição. Elaborar estratégias para preservar e promover essas atividades. • Ajudar o paciente a localizar recursos capazes de promover as funções, a independência e a alegria. Contatar representantes locais de instituições voltadas a deficientes visuais, em busca de assistência.

Diagnóstico de enfermagem: Constipação

Meta	Ações de enfermagem
O paciente eliminar fezes sem esforço, no mínimo, a cada 2 a 3 dias.	• Avaliar o padrão de eliminação intestinal; não havendo problemas, reforçar as práticas atuais. Quando a constipação for um problema, iniciar as medidas para promover eliminação intestinal regular, com o aumento de fibras na dieta, estabelecimento de horário regular para defecar e uso de emolientes fecais para evitar aumentos na pressão intraocular que podem decorrer da eliminação intestinal com esforço.

central. A forma mais comum é a degeneração macular involutiva, associada ao processo de envelhecimento, embora a degeneração também possa ser consequência de lesão, infecção ou degeneração macular por exsudação. A Figura 25.2 compara a perda da visão ocorrida na catarata, no glaucoma e na degeneração macular.

CONCEITO-CHAVE

A perda da visão central acompanha a degeneração da mácula.

Exames oftalmológicos rotineiros podem identificar degeneração macular e promover um tratamento capaz de prevenir mais perda da visão. Terapia a laser é usada para tratar algumas formas de degeneração, embora o tipo involutivo não responda bem a esse procedimento. Óculos com lentes de aumento, lâmpadas de alta intensidade para leitura e outros auxiliares são úteis a pacientes com essa condição.

Retina descolada

Os idosos podem ter descolamento da retina, um deslocamento desta para a frente a partir da posição normal

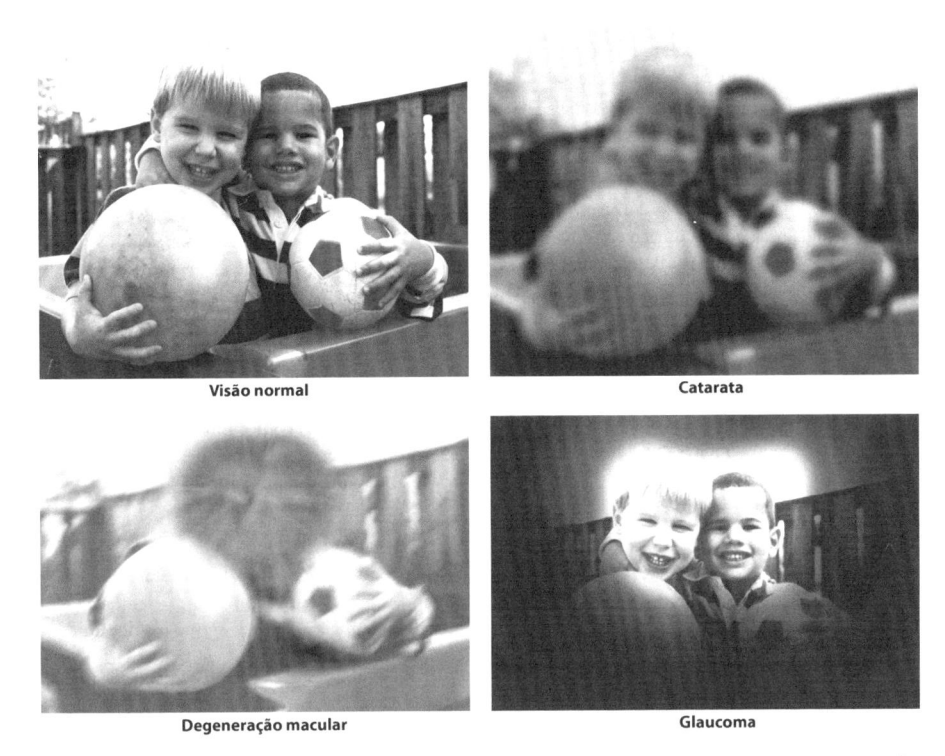

FIGURA 25.2 • Exemplos de visão normal, visão com catarata, com degeneração macular associada ao envelhecimento e com glaucoma. Fonte: Imagens gentilmente cedidas pelo National Eye Institute, National Institutes of Health.

contra o corójjide. Os sintomas, que podem ser gradativos ou repentinos, incluem percepção de manchas que se movimentam através do olho, visão embaçada, clarões e uma sensação de que uma película está se criando sobre o olho. Áreas sem visão evoluem até a perda total da visão. A gravidade dos sintomas depende do grau do descolamento da retina. Não há tendência à dor.

Há necessidade de tratamento rápido para prevenir danos continuados e eventual cegueira. As primeiras medidas normalmente prescritas, repouso no leito e uso de tampões oculares bilaterais, podem assustar o paciente idoso, que pode reagir com confusão e comportamento incomum. O enfermeiro deve ajudá-lo a sentir-se o mais seguro possível; verificações e comunicação frequentes, acesso fácil à campainha ou outras formas de ajuda oferecem a sensação de bem-estar. Ocorrido o tempo máximo para "nova colagem" da retina, pode ser planejada a cirurgia. São usadas várias técnicas cirúrgicas para tratar retinas descoladas. Eletrodiatermia e criocirurgia levam a retina a aderir ao local original de onde se descolou; curvatura da esclera e fotocoagulação diminuem o tamanho do espaço vítreo. Os opérculos nos olhos permanecem no paciente durante vários dias após a cirurgia. As rotinas específicas variam conforme o tipo de procedimento cirúrgico. O paciente precisa de estímulos verbais frequentes para minimizar a ansiedade e aumentar o conforto psicológico. Deve ser evitado estresse físico e emocional. Umas duas semanas após a cirurgia, pode ser avaliado o seu sucesso. Poucos indivíduos passam por um segundo procedimento. É importante que o paciente compreenda a importância dos exames periódicos, especialmente porque alguns pacientes poderão ter descolamento da retina do outro olho mais tarde.

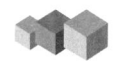

Alerta de domínio conceitual

Uma degeneração macular é a perda da visão central, e o glaucoma é sinalizado por aumento da pressão intraocular. Catarata e presbiopia são outros problemas oftalmológicos associados ao envelhecimento.

Úlcera de córnea

Inflamação da córnea, acompanhada de perda de substância, leva a aparecimento de úlcera na córnea, problema mais comum em idosos do que em pessoas mais jovens. Estados febris, irritação, deficiências alimentares, menor resistência e AVE tendem a predispor a pessoa a esse problema. Úlceras na córnea, extremamente difíceis de serem tratadas em indivíduos idosos, podem deixar marcas ou perfurar, levando à destruição da córnea e à cegueira. O olho afetado pode parecer injetado e mostrar mais lacrimejamento. Também estão presentes fotofobia e dor.

Os enfermeiros devem aconselhar o paciente a buscar rápida assistência se aparecerem irritação, suspeita de infecção ou outra dificuldade com a córnea assim que identificada. Os cuidados logo no começo costumam funcionar na prevenção do surgimento de úlcera da córnea e conservação da capacidade visual. Cicloplégicos, sedativos, antibióticos e calor podem ser prescritos para tratar essa perturbação. Óculos de sol reduzem o desconforto associado à fotofobia. É importante que a causa subjacente seja tratada – uma infecção, abrasão ou presença de corpo estranho. Transplantes de córnea são feitos ocasionalmente, em casos mais avançados de úlcera na córnea.

Deficiências auditivas

Muitos idosos, inclusive a maioria dos moradores de casas de repouso, apresentam algum grau de perda auditiva, resultante de vários fatores além do envelhecimento. Exposição a música muito alta, a sons de aviões, aos do trânsito, de máquinas pesadas e de armas causa lesão e perda celulares. A maior incidência de perda auditiva nos homens pode estar associada, mais frequentemente, a locais de trabalho em que são expostos a ruído exagerado (p. ex., dirigir caminhão, construção civil, trabalho pesado nas fábricas, serviço militar). Otite média e trauma recorrentes podem danificar os ouvidos. Alguns fármacos podem ser ototóxicos, inclusive ácido acetilsalicílico, bumetanida, ácido etacrínico, furosemida, indometacina, eritromicina, estreptomicina, neomicina, caromicina e derivados de Rauwolfia. A excreção retardada desses fármacos em muitos idosos pode promover tal efeito. Diabetes, tumores na nasofaringe, hipotireoidismo, sífilis, outros processos de doença e fatores psicogênicos também podem contribuir para prejuízo auditivo.

Alguns problemas específicos afetam os ouvidos dos idosos (Fig. 25.3). Problemas vasculares, infecções virais e presbiacusia costumam ser causas de dano ao ouvido interno. Na otosclerose, um crescimento ósseo ocasiona a fixação do estribo na abertura oval da cóclea. Esse problema pode ocorrer no ouvido médio, sendo mais comum entre as mulheres, podendo evoluir até surdez total. Zumbido, um som repetitivo no ouvido, pode ser associado a perda auditiva pelo envelhecimento, lesão no ouvido, medicamentos ou doença cardiovascular. Se corrigido o problema subjacente e o zumbido permanecer, podem ser prescritos medicamentos (p. ex., antidepressivos tricíclicos, gabapentina, acamprosato); os pacientes podem aprender estratégias de enfrentamento ou ser informados sobre alternativas como acupuntura, hipnose e suplementos. Infecções do ouvido médio são menos comuns nos idosos; costumam acompanhar distúrbios mais graves, como tumores e diabetes. O ouvido externo pode ser afetado por dermatoses, furunculose, impactação por cerúmen, cistos e neoplasias.

Cuidados do paciente

Pelo fato de o prejuízo auditivo estar associado a isolamento social, depressão, risco de demência e taxa de mortalidade mais alta, os enfermeiros devem dar muita atenção a esse déficit (Genther et al., 2015). A primeira coisa a ser feita ao cuidar de alguém com deficiência auditiva é indicar uma audiometria. Não se deve entender a deficiência auditiva como decorrência normal do envelhecimento, sendo, assim, ignorada. Seria muito triste e constatação de uma conduta negligente se a causa da deficiência auditiva fosse algo de fácil correção (p. ex., remoção de cerúmen ou um cisto), mas ignorado, limitando a vida do paciente afetado.

Ainda que, às vezes, a causa antecedente do problema auditivo possa ser corrigida, é frequente o idoso precisar aprender a conviver com graus variados de deficiências auditivas. Não é raro que pessoas com essas deficiências demonstrem reações emocionais a elas. Como não conseguem ouvir uma conversa, podem suspeitar daqueles ao seu redor, acusando-os de falarem deles. Raiva, impaciência e frustração podem resultar de tentativas repetidas

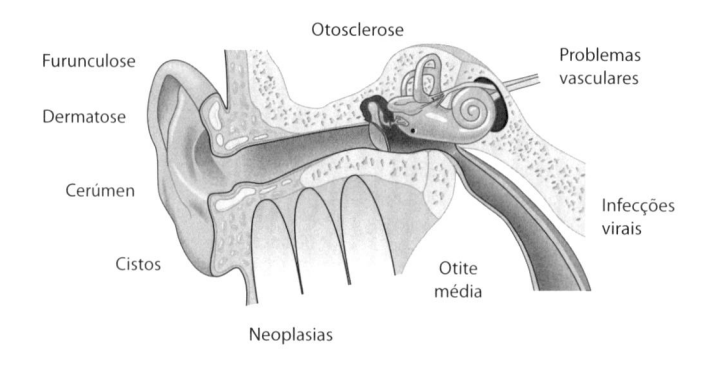

FIGURA 25.3 • Problemas que afetam os ouvidos dos idosos.

sem sucesso para compreender uma conversa. Os pacientes podem se sentir confusos ou reagir com inadequação ao receber comunicações verbais distorcidas. A limitação da capacidade de escutar o perigo e proteger-se pode deixá-los inseguros. Ter consciência das limitações pode levá-los a evitar contato social para fugir de embaraço e frustração. O isolamento social pode ser uma ameaça grave; algumas vezes as pessoas evitam um idoso com deficiência auditiva em razão da dificuldade de comunicação. A saúde física, emocional e social pode ficar gravemente afetada por essa deficiência. Ajudar os idosos a viver com deficiência auditiva é um desafio, embora seja uma responsabilidade importante no atendimento gerontológico.

Os vizinhos podem ser alertados a respeito do problema auditivo de um indivíduo, de modo que ele tenha proteção diante de uma emergência. Em instituições, esses pacientes devem ficar perto dos postos de enfermagem. Pessoas com déficit auditivo devem ser aconselhadas a pedir explicações e orientação por escrito, para que tenham o conteúdo completo.

Aparelhos auditivos

Os aparelhos auditivos podem beneficiar quem apresenta alguns distúrbios auditivos, embora não possam solucionar todos os tipos de problemas. O otologista pode avaliar se determinado tipo de problema pode ser minorado com o uso de um aparelho e é capaz de recomendar aquele que melhor atenda às necessidades do paciente (Fig. 25.4). Há uma variedade de estilos de recursos auditivos, inclusive para uso no ouvido, atrás e acima da orelha e no canal auditivo. Um aparelho auditivo jamais deve ser adquirido sem prescrição específica. Algumas vezes, os idosos tentam melhorar a audição, adquirindo um aparelho auditivo com algum particular, ou por catálogo comercial, o que costuma resultar em desapontamento e gasto financeiro, em situação de orçamento já limitado. O enfermeiro está em posição privilegiada para informá-los sobre a importância da consulta ao otologista antes da compra de um aparelho auditivo.

> **CONCEITO-CHAVE**
>
> Os enfermeiros devem aconselhar os pacientes a evitar a compra de aparelhos auditivos sem exame audiométrico completo.

Cabe ao paciente compreender que, mesmo com um aparelho auditivo, seus problemas não estarão resolvidos. Ainda que a audição melhore, não voltará à normalidade. A fala pode soar distorcida através do aparelho, quando amplificada, da mesma forma que todos os ruídos ambientais, o que pode trazer desconforto e perturbar a pessoa. Os sons podem ser particularmente perturbadores nas áreas em que reverberações podem ocorrer

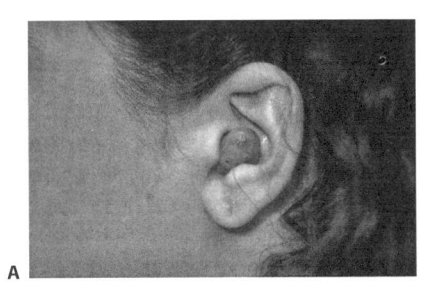

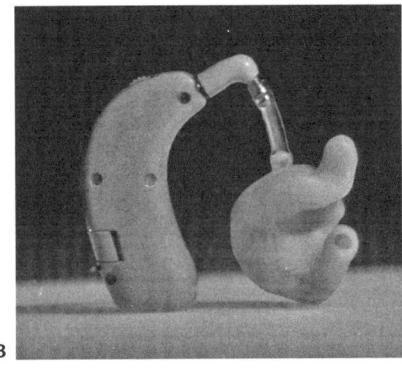

FIGURA 25.4 • Tipos de aparelhos auditivos. **A.** Modelo para dentro do ouvido. **B.** Modelo para atrás da orelha.

com facilidade (p. ex., igrejas ou espaços grandes). Alguns indivíduos jamais ajustam o seu aparelho auditivo e optam por não o usar para não ter de suportar perturbações e distorções. Novos usuários de aparelhos auditivos precisam de suporte na fase de adaptação e devem ser aconselhados a usar o aparelho durante períodos cada vez mais prolongados a cada dia, até obter conforto. Devem evitar seu uso em ambientes barulhentos, como aeroportos, estações de trem e estádios esportivos. O aparelho precisa ser verificado com regularidade para garantir que a peça do ouvido não esteja bloqueada por cerúmen e que a bateria esteja em funcionamento. Há algumas sugestões de cuidados de aparelhos auditivos no Quadro 25.3.

Se usado de modo correto, o aparelho auditivo pode corrigir problemas auditivos, possibilitando ao idoso manter a comunicação e as relações sociais. As filiais locais de associações auditivas e de fala, além de organizações que atendem a pessoas surdas, podem dar assistência e materiais educativos aos indivíduos afetados por problemas auditivos e aos interessados.

CONSIDERAÇÕES GERAIS DE ENFERMAGEM PARA DEFICIÊNCIAS VISUAIS E AUDITIVAS

Para compensar as múltiplas deficiências sensoriais dos idosos, atenção especial deve ser dada à estimulação de todos os sentidos, durante as atividades cotidianas. A

> **QUADRO 25.3** **Cuidado de aparelhos auditivos**
>
> - Desligar o aparelho ou tirar a bateria, quando não estiver em uso. Guardar o aparelho em caixa segura e forrada.
> - Limpar o aparelho semanalmente, no mínimo. Retirar sujeira do aparelho e usar hastes de algodão, limpador de cachimbo, ou o item que acompanha para limpeza, ao limpar o canal. Não usar álcool para limpar o aparelho, pois isso causa ressecamento e rachadura. Evitar contato de substâncias químicas com o aparelho, como fixador ou gel para cabelos.
> - Proteger o aparelho contra exposição a calor extremo (p. ex., secadores de cabelo), tempo frio ou umidade.
> - Na troca da bateria, primeiro desligar o aparelho.
> - Ter sempre várias baterias disponíveis. O normal é uma bateria durar cerca de 80 horas.

dieta pode ser planejada de modo a incluir uma variedade de sabores e cores. Perfumes, flores frescas e velas perfumadas, usadas com segurança, podem proporcionar fragrâncias interessantes. Nas casas de repouso, um pote de café fresco sendo preparado na sala de recreação pode propiciar um aroma agradável e familiar no começo da manhã. Um forno de mesa possibilita assar biscoitos e outras receitas culinárias na área dos pacientes, proporcionando uma gama de estímulos. Texturas diversas podem ser usadas nos estofados e tecidos das roupas. Relógios de parede com som de sino, caixas de música e pêndulos que soam com o vento podem variar os sons do ambiente. O padrão das instalações para os idosos deve levar em conta o uso de formas e cores diferentes. Estímulos intelectuais em conversa, música e livros, por exemplo, é fundamental.

Para compensar as limitações visuais, deve-se olhar para o paciente e enfatizar os gestos e as expressões faciais ao falar. Para compensar a visão periférica insatisfatória, comum nos idosos, deve-se aproximar deles pela frente e não pelas laterais, onde a visão é limitada, e garantir que esteja sentado para possibilitar a visão completa das pessoas ou dos objetos com que estão interagindo. É importante uma boa iluminação, proporcionada por várias fontes indiretas de luz, em vez de uma única fonte muito forte e direta. Jogos com letras e números grandes, além de cartas, e mostradores de telefone com números grandes que brilham no escuro podem promover interação. Livros e revistas com letras grandes e gravação de eventos do momento e literatura popular podem ser fonte de recreação e uma forma de se manter informado.

> **DICA DE COMUNICAÇÃO**
>
> Para compensar deficiências auditivas não corrigidas com aparelhos auditivos, tudo deve ser feito para minimizar as limitações causadas pela deficiência. Ao conversar com indivíduos com perda auditiva de alta frequência, deve-se falar lentamente, de forma clara e em baixa frequência. Aumentar a voz ou gritar apenas elevará os sons a uma frequência mais alta e intensificará a deficiência. Métodos que promovem uma comunicação mais exata e completa incluem direcionar a conversa para o ouvido menos prejudicado, olhar para a pessoa ao falar, usar o discurso visual (p. ex., linguagem de sinais, gestos e expressões faciais), possibilitar a leitura labial, usar o estetoscópio para amplificar os sons (falar no diafragma ao mesmo tempo em que o paciente está usando as peças para as orelhas), usar cartões, listas de palavras e auxiliares e dispositivos similares. Colocar as mãos em concha sobre o ouvido menos deficiente e conversar diretamente no ouvido podem também auxiliar.

ESTUDO DE CASO

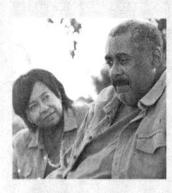

Você encontra sr. Roberto e a mulher dele, d. Sofia, ao vacinar contra gripe frequentadores de um centro local para idosos. Quando sr. Roberto não responde às suas perguntas, d. Sofia, com impaciência, informa que a falta de resposta é porque "ele não consegue ouvir direito e é teimoso demais para comprar um aparelho auditivo". Sr. Roberto, percebendo que a esposa está incomodada com ele e ouvindo parte do que ela diz, comenta "Consigo ouvir, é que ela algumas vezes fala baixo demais".

DESENVOLVENDO O PENSAMENTO CRÍTICO

- Embora seu tempo seja limitado para conversar com o casal nesse encontro, você quer ajudar. O que pode fazer? Quais encaminhamentos pode providenciar?
- Quais breves informações você pode compartilhar sobre a importância do exame auditivo e das questões de segurança relacionadas à capacidade auditiva?

Resumo do capítulo

Muitos fatores intrínsecos e extrínsecos, inclusive alterações no processo de envelhecimento, uso excessivo e abuso de alguns medicamentos e processos de doença que atingem todas as faixas etárias contribuem para os problemas oftalmológicos e auditivos na velhice. Essas deficiências agregam-se a outros problemas que ameaçam a saúde, o bem-estar e a independência dos idosos – a maior vulnerabilidade a acidentes, o isolamento social e o declínio das funções físicas e muitas outras limitações associadas às atividades de autocuidado. Os enfermeiros gerontólogos devem ter consciência dos fatores que influenciam a função sensorial em pessoas com mais idade e ajudar a assegurar que problemas na visão e na audição sejam avaliados adequadamente e corrigidos quando possível.

APLICANDO CONHECIMENTO NA PRÁTICA

Association of Hearing Impairment and Mortality in Older Adults

Fonte: Genther, D. J., Betz, J., Pratt, S., Kritchevsky, S. B., Martin, K. R., et al. (2015). Journal of Gerontological Biological Science and Medical Science, 70(1), 85–90.

Prejuízo auditivo é altamente predominante na população com mais idade e está associado a isolamento social, depressão e risco de demência. Os pesquisadores realizaram essa pesquisa para determinar se estão também associados à mortalidade. Acompanharam cerca de 2.000 pessoas com mais de 70 anos de idade, durante oito anos, após uma audiometria. Terminados os oito anos, 42,9% dos participantes com prejuízos auditivos haviam morrido, na comparação com 31,4% dos que estavam com a audição normal. Após ajustes estatísticos e relativos a fatores de risco cardiovasculares, descobriu-se que o prejuízo auditivo estava associado a um aumento de 20% no risco de mortalidade, na comparação com a audição normal.

Embora sejam necessárias mais pesquisas antes de se formarem conclusões, essa pesquisa sugere a existência de fatores que aumentam o risco de mortalidade que não integra a lista de principais causas de morte. Prejuízo da audição afeta a qualidade de vida, a socialização e o funcionamento geral e ainda pode contribuir para reduzir a expectativa de vida. Isso reforça a importância de se promoverem estratégias de prevenção de perda auditiva a todos os adultos com mais idade (p. ex., proteger os ouvidos contra exposição a ruídos elevados, monitorar atentamente fármacos ototóxicos, tratar realmente infecções do ouvido), identificar-se o prejuízo auditivo como parte de todas as investigações e auxiliar pessoas com danos auditivos em corrigir seu problema – ou, se o dano não puder ser minorado, garantir que pessoas prejudicadas usem dispositivos auxiliares que facilitem a audição.

APRENDENDO NA PRÁTICA

Dona Wanda acaba de iniciar sua vida em uma comunidade de vida assistida. Aos 82 anos de idade, é independente e realiza a maior parte das atividades cotidianas; já teve, porém, alguns danos menores decorrentes de batidas nos móveis do quarto. Uma vez, à noite, tropeçou ao ir do quarto escuro até o banheiro intensamente iluminado. Dona Wanda está frustrada e alega jamais ter tido esse problema em casa.

O que pode ser feito para auxiliá-la?

EXERCITANDO O PENSAMENTO CRÍTICO

1. O que pode ser feito para prevenir perda da visão e da audição na velhice?
2. Por que os idosos não percebem os sinais de glaucoma?
3. Elaborar um plano de ensino para paciente com diagnóstico recente de glaucoma.
4. Elaborar mudanças em uma residência mediana capazes de beneficiar uma pessoa com prejuízo visual.
5. Listar dispositivos auxiliares para promover as funcionalidades independentes de indivíduos com prejuízos visuais e auditivos.
6. Localizar recursos em sua comunidade que ajudem pessoas com prejuízo visual e auditivo.

Recursos *online*

Alexander Graham Bell Association for the Deaf
http://www.agbell.org
American Council of the Blind
http://www.acb.org
American Humane Association Hearing Dog Program
http://www.americanhumane.org
American Speech-Language-Hearing Association
http://www.asha.org
Blinded Veterans Association
http://www.bva.org
Glaucoma Research Foundation
http://www.glaucoma.org
Guide Dogs for the Blind
http://www.guidedogs.com
Guiding Eyes for the Blind
http://www.guiding-eyes.org
Leader Dogs for the Blind
http://www.leaderdog.org
Lighthouse National Center for Vision and Aging
http://www.lighthouse.org
National Association for the Deaf
http://www.nad.org
National Braille Association
http://www.nationalbraille.org
National Federation of the Blind
http://www.nfb.org/
National Library Service for the Blind and Physically Handicapped
http://www.lcweb.loc.gov/nls
Recordings for the Blind and Dyslexic
http://www.rfbd.org

Bibliografia

Genther, D. J., Betz, J., Pratt, S., Kritchevsky, S. B., Martin, K. R., et al (2015). Association of hearing impairment and mortality in older adults. *Journal of Gerontological Biological Science and Medical Science, 70*(1), 85–90Recommended Readings.

CAPÍTULO 26

Função endócrina

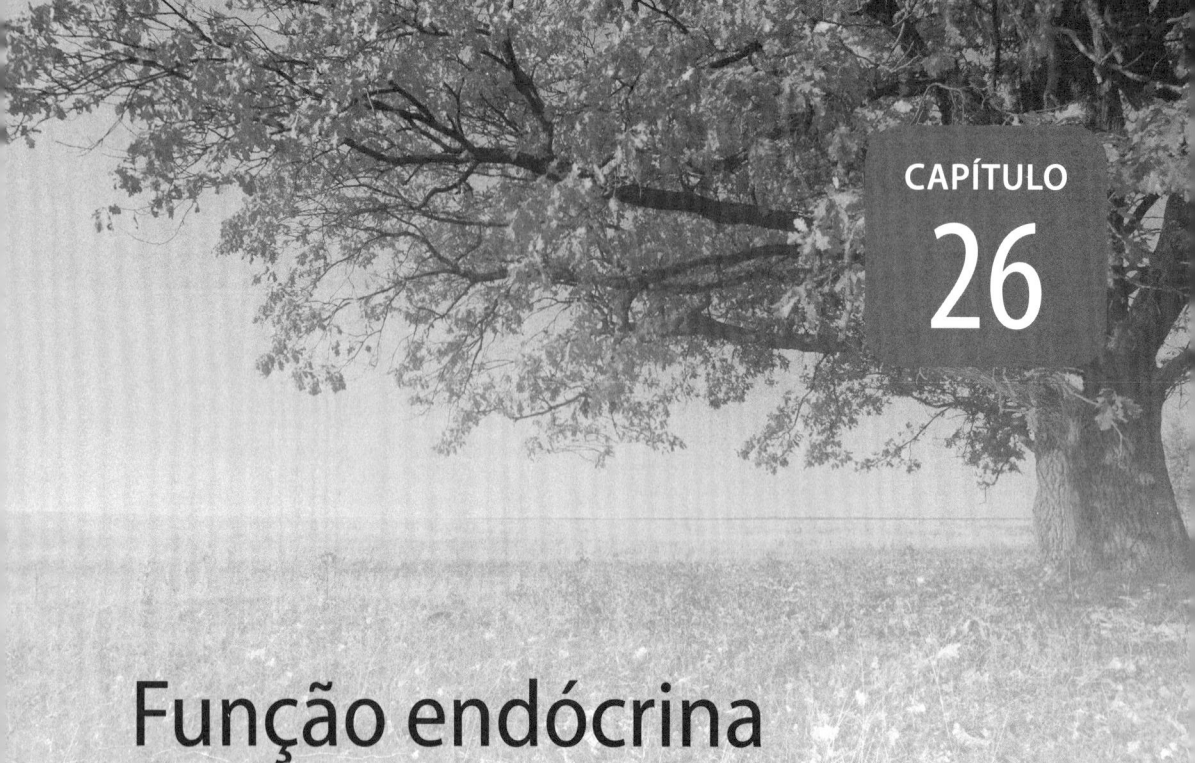

VISÃO GERAL

Efeitos do envelhecimento na função endócrina

Considerações gerais de enfermagem relativas a problemas endócrinos
- Diabetes melito
- Hipotireoidismo
- Hipertireoidismo

OBJETIVOS DE APRENDIZAGEM

A leitura deste capítulo possibilitará a você:

1. Resumir os efeitos do envelhecimento na função endócrina.
2. Descrever as manifestações peculiares do diabetes nos idosos.
3. Delinear um plano de ensino para o idoso com diabetes.
4. Listar os sintomas de hipotireoidismo e hipertireoidismo nos idosos.

TERMOS PARA CONHECER

Contratura de Dupuytren: flexão fixa das mãos em razão de espessamento do tecido fibroso sob a pele da palma e dos dedos das mãos, um risco de pessoas com diabetes melito

Bócio: edema não maligno da glândula tireoide

Síndrome metabólica: grupo de condições (triglicerídeos elevados, baixa lipoproteína de alta densidade, açúcar elevado do sangue em jejum, pressão arterial alta e obesidade central) que ocorrem juntas e que aumentam o risco de diabetes, derrame e doença arterial coronariana

O sistema endócrino possibilita o crescimento e o desenvolvimento do corpo, a reprodução, a metabolização de energia, a manutenção da homeostase e a resposta a estresse e lesões. Esse sistema complexo é composto por glândulas que sintetizam e secretam hormônios – substâncias transportadas das glândulas pelo corpo inteiro até os tecidos-alvo, onde exercem efeitos específicos, direta ou indiretamente, interagindo com determinadas células receptoras. Existem duas classes principais de hormônios: esteroides e tironinas (lipossolúveis) e polipeptídeos e catecolaminas (hidrossolúveis). Com o envelhecimento, o sistema endócrino sofre mudanças que podem ser diversas e interrelacionadas, no sentido de algumas mudanças compensarem as respostas de outras. Conhecer tais alterações e seus efeitos possibilita a interpretação dos sintomas e o aconselhamento dos idosos acerca de práticas para promover uma saúde excelente.

EFEITOS DO ENVELHECIMENTO NA FUNÇÃO ENDÓCRINA

Com o passar dos anos, a glândula tireoide, progressivamente, atrofia e diminui sua atividade, resultando em taxa metabólica basal mais baixa, absorção reduzida de iodo radiativo e menos secreção e liberação de tirotropina. A atividade da tireoide pode ficar mais reduzida por função adrenal diminuída. Apesar dessas mudanças, essa função permanece adequada para atender às necessidades diárias. A secreção do hormônio adrenocorticotrópico (ACTH) fica menor com o envelhecimento, o que, por sua vez, reduz a atividade secretória da glândula adrenal, que diminui a secreção de estrogênio, progesterona, androgênio, cetoesteroides 17 e glicocorticosteroides. O volume da glândula hipófise torna-se menor com o passar dos anos; os níveis do hormônio do crescimento somatotrópico no sangue podem diminuir. A secreção de insulina também é afetada com o envelhecimento; sua liberação pelas células beta no pâncreas é insuficiente e ocorre menor sensibilidade tecidual à insulina circulante. Muitos adultos idosos apresentam menor capacidade de metabolizar a glicose, em especial, quando consumida em uma elevada e repentina concentração.

Promover a saúde endócrina inclui prestar atenção a esses efeitos do envelhecimento e a todos os sintomas de disfunção endócrina nos idosos de modo a facilitar a intervenção e o tratamento.

CONSIDERAÇÕES GERAIS DE ENFERMAGEM RELATIVAS A PROBLEMAS ENDÓCRINOS

Diabetes melito

Uma combinação de vários conhecimentos e habilidades é necessária para o cuidado de idosos com diabetes. O diabetes de tipo 2, a sétima principal causa de morte entre pessoas idosas, afeta 20% dessa população e tem prevalência particularmente alta entre afro-americanos e pessoas entre 65 e 74 anos de vida. Assim, os enfermeiros devem estar informados sobre as diferenças para detectar e controlar o diabetes nos idosos, comparativamente a indivíduos mais jovens.

Intolerância à glicose é uma ocorrência comum nos mais velhos; há várias explicações para essa condição. Houve época em que se achou que ocorria uma deterioração fisiológica da tolerância à glicose com aumento da idade; no entanto, maiores quantidades de tecido adiposo presentes em pessoas mais velhas, obesas e sedentárias, são atualmente consideradas importantes para aparecimento dessa doença. Isso, inclusive, pode ser um fator da incidência elevada de diabetes na população em geral. Além disso, as técnicas diagnósticas melhoraram, permitindo maior detecção de indivíduos com esse problema. Independentemente dos motivos, há concordância quanto a padrões diferentes terem de ser aplicados para avaliar a tolerância à glicose em idosos.

Alerta de domínio conceitual

Obesidade, sedentarismo, aumento da quantidade de tecido adiposo e ter parente de 1º grau com a doença estão entre os fatores mais importantes para o diabetes melito. A deterioração fisiológica da tolerância à glicose não é mais vista como fator de risco.

CONCEITO-CHAVE

Obesidade e níveis baixos de atividade física contribuem para a elevada prevalência de diabetes melito.

Diagnóstico

O diagnóstico precoce do diabetes em idosos costuma ser difícil. Os sintomas clássicos dessa doença podem estar ausentes, com sintomas inespecíficos como as únicas indicações. Por isso, recomenda-se o rastreamento a glicose no sangue em jejum, a cada três anos, para pessoas com mais de 45 anos de idade. Algumas indicações de diabetes em pessoas com mais idade incluem hipotensão ortostática, doença periodontal, acidente vascular encefálico (AVE), hipotonia gástrica, impotência, neuropatia, confusão, glaucoma, **contratura de Dupuytren** e infecção. Exames laboratoriais e sintomas podem enganar. Uma vez que o limiar renal para a glicose aumenta com o envelhecimento, os idosos podem estar hiperglicêmicos sem evidências de glicosúria, limitando, assim, a validade dos exames de glicose na urina.

Entre todas as medidas diagnósticas, o exame de tolerância à glicose é o mais eficaz. Para evitar um diagnóstico falso-positivo, mais de um exame precisa ser feito.

A Associação Americana de Diabetes recomenda que um mínimo de 150 g de carboidratos seja ingerido diariamente, por vários dias, antes do exame. Pessoas idosas e desnutridas podem ter de ingerir 300 g. Períodos recentes de sedentarismo, doença estressante e ingestão inadequada de alimentos devem ser comunicados ao médico, uma vez que são situações que podem contribuir para a intolerância à glicose. Nessas circunstâncias, podem ser obtidos resultados mais exatos, quando o exame é adiado para um mês após o episódio. Ácido nicotínico, ácido etacrínico, estrogênio, furosemida e outros diuréticos podem reduzir a tolerância à glicose, não devendo ser administrados antes do exame. Inibidores da monoaminoxidase, propranolol e doses elevadas de salicílicos podem reduzir os níveis de açúcar no sangue e também interferir nos exames. Medidas padronizadas de enfermagem são aplicadas durante o exame de tolerância à glicose realizado em idosos. Quando aparecem sintomas mais raros, como confusão, durante o exame, é importante informar o médico.

O diagnóstico de diabetes costuma ser estabelecido diante da existência de um desses critérios:

1. Sintomas de diabetes e uma concentração aleatória de glicose no sangue > 200 mg/dL;
2. Hemoglobina glicosilada (HbA1c) ≥ 6,5%;
3. Concentração de glicose sanguínea em jejum ≥ 126 mg/dL (jejum de 8 horas);
4. Concentrações de glicose no sangue duas horas após a ingestão de glicose oral > 200 mg/dL durante o exame de tolerância à glicose oral. O exame deve ser realizado conforme descrição da Organização Mundial da Saúde (OMS), utilizando uma carga com o equivalente a 75 g de glicose anídrica dissolvida em água.

Esses resultados costumam ser confirmados por repetição do exame em dia diferente.

Manejo da doença

Uma vez que é utilizada a farmacoterapia para o controle da hiperglicemia com a maioria dos idosos com diabetes, é essencial muita atenção à educação do paciente, à obediência ao plano prescrito e ao monitoramento.

> **CONCEITO-CHAVE**
>
> Embora as metas glicêmicas devam ser individualizadas para o paciente, as recomendações gerais dizem que ele deve alcançar glicose do plasma em jejum de 70 a 130 mg/dL, glicose pós-prandial de menos de 180 mg/dL, e hemoglobina A1c de menos de 6,5%.

Educação do paciente: confirmado o diagnóstico, o enfermeiro deve estabelecer um plano de ensino (Quadro 26.1). Sabe-se que o diabetes é um problema grave e crônico para a maioria dos leigos, e ser diagnosticado com essa doença é uma experiência que pode assustar. Medo e ansiedade podem interferir no processo de aprendizagem de idosos com diagnóstico recente da doença. Eles podem ter testemunhado pessoas amputadas ou efeitos fatais da doença, antecipando essas ocorrências para si. Uma vez que passaram parte de suas vidas com exemplos de manejo sem sucesso do diabetes, normalmente incapacitante ou fatal, o idoso pode desconhecer os progressos no controle da doença.

Esses pacientes podem ficar deprimidos ou com raiva porque essa doença ameaça a qualidade do que resta de suas vidas; podem questionar o valor de trocar um estilo de vida sem limitações por uma vida mais longa, embora com restrições. Podem surgir preocupações relativas a como custear uma dieta e medicamentos especiais com um orçamento já reduzido. Pode ter início um processo de isolamento social decorrente do medo de ter uma crise em público ou enfrentar restrições que os diferenciem dos amigos. Esses pacientes podem questionar sua capacidade de controlar sozinhos o diabetes, preocupando-se com a necessidade de internamento. São preocupações que devem ser admitidas e enfrentadas pelo enfermeiro, reduzindo o risco de outras limitações e promovendo as capacidades individuais de autocuidado (Tabela de Diagnósticos de Enfermagem 26.1). Tranquilizar, oferecer apoio e informar podem reduzir barreiras à aprendizagem do diabetes e de seu controle. As informações no Quadro 26.2 são úteis a todas as situações de instrução ao paciente, oferecem orientação sobre ensino do diabético idoso.

> **CONCEITO-CHAVE**
>
> Uma vez que o diabetes causa impacto e é influenciado por vários aspectos da vida de uma pessoa, educar o paciente deve ser algo abrangente e individualizado.

Terapia com fármacos: uma variedade de medicamentos pode ser usada para controlar a hiperglicemia. Metformina é um agente antidiabético oral, que traz baixo risco de hipoglicemia e costuma ser o tratamento de 1ª linha preferido para pessoas com diabetes tipo 2, não dependentes de insulina. A metformina não deve ser empregada, quando há insuficiência renal, doença hepática, alcoolismo, insuficiência cardíaca congestiva grave, doença vascular periférica grave e doença pulmonar obstrutiva crônica grave. Esse fármaco deve ser administrado imediatamente após as refeições para evitar distúrbios gastrintestinais; iniciar com uma dose menor pode reduzir esse efeito secundário.

Medicamentos sulfoniluréias, como glibenclamida, estimulam a secreção da insulina, bloqueando os canais de potássio sensíveis ao trifostato adenosina (ATP) em células pancreáticas beta. Seu uso em idosos, porém, re-

> **QUADRO 26.1** Conteúdo para a educação de paciente com diabetes
>
> **VISÃO GERAL**
> Definição e descrição do diabetes melito
> Anatomia e fisiologia básicas
> Metabolismo básico de nutrientes
> Impacto do envelhecimento no metabolismo da glicose, apresentação de sintomas, complicações
>
> **NUTRIÇÃO**
> Grupos alimentares, sistema de troca de alimentos
> Exigências nutricionais
> Padrão consistente de ingestão de alimentos
> Planos de cardápio
> Como compreender os rótulos dos alimentos
> Flexibilidade da dieta
>
> **ATIVIDADE E EXERCÍCIO**
> Coordenação e fixação de metas com o profissional de saúde
> Planejamento do exercício de acordo com os níveis de glicose
> Precauções
> Monitoramento da glicose e dos sinais vitais
> Reconhecimento de complicações
> Importância de uma boa ingestão de líquidos
>
> **MEDICAMENTOS**
> Ações
> Doses
> Administração correta
> Precauções
> Efeitos adversos
> Interações
>
> **MONITORIZAÇÃO**
> Finalidade, metas
> Tipos
> Procedimento
>
> **COMO RECONHECER HIPOGLICEMIA E HIPERGLICEMIA**
> Descrição e definição de hipoglicemia e hiperglicemia
> Prevenção
>
> **RECONHECIMENTO DE SINTOMAS**
> Ações que devem ser tomadas para cada um
> Sinais que obrigam ao contato com o profissional de saúde
>
> **PREVENÇÃO DE COMPLICAÇÕES**
> Cuidado dos pés
> Exames de olhos
> Ajustes para cuidados do diabetes durante doenças
> Reconhecimento de complicações (p. ex., infecções, neuropatias)

presenta um risco de hipoglicemia grave, possivelmente relacionada à eliminação retardada dos metabólitos ativos desse fármaco. Há um risco especial em pacientes com demência; pesquisas mostram que as sulfonilureias causam hipoglicemia severa em pacientes com demência, devendo ser usadas com cautela (Abbatecola et al., 2015). Em razão desses riscos, a glipizida e a gliclazida, com meias-vidas mais curtas e bem menos metabólitos ou nenhum, têm a preferência como agentes sulfonilureias, em idosos com diabetes. A geração mais nova das sulfonilureias, representada pela glimepirida, parece ser mais seletiva do que os agentes anteriores, com risco menor de causar vasoconstrição de pequenos vasos. Além de mostrar menos hipoglicemia se comparada à glibenclamida, esse fármaco parece mais específico para os canais de potássio das células das ilhotas, com menos possibilidade de produzir vasoconstrição das coronárias. Comprimidos de sulfonilureias devem ser ingeridos meia hora antes das refeições. Recomenda-se que o fármaco seja iniciado com uma dose menor, cerca de metade da dose normal para adultos e, lentamente, aumentada, se necessário.

Acarbose, inibidor da glicosidase α, reduz hiperglicemia pós-prandial, com efeito menor nos níveis de glicose em jejum, sendo seguro para os idosos. Distúrbios gastrintestinais, especialmente flatulência, são o principal efeito secundário do acarbose, que podem ser minimizados, iniciando-se com uma dose menor e aumentando a dose lentamente, se necessário. Repaglinida é um agente antidiabético insulinotrópico de ação rápida, com eficácia e segurança similares para adultos jovens e idosos. Age principalmente aumentando a secreção de insulina endógena do pâncreas, em resposta a uma refeição. Pode ser tomada com as refeições.

Rosiglitazona e pioglitazona são tiazolidinedionas que podem ser usadas sozinhas ou combinadas com sulfonilureias, metformina ou insulina para controle do diabetes melito tipo 2. Agem principalmente aumentando a sensibilidade à insulina nos tecidos-alvo, além de reduzir a gliconeogênese hepática. Agem, assim, sem estimular a liberação de insulina pelas células pancreáticas beta, diminuindo o risco de hipoglicemia. Risco hipoglicêmico menor faz com que sejam bem apropriadas para uso com idosos. Deve ser investigada a função car-

TABELA 26.1	Diagnósticos de enfermagem relacionados ao diabetes melito
Causas ou fatores contribuintes	**Diagnóstico de enfermagem**[a,*]
Medo do impacto da doença	Ansiedade
Alto risco de perda de parte ou função do corpo	Medo
Hiperglicemia	Potencial para infecção
Sensações diminuídas, confusão ou tontura decorrentes de hipoglicemia	Potencial para lesão
Exames diagnósticos, exigências de cuidados, negação	Conhecimento deficiente
Falta de informação, limitações do autocuidado	Não adesão
Calorias insuficientes para atender às demandas de energia e insulina	Nutrição alterada: menos do que as necessidades corporais
Ingestão calórica com excesso de energia, cobertura de insulina	Nutrição alterada: mais do que as necessidades corporais
Incapacidade para atender às demandas terapêuticas; sensação de que a doença está controlando a vida	Impotência
Neuropatias periféricas, retinopatia	Alteração sensorial/perceptiva
Neuropatia periférica, vaginite	Disfunção sexual
Suscetibilidade a infecções fúngicas, prurido resultante de hiperglicemia	Potencial para integridade da pele prejudicada
Frequência urinária	Padrão de sono perturbado
Função neurovascular alterada, secundária a neuropatias	Perfusão tecidual alterada (periférica)

[a]NANDA-International (NANDA-I). (2014). *Nursing diagnoses: Definitions and classification, 2015–2017*. West Sussex, UK: Wiley-Blackwell.
*N. de R.T. A autora não utiliza, nesta obra, a terminologia proposta pela NANDA 2015–2017 porque esta classificação ainda não contempla o idoso em todas as suas dimensões. Por esse motivo, é feita uma adaptação do modelo proposto pela NANDA para contemplar as características identificadas no idoso a partir de sua prática profissional. Vale mencionar que a NANDA 2018–2020 (Porto Alegre: Artmed Editora, 2018) também segue esse modelo.

QUADRO 26.2 Orientações gerais para educar o paciente

COLETAR DADOS SOBRE A DISPOSIÇÃO PARA APRENDER

Desconforto, ansiedade e depressão podem bloquear a aprendizagem e a retenção do conhecimento. Minorar esses sintomas e dar tempo para que o paciente se desenvolva até a ponto de desejar e enfrentar as informações podem ser tarefas necessárias.

COLETAR DADOS SOBRE AS CAPACIDADES DE APRENDIZAGEM E AS LIMITAÇÕES

Levar em conta o nível educacional do paciente, seus problemas de linguagem, alfabetização, conhecimentos, vontade de aprender, antecedentes culturais, experiência anterior da doença, estado da visão, da memória, da audição, da fala e da condição mental.

ELABORAR O CONTEÚDO DA APRESENTAÇÃO

O plano de informação deve ser específico e claro, além de considerar as prioridades de aprendizagem. Há momentos em que os enfermeiros se sentem obrigados a ensinar todos os detalhes de uma doença, condensando uma infinidade de novos fatos e procedimentos, em tempo muito curto. A maioria das pessoas precisa de tempo para receber, absorver, classificar e traduzir novas informações em mudanças de comportamento. O idoso não é diferente; função cerebral alterada ou respostas mais lentas podem interferir ainda mais em sua aprendizagem. Os pacientes e suas famílias devem desempenhar um papel no estabelecimento das prioridades de ensino, com as informações mais essenciais oferecidas em primeiro lugar, seguidas de outro material relevante. Enfermeiros visitantes e outros recursos devem ser usados após a alta hospitalar, para que seja mantido o plano de ensino, quando o que foi proposto não foi concluído durante a hospitalização.

ALTERAR O PLANO DE ENSINO DIANTE DE CAPACIDADES E LIMITAÇÕES

O enfermeiro pode achar que uma explicação dos efeitos fisiológicos do diabetes seja importante para o diabético mais jovem. O idoso, entretanto, que tende a se confundir ou tem memória fraca, pode não ter benefícios de longo prazo com esse tipo de informação. Talvez seja melhor usar o tempo para reforçar dados sobre a dieta ou garantir que foram retidas as informações mais importantes necessárias para o autocuidado.

PREPARAR O PACIENTE PARA A SESSÃO DE ENSINO-APRENDIZAGEM

Os pacientes precisam compreender que a educação integra os cuidados. Sempre que possível, agendar um momento específico com antecipação para evitar conflito com outras atividades e permitir a presença de familiares se esse for um desejo.

PROPORCIONAR AMBIENTE QUE LEVE À APRENDIZAGEM

Uma área silenciosa, limpa, relaxante e sem cheiros e interferências criará uma boa atmosfera para aprender. Distrações devem ser mínimas, considerando-se a menor capacidade do idoso para controlar múltiplos estímulos.

USAR O MATERIAL EDUCATIVO INDIVIDUALIZADO MAIS EFICIENTE

É importante reconhecer as limitações dos recursos de ensino padronizados e a importância dos métodos individualizados. O que teve sucesso com uma pessoa pode não funcionar com outra. Uma variedade de recursos audiovisuais sofisticados, de preparo comercial e disponível em muitas instituições pode impressionar, mas pode não ser realmente eficiente para determinado paciente. A qualidade de uma gravação de áudio pode ser excelente, mas pode beneficiar pouco o idoso com problemas auditivos. Uma apresentação de eslaides, mesmo lenta, pode apresentar os fatos muito depressa para serem absorvidos por um idoso que tem tempo de resposta retardado. Da mesma forma, as letras em folheto impresso podem parecer diminutas aos seus olhos. A linguagem usada em muitos materiais comercializados pode não ser aquela a que o paciente está acostumado. Recursos originais, feitos manualmente e adequados às necessidades pessoais, podem ter o mesmo valor, ou até mais, que recursos prontos, disponíveis no comércio. É essencial ser seletivo quanto a métodos.

USAR VÁRIAS ABORDAGENS PARA O MESMO CONJUNTO DE CONHECIMENTOS

Quanto maior o número de exposições diferentes a novos materiais, maior é a probabilidade de que o paciente aprenda. Combinar explicações orais com cartazes, diagramas, folhetos, demonstrações, discussões com outros pacientes e recursos audiovisuais.

DEIXAR OS MATERIAIS COM O PACIENTE PARA UMA ANÁLISE POSTERIOR

Costuma ser útil resumir a sessão de ensino por escrito, com linguagem conhecida do paciente. Isso proporciona um material concreto para que o paciente analise sozinho, mais tarde, e reparta com os familiares.

REFORÇAR PONTOS IMPORTANTES

O reforço tem de ser regular e consistente, com todos os funcionários apoiando o plano de ensino. Por exemplo, quando o objetivo dos cuidados do paciente pelos enfermeiros for aumentar a competência da autoinjeção de insulina, quem substituir o enfermeiro que está de folga deve tentar alcançar o mesmo objetivo fixado, em vez de aplicar a injeção na pessoa. O reforço informal das informações durante outras atividades diárias deve também ser planejado.

CONSEGUIR RETORNO

Avaliar se o paciente e a família receberam e entenderam, exatamente, as informações comunicadas. Isso pode ser feito pela observação de demonstrações de retorno, com perguntas e ouvindo as discussões entre os pacientes.

REAVALIAR PERIODICAMENTE

Para ter certeza da retenção e da eficiência das sessões de ensino, reavaliar mais tarde informalmente. Lembrar-se de que assimilar informações pode ser ainda mais difícil para uma pessoa idosa.

REGISTRAR

Descrever, de maneira específica, o que foi ensinado, quando, quem foi envolvido, a metodologia usada, a reação e a compreensão do paciente, planos futuros para outras necessidades de aprendizagem. Esse procedimento auxilia os profissionais a cuidar dos pacientes durante a hospitalização e funciona como um guia aos que oferecem a continuação dos cuidados após a alta.

díaca em todos os pacientes antes do início desses fármacos, já que eles podem precipitar insuficiência cardíaca em pacientes com disfunção no coração. Há necessidade de cautela com indivíduos com doença hepática; as enzimas do fígado devem ser monitoradas com atenção, em todos os pacientes que usam esses fármacos.

Há indivíduos que precisam somente de agentes hipoglicêmicos orais para o controle do diabetes. Os que fazem terapia com insulina, que perderam peso ou não tiveram cetoacidose, podem substituir a insulina por agentes hipoglicêmicos orais. Há os que precisam de mudanças periódicas nas doses de insulina para atender às demandas que se modificam. Esses fatores, combinados com outras dificuldades de controle do paciente diabético idoso, precisam que a condição do paciente seja reavaliada com frequência. É essencial manter a supervisão da saúde como elemento integrante do manejo do diabetes.

> **CONCEITO-CHAVE**
>
> Insulina de escala deslizante não deve ser usada como forma de longo prazo para controle do diabetes, pois traz alto risco de hipoglicemia. Pode ser útil a pacientes recém-diagnosticados com diabetes até o estabelecimento de suas necessidades. Nessas circunstâncias, as prescrições para escala deslizante devem ser reavaliadas em uma semana, com os pacientes sendo observados de forma atenta. Regimes de insulina basal em bolo são aqueles em que insulina basal (de longa ação) propicia controle dos níveis de glicose do sangue por um dia inteiro, e insulina em bolo, de ação rápida, controla os níveis de glicose do sangue após uma refeição. Regimes de insulina basal em bolo assemelham-se muito mais às ações naturais do organismo, permitem flexibilidade nos horários das refeições e reduzem eventos hipoglicêmicos.

Autocuidado e monitoramento do paciente: quando um idoso diabético precisa de injeções de insulina, um fator a ser considerado é sua capacidade de manusear a seringa e o frasco de insulina. Várias demonstrações devem ser feitas durante a internação, especialmente em dias em que há desconforto decorrente da artrite. Além disso, como a maioria dos idosos apresenta algum grau de prejuízo visual, o enfermeiro precisa avaliar sua capacidade de ler a calibragem de uma seringa de insulina. Algumas novas canetas de insulina disponíveis ajudam esses pacientes a administrar a dose correta de insulina com facilidade.

O idoso pode apresentar hiperglicemia sem glicosuria. Entretanto, níveis elevados de glicose no sangue são comuns nessa população, sendo que glicosuria mínima ou leve não costuma ser tratada com insulina. Embora não seja responsabilidade dos enfermeiros a prescrição da insulina necessária, talvez precisem estar atentos às exigências de insulina de cada paciente. As respostas a níveis diferentes de insulina têm de ser observadas com cautela e comunicadas ao médico.

Muitos pacientes com diabetes devem fazer teste do nível de glicose do sangue pelo método de perfuração do dedo. Os pacientes precisam receber instruções sobre a técnica e demonstrar competência em sua realização. Provavelmente, a técnica será substituída bem cedo por um dispositivo com infravermelho, que determina o nível de glicose do sangue, medindo como a luz é absorvida pelo organismo. O paciente perfura o dedo com um medidor pequeno que faz brilhar uma luz infravermelha através da pele. Esse método torna o teste de glicose mais conveniente e indolor para os diabéticos.

O teste da hemoglobina A1c (também chamado de teste da hemoglobina glicada HbA1c, ou glico-hemoglobina) mede a quantidade de hemoglobina glicosilada no sangue, sendo usado para o monitoramento da eficácia do controle da doença. A hemoglobina glicosilada é uma molécula das hemácias que se agrega à glicose. A hemoglobina A1c oferece uma média do controle da glicose do sangue do paciente por um período de 6 a 12 semanas; a variação normal está entre 4 e 6%. No caso de indivíduos diabéticos, a meta é uma HbA1c abaixo de 7%. Trata-se de um exame feito a cada quatro meses.

Também é importante monitorar os triglicerídeos. Pessoas diabéticas correm risco de **síndrome metabólica**, caracterizada pela combinação de triglicerídeos elevados, lipoproteína de alta densidade reduzida (HDL) e obesidade central. O risco de morte prematura por doença cardiovascular é maior em indivíduos com esses fatores. A Associação Americana de Diabetes recomenda que pessoas diabéticas mantenham os níveis de triglicerídeos abaixo de 150 mg/dL.

> **DICA DE COMUNICAÇÃO**
>
> É útil que, com periodicidade, seja analisado como pacientes que tenham tido diabetes há longo tempo estão controlando os cuidados da doença. Eles podem ter alterado sua alimentação ou rotinas de administração de medicamentos sem informar o profissional de saúde. E mais, podem ter questões físicas, emocionais ou cognitivas que interferem na adesão ao plano recomendado. Em lugar de usar perguntas que demandem SIM ou NÃO como resposta (p. ex., ainda administra a própria insulina? Está atendendo à dieta?), solicitar uma descrição dos cuidados de rotina e práticas de administração de fármacos pode ajudar a identificar fatores capazes de influenciar os cuidados e o bem-estar.

Exercício e nutrição: exercícios regulares são importantes para os idosos com diabetes, trazendo múltiplos benefícios à saúde, por exemplo, mais tolerância à glicose, mais força muscular, redução da gordura corporal, melhora no consumo máximo de oxigênio e melhora do perfil dos lipídios (Fig. 26.1). A atividade física pode melhorar a resposta do paciente à insulina, durante o período em que é cumprido o regime de exercícios, quando estes forem suficientes para baixar a frequência cardíaca em repouso. No caso do diabético, um programa vigoroso de exercícios ou mudanças em um programa de exercícios precisam ser revistos com o médico para que sejam evitadas consequências adversas. Por exemplo, exercício de moderado a intenso aumenta a absorção de insulina e eleva o uso da glicose pelos músculos exercitados, levando, potencialmente, a uma hipoglicemia.

Deve-se tentar manter uma ingestão consistente diária de alimentos, uma vez que a dose de insulina é prescrita para dar cobertura a uma quantidade específica de alimentos. Isso pode ser difícil quando o idoso tem uma ingestão alimentar mínima durante a semana quando está sozinho, mas aumenta essa ingestão ao visitar os parentes nos finais de semana ou, então, quando come pouco nas refeições em razão de baixo poder aquisitivo. Os idosos podem ter limitações quanto à capacidade de adquirir e preparar refeições adequadas, por limitações financeiras, energéticas ou sociais, o que pode interferir no controle da doença. Refeições sobre rodas (entrega ao domicílio), tíquetes de alimentação, assistência de vizinhos e outros recursos adequados devem ser empregados em auxílio ao indivíduo. Fatores psicossociais podem influenciar uma ingestão alimentar consistente, da mesma forma que fatores físicos. O enfermeiro e o médico, com cautela, devem avaliar, planejar e controlar as necessidades de insulina diante das necessidades e do estilo de vida próprios do paciente. Os idosos, em hospitais ou casas de longa permanência, exigem atenção especial para que seja garantida uma ingestão regular e adequada de alimentos.

> **CONCEITO-CHAVE**
>
> Fatores psicossociais podem alterar a ingestão alimentar de um dia para outro e afetar as necessidades de insulina.

Uma dieta com teor elevado de carboidratos e fibras controla a liberação de glicose na corrente sanguínea e é capaz de reduzir as exigências de insulina. Suplementos alimentares podem diminuir o risco de complicações. Esses suplementos incluem vitamina B6, ácido fólico, riboflavina (B2), magnésio, zinco e cromo. Algumas plantas com propriedades hipoglicêmicas são o mirtilo, o feno grego, alho, ginseng e folhas de amora silvestre.

> **PARA REFLETIR**
>
> Analise sua agenda de refeições, exercícios, sono e descanso: Há consistência em um padrão que você segue diariamente? De que ajustes precisaria se tivesse de conviver com uma doença como o diabetes?

Complicações

Os idosos estão sujeitos a uma longa lista de complicações decorrentes do diabetes, com maior risco de desenvolver essas complicações do que os adultos mais jovens. A hipoglicemia parece ser uma ameaça maior aos idosos do que a cetoacidose, o que é um problema especial em virtude da possível apresentação de um conjunto diferente de sintomas. Sintomas clássicos, como taquicardia, inquietação, transpiração e ansiedade podem estar completamente ausentes em idosos com hipoglicemia. Em vez disso, qualquer um dos sintomas a seguir pode ser uma primeira indicação do problema: distúrbios comportamentais, convulsões, sonolência, confusão, desorientação, padrões do sono insatisfatórios, dor de cabeça noturna, fala arrastada e inconsciência. Uma hipoglicemia não corrigida pode causar taquicardia, arritmias, infartos do miocárdio, AVE e morte.

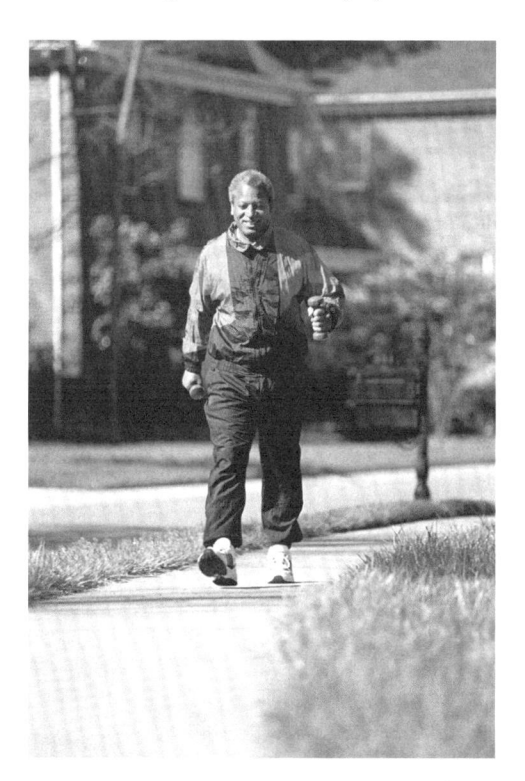

FIGURA 26.1 • Exercícios regulares trazem benefícios múltiplos à saúde para os indivíduos diabéticos idosos.

> **🔑 CONCEITO-CHAVE**
>
> Em vez de apresentarem os sintomas clássicos de hipoglicemia que poderiam ser antecipados quando adultos mais jovens, os idosos podem ter confusão, comportamento anormal, padrão de sono alterado, dor de cabeça noturna e fala arrastada.

Doenças vasculares periféricas são complicações comuns no idoso com diabetes, influenciadas por circulação mais insatisfatória e aterosclerose, normalmente associadas ao avanço da idade. Os sintomas podem variar de entorpecimento e pulsos fracos à infecção e gangrena. Cabe ao enfermeiro identificar e, rapidamente, informar o médico sobre os sintomas de doença vascular periférica. Educar o paciente quanto ao cuidado adequado dos pés e à detecção precoce de problemas nessa região pode ajudar a reduzir o risco do problema; encaminhá-lo ao podiatra também pode trazer benefícios (ver Capítulo 23 sobre os cuidados dos pés).

Outro problema vascular importante em indivíduos idosos com diabetes é a retinopatia, com consequente cegueira. Hipertensos ou diabéticos há muito tempo apresentam risco maior de ter essa complicação. Hemorragia, perturbações pigmentares, edema e distúrbios visuais são manifestações do problema.

Muitos pacientes idosos que tomam sulfonilureias têm hipoglicemia. Há vários fatores associados à idade que aumentam o risco de hipoglicemia, inclusive as mudanças associadas ao envelhecimento na função hepática e renal, que alteram o metabolismo e a excreção dos fármacos. O envelhecimento também está relacionado a prejuízos no sistema nervoso autônomo e reduções na função receptora adrenérgica, sugerindo resposta diminuída à hipoglicemia nos idosos. Isso pode ser perigoso, já que os idosos podem não ter sintomas de alerta, como tremores, transpiração ou palpitação. Antes de ser reconhecida, a hipoglicemia pode evoluir para convulsões ou coma.

As interações de fármacos podem ser importantes fontes de complicações para pacientes diabéticos idosos. Pessoas com mais idade são usuários frequentes de fármacos que, reconhecidamente, aumentam o risco de hipoglicemia, como betabloqueadores, salicílicos, varfarina, sulfonamidas, antidepressivos tricíclicos e álcool. Os enfermeiros devem analisar todos os medicamentos tomados pelo paciente para identificar aqueles que podem interagir com os fármacos antidiabetes. Cabe ainda a esses profissionais perguntar sobre o uso de remédios à base de plantas, que podem afetar os níveis de glicose no sangue.

Uma variedade de outras complicações pode afetar os idosos com diabetes. Prejuízo cognitivo pode ser uma delas. Pesquisas revelaram que o diabetes é um fator no envelhecimento do cérebro, em uma média de 5 anos além dos efeitos normais do envelhecimento, causando declínio cognitivo além do esperado em pessoas com mais idade (Rawlings et al., 2014). Essas pessoas podem ter neuropatias, evidenciadas por sensações de formigamento que evoluem para uma dor como de ferroada ou facada; síndrome do túnel do carpo, parestesias, diarreia noturna, taquicardia e hipotensão postural. Duplicou a taxa de mortalidade decorrente de doença arterial coronariana e arteriosclerose cerebral e houve incidência maior de infecções do trato urinário. Apresentam ainda risco maior de problemas surgidos em quase todos os sistemas do organismo. A detecção precoce de complicações é fundamental e pode ser facilitada por intervenções do enfermeiro e educação do paciente. O controle competente do idoso diabético é uma atividade fundamental, que exige habilidade considerável e significa um enorme desafio e responsabilidade à prática da enfermagem. Reconhecer as diferenças na sintomatologia, no diagnóstico, no manejo e nas complicações é fundamental. O Quadro 26.3 traz algumas metas potenciais para o plano de cuidados. Os recursos que beneficiam pacientes diabéticos são parte da lista no final deste capítulo.

QUADRO 26.3 | Metas do plano de cuidados para paciente diabético

Verbalizar um entendimento do diabetes e de seu controle.
Demonstrar a técnica correta para administrar o medicamento antidiabético.
Demonstrar o método correto para testar a glicose periférica do sangue.
Estar livre de sinais de hipoglicemia e hiperglicemia.
Descrever sinais e sintomas de hipoglicemia e choque de insulina.
Adaptar o controle do diabetes ao estilo de vida.
Manter o peso em nível adequado, ou perder alguns quilos.
Envolver-se em um programa de exercícios regulares.
Estar sem lesão.
Estar sem infecção.
Estar sem prejuízos à integridade da pele.
Estar sem complicações associadas ao diabetes.

ESTUDO DE CASO

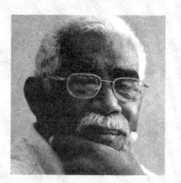

Sr. Cláudio, viúvo com 75 anos de idade e que mora sozinho, está visitando o centro de saúde primária para exames semestrais regulares. No ano anterior, foi diagnosticado com diabetes, a ser controlado por dieta e um agente hipoglicêmico oral. Hoje, descobriu-se que o paciente apresenta nível elevado de glicose no sangue, com sinais de desidratação. Perguntado sobre os sintomas, admite sentir-se sem energia ultimamente.

Diante de perguntas, sr. Cláudio confirma estar tomando os medicamentos conforme receitado; quando mostra ao enfermeiro o frasco receitado, o profissional nota que o suprimento de medicamentos por 90 dias foi obtido há mais de quatro meses. Questionado sobre a dieta, o paciente parece evasivo e comenta "Jamais fui grande cozinheiro, mas dou conta".

DESENVOLVENDO O PENSAMENTO CRÍTICO

- Quais fatores podem estar contribuindo para os sintomas do sr. Cláudio?
- Qual tipo de perguntas pode ser feito para que sr. Cláudio aprenda mais sobre os fatores que colaboram com seu problema?
- Quais recursos podem auxiliar sr. Cláudio a tratar os vários fatores que podem estar interferindo no controle de seu diabetes?

Hipotireoidismo

Tiroxina (T4) e tri-iodotironina (T3) são hormônios essenciais, produzidos pela glândula tireoide. O envelhecimento afeta essa glândula, de inúmeras formas, inclusive atrofia moderada, fibrose, aumento de nódulos coloides e um pouco de infiltração linfocítica. Embora a produção de T4 diminua com o envelhecimento, acredita-se que seja um processo compensatório relacionado ao uso reduzido dos tecidos pelo hormônio; não mudam muito os níveis dos hormônios da tireoide.

Uma concentração de hormônio da tireoide abaixo do normal nos tecidos é chamada de hipotireoidismo. É uma condição que aumenta a prevalência com o passar dos anos, sendo mais comum nas mulheres do que nos homens. Essa condição pode ser primária, em consequência de processo de doença que destrói a glândula tireoide, ou secundária, causada por secreção insuficiente pela hipófise do hormônio estimulador da tireoide (TSH). O hipotireoidismo primário caracteriza-se por índice de T4 livre baixo ou com T4 livre e nível de TSH elevado; o secundário mostra índice T4 livre reduzido, ou índice T4 livre e TSH baixo. Pode existir hipotireoidismo subclínico, em que o indivíduo não apresenta sintomas, mas tem TSH elevado e T4 normal. Quando há sintomas, mas os níveis de TSH, T3 e T4 estão normais, a verificação do nível de hormônio liberador de tirotropina (TRH) pode beneficiar o paciente. O nível deste é mais sensível do que outros níveis da tireoide, podendo ajudar a revelar função tireoidiana abaixo do normal.

Sintomas

Sintomas de hipotireoidismo podem, com facilidade, passar despercebidos, ou ser atribuídos a outras doenças. Incluem:

- fadiga, fraqueza e letargia;
- depressão e desinteresse pelas atividades;
- anorexia;
- aumento do peso e das maçãs do rosto;
- prejuízo auditivo;
- edema periorbital ou periférico;
- constipação;
- intolerância ao frio;
- mialgia, parestesia e ataxia;
- pele seca e escassez de pelos.

Tratamento

O tratamento inclui reposição do hormônio da tireoide, usando T4 sintético (p. ex., sintroide e tiroxina). No início, recomenda-se uma dosagem baixa para evitar exacerbação de doença assintomática da artéria coronária, ocorrência possível em consequência de reposição rápida. Preparados desidratados para a tireoide são evitados. O monitoramento regular oferece um retorno relativo à necessidade de ajuste dos fármacos.

> **CONCEITO-CHAVE**
>
> No começo do tratamento, prescreve-se reposição da tireoide com dose baixa e, lentamente, aumenta-se a dose, com supervisão atenta para evitar complicações cardíacas.

As medidas de enfermagem devem oferecer suporte ao plano de tratamento e ajudar os pacientes no controle dos sintomas (p. ex., prevenir constipação e oferecer mais roupas para compensar a intolerância ao frio). É importante que os pacientes entendam que a reposição da tireoide possa ser uma exigência para toda a vida.

Hipertireoidismo

No outro extremo do hipotireoidismo está uma condição conhecida como hipertireoidismo. Nela, a tireoide secreta quantidades excessivas de hormônios da tireoide. Essa doença tem menor prevalência do que o hipotireoidismo nos idosos; afeta mais as mulheres do que os homens. Uma causa potencial de hipertireoidismo em pacientes idosos a ser analisada tem relação com uso de amiodarona, um fármaco cardíaco com iodo, que se deposita nos tecidos e distribui iodo à circulação por longos períodos de tempo. Disfunção de tireoide induzida por amiodarona predomina; devem ser feitas sondagem inicial e monitorização periódica em pacientes que tomam amiodarona para uma avaliação de seu impacto na função da tireoide (Farhan et al., 2013).

Os exames diagnósticos podem ser um desafio, visto que exames de sangue nem sempre refletem o hipertireoidismo. Isso ocorre, em particular, em idosos desnutridos, cujos níveis de T3 estão menores em virtude da condição nutricional. Assim, a secreção em excesso levará o T3 a ficar dentro de uma variação normal. O diagnóstico conta com uma avaliação do T4 e do T4 livre, do TSH e do aumento da absorção de sondagens de radionuclídeos da tireoide.

Sintomas

Os sintomas clássicos de hipertireoidismo incluem diaforese, taquicardia, palpitações, hipertensão, tremor, diarreia, fixação do olhar, atraso da pálpebra, insônia, nervosismo, confusão, intolerância ao calor, aumento da fome, fraqueza de músculos proximais e hiperreflexia. Assim como no hipotireoidismo, porém, os idosos podem apresentar sintomas atípicos. Por exemplo, pode não ocorrer aumento da transpiração e, no caso de história de constipação crônica, a diarreia pode estar ausente e, no momento, ocorrerem movimentos intestinais regulares.

Tratamento

O tratamento do hipertireoidismo depende da causa. Na doença de Graves (distúrbio autoimune que leva à produção de um anticorpo contra o receptor do TSH), que estimula o crescimento da tireoide e a produção excessiva do hormônio da tireoide, ou quando existe um único nódulo autônomo, o tratamento usual consiste em medicamentos antitireoide ou iodo radiativo. Quando **bócio** multinodular tóxico é a causa subjacente, a preferência pode recair na cirurgia em virtude da resposta retardada e incompleta aos medicamentos. Pode surgir hipotireoidismo como complicação em indivíduos que passaram por cirurgia ou terapia com iodo radiativo.

Pacientes com história de doença tireoidiana precisam de monitoração especial diante de doença aguda, cirurgia ou trauma, porque são situações capazes de precipitar tirotoxicose extrema (explosão tireoidiana). Nesse caso, pode ser necessária hospitalização para que o nível da tireoide retorne à variação normal.

Resumo do capítulo

Alterações que se dão no sistema endócrino, com o envelhecimento, incluem reduções na atividade da tireoide, absorção de iodo radioativo, secreção e liberação de tirotropina, volume da glândula pituitária, liberação de insulina pelo pâncreas e secreção do hormônio adrenocorticotrópico. Essas mudanças, em última análise, reduzem a secreção de estrogênio, progesterona, androgênio, cetoacidose 17 e glicocorticosteroides.

O diabetes tipo 2 afeta 20% da população e pode ser de difícil diagnóstico no estágio inicial em razão da ausência de sintomas clássicos. Alguns indícios de diabetes entre pessoas com mais idade incluem hipotensão ortostática, doença periodontal, AVE, hipotonia gástrica, impotência, neuropatia, confusão, glaucoma, contratura de Dupuytren e infecção. Uma vez que o limiar renal para a glicose aumenta com o envelhecimento, os idosos podem estar hiperglicêmicos sem evidências de glicosuria, limitando, assim, a validade dos exames de glicose urinária. Vários exames de tolerância à glicose são recomendados para um diagnóstico concreto da doença. É importante o controle criterioso porque os idosos correm alto risco de desenvolver complicações como hipoglicemia, doença vascular periférica, retinopatia, dano cognitivo e interações farmacológicas. Uma vez que o diabetes pode causar grande impacto na vida do paciente e ter consequências graves, é fundamental atendimento amplo e individualizado, além de orientações.

O hipotireoidismo aumenta a prevalência com o envelhecimento. Facilmente, os sintomas podem não ser notados, ou confundidos com outras condições. O tratamento consiste em terapia de reposição com fármaco sintético tireoidiano, receitado, inicialmente, em dose baixa, com aumento gradativo.

O hipertireoidismo predomina menos que o hipotireoidismo nos adultos com mais idade. Os sintomas comuns podem não aparecer, e o diagnóstico pode ser um desafio, contando com avaliação de T4 e T4 livre, TSH e rastreamento de absorção aumentada de radionuclídeos da tireoide. O tratamento dependerá da causa. Fundamental é uma monitorização especial, quando pessoas com doença tireoidiana têm trauma, cirurgia ou alguma doença grave, uma vez que isso pode ocasionar tireotoxicose extrema.

APLICANDO CONHECIMENTO NA PRÁTICA

Use of Basal Insulin and the Associated Clinical Outcomes among Elderly Nursing Home Residents with Type 2 Diabetes Mellitus: A Retrospective Chart Review Study

Fonte: Davis, K. L., Wei, W., Meyers, J. L., Kilpatrick, B. S., & Pandya, N. (2014). Clinical Interventions in Aging, 9, 1815–1822.

Muitos moradores em lares para idosos têm diabetes melito tipo 2 e, em razão do avanço da idade, correm alto risco de complicações decorrentes da doença. Recomendações recentes aconselham o não uso de regimes com insulina de escala deslizante para controle do diabetes, sugerindo, em lugar disso, um regime com insulina basal em bolo, que é visto como promessa de melhores resultados. Essa pesquisa retrospectiva examinou prontuários de mais de 2.000 moradores de lares para idosos para identificação do grau de uso de regimes com insulina em escala deslizante. Os pesquisadores descobriram que metade dos moradores que recebiam insulina basal estavam em regime de escala deslizante, apesar das recomendações protocolares.

Manter o uso de regimes com insulina em escala deslizante, quando as pesquisas aconselham não ser essa a melhor abordagem, contraria o uso de uma prática baseada em evidências. Uma vez que os enfermeiros costumam ser os responsáveis pela realização dos exames rotineiros da glicose e da administração da insulina em moradores diabéticos em lares para idosos, deve ser levado em conta o papel desses profissionais na promoção da adesão a novos protocolos clínicos. Os enfermeiros podem demonstrar maior apoio à prática baseada em evidências e à defesa dos cuidados com a melhor qualidade aos pacientes, quando questionam prescrição médica que parece contrariar protocolos aceitos de prática.

APRENDENDO NA PRÁTICA

Com 83 anos de vida, o sr. Vicente tem um diagnóstico de diabetes melito. Com 1,93 m e 131 kg, seu excesso de peso contribui para o problema. Ele e a esposa, também obesa, foram aconselhados e orientados sobre a necessidade de reduzir o peso e seguir boas práticas alimentares.

Na primeira visita de acompanhamento, o sr. Vicente apresentou quase 2 kg a mais de peso. Questionado, reconheceu não seguir o plano alimentar, ingerindo, em vez disso, massas pesadas, frituras e bolos que a esposa continua a preparar. "Ela cozinha muito bem e adoro os pratos que prepara", informou.

A esposa, que o acompanha nas visitas, acrescenta, "Ele anda tão preocupado com o diabetes; essas delícias ajudam-no a acalmar-se. Afinal, na nossa idade, comer bem é um dos poucos prazeres restantes".

O prontuário indica que o sr. Vicente foi informado sobre problemas circulatórios e visuais que tem, muito provavelmente relacionados ao diabetes; assim, recebeu informações dos riscos associados a uma não adesão.

Como você equilibraria os hábitos e os desejos alimentares de toda uma vida do sr. Vicente, em relação aos riscos a que está sujeito? Quais ações implementaria?

EXERCITANDO O PENSAMENTO CRÍTICO

1. Discutir as razões para o uso de normas diferentes para interpretar os resultados dos exames de tolerância à glicose dos idosos.
2. Descrever os desafios ao bem-estar físico e psicossocial enfrentados pelo paciente diabético idoso.
3. De que formas as mudanças associadas ao envelhecimento afetam a apresentação de sintomas e riscos associados a diabetes e a doença da tireoide?
4. Elaborar um plano de ensino para uma pessoa com hiperlipidemia que inclua terapias naturais e complementares.

Recursos *online*
American Diabetes Association
http://www.diabetes.org
American Heart Association
http://www.americanheart.org
National Diabetes Education Program
http://www.ndep.nih.gov
National Diabetes Information Clearinghouse
http://www.diabetes.niddk.nih.gov

Bibliografia
Abbatecola, A. M., Barbagallo, M., Incalzi, R. A., Pilotto, A., Bellelli, G., et al. (2015). Severe hypoglycemia is associated with antidiabetic oral treatment compared with insulin analogs in nursing home patients with type 2 diabetes and dementia: Results from DIMORA study. *Journal of the American Medical Directors Association, 16*, 349.e7–349.12. Published online February 7, 2015 at http://www.jamda.com/article/S1525-8610(14)00839-1/abstract.

Farhan, H., Albulushi, A., Taqi, A., Al-Hashim, A., Al-Saidi, K., et al. (2013). Incidence and pattern of thyroid dysfunction in patients on chronic aniodarone: Experience at a tertiary care center in Oman. *Open Cardiovascular Medicine Journal, 7*, 122–126, Published online November 7, 2013 at http://www.ncbi.nlm.nih.gov/pmc/articles/PMC3866614/.

Rawlings, A. M., Sharrett, A. R., Schneider, A. L. C., Coresh, J., Albert, M., et al. (2014). Diabetes in midlife and cognitive change over 20 years. *Annals of Internal Medicine, 161*(11), 785–793.

CAPÍTULO 27

Saúde do sistema tegumentar

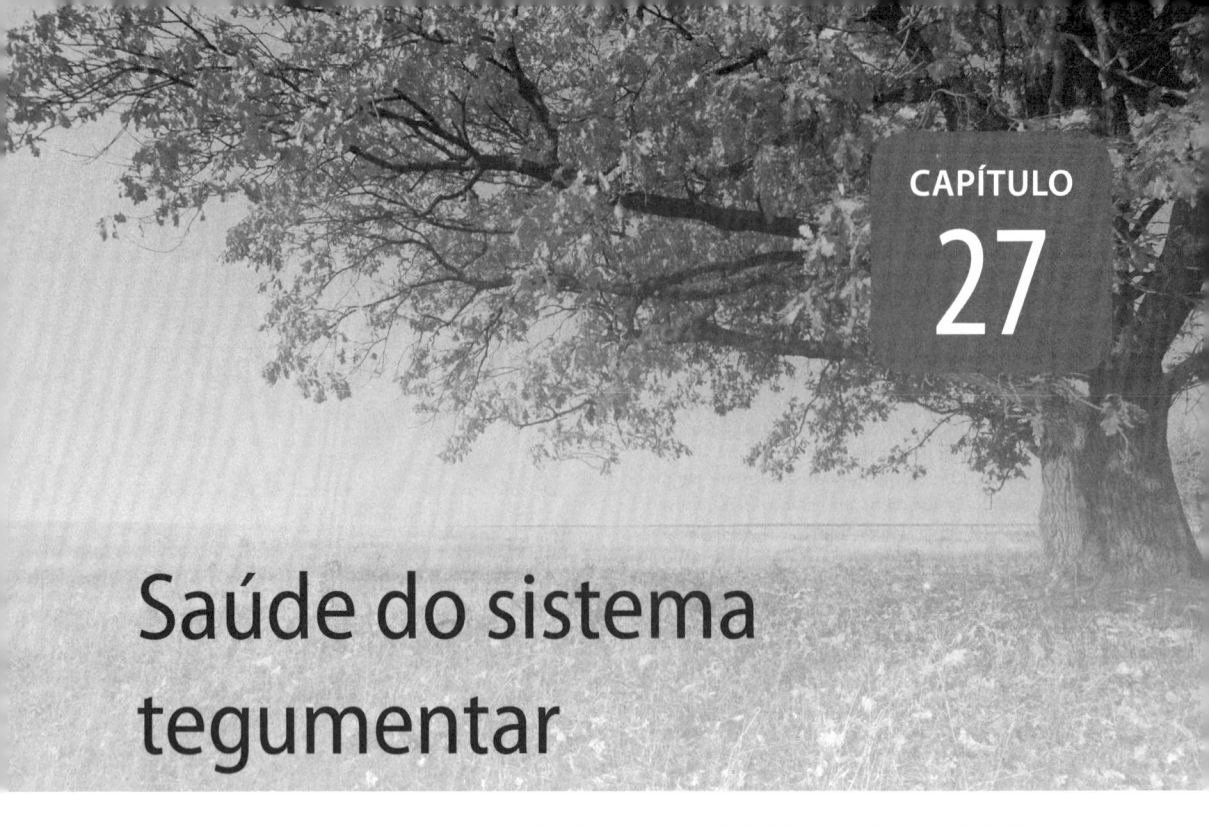

VISÃO GERAL

Efeitos do envelhecimento na pele

Promoção da saúde do sistema tegumentar

Problemas de pele relacionados
- Prurido
- Ceratose
- Ceratose seborreica
- Câncer de pele
- Lesões vasculares
- Lesão por pressão

Considerações gerais de enfermagem para problemas de pele
- Promoção da normalidade
- Uso de terapias complementares

OBJETIVOS DE APRENDIZAGEM

A leitura deste capítulo possibilitará a você:

1. Resumir os efeitos do envelhecimento no sistema tegumentar.
2. Listar práticas que promovem uma boa saúde do sistema tegumentar em pessoas idosas.
3. Descrever sinais de prurido, ceratose, seborreica, câncer de pele, dermatite por estase e lesão por pressão em idosos e os cuidados de enfermagem para esses problemas e patologias.
4. Discutir as medidas que ajudam os idosos a enfrentar problemas de pele e a se sentir normais.
5. Identificar terapias complementares que promovam a boa saúde o sistema tegumentar de idosos.

TERMOS PARA CONHECER

Epiderme: camada externa da pele

Ceratose: lesões pequenas e claras na epiderme

Melanócitos: células epidérmicas que dão cor à pele

Manchas da Mongólia: áreas escuras e irregulares (que lembram hematomas), em geral encontradas nas nádegas, na porção inferior das costas e, em menor quantidade, em braços, abdome e coxas; predominam em africanos, asiáticos ou em pessoas com antecedentes entre os índios norte-americanos

Fotoenvelhecimento (elastose solar): alterações na pele que resultam de exposição a raios ultravioleta

Lesão por pressão: dano localizado à pele e/ou a tecidos moles subjacentes, que resultam de pressão, ou de pressão combinada com acisalhamento ou fricção

Prurido: comichão

Turgor: elasticidade

Talvez os efeitos mais óbvios do envelhecimento sejam as mudanças que envolvam a pele. Além dos efeitos do envelhecimento, práticas anteriores de saúde também influenciam muito o estado da pele no final da vida. Em contrapartida, a condição da pele na velhice influencia a saúde geral das pessoas com mais idade. Em outras palavras, os problemas que envolvem outros sistemas do organismo podem ser consequência de uma pele pouco saudável. Como os enfermeiros gerontólogos costumam ter mais contato direto com os idosos em comparação com outros profissionais de saúde, têm um papel importante na promoção de uma pele saudável e na identificação de sinais de problemas.

EFEITOS DO ENVELHECIMENTO NA PELE

Linhas e vincos, unhas mais espessas e embranquecimento dos cabelos são lembretes constantes do processo de envelhecimento. Resultam de alterações comuns do passar dos anos no sistema tegumentar e incluem achatamento da junção dermoepidérmica, espessura e vascularidade reduzidas da derme, menor taxa de substituição epidérmica, degeneração de fibras elásticas, aumento da aspereza do colágeno e redução de **melanócitos**. A crescente fragilidade da pele traz desafios aos idosos e a seus cuidadores, pois se elevam os riscos de lacerações, contusões, lesões por pressão e infecções da pele. Além disso, os efeitos do envelhecimento desse sistema na aparência pessoal são sinais muito claros do processo, com potencial de afetar a imagem corporal, o autoconceito, as reações de terceiros, a socialização e outros fatores psicossociais.

PROMOÇÃO DA SAÚDE DO SISTEMA TEGUMENTAR

Algumas medidas gerais podem ajudar a prevenir e controlar problemas dermatológicos nos idosos. É importante evitar agentes de ressecamento, roupas ásperas, roupa de cama com excesso de sabão ou amaciante e outros itens que irritam a pele. Boa nutrição e hidratação da pele podem ser promovidas com atividades, óleos de banho, cremes e massagens. Embora limpar a pele seja importante, banhos em excesso podem ser prejudiciais; banhos diários parciais com esponja e banhos completos a cada 3 ou 4 dias são suficientes para a média dos idosos. Atenção precoce a **prurido** e lesões de pele, bem como seu tratamento, são aconselhados para prevenir irritação, infecção e outros problemas.

Exposição a raios ultravioleta acarreta danos à pele, ocasionando um problema conhecido como ***elastose solar***, ou ***fotoenvelhecimento***. Perda da elasticidade e formação de rugas na pele caracterizam esse envelhecimento prematuro da pele induzido pelo sol. Indivíduos de pele clara, que se queimam com facilidade ao se expor ao sol, correm alto risco desse problema. As alterações de pele associadas com a exposição à radiação ultravioleta podem levar anos para aparecer; portanto, tomar sol na juventude afeta a condição da pele nos anos posteriores de vida. Cremes com filtro solar são benéficos para proteger a pele; o fator de proteção solar (FPS) necessário dependerá da facilidade com que a pele é queimada pelo sol, podendo ir de 15 ou mais em pessoas muito sensíveis, até 4 a 6 em quem raramente se queima e bronzeia-se com facilidade. Cabe aos enfermeiros lembrar aos pacientes de que danos à pele podem ocorrer em dias nublados também porque os raios ultravioletas atravessam nuvens.

Com o aumento da prevalência de câncer de pele na fase tardia da vida, informar os idosos sobre os exames da pele quanto a anormalidades é uma ação benéfica. Os enfermeiros devem estimular as pessoas com mais idade a examinar todo o corpo, com atenção especial aos sinais de pele que possam indicar possíveis carcinomas. Para ajudá-los a lembrar os sinais que devem ser levados à atenção médica, os enfermeiros podem orientá-los quanto aos A, B, C e D da detecção de sinais não saudáveis:

- **A—Assimetria:** quando um sinal não for redondo ou simétrico, ou quando metade dele não for igual à outra metade, pode sinalizar melanoma.
- **B—Irregularidade das bordas:** sinais cancerígenos apresentam bordas irregulares, que podem ser desiguais, ásperas, entalhadas ou indistintas.
- **C—Cor:** a cor típica de um sinal é consistentemente marrom no seu todo. Um sinal que muda de cor com o tempo ou que varia a tonalidade de marrom, bronzeado e escuro pode ser indício de câncer. Se o melanoma evoluiu, o sinal pode ficar avermelhado, azulado ou esbranquiçado.
- **D—Diâmetro:** sinais de pele cancerígenos podem ter mais de seis milímetros de diâmetro (cerca de um quarto de polegada).

Outras variações dos chamados sinais de beleza que podem indicar melanoma incluem: altura elevada da superfície de pele, horizontal ou verticalmente; mudança na sensação, como coceira, sensibilidade ou dor, e a tendência a sangrar quando coçado. O conhecimento desses sinais possibilita que os idosos sejam proativos nos cuidados de sua saúde, buscando avaliações e tratamento enquanto os problemas estão ainda em estágio inicial.

Alerta de domínio conceitual

Sinais com bordas desiguais, irregulares, entalhadas ou apagadas podem ser carcinomas. Sinais cancerígenos podem ter cerca de 6 mm de diâmetro.

Embora menos graves do que a possibilidade de câncer de pele, as questões tegumentares que afetam a aparência compõem outra área para a promoção da saúde. Todas as pessoas devem ser estimuladas a ter a melhor das aparências. Entretanto, as tentativas de evitar as consequências normais do processo do envelhecimento podem se frustrantes. O dinheiro que pode ser usado em necessidades mais básicas é, algumas vezes, investido em tentativas de desafiar a realidade. Cabe ao enfermeiro reforçar para pessoas jovens e idosas que não há creme, loção ou fármaco milagroso que acabe com as rugas e linhas, ou que devolva a pele da juventude. O esclarecimento de ideias erradas sobre produtos rejuvenescedores pelo enfermeiro pode estimular o uso de cosméticos que protejam a pele e mantenham uma aparência atraente; muitos benefícios podem advir dessa prática.

Como cada vez mais os idosos estão recorrendo à cirurgia plástica estética, os enfermeiros gerontólogos verão os benefícios de informar-se sobre os vários tipos de intervenções cirúrgicas. Além disso, podem ajudar os pacientes a localizar cirurgiões plásticos especializados com idosos. Os pacientes devem estar atentos ao fato de que nem todos os profissionais são habilitados nesse tipo de cirurgia e devem saber que algumas complicações infelizes resultaram de profissionais não especialistas' que fazem cirurgia plástica ou injetam colágeno ou silicone nos pacientes. Os enfermeiros também devem investigar as razões pelas quais os pacientes querem a cirurgia estética, certificando-se de ser uma decisão racional e não sintoma de um problema subjacente, como depressão ou distúrbio neurótico. Conselhos e terapia podem ser uma necessidade mais urgente do que a intervenção cirúrgica, em algumas circunstâncias. Talvez a sociedade comece a aceitar mais e a compreender melhor o processo de envelhecimento e substitua o mascaramento de seus efeitos com cosméticos e cirurgias por uma valorização da beleza natural que o passar dos anos confere.

PARA REFLETIR

Quanto seu autoconceito se baseia na aparência física? Como você antecipa a reação às manifestações físicas do envelhecimento?

O contato direto com os pacientes permite aos enfermeiros a detecção de problemas de pele que podem não ser aparentes a outros profissionais da saúde. É importante a avaliação regular da condição da pele (Guia de Investigação 27.1) e a identificação de diagnósticos de enfermagem (Tabela de Diagnósticos de Enfermagem 27.1), bem como de problemas que precisam de encaminhamento para atenção médica. Uma vez que complicações graves, como novas lesões por pressão, podem resultar de problemas de pele não detectados, atenção à condição da pele é essencial.

PROBLEMAS DE PELE RELACIONADOS

Prurido

O problema dermatológico mais comum nos idosos é o **prurido**. Embora mudanças atróficas por si só possam ser responsáveis por esse problema, o **prurido** pode ser precipitado por qualquer circunstância que resseque a pele, como excesso de banhos e calor seco. Diabetes, arteriosclerose, hipertireoidismo, uremia, doença do fígado, câncer, anemia perniciosa e alguns problemas psiquiátricos também contribuem para aparecimento de **prurido**. Quando não corrigida, a comichão pode

ESTUDO DE CASO

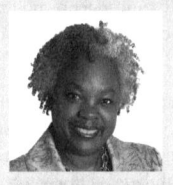

Dona Luísa tem 70 anos de idade; é uma mulher atraente que se veste bem, parecendo ter menos idade. Informa ter enviuvado no começo do ano e começado a namorar. "Tendo a dar atenção a homens mais jovens e muitos gostam de ficar com uma mulher madura", comentou. "Fiz plástica no rosto aos 55 anos e fiquei ótima; estou pensando em fazer outra, para que possa parecer jovem outra vez".

DESENVOLVENDO O PENSAMENTO CRÍTICO
- O que você diria à d. Luísa?
- Quais conselhos daria a ela?

GUIA DE INVESTIGAÇÃO 27.1
Estado da pele

OBSERVAÇÕES GERAIS
Grande parte dos problemas do sistema tegumentar está evidente a olho nu. Uma observação rápida pode ser útil para avaliar cor, umidade e limpeza da pele, bem como presença de lesões. Sinais como palidez ou rubor podem indicar problemas de saúde.

ENTREVISTA
Perguntar ao paciente sobre comichão, sensações de ardência na superfície da pele e outros sintomas associados a problemas de pele. Aproveitar essa oportunidade também para analisar práticas de banho e lavagem dos cabelos.

EXAME FÍSICO
- *Superfície da pele:* examinar toda a superfície da pele, da cabeça aos pés, inclusive atrás das orelhas, nas dobras de pele, sob as mamas e entre os dedos dos pés. Banhos e massagens são boas oportunidades para examinar a pele durante os cuidados do paciente. Observar os sinais, as lacerações, o descoloramento e qualquer outro achado incomum. Ficar atento a áreas de pressão que podem ser de difícil detecção, em pessoas de pele escura.
- *Lesões:* descrever todas as lesões da forma mais detalhada possível quanto a cor (p. ex., violeta, preto, hipopigmentada), configuração (p. ex., linear, separada, confluente, anular), tamanho (p. ex., medida do comprimento e do diâmetro), secreções e tipo. Os termos usados para descrever os tipos de lesão incluem:
  - *Mácula:* mancha pequenina e impalpável, ou descoloração.
  - *Pápula:* descoloração com menos de 0,5 cm de diâmetro, com elevação palpável
  - *Placa:* grupo de pápulas
  - *Nódulo:* lesão com 0,5 a 1 cm de diâmetro, com elevação palpável; a pele pode ou não apresentar descoloração
- *Tumor:* lesão com mais de 1 cm, com elevação palpável; a pele pode ou não estar descolorida
- *Vergão:* elevação avermelhada ou esbranquiçada, que pode apresentar tamanhos variados
- *Vesícula:* lesão com menos de 0,5 cm de diâmetro, com líquido e elevação palpável
- *Bolha:* lesão com mais de 0,5 cm de diâmetro, com líquido e elevação palpável
- *Pústula:* lesão com líquido purulento; de tamanho variável e elevação palpável
- *Fissura:* rachadura na pele
- *Úlcera:* depressão aberta na pele, que pode ocorrer em tamanhos variados
- *Manchas da Mongólia*: deve-se considerar que muitos indivíduos com ascendência africana, asiática ou indígena norte-americana têm as manchas da Mongólia. São áreas escuras e irregulares (semelhantes a contusões), que podem ser encontradas nas nádegas, na parte inferior das costas e, em menor grau, em braços, abdome e coxas.
- *Turgor da pele*: testar o turgor da pele, beliscando delicadamente áreas diferentes. O turgor da pele tende a estar insatisfatório na maioria dos idosos; entretanto, as áreas acima do esterno e da testa apresentam menor redução do turgor associada ao envelhecimento e são áreas boas para avaliar essa característica.
- *Tolerância à pressão:* deve ser investigada examinando-se um ponto de pressão depois de o paciente ficar em uma mesma posição por meia hora. Se houver hiperemia, ele deve ser submetido a uma agenda de mudança de posição a cada meia hora. Se não houver hiperemia, o paciente pode permanecer na mesma posição por uma hora e, então, ser examinado. Quando a hiperemia não estiver aparente, aumentar os períodos em meia hora de cada vez, até duas horas.
- *Temperatura:* fazer uma avaliação rápida da temperatura da pele com o dorso das mãos tocando várias áreas. Observar frio ou diferenças de temperatura entre os membros.

---

causar o ato traumático de coçar, levando a fissuras e infecção da pele. Reconhecimento rápido do problema e implementação de medidas corretivas são, assim, essenciais. Quando possível, a causa subjacente deve ser corrigida. Há necessidade de coleta criteriosa de dados para garantir que condições como a sarna, que requer medidas especiais, não estejam presentes. Óleos para banho, loções hidratantes e massagem trazem benefício ao tratamento e à prevenção do **prurido**. Suplementos vitamínicos e uma dieta de alta qualidade e rica em vitaminas podem ser recomendados. A aplicação tópica de óxido de zinco é eficaz no controle da comichão em al-

TABELA 27.1	Diagnósticos de enfermagem relacionados a problemas dermatológicos
Causas ou fatores contribuintes	**Diagnóstico de enfermagem[a,*]**
Aparência alterada do corpo	Ansiedade
Prurido, infecção, úlcera	Dor
Úlcera; pele fragilizada	Potencial para infecção
Pele mais fragilizada	Potencial para lesão
Mudanças na pele, nos cabelos e nas unhas associadas à idade; dor	Distúrbio na imagem corporal
Autoconceito alterado por mudanças associadas ao envelhecimento; epitélio vaginal mais frágil	Disfunção sexual
Pele fragilizada; imobilidade	Integridade da pele prejudicada
Autoconceito alterado devido a mudanças tegumentares, associadas ao envelhecimento	Interação social prejudicada
Locais de pressão, úlceras	Perfusão tecidual alterada (periférica)

[a]NANDA-International (NANDA-I). (2014). *Nursing diagnoses: Definitions and classification, 2015–2017.* West Sussex, UK: Wiley-Blackwell.
*N. de R.T. A autora não utiliza, nesta obra, a terminologia proposta pela NANDA 2015–2017 porque esta classificação ainda não contempla o idoso em todas as suas dimensões. Por esse motivo, é feita uma adaptação do modelo proposto pela NANDA para contemplar as características identificadas no idoso a partir de sua prática profissional. Vale mencionar que a NANDA 2018–2020 (Porto Alegre: Artmed Editora, 2018) também segue esse modelo.

guns indivíduos. Anti-histamínicos e esteroides tópicos também podem ser receitados para alívio.

> **CONCEITO-CHAVE**
>
> Banhos em excesso e calor seco ressecam a pele e podem promover prurido.

Ceratose

As **ceratoses**, também chamadas de ceratoses actínicas ou solares, são lesões pequenas e de cor clara, normalmente cinza ou marrom, em áreas expostas da pele. A queratina pode ficar acumulada nessas lesões, ocasionando a formação de uma espécie de corno cutâneo, com uma base levemente avermelhada e edemaciada. Agentes e ácidos congelantes podem ser usados para destruir essas lesões, mas uma desidratação elétrica, ou uma excisão cirúrgica, assegura uma remoção mais completa. Observação atenta do enfermeiro quanto a mudanças nas lesões ceratóticas é essencial, pois elas são pré-cancerígenas.

Ceratose seborreica

As ceratoses seborreicas são projeções escuras semelhantes a verrugas que aparecem na pele (Fig.27.1). Os idosos costumam tê-las em várias partes do corpo. Podem ser pequenas como cabeças de alfinete ou grandes como uma moeda de 25 centavos. Tendem a aumentar de tamanho e quantidade com o passar dos anos. Nas áreas sebáceas do tronco, rosto e pescoço e em indivíduos com pele oleosa, essas lesões têm aparência escura e oleosa; em áreas menos gordurosas, têm aspecto ressecado e cor clara. Normalmente, as ceratoses seborreicas não apresentam edema ou hiperemia ao redor da base. Atividade abrasiva, algumas vezes, com pedaço de gaze com óleo, retira ceratoses seborreicas pequenas. Lesões maiores e com volume podem ser removidas com agentes congelantes ou com curetagem e cauterização. Embora benignas, é importante a avaliação médica dessas lesões para distingui-las de lesões pré-cancerígenas. Além disso, o benefício estético de sua remoção também é valorizado pelo paciente com mais idade.

Câncer de pele

Há três principais cânceres de pele, comuns na fase tardia da vida: carcinoma celular basal, carcinoma celular esca-

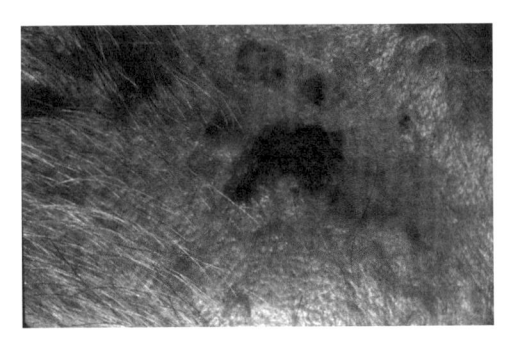

FIGURA 27.1 • Ceratose seborreica. (De Rosenthal, T.C., Williams, M.E., & Naughton, B.J. [2007]. *Office care geriatrics.* Philadelphia, PA: Lippincott Williams & Wilkins.)

O melanoma tende a sofrer metástase, ou disseminar-se, de forma mais fácil do que outras modalidades de câncer de pele, o que o torna fatal se não detectado precocemente. Sua incidência está aumentando nos Estados Unidos, possivelmente pela exposição ao sol. Indivíduos de pele clara correm maior risco de desenvolver melanomas do que a população em geral, sendo que a incidência aumenta com o envelhecimento.

Os melanomas podem ser classificados como:

- *Melanoma maligno lentigo*: lesão achatada, com pigmentação escura, marrom, esbranquiçada ou avermelhada ocorre, com predominância, em áreas do corpo expostas ao sol. Aumenta com o tempo e fica com a pigmentação cada vez mais irregular. A idade média para o diagnóstico é de 67 anos.
- *Melanoma de disseminação superficial*: a maior parte dos melanomas é desse tipo. A lesão aparece como uma placa de pigmentação variável, com bordas irregulares. Pode ocorrer em qualquer área do corpo. Sua incidência atinge o auge na meia-idade e continua elevada até a oitava década de vida.
- *Melanoma nodular*: pode ser encontrado em qualquer superfície corporal e apresenta-se como uma pápula de pigmentação escura que aumenta de tamanho com o tempo.

Lesões suspeitas devem ser avaliadas e submetidas à biópsia (Fig. 27.2B). Normalmente, os melanomas são submetidos à excisão, com a remoção de parte do tecido do entorno e da gordura subcutânea. Há médicos que recomendam a remoção de todos os nódulos linfáticos aumentados e palpáveis. O prognóstico depende mais da profundidade do melanoma do que do tipo.

Cabe aos enfermeiros ensinar os idosos a fazer o autoexame em busca de melanomas e a identificação de sinais que demonstrem mudanças na pigmentação ou no tamanho e realizar uma avaliação das lesões suspeitas. A detecção precoce melhora o prognóstico.

Lesões vasculares

Mudanças associadas ao envelhecimento podem enfraquecer as paredes das veias e reduzir a sua capacidade de responder a aumento da pressão venosa. Fatores como obesidade e hereditariedade são adicionais ao problema. Paredes enfraquecidas de vasos causam veias varicosas. Retorno venoso insatisfatório e a congestão resultante provocam edema dos membros inferiores, que acarreta nutrição tecidual insatisfatória. Com o acúmulo de detritos nas pernas insatisfatoriamente nutridas, transportados de forma inadequada com o retorno venoso, as pernas evidenciam uma aparência pigmentada, com ranhuras e exsudação. Pode ocorrer dermatite por estase, uma condição inflamatória associada à insuficiência venosa crônica. O ato subsequente de coçar, irritação ou outros traumas (que podem resultar de meias com elásticos apertados), ocorridos com

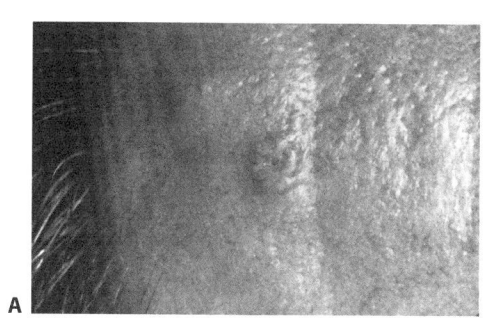

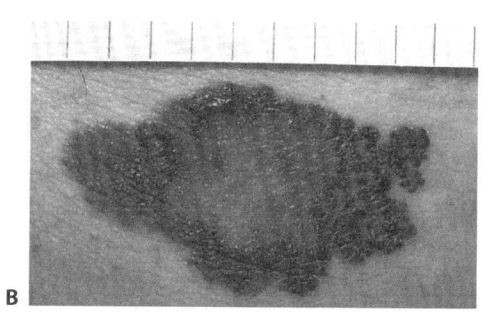

FIGURA 27.2 • Tipos comuns de câncer de pele: (A) Carcinoma celular basal. (B) Melanoma. (De Rosenthal, T.C., Williams, M.E., & Naughton, B.J. [2007]. *Office care geriatrics*. Philadelphia, PA: Lippincott Williams & Wilkins.)

moso e melanoma. O carcinoma celular basal, a forma mais comum de câncer de pele, cresce lentamente, com metástases raras. Os fatores de risco para o seu aparecimento incluem idade avançada e exposição ao sol, radiação ultravioleta e radiação terapêutica. Costuma ocorrer no rosto, embora possa surgir em qualquer local do corpo. Quando aparece, tende a ser pequeno, com elevações em forma de domo, cobertas por pequenos vasos sanguíneos, que costumam assemelhar-se a sinais de pele benignos com cores vivas, com uma superfície "perolada" (Fig. 27.2A). A superfície é, algumas vezes, escura em vez de brilhante, quando a excrescência contém pigmentos de melanina.

Conforme o nome indica, o carcinoma celular escamoso tem origem nas células escamosas que se encontram na superfície da pele, no revestimento dos órgãos côncavos do corpo e nas passagens do trato respiratório e digestório. Exposição ao sol é o fator mais prevalente que contribui para o aparecimento desse câncer, embora outros fatores menos comuns (p. ex., exposição a hidrocarbonos, arsênico, radiação) possam facilitar o crescimento. Esse tipo de carcinoma pode aparecer em tecido cicatricial e também está associado à supressão do sistema imune. São cânceres que costumam aparecer como nódulos firmes da cor da pele ou hiperemiados. Normalmente, o carcinoma celular escamoso permanece na epiderme, mas pode sofrer metástase; o lábio inferior é um local comum.

dermatite por estase, podem, então, com facilidade, levar à formação de úlceras nas pernas. Essas úlceras, conhecidas como úlceras por estase, costumam aparecer na região medial da tíbia, acima do maléolo, e, antes do colapso da pele, apresentar-se como uma descoloração escura.

As úlceras por estase precisam de atenção especial para facilitar a cicatrização. A infecção deve ser controlada, e o tecido necrosado, removido antes de ocorrer a cicatrização. Uma boa alimentação é um elemento importante da terapia, com recomendação de uma dieta rica em vitaminas e proteínas. Após a cicatrização, deve-se ter preocupação em evitar situações que promovam dermatite por estase. O paciente pode precisar de orientações a respeito da dieta para reduzir o peso ou para o planejamento de refeições de boa qualidade. O retorno venoso pode ser estimulado, elevando-se as pernas várias vezes ao dia e evitando-se interferências à circulação, como permanecer de pé por longos períodos, sentar com as pernas cruzadas e usar elásticos. Meias elásticas para suporte podem ser prescritas e, ainda que funcionem, podem ser um desafio para alguns idosos na hora de sua aplicação. O enfermeiro precisa avaliar a capacidade desses indivíduos para a colocação correta das meias e orientá-los, quando necessário. Alguns pacientes podem precisar de ligação e esvaziamento das veias para evitar outros episódios de dermatite por estase.

Lesão por pressão

> **CONCEITO-CHAVE**
>
> Em 2016, o *Painel Consultivo Nacional de Úlcera de Pressão* decidiu uma importante alteração nos termos. O termo úlcera por pressão foi substituído por *lesão por pressão*, de modo a representar, com mais exatidão, lesões que afetam uma pele intacta e ulcerada. Também foram feitas algumas atualizações nos estágios da lesão por pressão.

Anóxia tecidual e isquemia, resultantes de pressão, podem causar necrose, desprendimento de camadas de pele e ulceração tissular. A isso dá-se o nome comum de **lesão por pressão**, antes conhecida como úlcera por pressão. O Quadro 27.1 apresenta o sistema recomendado para descrever os estágios das úlceras por pressão. Esse sistema de estadiamento é usado pelo recurso Conjunto de Dados Mínimos para uma coleta de dados de moradores de casas de longa permanência.

Qualquer parte do corpo pode desenvolver uma lesão por pressão, mas os locais mais comuns incluem o sacro, o trocânter maior e as tuberosidades esquiais (Fig. 27.3). Os idosos correm alto risco de úlceras de pressão, pois:

- Têm uma pele fragilizada e com facilidade de ser danificada.
- Costumam apresentar estado nutricional insatisfatório.
- Têm reduzidas sensações de pressão e dor.
- São afetados, com mais frequência, por problemas de imobilidade e edema, que contribuem para o colapso da pele.

Além do desenvolvimento mais fácil de lesões por pressão nos idosos, essas lesões demandam um período maior para cicatrizar do que nos indivíduos mais jovens. Assim, a conduta de enfermagem mais importante é a prevenção de sua formação. Para tanto, é fundamental evitar pressão sem alívio. Estimular a atividade ou virar o paciente que não tem movimentos independentes é uma necessidade. A tolerância de cada paciente à pressão (ver Guia de Investigação 27.1) determina a frequência das mudanças de posição; pode não ser suficiente fazê-lo a cada duas horas para todos os pacientes, e lesões por pressão podem surgir com uma agenda única de mudanças. Forças de cisalhamento que fazem com que duas camadas de tecido se movimentem uma sobre a outra devem ser evitadas, evitando-se elevar a cabeceira da cama além de 30º, não permitir que o paciente deslize no leito e erguer o paciente, em vez de puxá-lo, quando de sua movimentação. Usar travesseiros, almofadas de ar, colchões com alternância de pressão e colchões de água pode disseminar a pressão sobre as saliências ósseas. Deve, porém, ser enfatizado que esses dispositivos não eliminam a necessidade de mudanças frequentes de posição. Ao se sentarem em cadeira ou poltrona, os pacientes devem ser lembrados com veemência de movimentar-se, com assistência para trocar o lado que suporta o peso de seu corpo, a determinados intervalos. Pele de ovelha e protetores para o calcanhar são úteis para prevenir irritação em saliências ósseas. O enfermeiro deve certificar-se de que os lençóis estejam sem pregas e verificar ainda se na cama não há objetos estranhos, como seringas e demais utensílios. Deve ser ainda observada sensibilidade quando usados dispositivos para diagnóstico ou terapia (p.ex., aparelhos imobilizadores, manguitos para pressão), pois podem aplicar pressão, causando lesões à pele.

> **CONCEITO-CHAVE**
>
> Alguns pacientes idosos podem desenvolver sinais de lesões por pressão, mesmo mudando de posição a cada duas horas, necessitando de reposicionamento mais frequente.

Uma dieta com muitas proteínas e vitaminas para manter e melhorar a saúde dos tecidos também é essencial para evitar a formação de lesões por pressão. Bons cuidados da pele são outro ingrediente essencial na prevenção. A pele deve ser mantida limpa e seca, secar o paciente com leves pancadinhas evitará irritação resultante do ato de esfregar a pele com uma toalha. Óleos e loções para banho, usados como profilaxia, ajudam a manter a pele macia e intacta. Massagear as saliências ósseas e

QUADRO 27.1 Estágios das lesões por pressão

LESÃO TECIDUAL PROFUNDA
Uma área violeta ou amarronzada de pele intacta, ou uma bolha cheia de sangue, em razão de dano ao tecido subjacente. A área pode estar dolorida, firme ou mole, quente ou fria. Pode evoluir de forma rápida e expor camadas adicionais de tecido.

ESTÁGIO 1
Há uma área persistente de hiperemia na pele (sem fissuras), que não desaparece quando a pressão é aliviada. Normalmente, sobre uma saliência óssea

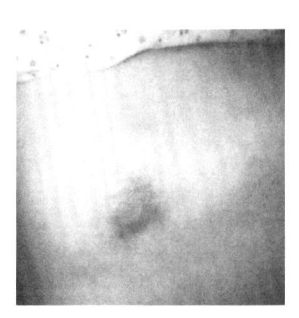

ESTÁGIO 2
Há perda parcial da espessura das camadas de pele que envolvem a epiderme, apresentando-se clinicamente como bolha intacta ou aberta/rompida, ou fissura não tão profunda.

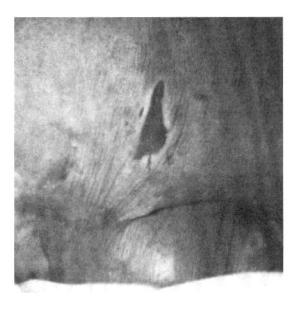

ESTÁGIO 3
Uma boa espessura da pele é perdida, incluindo a epiderme, expondo os tecidos subcutâneos; há uma fissura profunda, com ou sem tunelagem e tecido adjacente solapado.

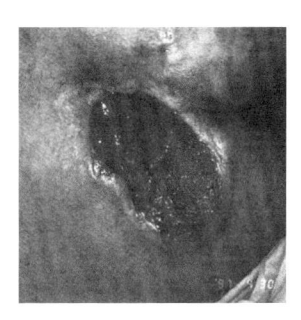

ESTÁGIO 4
A espessura total da pele e o tecido subcutâneo são perdidos, expondo músculo, osso, ou ambos; há uma fissura profunda que pode incluir tecido necrosado, laceração ou escara. Tunelagem e danos profundos costumam estar presentes

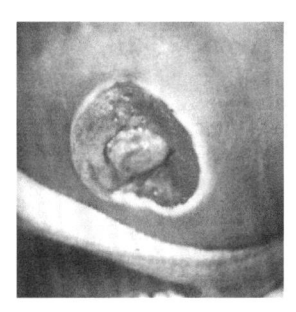

NÃO PASSÍVEL DE ESTADIAMENTO
Perda de tecido na espessura total, com a base coberta por laceração e/ou escara. O estágio só pode ser determinado após remoção de laceração ou escara, de modo a expor a base e a real profundidade da ferida.

LESÃO EM TECIDO PROFUNDO POR PRESSÃO
Área localizada de descoloração profunda, hiperemiada e não passível de branqueamento, ou de cor violeta, com leito escuro da ferida, ou bolha com sangue, em razão de pressão forte ou prolongada, ou força de cisalhamento. A pele pode estar intacta ou não.

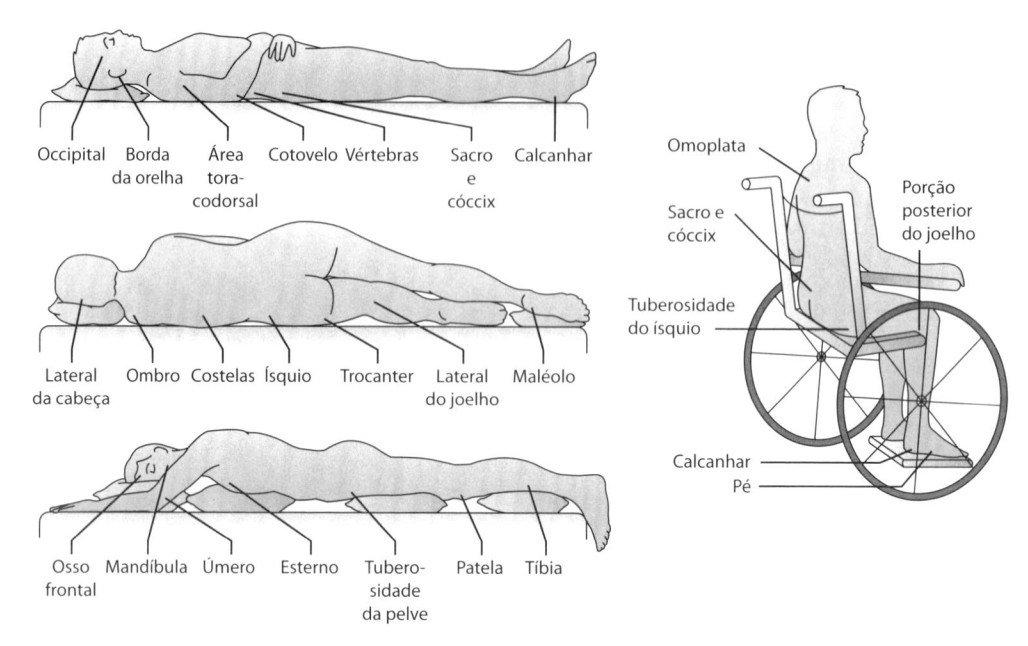

FIGURA 27.3 • Locais comuns de lesões por pressão nas posições supinada e sentada. (De Miller, C. (2015). *Nursing for wellness in older adults* (7th ed.). Philadelphia, PA: Lippincott Williams & Wilkins.)

fazer exercícios de amplitude de movimentos promovem a circulação e ajudam a manter bem nutridos os tecidos. O paciente incontinente deve ser totalmente higienizado com sabonete e água, além de seco, após cada episódio, evitando, assim, colapso da pele por irritação resultante de material excretado.

DICA DE COMUNICAÇÃO

A resposta da pele quanto aos danos que sofre varia entre os indivíduos; é importante, então, que os cuidadores compreendam os riscos peculiares e as medidas de prevenção para seus pacientes. Cabe ao enfermeiro uma análise dos riscos de cada paciente e das medidas para reduzir problemas. O enfermeiro não deve pressupor que, pelo fato de o cuidador ter treinamento completo como auxiliar, compreenda como as ações são adaptadas a cada paciente, ou que ele tenha lido e entendido o plano de cuidados.

Assim que percebidas evidências de lesão por pressão, é necessária a intervenção agressiva para evitar os vários riscos associados ao prejuízo da integridade da pele. As medidas de tratamento dependem do estado da lesão por pressão, conforme identificação destes sinais:

- *Hiperemia*: vermelhidão da pele que aparece rapidamente, podendo desaparecer se a pressão for removida. Não há fissuras na pele e os tecidos subjacentes continuam macios. O alívio da pressão com o uso de um quadrado de espuma aderente é útil; aconselha-se proteger a pele com algum produto protetor como o hidrocolóide, antes da aplicação do adesivo.
- *Isquemia*: a hiperemia da pele surge em até seis horas de pressão sem alívio, normalmente acompanhada de edema e intumescimento. Podem ser necessários vários dias para que essa área retorne à cor normal, espaço de tempo em que bolhas podem aparecer na epiderme. A pele deve ser protegida com protetor solar. Se a superfície da pele estiver rompida, deverá ser limpa diariamente com solução salina fisiológica ou por produto sugerido pela instituição.
- *Necrose*: pressão sem alívio, por mais de seis horas, pode ocasionar ulceração, com uma base necrosada. Esse tipo de ferida requer curativo transparente que proteja contra bactérias, embora seja permeável a oxigênio e vapor de água. Irrigação total é fundamental nas trocas de curativo. Antibióticos tópicos são usados algumas vezes. Pode demorar semanas ou até meses, para que ocorra a cicatrização completa.
- *Dano a tecidos profundos*: se a pressão não for aliviada, a necrose atingirá a fáscia e, potencialmente, o osso. Escara, uma crosta coagulada e espessa, costuma estar presente; destruição e infecção ósseas podem ocorrer. A menos que a escara seja removida, o tecido subjacente continuará a sofrer colapso, sendo essencial o desbridamento.

Consequente ao risco elevado de formação de lesão por pressão entre pacientes idosos, aconselha-se aos enfermeiros gerontólogos uma coleta de dados sobre o risco de cada paciente à formação dessas lesões, na baixa hospitalar ou no primeiro contato. Vários instrumentos usados há décadas podem auxiliar uma avaliação objetiva do risco de lesões por pressão, como a Escala de Braden (Bergstrom, Allman e Carlson, 1994) e a escala de Norton (Norton, McLaren e Exton-Smith, 1962). O Instrumento do estágio da Úlcera de Pressão (Bates-Jensen, 1996) é um recurso que oferece uma forma de investigar e monitorizar lesões por pressão, utilizando 13 indicadores (p. ex., tamanho, exsudato, tecido necrosado, edema e granulação). Dependendo da população de pacientes atendida e dos tipos de cenários clínicos, as agências e as instituições podem criar seus próprios instrumentos de coleta de dados do risco e de monitoramento das lesões por pressão.

> **CONCEITO-CHAVE**
>
> Não deve ser feito estadiamento reverso de uma lesão por pressão. Durante cicatrização de uma lesão, referir-se a ela como "estágio cicatricial ___" e enunciar o estágio mais elevado em que se encontra a lesão a ser investigada.

CONSIDERAÇÕES GERAIS DE ENFERMAGEM PARA PROBLEMAS DE PELE

Promoção da normalidade

Apoio psicológico pode ser especialmente importante para o paciente com um problema dermatológico. Diferentemente de distúrbios respiratórios, cardíacos e outros, os problemas dermatológicos costumam ser visualmente desagradáveis para o paciente e outras pessoas. As visitas e os funcionários podem, sem necessidade, evitar tocar o paciente e ficar com ele, como reação a seus problemas de pele. O enfermeiro pode tranquilizar os visitantes quanto à segurança do contato com o paciente, orientando sobre quaisquer precauções especiais que devam ser seguidas. O mais importante a ser enfatizado é o fato de o paciente estar ainda normal, com necessidades e sentimentos normais, valorizando as interações e os contatos usuais.

Muitos adultos com mais idade sofrem diante dos sinais visíveis do envelhecimento, refletidos pelas rugas. Pessoas de todas as idades têm de ser informadas de que rugas podem ser prevenidas, evitando-se excessiva exposição ao sol e usando protetor para a pele. Há produtos tópicos (p. ex., ácidos hidróxidos a ou b) capazes de reduzir a formação de rugas. Com a disseminação de anúncios de cirurgias estéticas, essa opção de ganho de uma pele com aparência mais jovem pode ser levada em conta pelos mais velhos; conselhos devem ser dados às pessoas para que procurem profissionais com experiência nesses procedimentos.

Uso de terapias complementares

Há séculos, várias plantas são usadas para tratar problemas de pele. Seu uso ainda se mantém, conforme evidenciado por cremes, loções e xampus com babosa, camomila e outros extratos vegetais. A babosa tem propriedades emolientes quando usada externamente e muitas pessoas a acham útil para o tratamento de cortes e queimaduras menores. Aplicação externa do extrato da camomila é empregada para inflamação da pele. Existe um tipo de noz conhecida como hamanélis há muito conhecido pelos efeitos adstringentes, sendo aplicada externamente para tratar contusões e edema.

Óleos essenciais são cada vez mais usados para prevenir e tratar problemas de pele. Por exemplo, óleo de tomilho, como antisséptico; óleo linalol de tomilho e óleo de pau-rosa para acne tópica, óleo de alecrim para regeneração celular e óleos de manjericão, canela, alho, lavanda, limão, sálvia, segurelha e tomilho para picada e ferroada de insetos. A aplicação tópica de óleo de hortelã pode causar efeito anti-inflamatório e acelerar a cicatrização de feridas e queimaduras leves.

Alguns remédios homeopáticos e naturopáticos estão sendo empregados no tratamento de erupções de pele, da mesma forma que a acupuntura. *Biofeedback,* imagem orientada e exercícios de relaxamento podem ajudar a controlar os sintomas de alguns distúrbios dermatológicos.

Há uma crença de que suplementos alimentares também podem ser benéficos para problemas de pele, entre os mais recomendados estão zinco, magnésio, ácidos graxos essenciais e vitaminas A, complexo B, B6 e E. Cabe aos enfermeiros persuadirem os pacientes a conversar sobre o uso de terapias complementares com seus médicos.

Resumo do capítulo

O sistema tegumentar passa por várias mudanças visíveis com o envelhecimento. Levantar dados da pele pode trazer indicadores de condições no organismo.

Ainda que ceratoses seborreicas sejam mais um problema estético do que clínico, devem ser diferenciadas da ceratose solar, que pode ser pré-cancerígena e demandar monitoração atenta. Carcinoma de célula basal, carcinoma de célula escamosa e melanoma são os principais cânceres de pele na fase tardia da vida.

Dermatite de estase, associada à insuficiência venosa crônica, pode, com facilidade, levar ao aparecimento de lesões por estase. Boa alimentação e prevenção de infecções facilitam a cicatrização.

Lesões por pressão preocupam muito os idosos, que podem tê-las com mais facilidade. Coletar dados de fatores de risco e elaborar planos para sua redução, adaptados aos riscos peculiares da pessoa, são medidas essenciais de enfermagem.

Uma vez que condição e aparência da pele são importantes para o autoconceito, algumas pessoas que envelhecem procuram métodos de tratamento das rugas e das linhas que aparecem. Os enfermeiros podem encaminhar esses indivíduos a cirurgiões plásticos com experiência em cirurgias com idosos e ajudar esses pacientes a avaliar as alegações de cuidados de pele e produtos antienvelhecimento; trata-se de auxílio para que sejam evitadas ameaças e gastos financeiros desnecessários.

APLICANDO CONHECIMENTO NA PRÁTICA

Pressure Ulcer Prevention in Nursing Homes: Nurse Descriptions of Individual and Organization Level Factors

Fonte: Dellefield, M. E., & Magnabosco, J. L. (2014). Geriatric Nursing, 35(2), 97–104.

Com base em evidências de que, antes da elaboração de um plano de implementação de alguma mudança na prática, importa levantar dados de fatores individuais e organizacionais que possam influenciar a alteração, e os pesquisadores investigaram os fatores associados à prevenção de lesões de pressão em instituições para idosos. Consideram a questão muito importante já que a prevenção continuada de lesões de pressão em instituições para idosos é difícil de ser alcançada. Dezesseis enfermeiros de dois Centros de Vida Comunitária de Cuidados VHA participaram da pesquisa e foram entrevistados sobre fatores relativos ao indivíduo e à organização que influenciavam comportamentos da equipe funcional.

Os pesquisadores descobriram que os três fatores mais importantes que colaboravam com o sucesso eram trabalho em equipe, comunicação e compromisso com os pacientes. Os participantes indicaram certa falta de retorno do desempenho por chefe da enfermagem como fator negativo para a motivação do desempenho.

Essa pesquisa demonstra que, quando uma prática nova, como prevenção de lesão por pressão, é introduzida, há mais a ser considerado do que apenas ensinar à equipe funcional as etapas do procedimento, ou os fatos acerca das causas e da prevenção. A boa comunicação entre vários funcionários é importante para a investigação dos riscos e o partilhamento dos conhecimentos sobre cada paciente. Práticas eficientes de chefia, que reconheçam os esforços da equipe funcional e ofereçam retorno, reforçam comportamentos que intensificam a implementação. Além disso, aumentar a preocupação da equipe funcional com os seres humanos por ele cuidada transforma um procedimento impessoal em algo que apoia uma abordagem de cuidados. Abordagem multifacetada e holística à implementação de uma prática como prevenção de lesão por pressão pode facilitar a implementação exitosa.

APRENDENDO NA PRÁTICA

Você está atuando em uma unidade de cuidados intensivos e percebe que, embora a equipe funcional seja altamente habilitada na monitorização dos pacientes e ofereça tratamentos complexos, os profissionais dão menos atenção à mudança das posições dos pacientes e à verificação da condição da pele. Não é raro que pacientes com mais idade tenham lesões por pressão durante a permanência na unidade. Você menciona isso a um dos enfermeiros, que responde "Trata-se do menor dos problemas. Preocupamo-nos em mantê-los com vida".

Mesmo que você valorize as complexidades do atendimento dado, ainda acha que os pacientes não desenvolver deveriam ter lesões por pressão enquanto na unidade.

O que você pode fazer para tratar desse aspecto e ao mesmo tempo manter a harmonia com os colegas de trabalho?

EXERCITANDO O PENSAMENTO CRÍTICO

1. Discutir as implicações psicossociais das lesões por pressão e do melanoma maligno.
2. Descrever como determinar uma agenda individualizada de mudanças de posição.
3. Elaborar um protocolo para prevenir lesões por pressão.

Recursos *online*

Agency for Healthcare Research and Quality
Pressure Ulcers in Hospitals: A Toolkit for Improving Quality of Care
http://www.ahrq.gov/research/ltc/pressureulcertoolkit/
American Academy of Facial and Reconstructive Plastic Surgery
http://www.aafprs.org/patient/procedures/proctypes.html
American Cancer Society
http://www.cancer.org
Braden Scale for Predicting Pressure Ulcer Risk
http://www.in.gov/isdh/files/Braden_Scale.pdf
National Arthritis and Musculoskeletal and Skin Diseases Information Clearinghouse
http://www.nih.gov/niams
National Pressure Ulcer Advisory Panel
http://npuap.org
Skin Cancer Foundation
http://www.skincancer.org
Wound, Ostomy, and Continence Nursing Society
http://www.wocn.org

Bibliografia

Bates-Jensen, B. M. (1996). *Why and how to assess pressure ulcers.* Presented at the Ninth Annual Symposium on Advanced Wound Care, Atlanta, April 20, 1996.
Bergstrom, M., Allman, R. M., & Carlson, E. D. (1994). *Treatment of pressure ulcers.* Clinical Practice Guideline No. 15, AHCPR Pub No 95-0652. Rockville, MD: U.S. Department of Health and Human Services, Public Health Service, Agency for Health Care Policy and Research.
Norton, D., McLaren, R., & Exton-Smith, A. N. (1962). *An investigation of geriatric nursing problems in the hospital.* London, UK: National Corporation for the Care of Old People.

CAPÍTULO 28

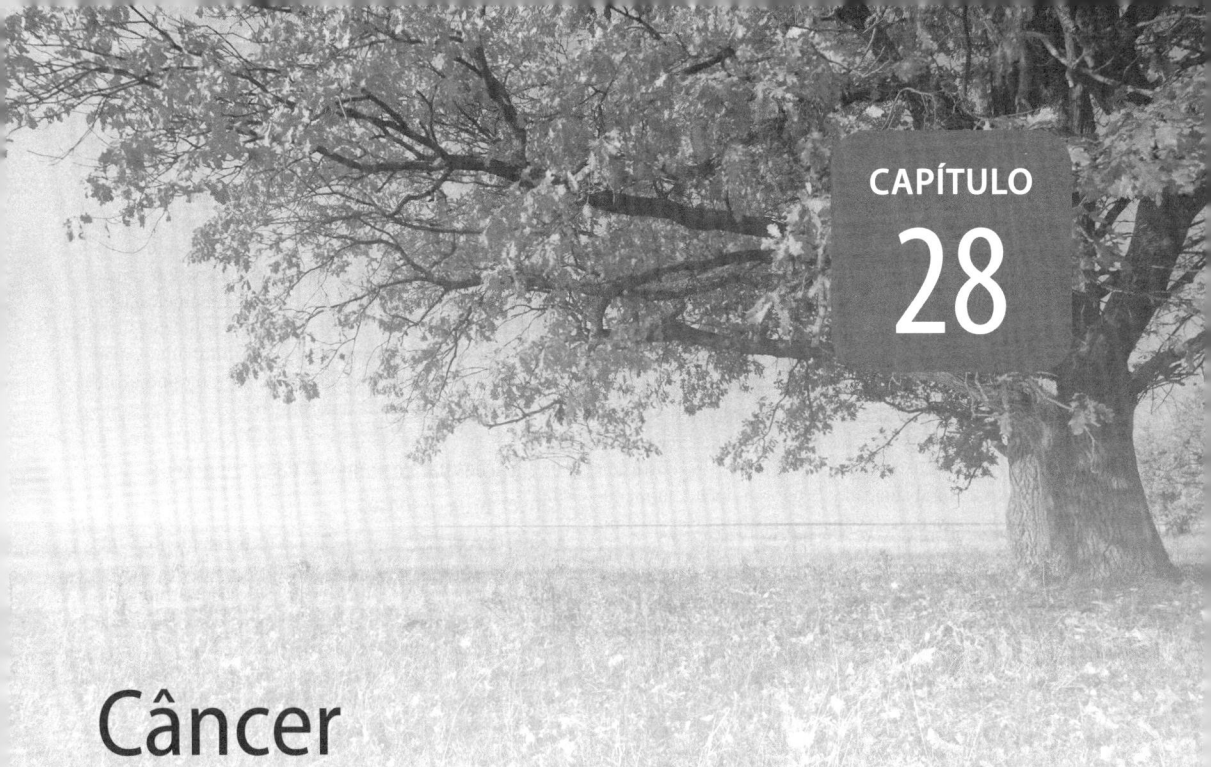

Câncer

VISÃO GERAL

Envelhecimento e câncer
  Desafios específicos para os idosos com câncer
  Explicações para o aumento da incidência de câncer entre os idosos

Fatores de risco, prevenção e sondagens

Tratamento
  Tratamento convencional
  Tratamento complementar

Considerações de enfermagem para idosos com câncer
  Promoção de educação ao paciente
  Promoção de cuidados excelentes
  Promoção de apoio aos pacientes e às famílias

OBJETIVOS DE APRENDIZAGEM

A leitura deste capítulo possibilitará a você:

1. Discutir a prevalência e os riscos de câncer em idosos.
2. Descrever as razões para o câncer ser mais complexo nos idosos.
3. Listar os fatores que aumentam o risco de câncer.
4. Delinear medidas preventivas capazes de reduzir o risco de câncer nos idosos.
5. Descrever os riscos aumentados dos idosos que fazem tratamento convencional para o câncer.
6. Discutir as razões pelas quais os pacientes escolhem utilizar a medicina complementar.
7. Listar questões que devem ser avaliadas ao se escolher a medicina complementar para pacientes com câncer.
8. Discutir as considerações de enfermagem no cuidado de pacientes idosos com câncer.

TERMOS PARA CONHECER

BRCA: gene do câncer de mama; exames de sangue podem ser feitos para identificação de mutações em um ou dois genes suscetíveis a câncer de mama (*BRCA1* e *BRCA2*)

Terapias complementares: integram as principais práticas dos ocidentais; intervenções mente-corpo, métodos de manipulação e baseados no corpo, terapias de base biológica e terapias energéticas

SPF/FPS: classificação do fator de proteção solar usado para indicar a proteção que oferecem

Cuidar de adultos idosos com câncer é um aspecto quase inevitável da enfermagem gerontológica. O câncer é uma doença de pessoas idosas, sendo a segunda principal causa de morte em indivíduos a partir de 65 anos (Centers for Disease Control and Prevention, 2013). A maior parte dos novos casos é diagnosticada em idosos e a probabilidade de ter essa doença aumenta muito com o avançar dos anos. O Instituto Nacional do Câncer (INCA) admite que a idade é o único fator de risco mais importante para o câncer. As taxas dessa doença aumentam a partir da infância, acelerando-se na fase tardia de vida. Mesmo que não houvesse aumento nas taxas de câncer, sua prevalência em idosos aumentará no futuro uma vez que essa população continua a aumentar.

> **CONCEITO-CHAVE**
> Mais da metade dos indivíduos diagnosticados com câncer tem mais de 65 anos de idade.

Os enfermeiros gerontólogos desempenham um papel muito importante na prevenção, no diagnóstico e no tratamento do câncer. Encorajar indivíduos de todas as idades a ter hábitos de vida saudáveis pode ajudar a diminuir os fatores de risco de surgimento do câncer. Informar os pacientes sobre testes de câncer e facilitar as suas tentativas de conseguir realizá-los possibilita a detecção precoce da doença, aumentando, assim, as taxas de sobrevida. Intervenções de enfermagem criativas, holísticas e habilitadas, que ofereçam apoio – físico, emocional e espiritual – a pessoas com câncer e seus entes queridos promovem a melhor qualidade de vida possível na presença da doença.

ENVELHECIMENTO E CÂNCER

Desafios específicos para os idosos com câncer

Em qualquer faixa etária, o câncer apresenta vários desafios clínicos; nos idosos, porém, as complexidades aumentam. Apesar de os idosos ter a taxa mais elevada para a maioria dos cânceres, esse grupo tem a taxa mais baixa de realização de exames para a detecção precoce; assim, sua doença pode já estar em estágio adiantado, quando diagnosticada. Além disso, é o idoso raro, que não apresenta outro problema de saúde (p. ex., doença cardíaca, diabetes melito, artrite ou doença pulmonar obstrutiva crônica [DPOC]), aquele diagnosticado com câncer. A presença de múltiplas doenças aumenta o risco de complicações, incapacidade e morte nessa população diagnosticada com câncer. Preocupações relativas à maneira como órgãos já comprometidos de pacientes idosos tolerarão a quimioterapia e outras terapias para o câncer podem causar impacto nas decisões de tratamento (Rochman, 2014; Soung, 2015). As taxas de sobrevida nessa população são mais baixas do que nos indivíduos mais jovens para a maioria dos tipos de câncer, mesmo quando diagnosticados em estágio similar.

Explicações para o aumento da incidência de câncer entre os idosos

Conforme já foi dito, o câncer é, basicamente, uma doença da velhice; por quê? Há duas teorias principais que tentam explicar a incidência maior de câncer nessa faixa etária. A primeira está relacionada com as mudanças biológicas, associadas ao envelhecimento, que prejudicam a capacidade de resistir a doenças. É sustentada pelas reduções na atividade mitocondrial da célula, que reduz a capacidade de resistir ao câncer. Mudanças no sistema imune (menor atividade das células T, redução dos níveis de interleucina 2 e da resposta mitogênica) prejudicam a capacidade do organismo de reconhecer células cancerígenas e destruí-las.

Exposição prolongada a carcinogênicos durante anos é outra explicação para a maior incidência de câncer na velhice. Isso está demonstrado pelo aumento de melanomas na pele de pessoas com exposição crônica a raios ultravioleta danosos e pelo desenvolvimento de câncer pulmonar em operários de indústria, que, com regularidade, respiraram substâncias tóxicas.

Embora o alcance da responsabilidade de mudanças associadas ao envelhecimento ou à exposição no aparecimento de câncer não possa ser enunciado com clareza agora, é evidente que os idosos enfrentam maior risco de ter câncer; assim, é benéfica a diminuição dos fatores de risco.

> **CONCEITO-CHAVE**
> A maior incidência de câncer na velhice pode resultar de mudanças associadas ao envelhecimento que reduzem a capacidade de resistir à doença, ou, ainda, de exposição prolongada a carcinogênicos.

FATORES DE RISCO, PREVENÇÃO E SONDAGENS

Os fatores de risco de câncer oferecem compreensão de algumas medidas preventivas úteis para evitar essa doença. Muitos tipos de câncer podem ser evitados com práticas saudáveis de vida, que minimizam os riscos. O Quadro 28.1 associa fatores de risco a algumas medidas de prevenção que os enfermeiros podem incorporar à educação e aos conselhos de saúde.

> **QUADRO 28.1** Fatores de risco de câncer e ações para reduzir os riscos
>
> **Evitar uso de derivados do tabaco e exposição a eles.**
> Fumar é a causa principal de morte por câncer pulmonar em homens e mulheres. O tabagismo ainda é responsável por um terço de todas as mortes por câncer e pela maioria dos cânceres de laringe, cavidade oral e esôfago. Está altamente relacionado ao aparecimento de câncer na bexiga, nos rins, no pâncreas e no colo do útero, bem como à morte por esses tipos de câncer (National Cancer Institute, 2014).
>
> **Limitar a exposição ao sol. Usar protetores solares (com FPS entre 15 e 30) e evitar banhos de sol.**
> A exposição repetida aos raios ultravioleta solares, de lâmpadas solares e de câmaras de bronzeamento pode aumentar o risco de câncer de pele, especialmente em pessoas com pele clara.
>
> **Ter uma dieta rica em fibras, frutas e verduras; limitar a ingestão da carne vermelha, das gorduras, das frituras e de alimentos em conserva, defumados ou curados.**
> Pesquisadores descobriram que indivíduos com uma dieta com muita gordura animal apresentavam taxas mais altas de câncer de estômago e colorretal do que aqueles com dietas com baixo teor desse tipo de gordura (Johns Hopkins Medicine Colorectal Cancer Center, 2015). Outros estudos mostraram que risco maior de câncer de pâncreas e mama está associado com maior ingestão de carnes bem passadas, fritas ou preparadas como churrasco.
>
> **Manter o peso em uma variação ideal; exercitar-se e ser fisicamente ativo.**
> A obesidade aumenta as taxas de câncer de próstata, pâncreas, colo de útero e ovários, além do câncer de mama em mulheres idosas. Exercícios podem reduzir o risco de câncer de mama.
>
> **Proteger-se contra exposição a carcinogênicos conhecidos.**
> A contaminação da água potável com nitrato, químico empregado em fertilizantes, foi associada a risco aumentado de linfoma não Hodgkin (Lymphoma Research Foundation, 2012). O risco está diretamente associado ao nível de nitratos consumido, sendo especialmente alto nas áreas rurais. Verduras com muito nitrato não trazem o mesmo risco.
>
> Antes da década de 1950, os raios X eram usados para tratamento da acne, da tinha no couro cabeludo e do aumento do timo, amígdalas e adenoides. Essa exposição à radiação aumenta o risco de câncer de tireoide. Expor-se a asbesto, níquel, cádmio, urânio, radônio, cloreto de vinil, benzeno e outras substâncias também aumenta o risco de câncer.
>
> O radônio pode entrar nas casas através de fissuras nas fundações. Em áreas sem ventilação adequada, gás de radônio pode se acumular até níveis que aumentam demais o risco de câncer pulmonar (Environmental Protection Agency, 2015).
>
> **Limitar o consumo de álcool.**
> Consumo exagerado de álcool aumenta o risco de câncer na boca, garganta, esôfago, laringe e fígado.
>
> **Discutir a prevenção química com seu médico, quando a história familiar aumentar o risco de câncer de mama.**
> Alterações herdadas nos genes conhecidos como *BRCA1* e *BRCA2* (termo mais curto para *câncer de mama 1* e *câncer de mama 2*) estão envolvidas em vários casos hereditários de câncer de mama e ovário. O risco de *BRCA1* e *BRCA2* estarem associados a esses cânceres é mais alto em mulheres com história familiar de múltiplos casos de câncer de mama, com, pelo menos, um familiar com dois cânceres primários, em locais diferentes, ou com ascendência judaica da Europa Oriental (asquenaze) (Susan G. Komen, 2015).

As mulheres correm risco especial. Uma vez que a maior parte dos cânceres de mama e ovários acomete aquelas com mais de 50 anos de vida, ter mais idade é um fator de risco (American Cancer Society, 2014a). E mais, mulheres que tiveram o primeiro período menstrual antes dos 12 anos de idade, ou menopausa após os 55 anos, apresentam risco levemente aumentado de câncer de mama, da mesma forma que mulheres que tiveram o primeiro filho após os 30 anos. Aquelas que têm parente em primeiro grau (mãe, irmã ou filha) ou outro parente próximo com câncer de mama e/ou ovário podem apresentar maior risco de ter esses tipos de câncer. Mulheres cujas mães tomaram dietilstilbestrol (DES) durante a gestação apresentam maior risco de câncer vaginal (American Cancer Society, 2015). Além disso, mulheres com parentes com câncer de colo têm aumento do risco de câncer de ovários. Suspeita-se que estrogênio em excesso contribui para câncer de mama em razão de seu papel natural de estimular a proliferação de células mamárias. Terapia longa de reposição hormonal pode aumentar o risco de câncer de mama e ovários na mulher, embora as pesquisas ainda não sejam conclusivas.

Os enfermeiros gerontólogos têm de discernir entre os fatores de risco, para que, ao mesmo tempo em que promovem hábitos positivos de saúde, não assustem pacientes com alegações ainda não comprovadas. Por exemplo, há pessoas que acreditam que, pelo fato de o estresse e outras emoções "tóxicas" serem capazes de deprimir a função imune, podem também contribuir para o câncer. Atualmente, as evidências não sustentam, de forma conclusiva, essa relação. Outro exemplo envolve o medo de muitas pessoas de que adoçantes artificiais causem câncer, mas essa associação não está comprovada (American Cancer Society, 2014b). Também o Instituto Nacional do Câncer não comprovou nenhum elo entre café e câncer, outra crença disseminada. Não há, porém, evidências claras de que aditivos alimentares sejam fatores de risco de câncer.

Alerta de domínio conceitual

A ideia de que o estresse seja responsável por uma variedade de alterações na saúde, inclusive câncer, é popular, mas não há evidências que apoiem essa relação.

Há muito debate sobre o papel da água fluoretada no aparecimento de câncer. Vários estudos, no entanto, não mostraram que o flúor aumenta o risco dessa doença, e o Instituto Nacional do câncer (2012) defende essa posição.

Além de medidas preventivas, os enfermeiros devem orientar pessoas com mais idade a respeito da sondagem do câncer, uma medida importante para me-

DICA DE COMUNICAÇÃO

É benéfico investigar a atitude dos pacientes com mais idade, ou de seus representantes para cuidados de saúde, sobre exames e tratamento do câncer. As decisões tomadas por esses pacientes ou representantes podem não se adequar às orientações de saúde feitas pelo enfermeiro. Exemplificando, pode ter sido decidido não realizar exames e tratamento para câncer de mama porque uma paciente está com 70 anos de idade, quando o problema de saúde e a expectativa de vida da paciente poderiam justificar esses exames. Outro exemplo seria um paciente com 88 anos de idade, cuja família ou representante para cuidados de saúde possa querer tratar um câncer de pulmão há pouco diagnosticado, mesmo que a condição geral de saúde do paciente seja insatisfatória e a expectativa de vida façam o tratamento trazer mais riscos do que benefícios ao paciente. Com muito tato, os enfermeiros podem expor os fatos, esclarecer ideias errôneas, discutir metas de tratamento, abordar indagações e assegurar tomadas informadas de decisões. Essas conversas são mais eficientes e relevantes se uma boa conexão tiver sido estabelecida, além de confiança, com o paciente ou com seu representante para aspectos de saúde.

QUADRO 28.2 Exames recomendados para sondagem de câncer em idosos

- *Check-up* anual, que examine a cavidade oral, a tireoide, as mamas, os ovários, os testículos e a pele.
- Mamografia anual e exame clínico das mamas.
- Teste de sangue oculto nas fezes.
- A cada 10 anos, recomenda-se a realização de uma colonoscopia (quando uma sigmoidoscopia flexível, enema de bário com duplo contraste ou colonografia CT for positiva, deve ser realizada uma colonoscopia), ou um dos seguintes procedimentos, a cada 5 anos:
  - sigmoidoscopia flexível;
  - enema de bário com duplo contraste;
  - colonografia CT (colonoscopia virtual).
- Exames anuais de PSA e exames retais digitais para homens com mais de 50 anos de idade, com expectativa de vida de, pelo menos, 10 anos.
- Teste Papanicolau a cada 2 a 3 anos, quando já tiverem sido feitos três exames normais consecutivos; a Sociedade Americana de Câncer sugere que mulheres com 70 anos ou mais, com três exames Papanicolau consecutivos normais, nos últimos 10 anos, podem não mais fazer o exame.
- Biópsia anual do endométrio em mulheres com alto risco de câncer hereditário de colo, sem pólipos.

lhorar os resultados em pacientes que têm câncer. A detecção precoce pode melhorar o prognóstico da doença e deve ser estimulada nos indivíduos de todas as idades. O Medicare paga exames para verificar câncer de mama, colo de útero, colorretal e próstata.* Alguns exames recomendados são parte do Quadro 28.2.

TRATAMENTO

Tratamento convencional

O plano de tratamento depende do tipo de câncer; a maioria das formas convencionais de tratamento, entretanto, inclui cirurgia, radiação, quimioterapia e terapia biológica. Embora as mesmas medidas básicas de

---

*N. de T. No Brasil, o SUS (Sistema Unificado de Saúde) tem atendimento prioritário nos postos de saúde aos indivíduos diagnosticados com câncer, paga todos os exames diagnósticos para prevenção e controle do câncer, além de oferecer tratamento medicamentoso em serviços autorizados pelo INCA (órgão do SUS responsável pelo acompanhamento e credenciamento dos Serviços de Tratamento da Dor e Cuidados Paliativos no Brasil). http://www2.inca.gov.br/wps/wcm/connect/inca/portal/home

cuidados se apliquem a pacientes idosos fazendo esses tratamentos, da mesma forma que adultos de qualquer idade, há riscos específicos. Indivíduos com mais de 70 anos têm maior risco de mortalidade e complicações decorrentes de todas as cirurgias. Esse risco aumenta em cirurgias de emergência ou não planejadas, como a que se dá ao ser detectado caroço não esperado. A idade avançada pode afetar a farmacocinética e a farmacodinâmica dos medicamentos citotóxicos e aumentar o risco de complicações (p. ex., cardiotoxicidade, neurotoxicidade e mielodepressão). As doses precisam ser ajustadas com cuidado para serem compatíveis com as taxas de filtragem glomerular e outras diferenças. Felizmente, não há muita diferença entre idosos e adultos de outras idades quanto à capacidade de tolerar a radioterapia.

PARA REFLETIR

Quais seriam suas principais preocupações quando diante de um tratamento para o câncer?

Tratamento complementar

Dietas especiais, psicoterapia, práticas espirituais, suplementos vitamínicos e remédios baseadas em plantas estão entre as terapias complementares, usadas por muitas pessoas com câncer (American Cancer Society, 2104c). As terapias complementares costumam atrair pacientes com câncer em virtude das filosofias e dos métodos de cura utilizados. Os profissionais das terapias complementares tendem a ter uma orientação holística e não se preocupam apenas com tratar a doença. Estão, é bem possível, igualmente preocupados, ou mais ainda, em cuidar da pessoa como um todo. Profissionais das terapias complementares oferecem:

- *Cuidados centrados no relacionamento:* investem tempo em aprender as características peculiares dos pacientes e a iniciar uma viagem única com cada um.
- *Apoio:* aprender a viver com o câncer é um desafio e tem exigências. Mesmo quando as células malignas são eliminadas, pode estar presente a dor emocional e espiritual. Os profissionais da terapia complementar oferecem aceitação e entendimento incondicionais aos pacientes "onde quer que se encontrem".
- *Parcerias curativas:* os profissionais da medicina complementar respeitam os direitos dos pacientes de controlar seus cuidados e suas vidas, atentos a seu papel de fortalecer, facilitar e oferecer apoio aos pacientes no processo de cura.
- *Conforto:* muitas terapias complementares usam demais o toque (i.e., terapias "com as mãos", como massagem, toque terapêutico, toque curativo) e reduzem estrese e desconforto. Os profissionais proporcionam conforto psicológico à medida que encontram tempo para ouvir, tranquilizar e ficar disponíveis emocionalmente.

- *Esperança:* especialmente quando a medicina convencional esgotou seus tratamentos, os profissionais da terapia complementar podem oferecer opções capazes de trazer esperança e encorajamento, sabendo de algo a ser tentado. Os pacientes podem se curar – isto é, ter uma sensação de integridade e viver uma vida com a melhor qualidade possível – apesar de ter uma doença incurável.

PARA REFLETIR

Se você ou um ente querido fosse diagnosticado com câncer, procuraria terapias complementares? Por quê?

Embora a terapia complementar possa contribuir para a cura do paciente, seu uso não é aconselhável sem a pesagem criteriosa dos riscos e dos benefícios. Os rótulos *natural* ou *holístico* não garantem que a terapia seja segura ou a melhor opção para o paciente, na circunstância em que se encontra. O Quadro 28.3 apresenta algumas perguntas que podem ser usadas pelos enfermeiros, aju-

---

QUADRO 28.3 — **Perguntas que devem ser feitas ao avaliar uma terapia complementar**

- Qual é a finalidade ou o resultado esperado da terapia?
- A terapia é compatível com outros tratamentos usados?
- Atrasos de consequências graves em buscar ou usar o tratamento convencional poderiam ocorrer pelo uso da medicina complementar?
- Treinamento especial, registro ou certificação é necessário para os profissionais das terapias; neste caso, o profissional escolhido é qualificado para a terapia?
- Quais riscos estão associados à terapia? Eles superam os benefícios?
- Quais os efeitos secundários esperados?
- Qual é o custo?
- Quantos tratamentos serão necessários e por quanto tempo o produto terá de ser usado?
- Os planos de saúde dão cobertura à terapia?
- Quais pesquisas existem que apoiam a terapia? Qual o alcance das pesquisas, têm credibilidade, quantos participaram e quem as fez?
- O terapeuta forneceria os nomes de outros pacientes que usaram seus serviços?
- Há algum "elemento de alerta" (p. ex., natureza secreta do tratamento, falta de transparência quanto aos ingredientes do produto, necessidade de ir a outro país para o tratamento, exigência de interromper todos os demais tratamentos)?

dando os pacientes a avaliar a terapia complementar. Esses profissionais podem prestar um serviço útil aos pacientes, ajudando-os a pesquisar o que é alegado pelos promotores de terapias e produtos para tratar o câncer. O INCA e o Centro para Terapia Complementar (ver a lista de Recursos *online*) podem oferecer assistência para avaliar as promessas da terapia complementar.

Informações sobre tratamento complementar crescem rapidamente, e as hipóteses atuais podem ser provadas ou desacreditadas futuramente. É um desafio para os enfermeiros manter-se atualizados sobre esse campo em expansão de modo que possam integrar essas terapias à sua prática, com segurança e eficiência. Importante também é garantir que os pacientes não dispensem o tratamento convencional aprovado em troca dos métodos que ainda não demonstraram a mesma eficácia.

> **CONCEITO-CHAVE**
>
> Perguntar sobre o uso da terapia complementar a cada coleta de dados e estimular os pacientes a informar seu médico sobre todas as terapias e produtos que utilizarem.

CONSIDERAÇÕES DE ENFERMAGEM PARA IDOSOS COM CÂNCER

Promoção de educação ao paciente

Os enfermeiros gerontólogos têm o compromisso de promover um envelhecimento saudável. Uma forma de isso ser demonstrado é aumentar a conscientização das medidas de prevenção do câncer (ver o Quadro 28.1). Oportunidades para informar as pessoas podem variar desde aulas formais para grupos até a discussão das opções de mudança quando identificados fatores de risco em investigações individuais. Essa orientação não precisa se limitar aos idosos. A prevenção do câncer para indivíduos mais jovens pode promover uma população de idosos mais saudável futuramente.

Um importante papel dos enfermeiros é garantir que os pacientes compreendam os sinais de alerta de câncer:

- mudança de hábitos de eliminações intestinal ou de urina,
- ferida que não cicatriza,
- sangramento ou secreção incomum,
- espessamento ou caroço na mama ou outro local,
- dificuldade de engolir,
- mudança em uma verruga ou sinal da pele e tosse ou ronquidão irritante ou persistente.

Além disso, os enfermeiros coletam dados do que o paciente conhece sobre autoexame para câncer (p. ex., de mama, testículos, pele) e dão orientações, se necessário. No caso do paciente que não consegue fazer o autoexame, o enfermeiro elabora um plano para que os cuidadores o realizem no lugar do paciente, com uma agenda regular. É importante perguntar ao paciente sobre as datas dos mais recentes exames para sondagem do câncer e encaminhá-lo para isso, quando necessário.

Promoção de cuidados excelentes

Quando feito o diagnóstico de câncer, o enfermeiro pode ajudar o paciente a conseguir o melhor atendimento possível. Alguns centros oncológicos podem ser especializados em determinado tipo de câncer e conseguir oferecer mais opções ao paciente, em comparação com outras instituições. Além disso, quando convier, o enfermeiro auxilia os pacientes a fazer contato com o Instituto Nacional do Câncer, para que saibam mais sobre ensaios clínicos que possam trazer benefício.

Os idosos que fazem radioterapia e quimioterapia precisam dos mesmos cuidados básicos e enfrentam os mesmos riscos gerais dos adultos de todas as idades que fazem esses tratamentos; deve ser consultada a literatura sobre oncologia em busca de orientação. Os desafios com os idosos, entretanto, podem ser maiores em razão de fatores comuns, associados ao envelhecimento, que contribuem para o aumento dos riscos de desnutrição, desidratação, constipação, imobilidade, prejuízo da integridade da pele e infecção. Monitorização atenta e ações de prevenção de complicação (p. ex., informar mudanças nos sinais vitais ou aumento de fadiga) são essenciais.

Um grande medo associado ao câncer é a dor. Os pacientes devem ser tranquilizados quanto ao fato de a dor poder ser controlada. Com regularidade, os enfermeiros devem avaliar se o paciente tem dor e elaborar um plano para sua prevenção e manejo (ver o Cap. 13, que trata de medidas de conforto.)

Mais informações sobre tipos específicos de câncer aparecem em outros capítulos, por exemplo, câncer de colo (Cap. 20); de próstata (Cap. 22); de pulmão (Cap. 18); de estômago (Cap. 20); dos testículos (Cap. 22) e do pâncreas (Cap. 20).

Promoção de apoio aos pacientes e às famílias

O diagnóstico de câncer pode causar muito sofrimento e estresse a vários pacientes. Os idosos podem recordar as experiências desagradáveis de pessoas com câncer que conheceram em suas vidas – pessoas diagnosticadas há muitos anos, quando as opções de tratamento eram bastante mais limitadas do atualmente – e recear que o que lhes espera seja igual. Podem ter medo da dor, da deformação e da perda da independência. O custo do tratamento pode apresentar encargos elevados aos pacientes e às famílias. Planos e projetos podem ter de ser abandonados, já que tratar a doença torna-se o centro de tudo. Os pacientes precisarão de forte apoio nesse período. É

ESTUDO DE CASO

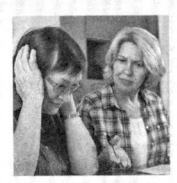

Com 62 anos, Regina foi diagnosticada para câncer de mama e, após uma lumpectomia, iniciou a quimioterapia. Está otimista e com muita vontade de levar adiante o tratamento. Em uma das sessões, está acompanhada de S, sua irmã de 55 anos, que parece bastante ansiosa. Informa que a mãe teve câncer de mama com 65 anos e que viveu até os 82 anos, quando morreu de câncer de pulmão. "Agora", diz ela, "Regina tem a doença e sei que serei a próxima". Diz a você que está "pensando em fazer mastectomia bilateral para evitar o destino da mãe e da irmã".

DESENVOLVENDO O PENSAMENTO CRÍTICO

- Qual pode ser a sua reação às preocupações da irmã?
- De que forma os sentimentos da irmã têm potencial de influenciar Regina?
- Que tipo de apoio você pode oferecer à sra. S?

importante consultar o médico para saber o diagnóstico, o tratamento e o prognóstico do paciente. O enfermeiro deve avaliar o que o paciente compreendeu, esclarecer ideias erradas e dar as explicações necessárias. Dar todas as oportunidades de expressão dos sentimentos é importante para o paciente.

A família e os entes queridos podem repartir as preocupações com o paciente, além de ter suas próprias. Por exemplo, a esposa pode preocupar-se com a possibilidade de o custo do tratamento do marido ou sua morte a colocar possa vulnerabilizar sua situação financeira. Ou a filha pode entristecer-se porque o pai ou a mãe pode não estar vivo quando ela casar. Eles também precisam de apoio ; a Sociedade Americane de Câncer pode dar informações sobre grupos de apoio a pessoas com câncer e a seus entes queridos.

CONCEITO-CHAVE
É importante lembrar que o diagnóstico de câncer atinge muitas vidas além da do paciente.

Os pacientes podem ter várias reações ao enfrentar a doença, inclusive depressão, pesar, culpa, raiva, barganha e aceitação. Igual ao luto vivido no processo de morte, eles podem entrar em vários estágios e sair deles em diferentes momentos. A sensibilidade à condição emocional e espiritual do paciente a cada encontro é fundamental. O enfermeiro precisa se lembrar de que os parentes podem estar passando pelas mesmas oscilações emocionais.

Apoio físico, emocional e espiritual é necessário aos pacientes com câncer terminal enquanto enfrentam muitos desafios potenciais (Quadro 28.4). Suas necessidades e as de seus familiares podem mudar e demandar reavaliação e ajustes regulares do plano de cuidados. O Capítulo 36 traz diretrizes de cuidados no final da vida que se aplicam a pacientes com câncer em estágio terminal.

QUADRO 28.4 Possíveis diagnósticos de enfermagem para pacientes com câncer terminal[a]

Falta de condicionamento
Processos familiares alterados
Nutrição alterada: menos do que as necessidades corporais
Mucosa oral alterada
Desempenho do papel alterado
Sentimento de pesar antecipado
Distúrbio na imagem corporal
Fadiga
Medo
Mobilidade física prejudicada
Conhecimento deficiente
Dor
Potencial para infecção
Impotência
Perturbações no padrão de sono
Angústia espiritual

[a]Fonte: NANDA-International (NANDA-I). (2014). *Nursing diagnoses: Definitions and classification, 2015–2017*. West Sussex, UK: Wiley-Blackwell.

Resumo do capítulo

Embora o câncer seja a principal causa de morte na população com mais idade, esse grupo apresenta uma taxa reduzida de realização de exames para detecção precoce e, quando as doenças são diagnosticadas, tendem a estar em um estágio avançado. Esse dado salienta a necessidade de coleta de dados de sinais de câncer, de aconselhar exames recomendados e de informar sobre medidas para reduzir os riscos de câncer e identificar sinais de câncer, quando serviços são oferecidos a pessoas idosas.

Pessoas com mais idade apresentam uma taxa mais alta de mortalidade e de complicações nos tratamentos para o câncer. Os riscos e os benefícios, à luz da restante expectativa de vida, devem ser levados em conta quando da tomada da decisão sobre tratamentos. Apesar do risco aumentado de complicações, idosos que gozam de boa saúde não devem evitar exames de câncer ou recear o tratamento em razão da idade.

Além dos tratamentos convencionais com cirurgia, radiação e quimioterapia, a terapia complementar é usada por várias pessoas com câncer. Mesmo que as terapias complementares possam oferecer conforto e apoio aos pacientes, não devem substituir as terapias convencionais reais.

Uma vez que um diagnóstico de câncer pode ser devastador aos pacientes e familiares, apoio e orientação dos enfermeiros são muito benéficos. Deve ser empregada uma abordagem holística para o atendimento de todas as necessidades.

ASSOCIAÇÃO AMERICANA DE ENFERMEIROS

African American Cancer Survivors Use of Religious Beliefs to Positively Influence the Utilization of Cancer Care

Fonte: Hamilton, J. B., Best, N. C., Galbraith, K. V., Worthy, V. C., and Moore, A. D. (2014). Journal of Religion and Health. Publicado online October 1, 2014. doi: 10.1007/s10943-014-9948-6

Essa pesquisa investigou a influência da religião na utilização de serviços de atendimento do câncer, em pacientes afro-americanos com câncer. Quem participou da pesquisa tinha 50 anos de idade ou mais, com uma idade média de 60 anos. As crenças religiosas investigadas incluíram crença na capacidade divina de curar, melhorar e trazer saúde e prosperidade. Identificou-se que crenças e práticas religiosas tinham uma influência positiva nas atitudes dos pacientes em relação à doença e à capacidade de tolerar os tratamentos. Oração e uma relação de confiança com os profissionais de saúde foram fontes de encorajamento e força para esses pacientes.

Os enfermeiros devem coletar dados e ser sensíveis ao papel da religião na vida dos pacientes. Não tendo um comportamento que viole as próprias crenças e a fé, ou que imponha suas crenças aos outros, os enfermeiros podem dar apoio às crenças religiosas dos pacientes e, quando à vontade para tal, envolver-se em conversas que deem suporte às crenças e à confiança em Deus mostradas pelos pacientes. Pacientes que buscam suporte na fé podem ser encaminhados a apoio baseado na fé e a grupos de oração com a mesma fé ou semelhante.

Essa pesquisa reforça a realidade de que saúde e cura são impactadas por corpo, mente e espírito, salientando a importância das abordagens holísticas na prática da enfermagem.

APRENDENDO NA PRÁTICA

Com 62 anos de idade, dona Suzana teve um diagnóstico de câncer de mama. Foi ao departamento de oncologia onde você trabalha e o oncologista recomendou quimioterapia, radiação e uma lumpectomia. Mulher solteira e muito bonita, ela expressou preocupação quanto aos efeitos dos tratamentos em sua aparência. Como d. Suzana faltou à consulta seguinte e não entrou em contato com o consultório, você telefona para reagendar a consulta dessa paciente. Ela, então, informa que não fará as terapias recomendadas, já que encontrou um profissional de terapia complementar que alega ter a cura de seu câncer, com uma dieta especial, suplementos e exercícios de pensamento positivo. "Posso tratar meu câncer, melhorar minha saúde geral sem ter de ser cortada, queimada ou ficar careca", informa com entusiasmo.

O que você poderia fazer nessa situação?

EXERCITANDO O PENSAMENTO CRÍTICO

1. Esboçar o conteúdo de um programa de orientação de saúde para um grupo de idosos sobre "prevenção, riscos e diagnóstico de câncer".
2. Descrever os fatores do estilo atual de vida que possam influenciar o risco de câncer nas futuras gerações de idosos.
3. Elaborar um plano de cuidados para um idoso diagnosticado com câncer pulmonar; o plano deve integrar terapias convencionais e terapias complementares.
4. Quais ações os enfermeiros podem implementar em suas comunidades para reduzir os riscos de câncer?

Recursos *online*
American Cancer Society
http://www.cancer.org
National Breast Cancer Foundation
http://www.nationalbreastcancer.org
National Cancer Institute
http://www.cancer.gov
1-800-4-CANCER (1-800-422-6237)
TTY (for deaf and hard of hearing callers): 1-800-332-8615
National Center for Complementary and Alternative Medicine
http://www.nccam.nih.gov
1-888-644-6226 (toll free)
National Comprehensive Cancer Network
http://www.nccn.org

Bibliografia

American Cancer Society. (2014a). *Cancer facts for women*. Recuperado de http://www.cancer.org/healthy/findcancerearly/womenshealth/cancer-facts-for-women.

American Cancer Society. (2014b). *Aspartame*. Recuperado de http://www.cancer.org/cancer/cancercauses/othercarcinogens/athome/aspartame.

American Cancer Society. (2014c). *Complementary and alternative methods and cancer*. Recuperado de http://www.cancer.org/treatment/treatmentsandsideeffects/complementaryandalternativemedicine/complementaryandalternativemethodsandcancer/index.

American Cancer Society. (2015). *Vaginal Cancer*. Recuperado de http://www.cancer.org/cancer/vaginal-cancer/detailedguide/vaginal-cancer-risk-factors.

Centers for Disease Control and Prevention. (2013). *Death in the United States*. Recuperado de http://www.cdc.gov/nchs/data/databriefs/db115.htm.

Environmental Protection Agency. (2015). *A Citizen's Guide to Radon*. Recuperado de http://www.epa.gov/radon/pubs/citguide.html.

Johns Hopkins Medicine Colorectal Cancer Center. (2015). *Nutrition and Colon Cancer*. Recuperado de http://hopkinscoloncancercenter.org/CMS/CMS_Page.aspx?CurrentUDV=59&CMS_Page_ID=8345F49E-9814-467C-B7F3-A68FC4C6FE96.

Lymphoma Research Foundation. (2012). *Non-Hodgkin Lymphoma*. Recuperado de http://www.lymphoma.org/site/pp.asp?c=bkLTKaOQLmK8E&b=6292453.

National Cancer Institute. (2012). *Fluoridated Water*. National Cancer Institute's Cancer Facts website. Recuperado de http://www.cancer.gov/cancertopics/factsheet/Risk/fluoridated-water/print.

National Cancer Institute (2014). *Harms of Smoking and Health Benefits of Quitting*. Recuperado de http://www.cancer.gov/about-cancer/causes-prevention/risk/tobacco/cessation-fact-sheet.

Rochman, S. (2014). Cancer screening in older adults: Risks and benefits. *Journal of the National Cancer Institute, 106*(12), pii: dju414. doi: 10.1093/jnci/dju414. Recuperado de http://jnci.oxfordjournals.org/content/106/12/dju414.full?sid=cd919136-0f0b-4c32-b93e-a1fd7869cc6e.

Soung, M. C. (2015). Screening for cancer: When to stop? A practical guide and review of the evidence. *Medical Clinics of North America, 99*(2):249–262.

Komen, S. G. (2015). *Genetic Testing for BRCA1 and BRCA2*. Recuperado de http://ww5.komen.org/BreastCancer/GeneMutationsampGeneticTesting.htmlRecommended Readings.

CAPÍTULO 29

Transtornos de saúde mental

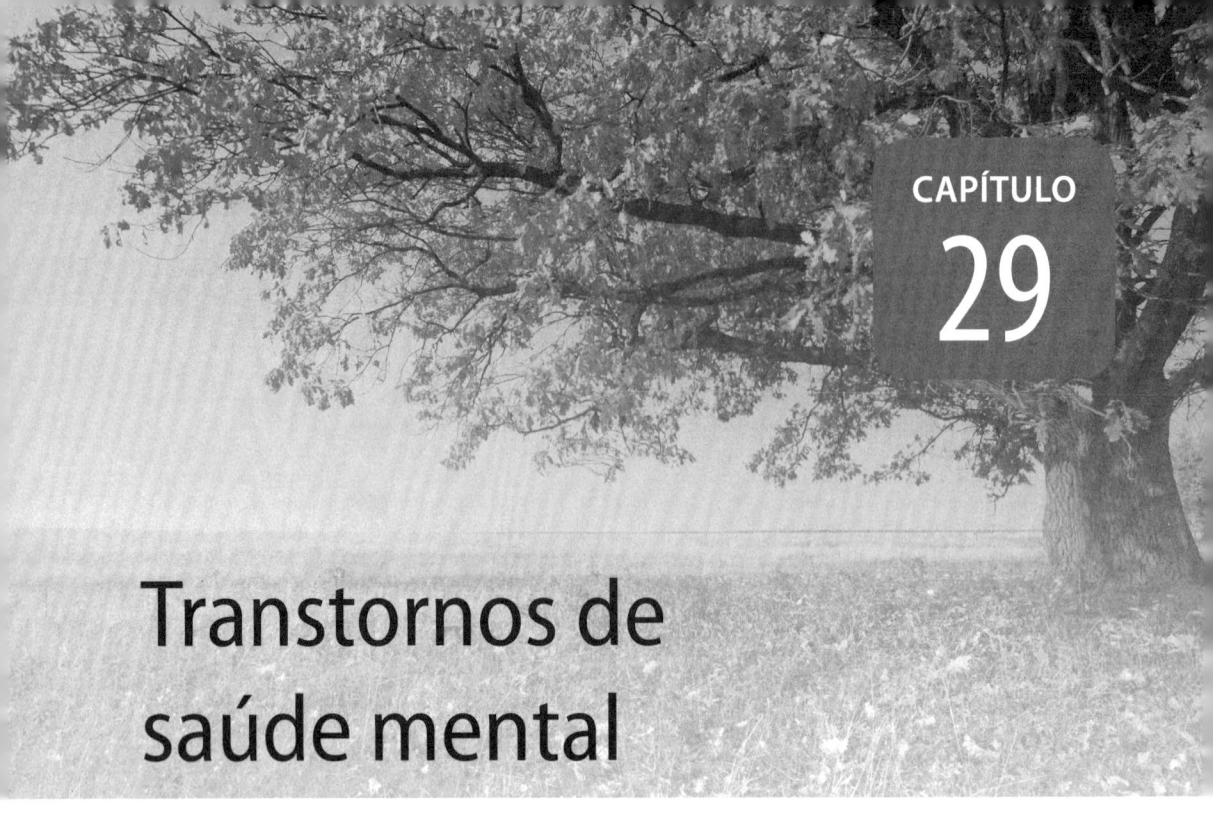

VISÃO GERAL

Saúde mental e envelhecimento
Promoção da saúde mental dos idosos
Problemas de saúde mental
    Depressão
    Ansiedade
    Abuso de substâncias
    Paranoia
Considerações gerais de enfermagem para problemas de saúde mental
    Monitorização de medicamentos
    Promoção de um autoconceito positivo
    Manejo de problemas comportamentais

OBJETIVOS DE APRENDIZAGEM

A leitura deste capítulo possibilitará a você:

1. Descrever as realidades da saúde e da doença mentais nos idosos.
2. Listar medidas que promovem a saúde mental nos idosos.
3. Descrever os sintomas e os cuidados de idosos com depressão.
4. Identificar indicações de pensamentos de ideação suicida em pessoas com mais idade.
5. Descrever intervenções para reduzir a ansiedade dos idosos.
6. Discutir o alcance e os sinais de abuso de substâncias na população de idosos.
7. Identificar fatores que devem ser considerados ao monitorar o uso de medicamentos psicotrópicos nos idosos.
8. Descrever os fatores que promovem autoconceito positivo nos idosos.
9. Identificar ações de enfermagem para o controle de comportamentos de ruptura, associados a condições de saúde mental nos idosos.

> **TERMOS PARA CONHECER**
>
> **Homeostase emocional:** equilíbrio de emoções
>
> **Pseudodemência:** aparência falsa de demência em que as pessoas evidenciam deficiências cognitivas secundárias à depressão
>
> **Abuso de substâncias:** uso inadequado ou excessivo de álcool, cafeína, maconha, alucinógenos, inalantes, opioides, sedativos, hipnóticos, ansiolíticos, estimulantes, tabaco e outras substâncias, ou substâncias desconhecidas que resultam em transtornos

Saúde mental indica uma capacidade de enfrentamento eficaz e de controle das tensões da vida, na tentativa de atingir um estado de **homeostase emocional**. Os idosos têm certa vantagem em relação a outras faixas etárias porque, provavelmente, tiveram mais experiências de enfrentamento, solução de problemas e controle de crises consequentes aos anos de vida. A maioria deles tem poucas ilusões quanto a quem são e ao que o futuro lhes reserva. Sabem por onde andaram, o que conquistaram e quem realmente são. Imigrar para outro país, ver os entes queridos morrer em períodos epidêmicos, participar de guerras mundiais e sobreviver à Grande Depressão podem estar entre as várias tensões que os idosos de nossa época enfrentaram e venceram. Essas experiências proporcionaram a essas pessoas uma força singular que não pode ser subestimada.

Admitir essa força, entretanto, não elimina o fato de que a doença psiquiátrica é um problema nessa população. Cada vez mais indivíduos sobrevivem ao envelhecimento e muitos deles levam para a velhice os problemas de saúde mental que tiveram durante toda a vida. Além disso, as várias perdas e desafios da fase da vida em que se acham podem ultrapassar os recursos físicos, emocionais e sociais de alguns, acarretando uma doença mental. Por meio da promoção da saúde mental, da detecção precoce dos problemas e da minimização do impacto dos problemas psiquiátricos existentes, os enfermeiros têm condições de ajudar os idosos a alcançar satisfação e manter funcionalidades em nível excelente.

> **PARA REFLETIR**
>
> Qual o significado de saúde mental para você?

SAÚDE MENTAL E ENVELHECIMENTO

Há muitos mitos sobre saúde mental e velhice. Por exemplo, muitos ainda acreditam que perda da função mental, "senilidade", ou incompetência mental sejam parte natural do envelhecimento. Descrições de idosos assemelhando-se a crianças, rígidos ou briguentos, propagam estereótipos sobre a personalidade na fase posterior de vida. Com frequência, essas ideias errôneas são tão amplamente aceitas que, quando um idoso demonstra sinais patológicos, é considerado normal, não havendo tentativas de intervenção. Os enfermeiros podem ter papel importante, garantindo que os mitos e as realidades da saúde mental no idoso sejam entendidos.

A função cognitiva na velhice é fundamentalmente individual, baseada em recursos pessoais, estado de saúde e experiências específicos da vida de cada um. A incidência de doenças mentais é mais elevada entre pessoas idosas do que entre jovens, afetando quase um a cada cinco norte-americanos com mais idade (Institute of Medicine, 2012). Dois terços dos moradores de instituições para idosos demonstram problemas mentais e comportamentais (American Psychological Association, 2015). Vinte por cento de todos os suicídios são cometidos por pessoas com 65 anos ou mais (American Psychological Association, 2015). A prevalência e a intensidade de depressão aumentam com o envelhecimento (Centers for Disease Control and Prevention, 2013). Múltiplas perdas, alteração da função sensorial, desconforto e demandas associados a doenças que costumam acometer muitos idosos compõem o cenário para uma variedade de problemas de saúde mental.

> **CONCEITO-CHAVE**
>
> A função cognitiva entre os idosos é altamente individualizada, com base na condição de saúde, nas experiências e nos recursos dessas pessoas.

PROMOÇÃO DA SAÚDE MENTAL DOS IDOSOS

A saúde mental na fase tardia da vida adulta implica satisfação e interesse pela vida, o que pode ser evidenciado de muitas formas, desde a reflexão silenciosa até a atividade interessada. A pessoa quieta, que fica em casa, não tem, necessariamente, menos capacidade ou saúde mental do que aquela dinamicamente envolvida em todos os programas comunitários possíveis. Não existe um só perfil de saúde mental; por isso, as tentativas de avaliar o estado mental de um idoso, baseadas em algum estereótipo, devem ser evitadas.

Boas práticas de saúde mental durante toda a vida pessoal promovem uma boa saúde mental na velhice. Para conservá-la, as pessoas devem manter as atividades e os interesses que lhes trazem satisfação. Precisam de oportunidades para sentir seu valor como membros da sociedade e ter a autovalorização reforçada. Segurança, por meio de renda adequada, casa protegida, meios de atender às necessidades humanas básicas e apoio e assistência em situações de tensão promovem a saúde mental. Conectar-se com outras pessoas é também um aspecto de saúde mental. Por fim, um ingrediente básico na preservação e promoção da saúde mental, que não pode ser subestimado, é a importância de uma saúde física excelente.

> **CONCEITO-CHAVE**
>
> Boas práticas de saúde mental ao longo da vida promovem uma boa saúde mental na velhice.

Cabe aos enfermeiros o reconhecimento da existência de momentos na vida de todos em que há perturbações e alterações na capacidade de controlar as tensões. Os mesmos princípios que orientam os cuidados de problemas de saúde física podem ser aplicados aos cuidados de problemas de saúde mental. A seguir, apresentamos ações relacionadas a esses princípios que podem ser utilizados no atendimento:

- *Fortalecer a capacidade individual de controlar a condição*: cultivar a melhora da saúde física, a boa nutrição, o aumento dos conhecimentos, a atividade significativa, o controle das tensões, os suplementos financeiros e a socialização.
- *Eliminar ou minimizar as limitações impostas pelo problema*: oferecer consistência nos cuidados, não alimentar alucinações, orientar para a realidade, corrigir problemas físicos e modificar o ambiente para compensar deficiências.
- *Agir ou fazer coisas pelo paciente apenas quando absolutamente necessário*: escolher uma dieta adequada, ajudar no banho, administrar medicamentos, controlar as finanças e coordenar as atividades do paciente.

Os problemas de saúde mental devem ser entendido s sob a perspectiva do mundo do indivíduo. Os idosos veem-se diante de vários problemas, que desafiam sua homeostase emocional, tais como:

- *Doença:* enfrentamentos, demandas relacionadas de autocuidado, dor, função ou imagem corporal alterada.
- *Morte:* de amigos, parentes, pessoa de apoio importante.
- *Aposentadoria:* perda da do estatus, do papel, de renda, de redes sociais, de senso de finalidade.
- *Aumento da vulnerabilidade:* crime, doenças, incapacidade, abuso.
- *Isolamento social:* falta de transporte, de recursos financeiros, de saúde e de amigos.
- *Déficits sensoriais*: redução ou perda da função auditiva, da visão, do paladar, do olfato e do toque ou sua perda.
- *Mais consciência da própria mortalidade*: menos saúde, aumento do número de mortes entre os conhecidos.
- *Risco aumentado de internação, dependência*: perda das capacidades de autocuidado, em graus variados.

Tendo esses fatores em mente, alguns sintomas evidenciados podem ser reações normais às circunstâncias presentes (Fig. 29.1). Antes de rotular o paciente com um diagnóstico psiquiátrico, o enfermeiro precisa pesquisar esses fatores em seu comportamento e tratar a causa do problema, mais do que somente seus efeitos.

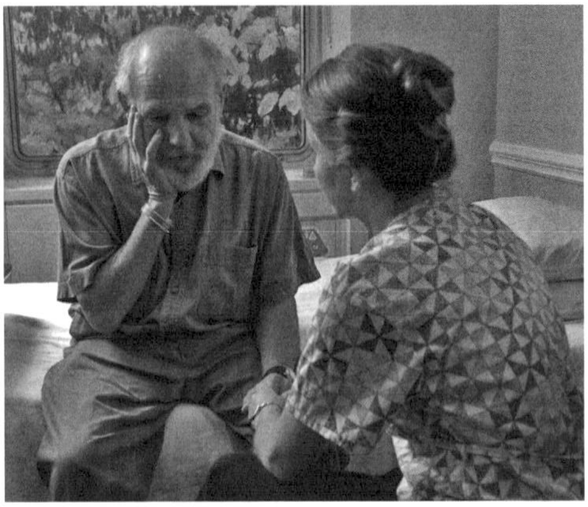

A coleta cristeriosa de dados pode ajudar a distinguir reações normais a eventos da vida de problemas de saúde mental (Guia de Investigação 29.1). A Tabela de Diagnósticos de Enfermagem 29.1 descreve diagnósticos potenciais que podem ser revelados por uma coleta de dados.

FIGURA 29.1 ● Uma investigação criteriosa do comportamento e da função cognitiva ajuda a distinguir sintomas de doença psiquiátrica de reações normais a eventos da vida.

PROBLEMAS DE SAÚDE MENTAL

Depressão

A depressão é o problema mais frequente tratado pelos psiquiatras em pessoas com mais idade. Embora uma depressão intensa diminua com o envelhecimento, depressões menores aumentam a incidência com o processo de envelhecimento. Vários cálculos determinam a prevalência da depressão em até 25% nos idosos em instituições de cuidados prolongados e entre 15 e 25% nos demais idosos. Entre 20 e 30% dos idosos em casas de longa permanência mostram sintomas de depressão, embora não tenham sido diagnosticados com depressão clínica (Centers for Disease Control and Prevention, 2013).

Ainda que episódios depressivos possam ter acompanhado algumas pessoas a vida toda, não é raro a depressão constituir um problema novo na velhice de outras. Não causa surpresa esse dado quando se consideram a quantidade de adaptações e perdas enfrentadas pelos idosos, como a independência dos filhos; a realidade da aposentadoria; as mudanças importantes ou as perdas significativas dos papéis; a redução da renda limitando as atividades de lazer satisfatórias e a redução da capacidade de atender necessidades básicas; além da diminuição da eficiência do organismo; mudanças na autoimagem;

GUIA DE INVESTIGAÇÃO 29.1
Saúde mental*

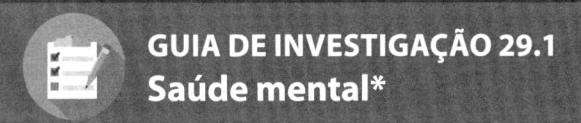

OBSERVAÇÕES GERAIS

A coleta de dados da condição mental começa, na verdade, no momento em que o enfermeiro encontra o paciente. Já na primeira observação, o profissional deve prestar atenção aos seguintes indicadores de saúde mental:

- *Aparência e modo de vestir:* as roupas são apropriadas à estação, estão limpas e apresentáveis, além de vestidas com adequação? O paciente está limpo? O cabelo está limpo e penteado? A maquilagem e os acessórios são excessivos ou estranhos?
- *Postura:* o paciente parece submisso e temeroso? O alinhamento corporal é normal?
- *Movimento:* Estão presentes língua enrolada, contorções, tremores ou compressões excessivas das mãos? Os movimentos são hiperativos ou hipoativos?
- *Expressão facial:* parece uma máscara ou é muito séria? Há indicações de dor, medo ou raiva?
- *Nível de consciência:* o paciente quase adormece e precisa ser despertado (i. e., letárgico)? Dá respostas incompletas ou lentas e precisa ser chamado repetidas vezes (i. e., em choque)? A única coisa a que o paciente reage são estímulos dolorosos (i. e., semiconsciente)? Não há resposta, mesmo a estímulos de dor (i. e., inconsciente)? Enquanto se observa o paciente, conversar sobre generalidades pode ajudar a avaliar o estado mental.

Observar o tom de voz, a velocidade do discurso, a capacidade articulatória, o uso de palavras incomuns ou combinações raras de palavras e a adequação do discurso. Avaliar também o humor durante esses momentos.

ENTREVISTA

Perguntas eficientes podem revelar muito sobre a saúde mental do paciente. Para revelar problemas específicos, deve-se fazer perguntas diretas como:

- "Como se sente em relação a si mesmo? O que acha que as pessoas diriam que você é – bom ou mau?"
- "Tem muitos amigos? Dá-se bem com as outras pessoas?"
- "Acha que há pessoas tentando prejudicá-lo ou pensa já ter sido prejudicado? Quem? Por quê?"
- "Você tem temperamento difícil? Muda rapidamente do riso para o choro e da felicidade para a tristeza?"
- "Está com problemas para dormir ou para ter um sono reparador? Quanto você dorme? Usa algum medicamento ou álcool para ajudá-lo a dormir?"
- "Como anda o apetite? Seu apetite e padrão alimentar mudam quando está triste ou preocupado?"
- "Já teve sensações de nervosismo, como palpitações, hiperventilação e inquietude?"
- "Há alguns problemas especiais em sua vida, ou alguma coisa que o preocupe atualmente?"
- "Vê ou escuta coisas que os outros não veem nem escutam? Já ouviu vozes? Em caso positivo, como se sente em relação a elas?"
- "A vida é prazerosa para você? Sempre espera viver o dia seguinte?"
- "Já pensou em suicídio? Em caso positivo, que ideias teve a respeito? Como seria seu suicídio?"
- "Sente estar perdendo alguma capacidade mental? Em caso positivo, descreva."
- "Já foi hospitalizado ou tratou problemas mentais? Isso já ocorreu com algum familiar?"

Ouvir atentamente as respostas e como são dadas. É importante captar os sinais não verbais.

EXAMES COGNITIVOS

Há uma variedade de instrumentos confiáveis e confirmados que podem ser usados para investigação da função mental, como o Short Portable Mental Status Questionnaire (Pfeiffer, 1975), o Philadelphia Geriatric Center Mental Status Questionnaire (Fishback, 1977), o Mini-Mental Status (Folstein, Folstein, & McHugh, 1975), a Symptoms Check List 90 (Derogatis, Lipma, Rickels, Uhlenbath, & Covi, 1974), o General Health Questionnaire (Goldberg, 1972), o OARS (Duke University Center for the Study of Aging, 1978); e, específico para depressão, a Zung Self-Rating Depression Scale (Zung, 1965). A maioria dos instrumentos de avaliação do estado mental testa a orientação, a memória e a retenção, a capacidade de seguir comandos, de julgar, além de cálculo e raciocínio básicos.

Mesmo sem o uso de um instrumento, o enfermeiro consegue avaliar a função cognitiva básica assim:

- *Orientação:* perguntar o nome do paciente, onde se encontra, data, hora e estação do ano.

(continua)

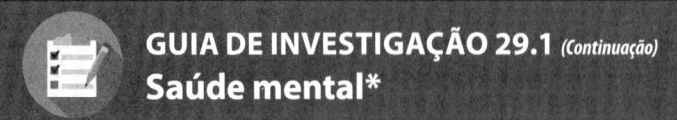

> ## GUIA DE INVESTIGAÇÃO 29.1 *(Continuação)*
> ## Saúde mental*

- *Memória e retenção:* no começo da avaliação, pedir ao paciente para lembrar três objetos (p. ex., relógio de pulso, telefone, barco). Primeiro, pedir que ele relembre os itens imediatamente após serem arrolados; depois, após fazer várias perguntas, pedir que relembre os três itens; quase ao término da avaliação, perguntar, pela última vez, quais eram os três objetos.
- *Comandos em três estágios:* pedir ao paciente para realizar três tarefas simples (p. ex., "pegue o lápis, encoste-o na cabeça e entregue-o a mim").
- *Julgamento:* apresentar uma situação que exija solução de problemas e raciocínio básicos (p. ex., o que significa o ditado "Mais vale um pássaro na mão do que dois voando"?).
- *Cálculos:* pedir ao paciente para contar, de trás para a frente, a partir de 100, a cada cinco números. Se isso for difícil, pedir-lhe que conte de trás para a frente a partir de 20, a cada dois números. Problemas matemáticos simples podem também ser propostos se estiverem no âmbito da experiência educacional do paciente.

Sempre que a função cognitiva é testada, considerar as experiências individuais, o nível educacional e os antecedentes culturais do paciente, bem como o papel dos déficits sensoriais, dos problemas de saúde e da tensão associada ao exame.

Indivíduos com a doença de Alzheimer, ou com outros déficits cognitivos, podem se sobrecarregar com a avaliação e reagir com raiva, choro ou retraimento. A isso dá-se o nome de *reação catastrófica*. A avaliação pode precisar ser interrompida temporariamente, para que o paciente seja tranquilizado e confortado.

EXAME FÍSICO

Problemas no exame físico costumam ser a origem de muitas perturbações cognitivas. Por exemplo, a depressão pode estar associada a diabetes, doença renal, insuficiência cardíaca congestiva, tumores, derrames, doença de Parkinson e outros problemas de saúde. Em razão de o potencial de problemas clínicos ser causa de depressão, é fundamental que um exame físico completo suplemente a avaliação do estado mental. É essencial uma análise completa de diagnósticos e medicamentos conhecidos em uso. Além disso, muitos exames laboratoriais podem ser realizados, inclusive:

- contagem completa do sangue
- eletrólitos séricos
- exame serológico para sífilis
- nitrogênio da ureia do sangue
- glicose do sangue
- bilirrubina
- nível de vitaminas no sangue
- taxa de sedimentação
- análise de urina

Dependendo do problema suspeitado, o líquido cerebrospinal (LCS) pode ser submetido a exame e uma variedade de procedimentos diagnósticos pode ser realizada, inclusive encefalografia, tomografia computadorizada (TC), ressonância nuclear magnética (RNM) e tomografia com emissão de pósitrons (PET-TC). Avaliar o estado mental costuma apresentar apenas um quadro rápido do paciente. Fluxo do sangue ao cérebro, temperatura do corpo, glicose do sangue, equilíbrio hidroeletrolítico e o estresse a que o paciente é submetido podem mudar de um dia para outro e ocasionar níveis diferentes de funcionamento mental. Coletas repetidas de dados podem ser necessárias para a obtenção de uma avaliação exata do estado mental do paciente.

*Note que o Guia de Investigação 29-1 é igual ao de número 30-1.

---

morte de familiares e amigos; reforço da realidade do encurtamento da vida e mensagens explícitas ou implícitas da sociedade de que o valor de um indivíduo é inversamente proporcional à idade. Há, ainda, os fármacos, capazes de causar ou agravar depressão (Quadro 29.1).

Sinais e sintomas

A depressão é uma síndrome complexa, evidenciada por uma variedade de formas no idoso. As manifestações mais comuns do problema são os sintomas vegetativos, que incluem insônia, fadiga, anorexia, perda de peso, constipação e redução do interesse por sexo. Indivíduos deprimidos podem manifestar autodepreciação, culpa, apatia, remorso, desesperança, impotência e sensação de ser um encargo. Podem ter problemas com as relações pessoais e as interações sociais, perdendo o interesse pelas pessoas. Mudanças nos padrões do sono e na atividade psicomotora podem estar evidentes. As práticas de higiene podem ser negligenciadas. Queixas de dor de cabeça, indigestão e outros problemas costumam

TABELA 29.1	Diagnósticos de enfermagem relacionados a problemas de saúde mental
Causas ou fatores contribuintes	**Diagnóstico de enfermagem**[a,*]
Depressão, falta de motivação, sobrecarga sensorial, fadiga, medicamentos	Falta de com condicionamento físico
Ameaça ao autoconceito, perdas	Ansiedade
Desaceleração psicomotora, medicamentos, sedentarismo, falta de reconhecimento da necessidade de defecar	Constipação
Ansiedade, medicamentos, estresse	Diarreia
Hiperatividade, sobrecarga sensorial, tentativa de suicídio	Dor (aguda, crônica)
Função cerebral prejudicada, ansiedade, suspeição	Comunicação verbal prejudicada
Estresse, função corporal alterada, baixa autoestima, dependência, sobrecarga sensorial, perda de ente querido	Enfrentamento individual ineficaz
Dependência do paciente, história de relações familiares insatisfatórias	Enfrentamento familiar incapacitado
Limitações físicas, mentais ou sociais	Falta de condicionamento físico
Ambiente novo ou percebido de forma errada, perdas	Medo
Prejuízo cognitivo, falta de motivação, percepções errôneas	Manutenção da saúde alterada
Prejuízo cognitivo, percepções errôneas, falta de motivação	Controle da manutenção do lar prejudicado
Medicamentos, sedentarismo, incapacidade de proteger a si mesmo	Potencial para infecção
Prejuízo cognitivo, fadiga, medicamentos, tentativa de suicídio	Potencial para lesão
Medicamentos, fadiga	Mobilidade física prejudicada
Prejuízo cognitivo, falta de motivação ou capacidade, desejos suicidas	Desobediência
Depressão, ansiedade, estresse, paranoia, prejuízo cognitivo, tentativa de suicídio	Nutrição alterada: menos do que as necessidades corporais
Depressão, ansiedade, prejuízo cognitivo, sedentarismo, tentativa de suicídio	Nutrição alterada: mais do que as necessidades corporais
Paranoia, depressão, incapacidade, estresse	Impotência
Prejuízo cognitivo, falta de motivação, de conhecimentos e de habilidade	Déficit no autocuidado para banho/higiene
Imagem ou função corporal alterada, perdas, preconceito contra idosos	Distúrbio na imagem corporal
Depressão, ansiedade, paranoia, culpa, estresse, autoconceito alterado, medicamentos	Disfunção sexual
Prejuízo cognitivo (incapacidade de proteger-se), desnutrição	Integridade da pele prejudicada
Ansiedade, paranoia, depressão, confusão, medicamentos	Padrão de sono perturbado
Parte ou função do corpo alterada, prejuízo cognitivo, ansiedade, depressão, percepções errôneas, paranoia	Interação social prejudicada
Ansiedade, depressão, paranoia, prejuízo cognitivo	Isolamento social
Prejuízo cognitivo, medo, depressão, ansiedade, estresse, isolamento	Processos do pensamento alterados
Prejuízo cognitivo, ansiedade, depressão, medicamentos	Padrões alterados de eliminação urinária
Prejuízo cognitivo, paranoia, estresse, percepções errôneas, medo, tentativa de suicídio	Potencial para violência contra si mesmo ou contra outras pessoas

[a]NANDA-International NANDA-I. (2014). *Nursing diagnoses: Definitions and classification, 2015–2017.* West Sussex, UK: Wiley-Blackwell.
*N. de R.T. A autora não utiliza, nesta obra, a terminologia proposta pela NANDA 2015–2017 porque esta classificação ainda não contempla o idoso em todas as suas dimensões. Por esse motivo, é feita uma adaptação do modelo proposto pela NANDA para contemplar as características identificadas no idoso a partir de sua prática profissional. Vale mencionar que a NANDA 2018–2020 (Porto Alegre: Artmed Editora, 2018) também segue esse modelo.

> **DICA DE COMUNICAÇÃO**
>
> Qualquer investigação mais completa inclui a avaliação da condição mental. Uma vez que os pacientes podem estar ansiosos, envergonhados, cheios de suspeitas ou sentindo-se insultados com uma nova análise do estado mental, cabe explicar a importância do exame e suas razões. Abordar a avaliação de forma normal, sem pedidos de desculpas ou intimidação, tranquilizando o indivíduo de que se trata de algo inerente a qualquer coleta de dados da pessoa. Posicionar-se no mesmo nível da pessoa e fazer contato visual. Comunicar-se em nível e linguagem adequados ao paciente. Dar todo o tempo para o paciente responder já que ele pode precisar para processar a pergunta, recordar as informações e formular uma resposta. Deixar o paciente confortável e estabelecer uma interação positiva antes da coleta de dados pode reduzir algumas barreiras para um exame eficiente da saúde mental.

> **QUADRO 29.1 — Fármacos que podem causar depressão**
>
> - *Anti-hipertensivos e fármacos cardíacos:* betabloqueadores, digoxina, procainamida, guanetidina, clonidina, reserpina, metildopa, espironolactona
> - *Hormônios:* corticotropina, corticosteroides, estrogênios
> - *Depressores do sistema nervoso central (SNC), agentes antiansiedade, psicotrópicos:* álcool, haloperidol, flurazepan, barbitúricos, benzodiazepínicos
> - *Outros:* cimetidina, L-dopa, ranitidina, asparaginase, tamoxifeno

aparecer. Pode estar presente alteração da cognição por má nutrição ou por outros efeitos da depressão. Além disso, os sintomas de depressão podem imitar os de demência; portanto, é essencial uma avaliaação criteriosa para evitar erro diagnóstico. Declínio no intelecto e na personalidade, todavia, costuma indicar demência (ver o Cap. 30), e não depressão. Pode ocorrer depressão no estágio inicial da demência, à medida que o paciente se conscientiza do declínio das capacidades intelectuais.

> **CONCEITO-CHAVE**
>
> Alguns idosos deprimidos demonstram déficits cognitivos, secundários aos efeitos da depressão. Essa **pseudodemência** pode retardar ou impedir que a depressão subjacente seja reconhecida e tratada.

A prevalência e o risco de depressão nos idosos reforçam a importância de se investigar a existência ou não desse problema durante visitas de saúde rotineiras. Instrumentos simplificados de investigação, como a Escala da Depressão Geriátrica, Formulário Simplificado, podem ajudar o processo (Quadro 29.2).

Idosos entre os afro-americanos, os asiático-americanos e os índios norte-americanos parecem apresentar taxas menores de depressão diagnosticada, provavelmente associadas à falta do diagnóstico ou a diagnóstico errado (Harvath e McKenzie, 2012). Mais do que gerar interpretações distorcidas, isso pode ser atribuído a relato insuficiente de sintomas, barreiras de idioma, crenças individuais de que admitir depressão seja vergonhoso ou reflexo de fraqueza, falta de confiança ou outros fatores. Ausência de diagnóstico pode retardar o tratamento que poderia beneficiar a promoção do autocuidado e da qualidade de vida; portanto, enfermeiros e outros profissionais precisam estar atentos a uma apresentação mais rara dos sintomas (p. ex., queixas físicas, declínio da condição de saúde física em razão de desatenção a práticas de saúde, relatos de fadiga, sentimentos de desamparo, aceitação incomum de riscos e isolamento autoimposto) e investigar o potencial de depressão como a causa original.

A relação entre eventos de vida e depressão é essencial como item a ser examinado durante a coleta de dados; o método usado com um indivíduo deprimido por efeitos de um fármaco será, obviamente, diferente do usado por outro que enfrenta uma viuvez. O problema subjacente deve ser tratado. Embora as depressões tendam a durar muito mais nos idosos, o tratamento rápido pode apressar a recuperação. O tratamento não deve ser evitado na depressão associada a uma doença grave ou terminal; minorar a depressão ajuda o paciente a enfrentamento mais eficiente e a se situar melhor para controlar outros problemas de saúde.

Tratamento

Psicoterapia e antidepressivos (Quadro 29.3) podem diminuir muitas depressões em graus variados. Eletroconvulsoterapia tem se mostrado eficiente em pacientes com depressões graves que não responderam a outras terapias. Algumas plantas parecem ter efeitos antidepressivos. Uma delas, a erva-de-são-joão, aparentemente eficaz na depressão leve, pode causar fotossensibilidade e não deve ser usada com medicamento antidepressivo. Acupressão, acupuntura, imagem orientada e fototerapia, junto com a psicoterapia, podem também ser úteis. Boas práticas básicas de saúde, inclusive nutrição correta e exercícios regulares também podem ter efeito positivo no humor. O Quadro 29.4 descreve outras medidas úteis de enfermagem.

Risco de suicídio

O suicídio é um risco real e sério entre pessoas deprimidas. Historicamente, pessoas com mais idade apresenta-

QUADRO 29.2 — Escala de Depressão Geriátrica – formulário simplificado

Escolher a resposta mais próxima sobre como você se sentia na a semana passada sobre as seguintes questões:

1. Você está satisfeito com sua vida? SIM/**NÃO**
2. Deixou de lado muitas atividades e interesses? **SIM**/NÃO
3. Sente como se sua vida estivesse vazia? **SIM**/NÃO
4. Costuma se sentir chateado? **SIM**/NÃO
5. Na maior parte do tempo está bem-humorado? SIM/**NÃO**
6. Receia que algo ruim esteja para acontecer a você? **SIM**/NÃO
7. Está feliz na maior parte do tempo? SIM/**NÃO**
8. Costuma se sentir desamparado? **SIM**/NÃO
9. Prefere ficar em casa em vez de sair ou fazer coisas novas? **SIM**/NÃO
10. Sente ter mais problemas de memória do que a maioria das pessoas? **SIM**/NÃO
11. Acha que é maravilhoso estar vivo? SIM/**NÃO**
12. Sente-se bastante desvalorizado no momento? **SIM**/NÃO
13. Sente-se cheio de energia? SIM/**NÃO**
14. Sente que sua situação não tem esperança? **SIM**/NÃO
15. Acredita que a maioria das pessoas está melhor do que você? **SIM**/NÃO

Respostas em **negrito** indicam depressão. Atribuir 1 ponto para cada resposta em negrito.
    Escore > 5 pontos sugere depressão.
    Escore > 10 pontos é quase sempre indicador de depressão.
    Escore > 15 pontos merece avaliação completa em seguida.

De Yesavage, J.A., Brink, T.L., Rose, T.L., Lum, O., Huang, V., Adey, M.B. e Leirer, V.O. (1983). Development and validation of a geriatric depression screening scale: A preliminary report. *Journal of Psychiatric Research*, 17, 37–49. Recuperado de http://www.journalofpsychiatricresearch.com/article/0022-3956(82)90033-4/abstract

QUADRO 29.3 — Antidepressivos

INIBIDORES SELETIVOS DA REABSORÇÃO DA SEROTONINA

Escitalopram
Fluvoxamina
Fluoxetina
Paroxetina
Sertralina

COMPOSTOS CÍCLICOS

Amoxapina
Despiramina HCl
Doxepina HCl
Pamoato imipramina Nortriptilina HCl

INIBIDORES DA OXIDASE MONOAMINA

Fenelzina
Tranilcipromina

DIRETRIZES DE ENFERMAGEM

- As doses para os idosos devem começar com cerca de metade da recomendada para a população adulta em geral.
- Costuma ocorrer sedação durante os primeiros dias de tratamento; necessário precaver-se para reduzir o risco de quedas.
- Pelo menos um mês de terapia é necessário antes de se notarem efeitos terapêuticos; oferecer aconselhamento e apoio ao paciente durante esse período.
- A administração à hora de dormir é preferível no caso de antidepressivos que produzem efeito sedativo.
- Preparar os pacientes para os efeitos secundários, inclusive boca seca, diaforese, retenção urinária, indigestão, constipação, hipotensão, visão turva, tontura, aumento do apetite, aumento do peso, fotossensibilidade, níveis oscilantes da glicose do sangue. Ajudar o paciente a prevenir complicações secundárias aos efeitos colaterais.
- Ficar atento a sintomas anticolinérgicos, em especial, quando usados compostos cíclicos.
- Assegurar que os idosos e seus cuidadores compreendam a dose, os efeitos pretendidos e as reações adversas aos fármacos. Orientar sobre interações entre os fármacos e entre eles e os alimentos, por exemplo, antidepressivos podem aumentar os efeitos dos anticoagulantes, de fármacos tipo atropina, anti-histamínicos, sedativos, tranquilizantes, narcóticos e levodopa; os antidepressivos podem reduzir os efeitos da clonidina, da fenitoína e de alguns hipertensivos; álcool e diuréticos tiazídicos podem aumentar os efeitos dos antidepressivos.

> **QUADRO 29.4 Considerações de enfermagem no cuidado de pacientes deprimidos**
>
> - *Ajudar o paciente a desenvolver um autoconceito positivo.* Deve ser salientado que a situação possa estar ruim, mas a pessoa não. Oportunidades de sucesso, independentemente das proporções, devem ser oferecidas, com formação de novas metas.
> - *Encorajar a expressão dos sentimentos.* Raiva, culpa, frustração e outros sentimentos devem ser manifestados. Os enfermeiros devem dedicar um tempo para ouvir e orientar esses pacientes em relação a tais sentimentos. Além da expressão verbal, os sentimentos podem ser manifestados por escrito.
> - *Evitar minimizar os sentimentos.* Declarações como "Não se preocupe; as coisas vão melhorar" ou "Não fale assim; você tem muito pelo que agradecer" pouco ajudam pacientes deprimidos.
> - *Garantir que sejam atendidas as necessidades físicas.* Boa alimentação, atividade, sono e movimentos intestinais regulares estão entre os fatores que aumentam um estado físico saudável que, em contrapartida, fortalece as capacidades do paciente para perlaborar uma depressão. Problemas de cuidados físicos devem ser abordados com agressividade.
> - *Transmitir esperança.* Ao mesmo tempo em que são realistas quanto à situação individual, os enfermeiros podem, por meio de palavras e atos, transmitir a crença de que o futuro terá sentido e que a vida do paciente tem valor.

vam risco maior de suicídio; no entanto, com os chamados *baby boomers* ingressando na meia-idade, as taxas de suicídio aumentaram entre indivíduos com 45 a 64 anos, grupo em elas alcançam 19,7 a cada 100.000 pessoas, sendo que indivíduos com 85 anos e mais ficaram próximos, a uma taxa de 18,6 a cada 100.000 (National Center for Health Statistics, 2016). Entre os homens, a taxa é mais alta do entre mulheres, em todas as faixas etárias. Problemas de saúde podem aumentar risco de suicídio, da mesma forma que sono de qualidade inferior; na verdade, sono ruim parece predispor mais ao suicídio do que sintomas depressivos (Bernert, Turvey, Conwell e Joiner, 2014). Profissionais da medicina identificaram aumento na incidência de adultos idosos saudáveis avaliarem possível "suicídio racional", em que manifestam desejo de terminar suas vidas, enquanto estão física e mentalmente bem (Brauser, 2015). Todas as menções à ideia de suicídio feitas por indivíduos dessa faixa etária devem ser levadas a sério. Além de reconhecer tentativas óbvias de suicídio, os enfermeiros precisam aprender a reconhecer as mais veladas, mas igualmente destrutivas.

> **CONCEITO-CHAVE**
>
> Todas as menções de intenção de suicídio feitas por indivíduos idosos devem ser seriamente consideradas.

Uso incorreto de medicamentos, seja em doses exageradas ou em omissões de doses, pode significar gesto suicida. A autoinanição é outro sinal e pode ocorrer mesmo em instituição de cuidados especiais, quando os funcionários não estão atentos à monitorização da ingestão e do estado nutricional. O envolvimento em atividades opostas à necessidade terapêutica ou que constituam ameaça a um problema clínico (p. ex., ignorar as restrições alimentares ou recusar determinada terapia) pode indicar desejo de morrer. Andar em área perigosa, dirigir embriagado e sujeitar-se a outros riscos podem também sinalizar desejos suicidas. O risco de suicídio pode ser mais profundamente investigado, perguntando-se ao paciente sobre perdas recentes, mudanças no estilo de vida, problemas de saúde novos ou agravados, novos sintomas de depressão, mudanças no sistema de apoio ou limitação desse sistema e história familiar de suicídio. Deve-se ter consciência de que um "suicídio racional" expresso de forma razoável não significa que a pessoa não possa se beneficiar e volte a considerar conselhos de terceiros e buscar apoio, tratamento e melhor qualidade de vida (Brauser, 2015).

Pessoas idosas, com ideação suicida, precisam de observação atenta, proteção criteriosa e terapia imediata. O tratamento da depressão subjacente deve ser preconizado. O ambiente deve ser tornado seguro, removendo-se os objetos que os pacientes possam usados para causar prejuízo a si mesmos. Os enfermeiros devem transmitir um desejo de escutar e discutir pensamentos e sentimentos acerca do suicídio. Sentir-se capaz de buscar ajuda, expressando os pensamentos suicidas aos enfermeiros, pode evitar que os pacientes cometam atos extremos.

Ansiedade

Adaptações a limitações físicas, emocionais e socioeconômicas na velhice e os novos problemas encontrados com frequência em razão do envelhecimento incorporam-se a uma variedade de causas de ansiedade. Reações ansiosas, não raras entre os idosos, podem ser manifestadas de várias formas, inclusive queixas somáticas, rigidez de ideias e comportamento, insônia, fadiga, hostilidade, inquietação, fumo encadeado, andar de um lado a outro, criação de fantasias, confusão e aumento da dependência. Pode ocorrer aumento na pressão arterial, no pulso, nas respirações, na atividade psicomotora e na frequência urinária. O apetite pode se reduzir ou se elevar. Indivíduos ansiosos costumam lidar com roupas, joias ou utensílios de forma excessiva, envolver-se demais em tarefas de menor valor (p. ex., dobrar um lençol), além de evidenciar dificuldades de concentração na atividade do momento.

O tratamento da ansiedade depende da causa. Cabe aos enfermeiros sondar a história do paciente em relação a mudanças recentes ou novos estresses (p. ex., novo diagnóstico ou piora de um anterior, aumento do aluguel, aumento da criminalidade na vizinhança, divórcio de filho). Consumo de cafeína, álcool, nicotina e de fármacos sem prescrição médica deve ser analisado como possíveis causas. Além de medicamentos, intervenções, como *biofeedback*, imagem orientada e terapia de relaxamento podem ajudar. Pessoas ansiosas devem ter a vida simplificada e estabilizada, com poucas ocorrências imprevisíveis. Estímulos ambientais devem ser controlados. Os enfermeiros devem planejar intervenções específicas à causa subjacente. Intervenções básicas de enfermagem, capazes de trazer benefícios, incluem:

- Dedicar tempo adequado a conversas, procedimentos e outras atividades.
- Estimular e respeitar as decisões do paciente em assuntos que afetam sua vida.
- Preparar o paciente para todas as atividades antecipadas.
- Dar explicações completas, honestas e básicas.
- Controlar a quantidade e a variedade de pessoas com quem o paciente tem de interagir.
- Respeitar rotinas.
- Manter e usar objetos familiares.
- Evitar excesso de estímulos dos sentidos, reduzindo ruídos, usando luzes mais suaves e mantendo uma temperatura ambiental estável.

PARA REFLETIR

Quais tipos de situações fazem com que você fique deprimido ou ansioso? Quais implicações isso terá em sua velhice?

Abuso de substâncias

Com o crescimento do número de pessoas vivendo mais tempo, cresce o número delas com história de uso de álcool e outras substâncias. Adicionado a essa situação, está o fato de os *baby boomers*, uma geração que experimentou e aceitou o uso de drogas ilícitas, chegarem à velhice levando consigo o uso de substâncias e seus efeitos.

A classificação de Abuso de Substâncias e Transtornos da Adicção, do Manual de Diagnóstico e Estatística, inclui os transtornos decorrentes do uso de álcool, cafeína, maconha, alucinógenos (fenciclidina ou arilciclo-exilaminas de ação similar), outros alucinógenos, como LSD, inalantes, opioides, sedativos, hipnóticos, ansiolíticos, estimulantes (inclusive substâncias tipo anfetaminas, cocaína e outros estimulantes), tabaco e outras substâncias, ou substâncias desconhecidas (American Psychiatric Association, 2013). Problemas associados a substâncias podem incluir transtornos pelo uso de substâncias, em que a pessoa as utiliza apesar dos problemas decorrentes, além de distúrbios induzidos por substâncias, incluindo intoxicação, retraimento e condições mentais induzidas por substâncias, como psicose, ansiedade e delírio.

Abuso, dependência de substâncias, ou adicção a álcool e a outras substâncias entre pessoas com mais idade costumam não ser percebidos, muitas vezes em razão de ser algo inesperado e, outras, porque há semelhança com sintomas de condições geriátricas comuns. **Abuso de substâncias** pode ameaçar, gravemente, a saúde física, emocional e social dos idosos. Pessoas com mais idade, quando ingerem álcool e tomam medicamentos, aumentam o risco de consequências adversas dos fármacos. Também se eleva o risco de quedas, de redução da função cognitiva, de abuso e de autonegligência. É importante que os enfermeiros gerontólogos reconheçam esse problema e ajudem os pacientes a buscar o tratamento adequado.

A maior parte das pessoas idosas que abusam de substâncias as usou pesadamente em suas vidas. Uma quantidade importante de abusadores crônicos morre antes de chegar à velhice, contribuindo para uma redução da incidência de alcoolismo e de outros abusos de substâncias com o envelhecimento. O outro tipo de abusador idoso de substâncias é o que começa o abuso no final da vida, em razão de fatores situacionais (p. ex., aposentadoria, viuvez ou condição insatisfatória de saúde).

Profissionais da saúde podem ter o mesmo estereótipo de abusadores de substâncias do público em geral, achando que eles são tipos de pessoas desleixadas, marginais. Dessa forma, mesmo os profissionais podem errar em detectar abuso de substância no profissional aposentado que fuma um baseado após o jantar, ou na viúva fragilizada que começa a beberricar alguma bebida alcoólica na metade da manhã. Os enfermeiros devem ter mente aberta e reconhecer que existem diferentes tipos de abusadores de substâncias. E mais, o abuso de substâncias pode ocasionar problemas médicos, como sangramento gastrintestinal, hipertensão, fraqueza muscular, neuropatia periférica e suscetibilidade a infecções. O que enfatiza a importância de analisar uma história de abuso de substância como parte da investigação completa.

CONCEITO-CHAVE

Existem os mais diversos tipos de abusadores de substâncias, normalmente não se encaixando em um perfil estereotipado.

QUADRO 29.5 Possíveis indicações de abuso de álcool

- Ingerir bebida alcoólica para acalmar os nervos ou melhorar o humor
- Engolir depressa ou consumir com rapidez bebidas alcoólicas
- Lapsos de memória
- Desnutrição
- Confusão
- Isolamento ou retraimento social
- Relações interrompidas
- Prisão por pequenos delitos
- Ansiedade
- Irritabilidade
- Depressão
- Oscilações do humor
- Falta de motivação ou energia
- Lesões, quedas
- Insônia
- Problemas gastrintestinais
- Falta de coordenação

QUADRO 29.6 Critérios para o diagnóstico de alcoolismo

- Bebe uma dose de uísque por dia, ou seu equivalente em vinho ou cerveja (no caso de indivíduos com cerca de 60 kg)
- Coma alcoólico
- Nível de álcool no sangue superior a 150 mg/100 mL
- Síndrome da abstinência: alucinações, convulsões, tremores perceptíveis, *delirium tremens*
- Manutenção da ingestão de álcool apesar de conselhos médicos ou de problemas causados pela bebida

Abuso de álcool

O abuso de álcool pode manifestar-se de muitas maneiras, algumas sutis ou facilmente confundidas com outros distúrbios (Quadro 29.5). Podem aparecer sintomas secundários a complicações do alcoolismo, como cirrose, hepatite e infecções crônicas (relacionadas a sistema imune suprimido). Esses sinais devem ser observados durante uma investigação e desencadear perguntas sobre o padrão de bebida do paciente. O breve teste de triagem de álcool em Michigan Versão Geriátrica (Blow et al., 1992) e o Teste de Identificação de Problemas pelo uso de Álcool (Babor, Higgins-Biddle, Saunders, & Monteiro, 2001) são instrumentos investigativos eficazes na identificação de abuso de álcool em pessoas com mais idade. O Quadro 29.6 descreve os critérios para um diagnóstico definitivo de alcoolismo.

Uma supervisão contínua da condição de saúde do adulto alcoolista pode ajudar a identificar e, em certos casos, a corrigir logo as complicações. O alcoolismo crônico pode causar deficiências de magnésio, gastrite, pancreatite e polineuropatia. Distúrbios cardíacos podem ser consequência do alcoolismo, demonstráveis por hipertensão, batimentos cardíacos irregulares e insuficiência cardíaca por cardiomiopatia. Pode haver prejuízo cognitivo por perda de células cerebrais e aumento dos ventrículos.

Ao cuidar de paciente com problema com o álcool, a meta de longo prazo é a sobriedade. Pode ser alcançada somente quando o paciente admite o problema e assume a responsabilidade de agir a respeito. O envolvimento da família pode ser importante para o sucesso do plano de tratamento porque os resultados podem ser afetados, de

ESTUDO DE CASO

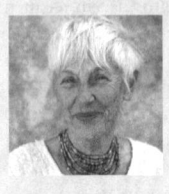

D. Bárbara, de 79 anos de idade, acabou de se mudar para o apartamento da nora e do filho. Partilham as refeições e momentos de convívio, mas os demais momentos são vividos de forma independente no apartamento. Durante o dia, d. Bárbara se diverte com os amigos, que com ela partilham bebidas alcoólicas. Quando o filho e a nora retornam para casa no final do dia, ela já está diferente. Embora consiga andar e envolver-se na maior parte das atividades normais, a fala está arrastada, e o modo de andar, instável. Há ocasiões em que ela esquece alguma coisa no fogão, fazendo soar o alarme contra incêndio, além de deixar abertas e destrancadas as portas ao sair de casa.

DESENVOLVENDO O PENSAMENTO CRÍTICO

- Quais os riscos d. Bárbara impõe a si e à família?
- Quais as abordagens que a família pode usar para falar com d. Bárbara sobre o problema?
- Quais recursos podem auxiliar?

forma negativa, quando os familiares negam ou promovem o problema com a bebida.

Programas para tratar o alcoolismo criados especificamente para os idosos são raros; provavelmente, os profissionais nos programas tradicionais para tratar esse problema desconhecem as características e as necessidades únicas do alcoolista idoso. Os enfermeiros gerontólogos devem garantir que as necessidades desse paciente sejam tratadas de forma competente. Por exemplo, benzodiazepínicos, normalmente usados para desintoxicar, podem causar toxicidade nos idosos, com os mesmos níveis de doses prescritos para adultos mais jovens. Adaptações de doses são necessárias, da mesma forma que monitorização atenta quanto a complicações.

Os Alcoólicos Anônimos (ver Recursos *online* no final do capítulo) têm um programa gratuito para recuperar alcoolistas. Essa entidade existe na maioria das cidades e oferece conselhos e oportunidades à socialização livre do álcool para o idoso alcoolista. Deve-se fornecer os pacientes informação sobre locais e horários das reuniões, além de estímulo para participar delas pode ser importante, ajudando esses indivíduos a seguir o caminho do tratamento.

Paranoia

Estados paranoides costumam acometer idosos, o que não surpreende, considerando-se que:

- Perdas sensoriais, tão comuns na fase tardia da vida, facilmente causam uma percepção errônea do ambiente.
- Doença, incapacitação, vida solitária e recursos financeiros limitados promovem insegurança.
- Preconceito contra idosos na sociedade enviam mensagens de que são pessoas indesejáveis.
- Os idosos costumam ser vítimas frequentes de crime e práticas inescrupulosas.

Os problemas que afetam a saúde física podem contribuir para a paranoia; distúrbios endócrinos, como hiperparatireoidismo, podem ter paranoia como sintoma (Chiba et al., 2007). A paranoia pode ainda ser uma reação adversa a alguns fármacos. Isso reforça a importância de uma boa avaliação física e da história de saúde, diante da presença de sintomas psiquiátricos.

O primeiro elemento a ser considerado no trabalho com o adulto idoso paranoide é explorar mecanismos capazes de reduzir a insegurança e as percepções erradas. Lentes corretivas, aparelhos auditivos, renda suplementar, nova residência e um ambiente estável são intervenções potenciais. Psicoterapia e medicamentos podem ser usados, quando melhoras não são obtidas com outras intervenções. Os enfermeiros devem garantir que esses pacientes não se afastem do mundo pelo isolamento autoimposto.

Também não deve ser subestimado o impacto do estado paranoide na saúde e no bem-estar geral. A condição nutricional pode ficar ameaçada se o paciente não quiser alimentar-se, acreditando que a comida está envenenada. Pode haver privação do sono, diante de suspeita de que há estranhos na casa. Problemas de saúde podem não ser diagnosticados, quando o paciente acredita que o médico é um inimigo. Explicações e métodos simples e honestos para lidar com as percepções paranoides errôneas são benéficos; em nenhum momento as ideias delirantes devem ser apoiadas.

CONSIDERAÇÕES GERAIS DE ENFERMAGEM PARA PROBLEMAS DE SAÚDE MENTAL

Monitorização de medicamentos

Os medicamentos usados para tratar transtornos psiquiátricos podem trazer melhora significativa aos pacientes, embora também possam acarretar efeitos adversos profundos nos idosos. Alguns desses efeitos podem levar a anorexia, constipação, quedas, incontinência, anemia, letargia, distúrbios do sono e confusão. A dosagem mais baixa possível deve ser usada e qualquer reação deve ser observada com atenção. Uma lista de verificação para identificar problemas, como a mostrada na Tabela 29.2, é útil para acompanhar o impacto dos medicamentos no comportamento e nas funcionalidades do idoso. Obviamente, os fármacos complementam, mas não substituem outras formas de tratamento.

> **CONCEITO-CHAVE**
>
> Os fármacos devem ser encarados como auxiliares, e não como substitutos de outras formas de tratamento.

Promoção de um autoconceito positivo

A importância de promover um autoconceito positivo em todos os idosos não pode ser subestimada. Todos precisamos sentir que nossas vidas têm sentido e que existe esperança. Sensação de ausência de significado e de esperança ameaça a saúde mental e esvaziam o prazer que pode ser encontrado na fase tardia de vida. Os enfermeiros devem ter interesse sincero pelas vidas e conquistas de seus pacientes idosos. Não podem se esquecer de que o paciente deficiente ou fragilizado que hoje está diante do enfermeiro, em determinada época da vida, teve a coragem de sair do lugar onde nasceu ou cresceu para chegar a uma terra estranha ou trabalhou duro a vida inteira para sustentar a família. Pode ainda ter criado um negócio de sucesso a partir do nada. Todas as vidas apresentam lutas e conquistas, que podem ser reconhecidas como ajuda à promoção da autoestima. Atividades como conversas em que uma vida inteira ou fases dela são revistas, relato oral de histórias e elaboração de um livro com os eventos da vida ajudam os idosos a adquirir senso de valor quanto ao que viveram e sedimentam a noção de

TABELA 29.2 — Lista de verificação para documentação de fármacos e comportamentos

Data	Meia-noite												Meio-dia											
	24	1	2	3	4	5	6	7	8	9	10	11	12	13	14	15	16	17	18	19	20	21	22	23
Medicamentos:																								
Desorientado quanto a:																								
Si mesmo																								
Outros																								
Local																								
Dia																								
Hora																								
Esquece:																								
Eventos do dia de hoje																								
Eventos passados																								
Inadequação:																								
Da fala																								
Comportamento																								
Alucinações																								
Perambulação																								
Déficits nas AVD:																								
Alimentação																								
Banho																								
Vestir-se																								
Uso do vaso sanitário																								
Mobilidade																								
Incontinência urinária																								
Pulso																								
Pressão sanguínea																								
Movimento intestinal																								
Sono/sono durante o dia																								
Outros sintomas																								

Ingestão de alimentos	100%	75%	50%	25%	0%	Comentários
Café da manhã						
Almoço						
Jantar						
Lanches						

Usar o verso para descrever problemas ou mudanças específicos.

AVD: atividades da vida diária.

ancestralidade e de legado às gerações mais jovens (ver o Cap. 4). Além do passado, o presente e o futuro também devem ter sentido para os idosos, o que pode ser promovido ajudando-os a participar de atividades importantes, envolver-se em interações sociais significativas, oferecendo-lhes oportunidades de fazer algo por outras pessoas, exercitando o máximo nível possível de controle sobre suas vidas, mantendo práticas religiosas e culturais e sendo respeitados como indivíduos.

Manejo de problemas comportamentais

Os problemas comportamentais são atos que incomodam, interrompem, causam danos ou, em geral, desviam-se da norma, tendendo a ser recorrentes por natureza, como abuso físico ou verbal, resistência a ser cuidado, repetição de ações, perambulação, inquietude, suspeição, comportamento sexual inadequado e recusa a usar roupas. São problemas que podem ocorrer em indivíduos com estado cognitivo alterado, incapazes de pensar racionalmente e fazer bons julgamentos. Todo o tipo de doença que reduz a capacidade do paciente para enfrentar mudanças e estresse também pode contribuir para esses problemas. Medicamentos, fatores ambientais, perda da independência e atividade insuficiente também podem causar comportamentos problemáticos.

Avaliar a causa do comportamento é a primeira etapa para ajudar o paciente com problemas comportamentais. Fatores associados ao comportamento devem ser observados com atenção e documentados, incluindo as seguintes informações:

- horário do início;
- onde ocorreu;
- condições ambientais;
- pessoas presentes;
- atividades anteriores;
- padrão de comportamento;
- sinais e sintomas presentes;
- resultado;
- medidas que ajudaram ou pioraram o comportamento.

Corrigir a causa subjacente do problema, sempre que possível, traz benefícios. Da mesma forma, os fatores que precipitam o problema comportamental devem ser evitados (p. ex., quando identificado que o paciente fica agitado ao se sentar em local movimentado, tentar evitar sentá-lo ali). Profissionais ou cuidadores podem evitar problemas comportamentais identificando sinais e sintomas que os precipitam, intervindo de modo oportuno. Considerações ambientais capazes de reduzir esses problemas incluem: manter a temperatura ambiental entre 21 e 24°C, evitar decoração de paredes e da roupa de cama com padrões exagerados, limitar o fluxo de movimentação, controlar ruídos, prevenir transições fortes da luz do dia para a escuridão da noite e instalar dispositivos de segurança para monitorização, como alarmes nas portas e câmeras de vídeo. A Tabela 29.3 revisa alguns importantes problemas comportamentais, suas causas e intervenções de enfermagem relacionadas.

Uma discussão completa do delírio e da demência é parte do Capítulo 30.

TABELA 29.3 | Compreensão e manejo de problemas comportamentais comuns

Comportamento	Causas possíveis	Ações de enfermagem
Violento/fisicamente abusivo (p. ex., machuca, chuta e morde os outros)	Demência Paranoia Interpretação errônea das ações dos outros Raiva Sensação de impotência Ansiedade Fadiga	Evitar colocar o paciente em situações que desencadeiem tais comportamentos Reconhecer os sinais de alerta (p. ex., xingar, andar de um lado para outro) Obter ajuda para proteger a si mesmo e aos outros Usar modo de abordagem calmo e silencioso Distrair Levar o paciente para longe dos outros
Abuso verbal (p. ex., insultar, acusar, ameaçar)	Demência Sensação de impotência Raiva	Evitar discussões, ser razoável e reagir a comentários Distrair o paciente com outras atividades Reforçar comportamentos positivos Dar o máximo de capacidade de decidir e participar
Resistência aos cuidados	Demência Interpretação errônea das ações, dos objetos, do ambiente Depressão	Preparar para atividades Repartir as atividades em etapas isoladas e simples Usar alternativas se possível (p. ex., banho de esponja em vez de usar a banheira) Monitorar a higiene, o estado nutricional, a ingestão e a eliminação

(continua)

TABELA 29.3	Compreensão e manejo de problemas comportamentais comuns (*continuação*)	
Comportamento	Causas possíveis	Ações de enfermagem
Tirar as roupas inadequadamente	Demência Roupas sujas Irritação com as roupas Sensação de calor exagerado	Garantir que as roupas estejam limpas, secas; substituí-las, se necessário Examinar as roupas quanto a eventual desconforto, tamanho errado Examinar se há irritação da pele, hiperemia Uso de roupas difíceis de ser abertas/desabotoadas Oferecer reforço positivo, quando o paciente se conservar vestido
Ações repetitivas	Demência Agitação Ansiedade Monotonia	Ignorar Distrair o paciente com outras atividades Substituir por atividade repetitiva mais agradável (p. ex., dobrar as roupas lavadas ou empilhar papéis)
Perambulação	Demência Monotonia Inquietação Ansiedade	Agendar horários para deambulação supervisionada Proporcionar atividades Proteger o ambiente (p. ex., portas com alarme, instalação de trancas em portas que necessitem digitação de código para abertura, garantir que os tampões das janelas não possam ser removidos) Garantir que o paciente use algum tipo de identificação Familiarizar o paciente com o ambiente, orientá-lo
Perambulação noturna, inquietação	Demência Excesso de sono durante o dia Interpretação errônea do ambiente Síndrome do pôr-do-sol Medicamentos (p. ex., sedativos, hipnóticos, diuréticos, laxantes)	Proporcionar atividades durante o dia Oferecer exercícios mais ao final do dia Uso do vaso sanitário antes de dormir Manter iluminação noturna no quarto e no banheiro Tranquilizar e orientar quando o paciente acordar Ambiente seguro
Comportamento sexual inapropriado	Demência que leva a juízo insatisfatório, perda da inibição Interpretação errônea dos atos e das mensagens dos outros	Mudar o paciente para área privativa Distrair o paciente com outras atividades Estabelecer limites e recordar comportamentos aceitáveis Revisar os medicamentos em busca dos que possam causar menos inibições (p. ex., agentes ansiolíticos), ou que aumentem a libido (p. ex., L-dopa) Oferecer formas aceitáveis de toque, contato humano
Suspeição	Estado paranoide Demência Personalidade que suspeita Medicamentos (p. ex., anticolinérgicos, L-dopa, tolbutamida)	Investigar a causa Não reagir ao comportamento; despersonalizar Proteger-se contra dano Dar explicações; preparar para as atividades e as mudanças Permitir o máximo de possibilidade de decidir Não tentar explicar a um paciente que tem suspeição infundada ou errada; isso não ajuda

Resumo do capítulo

Um em cinco norte-americanos com mais idade tem algum tipo de doença mental. A gravidade do problema é reforçada pelo fato de que 20% de todos os suicídios ocorrem no grupo com 65 anos de idade ou mais. Ainda que algumas pessoas ingressem na velhice com uma história mental, novos problemas enfrentados nos anos posteriores podem significar novos desafios à saúde mental e exacerbar doenças mentais existentes. Promover boas práticas de saúde mental durante a vida influencia, de modo positivo, a saúde mental no final da vida e deve ser preocupação de todos os enfermeiros.

A depressão é a doença mental mais frequente em pessoas com mais idade. Pode ser demonstrada com várias formas e seus sintomas podem ser confundidos com outras condições, ou, com erro, levar ao pressuposto de ser parte do envelhecimento normal. Investigar existência de depressão por meio dos exames de rotina e quando ocorre alguma alteração na condição (p.ex., novo problema médico, declínio na função física) pode auxiliar a identificar e tratar logo a depressão.

Além de o suicídio ser um risco a pessoas com depressão, está aumentando entre idosos saudáveis que o veem como uma forma de ter controle sobre seu futuro e terminar suas vidas, antes de passar por declínio físico e mental. Os *baby boomers* estão demonstrando uma elevada taxa de suicídios, daí que o aumento de sua presença na população com mais idade pode elevar o número daqueles para quem o suicídio é algo a ser pensado. Os enfermeiros têm de investigar com rigor a existência desse risco e auxiliar pessoas com ideias e com planos suicidas a buscar terapias e outras formas de apoio e assistência.

A ansiedade pode ser demonstrada por aumento de sinais vitais e atividade psicomotora, queixas somáticas, rigidez de ideias e comportamentos, insônia, fadiga, hostilidade, inquietude, fumar encadeado, andar de um lado a outro, confusão e aumento da dependência. O tratamento depende da causa subjacente. Um preparo adequado dessas pessoas para atividades e mudanças, adesão a rotinas familiares e esquiva de estímulos em excesso estão entre as medidas que podem beneficiar.

Cada vez mais pessoas com uma história de abuso de substâncias entram na velhice. Seus sintomas podem ser confundidos com out; assim, os enfermeiros devem indagar sobre uso de álcool e drogas ilícitas durante a coleta de dados.

Estados paranoides em pessoas com mais idade podem ser reações a situações concretas, como ser vítima de fraudes ou ter prejuízos dos sentidos, causadores de percepções ambientais errôneas. Esses fatores, que podem contribuir para paranoias, devem ser analisados quando existir tal condição, e devem ser implementadas tentativas para minimizá-los ou eliminá-los.

APLICANDO CONHECIMENTO NA PRÁTICA

The Effect of Humor on Mental Health

Fonte: Ganz, F. D., & Jacobs, J. M. (2014). Geriatric Nursing, 35(3), 205–211.

Parece que o humor produz efeitos fisiológicos positivos em praticamente todos os sistemas do organismo, reduz bastante os níveis de depressão e facilita o enfrentamento e a diminuição das tensões.

Nessa pesquisa, um grupo de idosos frequentadores de um centro para pessoas com mais idade foi solicitado a participar de uma pesquisa quase experimental para determinação do impacto de uma oficina de terapia do humor em sua saúde. Dados sobre a saúde geral, qualidade de vida, bem-estar e sinais de ansiedade, depressão e sofrimento psicológico foram coletados no início da pesquisa e depois de seis meses. O grupo foi dividido entre participantes da oficina de humor e um grupo-controle que não participou.

Uma sessão de Humor como forma de vida, testada com outros grupos, foi oferecida, semanalmente, por cinco meses. Parte dessas sessões envolveu apresentações sobre incorporação do humor à vida diária e oportunidades de partilhamento de piadas e histórias pessoais divertidas. Terminada a pesquisa, os participantes da oficina do humor mostraram saúde mental melhor, inclusive aumento do bem-estar geral e redução da depressão e da ansiedade.

Essa pesquisa reforça o valor de os enfermeiros ampliarem sua visão relativa a intervenções capazes de, com positividade, impactar a saúde mental. Esses profissionais podem analisar a promoção de oficinas de humor em centros para idosos e centros de saúde comunitária, além de auxílio a funcionários de instituições de saúde para a aprendizagem de estratégias que incorporem o humor terapêutico às atividades de rotina (algo que pode impactar, de forma positiva, a saúde mental do corpo funcional).

APRENDENDO NA PRÁTICA

O sr. Daniel chegou ao setor de emergências com dores no peito. Nenhuma evidência de doença cardiovascular foi encontrada e você o está preparando para a alta. Você diz, "Que alívio saber que não era um ataque cardíaco, não?". "Não tenho certeza", responde o paciente e completa: "Às vezes acho que um ataque cardíaco seria uma forma excelente de acabar com os meus problemas."

Preocupado, você quer saber o que isso significa e ele informa que, aos 65 anos de idade, está ainda trabalhando e tem pouco interesse ou energia para qualquer outra coisa. "Meus filhos são adultos e têm pouco tempo para me visitar, minha esposa está infeliz pelo fato de eu não ter vontade para nada mais e meu empregador dá a entender que pode, com facilidade, substituir-me por pessoa mais jovem e com salário menor. A esta altura, deveria estar aposentado, viajando, aproveitando a vida. Jamais achei que seria tão difícil. Faz pensar em qual seria o sentido de tudo isso". Com isso, ele se prepara para assinar os papéis da alta e ir embora.

Você sente necessidade e quer ajudar o sr. Daniel, mas está pressionado pelas exigências de um dia agitado no setor de emergências. O que pode fazer?

EXERCITANDO O PENSAMENTO CRÍTICO

1. Discutir os fatores associados ao envelhecimento na América do Norte que contribuem para a doença mental na velhice.
2. Por que o alcoolismo algumas vezes não é detectado nos idosos?
3. Citar perguntas e observações que podem ser usadas em uma entrevista para identificar problemas de saúde mental.
4. Descrever as diferentes razões de transtorno paranoide que levam um idoso a ter comportamento de suspeição.
5. À medida que os *baby boomers* envelhecem, quais condições de saúde mental podem ser mais prevalentes do que nas gerações anteriores de idosos?

Recursos *online*

Al-Anon Family Group Headquarters (filiais existentes)
http://www.al-anon-alateen.org
Alcoholics Anonymous (filiais existentes)
http://www.alcoholics-anonymous.org
Anxiety Disorders Association of America
http://www.adaa.org
Mental Health America
http://www.nmha.org
National Depressive and Manic-Depressive Association
http://www.ndmda.org
National Institute of Alcohol Abuse and Alcoholism
http://www.niaaa.nih.gov
Substance Abuse and Mental Health Services Administration
http://www.samhsa.gov/

Bibliografia

American Psychiatric Association. (2013). *Diagnostic and statistical manual of mental disorders* (5th ed.). Arlington, VA: American Psychiatric Publishing.

American Psychological Association. (2015). *Growing mental and behavioral health concerns facing older Americans*. Recuperado de 2015 de http://www.apa.org/about/gr/issues/aging/growing-concerns.aspx.

Babor, T. F., Higgins-Biddle, J. C., Saunders, J. B., & Monteiro, M. G. (2001). *AUDIT: The alcohol use disorders identification test. Guidelines for use in primary care* (2nd ed.). Geneva, Switzerland: World Health Organization.

Bernert, R. A., Turvey, C. L., Conwell, Y., & Joiner, T. E. (2014). Association of poor subjective sleep quality with risk for death by suicide during a 10-year period: A longitudinal, population-based study of late life. *JAMA Psychiatry*, 71(8). Recuperado de http://archpsy.jamanetwork.com/articlae.aspx?articleid=1895670.

Blow, F. C., Brower, K. J., Schulenberg, J. E., Demo-Danaberg, L. M., Young, J. P., & Beresford, T. P. (1992). The Michigan Alcoholism Screening Test-Geriatric Version: A new elderly-specific screening instrument. *Alcoholism: Clinical and Experimental Research*, 16(2), 372.

Brauser, D. (2015). "Rational suicide" talk increasing among "healthy elderly". Medscape News. Recuperado de http://www.medscape.com/viewarticle/842819?nlid=79427_2822&src=wnl_edit_medp_nurs&uac=95177PN&spon=24

Centers for Disease Control and Prevention. (2013). *Depression. Surveillance data sources*. Recuperado de http://www.cdc.gov/mentalhealth/data_stats/depression.htm

Chiba, Y., Satoh, K., Ueda, S., Kanazawa, N., Tamura, Y., & Horiuchi, T. (2007). Marked improvement of psychiatric symptoms after parathyroidectomy in elderly primary hyperparathyroidism. *Endocrine Journal*, 54(3), 379–383.

Derogatis, R. S., Lipma, K., Rickels, E. H., Uhlenbath, E. H., & Covi, L. (1974). The Hopkins symptom checklist: A measure of primary symptom dimensions. *Pharmacopsychiatry*, 7, 79.

Duke University Center for the Study of Aging. (1978). *Multidimensional functional assessment: The OARS methodology*. Durham, NC: Duke University.

Fishback, D. B. (1977). Mental status questionnaire for organic brain syndrome, with a new visual counting test. *Journal of the American Geriatric Society*, 25, 167.

Folstein, M. F., Folstein, S., & McHugh, P. R. (1975). Mini-mental state: A practical method for grading the cognitive state of patients for the clinician. *Journal of Psychiatry Research*, 12, 189.

Goldberg, D. (1972). *The detection of psychiatric illness by questionnaire*. London, UK: Oxford University Press.

Harvath, T. A., & McKenzie, G. (2012). Depression in older adults. In M. Boltz, E. Capezuti, T. Fulmer, & D. Zwicker (Eds.), *Evidence-based geriatric nursing protocols for best practice* (pp. 141–142). New York, NY: Springer Publishing Company.

Institute of Medicine. (2012). Report brief. *The mental health and substance use workforce for older adults. In whose hands?* Recuperado de http://www.iom.edu/-/media/Files/Report%20Files/2012/The-Mental-Health-and-Substance-Use-Workforce-for-Older-Adults/MHSU_olderadults_RB_FINAL.pdf.

National Center for Health Statistics. (2016). Table 9. Death rates by age and age-adjusted death rates for 15 leading causes of death in 2013: United States 1999–2013. *National Center for Health Statistics*, 64(2), 36. Recuperado de 2016 de http://www.cdc.gov/nchs/data/nvsr/nvsr64/nvsr64_02.pdf.

Pfeiffer, E. (1975). A short portable mental status questionnaire for the assessment of organic brain deficit in elderly patients. *Journal of the American Geriatric Society*, 23(10), 433.

Szafranski, T. (2015). Herbal remedies in depression—State of the art. *Psychiatria Polska*, 48(10), 59–73.

Zung, W. W. (1965). A self-rating depression scale. *Archives of General Psychiatry*, 12, 63.

CAPÍTULO 30

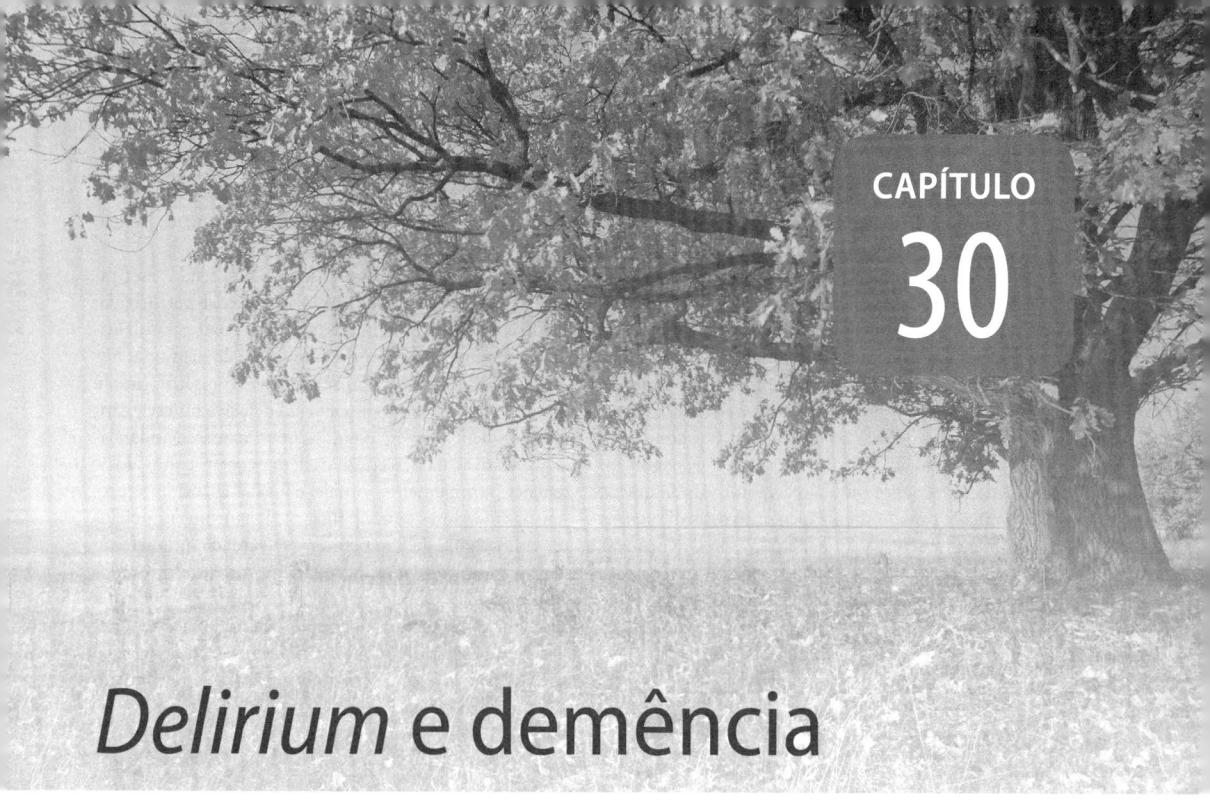

Delirium e demência

VISÃO GERAL

Delirium

Demência
  Doença de Alzheimer
  Outras demências
  Cuidados de pacientes com demência

OBJETIVOS DE APRENDIZAGEM

A leitura deste capítulo possibilitará a você:

1 Diferenciar *delirium* de demência.
2 Identificar os fatores causadores de *delirium* nos idosos.
3 Descrever as características, os sintomas e o controle da doença de Alzheimer.
4 Listar outras causas de demência em idosos que não a doença de Alzheimer.
5 Delinear as considerações de enfermagem para idosos com demência.

TERMOS PARA CONHECER

Delírium: confusão aguda, normalmente reversível

Demência: prejuízo irreversível e progressivo na função cognitiva

Prejuízo cognitivo leve: estágio transitório entre envelhecimento cognitivo normal e demência, em que a pessoa tem prejuízo mnemônico de curto prazo e desafios com funções cognitivas complexas

Síndrome do pôr-do-sol: confusão noturna

Embora artrite, doença cardíaca e outras enfermidades físicas não sejam bem recebidas pelos adultos com mais idade, essas doenças tendem a assustar menos do que a perda da cognição normal. A presença de prejuízo cognitivo ameaça a capacidade de comunicar-se, funcionar com independência, tomar decisões e entender os acontecimentos. Com o passar dos anos, aumenta o risco de ocorrer ***delirium***, a alteração reversível na cognição ocasionada por condições agudas – e **demência** – prejuízo irreversível na cognição, ocasionado por doença ou lesão cerebral. Ainda que as duas condições causem prejuízo cognitivo, as diferenças são enormes (Tab. 30.1). Ajudar a prevenir, diagnosticar e tratar esses prejuízos cognitivos são responsabilidades importantes do enfermeiro gerontólogo.

DELIRIUM

Uma variedade de condições pode prejudicar a circulação cerebral e causar transtornos na função cognitiva (Quadro 30.1). Às vezes, a história, o exame físico ou exames laboratoriais indicarão a presença de um fator orgânico causador do transtorno. Sem esse tipo de evidência, todavia, o diagnóstico de *delirium* pode ser dado por sintomas e falta de algum distúrbio mental e não orgânico que possa ser sua causa.

O início dos sintomas de *delirium* tende a ser rápido, podendo incluir função intelectual perturbada; desorientação para tempo e lugar, mas não para identidade; tempo de atenção alterado; piora da memória; humor volátil; conversa sem sentido; juízo insatisfatório e alteração no nível de consciência, inclusive hipervigilância, sonolência leve e estado semicomatoso. Mudanças significativas na percepção podem ocorrer, como alucinações (normalmente, visuais) e ilusões (p. ex., interpretar os cuidadores como policiais). Distúrbios nos ciclos de sono-vigília podem ocorrer. Na verdade, inquietação e transtornos do sono podem ser os primeiros indicadores. O paciente pode suspeitar de tudo e de todos, ter mudanças na personalidade e ilusões com mais frequência do que ideias delirantes. Sinais físicos, como falta de ar, fadiga e atividades psicomotoras mais lentas podem acompanhar mudanças comportamentais.

> **CONCEITO-CHAVE**
>
> O *delirium* altera o nível de consciência, a demência não.

TABELA 30.1	Delirium *versus* demência	
	Delirium	*Demência*
Causa	Ruptura na função cerebral pelo efeito secundário de medicamento, disfunção circulatória, desidratação, pressão arterial alta ou baixa, atividade alta ou baixa da tireoide, glicose elevada ou diminuída no sangue, cirurgia, estresse etc.	Dano ao tecido cerebral pela doença de Alzheimer ou outras doenças degenerativas, problemas circulatórios, falta de oxigênio, infecção, trauma, hidrocefalia, tumor, alcoolismo etc.
Início	Rápido; mudança notada em um ou mais dias	Lento; de meses a anos antes de os sintomas ficarem evidentes
Estado mental	Memória de curto prazo prejudicada mais do que a de longo prazo, desorientação, confusão, raciocínio distorcido, fala incoerente, pode haver desconfiança de outras pessoas, ver ou ouvir coisas que não existem (ilusões, alucinações), exacerbação de aspectos da personalidade	Memória insatisfatória de curto e longo prazos, desorientação, confusão, dificuldade para encontrar a palavra adequada a ser dita, juízo prejudicado, problemas com números e solução de problemas, mudanças na personalidade
Nível de consciência (estado de alerta)	Modificado; pode estar altamente agitado ou muito apático	Normal
Comportamento	Pode estar hiperativo, menos ativo que o normal ou oscilar entre os dois extremos	Inadequado; pode estar sem equilíbrio nos pés, ter dificuldade com movimentos coordenados
Recuperação	A condição pode ser revertida e recuperado o estado mental normal se a causa for logo tratada	A evolução da doença pode ser desacelerada, mas a doença não pode ser revertida; costuma piorar

QUADRO 30.1 Causas potenciais de prejuízo cognitivo

- Desequilíbrios hidroeletrolíticos
- Medicamentos
- Insuficiência cardíaca congestiva
- Hiperglicemia e hipoglicemia
- Hipertermia e hipotermia
- Hipercalcemia e hipocalcemia
- Hipotireoidismo
- Função cardíaca diminuída
- Função respiratória diminuída
- Função renal diminuída
- Distúrbios do sistema nervoso central
- Estresse emocional
- Dor
- Desnutrição
- Desidratação
- Anemias
- Infecção
- Hipotensão
- Trauma
- Malignidade
- Alcoolismo
- Hipoxia
- Substâncias tóxicas

Os enfermeiros podem ter papel importante ao detectar sinais de confusão assim que surgirem. Uma boa história e coleta de dados do estado mental no primeiro contato podem fornecer dados básicos com que comparar as mudanças (ver Guia de Investigação 30.1). Qualquer mudança no comportamento, ou no padrão cognitivo, merece uma avaliação. Há o risco de o delírio não ser reconhecido quando pessoas não acostumadas com o paciente supuserem que cognição insatisfatória seja algo normal para ele. Da mesma maneira, os indivíduos com demência podem ter delírio em reação a uma condição aguda, embora não seja feito o diagnóstico porque as mudanças não são compreendidas ou identificadas.

GUIA DE INVESTIGAÇÃO 30.1
Saúde mental*

OBSERVAÇÕES GERAIS

A coleta de dados da condição mental começa, na verdade, no momento em que o enfermeiro encontra o paciente. Já na primeira observação, o profissional deve prestar atenção aos seguintes indicadores de saúde mental:

- *Aparência e modo de vestir:* as roupas são apropriadas à estação, estão limpas e apresentáveis, além de vestidas com adequação? O paciente está limpo? O cabelo está limpo e penteado? A maquilagem e os acessórios são excessivos ou estranhos?
- *Postura:* o paciente parece submisso e temeroso? O alinhamento corporal é normal?
- *Movimento:* estão presentes língua enrolada, contorções, tremores ou compressões excessivas das mãos? Os movimentos são hiperativos ou hipoativos?
- *Expressão facial:* parece uma máscara ou é muito séria? Há indicações de dor, medo ou raiva?
- *Nível de consciência:* o paciente quase adormece e precisa ser despertado (i. e., letárgico)? Dá respostas incompletas ou lentas e precisa ser chamado repetidas vezes (i. e., em choque)? A única coisa a que o paciente reage são estímulos dolorosos (i. e., semiconsciente)? Não há resposta, mesmo a estímulos de dor (i. e., inconsciente)? Enquanto se observa o paciente, conversar sobre generalidades pode ajudar a avaliar o estado mental.

Observar o tom de voz, a velocidade do discurso, a capacidade articulatória, o uso de palavras incomuns ou combinações raras de palavras e a adequação do discurso. Avaliar também o humor durante esses momentos.

ENTREVISTA

Perguntas eficientes podem revelar muito sobre a saúde mental do paciente. Para revelar problemas específicos, deve-se fazer perguntas diretas como:

- "Como se sente em relação a si mesmo? O que acha que as pessoas diriam que você é – bom ou mau?"
- "Tem muitos amigos? Dá-se bem com as outras pessoas?"

(continua)

GUIA DE INVESTIGAÇÃO 30.1 *(Continuação)*
Saúde mental*

- "Acha que há pessoas tentando prejudicá-lo ou pensa já ter sido prejudicado? Quem? Por quê?" "Você tem temperamento difícil? Muda rapidamente do riso para o choro e da felicidade para a tristeza?"
- "Está com problemas para dormir ou para ter um sono reparador? Quanto você dorme? Usa algum medicamento ou álcool para ajudá-lo a dormir?"
- "Como anda o apetite? Seu apetite e padrão alimentar mudam quando está triste ou preocupado?"
- "Já teve sensações de nervosismo, como palpitações, hiperventilação e inquietude?"
- "Há alguns problemas especiais em sua vida, ou alguma coisa que o preocupe atualmente?"
- "Vê ou escuta coisas que os outros não veem nem escutam? Já ouviu vozes? Em caso positivo, como se sente em relação a elas?"
- "A vida é prazerosa para você? Sempre espera viver o dia seguinte?"
- "Já pensou em suicídio? Em caso positivo, que ideias teve a respeito? Como seria seu suicídio?"
- "Sente estar perdendo alguma capacidade mental? Em caso positivo, descreva."
- "Já foi hospitalizado ou tratou problemas mentais? Isso já ocorreu com algum familiar?"

Ouvir atentamente as respostas e como são dadas. É importante captar os sinais não verbais.

EXAMES COGNITIVOS

Há uma variedade de instrumentos confiáveis e confirmados que podem ser usados para investigação da função mental, como o Short Portable Mental Status Questionnaire (Pfeiffer, 1975), o Philadelphia Geriatric Center Mental Status Questionnaire (Fishback, 1977), o Mini-Mental Status (Folstein, Folstein, & McHugh, 1975), a Symptoms Check List 90 (Derogatis, Lipma, Rickels, Uhlenbath, & Covi, 1974), o General Health Questionnaire (Goldberg, 1972), o OARS (Duke University Center for the Study of Aging, 1978); e, específico para depressão, a Zung Self-Rating Depression Scale (Zung, 1965). A maioria dos instrumentos de avaliação do estado mental testa a orientação, a memória e a retenção, a capacidade de seguir comandos, de julgar, além de cálculo e raciocínio básicos.

Mesmo sem o uso de um instrumento, o enfermeiro consegue avaliar a função cognitiva básica assim:

- *Orientação:* perguntar o nome do paciente, onde se encontra, data, hora e estação do ano.

- *Memória e retenção:* no começo da avaliação, pedir ao paciente para lembrar três objetos (p. ex., relógio de pulso, telefone, barco). Primeiro, pedir que ele relembre os itens imediatamente após serem arrolados; depois, após fazer várias perguntas, pedir que relembre os três itens; quase ao término da avaliação, perguntar, pela última vez, quais eram os três objetos.
- *Comandos em três estágios:* pedir ao paciente para realizar três tarefas simples (p. ex., "pegue o lápis, encoste-o na cabeça e entregue-o a mim").
- *Julgamento:* apresentar uma situação que exija solução de problemas e raciocínio básicos (p. ex., o que significa o ditado "Mais vale um pássaro na mão do que dois voando"?).
- *Cálculos:* pedir ao paciente para contar, de trás para a frente, a partir de 100, a cada cinco números. Se isso for difícil, pedir-lhe que conte de trás para a frente a partir de 20, a cada dois números. Problemas matemáticos simples podem também ser propostos se estiverem no âmbito da experiência educacional do paciente.

Sempre que a função cognitiva é testada, considerar as experiências individuais, o nível educacional e os antecedentes culturais do paciente, bem como o papel dos déficits sensoriais, dos problemas de saúde e da tensão associada ao exame.

Indivíduos com a doença de Alzheimer, ou com outros déficits cognitivos, podem se sobrecarregar com a avaliação e reagir com raiva, choro ou retraimento. A isso dá-se o nome de *reação catastrófica*. A avaliação pode precisar ser interrompida, temporariamente, para que o paciente seja tranquilizado e confortado.

EXAME FÍSICO

Problemas no exame físico costumam ser a origem de muitas perturbações cognitivas. Por exemplo, a depressão pode estar associada a diabetes, doença renal, insuficiência cardíaca congestiva, tumores, derrames, doença de Parkinson e outros problemas de saúde. Em razão de o potencial de problemas clínicos ser causa de depressão, é fundamental que um exame físico completo suplemente a avaliação do estado mental. É essencial uma análise completa de diagnósticos e medicamentos conhecidos em uso. Além disso, muitos exames laboratoriais podem ser realizados, inclusive:

- contagem completa do sangue
- eletrólitos séricos
- exame serológico para sífilis

GUIA DE INVESTIGAÇÃO 29.1 *(Continuação)*
Saúde mental*

- nitrogênio da ureia do sangue
- glicose do sangue
- bilirrubina
- nível de vitaminas no sangue
- taxa de sedimentação
- análise de urina

Dependendo do problema suspeitado, o líquido cerebrospinal (LCS) pode ser submetido a exame e uma variedade de procedimentos diagnósticos pode ser realizada, inclusive encefalografia, tomografia computadorizada (TC), ressonância nuclear magnética (RNM) e tomografia com emissão de pósitrons (PET-TC). Avaliar o estado mental costuma apresentar apenas um quadro rápido do paciente. Fluxo do sangue ao cérebro, temperatura do corpo, glicose do sangue, equilíbrio hidroeletrolítico e o estresse a que o paciente é submetido podem mudar de um dia para outro e ocasionar níveis diferentes de funcionamento mental. Coletas repetidas de dados podem ser necessárias para a obtenção de uma avaliação exata do estado mental do paciente.

*Note que o Guia de Investigação 30-1 é igual ao de número 29-1.

Delirium é reversível na maioria dos casos; o atendimento rápido, tratando a condição como uma emergência clínica, pode evitar o dano permanente. O tratamento depende da causa (p. ex., estabilizar a glicose do sangue, corrigir desidratação, ou interromper um medicamento). Tratar os sintomas em vez da causa, ou aceitar que sejam normais, falhando em obter tratamento, pode resultar não apenas em piora do estado mental, mas também em manutenção de uma condição física que pode ser uma ameaça à vida.

CONCEITO-CHAVE

Uma vez que os idosos costumam ter múltiplos problemas de saúde, é importante lembrar-se de que vários fatores coexistentes podem ser responsáveis por um *delirium*.

No estágio agudo inicial, promover a estabilidade clínica e minimizar estímulos são as principais metas. A consistência nos cuidados é importante; por isso, o paciente beneficia-se da interação apenas com um número limitado de pessoas. Oferecer orientação e explicações frequentes estimula as funções e reduz ansiedade e estresse. Controlar a temperatura, os ruídos e o fluxo de pessoas no ambiente é importante. Colocar o paciente em uma área calma, afastando-o das atividades principais, é uma boa medida. Iluminação forte deve ser evitada, embora haja necessidade de uma boa iluminação que permita ao paciente a visualização adequada do ambiente. O enfermeiro deve garantir que o paciente não cause dano a si mesmo ou a outros e que as necessidades de cuidados físicos sejam atendidas.

As famílias podem precisar de muito apoio e explicações realistas para reduzir a ansiedade da pessoa (p. ex., "Não, ele não tem a doença de Alzheimer. Seu estado de confusão ocorreu devido ao nível de glicose, ou açúcar no sangue, que baixou demais. Ficará melhor assim que esse nível voltar ao normal".).

DICA DE COMUNICAÇÃO

Independentemente do nível de função intelectual ou consciência, é importante conversar com o paciente e dar explicações das atividades ou dos procedimentos realizados. Aproximar-se pela frente, fazer contato com os olhos e conversar com calma. Além de usar explicações e perguntas simples, é importante evitar tratar a pessoa como uma criança, ou ignorá-la enquanto conversa sobre ela com outros, estando ela presente. Evitar apressar e sobrecarregar o paciente.

Se ele ficar agitado ou combativo durante a comunicação, continuar calmo e relaxado. Se o paciente estiver em uma área com outras pessoas, tentar orientá-lo até local mais calmo. Usar toque suave (p.ex., tocar seu braço), a não ser que a pessoa pareça ameaçada ou agitada pelo contato. Se o paciente ficar combativo, manter uma distância segura entre você e ele. Evitar fazer perguntas ou pedir explicações; oferecer comentários simples e tranquilizadores. Tentar desviar a atenção do paciente (p.ex., indicar um cartão novo que o paciente ganhou ou um quadro na parede).

Qualquer informação que o enfermeiro coletar sobre fatores desencadeadores de agitação para esse paciente e medidas capazes de facilitar a comunicação com ele devem ser documentadas no prontuário médico e compartilhadas com outros que tenham contato com o paciente.

DEMÊNCIA

A **demência** é um prejuízo irreversível e progressivo da função cognitiva, que afeta memória, orientação, julgamento, raciocínio, atenção, linguagem e solução de problemas. É causada por dano ou lesão ao cérebro. Avalia-se que 5% dos idosos tenham alguma forma de demência.

Doença de Alzheimer

A doença de Alzheimer é a forma mais comum de demência; na verdade, a probabilidade de se ter doença de Alzheimer duplica a cada cinco anos, após 65 anos de idade, resultando em mais de 60% de todos os casos de demência (Alzheimer's Association, 2015). Os cientistas projetam um aumento muito significativo na prevalência dessa condição, a menos que novas formas de prevenção e tratamento sejam descobertas (National Institute of Aging, 2015).

A doença de Alzheimer caracteriza-se por duas mudanças no cérebro. A primeira é a presença de placas neuríticas, que contêm depósitos de proteína beta-amiloide (quantidades excessivas dessa proteína são encontradas em indivíduos com a doença de Alzheimer e a síndrome de Down). A proteína beta-amiloide é um fragmento da proteína precursora de amiloides, que ajuda o crescimento e a reparação de neurônios. Os fragmentos beta-amiloides unem-se às placas que prejudicam a função das células nervosas no cérebro. Ainda não está claro a esta altura se as placas seriam a causa ou um subproduto da doença.

A segunda mudança cerebral característica refere-se a emaranhados neurofibrilares no córtex. Os microtúbulos, estruturas no interior de neurônios saudáveis, costumam ser estabilizados por uma proteína especial chamada tau. Essa proteína, na doença de Alzheimer, modifica-se e começa a unir-se com outros filamentos de tau que se emaranham. Isso ocasiona a desintegração dos microtúbulos e o colapso do sistema de transporte de neurônios.

Essas mudanças no cérebro levam a uma perda ou degeneração de neurônios e sinapses, em especial, no neurocórtex e no hipocampo. É interessante salientar que a relação de causa e efeito entre essas mudanças cerebrais e a doença de Alzheimer não está clara no momento.

Há ainda mudanças nos sistemas neurotransmissores, associadas à doença, inclusive reduções nos receptores de serotonina, na absorção da serotonina em plaquetas, na produção de acetilcolina em áreas do cérebro, em que são encontradas placas e emaranhados, na acetilcolinesterase (que fragmenta a acetilcolina) e na acetiltransferase colina (inibidores da colinesterase e agonistas nicotínicos, muscarínicos e colinérgicos estão entre os fármacos que afetam os neurotransmissores, usados no tratamento da doença de Alzheimer para compensar mudanças nos neurotransmissores).

Pesquisas recentes confirmaram a ocorrência de alterações patológicas no cérebro anos antes do aparecimento de sintomas da doença de Alzheimer. O estágio transitório entre o envelhecimento cognitivo normal e a demência, em que a pessoa tem prejuízo da memória de curto prazo e desafios com funções cognitivas complexas é chamado de **prejuízo cognitivo leve.** Pessoas com prejuízo cognitivo leve apresentam risco maior de ter a doença de Alzheimer; há pesquisas que, no momento, investigam a razão pela qual algumas pessoas com essa condição evoluem até o desenvolvimento da doença, ao passo que outras não.

Causas possíveis

Embora fatores ambientas tenham um papel, fatores genéticos realmente aumentam o risco da doença de Alzheimer. Há estudos que revelam várias gerações de pacientes com a doença em uma mesma família. Anormalidades cromossômicas foram identificadas. Um argumento forte para a formulação genética da doença deriva-se de sua conexão com a síndrome de Down. Os portadores dessa síndrome apresentam um cromossomo a mais, o 21, e começam a apresentar sintomas de demência após os 35 anos de idade. A prevalência de doença de Alzheimer é mais alta nas famílias com a síndrome e vice-versa (Alzheimer's Association, 2015). Um cromossomo 21 alterado em indivíduos com doença de Alzheimer ocasiona a produção de uma proteína precursora amiloide anormal. Descobriu-se também que os cromossomos 14 e 1 sofrem mutações em famílias com elevada prevalência da doença de Alzheimer. Essas mutações levam à produção de proteínas anormais.

> **PARA REFLETIR**
> Você gostaria de saber se tem predisposição genética para a doença de Alzheimer? Que diferença isso faria em sua vida?

Há algumas pesquisas sobre o papel dos radicais livres no aparecimento da doença de Alzheimer. Radicais livres são moléculas capazes de se acumular nos neurônios, resultando em dano (o chamado dano oxidativo). O dano bloqueia o fluxo de entrada e saída de substâncias na célula, causando dano cerebral. Níveis além do normal de alumínio e mercúrio foram encontrados em células cerebrais de pacientes com a doença de Alzheimer, levando a especulações sobre o papel das toxinas ambientais na doença. Os resultados são inconclusivos, da mesma forma que o papel dessas substâncias no aparecimento da doença. Níveis baixos de zinco estão presentes nos indivíduos com a doença, embora não haja certeza de ser esta uma causa ou uma consequência da condição.

Especula-se sobre um vírus de ação lenta que causaria os emaranhados neurofibrilares no cérebro, apesar de não haver evidências conclusivas que apoiem essa teoria. Certos riscos, hipoteticamente associados à doença de Alzheimer, incluem hiperlipidemia, hipertensão, uso do cigarro, lesão encefálica e inatividade física e mental. No momento, não há teoria que explique essa doença complicada.

Sintomas

Os sintomas dessa doença progressiva e degenerativa surgem lentamente, evoluindo em proporções diversas entre os indivíduos afetados. O Global Deterioration Scale/Functional Assessment Staging (GDS/FAST – Escala Global de Deterioração/Estadiamento de Avaliação Funcional) constitui um recurso para o estadiamento da doença de Alzheimer (Fig. 30.1) (Auer e Reisberg, 1997; Reisberg, 2005). Embora estadiar a doença possa ajudar a prever o seu curso geral e antecipar planos de cuidado, deve ser avaliado que vários fatores influenciam a progressão da doença e que haverá variações individuais.

Logo no início da doença, o paciente pode estar consciente das mudanças na capacidade intelectual e ficar deprimido ou ansioso ou, ainda, tentar compensar, registrando informações, estruturando rotinas e simplificando responsabilidades. Pode haver necessidade de algum tempo para a detecção dos sintomas, mesmo por pessoas próximas do paciente.

> **CONCEITO-CHAVE**
>
> O maior risco de suicídio de indivíduos com demência está no estágio inicial da doença, quando eles estão cientes das mudanças vivenciadas.

Além da história de sintomas do paciente e dos familiares, ou de pessoas próximas, o diagnóstico é auxiliado por exames cerebrais que podem revelar mudanças na estrutura do cérebro que sejam consistentes

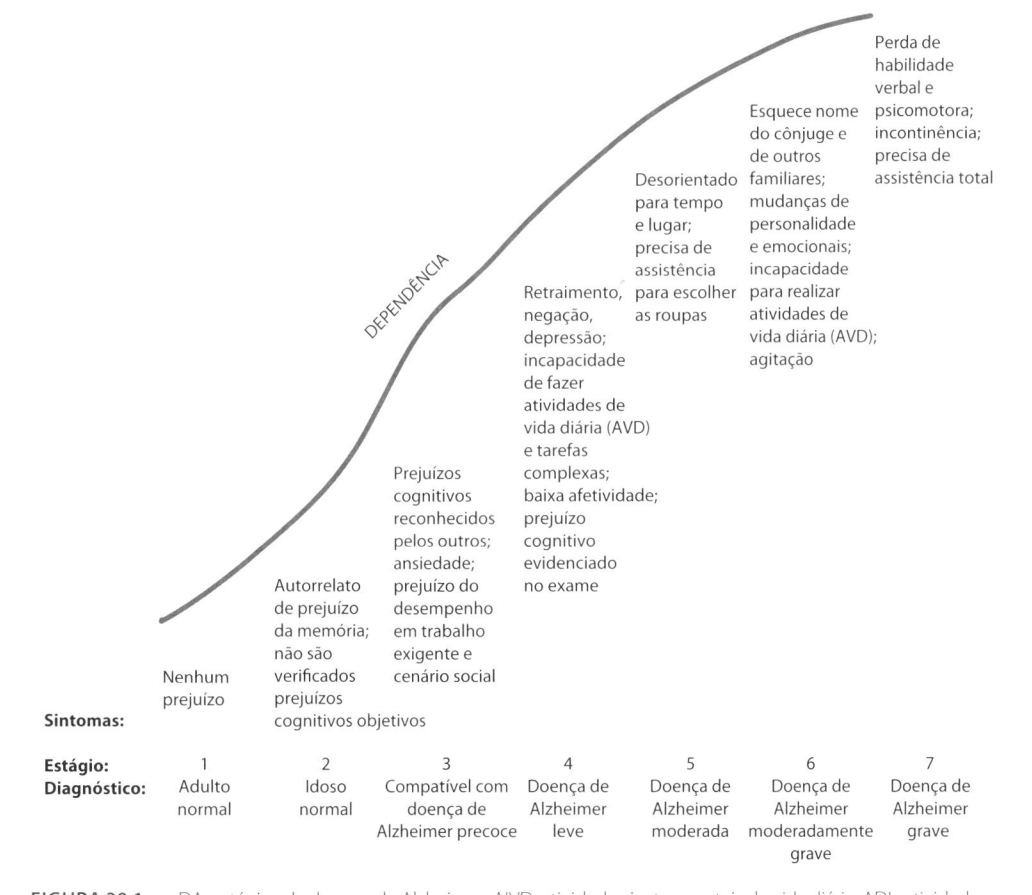

Sintomas:	Nenhum prejuízo	Autorrelato de prejuízo da memória; não são verificados prejuízos cognitivos objetivos	Prejuízos cognitivos reconhecidos pelos outros; ansiedade; prejuízo do desempenho em trabalho exigente e cenário social	Retraimento, negação, depressão; incapacidade de fazer atividades de vida diária (AVD) e tarefas complexas; baixa afetividade; prejuízo cognitivo evidenciado no exame	Desorientado para tempo e lugar; precisa de assistência para escolher as roupas	Esquece nome do cônjuge e de outros familiares; mudanças de personalidade e emocionais; incapacidade para realizar atividades de vida diária (AVD); agitação	Perda de habilidade verbal e psicomotora; incontinência; precisa de assistência total
Estágio:	1	2	3	4	5	6	7
Diagnóstico:	Adulto normal	Idoso normal	Compatível com doença de Alzheimer precoce	Doença de Alzheimer leve	Doença de Alzheimer moderada	Doença de Alzheimer moderadamente grave	Doença de Alzheimer grave

FIGURA 30.1 • DA: estágios da doença de Alzheimer; AIVD: atividades instrumentais da vida diária; ADL: atividades da vida diária. Fontes: Reisberg, B., Ferris, S. H., de Leon, M. J., & Crook, T. (1982). The Global Deterioration Scale for assessment of primary dementia. *American Journal of Psychiatry*, 139, 1136–1139; Auer, S., & Reisberg, B. (1997). The GDS/FAST staging system. *International Psychogeriatrics*, 9(Suppl. 1), 167–171.

com a doença; por exames neuropsicológicos que avaliem a função cognitiva e por exames laboratoriais e neurológicos.

Recentemente, pesquisadores registraram a existência de uma variante da doença de Alzheimer, conhecida como atrofia no hipocampo (*hippocampal-sparing*) que comumente é diagnosticada de forma errada, como se fosse outra doença, em razão de uma sintomatologia diferente (Murray et al., 2014). Descobriram que, em autópsias, dos 11% dos cérebros examinados e confirmados como acometidos pela doença de Alzheimer, metade teria sido diagnosticado equivocadamente. As pessoas com atrofia no hipocampo tinham lembranças normais, mas apresentavam outros sintomas, como distúrbios na linguagem, repentes de fúria, perturbações visuais e sensação de não conseguir controlar suas emoções. Em razão dos sintomas, essas pessoas eram mal diagnosticadas como portadoras de demência frontotemporal, ou síndrome corticobasal (Doença de Pick). A degeneração no hipocampo tende a afetar mais homens que mulheres, ocorrendo ainda na juventude. Além disso, a condição evolui com mais rapidez do que a doença de Alzheimer típica. Embora haja necessidade de mais pesquisas para a compreensão dessa doença, importa admitir que nem todas as pessoas com demência terão perdas de memória, pois depende da área do cérebro que sofreu degeneração

Tratamento

Ainda que, atualmente, não haja tratamento para prevenir ou curar a doença de Alzheimer, ensaios clínicos estão sendo feitos pelos Institutos Nacionais de Saúdee pela indústria privada, com expectativa de encontrar uma forma de melhorar as funções e desacelerar a evolução da doença. Há interesse no entendimento do papel do estrogênio para melhorar a função cognitiva, com especulações de que desempenha um papel na proteção de mulheres pós-menopausa para que não tenham a doença ou outro declínio cognitivo por envelhecimento. As pesquisas, porém, geram resultados conflitantes, já que o Estudo sobre a memória de mulheres, realizado com mulheres, demonstrou aumento do risco de demência em mulheres na pós-menopausa que fazem uso do estrogênio com progestina (Barron e Pike, 2012). Antioxidantes, agentes anti-inflamatórios, suplementos (acido fólico e vitaminas B6 e B12); terapia genética, que adiciona um fator de crescimento neural ao cérebro que envelhece, e a criação de uma vacina estão entre outras áreas de pesquisa em ensaios clínicos (Université, 2013).

Como a acetilcolina diminui demais em indivíduos com a doença de Alzheimer, medicamentos que interrompem ou desaceleram a enzima (acetilcolinesterase) que fragmenta a acetilcolina foram criados para auxiliar as pessoas com a doença. São fármacos que incluem donepezil, rivastigmina e galantamina.

> **CONCEITO-CHAVE**
>
> Outras doenças podem imitar a doença de Alzheimer; portanto, é essencial uma avaliação completa para descartar outras causas possíveis de demência antes de um diagnóstico decisivo de Alzheimer.

Outras demências

Além da doença de Alzheimer, uma variedade de outras patologias pode causar demência:

- *Demência vascular* resulta de pequenos infartos cerebrais. Os danos ao tecido cerebral podem ser difusos ou localizados. O início é mais rápido e a doença tem uma evolução mais previsível que a doença de Alzheimer. Está associada a fatores de risco, como tabagismo, hipertensão, hiperlipidemia, sedentarismo e história de acidente vascular encefálico (AVE) ou doença cardiovascular.
- *Demência frontotemporal* caracteriza-se pela atrofia neuronal, que afeta os lobos frontais do cérebro, e não por emaranhados neurofibrilares e placas, como na doença de Alzheimer. Uma característica peculiar dessa demência é o surgimento de anormalidades mais comportamentais do que cognitivas no estágio inicial. Além disso, em vez de memória insatisfatória, as primeiras mudanças cognitivas incluem prejuízos no raciocínio abstrato, além das habilidades de discurso e linguagem. A doença de Pick é a forma mais comum de demência frontotemporal.
- *Demência dos corpos de Lewy*, também conhecida como *doença* cortical *dos corpos Lewy*, está associada a uma patologia subcortical e à presença da substância dos corpos de Lewy no córtex cerebral. Pessoas com essa demência têm oscilações no estado mental, descompensam rapidamente quando têm outra doença clínica e, usualmente, apresentam reações idiossincráticas a medicamentos tipo colinérgicos (p.ex., sedativos e antipsicóticos). Cerca de um quarto das pessoas diagnosticadas com essa demência tem uma história de membro da família com demência. A demência do corpo de Lewy costuma ser diagnosticada com erro como outras formas de demência.
- *Doença de Creutzfeldt-Jakob*, um distúrbio cerebral bastante raro, causador de demência. De surgimento e progressão rápidos, caracterizando-se por prejuízo neurológico grave, que acompanha a demência. Acredita-se que essa doença possa ser transmitida por um vírus de ação lenta; há possibilidade de haver tendência familiar. O processo patológico mostra destruição de neurônios no córtex cerebral, crescimento excessivo de glias, estrutura celular anormal do córtex, hipertrofia e proliferação de astrócitos e um aspecto como de esponja do córtex cerebral. Os sintomas são mais variados que

os da doença de Alzheimer e incluem comportamento psicótico, elevada instabilidade emocional, prejuízo da memória, perda da função muscular, espasmos musculares, convulsões e distúrbios visuais. A doença evolui com rapidez, e a morte costuma ocorrer em um ano a partir do diagnóstico.
- *Doença encefalopática de Wernicke* e *doença de Parkinson* são responsáveis por uma pequena porcentagem de demências.
- A Aids pode levar ao surgimento de demência, na fase final da doença.
- *Trauma* e *toxinas* estão entre outras causas de demência.

Essas outras formas de demência podem apresentar sintomas similares aos que costumam ser associados à doença de Alzheimer. Sem uma avaliação completa para identificar ou excluir outras causas de demência, o rótulo de doença de Alzheimer não pode ser dado com exatidão a uma demência.

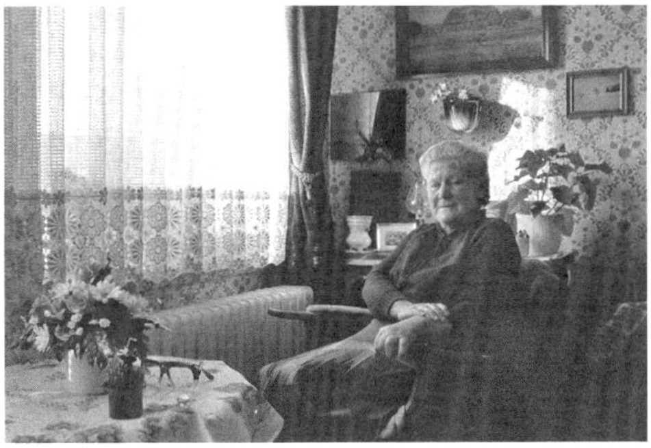

FIGURA 30-2 • Objetos conhecidos, ambiente estável e consistência dos cuidadores podem reduzir alguns riscos à segurança e problemas comportamentais associados às demências.

Alerta de domínio conceitual

A doença de Creutzfeldt-Jakob é um distúrbio bastante raro e causa demência, não *delirium*.

Cuidados de pacientes com demência

A natureza irreversível da demência e seu curso deteriorante progressivo podem causar efeitos devastadores nos indivíduos afetados e suas famílias. Grande parte dos cuidados necessários para os pacientes com demência está no âmbito da prática da enfermagem.

Garantia da segurança do paciente

Uma das primeiras considerações de cuidados é a segurança de pacientes com demência. Julgamento insatisfatório e percepções errôneas podem causar problemas comportamentais graves e a infortúnios. É fundamental um ambiente seguro e estruturado. As pessoas e os elementos ambientais devem ser coerentes (Fig. 30.2). É útil a inclusão de itens que desencadeiam lembranças, como fotografias do paciente ou o uso consistente de um símbolo (p. ex., uma flor ou um triângulo) na porta do quarto, ou nos pertences. Níveis de ruído, atividade e iluminação podem estimular demais o paciente e reduzir ainda mais as funções; por isso, é necessário controle, o que é especialmente útil para prevenir e controlar a **síndrome do pôr-do-sol** (Quadro 30.2).

Soluções de limpeza, pesticidas, medicamentos e itens não comestíveis que podem ser ingeridos de forma acidental devem ser armazenados em armários chaveados. Devem ser colocados protetores em tomadas não usadas, ventiladores, motores e outros itens que ofereçam riscos aos dedos. Fósforos e isqueiros não podem estar acessí-

---

QUADRO 30.2 Síndrome do pôr-do-sol

Indivíduos com prejuízos cognitivos podem ter confusão noturna, conhecida como síndrome do pôr-do-sol porque costuma ocorrer ao anoitecer. Alguns fatores que aumentam o risco dessa condição incluem ambiente desconhecido (p. ex., baixa recente em instituição), padrão de sono perturbado (p. ex., decorrente de apneia do sono), uso de elementos de contenção, excesso de estímulos sensoriais, privação sensorial, privação ou mudança nos ritmos circadianos.

Os enfermeiros podem prevenir e controlar a síndrome do pôr-do-sol por meio de:

- colocação de objetos familiares no quarto do paciente
- oferecimento de atividade física à tarde para ajudar a pessoa a gastar energia
- ajuste da iluminação ambiental para evitar que o quarto escureça ao entardecer; manutenção de luz noturna por toda a noite
- realização de contato frequente com o paciente para oferecer tranquilização e orientação
- uso do toque para proporcionar contato humano e acalmar o paciente
- garantia de que a temperatura ambiente fique dentro de uma variação confortável para o paciente
- controle de ruídos e fluxo de trânsito ao entardecer
- garantia de atendimento das necessidades básicas do paciente (p. ex., líquidos adequados, uso do vaso sanitário, roupas secas)

veis; se o paciente fumar, deve ter supervisão atenta. Janelas e portas podem ser protegidas com tampões de acrílico, bem como com telas não removíveis; essas são intervenções que evitam quedas. A perambulação é comum entre pacientes com demência. Em vez de restringir ou limitar os seus movimentos, é mais vantajoso proporcionar uma área segura em que possam perambular. Portões de segurança podem ser instalados para evitar a saída dos pacientes; alarmes e campainhas nas portas podem sinalizar tentativas de saída. É interessante que os pacientes sempre usem pulseiras de identificação, com a inserção também de foto recente, em razão do enorme risco de os pacientes saírem, perderem-se e não serem capazes de informar seu nome ou endereço quando encontrados.

Prevenção de abusos é outra consideração de segurança. Além de serem explorados em razão da função cognitiva insatisfatória, indivíduos com mais idade e com demências podem ser abusados por cuidadores, que se estressam com seu comportamento e necessidades de cuidado. É importante coletar dados sobre quão bem os cuidadores controlam e enfrentam as pessoas de quem cuidam, dando apoio e assistência para evitar que fiquem sobrecarregados.

Promoção de terapia e atividades

Várias terapias e atividades podem ser oferecidas aos pacientes com demência, dependendo do nível de suas funcionalidades. Terapia ocupacional e terapias expressivas podem beneficiar aqueles no início da doença. Vários graus de orientação para a realidade, a partir de grupos diários que recordam quem o paciente é a cada interação, podem ser usados. Mesmo o paciente com o mais alto grau de regressão pode manter contato e obter estimulação com atividades como ouvir música, ter um animal de estimação e tocar em vários objetos. Ser tocado também proporciona prazer e é uma experiência que estimula.

Técnicas modificadas de comunicação podem facilitar as atividades. Eis algumas estratégias úteis:

- Usar frases simples, com apenas uma ideia ou instrução.
- Falar de maneira calma, usando tonalidade adulta (não falar como se falasse com um bebê).
- Evitar palavras ou expressões passíveis de ser mal interpretadas ou soarem como sarcasmo.
- Oferecer oportunidades de decisões simples.
- Evitar discutir (distrair pode ser mais útil).
- Reconhecer as tentativas com um retorno positivo.
- Observar expressões não verbais e comportamentos.

Atendimento de cuidados físicos

As necessidades de atendimento físico de pacientes com demência não devem ser subestimadas. Esses pacientes podem não se queixar de fome, por isso há o perigo de não ser percebido que consomem menos de um quarto dos alimentos servidos. Podem não se lembrar de beber água, um possível risco de desidratação; podem ser veementemente contra o banho e acabar com a higiene prejudica, e úlceras de pressão nos glúteos podem não ser percebidas. Esses pacientes precisam de observação atenta e atenção criteriosa às necessidades físicas. Deve ser considerada a potencial incapacidade de comunicar as necessidades e o desconforto; pequena mudança no comportamento ou no funcionamento, expressões faciais ou toque repetido em alguma parte do corpo pode ser indicador da existência de um problema. A consistência dos cuidadores possibilita que se familiarizem com os comportamentos peculiares dos pacientes, levando esses cuidadores a reconhecer, com mais rapidez, qualquer desvio da norma individual.

Uso de terapias complementares

Uma variedade de terapias complementares está sendo usada para tratar a demência. Suplementos nutricionais já utilizados incluem vitaminas B6, B12, C e E, ácido fólico, zinco e selênio. A planta ginkgo biloba pareceu melhorar a circulação e a função mental em vários ensaios clínicos (University of Medical Center, 2013; Dos Santos-Neto et al., 2006; Rassamy, Longpre e Christen, 2007); mas há necessidade de cautela, pois essa planta parece aumentar o risco de hemorragia intraocular e hematoma subdural quando usada por período prolongado ou quando também é usado algum fármaco anticoagulante ao mesmo tempo. A medicina chinesa, além das ervas e dos alimentos, usa uma forma de exercício terapêutico, o qigong. Acredita-se que a oxigenação cerebral melhore com exercícios respiratórios e a visualização usados nos exercícios do qigong.

Respeito ao indivíduo

À medida que o paciente regride, sua dignidade, valor pessoal, liberdade e individualidade podem ficar prejudicados. Os entes queridos podem perceber o paciente com demência como um estranho que mora no corpo que antes abrigou a pessoa que conheciam. Os profissionais podem ver nesse indivíduo outro dependente ou alguém que precisa de cuidados totais, sem conhecer sua história pessoal de vida. Sendo cada vez menos encarado como um ser humano normal ou como a mesma pessoa de antes, o indivíduo com demência pode ser tratado com desumanidade. Deve ser dada atenção especial à manutenção e à promoção das seguintes qualidades:

- *Individualidade:* o enfermeiro deve conhecer a história pessoal e a singularidade do paciente e incorporar essas informações às atividades de cuidado.
- *Independência*: mesmo que leve três vezes mais tempo orientar os pacientes a se vestirem do que o tempo necessário para que se vistam, deve ser oportunizada a realização do autocuidado.
- *Liberdade*: uma vez que as principais liberdades ficam limitadas, escolhas e controle tornam-se es-

pecialmente importantes. Os enfermeiros devem ter cuidado para, em nome da eficiência e da segurança, não impor limitações severas à liberdade a ponto de a qualidade de vida tornar-se mínima.
- *Dignidade:* ter raiva do comportamento do paciente com demência ou ridicularizá-lo é tão cruel quanto reagir dessa forma a uma vítima de AVE que cai durante a deambulação. Esses pacientes devem receber o respeito que merecem todos os adultos, inclusive estar bem vestidos, com boa aparência, penteados como adultos, ser chamados pelo nome e ter privacidade e sigilo.
- *Conexão:* pessoas com demência continuam valorizados como seres humanos, pertencentes a uma família, a uma comunidade e ao universo. Interação e conexão com outras pessoas e a natureza mostram reconhecimento e respeito aos seres espirituais que habitam corpos e mentes alterados.

Apoio à família do paciente

Assistência e apoio às famílias integram o atendimento de enfermagem a pacientes com demência. A carga física, emocional e socioeconômica de cuidar de um parente com prejuízo cognitivo pode ser enorme. Jamais se deve pressupor que os familiares entendam de técnicas básicas de cuidados. O enfermeiro deve revisar técnicas de cuidados básicas e específicas, inclusive levantar o paciente, dar banho e controlar comportamentos impróprios. Pode, ainda, ajudar a preparar as famílias para sentimentos de culpa, frustração, raiva, depressão e outros que, normalmente, acompanham essa responsabilidade. Ajudar as famílias no planejamento de horas de folga, na participação em grupos de apoio e na obtenção de conselhos pode trazer benefícios. A maior parte dos estados (dos Estados Unidos) tem filiais da da Associação de Alzheimer, às quais os enfermeiros podem encaminhar as famílias (ver a lista de Recursos *online*).

> **CONCEITO-CHAVE**
>
> Não se pode supor que os familiares compreendam habilidades de alimentar, banhar, erguer e outras habilidades básicas de autocuidado.

O Plano de Cuidados de Enfermagem 30.1 descreve um plano de cuidados para uma pessoa com a doença de Alzheimer.

ESTUDO DE CASO

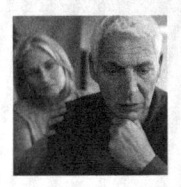

Um enfermeiro de atendimento domiciliar está realizando a primeira visita para avaliar sr. Sílvio, paciente de 69 anos de idade com doença de Alzheimer, e auxiliar d. Mercedes, sua esposa, a elaborar planos eficientes de cuidados. Ele foi diagnosticado há cerca de um ano em consequência de uma avaliação iniciada pela universidade em que era professor. Fontes da universidade informaram que ele estava tendo comportamento impróprio: entrando na sala de outros professores e começando a dar aulas, esquecendo-se de estar presente nas aulas e reuniões, deixando de tomar banho ou trocar de roupa durante dias, tratando os alunos de modo incoerente e pedindo ajuda dos colegas para fazer funcionar um equipamento do escritório que utilizara durante anos sem dificuldade.

Após observar que a doença do sr. Sílvio piorava com o tempo, o reitor da Universidade conversou por telefone com d. Mercedes para discutir a situação. Ela contou ter percebido que o marido estava agindo de forma incomum (esquecia nomes e compromissos, descuidava das contas, brigava sem motivo, fazia comentários desagradáveis para os amigos, confundia os dias de folga com os de trabalho), mas achou que isso poderia ter relação com o "envelhecimento" e o estresse profissional. Na conversa, d. Mercedes deu-se conta da possibilidade de haver um problema grave e acompanhou o marido para uma avaliação, cujo resultado foi o diagnóstico de doença de Alzheimer.

Sr. Sílvio aposentou-se imediatamente da Universidade, ficando 24 horas do dia com a esposa a partir de então. Ela não apresentou queixas a não ser no mês passado, quando telefonou muitas vezes ao médico para conversar sobre os novos problemas de incontinência, dificuldades alimentares e perambulação mostrados pelo esposo. Esses novos problemas deixaram-na arrasada; ela parece cansada e alega comer e dormir pouco. Afirma com segurança que "nunca cogitará colocar o marido em uma casa de longa permanência", cuidando dele em casa, "mesmo que isso acabe com sua vida".

DESENVOLVENDO O PENSAMENTO CRÍTICO

- Quais as necessidades atuais dos srs. Sílvio e Mercedes?
- Quais recursos poderiam ajudar d. Mercedes a enfrentar as exigências dos cuidados?

PLANO DE CUIDADO DE ENFERMAGEM 30.1

IDOSO COM DOENÇA DE ALZHEIMER

Diagnóstico de enfermagem: Déficit no autocuidado relacionado à cognição alterada

Meta	Ações de enfermagem
O paciente manter o peso na variação ideal; estar sem sinais de desnutrição.	• Pesar o paciente para estabelecer o peso inicial e aconselhar a esposa a pesá-lo todas as semanas, informando perda de peso de 2,5 kg ou mais. • Revisar com o paciente e familiares as preferências alimentares; ajudar a família a planejar refeições que incorporem as preferências do paciente; consultar nutricionista se necessário. • Aconselhar os familiares a oferecer lanches nutritivos, alimentos para serem comidos com as mãos e alimentos cremosos e mais líquidos para o paciente. • Desestimular a ingestão de nozes, balas, pipoca e outros alimentos que possam ser aspirados com facilidade. • Sugerir que o paciente coma sempre no mesmo local (de preferência, em sala com um mínimo de elementos para distração), sempre nos mesmos horários. • Orientar a família para instruir o paciente durante as refeições, colocando os utensílios adequados em sua mão, dando a ele orientações para cada etapa e elogiando os bons hábitos alimentares. • Discutir com a família usar um serviço de entrega de refeições em domicílio.

Diagnóstico de enfermagem: Déficit no autocuidado para uso do vaso sanitário e incontinência total relacionada à cognição alterada

Meta	Ações de enfermagem
O paciente estabelecer uma rotina de uso do vaso sanitário para prevenir incontinência (se possível); estar sem as complicações associadas à incontinência.	• Investigar o padrão de eliminação urinária e tentar determinar se a incontinência resulta de cognição alterada ou outro problema; encaminhar para avaliação quando houver indicação. • Ajudar a família a identificar o tempo entre os episódios de eliminação urinária e elaborar um plano para uso do vaso sanitário pelo paciente uma hora antes do horário antecipado para a micção. • Garantir que o banheiro seja de fácil acesso; tomar providências para conseguir cadeira sanitária e urinol se necessário. • Reforçar técnica correta de higienização e cuidados da pele para evitar irritação. • Sugerir roupas que o paciente possa tirar com facilidade na hora de usar o vaso sanitário; substituir botões nas calças por fechos de velcro. • Informar sobre produtos de contenção da urina e sua disponibilidade na comunidade.

Diagnóstico de enfermagem: Potencial para lesão resultante de perambulação; julgamento insatisfatório secundário à alteração cognitiva

Meta	Ações de enfermagem
O paciente não ter lesão.	• Examinar a casa com os familiares quanto a riscos potenciais à segurança e adotar as recomendações adequadas. • Garantir que a casa esteja equipada com alarmes que detectam fumaça e extintores de incêndio.

(continua)

PLANO DE CUIDADO DE ENFERMAGEM 30.1 *(Continuação)*

Meta	Ações de enfermagem
	• Recomendar medidas de prevenção, tais como armazenar medicamentos, substâncias químicas e outras substâncias com potencial prejudicial, em armários chaveados; ajustar a temperatura da água quente abaixo de 48°C; colocar alarmes em portas para sinalizar a saída do paciente de casa; manter o ambiente bem iluminado e sem aglomeração de objetos; colocar protetores em tomadas; trancar e proteger janelas e dar chave extra a um vizinho. Ajudar a localizar lojas onde possa ser adquirido material de segurança. • Orientar a família sobre como administrar os medicamentos ao paciente. • Assegurar-se de que o paciente usa sapatos com estabilidade e roupas seguras. • Aconselhar os familiares a ter uma foto atualizada do paciente, sempre disponível, para a eventualidade de ele se perder nas ruas e tenha de ser localizado por pessoas que não o conheçam. • Informá-los sobre formas de conseguir pulseira de identificação para o paciente.

Diagnóstico de enfermagem: Perturbação no padrão de sono relacionada à demência

Meta	Ações de enfermagem
O paciente dormir de 5 a 7 horas por noite; dorme uma vez durante o dia; estar sem fadiga, insônia e outros distúrbios do sono/repouso.	Recomendar que a família mantenha um registro das horas de sono e descanso do paciente para coleta de dados sobre os padrões. Aconselhar a família a obedecer a uma rotina simples e consistente à hora de dormir; providenciar iluminação e música suaves que facilitam o sono; evitar que o paciente durma demais durante o dia, estimular exercícios logo no início da noite.

Diagnóstico de enfermagem: Prejuízo na comunicação verbal relacionado à doença de Alzheimer

Meta	Ações de enfermagem

O paciente estar orientado para pessoa, lugar e tempo (o máximo possível); conseguir comunicar as necessidades com eficiência.	• Orientar a família sobre técnicas úteis de comunicação, como:
	  • usar maneira calma e relaxada de comunicação
	  • aproximar-se do paciente pela frente e conseguir sua atenção antes de falar
	  • usar linguagem simples
	  • dar uma instrução ou um comentário por vez
	  • evitar estimular excessivamente ou sobrecarregar o paciente
	  • dar o tempo necessário para que ele responda
	  • identificar os termos usados pelo paciente para descrever necessidades ou objetos
	  • usar distrações, quando o paciente ficar aborrecido
	• Estimular a família a manter o paciente orientado; colocar relógios e calendários nos locais usados por ele
	• Ajudar a família a identificar e a evitar os aspectos do ambiente capazes de promover percepções errôneas, como sombras causadas pela luz, rádios ligados em ambientes vazios.

Diagnóstico de enfermagem: Processos familiares alterados e enfrentamento familiar ineficaz relacionados a papéis e função alterados do paciente e exigências dos cuidados

Meta	Ações de enfermagem
A família estar livre dos efeitos adversos da doença do paciente; desenvolver formas eficazes de lidar com a condição do paciente.	• Avaliar as reações da família à condição do paciente, ao impacto nos papéis e nas funções; identificar os riscos e as necessidades dos membros da família.

(continua)

PLANO DE CUIDADO DE ENFERMAGEM 30.1 *(Continuação)*	
Meta	**Ações de enfermagem**
	• Discutir com os familiares as realidades da doença e o prognóstico do paciente. • Identificar outros recursos da família ou de pessoas próximas que possam oferecer apoio e assistência ao cuidador na família. • Encaminhar a família à sede local da Associação da Doença de Alzheimer e Outros Distúrbios Associados, a serviços de aconselhamento e a outros serviços de apoio. • Ajudar a localizar outros cuidados para períodos de folga do cuidador; recomendar programa de cuidados-dia de adultos para o paciente. • Discutir o potencial de internação em casa de longa permanência; escutar as preocupações dos familiares; esclarecer ideias errôneas e oferecer concretudes. • Auxiliar a família a identificar suas próprias necessidades e a elaborar planos para as próprias vidas, à medida que declina a condição do paciente. • Permitir e estimular a expressão dos sentimentos; oferecer suporte.

Resumo do capítulo

O *delirium* pode ser causado por qualquer coisa que interrompa a homeostase do corpo e prejudique a irrigação sanguínea do cérebro. Podem ocorrer alterações cognitivas e perceptivas, além de alterações no nível de consciência. Pelo fato de haver risco de que idosos com sinais de *delirium* possam parecer ter demência, são importantes a investigação hábil por enfermeiro e o apoio a esses pacientes para a correção da causa subjacente e a restauração da cognição normal.

Aumenta com a idade o risco de surgimento de demência. A doença de Alzheimer é o tipo de demência que mais predomina; outras formas de demência incluem a vascular, a frontotemporal, a do corpo de Lewy, a doença de Creutzfeldt-Jakob e a doença com degeneração do hipocampo. Encefalopatia de Wernicke, doença de Parkinson, Aids, trauma e toxinas também respondem por uma quantidade pequena de casos. Uma investigação regular da situação de saúde das pessoas com demência é fundamental, já que mudam as necessidades de atendimento. Além disso, pelo fato de poder haver prejuízo na capacidade dessas pessoas para, com exatidão, descrever e comunicar seus sintomas em razão da evolução da doença, uma observação atenta e atenção criteriosa às necessidades físicas são medidas de enfermagem importantes. Garantir consistência dos cuidadores ajudará a identificar expressões e sinais peculiares que podem comunicar necessidades e problemas de pessoas com demência.

APLICANDO CONHECIMENTO NA PRÁTICA

Mastery: A Comparison of Wife and Daughter Caregivers of a Person With Dementia

Fonte: Simpson, C., & Carter, P. (2013). Journal of Holistic Nursing, 31(4), 113–120.

A maior parte dos cuidados informais de portadores de demência é oferecida por suas esposas ou filhas. Essas cuidadoras relatam níveis elevados de depressão e estresse relacionados às demandas de ajudar nas atividades cotidianas e a comportamentos problemáticos da pessoa com demência. Os autores determinaram que, para a elaboração de intervenções reais de assistência a essas cuidadoras, mais pesquisas eram necessárias para que fosse mais bem compreendido o domínio do papel desempenhado.

Foram identificados dois tipos de domínio. O *domínio global* é a sensação de controle que alguém sente em relação à própria vida. Parece auxiliar a controlar os efeitos negativos do estresse, correlacionando-os com níveis baixos de resultados negativos dos cuidados. O *domínio dos cuidados* refere-se à competência que alguém sente no papel de cuidador. Essa pesquisa pretendeu identificar se domínio global ou de cuidados amortece os efeitos de sintomas de estresse e depressão nas filhas e esposas que cuidam de idosos com demência e se há diferenças entre os dois grupos.

Várias escalas diferentes foram empregadas para medir domínio global, domínio de cuidados e sintomas depressivos de filhas e esposas cuidadoras. Os achados mostraram:

- Que as esposas achavam difícil identificar-se como cuidadoras já que viam os cuidados como parte de suas responsabilidades conjugais.
- Havia uma correlação entre gravidade da demência e sintomas depressivos das esposas.
- Para esposas e filhas, nem horas por semana, nem papéis semanais desempenhados tinham relação importante com o estresse ou os sintomas depressivos percebidos.
- As esposas e as filhas tiveram níveis semelhantes de estresse, o domínio dos cuidados reduziu o estresse.
- No caso das filhas, o domínio global teve uma relação mais intensa com estresse e sintomas de depressão do que o domínio dos cuidados.
- As esposas sentirem menos resultados negativos de saúde quando tiveram níveis mais altos de domínio global e de cuidados.

Ao avaliar os encargos de cuidador, os enfermeiros têm de admitir as diferenças de esposas e filhas em relação a domínio glocal e de cuidados, planejando intervenções em conformidade com isso. O que pode incluir tentativas de aumento do domínio de cuidados para as esposas e de apoio para as filhas à medida que elas controlem os papéis que desempenham, além do de cuidadoras.

APRENDENDO NA PRÁTICA

Você aceita um cargo em uma grande instituição para idosos que tem uma "Unidade de Atendimento Especial" a pessoas com demência. Há 25 residentes na unidade, com demência de moderada a avançada. Você percebe que a unidade se parece com qualquer outra e, durante seu treinamento, pergunta sobre programas e aspectos que singularizem a unidade. Informam-lhe que o Setor de Atividades forma um grupo às 14 horas, todas as tardes, e que, para evitar perambulação para fora da unidade, as portas requerem que um código especial seja digitado, permitindo a saída.

O dia evolui e você conclui que, na verdade, não há nada especial em relação à unidade. Os residentes passam a maior parte do dia sentados no corredor ou na sala de refeições, e a equipe funcional passa a maior parte do tempo no posto de enfermagem. Você menciona ao supervisor achar que existem algumas intervenções passíveis de uso, além de alterações a serem implementadas, para o oferecimento de uma vida e serviços com mais qualidade aos residentes, e o supervisor incentiva a exposição dessas ideias.

Quais seriam alterações ambientais e programáticas para apoiar um cuidado eficaz de residentes com demência na unidade? Como você poderia implementá-las?

EXERCITANDO O PENSAMENTO CRÍTICO

1. Descrever as situações que um idoso, durante uma hospitalização para uma cirurgia, poderia vivenciar, causadoras de *delirium*.
2. Discutir o impacto do diagnóstico de doença de Alzheimer de um idoso no cônjuge, nos filhos adultos e nos netos.
3. De que formas um indivíduo pode evidenciar negação dos sinais de demência do cônjuge? Quais comportamentos do cônjuge saudável podem adiar o diagnóstico do cônjuge afetado?
4. Quais riscos enfrenta um idoso, com demência leve, que mora sozinho na comunidade?

Recursos *online*
Alzheimer's Association
http://www.alz.org
National Institute on Aging, Alzheimer's Disease Education and Referral Center
http://www.nia.nih.gov/alzheimers

Bibliografia

Alzheimer's Association. (2015). *Alzheimer's disease: Causes and risk factors*. Recuperado de http://www.alz.org/alzheimers_disease_causes_risk_factors.asp

Auer, S., & Reisberg, B. (1997). The GDS/FAST staging system. *International Psychogeriatrics*, *9*(Suppl. 1), 167–171.

Barron, A. M., & Pike, C. J. (2012). Sex hormones, aging, and Alzheimer's disease. *Frontiers in Bioscience Online*. Recuperado de http://www.ncbi.nlm.nih.gov/pmc/articles/PMC3511049/

Derogatis, R. S., Lipma, K., Rickels, E. H., Uhlenbath, E. H., & Covi, L. (1974). The Hopkins symptom checklist: A measure of primary symptom dimensions. *Pharmacopsychiatry*, *7*, 79.

Dos Santos-Neto, L. L., de Vilhena Toledo, M.A., Medeiros-Souza, P., & de Souza, G. A. (2006). The use of herbal medicine in Alzheimer's disease—A systematic review. *Evidence Based Complementary and Alternative Medicine*, *3*(4), 441–445.

Fishback, D. B. (1977). Mental status questionnaire for organic brain syndrome, with a new visual counting test. *Journal of the American Geriatric Society*, *25*, 167.

Folstein, M. F., Folstein, S., & McHugh, P. R. (1975). Mini-mental state: A practical method for grading the cognitive state of patients for the clinician. *Journal of Psychiatry Research*, *12*, 189.

Goldberg, D. (1972). *The detection of psychiatric illness by questionnaire*. London, UK: Oxford University Press.

Murray, M., Duara, R., Liesinger, A., Ross, O., Petersen, R. et al. (2014). Focal cortical patterns in hippocampal sparing AD reveal significant clinical differences. Recuperado de 2015 de http://www.neurology.org/content/82/10_Supplement/S48.001.

National Institute on Aging. (2015). *Alzheimer's disease progress report*. Recuperado de http://www.nia.nih.gov/alzheimers/publication/2011-2012-alzheimers-disease-progress-report/introduction.

Pfeiffer, E. (1975). A short portable mental status questionnaire for the assessment of organic brain deficit in elderly patients. *Journal of the American Geriatric Society*, *23*(10), 433.

Rassamy, C., Longpre, F., & Christen, Y. (2007). Ginkgo biloba extract (EGb 761) in Alzheimer's disease: Is there any evidence? *Current Alzheimer Research*, *4*(3), 253–262.

Reisberg, B. (2005). *Global Deterioration Scale*. Recuperado de http://geriatrictoolkit.missouri.edu/cog/Global-Deterioration-Scale.pdf.

Université Laval. (2013). Major step toward an Alzheimer's vaccine. *Science Daily*, 15 January 2013. Recuperado de www.sciencedaily.com/releases/2013/01/130115143852.htm.

University of Maryland Medical Center. (2013). Ginkgo biloba. Recuperado de 2015 de http://umm.edu/health/medical/altmed/herb/ginkgo-biloba.

Zung, W. W. (1965). A self-rating depression scale. *Archives of General Psychiatry*, *12*, 63.

CAPÍTULO 31

Como viver em harmonia com problemas crônicos

VISÃO GERAL

Problemas crônicos e os idosos

Metas de cuidados crônicos

Levantamento de necessidades de cuidados a idosos com danos crônicos

Maximização dos benefícios dos cuidados crônicos
- Seleção de um médico especialista em tratar pessoas com doenças crônicas
- Ter um conselheiro de cuidados crônicos
- Aumento dos conhecimentos
- Localização de grupo de apoio
- Escolhas inteligentes de estilo de vida

Fatores que influenciam o curso dos cuidados crônicos
- Mecanismos de defesa e implicações
- Fatores psicossociais
- Impacto dos cuidados contínuos na família
- Necessidade de cuidados institucionais

Cuidados crônicos: um desafio de enfermagem

OBJETIVOS DE APRENDIZAGEM

A leitura deste capítulo possibilitará a você:

1. Discutir a abrangência dos problemas crônicos entre as populações de idosos.
2. Diferenciar tornar íntegro de curar.
3. Listar metas de cuidados crônicos.
4. Delinear os componentes de uma investigação das necessidades de cuidados a aos idosos portadores de danos crônicos.
5. Discutir as abordagens para maximizar os benefícios dos tratamentos convencionais para idosos com problemas crônicos.
6. Identificar terapias complementares potencialmente benéficas para os idosos com problemas crônicos.
7. Discutir os fatores que afetam o curso dos cuidados para os idosos com problemas crônicos.

TERMOS PARA CONHECER

Doença crônica: disfunção ou patologia de longo prazo

Mecanismos de defesa: reações frente a uma situação difícil ou estressante

Tornar saudável: mobilização do corpo, da mente e do espírito para controlar sintomas, promover sensação de bem-estar e atingir a mais alta qualidade de vida possível

A doença não é uma situação de fácil aceitação. Mesmo um resfriado comum atrapalha nossas vidas, deixando-nos desconfortáveis, irritadiços e sem motivação para o trabalho e a diversão. Quando adoecemos, as atividades básicas da vida diária podem virar encargos; nossa aparência pode vir a ser a menor de nossas preocupações e nossas vidas podem girar em torno de medicamentos, tratamentos e visitas a médicos que nos deixarão melhores. Felizmente, para a maioria das pessoas, adoecer é algo incomum e temporário; elas se recuperam e voltam à vida normal.

Algumas doenças, todavia, acompanharão as pessoas pelo resto de suas vidas – são as **doenças crônicas**. Potencialmente, cada aspecto da vida de alguém pode ser afetado por patologias crônicas. Como essas doenças são altamente prevalentes na população idosa, os enfermeiros gerontólogos costumam se envolver na assistência a pacientes com demandas impostas por esses problemas.. É importante que esses profissionais compreendam os desafios e as metas específicos dos idosos com doenças crônicas. O sucesso do manejo de uma doença crônica pode fazer a diferença entre um estilo de vida satisfatório, em que o controle da doença é apenas um componente rotineiro, e uma vida controlada pelas exigências da doença.

> **CONCEITO-CHAVE**
>
> A forma de controle de uma doença crônica pode fazer a diferença entre uma vida satisfatória e com muita qualidade e outra em que se é prisioneiro da doença.

PROBLEMAS CRÔNICOS E OS IDOSOS

A tecnologia médica ajuda muitas pessoas a sobreviver a doenças que, em outra época, as teriam matado; cada vez mais indivíduos chegam à velhice, período em que é maior a incidência de doenças crônicas. Não surpreenderia, assim, que mais de 80% dos idosos tenham, pelo menos, uma doença crônica. Há aumento significativo da taxa da maioria das doenças crônicas com o envelhecimento (Quadro 31-1), com a maior parte das pessoas idosas tendo três ou mais doenças crônicas (American Geriatrics Society Expert Panel on the Care of Older Adults with Multimorbidity, 2012). Isso tem importância especial, levando-se em conta o impacto dessas doenças em cada pessoa idosa afetada. Os potenciais diagnósticos de enfermagem associados a essas condições crônicas (Tab. 31.1) salientam a ruptura no bem-estar físico, emocional e social.

> **CONCEITO-CHAVE**
>
> A maioria dos problemas crônicos comuns entre os idosos pode influenciar, de forma significativa, a qualidade da vida diária.

> **QUADRO 31.1 Principais problemas crônicos dos idosos**
>
> Quase metade dos idosos sofre de artrite.
> Mais de um terço dos idosos tem hipertensão.
> Quase um terço dos idosos tem prejuízo auditivo.
> Mais de um quarto apresenta uma doença cardíaca.
> Mais de um oitavo dos idosos tem um prejuízo visual.
> Quase um oitavo dos idosos tem alguma deformação ou prejuízo ortopédico.
> Quase 10% dos idosos têm diabetes.
> Cerca de 1 em cada 12 pessoas idosas está afetada por hemorroidas e veias varicosas.

METAS DE CUIDADOS CRÔNICOS

A maioria dos profissionais de saúde concluiu um curso em conformidade com o modelo de cuidados agudos, em que as atividades de atendimento se concentram em diagnosticar, tratar e curar a doença. Nesse modelo, as ações de enfermagem baseiam-se em intervenções que curam pacientes; o sucesso tende a ser julgado em relação à rapidez e ao alcance da capacidade de recuperação dos pacientes. As doenças crônicas compõem uma situação completamente diversa. Como não podem ser curadas, seria inadequado voltar às atividades de atendimento para uma direção curativa. Em vez disso, a integridade do paciente passa a ter maior importância.

Tornar íntegro o paciente implica mobilizar corpo, mente e espírito para controle de sintomas, promover a sensação de bem-estar e melhorar a qualidade de vida. Pessoas com um problema crônico podem aprender a viver, de forma eficiente, com a doença e desenvolver um sentimento de paz interior e harmonia, reconhecendo que elas são definidas por algo além do corpo físico. O enfermeiro tem o papel de integralizar esses pacientes, facilitando esse processo e orientando-os a conseguir o seu potencial máximo e a maior qualidade de vida possível. Mais do que cuidar e tratar, o enfermeiro estimula as capacidades de autointegralização dos pacientes, criando um ambiente humano e físico terapêutico; informando, fortalecendo, reforçando, afirmando e validando, além de remover as barreiras ao autocuidado e à autopercepção.

> **CONCEITO-CHAVE**
>
> Tornar íntegro o paciente implica mobilizar corpo, mente e espírito para controle de sintomas, promoção da sensação de bem-estar e melhora da qualidade de vida.

Pelo fato de os pacientes não conseguirem eliminar sua doença, as medidas de cuidado concentram-se mais em ajudá-los a, realmente, viver em harmonia com a

TABELA 31.1	Potenciais diagnósticos de enfermagem associados aos 12 principais problemas crônicos dos idosos											
Diagnóstico de enfermagem[a,*]	Artrite	Hipertensão	Prejuízo cognitivo	Condições cardíacas	Catarata	Sinusite crônica	Prejuízo visual	Deformações, prejuízo ortopédico	Hérnia	Diabete	Veias varicosas	Hemorroidas
Falta de condicionamento físico	✓	✓		✓	✓			✓	✓	✓	✓	✓
Ansiedade	✓	✓	✓	✓	✓	✓	✓	✓	✓	✓	✓	✓
Constipação									✓		✓	
Débito cardíaco diminuído												
Comunicação verbal prejudicada			✓									
Enfrentamento individual ineficaz	✓	✓	✓	✓	✓	✓	✓	✓	✓	✓	✓	✓
Enfrentamento familiar ineficaz: incapacitado	✓	✓	✓	✓		✓	✓	✓		✓	✓	✓
Processos familiares alterados	✓	✓	✓	✓	✓	✓	✓	✓		✓	✓	✓
Medo	✓	✓	✓	✓	✓	✓	✓	✓		✓	✓	✓
Volume de líquidos deficiente								✓				
Volume de líquidos excessivo					✓							
Sentimento de pesar antecipado												
Manutenção da saúde alterada	✓	✓	✓	✓	✓	✓	✓	✓		✓	✓	✓
Manutenção do lar prejudicada	✓	✓	✓	✓	✓		✓	✓		✓	✓	✓
Potencial para infecção				✓		✓			✓	✓	✓	✓
Potencial para lesão	✓	✓	✓	✓	✓		✓			✓		
Conhecimento deficiente	✓	✓	✓	✓	✓	✓	✓	✓	✓	✓	✓	✓
Mobilidade física prejudicada	✓		✓	✓			✓	✓		✓	✓	
Falta de adesão	✓	✓	✓	✓	✓	✓	✓	✓	✓	✓	✓	✓
Nutrição alterada: menos do que as necessidades corporais	✓					✓	✓	✓	✓	✓		
Nutrição alterada: mais do que as necessidades corporais	✓	✓		✓	✓					✓		
Mucosa oral alterada										✓		
Dor	✓	✓		✓		✓		✓	✓		✓	✓
Impotência	✓		✓	✓	✓		✓	✓				
Padrão respiratório ineficaz				✓		✓		✓				
Déficit no autocuidado para banho/arrumar-se/uso do vaso sanitário	✓	✓	✓	✓	✓		✓	✓		✓	✓	✓
Distúrbio na imagem corporal	✓	✓	✓	✓	✓		✓	✓		✓	✓	✓
Alteração sensorial/perceptiva		✓	✓				✓	✓				
Disfunção sexual	✓	✓		✓				✓		✓		
Danos à integridade da pele				✓				✓		✓	✓	✓
Perturbações no padrão de sono	✓	✓	✓		✓	✓		✓	✓		✓	✓
Prejuízos na interação social	✓	✓	✓	✓	✓		✓	✓		✓		
Isolamento social	✓	✓	✓	✓	✓		✓	✓				
Angústia espiritual												
Processos do pensamento alterados		✓	✓	✓			✓			✓		
Perfusão tecidual alterada				✓								
Padrões alterados de eliminação urinária										✓		

[a]Fonte: NANDA-International (NANDA-I). (2014). *Nursing diagnoses: Definitions and classification, 2015–2017*. West Sussex, UK: Wiley-Blackwell.

*N. de R.T. A autora não utiliza, nesta obra, a terminologia proposta pela NANDA 2015–2017 porque esta classificação ainda não contempla o idoso em todas as suas dimensões. Por esse motivo, é feita uma adaptação do modelo proposto pela NANDA para contemplar as características identificadas no idoso a partir de sua prática profissional. Vale mencionar que a NANDA 2018–2020 (Porto Alegre: Artmed Editora, 2018) também segue esse modelo.

doença do que em curá-la. Os profissionais que consideram sucesso o número de pacientes que se recuperam ficarão frustrados ao trabalharem com pessoas portadoras de problemas crônicos; eles devem se reorientar na direção de um novo conjunto de metas de cuidados (Quadro 31.2). As metas a seguir são adequadas aos cuidados crônicos:

- *Manter ou melhorar a capacidade de autocuidado*: as doenças crônicas costumam demandar mais das pessoas, que podem precisar de alimentação especial, mudanças nas atividades, administração de medicamentos, implementação de tratamentos ou aprendizagem do uso de dispositivos ou equipamentos auxiliares. Os enfermeiros podem precisar ajudar os pacientes a serem mais capazes de atender a essas necessidades. Ações para isso incluem informar sobre a doença e seu controle, estabilizar e melhorar o estado de saúde, promover o interesse e a motivação em prol do autocuidado, usar dispositivos auxiliares e proporcionar assistência periódica com atendimento.
- *Controlar, realmente, o problema*: as pessoas precisam conhecer a sua condição e os cuidados relacionados. Pode haver necessidade de domínio de habilidades, como injetar medicamentos, trocar curativos ou aplicar próteses. A motivação, porém, é fundamental para mobilizar conhecimentos e habilidades no autocuidado eficiente. Avaliar fatores motivacionais dos pacientes e planejar e implementar estratégias para reforçar a motivação são aspectos fundamentais.
- *Intensificar as capacidades de integralização do corpo:* o enorme potencial do organismo para combater doenças e ser naturalmente íntegro costuma ser subestimado. Ajudar os pacientes a mobilizar recursos naturais é uma função importante dos enfermeiros. Controle do estresse, imagem orientada, exercícios, nutrientes que reforçam a imunidade, e *biofeedback* estão entre as estratégias capazes de promover a volta do organismo à sua completude.
- *Evitar complicações*: doenças crônicas e tratamentos convencionais usados para o seu controle podem aumentar o risco de infecções, lesões e outras complicações. Os riscos potenciais precisam ser identificados e prevenidos de forma ativa, com o reconhecimento de que mudam de tempos em tempos. Devem ser evitadas complicações porque ameaçam enfraquecer a capacidade de autocuidado, aumentando a deficiência e apressando o declínio. A possibilidade de um paciente diabético ter uma vida ativa ou perder a visão e ter um membro amputado é bastante determinada pela forma como são seguidos os planos de tratamento e prevenidas, de forma ativa, as complicações.
- *Retardar a deterioração e o declínio:* por sua natureza, as condições crônicas costumam ter piora progressiva. Por exemplo, um indivíduo com a doença de Alzheimer demonstrará um declínio progressivo na condição, mesmo diante da promoção de cuidados eficazes. Práticas preventivas, entretanto, podem influenciar se essa pessoa caminhará ou ficará presa ao leito no final de um período. Deve ser feito um esforço consciente para reforçar a importância de medidas de cuidados preventivos e identificar logo os problemas.
- *Obter a mais alta qualidade de vida possível*: sentar-se na cama ligado a um cilindro de oxigênio pode manter o corpo em funcionamento, mas oferece poucos estímulos à mente e ao espírito. Deve ser analisada a possibilidade de ajudar os pacientes a participar de atividades que tragam prazer, estímulo e recompensas. O enfermeiro deve levantar dados sobre o quanto as necessidades de lazer, sociais, espirituais, emocionais, sexuais e familiares são satisfeitas e oferecer ajuda para o seu atendimento (p. ex., apresentação a novos passatempos, conselhos sobre posições alternativas no ato sexual, providências quanto a transporte em veículos especialmente equipados, providências para visitas domiciliares pelo pastor ou sacerdote). Um autoconceito positivo precisa ser promovido. É importante que os profissionais de saúde avaliem, periodicamente, o quanto o tratamento da condição promove ou proíbe um estilo de vida satisfatório.
- *Morrer com conforto e dignidade:* à medida que o estado de saúde declina e os pacientes enfrentam os últimos dias de vida, precisam cada vez mais de suporte físico e psicossocial. Aliviar a dor, conservar a energia, oferecer conforto e auxiliar no atendimento das necessidades básicas tornam-se fundamentais. Os enfermeiros têm também de ser sensíveis à importância de escutar e conversar com os pacientes à morte, antecipando suas necessidades, assegurando apoio espiritual e, acima de tudo, instilando o sentimento de que eles podem contar com o apoio do enfermeiro durante esse período.

O sucesso e o progresso das metas dos cuidados aos pacientes com danos crônicos devem ser medidos de forma diversa dos cuidados de pacientes graves. A deterioração de um paciente que antes andava e agora está em uma cadeira de rodas pode ser entendida como

---

QUADRO 31.2 — Metas dos cuidados crônicos

Manter ou melhorar a capacidade de autocuidado
Controlar a doença com eficiência
Intensificar as capacidades de integralização do corpo
Prevenir complicações
Retardar a deterioração e o declínio
Obter a mais alta qualidade de vida possível
Morrer com conforto e dignidade

um sucesso quando, sem a intervenção do enfermeiro, esse paciente teria ficado preso ao leito ou morrido. Da mesma forma, uma morte com conforto físico e emocional, que deixa uma lembrança positiva para a família do paciente, pode ser um feito significativo. Esses determinantes do sucesso diferem daqueles dos cuidados agudos, mas são importantes da mesma forma.

> **CONCEITO-CHAVE**
>
> Os sucessos nos cuidados a pacientes com danos crônicos são medidos de forma diferente daqueles nos cuidados a pacientes com problemas agudos.

LEVANTAMENTO DE NECESSIDADES DE CUIDADOS A IDOSOS COM DANOS CRÔNICOS

As capacidades de autocuidado podem variar bastante entre indivíduos com doenças crônicas. A capacidade de autocuidado de um mesmo indivíduo também varia em momentos diferentes, ao longo do curso da doença. Uma avaliação e nova avaliação bem feitas são, então, uma necessidade. Cabe ao enfermeiro revisar a capacidade individual de atendimento a todas as exigências associadas à saúde, além da capacidade do paciente para satisfazer às demandas impostas pela doença (p. ex., administração de medicamentos, curativos e exercícios especiais). A partir disso, o enfermeiro consegue determinar as deficiências no atendimento às necessidades de cuidados.

A maioria dos indivíduos com problemas crônicos controla a sua doença nas comunidades em que moram, provavelmente, com apoio ou envolvimento da família. Dessa maneira, a avaliação precisa considerar não somente a capacidade da pessoa para atender às exigências dos cuidados, mas também a capacidade da família para auxiliar e enfrentar o atendimento. Por exemplo, um homem com diabetes e artrite grave nas mãos pode não conseguir manipular a seringa para as injeções de insulina, mas a esposa pode conseguir fazer isso. Assim, não há déficit nessa área. Da mesma forma, uma vítima da doença de Alzheimer pode não ser capaz de proteger-se contra riscos à própria segurança; todavia, se morar com uma filha que supervisiona suas atividades, pode suprir tal deficiência na capacidade de proteger-se. Nesse contexto, *a família é o paciente,* e as capacidades e limitações de toda a unidade familiar têm de ser avaliadas. Jamais esquecer que a família não se limita aos parentes, podendo incluir uma variedade de pessoas próximas.

O enfermeiro não pode pressupor, entretanto, que a presença dos familiares garanta a compensação dos déficits de cuidado do paciente. Os cuidadores, às vezes, podem não ter as capacidades físicas, mentais e emocionais para atender às necessidades de cuidado. Por exemplo, a filha que cuida do paciente pode, ela mesma, ser uma pessoa mais velha fragilizada. Da mesma forma, a família pode não querer cuidar do paciente em razão das alterações no modo de vida ou dos sentimentos que nutre por ele. Esses fatores devem ser considerados antes da delegação dos cuidados a membros da família.

Logo que identificadas, as necessidades de cuidado devem ser analisadas com o paciente e familiares. Isso não somente ajuda a validar os dados, mas também promove o entendimento por todos os envolvidos das reais necessidades de cuidado. Métodos de atendimento das necessidades devem ser identificados em conjunto (p. ex., a filha ajudará no banho, o filho providenciará transporte até a clínica nas visitas mensais, a nora telefonará duas vezes ao dia para lembrar o paciente para tomar a medicação). Cabe ao enfermeiro informar aos familiares os serviços existentes na comunidade que podem suplementar seus esforços. Para ser justo com a família, os custos e as limitações dos serviços da comunidade precisam ser parte dessa conversa.

Parte da coleta contínua de dados deve ser o impacto da condição crônica na totalidade da vida do idoso. Ter uma doença crônica pode levar o paciente a se sentir diferente dos outros e estar consciente disso – exemplificando, quando uma pessoa diabética não pode comer muitos dos alimentos servidos em um piquenique familiar e precisa retirar-se para coletar sangue para conferência da glicose e injetar insulina. Igualmente, a tosse crônica que pode incomodar algumas pessoas ou o potencial vazamento de uma bolsa de colostomia podem desencorajar o envolvimento social. O isolamento social pode resultar do fato de o idoso não querer causar inconveniências ou de ele decidir afastar-se dos outros, ou em razão de os outros a excluírem das atividades sociais por causa de sintomas ou de procedimentos de atendimento. Sentimentos de ser diferente e de impotência também podem surgir. Embora a doença possa realmente ser controlada, a qualidade de vida do idoso pode causar sofrimento pelas exigências e o estigma associados à condição. Esses são assuntos que precisam ser analisados e abordados nos encontros para investigação.

> **Alerta de domínio conceitual**
>
> Uma doença crônica pode influenciar todos os aspectos da vida, com seu impacto muito importante na vida dos idosos. A maneira de controlar uma doença crônica pode fazer a diferença entre uma vida satisfatória e uma vida controlada por uma doença.

> **CONCEITO-CHAVE**
>
> O paciente e os cuidadores na família devem confirmar as prioridades e as metas do plano de cuidados.

As necessidades de cuidado identificadas orientam as metas e os planos de cuidados. Fixar metas é importante para ajudar os pacientes e as famílias a compreender o rumo real da condição. Por exemplo, uma meta de longo prazo de restaurar a deambulação traz um tom diferente se comparada a outra meta de prevenir complicações à medida que a função piora. Aceitar metas de longo prazo pode exigir aceitar as realidades da doença, o que não é tarefa fácil para os pacientes e os familiares. Pode haver necessidade de tempo e muito apoio do enfermeiro para que as famílias compreendam que a condição física ou mental do paciente declinará com o tempo, o que não deve sugerir um adeus às esperanças; deseja-se, na verdade, temperá-las com um senso de realidade quanto ao que reserva o futuro. Metas de curto prazo são uma forma de avaliar os esforços continuados, funcionando como marcos de cuidados. Essas metas podem ser fixadas por dia, semana ou mês, dependendo da situação.

> **DICA DE COMUNICAÇÃO**
>
> Planos de cuidados escritos beneficiam os pacientes e as famílias. Ter os planos escritos evita discrepâncias entre percepções e realidade. Ainda evitam esquecimentos das instruções; e garantem que todos os que participam dos cuidados do paciente tenham o mesmo entendimento da situação. Planos escritos e orientações associadas devem estar em uma linguagem e em um nível apropriados ao paciente e à família envolvida. Ajuda ter presente o cuidador do paciente ou sua pessoa de apoio, quando o plano de cuidados é debatido, para que todos que auxiliam o paciente compreendam o plano recomendado. Isso ainda pode ser útil na confirmação da capacidade de o plano ser atendido.

> **PARA REFLETIR**
>
> De que forma sua vida mudaria se você soubesse que tem uma doença crônica com piora progressiva? O que seria diferente em suas atitudes? De onde e com quem você obteria apoio emocional e espiritual?

MAXIMIZAÇÃO DOS BENEFÍCIOS DOS CUIDADOS CRÔNICOS

Com diagnósticos e exigências de cuidado semelhantes, uma pessoa pode continuar participando, de forma ativa, da sociedade, tendo uma vida altamente qualificada, enquanto outra pode ficar prisioneira em casa em razão da doença. A diferença depende de como cada indivíduo aborda e maneja as atividades de cuidado.

Seleção de um médico especialista em tratar pessoas com doenças crônicas

Como as doenças crônicas exigem supervisão médica de longo prazo, a escolha do médico é importante para o paciente. Este deve ter contato com um especialista que conheça as melhores práticas associadas à doença. Cabe ao enfermeiro ajudar o paciente, dando-lhe orientações sobre a especialidade, além das informações sobre planos de saúde. Além das qualificações e dos conhecimentos específicos, o paciente deve sentir-se confortável diante do médico; deve haver uma boa relação entre médico e paciente, possibilitando que perguntas sejam feitas com liberdade, preocupações sejam discutidas e problemas sejam informados. Alguns fatores que promovem uma relação positiva médico-paciente incluem possibilidade de acesso ao médico, disponibilidade de tempo suficiente para as idas ao consultório e consultas por telefone, estilo de comunicação confortável e adequado ao paciente, respeito ao envolvimento e processo decisório do paciente, análise das necessidades de toda a unidade familiar, abertura a terapias complementares e atitude de esperança e otimismo.

> **CONCEITO-CHAVE**
>
> Além de conhecimentos específicos para o tratamento de determinada doença, o médico precisa ter um estilo que deixe o paciente confortável porque se trata de uma relação de longo prazo.

Os pacientes têm a responsabilidade de usar com eficiência o tempo do profissional de saúde. Eles podem ser aconselhados a preparar as visitas ao consultório, escrevendo perguntas, sintomas e preocupações e mantendo os próprios registros dos exames laboratoriais, dos sinais vitais e de outros dados clínicos relevantes.

Ter um conselheiro de cuidados crônicos

Aqueles que já tentaram uma dieta ou um programa de exercícios para reduzir o peso conhecem os benefícios de ter um amigo com quem partilhar a experiência. Da mesma maneira, quem precisa enfrentar ajustes diários na vida durante o resto dela pode ser beneficiado pela presença de um amigo ou conselheiro capaz de oferecer apoio e assistência. O conselheiro para cuidados crônicos pode ser o cônjuge, o filho, o amigo ou alguém em condição similar que se importe com o paciente e tenha com ele contato regular (Fig. 31.1). O conselheiro pode acompanhar o paciente nos exames diagnósticos ou nas visitas rotineiras ao consultório médico, bem como verificar a condição do paciente, diariamente. Pode dar *feedback* e reforço positivo, além de estar atento sempre que o paciente "descumpre" o regime de tratamento, ou regride (Quadro 31.3). O conselheiro também pode aju-

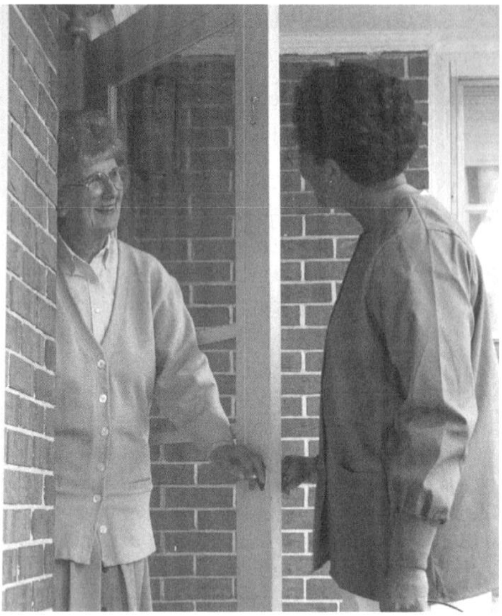

FIGURA 31-1 • Um conselheiro para doenças crônicas, seja um amigo, o cônjuge ou alguém com a mesma condição, tem contato regular com o idoso e pode oferecer apoio e assistência.

> **CONCEITO-CHAVE**
>
> Um conselheiro em situações de cuidados crônicos oferece suporte, incentivo, reforço, assistência e *feedback*.

Aumento dos conhecimentos

O paciente informado está apto para controlar com sucesso a doença crônica, prevenindo complicações. Além disso, o conhecimento ajuda a fortalecê-lo. Várias organizações para quase todos os problemas de saúde podem oferecer materiais educativos úteis, normalmente, sem custos. (ver a lista de Recursos *online* que acompanha boa parte dos capítulos desta edição). A maioria dos jornais traz colunas de saúde regularmente, que dão informações atualizadas sobre doenças e tratamentos de saúde. As bibliotecas locais não somente têm uma gama de informações nas prateleiras, mas podem ainda ajudar as pessoas a realizar suas buscas. Cada vez mais se usa a internet para se obter informação sobre as novidades e compartilhá-la (quando o paciente não tem computador, normalmente, pode usar os disponíveis em uma loja com aluguel por tempo de uso. Os enfermeiros devem estimular os pacientes a buscar o máximo possível de informações, mantendo um arquivo sobre seu problema.

Localização de grupo de apoio

Grupos de apoio podem ser importantes para pessoas com doenças crônicas; eles oportunizam não apenas a obtenção de informações valiosas, mas também oferecem perspectivas a partir dos que vivenciam problemas similares. Os pacientes podem desejar muito fazer

dar o paciente a estar sempre atualizado sobre a doença, trazendo artigos de revistas e partilhando informações obtidas em outros meios de comunicação. Os enfermeiros gerontólogos podem oferecer conselhos e apoio às pessoas que agem como conselheiros em doenças crônicas de idosos, elaborando algumas etapas básicas do processo (Quadro 31.4).

QUADRO 31.3 Funções de um conselheiro para doenças crônicas

- Manter contato regular com o paciente.
- Informar-se sobre o problema crônico e as exigências de cuidados relacionados; manter-se atualizado sobre o assunto e partilhar o que descobrir com o paciente; coletar informações na medida das necessidades.
- Reforçar o plano de cuidados.
- Ajudar o paciente a priorizar e a organizar as atividades de cuidados.
- Auxiliar o paciente a elaborar metas diárias, semanais e mensais.
- Lembrar o paciente de seus compromissos e atividades.
- Admitir as realidades da doença.
- Ouvir as preocupações e aceitar as reações sem julgar.
- Oferecer retorno.
- Usar o humor como terapia. Envolver-se em atividades divertidas com o paciente.
- Ajudar o paciente a localizar e a utilizar recursos.
- Reestruturar os problemas, transformando-os em oportunidades; desafiar o paciente a avaliar mudanças e novas abordagens.
- Observar mudanças ou sinais capazes de indicar complicações ou mudanças na doença; incentivar o paciente a consultar rapidamente o profissional de saúde.
- Acompanhar o paciente até o consultório do profissional de saúde, sempre que necessário.
- Reconhecer as tentativas do paciente de realizar o autocuidado e o comprometimento e oferecer reforço positivo.
- Estimular o paciente a atender às exigências dos cuidados. Inspirar e dar esperanças.

> **QUADRO 31.4 Etapas do aconselhamento de cuidados crônicos**
>
> Fazer contato: agendar contato regular via telefone ou pessoal para a verificação da condição do paciente.
> Observar: ficar atento a comentários, humor, linguagem corporal, energia, estado geral, presença de sintomas, comprometimento.
> Afirmar: reforçar o plano e as ações de cuidado; reconhecer os esforços e as conquistas do paciente.
> Esclarecer: fazer perguntas, validar observações, corrigir ideias erradas, reforçar informações.
> Ajudar: oferecer assistência quando a capacidade de autocuidado ficar menor; localizar e negociar recursos.
>
> Inspirar: estimular o paciente a atender ao plano de cuidados; partir de experiências e conquistas positivas; oferecer esperança.
> Cuidar: oferecer instrução, informações, apoio.
> Orientar: auxiliar a estabelecer metas realistas, elaborar planos, priorizar, buscar recursos e tomar decisões.
>
> De Eliopoulos, C. (1997). Chronic care coaches: Helping people to help people. *Home Healthcare Nurse*, 15(3), 188.

perguntas e manifestar suas preocupações com colegas, mais do que com profissionais de saúde. A maioria dos grupos de apoio pode ser encontrada via internet, por meio de instituições afins ou de encaminhamento pela instituição onde os pacientes já têm atendimento.

Escolhas inteligentes de estilo de vida

Pacientes com problemas de saúde de longo prazo precisam se comprometer com escolhas de vida inteligentes de modo a maximizar a saúde e a qualidade de vida, a saber, atendimento a planos de tratamento prescrito, práticas alimentares sólidas, exercícios regulares, controle do estresse, assertividade na proteção das próprias necessidades e desenvolvimento de uma atitude de saúde e estrutura mental de integralidade para uma vida positiva com a condição.

Uso de terapias complementares

Cada vez mais norte-americanos fazem uso de terapias complementares para promover a saúde e controlar a doença; há cada vez mais evidências da eficiências dessas

ESTUDO DE CASO

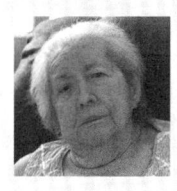

Esta é sua primeira visita à d. Rosana, paciente de 86 anos de idade participante de um programa de atendimento a idosos, que oferece visitas mensais de monitoração de idosos não institucionalizados, com múltiplas condições de saúde. D. Rosana tem hipertensão, osteoartrite, doença pulmonar obstrutiva crônica (DPOC), glaucoma e degeneração macular. Ela faz a autoadministração de fármacos orais e gotas oftalmológicas para essas doenças. Viúva há 10 anos, mora sozinha (tem um filho, que mora em outro estado, e uma filha, que a visita semanalmente para auxiliar nas compras e outras tarefas cotidianas). Faz contato telefônico diário com várias amigas e com os filhos.

D. Rosana consegue comunicar-se com clareza e diz que "dá conta muito bem de tudo". Entretanto, durante a visita domiciliar, a enfermeira fica sabendo que ela não está tomando os medicamentos conforme a prescrição e que ficou sem aqueles para hipertensão. Quando lhe foi perguntado sobre a nova prescrição, a paciente responde "Ia pedir à minha filha para me levar à farmácia, mas sempre me esqueço disso. Ela anda tão atarefada com os filhos, que odeio incomodá-la". Conversando sobre a próxima consulta com o médico, d. Rosana diz "ter esquecido completamente".

Em uma análise das atividades usuais dessa senhora, a enfermeira descobre que ela passa a maior parte do dia assistindo à TV, pois não tem energia para muita outra coisa. A enfermeira percebe que as roupas da paciente estão sujas e que ela apresenta um odor indicativo de banhos incompletos há algum tempo.

DESENVOLVENDO O PENSAMENTO CRÍTICO

- Como você iniciaria uma conversa sobre d. Rosana precisar de mais assistência e que tipo de auxílio teria de ser considerado?
- Quais medidas poderiam ser implementadas para auxiliar d. Rosana a organizar e a lembrar-se da administração dos remédios e das consultas médicas?
- Como você abordaria a necessidade de maior assistência por parte da filha de d. Rosana?

medidas. Tais terapias usam a capacidade do organismo para voltar à integridade, colocando o paciente no controle do processo de cura. O Quadro 31.5 apresenta algumas terapias complementares que podem ser usadas como complemento das convencionais. Em alguns casos, as terapias complementares podem substituir tratamentos convencionais, o que ocorre quando um analgésico é substituído pelo uso da acupuntura ou de imagem orientada. O fato de terapias complementares não terem sido muito usadas até aqui não significa que fossem ineficazes. Algumas pessoas, mundo afora, vêm usando com sucesso essas medidas há séculos. Além disso, a escassez de pesquisas em apoio a seu uso não significa que não tenham utilidade (não pode ser esquecido que os pesquisadores têm mais possibilidade de conseguir recursos financeiros para as terapias convencionais, bem compreendidas, do que para as complementares, menos conhecidas; as empresas farmacêuticas não investem muitos recursos para testar fármacos à base de plantas que não poderão ser patenteados para o seu uso exclusivo. A maioria dos médicos pesquisadores foi formada em um sistema que perpetua o uso de práticas convencionais).

Isso não quer dizer que não existam charlatães procurando levar vantagem sobre pessoas com condições crônicas. O enfermeiro tem um papel importante, ajudando o paciente a avaliar a validade de terapias complementares, levando-o a fazer uso somente de práticas seguras e positivas. Os pacientes devem ser estimulados a discutir essas terapias com seus médicos e outros profissionais de saúde (em algumas circunstâncias, são os pacientes que levam as informações aos profissionais a respeito de terapias complementares, orientando-os sobre tais práticas!). O ideal é os pacientes conseguirem usar o melhor das práticas complementares e das tradicionais.

> **CONCEITO-CHAVE**
>
> Muitas pessoas podem ser beneficiadas pelo uso da combinação de práticas de saúde convencionais e complementares para o cuidado de suas doenças.

FATORES QUE INFLUENCIAM O CURSO DOS CUIDADOS CRÔNICOS

Quem já tentou alguma dieta alimentar sabe avaliar a dificuldade para manter os comportamentos da perda inicial de peso (p. ex., restrições alimentares, exercício) de longo prazo, sem reforço e suporte regulares. Vale o mesmo quanto a novos comportamentos associados ao controle de uma condição crônica. Indivíduos com condições crônicas de saúde não podem receber as orientações de cuidados, receber alta e esquecer tudo. Precisam de contato periódico e reavaliação de sua capacidade, recursos e motivação para o manejo das doenças.

Há muitos fatores que podem mudar a capacidade de controle da doença pelos pacientes. A evolução da doença pode se modificar, surgindo mais ou diferentes demandas para o paciente. O estado do paciente pode mudar, reduzindo a capacidade de autocuidado. A condição do cuidador pode modificar-se, limitando o grau de compensação dos déficits do paciente. Todos esses fatores que afetam os cuidados contínuos do paciente devem ser avaliados com regularidade.

Mecanismos de defesa e implicações

As mudanças no estilo de vida, as frustrações e as perdas, normalmente vividas por pessoas que têm de levar a vida com problemas crônicos, podem causar algumas reações capazes de interromper o fluxo dos cuidados. Elas são **mecanismos de defesa** usados quando a situação em questão pode ser muito difícil de ser enfrentada pelo paciente. Incluem:

- *Negação*: dar declarações ou agir de forma incoerente com a realidade da doença (p. ex., abandonar uma dieta especial, interromper a medicação por conta própria, comprometer-se com responsabilidades que não consegue cumprir).
- *Raiva:* agir de forma hostil, com repentes violentos.
- *Depressão:* dar declarações sobre a desesperança de determinada situação, recusar-se ao envolvimento nas atividades de autocuidado, retrair-se, questionar o propósito da vida.
- *Regressão:* ficar cada vez mais dependente, sem necessidade; abandonar os comportamentos de autocuidado.

Essas e outras reações são indicativas de que a força do ego do paciente está ameaçada, com necessidade

---

QUADRO 31.5 — **Terapias complementares para indivíduos com problemas crônicos**

Acupressão	Meditação
Acupuntura	Medicina naturopática
Aromaterapia	Suplementos alimentares
Medicina ayurvédica	
Biofeedback	Osteopatia
Quiropraxia	Relaxamento progressivo
Imagem orientada	
Fitoterapia	Qigong
Homeopatia	Musicoterapia
Hidroterapia	Tai chi
Hipnoterapia	Toque terapêutico
Fototerapia	Ioga
Terapia com massagem	

de apoio extra. Mais do que reagir ao comportamento do paciente, os cuidadores precisam compreender a sua origem e ajudá-lo a resolver os problemas (p. ex., criando oportunidade para que o paciente possa falar sobre as frustrações e oferecer-lhe momentos de descanso das rotinas do autocuidado, realizando-as para que ele consiga, psicologicamente mais estável, retomar o autocuidado mais tarde).

Fatores psicossociais

Doenças crônicas podem causar grande impacto no funcionamento psicossocial; por sua vez, esse funcionamento pode impactar o grau em que a pessoa vive, realmente, com a doença crônica. Idosos que lidam com perdas e alterações podem se sentir sobrecarregadas e impotentes diante de doenças crônicas. O autoconceito pode se alterar à medida que os idosos recebem diagnósticos que haviam associado com a velhice. Os idosos podem achar que ter uma doença crônica leva-os a serem vistos de outra maneira, com menos competência ou atratividade; podem ficar estigmatizados em razão da percepção que os outros têm daqueles com diagnósticos específicos ou em razão de comportamentos que estimulam uma estigmatização (p. ex., ter vergonha da doença ou identificar-se como inadequados porque têm determinado diagnóstico). Podem começar a se identificar em razão do diagnóstico ou das limitações (reais ou percebidas); outros indivíduos podem impor tais identidades a eles.

Os pacientes necessitam de apoio enquanto se adaptam a sua condição, bem como de estímulos para adaptarem a doença crônica às suas vidas, em lugar de ter as vidas desorganizadas por ela. Muitas das recomendações antes abordadas capacitarão essas pessoas para que vivam independentemente de seus problemas de saúde e alcancem uma saúde psicossocial excelente. Devem ser levados em conta sintomas e história psicossocial capazes de influenciar a adaptação à doença crônica (p. ex., expressões de desesperança, benefícios de atração de atenção de comportamentos de doença, insuficiente capacidade de enfrentamento e ausência de sistema de suporte), durante a investigação, com intervenções planejadas de modo a tratar disso. Grupos de apoio podem trazer benefícios, já que oferecem contato com pessoas nas mesmas condições, compartilhamento de estratégias exitosas, respostas a perguntas dadas por iguais e exemplos de uma vida eficiente com a doença.

Impacto dos cuidados contínuos na família

No controle de um problema crônico em casa, toda a família passa a ser o paciente; portanto, ao avaliar os cuidados, deve ser considerado o impacto na totalidade do grupo familiar. O paciente com doença de Alzheimer pode ser bem arrumado, estar bem alimentado e livre de complicações. A observação do paciente isoladamente pode levar a uma avaliação de que os cuidados em casa são bem sucedidos. No entanto, sua condição pode ter sido obtida com muito custo para todos os familiares. Por exemplo, o marido de uma paciente pode ter de abandonar o trabalho para cuidar da esposa durante o dia; a filha pode ter a vida interrompida pelas necessidades de dormir na casa dos pais, ajudando o pai a controlar a perambulação noturna da mãe. Os planos do filho de expandir os negócios precisam ser postergados já que ele passou a ajudar os pais financeiramente. Alguns sacrifícios e compromissos são comuns quando os familiares assumem os papéis de cuidadores, mas disso não podem resultar rupturas em suas vidas ou problemas em sua saúde. As famílias podem estar tão envolvidas na situação que não conseguem vislumbrar todo o impacto dos cuidados em suas vidas. Sentem-se, às vezes, como "maus" filhos ou cônjuges, quando percebem os cuidados como um fardo. Os enfermeiros podem ser úteis, ajudando os familiares a avaliar, de forma realista, suas responsabilidades de cuidados, identificando quando precisam ser consideradas outras opções de atendimento. Por exemplo, a família pode perceber ser do maior interesse do paciente a sua internação em uma casa de repouso, mas precisam que a ideia parta do profissional de saúde que os ajuda a elaborar o processo de tomar essa decisão tão difícil.

> **CONCEITO-CHAVE**
> No cuidado crônico, toda a família é o paciente.

Necessidade de cuidados institucionais

Embora somente 5% dos idosos estejam em casas de longa permanência ou outra instituição, quase metade de todas as mulheres idosas e um terço de todos os homens idosos passarão algum período em uma instituição de cuidados prolongados durante suas vidas (Centers for Disease Control and Prevention, 2015). A maioria das famílias busca atendimento institucional após tentativas de cuidar do parente idoso em casa; não se trata de uma primeira opção. Quando procurar esse tipo de assistência, seus recursos físicos, emocionais e socioeconômicos podem estar bastante exauridos, podendo eles mesmos precisar de apoio e assistência dos enfermeiros (o Cap. 34 aborda o cuidado de pessoas que precisam de internação em instituições de atendimento de longa permanência).

> **PARA REFLETIR**
> O que você faria se seu pai ou mãe, cônjuge ou filho precisasse de muitos cuidados? Quantos cuidados você poderia oferecer, na realidade, e quais recursos teria disponíveis?

CUIDADOS CRÔNICOS: UM DESAFIO DE ENFERMAGEM

Cuidados crônicos eficazes não são um desafio fácil de enfermagem; exigem conhecimentos e habilidades relativos ao manejo de múltiplos problemas médicos, avaliação e planejamento habilitados, promoção individualizada da capacidade de autocuidado, monitoramento da saúde familiar e uma variedade de outras demandas. O conforto, a independência e a qualidade de vida do paciente são muito influenciados pelo tipo de serviços oferecidos. Nos cuidados crônicos, a maioria desses serviços situa-se no campo da enfermagem. Talvez esse tipo de atendimento, mais do que qualquer outro, oportunize aos enfermeiros demonstrar suas várias facetas de prática independente e seu total potencial de liderança.

Resumo do capítulo

A maior parte das pessoas com mais idade tem, no mínimo, uma doença crônica com potencial de impactar a qualidade de suas vidas. Mais do que enfatizar uma cura, o foco dos cuidados crônicos é a integralização da pessoa – significando que ela usa os recursos de seu corpo, sua mente e seu espírito para alcançar a mais alta qualidade de vida possível com a doença. Os enfermeiros têm papel importante na assistência a pessoas com doenças crônicas nesse processo.

Enquanto as principais metas dos cuidados nas doenças graves envolvem diagnosticar, tratar e curar, no atendimento crônico as metas são manter ou melhorar a capacidade de autocuidado, controlar com eficácia a situação, fortalecer as capacidades de integralização corporal, prevenir complicações, retardar a deterioração e o declínio quando inevitáveis, atingir a melhor qualidade de vida possível e morrer com conforto e dignidade. São metas que exigem que os enfermeiros coletem dados de seu progresso de maneira diversa do que fariam em cenários de atendimento a pacientes graves.

Os planos de cuidados elaborados a pessoas com doenças crônicas têm de ser realistas e aceitos pelo paciente e, na medida do possível, aceitos pelos parentes que podem estar auxiliando o atendimento. Medidas capazes de facilitar a capacidade do paciente de atender e manter exigências de cuidados incluem: orientar sobre a importância de um médico especialista com experiência no tratamento de problemas crônicos de saúde, não apenas conheça a a patologia, mas com quem o paciente se sinta à vontade; ter um orientador para atendimento do problema crônico; aumentar os conhecimentos do paciente sobre sua doença, proporcionando a ele e aos cuidadores segurança para o cuidado, e ligando esse paciente e seus cuidadores a isso, recursos, grupos de apoio; fazendo escolhas de vida sábias e usando terapias complementares. O enfermeiro pode oferecer orientação e apoio para auxiliar o paciente a localizar e usar essas medidas.

Viver com doenças crônicas pode ser um desafio e levar os pacientes a usar mecanismos de defesa capazes de interferir no fluxo do atendimento. Há necessidade de apoio que capacite os pacientes a perlaborar esses estágios. As famílias podem precisar que sejam explicadas as reações dos pacientes. No atendimento de problema crônico, tem importância especial lembrar-se de que toda a família é o paciente e avaliar as necessidades da unidade familiar no planejamento dos cuidados.

APLICANDO CONHECIMENTO NA PRÁTICA

The Impact of Complex Chronic Diseases on Care Utilization Among Assisted Living Residents

Fonte: McNabney, M. K., Onyike, C., Johnson, D., Mayer, L., Lyketsos, C., et al. (2014). Geriatric Nursing, 35(1):26–30.

A maioria dos idosos que ingressam em instituições de vida assistida tem, pelo menos, uma doença crônica, sendo que grande parte apresenta duas ou mais. Entre as principais doenças crônicas nessas pessoas está doença de Alzheimer e outras demências, doenças cardíacas, depressão, diabetes e DPOC. Em uma tentativa de saber mais sobre o impacto das doenças crônicas no atendimento necessário pelos residentes de instituições de vida assistida, os pesquisadores examinaram as necessidades de atendimento de residentes com insuficiência cardíaca congestiva, diabetes melito e DPOC. Um grupo de instituições de vida assistida foi escolhido, de forma aleatória, a participar da pesquisa.

A coleta de dados envolveu avaliação pessoal por profissionais de cuidados de saúde, exames feitos por psiquiatras e médicos geriatras, análise das histórias e dos prontuários médicos e informações coletadas com os parentes. O uso dos cuidados foi medido, com emprego de várias escalas acuradas de classificação.

Descobriu-se aumento de uso dos cuidados, quando os residentes apresentavam prejuízos funcionais e cognitivos. Em especial, residentes com DPOC exigiam quase duas horas diárias a mais de atendimento que residentes com outras doenças. Isso estava associado ao uso de oxigênio e inalantes por esses moradores, além do tempo necessário para a realização das atividades.

Essa pesquisa reforça a importância de analisar diagnósticos e necessidades de cuidados ao serem determinados padrões de contratação de funcionários. Basear a contratação de pessoal mais na quantidade de pacientes/residentes do que em seus diagnósticos ou necessidades de atendimento resulta em número ineficiente de pessoas para atender às necessidades de atendimento adequadamente. E mais, essa pesquisa desafia os enfermeiros a aprender mais sobre as diferentes exigências de tempo e cuidados, associadas a várias doenças crônicas.

APRENDENDO NA PRÁTICA

Você está iniciando um trabalho em nova prática clínica especializada em geriatria com uma equipe de enfermeiros, enfermeiros de prática avançada e médicos. A equipe admite que doenças crônicas constituem importante desafio à população-alvo e quer oferecer serviços para enfrentar esse desafio.

Pretendem "raciocinar de forma incomum" ao desenvolver abordagens inovadoras e dar a você a tarefa de elaborar um instrumento de coleta de dados que avalie as necessidades holísticas de uma pessoa com uma doença crônica.

Descrever os componentes do instrumento de coleta de dados que você elaboraria.

EXERCÍCIOS DE PENSAMENTO CRÍTICO

1. Discutir como sua vida seria influenciada se você tivesse uma doença crônica. Quais outras questões podem existir para um idoso na mesma situação?
2. Revisar de forma analítica as principais doenças crônicas que afetam os idosos e identificar as ameaças à qualidade de vida que possam estar associadas a cada uma.
3. Descrever os fatores que levam a maioria dos enfermeiros e médicos a necessitar de informações sobre terapias complementares ou serem resistente a elas.
4. Identificar medidas capazes de ajudar a fortalecer um idoso com uma doença crônica.

Bibliografia

American Geriatrics Society Expert Panel on the Care of Older Adults with Multimorbidity. (2012). Guiding principles for the care of older adults with multimorbidity: An approach for clinicians. *Journal of the American Geriatrics Society, 60*(10), E1–E25. Recuperado de http://www.americangeriatrics.org/files/documents/MCC.principles.pdf

Centers for Disease Control and Prevention. (2015). Fast Facts: Nursing Home Care. Recuperado de http://www.cdc.gov/nchs/fastats/nursing-home-care.htm

PARTE 5

Ambientes e tópicos especiais nos cuidados geriátricos

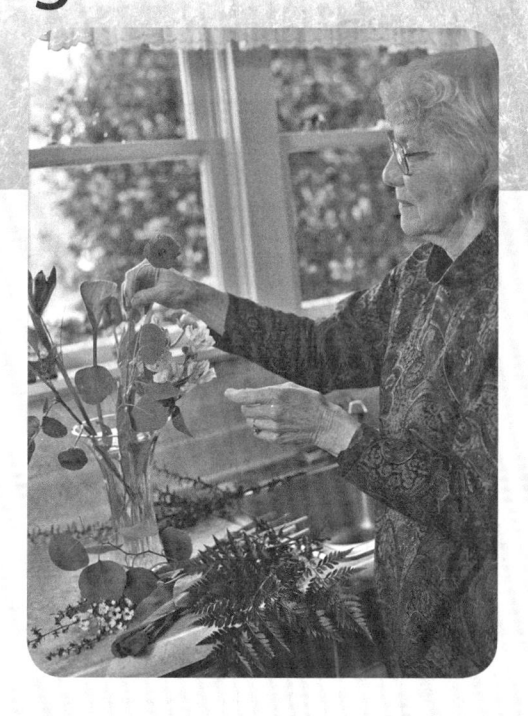

32 Cuidados de reabilitação e recuperação
33 Cuidados a pacientes graves
34 Cuidados de longo prazo
35 Cuidados oferecidos pela família
36 Cuidados no final da vida

CAPÍTULO 32

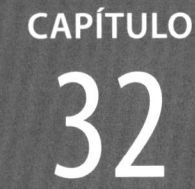

Cuidados de reabilitação e recuperação

VISÃO GERAL

Cuidados de reabilitação e recuperação

A vida com uma incapacidade
  Importância da atitude e da capacidade de enfrentamento
  Perdas que acompanham a incapacidade

Princípios da enfermagem reabilitadora

Avaliação funcional

Intervenções para facilitar e melhorar as funções
  Como facilitar o posicionamento correto
  Assistência com exercícios de amplitude de movimentos
  Como ajudar com auxiliares da mobilidade e tecnologia de assistência
  Ensino sobre treinamento de eliminações intestinal e urinária
  Manutenção e promoção da função mental
  Uso de recursos da comunidade

OBJETIVOS DE APRENDIZAGEM

A leitura deste capítulo possibilitará a você:

1. Discutir os desafios dos idosos que vivem com alguma incapacidade.
2. Descrever os princípios da enfermagem de reabilitação e recuperação.
3. Listar os componentes da coleta de dados das atividades da vida diária e de atividades instrumentais da vida diária para idosos.
4. Identificar posições para o alinhamento corporal correto.
5. Descrever os tipos de exercícios de amplitude de movimento.
6. Listar as considerações relativas ao uso correto de recursos de mobilidade para os idosos.
7. Descrever medidas que promovem a manutenção e recuperação da função mental dos idosos.
8. Identificar recursos que auxiliam a reabilitação de pacientes idosos.

TERMOS PARA CONHECER

Atividades da vida diária (AVD): usar o vaso sanitário, alimentar-se, vestir-se, arrumar-se, tomar banho e deambular

Tecnologia auxiliar: instrumentos tecnológicos que permitem ao idoso maximizar a independência

Incapacidade: falta de habilidade para realizar as atividades com normalidade

Fragilidade: condição em que um idoso tem resistência insatisfatória e fraqueza

Desvantagem: limitação para desempenho de um papel

Prejuízo: restrição física ou psicológica

Atividades instrumentais da vida diária (AIVD): tarefas necessárias à vida em uma comunidade, como fazer compras, preparar refeições, lavar e passar roupa, manter a casa, usar o telefone, administrar o dinheiro, controlar medicamentos

Cuidados de reabilitação: terapias desenvolvidas por médicos e terapeutas, concentradas em devolver às pessoas seu nível de funcionamento anterior

Cuidados de recuperação: cuidados que auxiliam as pessoas a manter ou melhorar o nível atual de funcionamento, a evitar declínio e complicações e a atingir a maior qualidade de vida possível

Sarcopenia: perda de massa muscular associada ao envelhecimento

É alta a prevalência de problemas crônicos, **fragilidade** e **incapacidade** entre os idosos. E mais, os efeitos do envelhecimento costumam resultar em declínios na capacidade funcional. Muitos indivíduos com mais idade precisam aprender a viver com mobilidade limitada, dor, comunicação prejudicada e múltiplos riscos à sua segurança e bem-estar. Visto que cada vez mais pessoas estão chegando à velhice e sobrevivendo a doenças que antes eram fatais, mesmo com incapacidades residuais, a prevalência de incapacidade entre os idosos aumentará. A ênfase em salvar vidas deve equivaler à ênfase em preservar a qualidade das vidas salvas. As vantagens da tecnologia moderna em diagnóstico e tratamento da doença, bem como a melhora da expectativa de vida, podem ser minimizadas se os idosos têm de viver com incapacitações que resultam em desconforto, dependência e sofrimento.

PARA REFLETIR

Os avanços na tecnologia de cuidados de saúde permitem que muitos indivíduos sobrevivam a doenças graves, ainda que, em certos casos, fiquem com funcionalidades bastante limitadas e desconforto. Você gostaria que tudo fosse tentado para salvar sua vida, independentemente das consequências? Por quê?

CUIDADOS DE REABILITAÇÃO E RECUPERAÇÃO

Cuidados de reabilitação envolvem terapias elaboradas por médicos e terapeutas com foco na devolução às pessoas de suas funcionalidades anteriores. Normalmente, a necessidade de serviços de reabilitação surge após a ocorrência de algum problema que afeta funcionalidades como um acidente vascular, uma fratura ou um estado de imobilidade prolongado. Cuidados especializados em reabilitação envolvem serviços oferecidos por fisioterapeutas, terapeutas ocupacionais e da fala, podendo ser reembolsados por algum plano de saúde. Os enfermeiros ajudam apoiando o plano de reabilitação.

Muitos dos efeitos do envelhecimento e das incapacidades não podem ser eliminados ou alcançar grandes melhoras. Pulmões danificados, amputações, músculo cardíaco doente, cegueira parcial, presbiacusia e deformidade articular podem acompanhar os pacientes pelo resto de suas vidas. É comum que essas incapacidades crônicas quase não sejam alvo de intervenções; reembolso e atenção são dados para recuperar o funcionamento de alguém que tenha sofrido um acidente vascular ou uma fratura, mas quem atingiu capacidade funcional máxima com terapias de reabilitação ou quem "não apresenta potencial de reabilitação" pode não receber atenção em relação à necessidade de manter funções e prevenir mais declínio. É para essas pessoas que os cuidados de recuperação são fundamentais.

Cuidados de recuperação são oferecidos basicamente por enfermeiros e não exigem prescrição médica. Podem ser efetivados em qualquer ambiente e incluem tentativas de ajudar pessoas a:

- manter o nível atual de funcionamento
- melhorar a capacidade funcional
- prevenir declínio e complicações
- promover a melhor qualidade de vida possível

Os cuidados de recuperação permitem que as pessoas enfrentem melhor sua doença, tenham o máximo de independência, tenham sensação de bem-estar e aproveitem uma vida satisfatória. Com base nesses objetivos, o cuidado de recuperação pode ser apropriado a todos os idosos.

Fragilidade é um desafio especial para idosos que precisa ser levado em conta nos cuidados de reabilitação e recuperação. Ainda que possam variar as definições de fragilidade, o que costuma ser descrito é um estado clínico em que o indivíduo apresenta resistência insatisfatória, fadiga, baixo nível de atividade, velocidade de deambulação reduzida, pequena força de preensão e aumento do risco de resultados adversos (Buckinx et al., 2015).

Parte da fragilidade resulta de **sarcopenia** – mudanças nos tecidos musculoesqueléticos associadas ao envelhecimento. Estes fatores podem contribuir para sarcopenia: imobilidade e falta de exercício, fluxo sanguíneo insatisfatório aos músculos, níveis aumentados de citocinas pró-inflamatórias, maior produção de radicais sem oxigênio ou prejuízo na desintoxicação, declínio dos hormônios anabólicos, desnutrição e impulsos neurológicos reduzidos (Morley, Anker e von Haehling, 2014). Há um ciclo vicioso em que as doenças que contribuem para a fragilidade podem estimular o surgimento de sarcopenia e, por sua vez, esta pode levar ao aparecimento de problemas que ameaçam ainda mais a função e a qualidade de vida.

Os idosos que atendem aos critérios de enfraquecimento correm alto risco de quedas, incapacidade, hospitalização, admissão em casas de longa permanência e morte. Práticas positivas de saúde e manejo eficiente das condições de saúde, no entanto, são benéficos para ajudar idosos a evitar fragilização. O reconhecimento e a intervenção precoces nos sintomas de fragilidade (p. ex., correção da perda do peso, auxílio com exercícios de fortalecimento muscular) podem prevenir ou retardar a experiência de enfraquecimento de alguns idosos. Por isso, é muito útil a revisão dos sintomas de fraqueza durante as investigações de enfermagem nessa faixa etária.

Embora incapacidade seja diferente de fragilidade, **desvantagem** e **prejuízo** (Tab. 32.1), o termo *incapacidade* será usado neste capítulo para a discussão das necessidades de reabilitação e de recuperação.

A VIDA COM UMA INCAPACIDADE

Um acidente ou um derrame podem acarretar incapacidade repentina a um adulto antes independente e com suas funcionalidades íntegras, ou talvez, uma doença crônica possa piorar, de forma progressiva, cujo impacto incapacitante se agrava. Independentemente das circunstâncias, poucas pessoas estão preparadas para lidar com as incapacidades. É difícil aceitá-las em nós e naqueles que amamos. Relacionamentos, papéis e responsabilidades se rompem; desfiguramento e disfunção alteram a imagem corporal e o autoconceito. Perdas e limitações causam o aparecimento de uma nova vulnerabilidade, fazendo a morte parecer mais real e próxima.

Surge a preocupação decorrente de potencial de dor física e emocional, ocorrendo frustração diante do desejo de eliminar a causa do problema, sabendo que não conseguiremos. Uma incapacidade pode ser uma montanha de escalada bastante difícil e devastadora.

> **PARA REFLETIR**
> Quais exemplos você tem na família de diferentes reações a desafios de saúde?

Importância da atitude e da capacidade de enfrentamento

A gravidade de uma incapacidade pode ser menos importante aos esforços de reabilitação do que a atitude e a potencial de enfrentamento dos pacientes incapacitados e suas famílias. Um indivíduo com problema cardíaco leve pode não sair mais de casa, preocupar-se com a doença e ficar, sem necessidade, dependente, enquanto um paciente com hemiplegia pode voltar à vida independente, em um apartamento adaptado, encontrar um trabalho e ter novos amigos e interesses. Atitudes anteriores, personalidade e estilo de vida têm forte influência nas reações às incapacidades. Alguém que sempre achou que a vida foi dura poderá entender sua incapacidade como a gota d'água, deixando de ter esperanças. Entretanto, um otimista, que sempre abordou os problemas como novos desafios a serem vencidos, pode estar determinado a não permitir que a incapacidade controle sua vida. Pessoas que fazem valer sua independência e recusam-se a deixar a doença desacelerar seus modos de vida reagirão a uma incapacidade de modo diferente das que usam doenças reais ou exageradas para obter outros benefícios.

TABELA 32.1	Terminologia usada para descrever o estado funcional	
Termo[a]	**Definição**	**Exemplos**
Incapacidade	Incapacidade de realizar uma atividade de forma normal	Incapacidade para cortar os alimentos resultante de artrite nos dedos Marcha anormal relacionada à hemiplegia
Fragilidade	Três ou mais dos seguintes sintomas: perda progressiva de peso, baixa velocidade ao andar, pequena força de preensão, fadiga, baixos níveis de atividade	Negligência do autocuidado em razão de fraqueza, fadiga Quedas frequentes por modo de andar instável e fraqueza
Prejuízo	Perda psicológica, fisiológica ou anatômica, ou anormalidade	Perda de membro por amputação Processos do pensamento alterados em razão de demência
Desvantagem	Limitação da capacidade de desempenhar papéis (possível consequência de incapacidade ou prejuízo)	Perda do emprego em razão de amputação Ausência de participação nas atividades familiares em razão de alteração cognitiva

[a]Embora usados de forma intercambiável, cada um desses termos descreve situações diferentes.

A resposta da família ao indivíduo incapacitado também influenciará as reações pessoais. Famílias que reforçam comportamentos do papel de doente e insistem em fazer tudo pela pessoa incapacitada podem cerceá-la física e psicologicamente, enquanto as que promovem o autocuidado e tratam a pessoa com alguma incapacidade como um membro responsável da família podem ajudá-la a sentir-se um ser humano normal e útil.

> **CONCEITO-CHAVE**
> Atitudes anteriores, personalidade, experiências e estilo de vida influenciam as reações à incapacidade.

Perdas que acompanham a incapacidade

Muitas perdas podem acompanhar uma incapacidade, como perda de função, papel, renda, posição, independência e, talvez, uma parte do corpo. Pessoas com incapacidades lamentam tais perdas e costumam evidenciar as mesmas reações vividas nos estágios que compõem o ato de morrer. Podem negar suas incapacidades, fazendo planos irreais, e não respeitando seu plano de cuidados. Podem ter repentes de raiva e ficar impacientes com os que tentam ajudá-las. Podem optar por conselhos médicos que lhes ofereçam uma previsão mais otimista ou investir suas esperanças em algum representante de fé que encontrem. Em determinado dia, podem, de forma otimista, declarar que a incapacidade mostrou-lhe uma nova perspectiva de vida e, em outro, questionar, em lágrimas, o motivo que ainda têm para viver. Essas reações podem oscilar; é raro uma pessoa aceitar, sem alguns períodos de sofrimento ou ressentimento, uma incapacitação.

> **CONCEITO-CHAVE**
> A incapacidade pode vir acompanhada de muitas perdas, inclusive de função, papel, renda, posição, independência e estrutura anatômica.

PRINCÍPIOS DA ENFERMAGEM REABILITADORA

Os princípios que orientam os cuidados de enfermagem gerontológica têm importância especial na reabilitação e na recuperação e incluem as seguintes ações:

- aumentar a capacidade de autocuidado
- eliminar ou minimizar as limitações do autocuidado
- agir em nome do paciente que não pode agir sozinho ou fazer as coisas para si mesmo

> **CONCEITO-CHAVE**
> Melhorar a capacidade funcional dos idosos pode promover um sentimento de bem-estar e uma melhor qualidade de vida.

Os esforços para aumentar a capacidade de autocuidado incluem fortalecer os músculos dos braços do paciente para que ele possa se transferir para a cadeira de rodas e empurrá-la com mais facilidade, ou ensinar como injetar insulina usando somente uma das mãos. Aliviar a dor e ter uma rampa instalada para facilitar a mobilidade da cadeira de rodas são tentativas para minimizar ou eliminar limitações. Conseguir uma nova prescrição médica ou ajudar nos exercícios de amplitude de movimentos são maneiras de o enfermeiro agir pelo paciente ou fazer algo por ele. Sempre que os enfermeiros fizerem algo assim, terão de questionar o que pode ser feito para permitir que o paciente realize a ação com independência. Os pacientes podem sempre depender dos outros para algumas atividades, mas há outras cuja responsabilidade pode ser dele próprio, com educação, tempo, estímulo e dispositivos auxiliares suficientes.

A seguir, são listadas diretrizes que devem ser lembradas na enfermagem de reabilitação e de recuperação:

- Conhecer as capacidades e limitações peculiares do paciente; coletar dados das capacidades de autocuidado, do estado mental, do nível motivacional e do suporte familiar.
- Enfatizar mais as funções do que as disfunções, as capacidades mais do que as incapacidades.
- Proporcionar tempo e flexibilidade. Em alguns momentos, as rotinas institucionais (p. ex., ter todos os banhos concluídos às 9 horas da manhã, coletar todas as bandejas de refeições 45 minutos após a entrega aos pacientes) levam os cuidadores a realizar tarefas para os pacientes, de modo que sejam feitas de forma eficiente. Os desejos dos funcionários de eficiência e ordem jamais devem se sobrepor à necessidade de independência do paciente.
- Reconhecer e elogiar os feitos. Atos aparentemente sem importância, como pentear os cabelos ou movimentar a cadeira de rodas pelo corredor podem resultar de muito esforço e determinação de alguém com alguma incapacidade.
- Não igualar incapacidade física e incapacidade mental. Tratar os pacientes incapacitados como adultos maduros e inteligentes.
- Evitar complicações. Reconhecer os riscos potenciais (p. ex., ruptura da pele, isolamento social, depressão) e, de forma ativa, evitá-los.
- Demonstrar esperança, otimismo e senso de humor. É difícil para uma pessoa com incapacidade sentir-se positiva quanto à reabilitação, quando os cuidadores parecem desestimulados ou desinteressados.

- Jamais esquecer que a reabilitação é um processo altamente individual, exigindo esforços da equipe multidisciplinar para que os resultados sejam excelentes.

AVALIAÇÃO FUNCIONAL

Quando uma pessoa sofre de uma incapacidade, a condição funcional, mais do que o diagnóstico, direciona os cuidados de reabilitação. Entre os idosos, esse estado funcional varia muito. Há aqueles que, ativamente, mantém o emprego e, com regularidade, fazem serviço voluntário; outros conseguem realizar as **AVD** se tiverem alguma assistência, e outra parte está tão prejudicada que necessita de cuidados completos. Além disso, a condição funcional pode mudar em um mesmo indivíduo com o passar do tempo, dependendo de fatores como controle dos sintomas, progressão da doença e humor.

Avaliar o estado funcional envolve determinar o nível de independência do indivíduo para realizar as AVD e as **AIVD**. Essas são informações essenciais à compreensão das necessidades de reabilitação do paciente. Um levantamento de dados sobre as AVD investiga as habilidades do paciente para o atendimento a exigências básicas, como alimentar-se, lavar-se, vestir-se, usar o vaso sanitário e movimentar-se. O enfermeiro pode usar um recurso investigativo, como o Índice de Katz de Independência nas AVD. Alguns instrumentos de coleta de dados, como a A escala de Cleverland para atividades de vida diárias (VD) foram criados para coletar dados das AVD em pessoas com cognição prejudicada, que podem auxiliar a revelar o impacto dos déficits cognitivos no funcionamento (Mack & Patterson, 2006). Um levantamento de dados das AIVD examina habilidades que vão além das básicas, que permitem ao indivíduo o funcionamento independente fora de instituições, como a capacidade de preparar as refeições, fazer compras, usar um telefone, usar medicamentos com segurança, limpar, percorrer a comunidade e controlar as finanças. Os indivíduos podem ser totalmente independentes, parcialmente independentes ou dependentes na capacidade de realizar essas atividades (Tabela 32.2).

Alerta de domínio conceitual

Para independência completa no uso do vaso sanitário, a capacidade de chegar à cadeira sanitária e se transferir para ela é fundamental. Paciente que precisa ser estimulado até o vaso sanitário evidencia apenas independência parcial.

CONCEITO-CHAVE

Coletar dados do estado funcional de um indivíduo envolve avaliar sua capacidade de desempenhar as AVD e as AIVD.

TABELA 32.2	Levantamento de dados sobre a capacidade de desempenhar as atividades da vida diária	
Independência total	**Independência parcial**	**Dependência**
Alimentação		
Usa todos os utensílios Corta o bife Passa manteiga no pão Bebe em copo ou xícara	Precisa da bandeja servida Não consegue cortar o bife ou passar manteiga no pão Precisa de estímulo, lembretes para se alimentar	Precisa ser alimentado
Higiene		
Transfere-se para a banheira ou chuveiro e sai da banheira ou chuveiro Alcança e lava todas as partes do corpo Escova os dentes ou a prótese dentária Escova ou penteia os cabelos Faz a higiene após usar o vaso sanitário Abre torneiras, dá descarga no vaso sanitário	Alcança algumas partes do corpo para a higiene Não consegue escovar dentes ou prótese dentária Não consegue abrir torneiras ou dar descarga em vaso sanitário Precisa de ajuda nas transferências para a banheira ou o chuveiro e para sair deles Precisa de ajuda para pentear ou escovar os cabelos Precisa que alcancem a bacia Precisa de lembretes e estímulos para se banhar	Precisa da total assistência no banho

(continua)

TABELA 32.2	Levantamento de dados sobre a capacidade de desempenhar as atividades da vida diária (*continuação*)		
	Independência total	Independência parcial	Dependência
Vestir			
	Escolhe as roupas adequadas Veste todas as roupas Coloca calçados e meias de qualquer tipo Amarra tiras de sapatos Consegue lidar com fechos, botões, outros tipos de fechos	Precisa de assistência com algumas peças de roupa, fechos, botões, pressão Não consegue escolher roupas adequadas Precisa de incentivo e lembretes na hora de se vestir	Precisa ser completamente vestido
Continência			
	Continente da bexiga e dos intestinos	Incontinente menos de uma vez ao dia	Totalmente incontinente
Uso do vaso sanitário			
	Usa a comadre ou o vaso sanitário sem ajuda Consegue chegar até a comadre, sentar-se nela ou no vaso sanitário e levantar-se de ambos Maneja com independência a ostomia ou o cateter	Precisa ser levado até o vaso sanitário ou que a comadre lhe seja levada Precisa de estímulo ou lembretes para usar o vaso sanitário Precisa de ajuda com cuidados da ostomia ou do cateter	Precisa de assistência para se sentar na comadre ou na cadeira higiênica e para sair de ambas Não consegue usar a comadre ou a cadeira higiênica Não consegue cuidar da ostomia ou do cateter
Mobilidade			
	Deambula sem assistência Dobra esquinas Sobe e desce escadas Senta-se na cadeira ou na cama e levanta-se de ambos Usa cadeira de rodas, bengala, andador sem assistência	Deambula com assistência Sobe escadas com assistência Transfere-se com assistência Empurra a cadeira de rodas, mas precisa ser ajudado para sentar-se nela e levantar-se Perambula em área limitada	Limitado à cama Precisa ser empurrado na cadeira de rodas Não consegue se transferir Não consegue subir escadas Caminha sem rumo quando não supervisionado

Diante de algum déficit na capacidade para as AVD, deve ser identificada a causa subjacente, para que sejam planejadas as intervenções adequadas. Por exemplo, uma pessoa com dependência parcial para o banho, porque precisa de uma bacia de água junto dela, terá exigências diferentes de enfermagem daquela que se esquece do que está fazendo enquanto toma banho, precisando ser lembrada da ação seguinte a ser realizada.

INTERVENÇÕES PARA FACILITAR E MELHORAR AS FUNÇÕES

Quando um levantamento funcional revelar incapacidades e prejuízos, os enfermeiros devem identificar as áreas de funcionamento que podem ser melhoradas com intervenções. Alguns exemplos dessas intervenções incluem posicionamento, exercícios de amplitude de movimentos, uso de recursos auxiliares da mobilidade, treinamento da bexiga e dos intestinos e atividades para promover a função mental.

Como facilitar o posicionamento correto

O alinhamento corporal correto facilita a respiração, a circulação e o conforto excelentes, além de evitar complicações, como contraturas e úlceras de pressão. Quando os pacientes não conseguem posicionar o corpo de forma independente, os enfermeiros devem ficar atentos para mantê-los no alinhamento correto. A Figura 32.1 demonstra, em várias posições, o alinhamento adequado.

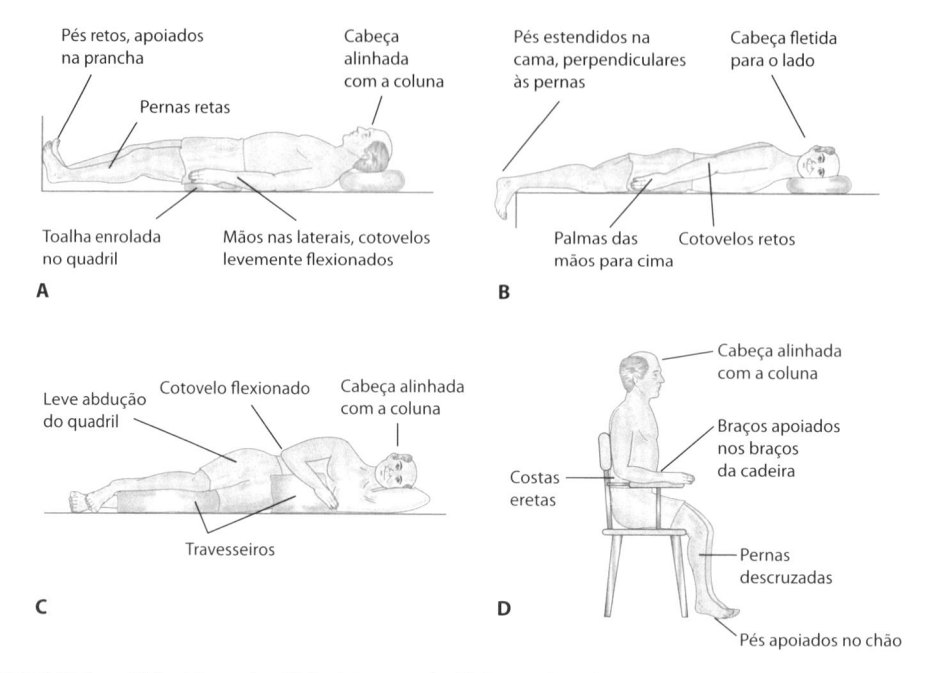

FIGURA 32.1 • (A) Posição supina. (B) Posição pronada. (C) Posição lateral. (D) Posição em cadeira.

> **CONCEITO-CHAVE**
>
> O alinhamento corporal correto colabora para a boa função dos principais sistemas, promove conforto e previne complicações.

Assistência com exercícios de amplitude de movimentos

O exercício é um elemento essencial à manutenção e a qualquer plano de promoção da saúde de qualquer adulto, sendo especialmente importante para os idosos. Os exercícios de amplitude de movimentos trazem muitos benefícios, inclusive a promoção dos movimentos articulares e da força muscular, estímulo da circulação, manutenção da capacidade funcional e prevenção de contraturas e outras complicações. Ensinar os idosos a fazer exercícios de amplitude de movimentos, ou ajudá-los a executá-los, é um componente importante da enfermagem de reabilitação.

Os exercícios podem ser feitos nos seguintes graus:

- ativo – feitos de forma independente pelo paciente;
- ativo assistido – feitos com assistência ao paciente
- passivo – feitos sem envolvimento ativo do paciente.

Durante a coleta de dados, todas as articulações devem ser testadas em todos os movimentos para determinar o grau possível de movimentos ativos, com assistência ativa e de forma passiva. A maior preocupação está no grau da amplitude de movimentos, suficiente para a participação nas AVD. O Quadro 32.1 lista alguns termos usados para descrever os movimentos articulares.

QUADRO 32.1 Termos usados para descrever o movimento das articulações

Flexão: inclinar-se
Extensão: ficar reto
Hiperextensão: estender além da amplitude normal
Abdução: movimento afastando do corpo
Adução: movimentar na direção do corpo
Pronação: rotação para baixo, na direção da parte posterior do corpo
Supinação: rotação para cima, na direção da parte anterior do corpo
Rotação interna: virar extremidades para dentro, na direção do centro
Rotação externa: virar extremidades para fora, afastando-se do centro
Inversão: virar as articulações para dentro
Eversão: virar as articulações para fora
Circundução: movimentar em círculos

Os pacientes precisam ser estimulados a movimentar todas as articulações na amplitude total de movimento, no mínimo, uma vez ao dia. A Figura 32.2 demonstra exercícios básicos de amplitude de movimento que devem ser incorporados às atividades cotidianas dos idosos. Ao precisar ajudar os pacientes a realizar esses exercícios, os enfermeiros devem se lembrar dos seguintes aspectos:

- Primeiro, oferecer apoio abaixo e acima da articulação a ser exercitada.
- Segundo, movimentar a articulação lentamente e com suavidade, exercitando-a, no mínimo, três vezes.
- Terceiro, não forçar a articulação além do ponto de resistência ou de dor.

Por fim, documentar a mobilidade da articulação.
A Tabela 32.3 apresenta um instrumento que pode ser usado para documentar a amplitude de movimentos do paciente.

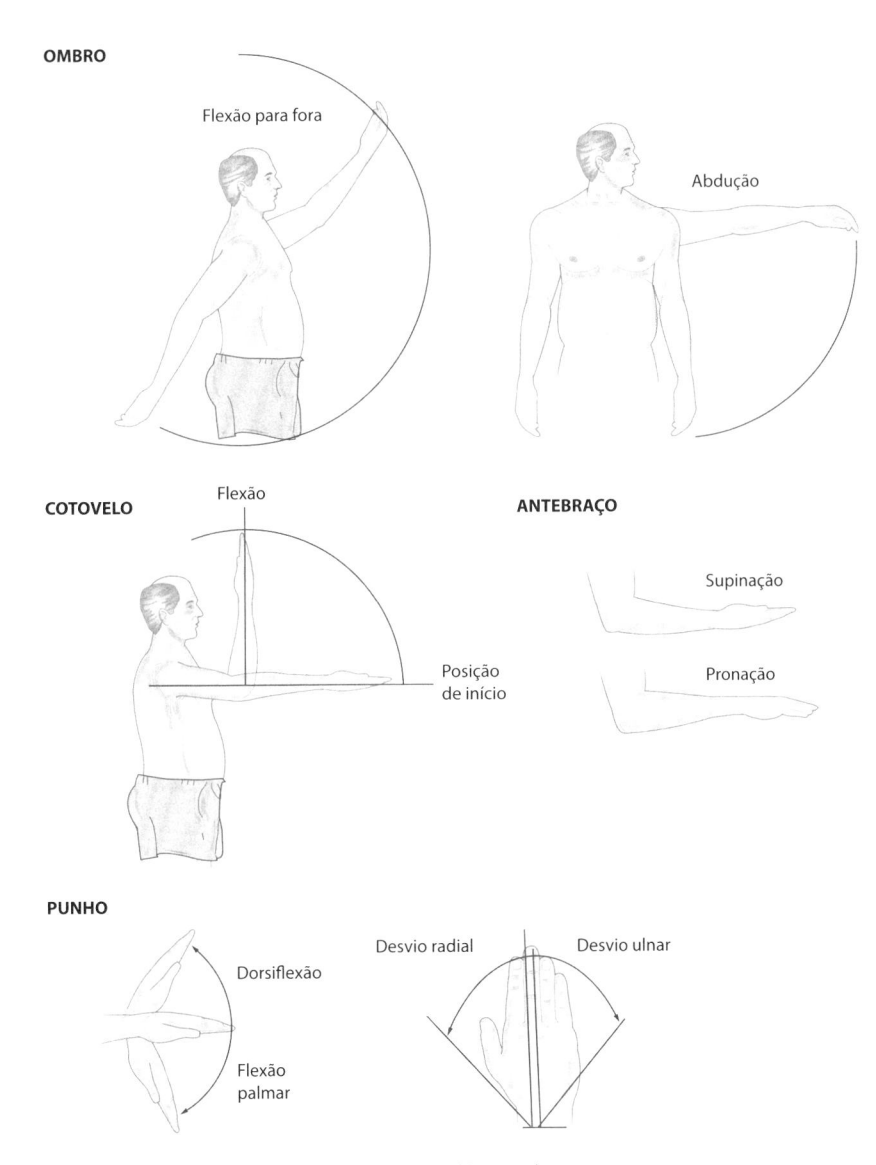

OMBRO
Flexão para fora
Abdução

COTOVELO Flexão **ANTEBRAÇO**
Posição de início
Supinação
Pronação

PUNHO
Dorsiflexão
Flexão palmar
Desvio radial
Desvio ulnar

FIGURA 32-2 • Exercícios de amplitude de movimentos. (*Continua*)

QUADRIL

Abdução | Adução | Rotação interna | Rotação externa

JOELHO

Extensão
Flexão

COLUNA CERVICAL

Neutra | Flexão | Extensão

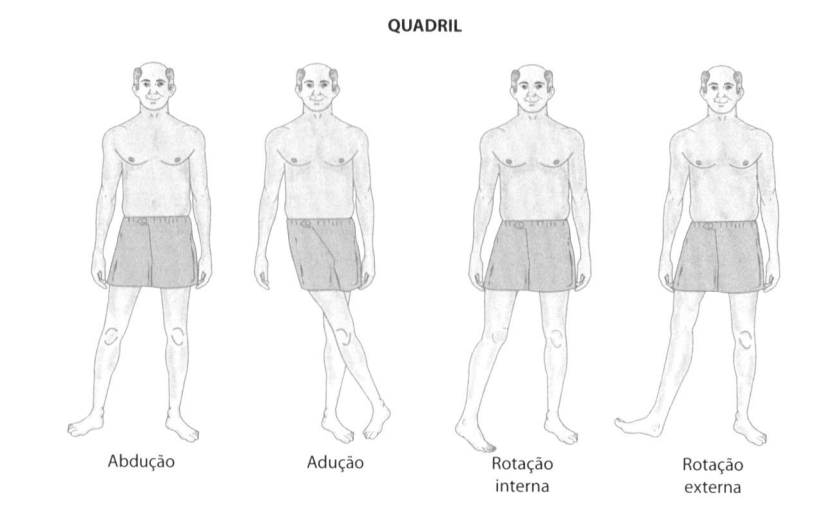

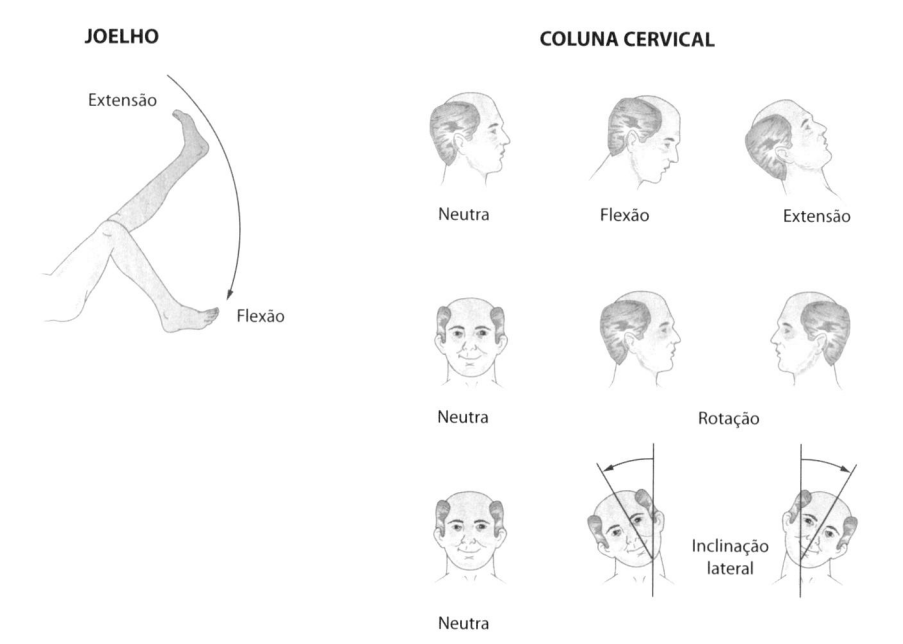

Neutra | Rotação

Neutra | Inclinação lateral

FIGURA 32-2 • *Continuação.*

Deve-se ter cuidado com qualquer programa de exercícios, para garantir que a atividade física não cause muito cansaço ao paciente idoso. Alguns sinais que podem significar necessidade de interrupção do exercício incluem:

- frequência cardíaca em repouso superior ou igual a 100 batimentos/minuto;
- frequência cardíaca em exercício superior ou igual a 35% além da frequência cardíaca em repouso;
- aumento ou redução da pressão sanguínea sistólica em cerca de 20 mmHg;
- angina;
- dispneia, palidez, cianose;
- tontura, coordenação insatisfatória;
- diaforese;
- confusão aguda, inquietação.

POLEGAR

Adução — Abdução — Oposição

DEDOS DAS MÃOS

Adução — Abdução — Extensão / Neutro

TORNOZELO

Dorsiflexão — Flexão plantar — Eversão — Inversão

DEDOS DOS PÉS

Extensão — Flexão — Adução — Abdução

FIGURA 32-2 • *Continuação.*

Como ajudar com auxiliares da mobilidade e tecnologia de assistência

Cadeira de rodas, bengalas e andadores podem ser um diferencial para os idosos que vivem suas vidas em plenitude, ou que estão confinados a seus ambientes imediatos. Os recursos auxiliares para a mobilidade podem possibilitar que os pacientes atendam, com independência, às suas necessidades universais e melhorem sua capacidade funcional. Quando mal-utilizados, esses auxiliares, todavia, podem trazer riscos graves à segurança. Portanto, os enfermeiros precisam garantir que esse tipo de equipamento seja usado de maneira correta.

> **🔑 CONCEITO-CHAVE**
>
> Bengalas, andadores e cadeiras de rodas mal-utilizados podem sujeitar pessoas idosas a quedas e outras lesões.

TABELA 32.3	Instrumento para coletar dados e documentar a amplitude de movimentos				
Articulação	Alcance normal	Alcance do paciente	Articulação	Alcance normal	Alcance do paciente
Ombro	Flexão 160°		Tornozelo	Dorsiflexão 20°	
	Extensão 50°			Flexão plantar 45°	
Cotovelo	Flexão 160°			Inversão 30°	
	Extensão 160° a 0°			Eversão 20°	
Punho	Flexão 90°		Dedo maior do pé	Falange distal:	
	Extensão 70°			Flexão 50°	
	Abdução 55°			Falange proximal:	
	Adução 20°			Flexão 35°	
Quadril	Flexão (joelho dobrado) 120°			Extensão 80°	
	Flexão (joelho reto) 90°		Dedos das mãos	Falange proximal:	
	Abdução 45°			Flexão 90°	
	Adução 45°			Extensão 30°	
Joelho	Flexão 120°			Falange média:	
Pescoço	Extensão 55°			Flexão 120°	
	Flexão 45°			Falange distal:	
	Inclinação lateral 40°			Flexão 80°	
	Rotação 70°		Polegar	Falange proximal:	
				Flexão 70°	
				Falange distal:	
				Flexão 90°	

O primeiro princípio associado ao uso dos recursos auxiliares para mobilidade é utilizá-los somente se necessário. Usar uma cadeira de rodas porque é mais rápida ou mais fácil pode resultar em dependência e declínio desnecessários da capacidade funcional. A real necessidade do equipamento deve ser avaliada. Se considerado necessário, o equipamento precisa ser escolhido individualmente, conforme os seguintes critérios:

- Bengalas são usadas para proporcionar uma base mais ampla de apoio e não para apoiar o peso.
- Andadores oferecem uma base mais ampla de apoio do que as bengalas e podem ser usados para apoio do peso.
- Cadeiras de rodas oferecem mobilidade aos indivíduos que não conseguem deambular por várias incapacidades, como paralisia ou doença cardíaca grave.

Esses auxiliares são adaptados para cada indivíduo, com base em seu tamanho, necessidade e capacidades. Os pacientes precisam receber instruções completas sobre o uso correto. Os fisioterapeutas são profissionais excelentes para adequar o tamanho e orientar os pacientes para o uso da bengala, do andador ou da cadeira de rodas. O Quadro 32.2 explica algumas considerações envolvidas no uso desses recursos auxiliares.

Além dos recursos auxiliares para ajudar a pessoa a deambular com independência, uma quantidade cada vez maior de tecnologias auxiliares pode promover outros aspectos de um funcionamento independente. Incluem talas, utensílios de preensão, acopladores com velcro, computadores, sintetizadores de voz, leitores em braille, dispositivos de controle remoto e braços robóticos. Pesquisas e testes são realizados em relação ao uso ampliado de inteligência artificial, robôs e outras tecnologias que com-

| QUADRO 32.2 | Uso correto dos auxiliares da mobilidade |

BENGALAS

Dependendo da incapacitação, podem ser recomendados diferentes tipos de bengalas, que devem ser ajustados para cada indivíduo. Normalmente, o ajuste é feito com base na distância do grande trocanter até o equivalente a cerca de 15 centímetros a partir da lateral do pé do usuário.

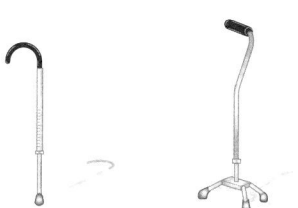

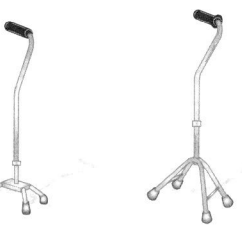

Bengala ajustável com pegador manual padrão | Bengala com base larga e quadrada | Bengala com base grande e quadrada 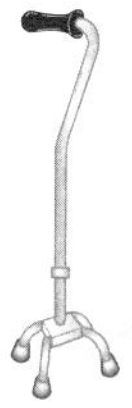 | Bengala com base pequena e quadrada

A bengala é utilizada no lado *não afetado* do corpo e é levada à frente, quando o membro afetado vai para a frente. Por exemplo, se a perna direita é a afetada, o paciente segura a bengala com a mão esquerda e empurra-a assim que levar adiante a perna direita.

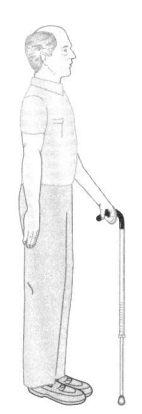

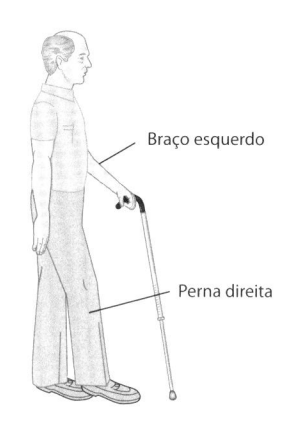

Braço esquerdo

Perna direita

ANDADORES

Uma variedade de andadores pode oferecer apoio e estabilidade durante a deambulação. O tamanho dos andadores corresponde à medida do trocanter do paciente até o chão.

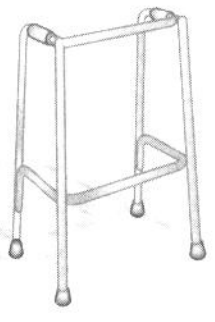

Andador normal 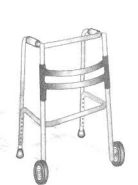 | Andador com rodas 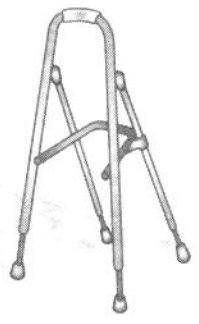 | Andador/bengala 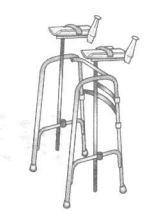 | Andador com presilhas para antebraços

(continua)

> **QUADRO 32.2** Uso correto dos auxiliares da mobilidade (*continuação*)

O paciente deve colocar as mãos nas laterais do andador, flexionando um pouco os cotovelos. Durante a deambulação, ele empurra o andador para a frente e dá um passo.

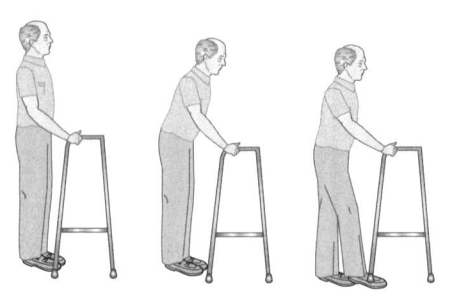

Pessoa em pé com o andador   Andador empurrado para a frente   Pessoa empurrando o andador

O andador também deve ser usado de forma correta nas atividades de transferência. Ao se abaixar na direção de uma cadeira, o paciente deve apoiar o andador na cadeira. Ao levantar-se da cadeira, ele deve pôr as mãos nos braços desta e, então, fazer pressão contra eles para ficar de pé. O paciente não deve usar o andador como apoio para ficar de pé.

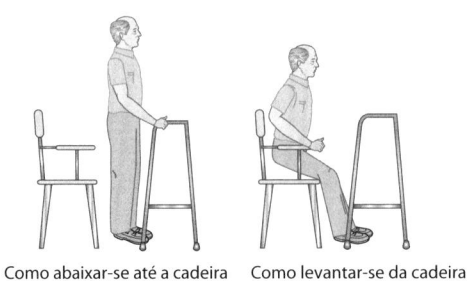

Como abaixar-se até a cadeira   Como levantar-se da cadeira

CADEIRAS DE RODAS

Deve ser ajustada para cada pessoa. O assento deve ser um pouco maior do que a largura do paciente para prevenir pressão e atrito. O braço dele deve conseguir alcançar as rodas com facilidade, e os apoios dos pés devem ser ajustados de modo a apoiar toda a sola dos pés. Braços de cadeira de rodas removíveis ou dobráveis facilitam as transferências.

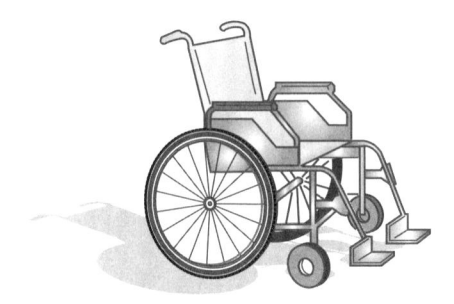

As cadeiras de rodas devem ser verificadas, rotineiramente, quanto à facilidade de funcionamento dos movimentos das rodas, função dos freios e espaço em relação a cantos e dobras, rasgões no forro e partes quebradas ou faltando.

ESTUDO DE CASO

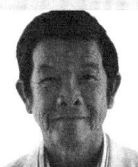

Sr. Manoel é um homem solteiro, com 70 anos de idade, apresentando restrições articulares severas nos quadris e nos joelhos em razão de artrite. Claudica ao caminhar e tem muita dor articular. Não obedeceu aos encaminhamentos para fisioterapia e rejeitou as recomendações para cirurgia, apesar de ter sido informado de que poderiam reduzir sua dor e melhorar suas funcionalidades. Embora a bengala tenha sido personalizada, sr. Manoel não a utiliza.

Durante consulta recente com o médico, a enfermeira perguntou a ele o motivo de não querer terapia, cirurgia ou usar uma bengala. Ele respondeu que "Tudo parece ser para pessoas idosas. Você consegue me imaginar tentando encontrar-me com uma garota num clube, tendo que me movimentar com uma bengala?". A enfermeira começa a descrever os benefícios da terapia, da cirurgia e do uso da bengala, mas é interrompida pelo paciente. "Olha... agradeço sua tentativa de ajuda, mas não estou pronto para essas coisas de idosos", diz. "Vim aqui só para conseguir uma receita mais forte de comprimidos dos que uso para a dor."

DESENVOLVENDO O PENSAMENTO CRÍTICO

- Quais poderiam ser alguns fatores causadores da visão e das reações do sr. Manoel?
- Quais outras informações seriam úteis para o sr. Manoel compreender o modo como você vê a situação, auxiliando-o a melhorar as funcionalidades e o nível de conforto do paciente?
- Quais atitudes poderiam ajudar sr. Manoel?

---

pcnscm limitaçõcs físicas e mentais. Esses dispositivos não apenas possibilitam que pessoas idosas cuidem de si mesmas e mantenham suas funcionalidades fora de instituições, mas ainda oportunizam a permanência da pessoa na força de trabalho, apesar da existência de uma incapacitação. Cabe aos enfermeiros manter-se à frente dos avanços tecnológicos para poderem compreender e utilizar tudo isso no fomento de um funcionamento independente.

Ensino sobre treinamento de eliminações intestinal e urinária

A eliminação de urina e fezes é uma AVD importante. A incontinência pode causar grande impacto na saúde geral e no bem-estar do paciente. Pode ocorrer colapso da pele por umidade e irritação impostas a ela. Urina ou fezes no piso podem levar a quedas. Roupas sujas e com odor desagradável podem causar vergonha e isolamento social. Infecções, fraturas, depressão, autoconceito alterado, anorexia e outros problemas podem ter origem no controle urinário e intestinal insatisfatório.

Educar idosos incontinentes por meio de treino vesical e intestinal pode ajudá-los e melhorar a continência. No entanto, o enfermeiro deve avaliar a capacidade física e mental do paciente para que consiga a continência, antes de começar um programa de treinamento. Há pacientes que podem não ter capacidade funcional para controlar a eliminação; apesar das boas intenções para fazê-lo, iniciar com eles um programa de treinamento seria irreal e frustrante. Quando existir a capacidade de o paciente ficar continente, o programa de treinamento deve começar assim que possível. Os Planos de Cuidados de Enfermagem 20.2 e 21.1 informam sobre programas de treinamento intestinal e urinário. A consistência é fator fundamental nesses programas; o que o paciente consegue no turno diurno em termos de continência pode ser perdido, quando nos demais turnos ele não tem oportunidade de ser levado até o vaso sanitário, a intervalos adequados. O sucesso precisa ser reconhecido e elogiado; os pacientes não devem ser punidos pelos acidentes, mas as razões dos episódios de incontinência devem ser discutidas com eles. Estimulá-los a usar as mesmas roupas que usariam para sair promove uma autoimagem positiva e normalidade, em geral, desestimulando uma regressão. Um registro preciso pode ajudar a determinar a eficiência do plano.

> **CONCEITO-CHAVE**
>
> Consistência e adesão à agenda de uso do vaso sanitário por parte de todos os cuidadores, em todos os turnos e plantões, são fundamentais em programas de novo treinamento para eliminações intestinal e urinária.

Manutenção e promoção da função mental

Promover o funcionamento físico é apenas um aspecto da reabilitação. Também são importantes os esforços para restaurar, manter e promover a função mental. Em instituições especiais, em que o contato que os pacientes têm com os profissionais costuma envolver apenas assuntos associados à doença, ou em casa, onde podem estar socialmente isolados, estímulos mentais saudáveis podem estar em grande falta. A função mental, como qualquer outra, pode se deteriorar quando não é exercitada. Assim, todos os esforços de reabilitação precisam incluir a promoção da atividade mental.

A estimulação mental é um processo muito individual, baseado no nível intelectual e educacional único do paciente. Há os que amam a leitura das obras clássicas e os que preferem apenas a leitura dos jornais locais. Alguns participam de grandes eventos sociais com prazer e outros podem ficar dias resolvendo, sozinhos, palavras cruzadas. Há quem mantenha uma ampla rede de contatos pelas mídias sociais, embora outros se sintam desafiados pelo uso do telefone. Algumas pessoas querem fazer as coisas acontecerem e outras têm prazer apenas assistindo aos acontecimentos. Essa diversidade, presente em todas as faixas etárias, reforça a necessidade de se pensar em atividades mentais condizentes com as capacidades e os interesses de cada um. Os pacientes podem participar de uma grande variedade de atividades intelectuais, recreativas e sociais.

> **CONCEITO-CHAVE**
>
> Assim como os mais jovens, os idosos mostram variações em relação às atividades que lhes proporcionam estímulos intelectuais e prazer.

Reminiscências

Lembrar-se é uma atividade mental estimulante, com um fim terapêutico. Desde a primeira vez em que Butler e Lewis descreveram a reminiscência, ou revisão da vida (Butler e Lewis, 1982), foram feitos estudos que apoiam o valor desse processo como forma de melhorar a memória, validar a existência, resolver conflitos passados e solidificar a qualidade de vida (Sok, 2015).

Os enfermeiros podem orientar os pacientes em atividades de reminiscência, individualmente ou em grupos (ver no Cap. 4 uma discussão sobre revisão analítica de vida). Normalmente, os pacientes conseguem sugerir temas significativos para essa atividade, como um comentário do tipo "É muito mais fácil ser criança hoje do que na minha época", que pode fazer o enfermeiro investigar a juventude do paciente e os sentimentos associados a esse período de sua vida. Aprender alguma coisa sobre a história pessoal do paciente pode ajudar os enfermeiros a encontrar tópicos relevantes que podem ser recordados, como ter imigrado ou iniciar uma atividade econômica. Pode haver escolha de temas para uma discussão em grupo, inclusive escutar músicas antigas, perguntando aos pacientes como eram as suas vidas na época dessas músicas, e mostrar fotos antigas e perguntar-lhes que tipo de lembrança elas despertam, com a descrição de momentos importantes da história que eles testemunharam. Possivelmente, a habilidade mais importante para os enfermeiros em atividades de reminiscência seja escutar.

À medida que o paciente avança no tema, podem ser feitas perguntas e comentários, estimulando um aprofundamento. Quando ele começar a divagar sem sentido, pode ser redirecionado ao assunto, por meio de comentários como "Sim, você antes falou que... Sei que era importante para você. Conte-me agora o que aconteceu depois".

Orientação para a realidade

Pacientes com perda de memória de moderada a grave, confusão ou desorientação precisam de tentativas terapêuticas que os mantenham mentalmente integrados ao mundo ao seu redor. Para eles, a orientação para a realidade é uma ferramenta eficiente. Mais do que somente uma revisão do dia, da data, do tempo, da próxima refeição, do próximo feriado, a orientação para a realidade é uma abordagem completa para manter o indivíduo orientado. Relógios de parede, calendários, decoração especial para festas e painéis sobre assuntos da realidade são úteis, mas não substituem as interações com os profissionais. A consistência é fundamental na promoção da orientação; de nada vale para o paciente o enfermeiro dizer, em um dos turnos, que ela se encontra em uma casa de longa permanência, se o outro enfermeiro, no outro plantão ou turno, concordar com ela, dizendo estar na fazenda do avô.

> **DICA DE COMUNICAÇÃO**
>
> Contatos rotineiros entre enfermeiro e paciente podem ser usados como oportunidades para melhorar a orientação. Por exemplo, ao dar os medicamentos, o enfermeiro pode dizer, "Olá, sr. Ricardo, sou o enfermeiro Jonas e trago seu remédio. Como se sente nesta terça-feira ensolarada? Está quente demais para um 10 de junho, não?". Essa simples troca de palavras não aumenta o tempo da administração dos medicamentos e proporciona orientação útil. Erros nas informações e percepções do paciente precisam ser esclarecidos com simplicidade, por exemplo: "Não, não é hoje o dia da visita do filho. Ele virá domingo e hoje é quarta-feira".

Quando o enfermeiro notar que visitantes ou cuidadores ficam impacientes com o fato de o paciente confundir fatos ou não recordar alguma coisa, precisam, com jeito, lembrar a essas pessoas de que uma resposta melhor é esclarecer e dizer os fatos; punir ou frustrar-se com o paciente não tem valor terapêutico.

Uso de recursos da comunidade

Todas as comunidades têm recursos específicos para pessoas com necessidades de reabilitação; são recursos que educam, oferecem apoio e várias formas de assistência aos incapacitados e seus cuidadores. Assistentes sociais, fisioterapeutas, terapeutas ocupacionais, da fala e da audição, além de conselheiros de reabilitação e profissionais estão entre os profissionais que podem oferecer orientação para que sejam localizados os recursos apropriados. Bibliotecas municipais, secretaria de saúde e serviços de informação e encaminhamento para idosos podem ser muito úteis.

Resumo do capítulo

A predominância de incapacitação entre idosos está aumentando à medida que mais pessoas sobrevivem a condições antes fatais que as deixam com incapacitações residuais. Algumas precisarão de reabilitação que envolve terapias desenvolvidas por médicos e terapeutas, com foco na devolução de seu nível anterior de funcionamento; outros se beneficiarão com cuidados de recuperação, com foco na manutenção das funções e na prevenção de mais declínio. Os cuidados de recuperação situam-se no âmbito da enfermagem e podem ser oferecidos em qualquer ambiente.

Algumas fragilidades de pessoas idosas resultam de sarcopenia; a fragilidade, por sua vez, pode contribuir para o surgimento da sarcopenia. Cabe uma análise dos sintomas de fragilidade durante a coleta de dados de enfermagem com pessoas idosas.

Incapacitação pode causar impacto em cada aspecto da vida pessoal. A gravidade de uma incapacidade pode ser menos importante aos esforços de reabilitação do que a atitude e a capacidade de enfrentamento dos pacientes incapacitados e suas famílias. Muitas perdas podem acompanhar uma incapacidade, como perda de função, papel, renda, posição, independência ou, talvez, uma parte do corpo. Pessoas com incapacidades lamentam tais perdas e costumam evidenciar as mesmas reações vividas nos estágios que compõem o processo de morrer. Quando alguém tem uma incapacitação, o estado funcional, mais do que um diagnóstico, direciona os cuidados de reabilitação; portanto, importa que o nível de independência pessoal nas ADL e IADL seja investigado. As intervenções baseiam-se nos prejuízos presentes e podem incluir posicionamento, exercícios de amplitude de movimentos, uso de recursos de mobilidade, treino vesical e intestinal e atividades promotoras do funcionamento mental. Os enfermeiros dão apoio às intervenções quando instruem os pacientes, dão assistência para os exercícios, oferecem e orientam os pacientes nas atividades terapêuticas e lhes garantem o uso correto dos equipamentos.

APLICANDO CONHECIMENTO NA PRÁTICA

Measuring Activity Levels Associated with Rehabilitative Care in Hospitalized Older Adults

Fonte: Casey, C. M., Bennett, J. A., Winters-Stone, K., Knafl, G. J., & Young, H. M. (2014). Geriatric Nursing 35(2 Supplement), S3–S10.

Uma hospitalização pode expor idosos a muitos riscos, entre eles, um declínio irreversível de suas capacidades funcionais que os afeta após a alta. Apesar do potencial de descondicionamento, há pesquisas que mostram que idosos costumam passar muito de seu tempo no hospital sobre uma cama em razão de preocupações com segurança, sedação, questões de número de funcionários e limites de tempo.

Tentando encontrar maneiras eficazes de promover a atividade em pacientes idosos hospitalizados, os pesquisadores avaliaram o uso e a factibilidade de emprego do Actiheart, uma combinação de monitor da frequência cardíaca e de medidor de aceleração, para medir a frequência e os movimentos cardíacos durante cinco atividades de cuidados clínicos (mudanças de posição, pernas pendentes na lateral do leito, transferência da cadeira para o leito, sentar-se em cadeira, erguer-se de cadeira e deambular com andador ou com haste IV). O Actiheart consiste em um sistema com sensor de eletrodos com duas correntes, colocado próximo ao esterno e ao longo da linha clavicular intermediária. Os pacientes passíveis de participação na pesquisa foram aqueles com 65 anos de idade ou mais, hospitalizados por uma noite para uma cirurgia planejada, orientados e deambulando.

A frequência cardíaca antes e depois da atividade estava em 20 pontos da frequência cardíaca básica do paciente (exceto na deambulação, que mostrou um aumento mais significativo). O uso do monitor foi determinado para funcionar de modo eficaz, monitorando, com objetividade, os níveis de atividade adequados a determinado paciente.

Os enfermeiros precisam de cautela quanto a impor restrições a pacientes com mais idade, em consequência de preocupações com segurança e complicações. A tecnologia oferece muitos dispositivos para ajudar a monitorar com facilidade os pacientes e, com objetividade, determinar o que é adequado para cada um. O uso de dispositivos como o dessa pesquisa pode ser valioso para estabelecer níveis seguros de atividade para idosos hospitalizados e para prevenir as várias consequências graves das limitações desnecessárias à atividade.

APRENDENDO NA PRÁTICA

Com 69 anos de idade, o sr. Bernardo fez uma amputação abaixo do joelho há várias semanas e, nesta semana, começou a receber orientações sobre uso de sua prótese. Ele vem apresentando progressos, embora ainda tenha dificuldade nas transferências. Passa a impressão de ser um cara durão, com tudo controlado, mas você o tem observado e percebeu momentos em que ele parece assustado e deprimido quando não consegue percorrer os espaços com a nova prótese.

Na reunião de equipe na sexta-feira, o assistente social informa que o plano de saúde do sr. Bernardo não reembolsará mais sua reabilitação a partir de segunda-feira. Na tarde de sábado, o médico visita esse paciente e pergunta-lhe se deseja ir para casa. Ao que ele responde que gostaria e o médico prescreveu a alta nesse mesmo dia.

Você sabe que o sr. Bernardo mora sozinho, em uma casa com dois andares. Foram tomadas providências para que um fisioterapeuta de uma agência de saúde domiciliar visite o sr. Bernardo na segunda-feira. Você está preocupado com o controle do paciente durante o final de semana.

O que poderia fazer para ajudar o sr. Bernardo até a visita do enfermeiro da agência de saúde domiciliar?

EXERCITANDO O PENSAMENTO CRÍTICO

1. Explicar como uma incapacidade pode causar impacto no corpo, na mente e no espírito de um indivíduo.
2. Analisar como sua rotina regular poderia ser afetada se você tivesse uma incapacidade. Quais recursos você poderia utilizar?
3. Descrever como preconceitos e atitudes decorrentes de informações erradas sobre incapacidades podem influenciar os indivíduos incapacitados.
4. Identificar os recursos locais que auxiliam pessoas com afasia, cegueira, amputação bilateral e alcoolismo.

Recursos *online*
Amputações
National Amputation Foundation
http://www.nationalamputation.org
Artrite
Arthritis Foundation
http://www.arthritis.org
Incapacitação geral e reabilitação
Disabled American Veterans
http://www.dav.org
National Rehabilitation Information Center
http://www.naric.com
Paralyzed Veterans of America
http://www.pva.org
Courage Kenny Rehabilitation Institute
http://www.allina.com/ahs/ski.nsf
Lesões encefálicas
The Brain Injury Association Inc.
http://www.biausa.org
Prejuízo cognitivo
Dogs for the Deaf
http://www.dogsforthedeaf.org
Hearing Loss Association of America
http://www.shhh.org
Independent Living Aids
http://www.independentliving.com
National Institute of Neurological and Communicative Disorders
http://www.nidcd.nih.gov
National Association for the Deaf
http://www.nad.org
Doença neurológica
American Parkinson's Disease Association
http://www.apdaparkinson.org
Epilepsy Foundation of America
http://www.epilepsyfoundation.org
Myasthenia Gravis Foundation
http://www.mysathenia.org
National Huntington's Disease Association
http://www.hdsa.org
National Multiple Sclerosis Society
http://www.nmss.org
National Stroke Association
http://www.stroke.org
Ostomias
United Ostomy Associations of America
http://www.uoa.org
Lesões da coluna
Paralyzed Veterans of America
http://www.pva.org
United Spinal Association
http://www.spinalcord.org
Prejuízo visual
American Foundation for the Blind
http://www.afb.org
Blinded Veterans Association
http://www.bva.org
Guide Dogs for the Blind
http://www.guidedogs.com
Guiding Eyes for the Blind
http://www.guiding-eyes.org
Leader Dogs for the Blind
http://www.leaderdog.org
National Association for the Visually Handicapped
http://www.navh.org
National Braille Association
http://www.nationalbraille.org
National Eye Institute
http://www.nei.nih.gov
National Library Service for the Blind and Physically Handicapped
http://www.loc.gov/nls

Bibliografia
Buckinx, F., Rolland, Y., Reginster, J. Y., Ricour, C., Petermans, J., & Bruyere, O. (2015). Burden of frailty in the elderly population: Perspectives for a public health challenge. *Archives of Public Health*, *73*(1), 19.

Butler, R. N., & Lewis, M. I. (1982). *Aging and mental health* (p. 58). St. Louis, MO: Mosby.

Mack, J. L., & Patterson, M. B. (2006). An empirical basis for domains in the analysis of dependency in the activities of daily living (ADL): Results of a confirmatory factor analysis of the Cleveland Scale for Activities of Daily Living (CSALD). *Clinical Neuropsychologist*, *20*, 662–667.

Morley, J. E., Anker, S. D., & von Haehling, S. (2014). Prevalence, incidence, and clinical impact of sarcopenia: Facts, numbers, and epidemiology update 2014. *Journal of Cachexia, Sarcopenia, and Muscle*, *5*(4), 253–259.

Sok, S. R. (2015). Effects of individual reminiscence therapy for older women living alone. *International Nursing Review*, *63*(2). Recuperado de http://onlinelibrary.wiley.com/doi/10.1111/inr.12190/abstract;jsessionid=09DA0CA6BE8E63C9BDD119FB44607CBD.f02t04.

CAPÍTULO 33

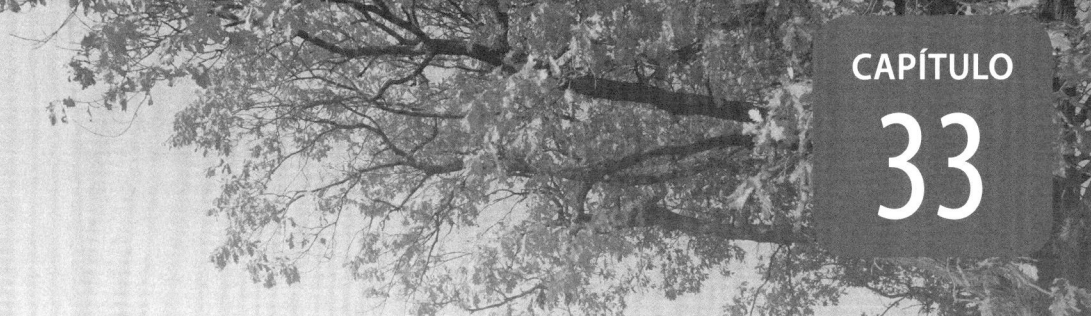

Cuidados a pacientes graves

VISÃO GERAL

Riscos associados à hospitalização dos idosos

Cuidados cirúrgicos
- Riscos especiais para os idosos
- Considerações de cuidados pré-operatórios
- Considerações de cuidados pré-operatórios, intraoperatórios e pós-operatórios

Cuidados de emergência

Infecções

Planejamento da alta dos idosos

OBJETIVOS DE APRENDIZAGEM

A leitura deste capítulo possibilitará a você:

1. Listar medidas para minimizar os riscos enfrentados pelos idosos com doenças graves.
2. Descrever os riscos e as precauções para idosos que se submeterão a cirurgias.
3. Discutir as emergências geriátricas comuns e as ações de enfermagem associadas.
4. Identificar medidas para reduzir o risco de infecção nos idosos.
5. Discutir a importância do planejamento precoce da alta para idosos hospitalizados.
6. Descrever os fatores que influenciam os resultados pós-alta de idosos.

TERMOS PARA CONHECER

Complicações iatrogênicas: as complicações causadas, de forma inadvertida, por profissionais ou por tratamentos ou procedimentos clínicos

Infecções nosocomiais: infecções adquiridas nos hospitais

Atualmente, os hospitais de cuidados a pacientes graves têm um importante papel nos cuidados geriátricos. Idosos têm uma taxa mais elevada de hospitalizações e permanência mais prolongada na comparação com outras faixas etárias (Centers for Disease Control and Prevention, 2015). Além disso, são importantes consumidores de serviços ambulatoriais hospitalares. Muitas mudanças associadas ao envelhecimento aumentam o risco de lesão e infecção, podendo causar complicações com as condições crônicas comuns na população idosa. Além disso, a tecnologia abriu as portas para novos procedimentos diagnósticos, possibilitou a cura e a substituição de órgãos com mau funcionamento e disponibilizou novas opções de tratamento. Locais de atendimento a pacientes em estado grave são, definitivamente, parte do mundo dos negócios no campo da geriatria; os enfermeiros, nesses locais, precisam conhecer bem as necessidades específicas de cuidados de idosos.

RISCOS ASSOCIADOS À HOSPITALIZAÇÃO DOS IDOSOS

Muitos idosos, que viveram com independência em suas casas, antes de uma hospitalização, não recebem alta com as mesmas funcionalidades; em algumas circunstâncias, é necessária a transferência a uma instituição especial. O declínio n na evolução da doença pode, algumas vezes, ser atribuído aos efeitos do envelhecimento na capacidade do idoso de resistir às tensões de um problema grave. Durante uma hospitalização, porém, idosos correm alto risco de **infecções nosocomiais** e **complicações iatrogênicas.** Exemplos de complicações incluem *delírium*, quedas, úlceras de pressão, desidratação, incontinência, constipação e perda da independência funcional (Tabela 33.1).

Os enfermeiros devem antecipar e minimizar os riscos comuns enfrentados por indivíduos com doenças graves, na tentativa de promover uma excelente independência funcional. Algumas medidas úteis incluem:

- Avaliação criteriosa para identificar problemas e riscos
- Planejamento precoce da alta
- Incentivo da independência
- Monitorização atenta dos medicamentos e certeza do uso de doses adaptadas à idade do paciente
- Lembretes e assistência a paciente para reposicionamento frequente, tosse, respiração profunda, idas ao vaso sanitário
- Identificação e correção precoces de complicações, com o reconhecimento da possibilidade da presença de sinais e sintomas atípicos
- Esquiva de cateterização urinária, quando possível
- Comprometimento rígido com técnicas assépticas e práticas de controle de infecções
- Monitorização atenta da ingestão e da eliminação, dos sinais vitais, do estado mental e da condição da pele

TABELA 33.1	Riscos potenciais para idosos durante uma hospitalização
Risco	**Fatores contribuintes/causadores**
Delirium	Ambiente novo Privação sensorial Falta de acesso aos óculos ou ao aparelho auditivo Cognição ou nível de consciência alterado Excesso de estímulos Reações adversas a fármacos Distúrbios fisiológicos
Quedas	Tontura Hipotensão ortostática Fraqueza, fadiga Ambiente desconhecido Cognição ou nível de consciência alterado Presença de equipamento e suprimentos Elementos químicos ou físicos de contenção Falha em usar as laterais da cama Efeitos de medicamentos Falta de assistência
Lesões por pressão	Mudanças na pele associadas ao envelhecimento Imobilização Forças de cisalhamento Sedação Dor Fraqueza Condição debilitante Falta de assistência
Desidratação	Redução na sensação de sede associada ao envelhecimento Sedação Náusea, vômito Cognição ou nível de consciência alterado Falta de acesso a líquidos Falta de assistência
Incontinência	Diurese Sedação Fraqueza Cadeira sanitária ou comadre inacessível Cateterização de demora Falta de assistência para o uso do vaso sanitário

(continua)

TABELA 33.1	Riscos potenciais para idosos durante uma hospitalização (*continuação*)
Risco	Fatores contribuintes/causadores
Constipação	Mudanças no sistema gastrintestinal associadas ao envelhecimento Efeitos de medicamentos Efeitos da cirurgia Modificações na dieta Atividade reduzida Posição insatisfatória durante a defecação Cadeira sanitária ou comadre inacessível Falta de assistência para uso do vaso sanitário
Perda da independência funcional	Expectativas estereotipadas por parte dos funcionários Restrições desnecessárias Tempo insuficiente para o autocuidado Déficit de conhecimento Imobilidade Surgimento de complicações Falha para deambular, mobilização precoce

- Mudanças ambientais para atendimento das necessidades dos pacientes idosos (p. ex., temperatura do ambiente em 23,8°C, controle de ruídos, uso de iluminação noturna, esquiva de claridade)
- Assistência, quando necessária, nas atividades da vida diária
- Educação do paciente e da família
- Orientação para a realidade, quando necessária
- Encaminhamento a recursos que promovam a capacidade de autocuidado e a independência.

PARA REFLETIR

Em sua percepção, quais são as compensações e os desafios do cuidado de idosos durante uma hospitalização por condição grave?

CUIDADOS CIRÚRGICOS

Em virtude do aperfeiçoamento dos procedimentos cirúrgicos e ao número cada vez maior de pessoas que chegam a idades mais avançadas, os enfermeiros, atualmente, cuidam de um número ainda maior de pacientes cirúrgicos idosos. Além disso, não é mais negado o benefício da cirurgia com base apenas na idade. As intervenções cirúrgicas permitiram que muitos idosos vivessem mais tempo, com muito mais funcionalidade. O manejo cirúrgico bem-sucedido de problemas de saúde de uma pessoa idosa depende de o enfermeiro entender os fatores associados ao envelhecimento que alteram procedimentos cirúrgicos normais.

CONCEITO-CHAVE

Intervenções cirúrgicas não somente podem prolongar a vida do idoso, mas também podem melhorar a qualidade e a independência funcional desses anos a mais.

Riscos especiais para os idosos

Geralmente, os idosos têm uma margem menor de reserva fisiológica, sendo menos capazes de compensar mudanças fisiológicas e de adaptar-se a elas. Infecção, hemorragia, anemia, mudanças na pressão sanguínea e desequilíbrios hidreletrolíticos são mais problemáticos nessa faixa etária. Infelizmente, falta de elasticidade dos vasos sanguíneos, desnutrição, maior suscetibilidade a infecções e reservas cardíacas, respiratórias e renais menores causam complicações mais frequentes nessa população, em especial durante procedimentos cirúrgicos de emergência ou mais complicados. Fortalecendo as capacidades dos idosos no pré-operatório, mantendo essas capacidades no pós-operatório e ficando atento aos primeiros sinais de complicações, o enfermeiro consegue ajudar a reduzir o risco de complicações cirúrgicas (Fig. 33.1). A Tabela de Diagnósticos de Enfermagem 33.2 lista diagnósticos de enfermagem que podem ser identificados nos idosos que fizeram alguma cirurgia.

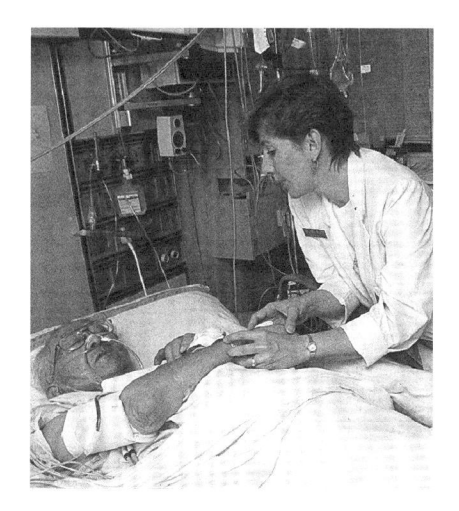

FIGURA 33.1 • O idoso hospitalizado exige intervenções de enfermagem para prevenir complicações e promover a volta ao bem-estar.

TABELA 33-2	Diagnósticos de enfermagem relacionados à cirurgia
Causas e fatores contribuintes	**Diagnóstico de enfermagem**[a,*]
Transporte alterado de oxigênio, dor	Falta de condicionamento físico
Medo da morte ou de incapacidade, dor, falta de informação	Ansiedade
Anestesia, imobilidade, dor real ou percebida, analgésicos	Constipação
Choque, desequilíbrios hídricos e eletrolíticos, sepse, anestesia	Débito cardíaco diminuído
Exames diagnósticos, posicionamento, trauma tecidual, imobilidade	Dor
Fluxo de sangue reduzido ao cérebro, intubação endotraqueal, dor, anestesia, depressores do sistema nervoso central	Comunicação verbal prejudicada
Preocupação quanto à perda de função ou de parte do corpo consequente a uma cirurgia	Medo
Choque, infecção, drenagem excessiva de ferida, estado NPO, desequilíbrio eletrolítico, perda de sangue	Volume de líquidos deficiente
Infusão intravenosa (IV) excessiva ou rápida, acúmulo/estase venosa	Volume de líquidos excessivo
Terapia IV, intubação, quebra de técnica asséptica, cateterização	Potencial para infecção
Função cerebral alterada, dor	Potencial para lesão
Falta de conhecimento do procedimento cirúrgico, do resultado esperado, dos riscos, dos cuidados pós-operatórios	Conhecimento deficiente
Dor, fraqueza, cognição alterada, restrições	Mobilidade física prejudicada
Anorexia, náusea, vômito, dor, incapacidade para alimentar a si mesmo	Nutrição alterada: menos do que as necessidades corporais
Trauma decorrente de sonda endotraqueal, estado NPO, respiração pela boca, higiene oral inadequada	Mucosa oral alterada
Incapacidade para autocuidado, falta de conhecimentos	Impotência
Anestesia, narcóticos, imobilidade, dor, secreções	Troca de gases prejudicada
Imobilidade, fraqueza, restrições decorrentes de aparelho IV	Déficit no autocuidado (banhar-se, vestir-se, alimentar-se, usar o vaso sanitário)
Mudança em função ou parte do corpo, dor, dependência	Distúrbio na imagem corporal
Imobilidade, pressão decorrente da mesa cirúrgica, edema, desidratação	Prejuízo à integridade da pele
Imobilidade, ansiedade, dor, ambiente novo, fármacos	Perturbação no padrão de sono
Anestesia, fármacos, confusão, desidratação, cateter de demora	Alterações no padrão de eliminação urinária

IV: intravenoso; NPO: nada pela via oral.
[a]Fonte: NANDA-International (NANDA-I). (2014). *Nursing diagnoses: Definitions and classification, 2015–2017*. West Sussex, UK: Wiley-Blackwell.
*N. de R.T. A autora não utiliza, nesta obra, a terminologia proposta pela NANDA 2015–2017 porque esta classificação ainda não contempla o idoso em todas as suas dimensões. Por esse motivo, é feita uma adaptação do modelo proposto pela NANDA para contemplar as características identificadas no idoso a partir de sua prática profissional. Vale mencionar que a NANDA 2018–2020 (Porto Alegre: Artmed Editora, 2018) também segue esse modelo.

Considerações de cuidados pré-operatórios

O enfermeiro gerontólogo deve ser sensível aos medos que muitos pacientes idosos têm das cirurgias. Ao longo de sua vida, o idoso de hoje pode ter testemunhado incapacidade grave ou morte de pessoas mais velhas que foram operadas e pode preocupar-se com a possibilidade de consequências similares em sua cirurgia. Os pacientes precisam compreender o aumento do sucesso dos procedimentos cirúrgicos resultante dos seguintes avanços:

- Melhores instrumentos diagnósticos que facilitam o diagnóstico e tratamento precoces

- Medidas terapêuticas mais apuradas, inclusive técnicas cirúrgicas e antibióticos
- Aumento dos conhecimentos sobre as características específicas dos idosos

Além de o tranquilizar, o enfermeiro ensina ao paciente e aos familiares o que esperar antes, durante e depois do procedimento operatório, inclusive as seguintes informações:

- Cuidados Pré-operatório – escovar áreas do corpo, medicar, NPO
- Tipos de reação à anestesia
- Tempo da cirurgia e uma breve descrição dela
- Procedimentos de rotina na sala de recuperação
- Expectativa de dor e seu controle
- Mudanças de posição, tossidas e exercícios de respiração profunda
- Justificativa para as trocas de curativo e a sua frequência, sucção, oxigênio, cateteres e outros procedimentos antecipados.

O enfermeiro registra, no prontuário do paciente, toda a instrução dada ao paciente para que fique disponível a outros profissionais da saúde. Durante o levantamento de dados e o cuidado pré-operatório, o enfermeiro identifica preocupações, perguntas e medos e informa o médico sobre esses achados.

O enfermeiro também revisa com o médico os medicamentos que o paciente está recebendo para determinar os que devem ser mantidos durante a hospitalização. Os medicamentos de rotina do paciente podem ter de ser administrados, apesar das restrições NPO. Por exemplo, a interrupção repentina de terapia com esteroides pode causar colapso cardiovascular. O enfermeiro pode saber que o paciente estava tomando anti-hipertensivo, tranquilizante ou outros medicamentos antes da hospitalização. Ocasionalmente, os pacientes se esquecem de contar ao médico sobre esses fármacos ou relutam em fazer isso. Uma vez que as funções cardíaca e pulmonar podem ficar alteradas por alguns fármacos, é importante certificar-se de que essas informações foram passadas ao médico. Da mesma maneira, ele precisa saber sobre remédios feitos com plantas que o paciente pode estar utilizando porque alguns (como ginseng e ginko biloba) podem afetar a coagulação.

Cabe aos enfermeiros garantir que os exames pré-operatórios básicos sejam realizados, inclusive*:

- Análise de amostras de sangue: liberação de creatinina, glicose, eletrólitos, contagens completas do sangue, proteínas totais do plasma, gases do sangue arterial, enzimas cardíacas, contagem de linfócitos, albumina sérica, hemoglobina, hematócritos, capacidade total de aglutinação do ferro, transferrina
- Radiografia torácica
- Eletrocardiograma (ECG)
- Exames da função pulmonar: para pessoas obesas e aquelas com história de tabagismo ou doença pulmonar
- Avaliação nutricional: altura, peso, circunferência da porção média do braço, dobra da pele do tríceps, história alimentar
- Estado mental

Em razão da natureza direta dos cuidados que oferecem, os enfermeiros podem ser os únicos profissionais de saúde a reconhecer determinados problemas. Por exemplo, podem descobrir dentes frouxos, que podem se soltar e ser aspirados durante os procedimentos cirúrgicos, causando complicações desnecessárias. Um problema assim deve ser levado ao médico para que seja garantida a correção pré-operatória dos dentes.

Diante de antecipação de cirurgia prolongada, outra precaução durante o preparo cirúrgico é forrar as saliências ósseas dos pacientes idosos. Como ficarão deitados na mesa cirúrgica rígida, o uso de forros ajuda a prevenir lesões por pressão ou desconforto muscular e ósseo após a cirurgia.

> **CONCEITO-CHAVE**
>
> Posicionar com cuidado o paciente e proteger as saliências ósseas pode reduzir algumas sensibilidades musculares e ósseas no pós-operatório que os idosos podem ter com cirurgias prolongadas.

O controle de infecções deve ser prioridade para os enfermeiros durante toda a hospitalização, começando já no cuidado pré-operatório. A promoção de um bom estado nutricional e a resolução de infecções são considerações pré-operatórias importantes. Para reduzir ainda mais o risco de infecção, três banhos pré-operatórios – pela manhã e à hora de dormir no dia anterior à cirurgia e na manhã do dia da cirurgia, usando antisséptico – são recomendados, da mesma forma que a remoção de pelos nos minutos mais próximos possíveis à hora da cirurgia.

Finalmente, embora seja responsabilidade legal do médico, os enfermeiros podem garantir que o consentimento informado do paciente tenha sido obtido no pré-operatório (ver o Cap. 8 para uma discussão sobre consentimento informado).

Considerações de cuidados pré-operatórios, intraoperatórios e pós-operatórios

O uso de anestesia nos idosos deve ser analisado com cuidado. A seleção deve ser criteriosa porque a anestesia causa depressão de funções já comprometidas dos sistemas

---

*N. de R.T. Rotineiramente, o enfermeiro não tem competência para solicitar exames invasivos ou de especialidades, exceto se estiverem previstos em protocolos da instituição a qual está ligado.

cardiovascular e respiratório do paciente idoso. A monitorração atenta é tarefa do anestesista durante a cirurgia para a detecção e a prevenção de dificuldades nas funções vitais do paciente. Uma cirurgia prolongada em pacientes idosos é desencorajada. O manuseio sem cuidados e frequente dos tecidos durante as cirurgias costuma ser evitado, porque estimula a atividade reflexa, aumentando a demanda de anestesia. Quando usados agentes inalantes para anestesiar, o enfermeiro deve saber que o paciente pode continuar anestesiado por período mais longo por causa da eliminação mais lenta desses agentes pelo organismo. Mudar de posição e respirar profundamente facilitarão a eliminação mais rápida dos agentes inalados.

Hipotermia é uma das principais complicações de pacientes idosos na fase intraoperatória e pós-operatória. Os fatores que contribuem para isso incluem temperaturas corporais mais baixas de muitos idosos, a temperatura fria da sala cirúrgica e o uso de medicamentos que desaceleram o metabolismo. O ambiente frio e os tremores que podem resultar são capazes de aumentar o débito cardíaco e a ventilação, retirando do coração e do cérebro o oxigênio necessário. Entretanto, ocorre tremor com menos frequência nos idosos. Além disso, a desaceleração do metabolismo, que se dá com a hipotermia, retarda o despertar e o retorno dos reflexos. O monitoramento atento da temperatura do corpo é fundamental. A hipotermia pode ser evitada parcialmente com medidas adequadas de aquecimento; há pesquisas que demonstraram que aquecimento durante o período intraoperatório e início do pós-operatório resultaram em temperaturas centrais mais altas e menor incidência de hipotermia (Horn et al., 2012; Rowley et al., 2014; Yang et al., 2012).

> **CONCEITO-CHAVE**
>
> A hipotermia é o principal risco intraoperatório e pós-operatório para pacientes idosos.

Observação e monitoração frequentes e atentas são muito importantes. A capacidade reduzida dos idosos para controlar o estresse reforça a necessidade de detecção e tratamento imediato dos sintomas de choque e hemorragia. Ainda que não completamente consciente após uma cirurgia, o idoso pode demonstrar inquietação como o principal sintoma de hipoxia. É importante que essa inquietação não seja confundida com dor; administrar um narcótico pode exaurir ainda mais o suprimento de oxigênio no corpo. Administração profilática de oxigênio é um elemento benéfico da terapia pós-operatória. Perdas de sangue devem ser medidas com precisão e, quando excessivas, rapidamente corrigidas. A verificação frequente da eliminação urinária pode ajudar a revelar o começo de complicações graves. Por fim, desequilíbrios hídricos e eletrolíticos podem ser evitados e detectados com o registro criterioso da ingestão e da eliminação. A eliminação deve incluir drenagem, sangramento, vômito e todas as demais fontes de perda de líquido.

> **CONCEITO-CHAVE**
>
> Inquietação pós-operatória pode indicar hipoxia e não dor; administração inadequada de um analgésico narcótico pode exaurir ainda mais o suprimento de oxigênio no organismo.

Visto que o paciente idoso corre maior risco de ter infecções, deve-se dar mais atenção ao cuidado de feridas e trocas de curativo. Um bom estado nutricional traz benefícios à cicatrização dos tecidos, devendo ser incentivado. Para conservar a energia do paciente e proporcionar conforto, é essencial aliviar a dor. Manter regulares a evacuação intestinal e urinária, manter em mobilidade as articulações e ajudar o paciente a conseguir uma posição confortável podem ajudar a controlar a dor. Quando usados medicamentos para alívio da dor, os enfermeiros precisam prestar atenção à atividade reduzida que pode acontecer e à prevenção dos efeitos prejudiciais dessa imobilização. Esse profissional também precisa saber que posicionar-se sobre uma mesa cirúrgica rígida e puxar e movimentar o paciente inconsciente podem ocasionar sensibilidade muscular e óssea por vários dias após a cirurgia. Finalmente, é essencial observar se o paciente apresenta depressão respiratória quando são administrados analgésicos narcóticos.

Os idosos estão especialmente sujeitos a várias complicações pós-operatórias. As respiratórias incluem pneumonia, embolia pulmonar e atelectasia. Com a atelectasia pode ocorrer redução dos sons pulmonares e febre baixa; entretanto, uma radiografia torácica pode não mostrar este problema. Uma atelectasia aumenta o risco de aparecimento de pneumonia. Quando esta acontece em uma pessoa idosa, é mais problemática do que em alguém mais jovem, exigindo um período maior de recuperação. As complicações cardiovasculares incluem êmbolo, trombo, infarto do miocárdio e arritmias. Podem ocorrer acidente vascular encefálico (AVE) e oclusão coronária, embora sejam menos comuns que outras complicações. A redução da atividade e a menor resistência podem facilitar o aparecimento de lesões por pressão. Insuficiência renal induzida por fármacos é comum; os fármacos que costumam causar essa complicação incluem cimetidina, digoxina, aminoglicosídeos, cefalosporinas, ampicilina e agentes bloqueadores neuromusculares. Pacientes pós-operatórios idosos, em especial aqueles com reparo de quadril, tendem a apresentar maior incidência de *delirium* do que a população adulta em geral. Íleo paralítico, acompanhado de febre, desidratação, sensibilidade e distensão abdominais são outras complicações pós-operatórias que podem acontecer nos idosos. A Tabela 33.3 apresenta outras complicações.

Enfermagem gerontológica | 481

TABELA 33-3 | **Condições complicadoras comuns em pacientes cirúrgicos idosos**

Condição complicadora	Fatores médico-cirúrgicos	Processos de envelhecimento	Intervenções de enfermagem
Desequilíbrio hidreletrolítico	Perdas de sangue e líquido durante a cirurgia, sala de cirurgia fria, líquidos que evaporam dos tecidos, cirurgia e anestesia estimulam o HAD e a aldosterona, hidratação excessiva com infusão IV	Função renal diminuída – perda de néfrons, taxa de filtragem glomerular (TFG), fluxo de sangue renal diminuído e menor liberação da creatinina, função pulmonar reduzida	Monitorizar de forma criteriosa a ingestão e a eliminação, avaliar o turgor da pele – acima do esterno ou na testa; avaliar se há sinais de hipervolemia ou hipovolemia, determinar condição urinária, observar perdas não medidas de líquido, como na diaforese, avaliar se há edema no sacro, corrigir desequilíbrios com infusões isotônicas IV e eletrólitos
Desnutrição	NPO para preparações para exames, redução da ingestão no pós-operatório, influências psicossociais, local da cirurgia, estresse da cirurgia que aumenta as necessidades nutricionais	Redução da secreção, da motilidade e da absorção; taxa metabólica basal reduzida; atrofia das papilas do paladar; perda do apetite; redução da absorção de ferro, B12 e cálcio; perdas sensoriais	Avaliar a nutrição pré-operatória, monitorar peso, equilíbrio hídrico, ingestão de alimentos e dados laboratoriais, preparo nutricional pré-operatório, aumentos pós-operatórios de calorias e proteínas, hiperalimentação, quando indicada, usar equipe de suporte nutricional, manter equilíbrio positivo de nitrogênio no pós-operatório; suplementos vitamínicos/minerais
Pneumonia, atelectasia	Fumantes exagerados com tosse, obesidade, bronquite, doença pulmonar crônica, cirurgia torácica ou abdominal superior, anestesia e medicação para dor que reduzem a capacidade residual funcional, expansão dos pulmões e troca de gases	Movimento broncopulmonar reduzido, função pulmonar diminuída – volume corrente, perda de reflexos protetores das vias aéreas	*Pré-operatório*: parar de fumar por uma semana, reduzir o peso, examinar função pulmonar; se houver bronquite, dar antibióticos, expectorantes e broncodilatadores, ensinar manobras pulmonares; tossir (com a língua estendida para afrouxar as secreções), respirar profundamente, usar espirômetro de incentivo *Pós-operatório*: mudar posição de hora em hora, monitorar gases do sangue, desligar ventilador logo que possível, continuar manobra pulmonar; garantir oxigenação adequada, deambular bem cedo, fazer fisioterapia torácica
Lesões por pressão	Desnutrição, doença crônica — p. ex., diabetes, insuficiência cardíaca congestiva (ICC), doença vascular pulmonar (DVP) —, duração de tempo sobre mesa cirúrgica	Perda da umidade da pele, epiderme mais fina, perda capilar na derme, perda dos receptores sensoriais, perda de gordura subcutânea	Virar com frequência, corrigir posição, usar dispositivos de alívio da pressão, evitar forças de cisalhamento, movimentar e deambular logo, manter boa higiene da pele, usar loções, massagem suave, suplementos alimentares, aumentar a ingestão de líquidos, fazer dieta com alto teor proteico e calórico

(continua)

TABELA 33-3 | Condições complicadoras comuns em pacientes cirúrgicos idosos (continuação)

Condição complicadora	Fatores médico–cirúrgicos	Processos de envelhecimento	Intervenções de enfermagem
Deiscência de feridas, evisceração de feridas	Desnutrição, perda de peso grande e repentina	Resposta imune retardada, retardo da cicatrização da ferida – desaceleração da resposta inflamatória, mitose, proliferação de células, formação anormal de colágeno ocasionando força de tensão insatisfatória na ferida, força muscular diminuída	Preparo nutricional pré-operatório durante 1 a 3 semanas, hiperalimentação, oferecimento de suplementos vitamínicos, cuidados da ferida com técnica asséptica rígida, estímulo ao repouso – sono de ondas lentas ajuda a cicatrizar as feridas, exercícios de respiração inspiratória, tosse somente quando houver secreções, prevenção/redução do vômito; ensino na alta, cuidados corretos da ferida e observação de aparecimento de complicações, orientações alimentares
Hipotermia incidental	Salas cirúrgicas frias, infusões à temperatura do ambiente, exposição da pele para cobrir e preparar, exposição do períneo/pleura durante a cirurgia, vasodilatação periférica	Mecanismos termorreguladores prejudicados, reservas cardiopulmonares diminuídas, prejuízo da capacidade de aumentar a taxa metabólica basal	Monitorar temperatura na sala de cirurgia, fazer monitoramento cardíaco criterioso, cobertor de hipertermia, lençóis de cima aquecidos após fechamento da incisão, líquidos IV mornos, transferência rápida da sala de cirurgia, cobertores térmicos sobre o paciente na sala de recuperação (SR), transferência de cobertores com o paciente para a unidade cirúrgica
Articulações enrijecidas, contraturas	Presença de doença articular degenerativa, osteoporose, mobilidade reduzida durante cuidado pré-operatório, imobilidade durante a cirurgia, movimentos limitados por dor no período pós-operatório	Força muscular reduzida e desgaste muscular, massa óssea reduzida, ossificação de cartilagem nas articulações, flexão de articulações, postura inclinada, movimentos lentos, mudanças na marcha	Investigar o nível de funcionamento anterior, realizar exercícios para as pernas no pré-operatório, deambular cedo, posicionar e movimentar corretamente na cama, realizar movimentos de amplitude ativa/passiva, estimular o paciente a realizar movimentos ativos
Estados agudos de confusão, delírium	Tipo de anestesia, penetração da barreira hematoencefálica por alguns fármacos, presença de depressão ou demência preexistente, fatores ambientais, quantidade de medicamentos ingeridos, hipoxemia, fatores psicossociais	Perda de neurônios, atrofia cerebral, fluxo reduzido de sangue ao cérebro e menor consumo de oxigênio, função renal diminuída, liberação mais lenta dos fármacos, perdas sensoriais, reservas cardiopulmonares reduzidas	*Pré-operatório:* coleta de dados basais do estado mental e emocional, apoio psicológico, oferecer oportunidade para perguntas e verbalização de medos, oferecer cuidados religiosos quando desejados, correção de desequilíbrios eletrolíticos, anemia

Condição	Causas	Intervenções
		Pós-operatório: monitoração do nível de consciência, evitar o uso de imobilizadores, propiciar ambiente calmo, evitar uso de cateteres de demora, orientação para o ambiente, mobilidade progressiva, ambiente tranquilo propiciado por toda a equipe funcional, necessidade de atenção especial se houver perda auditiva, monitoração de equilíbrio hidroeletrolítico, garantia de oxigenação adequada
Insuficiência cardíaca congestiva (ICC)	Doença cardíaca existente, hipertensão, efeitos da anestesia na pressão arterial, estresse da cirurgia aumenta as necessidades metabólicas e a carga de trabalho do coração alterado, acúmulo de gorduras nas válvulas cardíacas, aterosclerose dos vasos, ampliação da pressão do pulso. Débito cardíaco diminuído, transporte de O_2	*Pré-operatório*: avaliação de riscos, correção, tratamento dos problemas existentes; redução da dose de heparinização; propiciar bom estado nutricional melhorará a função cardíaca
		Pós-operatório: monitorização da pressão venosa central (PVC) contínua, avaliação de distensão da veia jugular e sons respiratórios de hora em hora; contínua monitoração de ECG; observação atenta dos sinais vitais, do nível de consciência e da eliminação de urina, manutenção das taxas de infusão; verificação da ingestão e da eliminação; observação da circulação periférica, da cor; manutenção das funções cardiovasculares; mobilização precoce e criteriosa, períodos de repouso

De Palmer, M.A. (1990). Care of the older surgical patient. In Eliopoulos, C. (Ed.), *Caring for the elderly in diverse care settings* (pp. 350–372). Philadelphia, PA: J.B. Lippincott.
HAD: hormônio antidiurético; ICC: insuficiência cardíaca congestiva; PVC: pressão venosa central; ECG: eletrocardiograma; TFG: taxa de filtragem glomerular; IV: intravenoso; DVJ: distensão de veia jugular; NPO: nada por via oral; DVP: doença vascular pulmonar; SR: sala de recuperação.

O enfermeiro está em uma posição-chave para ajudar o paciente idoso a conseguir o máximo benefício da cirurgia. O procedimento cirúrgico mais sofisticado do mundo, realizado pelo cirurgião mais competente, tem pouco valor se cuidados insatisfatórios na recuperação causarem incapacidade ou morte por complicações evitáveis. Combinar os princípios e as práticas da enfermagem cirúrgica com as singularidades do paciente idoso é um enorme desafio para o enfermeiro gerontólogo. Entretanto, perceber o aumento da capacidade e de uma vida com mais sentido para os idosos, em consequência dos benefícios de uma cirurgia, traz enorme satisfação.

CUIDADOS DE EMERGÊNCIA

As emergências das pessoas com mais idade são especialmente problemáticas. Primeiro, acontecem com frequência devido a mudanças associadas ao envelhecimento, que reduzem a resistência e deixam o corpo mais suscetível a lesões e doenças. Segundo, costumam apresentar um quadro atípico que complica o diagnóstico. Terceiro, seu tratamento ou sua estabilização podem ser mais difíceis em virtude da resposta alterada dos idosos ao tratamento. Finalmente, as emergências significam maior risco de ocorrência de complicações graves e morte. Reconhecer situações de emergência e intervir imediatamente permite aos enfermeiros evitar muito desconforto e incapacidade para os pacientes idosos e, em várias situações, as vidas desses pacientes são salvas.

Independentemente do tipo de emergência, as metas básicas a seguir orientam as ações dos enfermeiros:

- Manter as funções vitais
- Prevenir e tratar o choque
- Controlar sangramento
- Prevenir complicações
- Manter o paciente física e psicologicamente confortável
- Observar e registrar sinais, tratamentos e respostas
- Investigar os fatores causadores

Sempre que houver alguma dúvida acerca da existência ou não de uma emergência real, é preferível que os enfermeiros errem em favor da segurança. É bem melhor conseguir uma radiografia ou um ECG que resulte em achados negativos do que preferir não gastar recursos e incomodar o paciente ou fazê-lo sofrer pelo atraso de um diagnóstico.

> **CONCEITO-CHAVE**
>
> Suspeitada uma situação de emergência, é melhor errar em nome da segurança e fazer os exames diagnósticos do que arriscar atraso do diagnóstico.

O Quadro 33.1 destaca algumas situações de emergência que podem ser encontradas nos idosos e as medidas de enfermagem associadas.

QUADRO 33.1 Emergências em idosos

CONFUSÃO AGUDA/*DELIRIUM*

Manifestações clínicas: declínio rápido da função cognitiva, função intelectual perturbada, desorientação para tempo e lugar, alcance menor da atenção, memória pior, humor oscilante, conversa sem sentido, juízo insatisfatório, nível de consciência alterado, inquietação, insônia, alterações da personalidade e suspeição.
Meta: identificar e corrigir o fator causador.
Ações de enfermagem:

- Investigar se há mudanças na saúde física, estresses, mudanças no modo de vida, medicamentos tomados, ingestão alimentar ou outros problemas.
- Obter amostras de sangue para exames.
- Monitorar sinais vitais, ingestão e eliminação e comportamentos.
- Apoiar o plano de tratamento, por exemplo, reposição de eletrólitos, mudanças na medicação e controle da febre.

Meta: proteger contra lesão e complicações.
Ações de enfermagem:

- Supervisionar atentamente as atividades.
- Remover substâncias perigosas, medicamentos e equipamentos do ambiente próximo do paciente.
- Garantir a ingestão adequada de nutrientes, cuidados pessoais e higiene.

Meta: reduzir a confusão.
Ações de enfermagem:

- Limitar a quantidade de funcionários diferentes que atendem. Oferecer abordagem consistente.
- Manter um ambiente estável e calmo. Evitar iluminação intensa, ruído excessivo e temperaturas extremas no ambiente.
- Fazer enunciados orientadores, como "Sr. Joaquim, estamos no hospital. É noite de terça-feira. Sua esposa está do seu lado".
- Esclarecer ideias erradas.

(continua)

> **QUADRO 33.1** Emergências em idosos (*continuação*)

Nota: uma avaliação completa é essencial quando há confusão. Esse problema pode ser consequência de uma ampla gama de perturbações, como hipoglicemia, hipercalcemia, desnutrição, infecção, trauma e reações a medicamentos.

DESIDRATAÇÃO

Manifestações clínicas: urina concentrada, eliminação urinária excessiva ou reduzida, perda de peso, eliminação excede a ingestão, frequência de pulso aumentada, aumento da temperatura, turgor da pele diminuído, língua ressecada, pele e mucosas ressecadas, fraqueza, letargia, confusão, náusea, anorexia; a sede pode estar presente ou não.
Meta: restaurar líquidos perdidos.
Ações de enfermagem:

- Conseguir amostra de sangue para análise de eletrólitos.
- Insistir com a ingestão de líquidos, a menos que contraindicada. Administrar soluções intravenosas, quando indicadas.
- Monitorar e registrar a ingestão e a eliminação, o peso e os sinais vitais.

Meta: minimizar ou eliminar os fatores causadores.
Ações de enfermagem:

- Investigar as causas possíveis (p. ex., ingestão insuficiente, febre, vômito, diarreia, secreções em ferida).
- Corrigir a causa subjacente.
- Monitorar e estimular uma boa ingestão de líquidos.

Nota: a redução no líquido intracelular, que acompanha o envelhecimento, contribui para menor volume dos líquidos corporais; por isso, qualquer perda de líquido é mais importante nos idosos. A menos que haja alguma necessidade clínica de restrição, a ingestão deve situar-se entre 2 e 3 L diários. Levantar dados sobre fatores especiais que podem causar desidratação, como sensações diminuídas de sede, incapacidades que limitem a ingestão independente de líquidos, estado mental alterado e desejos de minimizar a frequência urinária e a nictúria.

QUEDAS

Manifestações clínicas: paciente encontrado no chão ou relatos de queda.
Meta: avaliar e tratar lesão causada por queda.
Ações de enfermagem:

- Somente movimentar o paciente quando seu estado de saúde tiver sido avaliado.
- Solicitar radiografia diante de suspeita de fratura.
- Controlar sangramento
- Aliviar a ansiedade do paciente.
- Avaliar os sinais vitais, o estado mental e a capacidade funcional. Observar sinais e sintomas (p. ex., incontinência, tremores, fraqueza).
- Revisar os eventos anteriores à queda (p. ex., troca de posição, administração de medicamento, dor, tontura).
- Observar e monitorar o estado do paciente durante as 24 horas seguintes.

Meta: prevenir quedas futuras.
Ações de enfermagem:

- Avaliar e corrigir os fatores que colaboram com as quedas (p. ex., perturbações na marcha, visão insatisfatória, confusão, uso inadequado de dispositivo auxiliar, medicamentos, perigos ambientais).
- Ensinar ao paciente formas de cair com segurança (p. ex., proteger a cabeça e o rosto, movimentar-se somente após avaliação).
- Ensinar formas de reduzir risco de quedas.
- Ensinar o uso de sapatos seguros; evitar roupões compridos.
- Ensinar o paciente a se sentar na beira da cama durante alguns minutos, antes de colocar-se de pé.
- Ensinar o uso de corrimãos, em especial, em banheiras e escadas.
- Ensinar a andar somente em locais bem iluminados.
- Eliminar acúmulo de objetos e tapetes soltos no ambiente.

Nota: o idoso que cai uma vez corre maior risco de cair novamente; portanto, há necessidade de prevenção ativa. As quedas são a segunda principal causa de morte acidental; a morbidade e a mortalidade associadas às quedas aumentam com o envelhecimento.

INFARTO DO MIOCÁRDIO

Manifestações clínicas: confusão aguda/delírio, dispneia, pressão arterial diminuída, pele pálida e fraqueza; dores no peito podem ou não estar presentes.
Meta: auxiliar o diagnóstico rápido.
Ações de enfermagem:

- Identificar logo os sinais. Estes podem não ser percebidos ou podem ser atribuídos a outros problemas.
- Mesmo diante de mínima suspeita da existência de um infarto do miocárdio, continuar a avaliação diagnóstica.

(continua)

> **QUADRO 33.1** Emergências em idosos (*continuação*)
>
> - Obter ECG e amostra de sangue – a taxa de sedimentação estará alta.
> - Monitorar os sinais vitais.
>
> **Meta:** reduzir o estresse cardiovascular.
> **Ações de enfermagem:**
>
> - Apoiar o tratamento prescrito. Administrar os antiarrítmicos prescritos.
> - Oferecer oxigênio. Monitorizar os gases do sangue. Observar aparecimento de sinais de retenção de dióxido de carbono.
> - Apoiar as extremidades.
> - Controlar o estresse.
> - Aliviar a dor e a ansiedade.
>
> **Meta:** prevenir e identificar, com rapidez, as complicações.
>
> **Ações de enfermagem:**
>
> - Fazer exercícios de amplitude de movimentos. Garantir mudança frequente de posição.
> - Monitorar a ingestão e a eliminação. Pode aparecer anúria; esforço resultante de constipação pode estressar o coração.
> - Avaliar a resposta aos medicamentos. Observar se há reações adversas (p. ex., sangramento, bradicardia, hipocalemia).
> - Observar aparecimento de sinais de ICC (p. ex., dispneia, tosse, roncos, estertores).
> - Observar o surgimento de sinais de choque (p. ex., queda na pressão arterial, aumento do pulso, pele fria e úmida, eliminação urinária reduzida, inquietação).

INFECÇÕES

Condições agudas comuns que requerem atenção imediata. Há muitos fatores que podem ser responsáveis pelo alto risco de infecções nos idosos (Quadro 33.2).

Não apenas as infecções surgem com mais facilidade nos idosos, mas também identificá-las com rapidez é mais difícil em razão da sintomatologia alterada. Isto é, a apresentação atípica dos sintomas pode complicar a identificação e a correção precoces. Por exemplo, temperatura corporal mais baixa pode causar febre que parece atípica; menor eficiência para tossir pode impedir a tosse produtiva capaz de fornecer um indicador de infecção respiratória; anorexia, fadiga e cognição alterada podem ser explicadas por outros problemas de saúde, ou por "idade avançada".

> **🔑 CONCEITO-CHAVE**
>
> Os enfermeiros gerontólogos devem suspeitar de infecção quando houver qualquer mudança repentina e sem explicação na função física ou mental do idoso.

A infecção mais comum na população de idosos é a do trato urinário. Nos idosos, ela pode apresentar sinais, como confusão, incontinência, dor abdominal imprecisa, anorexia, náusea e vômito. Pacientes diabéticos podem ter perda do controle glicêmico. O diagnóstico pode ser confirmado por exames laboratoriais.

Pneumonia bacteriana é a principal causa de morte associada à infecção, na população idosa. Tal como em outros processos infecciosos, os sintomas podem ser atípicos e incluir confusão, letargia e anorexia, além dos sinais típicos associados à pneumonia, em qualquer faixa etária. Exames séricos e de sangue são realizados para confirmar o diagnóstico.

Deve-se dar muita atenção à prevenção de infecção nos idosos. As medidas que ajudam nesse caso contemplam:

- Promover boa hidratação e bom estado nutricional
- Monitorizar os sinais vitais, o estado mental e o estado geral de saúde
- Manter a pele e as mucosas intactas
- Evitar imobilidade

> **QUADRO 33.2** Fatores que contribuem para o alto risco de infecção nos idosos
>
> - Mudanças associadas ao envelhecimento
>   - resposta antígeno-anticorpo alterada
>   - atividade respiratória diminuída
>   - capacidade menor para expelir secreções dos pulmões
>   - músculos da bexiga mais fracos, facilitando retenção urinária
>   - hipertrofia da próstata
>   - aumento da alcalinidade das secreções vaginais
>   - aumento da fragilidade da pele e da mucosa
> - Alta prevalência de doenças crônicas
> - Imobilidade
> - Maior probabilidade de desnutrição, uso de cateter urinário, procedimentos invasivos, hospitalização, internação em instituições especiais

ESTUDO DE CASO

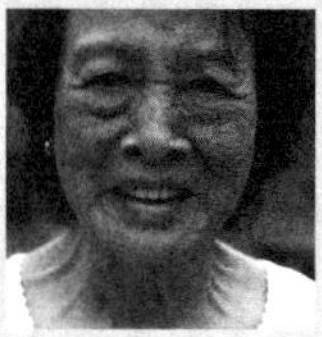

Com 82 anos de idade, d. Helena é levada ao setor de emergência pela filha, com quem mora. Até seis dias atrás, d. Helena conseguia deambular e realizar as atividades de autocuidado; foi então que ficou cada vez mais confusa e fraca; perdeu peso e começou a ter incontinência urinária. Foi diagnosticada com pneumonia bacteriana e internada no hospital.

DESENVOLVENDO O PENSAMENTO CRÍTICO

- Quais são os riscos enfrentados por d. Helena durante a hospitalização?
- O que pode ser feito para minimizar esses riscos?
- Quais planos você faria para auxiliar a filha da paciente nas atividades de cuidado após a alta de d. Helena?

Os planos de alta precisam considerar as necessidades da família e das pessoas próximas ao paciente que oferecem apoio e assistência nos cuidados (Fig. 33.2). O plano deve funcionar para todos os envolvidos, e não apenas para o paciente, para que seja um sucesso completo (uma discussão mais completa dos cuidados oferecidos pela família é parte do Cap. 35.)

- Garantir administração de vacina pneumocócica e contra gripe (a menos que contraindicadas)
- Manter o ambiente limpo
- Limitar contato com pessoas com infecção ou infecção suspeitada
- Armazenar os alimentos de forma correta
- Prevenir lesões
- Cumprir as práticas de controle de infecções

Há muitas vitaminas e plantas utilizadas como agentes de prevenção e controle de infecções. Suplementos de vitamina A e C são recomendados, da mesma forma que a eliminação do açúcar refinado da dieta. As plantas equinácea, *Hydrastis canadensis* e o alho podem prevenir e tratar infecções; em pequenas doses, acredita-se que reforcem a resistência a infecções; em grandes doses, podem combater elementos patogênicos. O ginseng siberiano pode proteger o organismo contra os efeitos danosos do estresse e reforçar a resistência a infecções. Os pacientes devem ser aconselhados a consultar o médico antes do uso de terapias complementares.

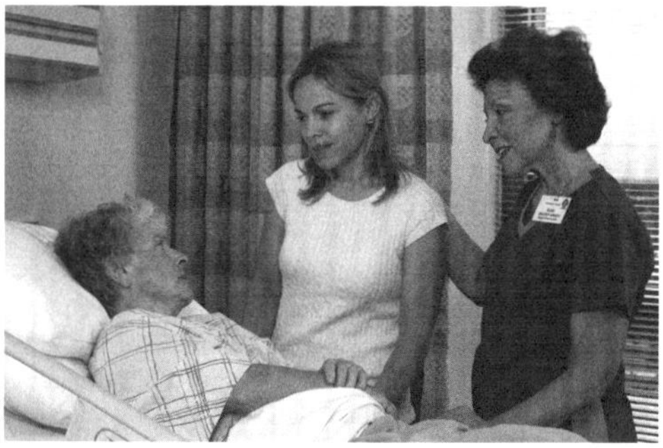

FIGURA 33.2 • Ao planejar a alta do idoso, o enfermeiro também deve considerar as necessidades dos familiares que podem atendê-lo em casa.

PLANEJAMENTO DA ALTA DOS IDOSOS

Idosos hospitalizados requerem um plano de alta antecipado e competente para evitar complicações, reduzir o risco de nova hospitalização e minimizar seu estresse e dos cuidadores. Um plano de alta eficiente é especialmente importante nas atuais curtas permanências hospitalares, que levam os pacientes a sair das instituições em condições de mais enfermidade e debilidade.

DICA DE COMUNICAÇÃO

Os enfermeiros devem fazer perguntas que auxiliem a coletar dados de fatores capazes de influenciar os resultados pós-alta de pessoas idosas hospitalizadas. Fatores como:
- A percepção que o paciente tem do estado de saúde e do prognóstico
- A quantidade e a complexidade das doenças clínicas
- A história pregressa das práticas de autocuidado
- Suportes e recursos familiares e sociais

É importante lembrar que o estresse da doença, os procedimentos e a hospitalização podem interferir nas lembranças e respostas dos pacientes. Auxiliar os pacientes a ter sensação de conforto e relaxamento e dar todo o tempo necessário para processamento de perguntas e formulação de respostas ajudarão na obtenção de dados importantes. Talvez haja necessidade de planejamento de várias sessões com os pacientes para troca de informações e transmissão do plano da alta.

O enfermeiro deve avaliar e antecipar as necessidades do paciente e do seu cuidador após a alta logo que possível para que, antes desta, consiga orientá-los corretamente, fazer os encaminhamentos e sugerir preparativos em casa. Alguns locais de atendimento a pacientes graves têm uma equipe geriátrica interdisciplinar que dialoga com os funcionários e elabora os planos de alta. Especialistas em enfermagem gerontológica em locais de atendimento a pacientes graves podem também realizar essa atividade.

Resumo do capítulo
O fato indiscutível de que a população idosa seja importante usuária de serviços de atendimento a doenças graves exige que enfermeiros que atuam em locais de atendimento a pacientes graves conheçam bem as necessidades e os riscos dessa população. Há inúmeros riscos especialmente elevados entre idosos hospitalizados, inclusive delírio, quedas, lesões de pressão, desidratação, incontinência, constipação e perda da independência funcional. Os enfermeiros devem ficar atentos e tomar medidas ativas para evitar tais riscos. Além disso, é importante que analisem a história de saúde do paciente para ter certeza de que tomaram conhecimento de todas as condições do paciente, bem como dos medicamentos e dos suplementos que utiliza.

Idosos têm margem menor de reservas fisiológicas na comparação com os mais jovens, sendo menos capazes de compensar alterações fisiológicas e adaptar-se a elas, aumentando os riscos de complicações cirúrgicas por consequência. O ensino pré-operatório pode ajudar os pacientes e os familiares a compreender o que esperar antes da cirurgia, durante e após. Hipotermia é uma das principais complicações enfrentadas por pessoas com mais idade, no intraoperatório e no pós-operatório, exigindo monitoração atenta da temperatura corporal. Podem ser usadas medidas de aquecimento para reduzir o risco dessa complicação. A inquietude pós-operatória pode ser um sintoma primário de hipoxia. É importante que essa inquietação não seja confundida com dor; administrar um narcótico pode exaurir ainda mais o suprimento de oxigênio no organismo. A administração profilática de oxigênio pode ser benéfica como terapia pós-operatória. Monitorar de perto a ingestão e a eliminação é útil para identificar desequilíbrios hídricos. Boa nutrição, controle adequado da dor, prevenção de infecção e alterações frequentes de posição para evitar lesões de pressão, pneumonia e outras complicações são ações essenciais de enfermagem.

Situações de emergência são frequentes na população de idosos em razão de alterações associadas ao envelhecimento que reduzem a resistência e tornam o organismo mais suscetível a lesões e doenças; também podem ser problemáticas em razão da apresentação atípica dos sintomas e das respostas alteradas aos tratamentos. Quando pessoas idosas apresentam uma situação de emergência, os enfermeiros têm de garantir a manutenção das funções vitais, a prevenção de complicações e sua rápida identificação e a monitoração atenta das respostas ao tratamento.

Infecções não somente surgem com mais facilidade nos idosos, mas ainda têm identificação precoce mais difícil em razão dos sintomas alterados. Exemplificando, sinais de uma infecção do trato urinário incluem confusão, incontinência, dor abdominal difusa, anorexia, náusea e vômito; uma pneumonia pode estar presente com confusão, letargia e anorexia. Muita atenção é importante à prevenção de infecções.

O enfermeiro deve coletar dados e antecipar as necessidades do paciente e do seu cuidador após a alta logo que possível para que, antes desta, consiga orientá-los corretamente, fazer os encaminhamentos e sugerir preparativos em casa. O plano de alta precisa levar em conta as capacidades e as necessidades da família ou das pessoas próximas que dão suporte e assistência nos cuidados, garantindo sua praticidade a todos.

APLICANDO CONHECIMENTO NA PRÁTICA

Measuring Activity Levels Associated With Rehabilitative Care in Hospitalized Older Adults

Fonte: Casey, C. M., Bennett, J. A., Winters-Stone, K., Knafl, G. J., & Young, H. M. (2014). Geriatric Nursing, 35(2, Suppl.), S3-S10.

Uma hospitalização pode expor idosos a muitos riscos, entre eles, um declínio irreversível da condição funcional que os afeta após a alta. Apesar do potencial de descondicionamento, pesquisas mostram que idosos costumam passar muito da permanência no hospital no leito em razão de preocupações com segurança, de sedação, de questões de número de funcionários e de limites de tempo.

Tentando encontrar maneiras eficazes de promover atividade em pacientes idosos hospitalizados, os pesquisadores avaliaram o uso e a factibilidade de emprego do Actiheart, um monitor da frequência cardíaca combinado com um medidor de aceleração, para a medida da frequência e dos movimentos cardíacos, durante cinco atividades de cuidados clínicos (mudanças de posição, pernas pendentes na lateral do leito, transferência da cadeira para o leito, sentar-se na cadeira e erguer-se da cadeira para andar com andador ou haste IV). O Actiheart consiste em um sistema de sensor com eletrodos, com dois desvios, colocado próximo do esterno e ao longo da linha clavicular média. Pacientes com 65 anos de idade ou mais, hospitalizados à noite para uma cirurgia planejada, orientados e deambulando, puderam participar da pesquisa.

A não ser na deambulação, que mostrou um aumento mais significativo, a frequência cardíaca pré-atividade e após a atividade ficou em 20 pontos da frequência cardíaca básica do paciente. O uso do monitor foi considerado eficaz para a monitorização objetiva dos níveis de atividade apropriados a determinado paciente.

É necessário que os enfermeiros sejam cautelosos ao impor limites a idosos por preocupações com a segurança e as complicações. A tecnologia oferece muitos dispositivos que podem ajudar a monitorar os pacientes com facilidade e, de forma objetiva, determinar o que é adequado a cada um. O emprego de dispositivos como o estudado nesta pesquisa pode ser valioso para estabelecer níveis seguros de atividade para pacientes idosos hospitalizados e para prevenir as várias consequências graves da limitação desnecessária à atividade.

APRENDENDO NA PRÁTICA

D. Denise, relativamente ativa aos 84 anos de idade, fez cirurgia e prótese total do quadril. Sua recuperação foi complicada por uma reação a um analgésico causador de tontura, sedação severa e vômito. Os sintomas levaram-na a ficar menos ativa e a permanecer no leito, dormindo a maior parte do tempo. A não ser pelas visitas diárias da paciente ao fisioterapeuta, ela passava a maior parte do tempo descansando no leito.

D. Denise recebeu alta para uma instituição para idosos para continuar a reabilitação. Em 48 horas, foi novamente hospitalizada com pneumonia e lesões de pressão em estágio 3, que a instituição para onde havia ido alegou já existirem quando a paciente deu entrada ali, embora não estivessem documentadas no prontuário do hospital. Sua condição agora era mais grave na comparação com a hospitalização anterior.

O que poderia ter sido feito para evitar as complicações e a readmissão de d. Denise? O que pode uma instituição para idosos fazer para facilitar uma transição de um paciente a esse local de modo que sejam evitadas novas hospitalizações?

EXERCITANDO O PENSAMENTO CRÍTICO

1. Um novo especialista em enfermagem gerontológica, em uma unidade cirúrgica de pacientes internados, recebeu a tarefa de implementar intervenções de enfermagem para reduzir o risco de complicações durante a hospitalização de idosos. Quais protocolos, atividades de desenvolvimento dos funcionários e outras ações esse especialista pode considerar?
2. Esboçar os conceitos que você analisaria ao dar uma aula para idosos na comunidade sobre medidas de prevenção de infecções.
3. Quais preconceitos ou visões desinformadas podem colocar em risco a saúde e o bem-estar de idosos muito doentes?

Bibliografia

Centers for Disease Control and Prevention (2015). Persons with hospital stays in the past year, by selected characteristics: United States, selected years 1997–2012. Recuperado de http://www.cdc.gov/nchs/data/hus/hus13.pdf#088

Horn, E. P., Bein, B., Bohm, R., Steinfath, M., Sahili, N., & Hocker, J. (2012). The effect of short time periods of pre-operative warming in the prevention of peri-operative hypothermia. *Anaesthesia*, *67*(6), 612–617.

Rowley, B., Kerr, M., Van Poerin, J., Everett, C., Stommel, M., & Lehto, R. H. (2014). Preoperative warming in surgical patients: A comparison of interventions. *Clinical Nursing Research*, *24*(4), 432–441. Recuperado de http://cnr.sagepub.com/content/early/2014/05/30/1054773814535428.abstract

Yang, H. L., Lee, H. F., Chu, T. L., Su, Y. Y., Ho, L. L., & Fan, J. Y. (2012). The comparison of two recovery room warming methods for hypothermia patients who had undergone spinal surgery. *Journal of Nursing Scholarship*, *44*(1), 2–10.

CAPÍTULO 34

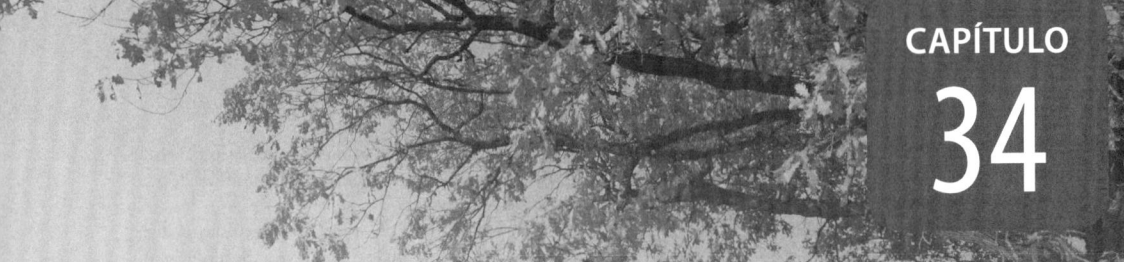

Cuidados de longo prazo

VISÃO GERAL

Evolução dos cuidados institucionais de longo prazo
    Antes do século XX
    No século XX
    Lições da história

As casas de repouso atualmente
    Padrões das instituições de cuidados prolongados
    Moradores de casas de cuidados prolongados
    Papéis e responsabilidades dos enfermeiros

Outros locais de atendimento prolongado
    Comunidades de vida assistida
    Atendimento de saúde nas comunidades e domiciliares

Olhando para o futuro: um novo modelo de cuidados de longo prazo

OBJETIVOS DE APRENDIZAGEM

A leitura deste capítulo possibilitará a você:

1. Descrever a evolução dos cuidados institucionais de longo prazo.
2. Discutir os problemas que resultam da falta de um modelo único de cuidados de longo prazo.
3. Identificar as principais categorias de padrões descritos nos regulamentos das instituições de cuidados de longo prazo.
4. Listar os vários papéis dos enfermeiros nas instituições de cuidados de longo prazo.
5. Descrever as necessidades de higiene, holismo e integralização da vida dos moradores de instituições de cuidados de longo prazo.

TERMOS PARA CONHECER

Asilo*: instituição pública ou instituições caritativas para pessoas pobres

---

*N. de R. T. Asilos são instituições públicas para pessoas sem receita ou com poder financeiro precário. Havendo necessidade de cuidados subagudos ou crônicos, o idoso irá para uma casa geriátrica. Quando ele apresenta baixa dependência e está clinicamente estável (não precisa cuidados de enfermagem), irá para uma casa de repouso ou lar.

Regulamentos: padrões mínimos elaborados por instituições públicas que devem ser atendidos em obediência à legislação e para a qualificação de registro profissional e reembolso

Cuidados subagudos: nível de cuidados em que o controle contínuo de condições graves, junto da assistência no atendimento básico, é necessário e oferecido em local de cuidados prolongados

Uma instituição de atendimento por longo período é, cada vez mais, um local clínico complexo e dinâmico para a prática da enfermagem. Esses estabelecimentos, em número cada vez maior, atendem uma população com mais complicações clínicas; muitos estão criando unidades de **atendimento subagudo**, que oferecem cuidados ventilatórios, hiperalimentação e outros serviços, antes limitados aos hospitais. Os consumidores estão mais informados a respeito dos padrões de bom atendimento e ambientes com qualidade de vida, com mais expectativas do que antes em relação aos provedores de serviços. Além disso, no caso de muitos enfermeiros que se frustraram com as limitações de cuidados decorrentes das curtas permanências em hospitais e a fragmentação dos cuidados, essas instituições de cuidados prolongados dão a oportunidade de estabelecer relações de longo prazo e a prática das habilidades curativas da enfermagem.

Embora a quantidade de instituições que oferecem atendimento prolongado tenha diminuído desde a implementação de padrões mais rígidos, a quantidade de moradores atendidos cresceu junto com o aumento da população idosa. A maior parte da geração atual que ingressa nos anos da maturidade precisará de algum tipo de cuidado em instituições durante a vida (Centers for Disease Control and Prevention, 2015).

EVOLUÇÃO DOS CUIDADOS INSTITUCIONAIS DE LONGO PRAZO

Os vários aspectos positivos da enfermagem geriátrica nas instituições de atendimento prolongado costumam desaparecer diante da imagem pejorativa desse tipo de instituição, influenciada por uma história calcada em escândalos e na disposição imediata da mídia em enfatizar os abusos e as condições abaixo dos padrões praticados por uma minoria. Acompanham essa imagem negativa as políticas de reembolso que, de forma significativa, limitam a capacidade de oferecimento de atendimento de alta qualidade. Uma análise da evolução dos cuidados em instituições de atendimento de longo prazo ajuda a esclarecer algumas razões para os desafios atuais enfrentados por enfermeiros que trabalham nesses locais e a evitar problemas similares futuramente.

Antes do século XX

As instituições que dão atendimento a pessoas mentalmente doentes, com incapacidades de desenvolvimento, idosas, órfãs, empobrecidas ou que sofrem de alguma doença contagiosa eram comuns na maioria dos países europeus, no final do século XVII. Normalmente, todos esses indivíduos ficavam em um mesmo local, quase sempre junto de criminosos. Com recursos limitados e pouco interesse público por essas populações, na melhor das hipóteses, eram dados cuidados restritos à segurança.

Nos Estados Unidos, qualquer tipo de atendimento a pacientes internados, em situação grave ou necessitando de atendimento prolongado, era uma raridade até o século XIX, já que o esperado era que pessoas de respeito fossem cuidadas nas próprias casas, por familiares ou por terceiros contratados. Mesmo com o aumento de hospitais após 1800, essas instituições desencorajavam permanências prolongadas por pessoas pobres, com condições crônicas. A sociedade reagiu criando asilos para idosos pobres, que passaram a ser a fonte principal de atendimento institucional. Com parcos recursos, os cuidados eram básicos, na melhor das hipóteses.

Moradores em melhores condições deveriam prestar serviços na instituição. Muitos já curados, sem outra opção, permaneciam na instituição e ganhavam alojamento, refeições e um salário muito pequeno em troca de cuidar de outros moradores, trabalhos na cozinha e limpeza.

A principal preocupação dos administradores era que o funcionamento fosse eficiente, o que se conseguia pela criação de regras e rotinas que ofereciam aos moradores autonomia e individualidade mínimas de cuidados. Nessa época, o sociólogo Erving Goffman traçou um perfil dessas instituições, as quais chamou de "instituições totais", ao caracterizá-las assim (Goffman, 1961):

- Todas as atividades feitas da mesma maneira, no mesmo local
- Todos os indivíduos tratados da mesma forma, obrigados a atender às mesmas atividades e nos mesmos horários
- Agenda rígida e inflexível de atividades
- Várias regras seguidas rigidamente
- As atividades mais atendiam às metas da instituição do que às necessidades de seus moradores

Esse método de cuidados tornava os residentes/pacientes, mais do que pessoas singulares, precisando de assistência e, combinado ao isolamento em relação ao mundo externo, levava à erosão de suas identidades e enseja apatia, inatividade e comportamentos mal-adaptados e estereotipados.

> **CONCEITO-CHAVE**
>
> As várias regras e rotinas implementadas para manter em funcionamento eficiente as primeiras instituições fundadas com escassos recursos resultaram no aparecimento de comportamentos anormais nos residentes.

No século XX

No início de 1900, instituições públicas e caritativas começaram a substituir os asilos. Os residentes moravam em instituições dedicadas à sua população específica. Os recursos financeiros continuavam escassos; o atendimento melhorou um pouco.

É importante mencionar a inexistência de coletas criteriosas de dados sobre as necessidades especiais daqueles que precisavam de cuidados institucionais prolongados. Não havia planejamento estratégico e nenhuma ideia das diferenças entre instituições que abrigavam as pessoas fragilizadas e dependentes, por períodos longos, e outros tipos de instituições. Não havia um modelo de cuidado de longo prazo, nem um conjunto de padrões que descrevessem as expectativas únicas de cuidados para essa população especial. O que existia eram locais que ofereciam cuidados prolongados, que tentavam assemelhar-se a hospitais, prisões e outras instituições da época. Ao copiar instituições que atendiam populações muito diferentes, com propósitos bastante diversos, pareciam tentar encaixar um objeto quadrado em um orifício arredondado. A ausência de um modelo bem definido de cuidados institucionais de longo prazo significou uma base fraca que influenciou a consolidação desse cenário clínico.

> **CONCEITO-CHAVE**
>
> As instituições de cuidados prolongados tentaram se assemelhar a hospitais, prisões e outros estabelecimentos, mais do que criar um modelo baseado nas necessidades únicas da população atendida.

Em 1935, o decreto referente à Previdência Social proporcionou uma forma de vários idosos buscarem alternativas às instituições públicas e caritativas. Como resposta, pequenas instituições começaram a aparecer, oferecendo hospedagem, refeições e alguns cuidados pessoais. Algumas eram administradas por enfermeiros ou pessoas que se autodenominavam enfermeiros; foi assim que o termo "casa de cuidados e repouso" popularizou-se. Em 1946, o governo americano contribuiu para o crescimento das casas de cuidados, oferecendo recursos para ajudar a construí-las, de acordo com leis e pesquisas para a construção de hospitais. Como o nome implica, a intenção original dos recursos era auxiliar a construção de hospitais. Assim, os padrões da planta arquitetônica associados aos recursos financeiros refletiam características desejadas para hospitais de atendimento a pacientes graves. Na verdade, apesar da grande diferença entre hospitais e casas de cuidados (ou casas de repouso), não havia padrões diferenciados para estas. Logo, as casas de repouso construídas nessa época, e por vários anos depois, replicavam os hospitais. As casas de repouso eram iguais aos hospitais na arquitetura e no funcionamento. Roupa de cama e uniformes impecavelmente brancos e engomados, horários rígidos, moradores passivos, políticas rígidas de visitação e restrição a animais de estimação estavam entre as semelhanças.

Na década de 1960, a população idosa crescente começou e exercer poder político, solicitando aumento e melhorias nos serviços de atendimento de saúde. A aprovação do *Medicaid* e do *Medicare* auxiliou a minorar a frustração dos hospitais, com quantidades cada vez maiores de pacientes idosos ocupando seus leitos por longos períodos, e também reembolsava as instituições de repouso que ofereciam esse atendimento. Resultou que, entre 1960 e 1970, a quantidade de casas de repouso mais que dobrou e a de residentes atendidos ali mais que triplicou. Infelizmente, a maioria dos proprietários e administradores de casas de repouso era de pessoas voltadas aos negócios, com experiência mínima e parca compreensão do atendimento de enfermagem. Padrões federais (regulamentos) eram mínimos, com muita flexibilidade dos sistemas de monitorização e aplicação da lei.

Consequente às condições deploráveis das casas de repouso e ao clamor público resultante, o Departamento de Saúde e Serviço Humanizado encarregou o Instituto de Medicina a estudar as instituições de cuidados prolongados e recomendar mudanças. O estudo informou os problemas conhecidos com a qualidade do atendimento e recomendou o fortalecimento da regulamentação dessas instituições (Institute of Medicine Committee on Implications of For-Profit Enterprise in Health Care, 1986). Em resposta a isso, foram criadas regulamentações bastante rigorosas por meio da lei federal conhecida como Omnibus Budget Reconciliation Act, de 1987. A lei exigia o uso de um instrumento padronizado de coleta de dados, a elaboração oportuna de um plano escrito de atendimento, a redução do uso de imobilizadores e de fármacos psicotrópicos, o aumento da equipe funcional, a proteção dos direitos dos residentes e o treinamento dos assistentes de enfermagem.

> **PARA REFLETIR**
>
> Quais percepções de casas de repouso você sabe que familiares, amigos e outros profissionais de saúde têm? De que forma elas influenciam suas ideias de trabalhar nesses locais?

Lições da história

Como evidencia o retrospecto histórico, a falta de uma visão e de um modelo explícito de atendimento prolongado contribuiu para a desorganização e a confusão acerca da finalidade, da função e dos padrões para essas instituições. Quando a enfermagem falha em exercer a liderança, aqueles que não são enfermeiros determinam sua prática. A essência do atendimento prolongado envolve cuidados de enfermagem; portanto, quem melhor do que os enfermeiros para definir o tipo de cuidados em instituições de atendimento? Infelizmente, esses profissionais assumiram um papel reacionário e passivo, permitindo que pessoas com mínima compreensão dos cuidados ditassem a prática da enfermagem.

Quando os enfermeiros não tentam corrigir os problemas no sistema de cuidados de saúde, outros fazem isso e a percepção pública é a de que esses enfermeiros são parte do problema. Foi o público que cobrou providências, e não a classe de enfermeiros, quando as condições nas instituições de cuidados de longo prazo atingiram proporções escandalosas. Os enfermeiros que trabalhavam nesses locais testemunharam condições abaixo dos padrões e queixaram-se delas, mas não se organizaram para ir a público e fazer as mudanças. Os que não trabalhavam ali costumavam criticar as condições que os impediam de trabalhar nesses locais, embora nada fizessem para melhorar a situação. Quando não são parte da solução, os enfermeiros criam a percepção de serem parte do problema.

Um pensamento empresarial pode beneficiar a enfermagem e os pacientes. Na era do rápido crescimento de casas de longa permanência, muitos empresários viram a oportunidade de ganhar muito dinheiro, comprando e administrando instituições de cuidados prolongados; alguns até ficaram milionários. Essas pessoas não eram, necessariamente, as mais brilhantes, mais ricas ou que mais trabalhavam em comparação com os enfermeiros, mas foram os mais aptos a vislumbrar oportunidades e a assumir riscos. Visto que os enfermeiros não eram empresários e nem possuíam e administravam casas de longa permanência, esses profissionais perderam a oportunidade de beneficiar-se, financeiramente, e – mais importante ainda – não estavam nos cargos de comando para poderiam influenciar a qualidade do atendimento, o nível dos funcionários, os salários e outros aspectos críticos do atendimento nas casas de longa permanência.

Essas lições devem ter algum valor para os enfermeiros e estudantes de hoje, considerando-se o fato de que observam profissionais do setor financeiro tomando decisões que determinam a prática clínica, trabalham em locais com corpo funcional e serviços aquém de padrões de prática aceitáveis e testemunham o aparecimento de novos serviços e agências mais como reação ao potencial de receita financeira do que a uma necessidade.

> **PARA REFLETIR**
> O que você faria se trabalhasse em um local em que o atendimento estivesse abaixo dos padrões?

AS CASAS DE REPOUSO ATUAIS

As condições nas casas de longa permanência, hoje chamadas de instituições de cuidados prolongados, melhoraram muito em virtude da legislação federal e do aumento do interesse profissional pelo trabalho nesses locais. Profissionais com registro devem estar presentes 24 horas, auxiliares de enfermagem devem passar por um processo de certificação, reduziu-se o uso de contenção química e física e melhorou o registro. No entanto, os problemas ainda continuam. Questões, como número insuficiente ou inconsistente de funcionários e alta rotatividade desses profissionais, bem como condições do tipo lesões de pressão, desidratação e desnutrição, ainda são problemas comuns nesses locais.

Padrões das instituições de cuidados prolongados

A maior parte das instituições de cuidados prolongados preocupa-se com atendimento aos regulamentos. Os regulamentos descrevem padrões mínimos que uma instituição assim deve atender para cumprimento da lei e qualificação para reembolso (Quadro 34.1). Deve ser salientado que esses padrões são os mínimos que devem ser atendidos para que as instituições obedeçam à legislação, obtenham licença e certificação.

Os estados podem acrescentar elementos à legislação federal e criar padrões mais altos que as instituições devem cumprir. Além disso, a Joint Commission publica padrões superiores que esses locais podem, de forma voluntária,

---

QUADRO 34.1 Regulamentos relativos a instituições de cuidados prolongados

- Direitos dos moradores
- Direitos na baixa, nas transferências e na alta
- Comportamento dos moradores e práticas da instituição
- Qualidade de vida
- Serviços de enfermagem
- Serviços nutricionais
- Serviços médicos
- Serviços especiais de reabilitação
- Serviços odontológicos
- Serviços de farmácia
- Controle de infecções
- Ambiente físico
- Administração

optar por seguir (os padrões são publicados em manuais de acreditação, que podem ser adquiridos). É fundamental que os enfermeiros que trabalham nessas instituições tenham conhecimento dos regulamentos referentes às casas de longa permanência, em seus estados específicos.

Moradores de casas de cuidados prolongados

Os indivíduos que procuram cuidados institucionais prolongados são pessoas que têm dependência funcional prolongada, em consequência de prejuízo físico ou mental. É, assim, o nível de funcionamento, e não o diagnóstico médico que influencia a necessidade de atendimento de longo prazo. Normalmente, os moradores das instituições de cuidados prolongados têm dependências em sua capacidade de realizar as atividades cotidianas; muitos são incontinentes e têm prejuízos cognitivos. Quinze por cento dos moradores de casas de cuidados prolongados são adultos com menos de 65 anos de idade, com o restante comporto por pessoas ainda mais velhas, cerca de 43% com mais de 85 anos (National Center for Health Statistics, 2013). A qualquer momento, apenas 5% da população idosa reside em uma instituição assim; todavia, conforme referido, percentual mais alto precisará dessa forma de atendimento em algum momento de suas vidas (Centers for Disease Control and Prevention, 2015).

Para a maioria desses moradores, a hospitalização nessas instituições não foi a primeira e mais desejada opção. Em muitas situações, os familiares tentaram ajudar nos cuidados, mas descobriram que as necessidades de atendimento excediam suas capacidades. Quando tomada a decisão de buscar uma casa de longa permanência, muitas famílias estão esgotadas física, emocional e financeiramente e sentem culpa, depressão e frustração pela situação. É comum uma crise desencadear a necessidade de uso de uma instituição de cuidados prolongados, o que deixa as famílias em posição de ter de procurar e decidir sobre a instituição, sob circunstâncias aquém das ideais. Uma função importante do enfermeiro gerontólogo é ajudar os moradores e os familiares enquanto enfrentam os desafios de escolher e adaptar-se a uma instituição de atendimento prolongado (Quadros 34.2 e 34.3).

Alerta de domínio conceitual

Providências para a transferência para um hospital são serviços especiais importantes, sobre os quais se deve conversar, quando da escolha de uma casa de atendimento prolongado para um cliente com mais idade. Outros fatores a serem analisados incluem informações sobre o tipo de plano de saúde aceito pela instituição, a diária da instituição e as políticas sobre limites de reembolso.

QUADRO 34.2 Fatores que devem ser analisados na escolha de uma instituição de cuidados prolongados

CUSTOS
- Diárias
- Tipo de plano de saúde aceito
- Custos particulares necessários para suplementar o plano de saúde
- Serviços incluídos e os não incluídos na diária
- Taxa cobrada pelos serviços não incluídos na diária
- Políticas relativas aos cuidados do morador, quando atingido o limite do reembolso do plano de saúde

FILOSOFIA DOS CUIDADOS
- De proteção *versus* de recuperação/reabilitação
- Promoção da independência, da individualidade e da opção do morador
- Estímulo aos residentes e aos familiares para participarem ativamente dos cuidados

ADMINISTRAÇÃO
- Estrutura de organização
- Propriedade
- Possibilidade de acesso e disponibilidade do administrador, do diretor de enfermagem, do diretor clínico, dos chefes de departamento
- Ocorrência de reuniões regulares agendadas entre a administração, os residentes e os familiares

SERVIÇOS ESPECIAIS
- Disponibilidade de podiatra, fonoaudiólogo, terapeuta ocupacional, fisioterapeuta, transporte, cabeleireiro/barbeiro
- Custo de serviços especiais
- Condições e providências para transferência ao hospital

CORPO FUNCIONAL
- Número de cuidadores disponíveis em um turno normal
- Proporção de enfermeiros registrados, enfermeiros com atuação mais limitada, auxiliares de enfermagem em relação aos residentes

(continua)

QUADRO 34.2 Fatores que devem ser analisados na escolha de uma instituição de cuidados prolongados (*continuação*)

- Número de funcionários de supervisão de serviço em um turno normal
- Frequência e tipo de educação em serviço oferecida ao corpo funcional
- Aparência, imagem evidenciada pelos funcionários
- Qualidade das interações entre os funcionários e os moradores
- Cortesia e solicitude dos funcionários

RESIDENTES
- Limpeza, cuidados com a aparência, aparência geral
- Tipo de roupa usada (pijamas, roupas normais para sair, roupas limpas, roupas amassadas)
- Nível de atividade
- Facilidade de interação com os funcionários e com outros moradores

INSTALAÇÕES FÍSICAS
- Limpeza, bom aspecto, odores agradáveis
- Facilidade de uso por deficientes e fragilizados
- Iluminação
- Controle de ruídos
- Áreas seguras para deambular
- Precauções gerais contra incêndio e segurança
- Proximidade dos banheiros, refeitórios, salas de jogos, postos de enfermagem e saídas para os quartos dos moradores
- Aspecto domiciliar das áreas ocupadas pelos residentes
- O quanto os funcionários ficam visíveis para os residentes
- Áreas externas para uso dos moradores

REFEIÇÕES
- Agenda de refeições
- Tipo de alimentos servidos
- Bom aspecto, temperatura dos alimentos servidos
- Disponibilidade de funcionários para ajudar os moradores durante as refeições
- Local em que os moradores fazem as refeições (p. ex., quarto, refeitório comum)
- Disponibilidade de consulta com nutricionista
- Variação das dietas especiais
- Capacidade de ter substituições nas refeições, preferências étnicas
- Disponibilidade de lanches entre as refeições principais

ATIVIDADES
- Agenda de atividades exposta
- Variação e frequência de atividades
- Possibilidade de familiares e visitantes participarem das atividades com os moradores
- Existência de conselho de moradores
- Mecanismos para os moradores poderem dar sugestões/participar do planejamento e da avaliação das atividades
- Oportunidade aos moradores para envolvimento em atividades fora da instituição
- Diversidade das atividades realizadas por quem permanece no leito

CUIDADOS
- Oferecimento de cuidados básicos diários
- Frequência do contato com profissionais licenciados
- Controle de problemas especiais; incontinência, confusão, perambulação, imobilidade
- Tentativas de aumento da mobilidade e das funções
- Dignidade, privacidade, individualidade propiciadas aos residentes
- Frequência com que surgem complicações (p. ex., úlceras de pressão, desidratação, infecções)
- Manejo de incidentes raros, emergências
- Avaliações por agências reguladoras

ENVOLVIMENTO DA FAMÍLIA
- Preparo pré-hospitalização oferecido às famílias
- Orientação e suporte contínuos às famílias
- Frequência de reuniões com os familiares
- Mecanismos de comunicação com as famílias, envolvimento das famílias nos cuidados
- Políticas de visitação

NECESSIDADES ESPIRITUAIS
- Ramo religioso a que pertence a instituição, se for o caso
- Disponibilidade de capela, sinagoga, sala de meditação
- Visita de religiosos
- Medidas que auxiliem os moradores a satisfazer necessidades espirituais

QUADRO 34.3 — Medidas para ajudar as famílias a internar um parente em uma instituição de cuidados prolongados

ANTES DA INTERNAÇÃO
- Incentivar a família a visitar a instituição e a permanecer no local por algumas horas. Analisar, sem pressão, as informações básicas sobre o local e suas rotinas. Apresentar a família ao diretor de enfermagem, ao diretor clínico, ao administrador e a outros profissionais-chave.
- Pedir informações sobre futuro residente que permitam aos funcionários compreender sua história, necessidades e preferências peculiares. Demonstrar interesse pelo paciente como indivíduo.
- Acompanhar a família até um recinto reservado e oferecer a ela oportunidade para expressar preocupações e sentimentos com franqueza e liberdade. Dizer aos familiares que são normais os sentimentos de culpa, raiva e depressão por colocar um ente querido em uma instituição de cuidados prolongados; garantir-lhes que essas sensações melhoram com o tempo. Informar que não é raro o residente, no início, ficar bravo com a família, implorar para ir para casa ou rejeitar os parentes; garantir que ele acaba se adaptando à instituição e que tais reações costumam arrefecer.
- Descrever os direitos e as responsabilidades dos familiares na instituição.
- Fornecer um registro escrito dos fatos comunicados verbalmente.

NA INTERNAÇÃO
- Tentar fazer o funcionário que acompanhou a família antes da internação seja quem a receba, acompanhando-a durante todo esse processo.
- Informar aos familiares a localização da lanchonete, das máquinas de alimentos/bebidas e dos sanitários. Se possível, solicitar um lanche para os familiares, de modo que possam compartilhar com o residente novato a sua primeira refeição na instituição.
- Providenciar a presença dos funcionários que cuidarão do morador para que se apresentem à família. Escrever os nomes desses funcionários em um papel possibilita à família consultá-los para referência futura.
- Apresentar a família a familiares de outro residente e estimular o início de um "uma camaradagem". É comum as famílias darem muito apoio umas às outras, tornando as visitas mais agradáveis.
- Informar os familiares sobre a sequência antecipada de eventos relacionados ao residente (p. ex., ele será examinado pelo médico durante a tarde, participará de uma atividade em grupo no final da tarde, visitará o fisioterapeuta na manhã seguinte). Informar à família as datas e os horários das reuniões de planejamento dos cuidados e outros eventos aos quais são convidados.
- Estimular a família a ir para casa em um horário razoável. Reforçar aos familiares que o processo de internação é cansativo tanto para a família quanto para o morador e que ambos podem ser beneficiados com um pouco de descanso. Expressar compreensão em relação aos sentimentos desagradáveis vividos pelo morador e os familiares nesse momento; informar, porém, que isso é algo normal que melhora com o passar do tempo.

DURANTE AS VISITAS
- Incentivar a família e envolver-se, de forma dinâmica, no planejamento do cuidado e nas atividades de cuidado. Orientar os familiares sobre as atividades de cuidado que podem realizar, como alimentar o residente, massagear suas costas, fazer exercícios de amplitude de movimentos e cuidar bem de sua aparência.
- Sugerir atividades que a família pode compartilhar com o morador durante as visitas (p. ex., jogos de carta, presença de animal de estimação, compilação de álbum de fotos, leitura, quebra-cabeças, enfeite de mural). Quando possível, levar o residente a uma sala de atividades ou à parte externa da instituição durante a visita e estimular a família a passear com ele por breves períodos.
- Estimular o toque entre os membros da família e o residente.
- Oferecer e respeitar a privacidade durante as visitas.

GENERALIDADES
- Ser cortês e paciente. Lembrar-se de que ter um parente em uma instituição de cuidados prolongados é difícil, podendo causar várias reações que podem ser dirigidas aos funcionários.
- Telefonar para os familiares, quando houver alguma mudança na condição do residente ou algum incidente que o envolva.
- Escutar as queixas e investigá-las. Estimular os familiares a discutir problemas e preocupações com os funcionários da unidade.
- Convidar a família para participar do planejamento dos cuidados e da promoção desses cuidados o máximo possível.

Uma das consequências de haver mais regulamentos é uma ênfase maior nos direitos dos moradores de instituições de atendimento prolongado. Conforme a legislação, moradores dessas instituições têm direito a (Centers for Medicare and Medicaid, 2016):

- Receber informações em uma linguagem que possam compreender acerca dos serviços e dos custos da instituição, dos relatórios das investigações, dos telefones e endereços para contato com a órgãos públicos de fiscalização e a da instituição, bem como da agência que fez o levantamento
- Queixar-se ao corpo funcional, aos órgãos públicos e demais canais pertinentes
- Receber cuidados adequados e apropriados e ser informados das alterações nas condições
- Analisar o próprio prontuário do residente
- Ter privacidade durante o atendimento, durante a comunicação com as visitas e em relação às informações clínicas e financeiras
- Serem tratados com dignidade e respeito
- Receber ou recusar os visitantes
- Decidir com independência sobre cuidados, profissionais de saúde, estilo de vestir e atividades
- Enfermeiros em instituições de cuidados prolongados precisam assegurar o respeito aos direitos dos residentes.

Papéis e responsabilidades dos enfermeiros

Conforme já mencionado, as mudanças reguladoras desde a Lei federal dos Estados Unidos em 1987 significaram novas demandas sobre as instituições de atendimento prolongado quanto a uma coleta competente de dados dos moradores, planejamento dos cuidados, garantia de qualidade e proteção de seus direitos. As crescentes demandas e complexidades dessas instituições levaram ao emprego de enfermeiros altamente capacitados para ali atuarem.

Atualmente, profissionais de enfermagem sem licença realizam a maior parte do atendimento em instituições de cuidados prolongados, o que impõe maiores exigências sobre eles. Os enfermeiros não apenas devem supervisionar a condição dos moradores, mas também precisam monitorar a competência e o desempenho dos cuidadores não licenciados (Fig. 34.1). Orientar os funcionários, ser um modelo, fazer uma boa supervisão, treinar, avaliar o desempenho e corrigir problemas de desempenho são responsabilidades da maioria dos enfermeiros em instituições de atendimento de longo prazo, além de seus principais deveres clínicos e administrativos.

Cada vez mais os enfermeiros gerontólogos têm oportunidades de variar os papéis em uma instituição de cuidados prolongados. Podem exercer tarefas administrativas e de controle, como diretores, supervisores e coordenadores da unidade de enfermagem, ou enfermeiros-chefes. Podem exercer papéis especializados, como diretores de desenvolvimento de funcionários, coordenadores de garantia da qualidade, coordenadores do controle de infecções, especialistas em enfermagem gerontológico-psiquiátrica, ou enfermeiros de reabilitação. É claro que os enfermeiros também podem oferecer atendimento direto aos moradores. Cada um desses papéis exige competências que vão além da enfermagem básica, dessa forma desafiando esses profissionais a obter mais formação e experiência, assegurando um desempenho competente desses papéis especializados.

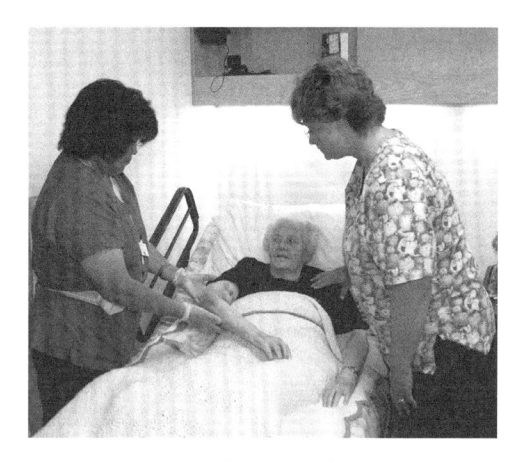

FIGURA 34.1 • Os enfermeiros trabalham com outros membros da equipe de saúde para garantir a qualidade do atendimento dos residentes das instituições de cuidados prolongados.

Esses profissionais influenciam, de muitas formas, a qualidade dos cuidados oferecidos aos moradores. A coleta de dados da baixa e o preenchimento do instrumento Conjunto Mínimo de Dados de investigação têm a coordenação de um enfermeiro, e a maior parte do que é registrado no prontuário confia na coleta feita pelos enfermeiros. Os problemas identificados no levantamento realizado com esse instrumento direcionam a atividade de planejamento dos cuidados. O plano de cuidados escrito orienta as ações dos enfermeiros; os funcionários são responsabilizados pelas agências reguladoras por garantir que os planos sejam precisos e respeitados. Os enfermeiros garantem que os auxiliares de enfermagem oferecem atendimento de forma adequada e monitoram os moradores para avaliar a eficácia do atendimento e para identificar mudanças em sua condição. O Quadro 34.4 lista algumas das principais responsabilidades dos enfermeiros em locais de atendimento prolongado.

QUADRO 34.4	**Principais responsabilidades dos enfermeiros gerontólogos em instituições de cuidados prolongados**

- Assistir aos moradores e suas famílias na escolha da instituição e na adaptação a ela.
- Levantar dados e elaborar um plano individualizado de cuidados, com base nos dados investigados.
- Monitorar o estado de saúde dos moradores.
- Recomendar e usar técnicas de cuidado de reabilitação e recuperação, sempre que possível.
- Avaliar a eficácia e a adequação dos cuidados.
- Identificar as mudanças nas condições dos moradores e agir de acordo com o que foi identificado.
- Comunicar e coordenar os cuidados com a equipe interdisciplinar.
- Proteger e defender os direitos dos moradores.
- Promover uma elevada qualidade de vida para os moradores.
- Garantir que sejam respeitadas as preferências e as escolhas dos residentes.
- Garantir e promover a competência dos enfermeiros.

CONCEITO-CHAVE

O *Minimum Data Set* é um instrumento padronizado de levantamento de dados que deve ser preenchido na baixa à instituição, nos Estados Unidos, quando houver alguma mudança na condição do morador e anualmente. Coordenadores de coleta de dados dos residentes foram preparados para o preenchimento desse instrumento (a Associação Americana de Enfermeiros é a principal organização a prepará-los para o desempenho dessa função).

Diferentemente de outros locais clínicos, na média, a instituição de atendimento prolongado não tem médicos e outros profissionais no local em todos os momentos. Embora isso signifique uma carga maior sobre os enfermeiros com registro profissional quanto a levantar dados e controlar problemas, também lhes dá oportunidade para a atuação independente e o uso de uma ampla gama de conhecimentos e habilidades. A prática independente de enfermagem e a capacidade de desenvolver relações prolongadas com os moradores e seus familiares estão entre os aspectos motivadores da enfermagem nesse tipo de instituição.

ESTUDO DE CASO

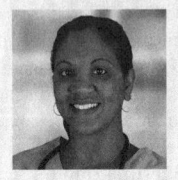

Patrícia é enfermeira com registro profissional, formada há três anos em uma pós-graduação. Há vários meses, aceitou um cargo como assistente de direção de enfermagem em uma instituição de atendimento prolongado. Sente grande satisfação no trabalho e acha que conhece melhor os cuidados em uma instituição assim.

Hoje, Patrícia tem convite para participar de uma reunião com o diretor de enfermagem e com o administrador da instituição: é informada que o primeiro está pedindo demissão, solicitando que ela assuma o cargo. Patrícia manifesta certa dúvida sobre sua capacidade de assumi-lo, embora receba a certeza do diretor de enfermagem e do administrador da instituição de que ambos estão impressionados com seu trabalho, achando que é capaz de atender às exigências do cargo. Embora não esteja segura quanto a ser diretora de enfermagem, é informada de que o diretor a orientará durante as próximas duas semanas, antes de sua partida; além disso, informam que receberá substancial aumento de salário e uma semana de trabalho de segunda a sexta-feira.

DESENVOLVENDO O PENSAMENTO CRÍTICO

- Quais são alguns aspectos que Patrícia deve levar em conta antes de decidir sobre a promoção?
- Como pode determinar se tem as qualificações para aceitar o cargo?
- Quais são os benefícios e os riscos para Patrícia advindos de aceitar o cargo? Quais são os benefícios e os riscos para a instituição se ela aceitar o cargo?

> **DICA DE COMUNICAÇÃO**
>
> Além do preenchimento dos instrumentos para coleta de dados, necessário nessas instituições, enfermeiros que ali atuam têm de conseguir informações com os moradores que permitam uma compreensão do que constitui para eles uma qualidade de vida significativa. Isso pode ser obtido por meio de perguntas como:
> - "Como eram seus dias quando morava em casa?"
> - "Há pessoas em sua vida com quem tem contatos regulares?"
> - "Quais atividades lhe agradam?"
> - "Como era sua agenda diária em casa?"
> - "O que podemos fazer para que você mantenha seu envolvimento com as pessoas e as atividades de que gostava, antes de vir para cá?"
>
> Melhor seria fazer essas perguntas e aproveitar as respostas vários dias após a internação, quando os residentes já conseguiram se recuperar do estresse inicial do ingresso na instituição.

OUTROS LOCAIS DE ATENDIMENTO PROLONGADO

Comunidades de vida assistida

Mais recentemente, houve um aumento das comunidades de vida assistida, como uma opção para pessoas que precisam de alguma assistência nas atividades cotidianas e no controle clínico, embora tais necessidades não sejam tão complexas a ponto de ser necessária atenção de enfermagem diária, nos sete dias da semana. As instituições de vida assistida não têm **regulamentos** tão rígidos quanto as instituições de atendimento prolongado, tendo menos enfermeiros licenciados para o atendimento local. Ao mesmo tempo em que a quantidade de leitos em instituições de atendimento prolongado diminuiu, aumentou a quantidade de leitos em locais de vida assistida, o que confirma uma tendência para esse tipo de atendimento. Atualmente, a maior parte dos cuidados de vida assistida é paga por particulares.

Tal como testemunhado nas instituições para idosos, a população nas comunidades de vida assistida vem apresentando necessidades cada vez mais complexas, clinicamente, bem como supervisão médica. Ainda que o ambiente físico e o estilo de vida possam atrair mais pacientes do que o das instituições de cuidados prolongados, é importante que as necessidades de atendimento dos moradores sejam investigadas e atendidas de forma adequada; a presença mínima de enfermeiros com licença profissional no local, em muitas comunidades de vida assistida, pode levar a não atendimento de necessidades de cuidados ou a atrasos no manejo. Os enfermeiros gerontólogos são desafiados a garantir a elaboração e a prática de padrões de cuidado apropriados nesses locais, evitando as condições escandalosas que caracterizaram as primeiras instituições de cuidados prolongados. Também é tarefa desses enfermeiros a defesa de opções de pagamento das atividades de vida assistida em favor das pessoas que não têm os recursos financeiros para recebimento desses cuidados.

Atendimento de saúde nas comunidades e domiciliares

Cada vez mais idosos, com condições crônicas e/ou incapacidades, recebem serviços de saúde e sociais de longo prazo nas próprias residências. Uma das formas para isso inclui os serviços de cuidados de saúde nas residências, comumente oferecidos por agências de atendimento domiciliar, com certificação do *Medicare*. Para se qualificar para reembolso do *Medicare* por serviços de saúde domiciliar, as pessoas devem ter 65 anos de idade ou mais, não podem sair de casa e precisam de serviços intermitentes de cuidados especializados que eles ou algum membro da família não é capaz de realizar. O *Medicaid* tem critérios similares, ainda que haja variação entre os estados. A Associação de Enfermeiras Visitadoras, Administraação de Veteranos e uma gama de agências particulares oferecem serviços domiciliares de saúde.

Há outros serviços disponíveis de assistência a pessoas nas comunidades, com necessidades de cuidados prolongados. Incluem serviços de manutenção da casa, folgas do cuidador, refeições entregues em casa, tranquilização por telefone, sistemas de monitoração do domicílio e outros. Além das agências que oferecem esses serviços, comunidades religiosas costumam ter programas de assistência a pessoas incapacitadas de sair de suas casas. Agências locais de assistência social e planejadores de alta hospitalar podem ser recursos úteis à localização de serviços em determinadas comunidades.

OLHANDO PARA O FUTURO: UM NOVO MODELO DE CUIDADOS DE LONGO PRAZO

De acordo com a reflexão feita neste capítulo sobre a evolução dos cuidados de longo prazo, o atendimento prolongado oferecido em instituições surgiu sem um modelo claramente definido. Mais do que uma combinação de uma grande variedade de intervenções terapêuticas que possibilitem às pessoas delegar a outros a sua assistência durante tempo prolongado, para que seja alcançada uma ótima saúde física, psicossocial e espiritual, as instituições de cuidados de longo prazo assemelham-se a uma colcha de retalhos, insatisfatoriamente remendados, do trabalho médico convencional. Esses retalhos estão unidos de forma frágil por fios pouco resistentes de **regulamentos** e regras institucionais.

Considerando-se que a maioria das necessidades e atividades de cuidados dos moradores dessas instituições pertence ao campo da enfermagem, os enfermeiros são a opção lógica de profissionais que definem o modelo do atendimento prolongado. A partir do reconhecimento das limitações do modelo médico nas instituições de cuidados de longo prazo, holismo e integralização da pessoa poderiam ser os temas do novo modelo. A Figura 34.2 apresenta uma hierarquia das necessidades dos residentes que pode ajudar os atuais e futuros enfermeiros a vislumbrar esse novo modelo, trazendo como um desafio a criação de serviços de atendimento prolongado que ultrapasse as exigências mínimas. Os níveis de necessidades mostrados incluem higiene, holismo e cura.

A higiene abrange as necessidades mais elementares, como as fisiológicas, as de garantia de segurança do ambiente humano e físico, as de tratamento dos problemas clínicos e as de restauração e/ou estabilização da saúde física e mental. A sobrevivência básica depende do atendimento dessas necessidades, embora isso não assegure uma vida satisfatória e de alta qualidade.

No âmbito do *holismo*, são considerados aspectos psicológicos, sociais e espirituais. Para que haja harmonia e equilíbrio entre corpo, mente e espírito, as pessoas precisam exercer os direitos individuais, assumir o máximo possível a responsabilidade pelo autocuidado, prevenir declínios e disfunções evitáveis e ter uma relação dinâmica com a comunidade, dentro e fora da instituição.

O atendimento às necessidades de higiene e de holismo compõe a base para a ocorrência da *integralização individual*. Essa integralização não implica cura, e sim o estabelecimento de uma vida com sentido e finalidade, sendo a doença uma oportunidade de autodescoberta, aprofundamento da consciência e do crescimento espirituais e a transcendência do ser físico.

Os pressupostos a seguir estão entremeados nesse modelo de holismo e integralização individual:

- O bem-estar psicológico, social e espiritual é tão importante quanto e, algumas vezes, mais importante do que o bem-estar físico.
- A supervisão e o tratamento médicos são apenas um componente das necessidades gerais dos residentes.
- Muitas necessidades que resultam de condições crônicas podem ser atendidas, com eficiência e segurança, com o uso de terapias complementares.
- A presença e as interações dos cuidadores influenciam a saúde, a cura e a qualidade da vida em uma casa de longa permanência.
- O ambiente físico pode ser usado como recurso terapêutico.
- A instituição de cuidados especiais é um elemento ativo e integrante da comunidade como um todo.

O movimento de *mudança cultural* foi uma etapa positiva em direção ao apoio a esse novo modelo de cuidados prolongados. Os elementos centrais desse movimento costumam incluir: a criação de um ambiente físico que se pareça mais com o de uma casa do que com o de uma instituição, a realização de tarefas consistentes pelos funcionários, a individualização dos cuidados de modo a atender às necessidades e aos desejos específicos dos residentes, o

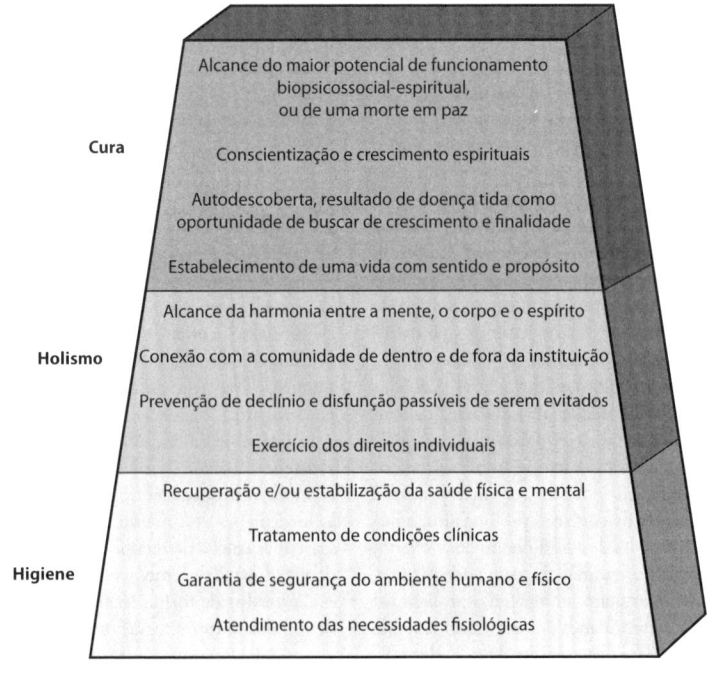

FIGURA 34-2 • Hierarquia das necessidades dos moradores de casas de longa permanência.

cultivo de relações positivas e a oferta de oportunidades educativas para os funcionários e o fortalecimento dos moradores e de seus cuidadores. A Eden Alternative foi um dos primeiros programas de mudança cultural que visualizou uma qualidade diferente de vida para residentes de instituições de atendimento prolongado. Seu fundador, Dr. Bill Thomas, plantou a semente do que precisavam as instituições de cuidados prolongados para oferecer uma vida que valesse a pena aos residentes. Muitas dessas instituições adaptaram os princípios da Eden para oferecer um ambiente mais semelhante a um lar, para encorajar e respeitar o processo decisórios dos residentes e para fomentar relações com mais qualidade entre os residentes e seus cuidadores. Vários anos após o surgimento da Eden Alternative, foi lançado o Wellspring Program. Com uma ênfase em medidas de melhoria da qualidade, o Wellspring tentou defender o fortalecimento do residente e do funcionário de atendimento direto, além de uma melhoria da qualidade de vida dos moradores. Em 2012, o Wellspring Program uniu-se à família Eden Alternative para oferecer a programação ampliada do movimento de mudança cultural, surgindo a partir da sinergia desses dois programas dinâmicos.

Continuando seu impacto na redefinição de cuidados nas instituições, o Dr. Bill Thomas, em 2003, idealizou o *The Green House Project,* buscando criar do nada a instituição ideal. O modelo consiste em casas pequenas e independentes, em que cada uma delas tem de 8 a 10 moradores, que recebem atendimento individualizado e usufruem de um ambiente mais semelhante à própria casa. O corpo funcional de atendimento direto tem treinamento em vários papéis, para que o mesmo funcionário de atendimento direto possa preparar o café da manhã na casa, cuidar da roupa suja e oferecer cuidados pessoais aos moradores. Além de melhorar a qualidade de vida, pesquisas mostram que essas casas reduzem complicações e hospitalizações evitáveis. A Pioneer Network é liderança no movimento de mudança cultural, levando adiante alterações fundamentais em valores e práticas de modo a criar uma vida rica aos moradores. Sua página na internet (ver Recursos *online* ao fim do capítulo) oferece muitos recursos maravilhosos a profissionais e consumidores.

PARA REFLETIR
Se você pudesse planejar uma instituição de atendimento de longo prazo que promovesse holismo e integralização individual, como ela seria?

Resumo do capítulo
O atendimento prolongado foi criado sem uma visão clara da finalidade, função, papéis de enfermagem específicos, associados a esse segmento do atendimento de saúde. Resultou no aparecimento de condições aquém das ideais. Embora regulamentos rígidos, melhor entendimento dos aspectos peculiares do atendimento prolongado e o movimento de mudança cultural tenham acarretado melhorias importantes, o modelo de atendimento prolongado ainda está em desenvolvimento.

Há oportunidades de uma nova dinâmica do atendimento prolongado. O desafio será o oferecimento de uma elevada qualidade de vida para adultos com mais idade que precisam de serviços complexos de cuidados de longo prazo, em ambientes mais semelhantes a uma casa que a uma instituição de saúde, além da garantia do oferecimento e da coordenação de uma rede ampla de serviços de cuidados prolongados na comunidade. Os serviços de enfermagem são um componente fundamental em qualquer modelo de cuidados prolongados; portanto, cabe aos enfermeiros o exercício de uma liderança na recriação dessa forma de atendimento. Os enfermeiros gerontólogos devem resgatar o papel curativo da enfermagem e divulgar uma nova visão de atendimento de longo prazo, capaz de possibilitar aos moradores dessas instituições a mais alta qualidade de vida e de atendimento possível durante o tempo de vida que lhes resta.

APLICANDO CONHECIMENTO NA PRÁTICA
Nursing Home Practices Following Resident Death: The Experience of Certified Nursing Assistants

Fonte: Barooah, A., Boerner, K., & van Riesenbeck, I. (2015). Geriatric Nursing, 36(2), 120–125.

Como provedores da maior parte dos cuidados diretos em instituições para idosos, assistentes de enfermagem com certificação passam grande parte de seu tempo com os residentes e costumam desenvolver relações próximas com eles. Muitos residentes esperam ansiosos o contato com esses profissionais, associando-os a familiares. Em contrapartida, os profissionais de enfermagem desenvolvem sentimentos especiais pelos moradores e preocupam-se com eles. Fica, assim, fácil de entender que, quando residentes com quem eles têm relações morrem, os o pessoal de enfermagem apresenta algumas reações emocionais.

Nesta pesquisa, entrevistas em profundidade foram feitas com 140 profissionais de enfermagem em cuja instituição recentemente morrera um residente. Foram feitas perguntas específicas sobre seus sentimentos em relação à forma como o corpo do morador foi removido, como a cama foi ocupada por outro residente e como o profissional foi informado da morte do residente. Embora hajam ocorrido reações negativas a cada um dos itens, o que provocou a reação mais negativa teve a ver com a experiência de saber da morte do residente ao entrar no quarto e constatar o leito vazio, ou esse leito ocupado por um novo residente. Os profissionais de enfermagem relataram ter sido positivo receberem um telefonema avisando-os da morte antes de virem ao trabalho, seja um telefonema dado por colega, seja por familiares do residente.

Os pesquisadores sugeriram que a melhora da sensibilidade e as práticas mais conscientes relativas às mortes dos residentes poderiam ser importantes para aprimorar a experiência profissional dodos servidores. Por exemplo, seria benéfico às lideranças de enfermagem a criação de um protocolo de notificação do servidor, antes de ele chegar à instituição para o expediente daquele dia, sobre a morte de um residente.

E mais, ritos poderiam ser úteis, como momentos de silêncio no quarto do residente falecido, ou rituais de despedida durante a remoção de seu corpo da unidade. Mais sensibilidade e uma abordagem mais consciente podem ajudar a melhorar a experiência dos profissionais logo após a morte de um morador, o que fomenta a satisfação no trabalho.

APRENDENDO NA PRÁTICA

A enfermeira Rita havia trabalhado em uma casa de enfermagem sem fins lucrativos que implementara um programa de mudança cultural. Os moradores podiam ir ao refeitório sempre que desejassem e escolher o que comer a partir de um cardápio amplo. Padrões generosos de alocação de funcionários possibilitava não apenas atendimento de alta qualidade, mas também atividades individualizadas. Os moradores eram auxiliados na decoração dos quartos de modo que estes refletirem preferências individuais, inclusive escolha de cores.

Em razão de mudança de endereço da família, Rita teve que procurar novo emprego. Aceitou um cargo de diretora de enfermagem em uma casa para idosos de uma cidade grande. Era uma instituição privada, construída na década de 1960, passando por poucas transformações desde então. Em razão de níveis de alocação de funcionários muito básicos, o atendimento era voltado a tarefas, e os residentes deveriam obedecer a uma agenda rígida de refeições e banho. Preocupada, Rita reuniu-se com o administrador e analisou os benefícios de uma mudança cultural. Propôs alterações na alocação de funcionários e nas operações, capazes de dar suporte a essa transformação. O administrador gostou disso, mas disse à enfermeira Rita que não havia recursos financeiros para essas mudanças. "Mas como é que a outra instituição para idosos em que trabalhei conseguia oferecer essas coisas aos residentes?", ela perguntou.

O administrador respondeu "Era uma instituição sem fins lucrativos, com recursos adicionais de uma organização religiosa. Aceitamos apenas residentes com *Medicaid* e *Medicare* e é com esses recursos que contamos. O reembolso que recebemos quase não cobre os serviços básicos oferecidos".

A enfermeira Rita está preocupada com tal desigualdade e acha que todos os moradores deveriam ter acesso ao melhor atendimento possível.

O que você faria se fosse a enfermeira Rita?

EXERCITANDO O PENSAMENTO CRÍTICO

1. Considerar as expectativas dos *baby boomers* quando utilizarem as instituições de cuidados prolongados no futuro e delinear os aspectos ambientais, os serviços e o tipo de funcionamento que elas oferecerão.
2. Imaginar-se como diretor de enfermagem em uma casa de longa permanência e descrever:
   - Atividades que seriam planejadas para estimular a comunidade local a envolver-se nas atividades institucionais.
   - Os serviços que a instituição poderia oferecer aos moradores locais.
   - Os programas e os serviços que poderiam ser oferecidos às famílias dos residentes da instituição.
3. Descrever as ações que os enfermeiros podem implementar para melhorar as instituições de cuidados prolongados.

Recursos *online*

American Assisted Living Nurses Association
http://www.aalna.org
American Association of Directors of Nursing Services
http://www.AADNS.org
American Association of Nurse Assessment Coordination
http://www.aanac.org
American Health Care Association
http://www.ahca.org
American Nurses Association, Inc., Council on Nursing Home Nurses
http://www.nursingworld.org
Eden Alternative
http://www.edenalt.org
Geriatric Advanced Practice Nurses Association
http://www.gapna.org
Green House Project
http://thegreenhouseproject.org
Leading Age
http://www.leadingage.org
National Association of Directors of Nursing Administration in Long-Term Care (NADONA)
http://www.nadona.org
National Consumer Voice for Quality Long-Term Care
http://www.theconsumervoice.org
National Gerontological Nursing Association
http://www.ngna.org
Pioneer Network
http://www.pioneernetwork.net

Bibliografia

Centers for Disease Control and Prevention. (2015). *Fast facts, nursing home care*. Recuperado de http://www.cdc.gov/nchs/fastats/nursing-home-care.htm.
Centers for Medicare and Medicaid. (2016). What are my rights & protections in a nursing home? *Medicare.gov*. Recuperado de https://www.medicare.gov/what-medicare-covers/part-a/rights-in-nursing-home.html.
Goffman, E. (1961). *Asylums*. Garden City, NY: Anchor Books.
Institute of Medicine, Committee on Implications of For-Profit Enterprise in Health Care. (1986). Profits and health care: An introduction to the issues. In B. H. Gray (Ed.), *For-profit enterprise in health care* (pp. 3–18). Washington, DC: National Academy Press.
National Center for Health Statistics. (2013). Demographic characteristics of users of long term care. Recuperado de http://www.cdc.gov/nchs/data/nsltcp/long_term_care_services_2013.pdf.

CAPÍTULO 35

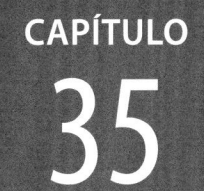

Cuidados oferecidos pela família

VISÃO GERAL

A família do idoso
   Identificação dos membros da família
   Papéis dos membros da família
   Dinâmica e relações familiares

Abrangência dos cuidados na família

Cuidados à longa distância

Proteção da saúde do idoso e do cuidador

Disfunção e abuso na família

Recompensas pelos cuidados na família

OBJETIVOS DE APRENDIZAGEM

A leitura deste capítulo possibilitará a você:

1. Listar as várias estruturas e funções das famílias.
2. Discutir os vários papéis que os membros da família podem assumir.
3. Descrever as relações familiares clássicas.
4. Identificar os riscos aos cuidadores e formas de reduzi-los.
5. Descrever a orientação a dar a cuidadores que estão distantes.
6. Identificar sinais de abuso de idoso.
7. Abordar as intervenções para reduzir disfunção familiar.

TERMOS PARA CONHECER

Sobrecarga de cuidador: estresses, desafios e consequências negativas no no cuidado e assistência a uma pessoa com necessidades

Abuso de idosos: infligir dano físico e emocional, negligenciar, explorar financeiramente, assediar sexualmente ou abandonar um adulto com mais idade

Geração sanduíche: pessoas de meia-idade que cuidam dos próprios filhos e de seus pais

Lar com geração omitida: um lar em que os avós estão criando neto menor de idade sem os pais deste

O envelhecimento é uma questão familiar. Seja o caso do aposentado preocupado com a vida e o apoio à família com o salário que recebe, da filha de meia-idade que aceita a mãe em casa ou da irmã que tenta cuidar do irmão à morte na própria casa, o impacto do processo de envelhecimento tem um efeito violento em toda a unidade familiar. Esse impacto também é sentido quando os familiares idosos precisam de assistência para as necessidades e os cuidados diários. As famílias estão absorvendo responsabilidades cada vez mais complexas quanto a cuidados jamais prestados por tão longos períodos. Com o aumento do número de indivíduos que chegam à velhice e a tendência de não internar em instituições os idosos bastante doentes, os encargos colocados nos ombros dos cuidadores pertencentes à família tendem a aumentar. O aumento de mulheres na força de trabalho, a mobilidade das famílias e a complexidade das estruturas familiares resultantes de divórcios e novos casamentos complicam as relações familiares e oferecimento de cuidados nas famílias. Os enfermeiros precisam entender as várias estruturas, papéis e relações familiares para que trabalhem com maior eficiência com os idosos e seus cuidadores.

> **CONCEITO-CHAVE**
> Um maior número de famílias está prestando cuidados cada vez mais complexos, durante períodos muito mais longos, a seus familiares idosos.

A FAMÍLIA DO IDOSO

Quase todos pertencem a uma unidade familiar, embora a família possa não refletir o estereótipo da família nuclear. Na verdade, as estruturas familiares dos idosos são muito diversas, por exemplo:

- casais (casados, não casados, heterossexuais e homossexuais)
- casais com filhos (heterossexuais, homossexuais, casados, não casados)
- pai/mãe e filho ou filhos
- irmãos
- grupos de pessoas sem parentesco
- múltiplas gerações

Ao entrevistar pessoas idosas, é importante investigar todos os indivíduos que sejam "importantes" em suas vidas e desempenhem algum papel familiar, independentemente do parentesco ou de endereço. Por exemplo, uma viúva pode ter um amigo com quem tem um laço emocional bem próximo ou um primo na comunidade vizinha, que lhe dá assistência e apoio. Da mesma forma, uma pessoa solteira pode ser parte de uma relação com tanto compromisso quanto o que existe em um casamento.

> **CONCEITO-CHAVE**
> Pessoas fora da família tradicional podem ter papéis importantes como cuidadores.

Identificação dos membros da família

Podem ser identificados membros de uma família buscando aquelas pessoas que têm funções nela. Nas famílias de idosos, as funções familiares são um pouco modificadas para que sejam atendidas as necessidades especiais dos idosos em relação a:

- garantir o atendimento das necessidades físicas
- dar apoio e conforto emocionais
- manter conexões com a família e a comunidade
- Lidar com questões financeiras
- instilar um sentimento de sentido à vida
- controlar crises

Fazer essas perguntas para os idosos também pode facilitar a identificação de pessoas próximas que desempenham funções familiares para eles:

- Quem, regularmente, confere se está tudo bem?
- Quem faz as compras com o idoso ou para ele?
- Quem acompanha o idoso à clínica ou ao médico?
- Quem o auxilia a resolver problemas ou resolve-os sozinho?
- Quem cuida do idoso quando está doente?
- Quem ajuda o idoso a tomar decisões?
- Quem ajuda o idoso nas questões bancárias, no pagamento de contas e no controle dos assuntos financeiros?
- Quem é procurado pelo idoso em busca de apoio emocional?

Todas as pessoas que executam funções familiares significativas devem participar da elaboração e da avaliação do plano de cuidados de idosos.

Papéis dos membros da família

Com frequência os familiares assumem alguns papéis em consequência de seu processo de socialização e de necessidades e expectativas familiares. Os possíveis papéis incluem:

- *Quem toma decisões:* aquele a quem é dada a responsabilidade, ou que assume a responsabilidade de tomar decisões importantes, ou quem é chamado em momentos críticos. Pode não estar perto geograficamente nem envolvido nas atividades diárias, mas é consultado para solucionar os problemas;
- *De cuidador:* a pessoa que faz serviços diretos, cuida ou auxilia no atendimento pessoal e na manutenção da casa de outro parente;
- *De desviado:* o "parente problemático", ou o não conformista que se afasta das normas familiares.

Pode ser o bode expiatório da família ou proporcionar um senso de propósito aos familiares que "salvam" ou compensam essa pessoa;
- *De dependente*: uma pessoa que conta com os demais membros da família para ajuda financeira ou de cuidados;
- *De vítima*: a pessoa que abre mão de seus direitos legítimos e pode ser abusada física, emocional, social ou economicamente pela família.

> **PARA REFLETIR**
> Qual é a dinâmica existente em sua família estendida? Quais são os papéis e funções diferentes desempenhados pelos vários membros?

O impacto desses papéis deve ser investigado durante a coleta de dados da unidade familiar. Os enfermeiros têm de ser sensíveis ao fato de que alguns papéis "negativos" podem não causar os efeitos adversos antecipados na unidade familiar; da mesma forma, os papéis "positivos" podem não ser bem recebidos pela família. Por exemplo, o filho de meia-idade que viaja de uma cidade a outra e que regularmente contacta os pais idosos, tentando receber deles recursos financeiros para os seus gastos mais recentes, pode não agir como um adulto responsável e maduro, mas pode desencadear nos pais um sentimento de alegria e de serem necessários à vida dele, dando aos pais idosos algum tipo de compensação. Por outro lado, seu irmão, financeiramente seguro e responsável, que cuida dos negócios dos pais, pode ser alguém menos popular na família em virtude da falta de entusiasmo e de seu senso prático.

> **CONCEITO-CHAVE**
> Mesmo papéis aparentemente negativos podem ser reforçados por algumas necessidades da família e satisfazer a algumas de suas necessidades.

Dinâmica e relações familiares

A dinâmica entre os membros de uma família pode causar efeitos negativos ou positivos nos idosos. Ao avaliar a unidade familiar, é interessante informar-se sobre:
- *Como os membros da família se sentem em relação uns aos outros*. Eles amam, mas não gostam, admiram, respeitam, ou gostam da companhia uns dos outros? Como expressam seu afeto?
- *A forma de comunicação*. Compartilham acontecimentos diários ou têm contato apenas nos feriados? O estilo de interação é do tipo pais-filho ou adulto-adulto?
- *Atitudes, valores e crenças*. Acham que os jovens devem cuidar dos mais velhos ou que os filhos nada devem aos pais? Quais são suas expectativas quanto a parentes, amigos e sociedade? Sua fé implica algumas responsabilidades?
- *Elos com organizações e a comunidade*. Qual seu grau de envolvimento com as pessoas de fora da unidade familiar? A família assemelha-se a outras na comunidade?

Conforme abordado no Capítulo 1, a maioria dos idosos não é abandonada pelos filhos; eles se mantêm em contato regular. No entanto, estilos de vida, habitação e expectativas da sociedade na cultura ocidental não promovem a convivência entre pais e filhos em um mesmo espaço. A maioria dos idosos quer morar na própria casa, quando possível, e consegue isso. O arranjo de gerações vivendo em casas separadas, ainda que a uns 30 minutos de distância, costuma ser aceitável. Fazem parte de um acerto entre pais e filhos a promoção de assistência e o compartilhamento de um mesmo teto se surgir algo inesperado.

> **CONCEITO-CHAVE**
> A maioria dos idosos e suas famílias prefere viver próximos, mas não sob o mesmo teto.

Mais de 9 entre 10 pessoas compõem o grupo dos avós. Ser avô ou avó pode ser uma experiência positiva para os idosos porque dela retiram alegria, afeto e a sensação de finalidade, cuidando dos netos, sem o desgaste de 24 horas que acompanhou as responsabilidades de criar os filhos. Em alguns casos, os avós realmente assumem responsabilidades paternas; na verdade, aumentou o que é chamado de **lares com gerações omitidas**, em que os avós estão criando netos, sem a presença dos pais destes. Os netos podem trazer novos interesses e sentido à vida dos avós e costumam receber o benefício do amor e da atenção incondicionais (Fig. 35.1). À medida que os netos crescem e se tornam adultos, seu envolvimento com os avós costuma diminuir, entretanto continua existindo um forte vínculo.

A relação entre irmãos é forte. O padrão normal é os irmãos se separarem durante a juventude e a vida adulta média, refazendo fortes laços posteriormente, na fase tardia da vida. Os irmãos podem proporcionar socialização, suporte emocional e assistência financeira e de abrigo. Comumente, conflitos e diferenças anteriores tornam-se insignificantes, à medida que os irmãos desenvolvem relações de apoio mútuo durante a velhice.

Casais idosos têm uma baixa taxa de divórcios, embora ela esteja crescendo. Casamentos turbulentos costumam se estabilizar mais tarde, quando o casal passa por uma nova interdependência. Os cônjuges idosos buscam proteção, apoio e segurança recíprocos, em um mundo imperfeito. Após anos vivendo juntos e refor-

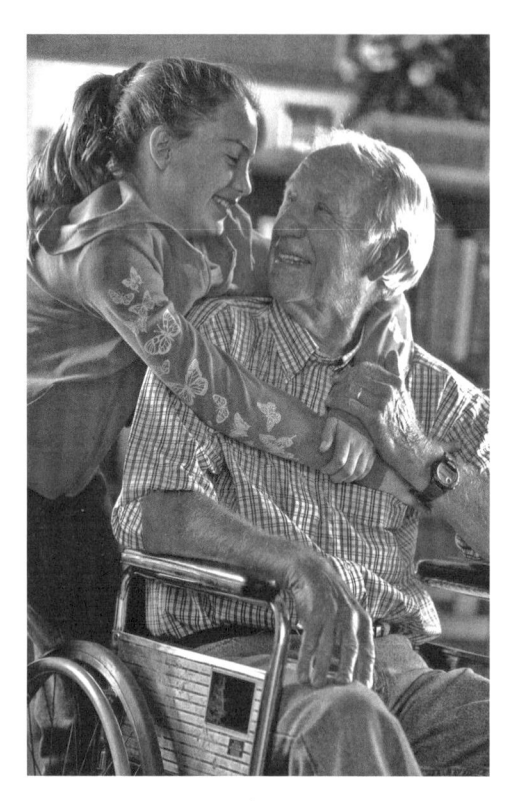

FIGURA 35.1 • Relações familiares amorosas são benéficas para os avós e os netos.

çando os comportamentos um do outro, o casal consegue compreender, antecipar e complementar os atos do outro. Os cônjuges querem cuidar e proporcionar o melhor aos companheiros, encontrando proteção no fato de ter alguém disposto a cuidar deles.

As relações na velhice são influenciadas pelas formas de relacionamento vividas durante toda a vida. Pais que ignoraram ou abusaram dos filhos, no passado, podem ter que colher o desprezo por parte destes na vida adulta. Irmãos com ressentimentos não resolvidos, referentes a favoritismo que os pais evidenciaram por determinado filho, podem recusar-se a ajudá-lo em situação de necessidade. Casais que nunca viveram intimidade e amizade podem estar em mundos separados sob um mesmo teto. Relações de carinho durante todos os estágios da vida são um investimento para uma vida tardia com relações com sentido e apoio.

> **CONCEITO-CHAVE**
>
> As pessoas que acham que seus pais não foram sensíveis às suas necessidades ao longo da vida podem ser cuidadores relutantes desses pais na velhice.

ABRANGÊNCIA DOS CUIDADOS NA FAMÍLIA

A maioria dos cuidados dos idosos em casa é feita pelos familiares, e não por agências formais. Estima-se que mais de 10 milhões de pessoas estejam envolvidas nos cuidados dos pais, cerca de metade oferecendo atendimento regular. Mais de 45% dos cuidadores têm 65 anos ou mais. Quase metade dos cuidadores de pessoas idosas é constituída pelas esposas; o maior grupo de cuidadores a seguir é o formado pelas filhas e pelas noras. Na verdade, a média das mulheres de hoje passará mais tempo promovendo atendimento aos pais do que aos filhos. É comum essas mulheres serem responsáveis pelos cuidados de seus pais e filhos, simultaneamente, integrando a chamada "**geração sanduíche**". Com muitos filhos permanecendo na casa dos pais durante tempo maior, ou a ela voltando, uma geração "clube sanduíche" é identificada, cuidando de pais envelhecidos e de netos, ou de avós, pais e filhos. Quantidades crescentes de pessoas com emprego em dois turnos também assumem responsabilidades de atendimento na família.

> **CONCEITO-CHAVE**
>
> A maioria dos cuidados domiciliares dos idosos é feita por parentes, e não pelas agências formais.

As famílias oferecem vários tipos de assistência aos familiares idosos (Quadro 35.1). É normal que esse processo de auxiliar seja sutil e gradativo. Por exemplo, a filha pode começar telefonando para a mãe após o retorno desta da consulta médica para saber sobre mudanças na medicação. Com o tempo, passa a acompanhar a mãe ao médico, conversar diretamente com ele sobre os medicamentos e telefonar para a mãe a fim de monitorizar a resposta aos fármacos. Finalmente, a filha poderá ter de colocar a mãe no carro e retirá-la dele, empurrá-la na cadeira de rodas ao entrar no consultório, despi-la para o exame e dar-lhe os medicamentos com regularidade.

> **PARA REFLETIR**
>
> Se, de repente, você se visse na situação de ter de cuidar de um dos pais ou parente idoso, como sua vida mudaria e como você daria conta das novas responsabilidades?

CUIDADOS À LONGA DISTÂNCIA

Uma pessoa que dá assistência a alguém que mora a mais de uma hora de viagem é considerada cuidador de longa distância – papel desempenhado por cerca de sete milhões de norte-americanos (National Institute on Aging, 2015). A assistência oferecida pode incluir providências e

QUADRO 35.1 — Tipos de assistência que as famílias proporcionam a seus idosos

- Manter e limpar a casa
- Controlar as finanças
- Fazer compras
- Providenciar transporte
- Propiciar a socialização
- Aconselhar
- Explicar
- Resolver problemas
- Tranquilizar
- Acompanhar ao consultório médico e ao hospital
- Negociar os serviços
- Cozinhar e oferecer as refeições
- Lembrar administração dos medicamentos, manter os compromissos e agir
- Monitorizar e administrar medicamentos
- Fazer tratamentos
- Supervisionar
- Proteger
- Dar banho e vestir
- Alimentar
- Providenciar o uso do vaso sanitário
- Auxiliar em processos decisórios
- Manter um arquivo com documentos de saúde (ver o Quadro 35.2)

QUADRO 35.2 — Documentos de saúde que os cuidadores têm de manter em um arquivo

- Certidão de nascimento
- Números da previdência e do plano de saúde
- História profissional da pessoa
- Políticas de planos de saúde/seguros
- Orientações antecipadas
- Procuração
- Testamentos
- Atos
- Registros de dispensa militar/serviço militar
- Documentação dos veículos
- Fontes de renda
- Despesas mensais
- Contas em banco, cofres
- Dívidas (hipoteca, cartão de crédito, pessoais)
- Devoluções recentes do imposto de renda
- Localização de objetos de valor
- Providências já pagas para o funeral, cemitério

---

coordenação dos cuidados em casa, controle das finanças e oferecimento de folgas aos cuidadores. É comum que cuidadores à longa distância comecem com visitas ocasionais, telefonemas e solução de problemas, progredindo depois para telefonemas diários e visitas regulares à casa da pessoa.

Tal como há necessidade no atendimento direto feito por parentes, os membros das famílias que não moram perto da pessoa necessidade de cuidados têm de discutir as necessidades dela e escolher o(s) membro(s) da família que melhor consiga controlar tais necessidades. Mesmo que um familiar more perto da pessoa a ser cuidada, ele pode não ser a melhor pessoa para controlar os cuidados. Os enfermeiros podem ter de orientar as famílias nas decisões sobre responsabilidades de atendimento à longa distância, ajudando-as na análise das tarefas necessárias e na avaliação do familiar que mais bem possa dar assistência. O auxílio dos enfermeiros também pode ocorrer no contato das famílias com serviços na comunidade da pessoa, bem como com recursos para sua orientação sobre a condição e os cuidados dessa pessoa. Assim como cuidadores na família que oferecem atendimento direto diário, os cuidadores à longa distância têm de, concretamente, avaliar a assistência física, emocional, social e financeira que possam dar e estabelecer limites.

Enfermeiros devem orientar os cuidadores de longa distância sobre tópicos que devem analisar durante os telefonemas ao parente, assuntos esses que podem ajudar a identificar necessidades, riscos e alterações no estado. Incluem perguntas sobre quando foi a última compra de provisões, o horário em que a pessoa dorme e acorda, o consumo de alimentos, a condição das receitas médicas, o contato com outras pessoas e novos sintomas. Os enfermeiros podem recomendar aos cuidadores à longa distância que planejem suas visitas em combinação com as consultas médicas da pessoa cuidada para que possam se informar diretamente sobre a condição de saúde e cuidados e fazer todas as perguntas que possam ter.

> **CONCEITO-CHAVE**
>
> Manter um arquivo com informações que possam ser solicitadas por profissionais de saúde e por instituições, além do que for necessário no momento da morte do parente, é tarefa importante que todos os cuidadores – os próximos e os à longa distância – podem desempenhar (Quadro 35.2).

Cuidadores à longa distância devem ser orientados sobre os serviços de gerenciamento de cuidados geriátricos que podem levantar dados sobre as necessidades de uma pessoa e coordenar para a família o atendimento local. A Associação Nacional de Profissionais de Gerenciamento de Cuidados Geriátricos (ver Recursos *online* no final do capítulo) pode auxiliar a localizar gerentes de atendimento geriátrico qualificados.

> **DESTAQUE DE DIAGNÓSTICO DE ENFERMAGEM 35.1**
>
> **PROCESSOS FAMILIARES ALTERADOS**
>
> **Visão geral**
>
> Há uma alteração nos processos familiares quando as funções familiares normais são mudadas em razão de uma transição, uma crise ou uma incerteza quanto ao futuro. Diante desse problema, a família pode não conseguir atender às necessidades físicas, emocionais, socioeconômicas ou espirituais de seus membros; pode lidar com as tensões de forma ineficiente, comunicar-se de forma ineficaz ou inadequada e recusar-se a procurar ou a aceitar ajuda de outros. Seus membros podem ter medo, proteger-se ou suspeitar de alguma coisa quando visitados ou entrevistados.
>
> **Causas ou fatores causais**
>
> Doença ou lesão, mudança no nível de dependência e/ou mudança em papéis ou funções de membro da família, acréscimo ou perda de familiar, mudança de endereço, redução da renda, aumento das despesas, desvio social ou sexual de algum familiar, interrupção de práticas religiosas ou culturais por familiares.
>
> *Meta*
>
> A família demonstrar apoio e assistência aos membros no atendimento de suas necessidades físicas, emocionais e socioeconômicas; a família buscar e aceitar assistência de fontes externas, quando adequado
>
> *Intervenções*
> - Coletar a história familiar completa, que inclua o perfil da família (incluir pessoas importantes e queridas que exerçam funções familiares, como parte da família); idade, saúde e endereço de familiares; papéis e responsabilidades de cada um; padrões normais de comunicação, solução de problemas e manejo de crises; mudanças recentes na composição da família e dos papéis de seus componentes, nas responsabilidades e nas condições de saúde; novos encargos e como a família avalia o problema.
> - Identificar fatores relativos à disfunção familiar e planejar intervenções adequadas, como terapia familiar, ajuda financeira, reuniões de família, visita de enfermeiro ou religioso.
> - Facilitar a comunicação franca e honesta entre os membros da família; ajudar no planejamento das reuniões familiares, promover a discussão por todos os membros, elaborar metas e planos realistas e dar responsabilidades; oferecer privacidade à família.
> - Quando um dos membros estiver recebendo serviços de saúde, explicar as atividades de cuidado e os resultados esperados, preparar para as mudanças e envolver a família o máximo possível nos cuidados.
> - Dar treinamento e apoio ao cuidador; ajudar os cuidadores a identificar recursos na comunidade e salientar a importância de terem momentos de descanso.
> - Conscientizar a família sobre grupos de apoio e de autoajuda que possam ser úteis, por exemplo, as associações referentes a determinadas doenças, como Alzheimer e câncer, os Alcoólicos Anônimos e os diabéticos.

Para membros de uma família, pode ser um desafio determinar a qualidade do atendimento prestado aos entes queridos, estando a certa distância. Providenciar que amigos locais ou vizinhos visitem e informem observações à família pode ajudar. A atenção a alterações no humor e a ocorrência de incidentes incomuns (p. ex., itens que faltam na casa, lesões) podem oferecer indicações de abuso potencial. Visitas sem aviso pela família podem também ajudar a investigar a qualidade do atendimento oferecido.

Pode chegar um momento em que a família determina que a pessoa não pode mais permanecer em casa. As próximas decisões podem ser bastante difíceis para a família e para a pessoa que precisa de atendimento. A internação em uma comunidade de vida assistida ou em um lar para idosos pode ser cara e difícil para a pessoa cuidada; a mudança dela para a casa de um parente pode precisar de muitas adaptações e custos. Se for decidida a transferência do idoso para uma instituição ou uma comunidade de vida assistida, cabe ao enfermeiro orientar a família na escolha da instituição e nas opções na comunidade desejada. Se ficar determinada a mudança do idoso para a casa de um parente como a melhor opção, pode ser valiosa uma conversa realista sobre os aspectos a serem levados em conta e como isso pode influenciar os membros da família.

Cuidados na própria família a certa distância não torna os parentes imunes a sentimentos de culpa, frustração, raiva, ansiedade e depressão em relação ao ente querido. Encorajar os parentes a partilhar seus sentimentos e a buscar grupos de apoio ajudam. Esses cuidadores necessitam também ser lembrados da importância de cuidar de si mesmos.

PROTEÇÃO DA SAÚDE DO IDOSO E DO CUIDADOR

A família é um elo forte de experiência humana que vincula seus membros pelos desafios e alegrias da vida; mas essa cadeia é forte na medida de seu elo mais fraco. Uma enfermagem gerontológica eficiente admite que a saúde de todos os membros da família deve ser mantida e promovida.

Manter a independência das pessoas idosas facilita a normalidade nas relações familiares. Ter de morar com familiares ou ser cuidado por eles pode ameaçar a condição e os papéis dos idosos e causar raiva, ressentimentos e surgimento de outros sentimentos (ver Destaque de Diagnósticos de Enfermagem 35.1). Práticas de saúde sólidas para prevenir doenças e deficiências são essenciais à manutenção da capacidade de autocuidado e da independência. Se surgir alguma doença, dada é necessário muito empenho para evitar complicações e levar novamente a pessoa afetada a um bom estado de saúde. Intervenções, como mudanças no ambiente, auxílio financeiro, entrega de refeições em casa, assistência nas tarefas rotineiras, transporte daqueles com incapacidades físicas, tranquilização por telefone, ou haver um acompanhante em casa pode suplementar as deficiências e fortalecer as reservas do idoso para uma vida independente.

Quando o cuidador é o cônjuge ou um irmão, é provável que ele também seja idoso. Mesmo os filhos dos idosos podem ter idade avançada. Quase metade dos cuidadores têm mais de 50 anos, e um terço descreve a própria saúde como mais ou menos ou insatisfatória (U.S. Department of Health and Human Services, 2016). A saúde física, emocional e social dos cuidadores deve ser avaliada periodicamente, a fim de que se garanta competência desses indivíduos para oferecer os serviços necessários, não se prejudicando durante o processo. Para tanto, algumas providências devem ser tomadas para aquilo que os enfermeiros gerontólogos chamam de treinamento, sair e cuidar dos cuidadores:

- **Treinamento** em técnicas de cuidado, uso seguro de medicamentos, reconhecimento de anormalidades e dos recursos disponíveis
- **Sair** da situação, periodicamente, para descansar e relaxar, mantendo suas necessidades de vida normais.
- **Cuidar** de si mesmos por meio de sono, descanso, exercícios, alimentação, socialização, momentos de solidão, apoio, recursos financeiros, redução das tensões e controle de saúde adequados.

A cada contato com os cuidadores, os enfermeiros gerontólogos devem analisar essas necessidades para assegurar a eficácia contínua.

> **Alerta de domínio conceitual**
>
> Cuidadores da família costumam ser, eles mesmos, pessoas com mais idade. Mesmos os filhos mais jovens de um idoso costumam ter 60 anos ou mais.

Um grupo de cuidadores especialmente vulnerável é o das filhas de meia-idade, prováveis cuidadoras. Após anos de sacrifício e lutas para criar os filhos, começam a sentir o gosto da liberdade à medida que eles ficam independentes e começam a sair de casa. Essas mulheres têm preocupações quanto ao sucesso e bem-estar dos filhos, vivendo uma ambivalência em relação ao papel menos intenso da maternidade. Um número crescente delas desenvolve uma vida profissional, muitas retomando sua carreira com certo atraso. Algumas podem estar passando pelas crises de meia-idade dos maridos, tendo sentimentos mistos quanto ao casamento ou reagindo a mudanças indesejáveis na aparência física. Sobre elas paira o espectro da "mulher maravilha", levando-as a ser a filha que apoia, a mulher que compreende, a amante entusiasmada, a amiga interessante e a profissional com aspirações. Resumindo, estão sobrecarregadas. Nesse momento da vida, a dependência e as demandas dos pais podem ser uma pressão muito forte. Essas filhas sabem, com certeza, que não podem ignorar seus pais, relegando seus cuidados a estranhos ou colocando-os em casas de repouso. No entanto, o que isso significa para sua vida profissional, finanças, relações conjugais, amizades, lazer e energia? Como cada vez mais mulheres na meia-idade se veem diante desse dilema, são criadas intervenções especiais de enfermagem. O Quadro 35.3 descreve algumas formas de ajuda que podem ser prestados pelos enfermeiros aos cuidadores nas famílias.

> **DICA DE COMUNICAÇÃO**
>
> Nos contatos com os cuidadores na família, o enfermeiro deve perguntar-lhes como se sentem. Pode prefaciar as perguntas sobre sua saúde, com estes exemplos de declarações:
> - "Cuidar é um grande desafio, e não raro os cuidadores se sentem física e emocionalmente exaustos."
> - "É algo bastante especial de sua parte cuidar da mãe da forma como faz, embora eu acredite que não seja fácil."
>
> São declarações que implicam uma compreensão das dificuldades do papel, podendo convidar à expressão franca de frustrações e necessidades.

> **QUADRO 35.3** Estratégias de enfermagem para auxiliar os cuidadores nas famílias
>
> - *Orientar a família para encarar a situação de forma realista.* Talvez demitir-se do emprego não seja necessário, e sim uma licença do trabalho possa ser suficiente para ajudar o pai, a mãe ou o cônjuge, durante uma convalescença. É possível que as necessidades sejam tais que um cuidador leigo (p. ex., alguém da família) não dê conta das tarefas de forma adequada. É comum um estranho, com objetividade, ser capaz de orientar a família a entender a situação de forma realista, transmitindo a noção exata do alcance das necessidades de cuidado.
> - *Dar informações que auxiliem a prever as necessidades.* Os cuidadores precisam ser orientados a avaliar os vários cenários que podem surgir e elaborar planos antes da ocorrência de alguma crise. Encorajar a expressão dos sentimentos. Educadas com uma abundância de "deveres" e "o que é considerado melhor" em relação ao tratamento dos idosos, as famílias precisam saber que culpa, raiva, ressentimento e depressão, sentimentos vivenciados por seus membros, não são raros ou ruins.
> - *Avaliar e monitorar o impacto dos cuidados na totalidade da unidade familiar.* Embora os cuidadores possam se sentir sozinhos ao assumir responsabilidades de cuidados, devem examinar os efeitos na unidade familiar como um todo. Como pagarão a universidade dos filhos se pararem de trabalhar para cuidar dos pais? Alguém terá de abrir mão do quarto com a vinda de um parente? Qual é a relação do cônjuge com seu sogro e sogra? Quem ajudará a levar a avó até a banheira na hora do banho? A família conseguirá tirar férias e divertir-se em casa? Há alguém disponível para substitui o cuidador quando os membros da família forem a algum evento especial?
> - *Apresentar e promover uma análise das opções de cuidados.* Normalmente, os membros da família acham que os cuidados devem se situar em um de dois extremos: colocação em casa de repouso ou oferecimento da totalidade dos cuidados pelo cuidador. Embora sejam opções, há outras possibilidades entre essas duas situações, inclusive auxiliares de saúde em casa, acompanhantes que morem com o dependente, cuidados geriátricos durante o dia ou cuidados partilhados com familiares, em que o idoso passa a morar com cada parente, durante períodos específicos, ou os parentes passam determinados dias na casa do idoso que requer os cuidados. Os cuidadores também têm de ser auxiliados a identificar suas limitações e a necessidade de cuidados em uma instituição, quando necessário. Ver o Capítulo 10 para mais informações sobre inúmeros serviços de atendimento aos idosos e a seus cuidadores.

DISFUNÇÃO E ABUSO NA FAMÍLIA

Muitos fatores podem ameaçar o funcionamento saudável da unidade familiar; o enfermeiro gerontólogo deve ser hábil em identificar esses problemas e propor intervenções para eles (ver Destaques de Diagnósticos de Enfermagem). Pode ocorrer disfunção familiar de várias maneiras, desde a dominação e a manipulação de um filho adulto pelos pais idosos até relações de incesto. Pode haver uma vida inteira de disfunção, ou esta ser um problema recente, associado a muitos fatores (p. ex., divórcio, perda de renda, aumento da dependência de membro idoso da família, doença do cuidador). As famílias com disfunção podem ser

- menos capazes de satisfazer necessidades físicas, emocionais, socioeconômicas e espirituais de seus membros
- rígidas nos papéis, nas responsabilidades e nas opiniões
- incapazes ou sem vontade de conseguir e utilizar ajuda de outras pessoas
- compostas por pessoas com patologias psicológicas ou transtornos comportamentais
- inexperientes ou deficientes no manejo de crises
- ineficientes ou inadequadas na comunicação e no comportamento (inclusive padrões de violência aprendidos)

Uma forma de disfunção com cada vez mais visibilidade nos anos recentes é o **abuso de idosos**. Uma a cada dez pessoas com mais de 60 anos de vida sofre alguma forma de abuso, e esses números parecem menores do que a realidade em razão de as vítimas recearem informar o abuso ou não conseguirem fazê-lo (Centers for Disease Control and Prevention, 2015). O perfil do idoso com maior risco de abuso é o da mulher com alguma incapacidade, com mais de 75 anos, que mora com um parente e é dependente física, social ou financeiramente de outros indivíduos. É importante lembrar que ocorre abuso em todos os tipos de famílias, independentemente dos antecedentes sociais, financeiros ou étnicos, podendo se apresentar de muitas formas como:

- causar dor ou lesão
- não oferecer alimento, dinheiro, medicamentos ou cuidados

- confinar, conter por meios físicos ou químicos (drogas)
- roubar ou gerenciar com má-fé os bens
- abusar sexualmente
- abusar verbal ou emocionalmente
- negligenciar
- abandonar

> **CONCEITO-CHAVE**
>
> Tanto um ato efetivamente prejudicial quanto a ameaça de cometê-lo são considerados abuso.

O idoso pode relutar em informar ou admitir o abuso. Indícios sutis de abuso incluem desnutrição, falhas na melhora, lesões, sedação excessiva e depressão. Os enfermeiros conseguem coletar dados de abuso usando instrumentos como o Instrumento de Coleta de Dados de Maus Tratos a Idosos, elaborado por Fulmer (2012) e, atualmente, recomendado pelo Instituto dede Enfermagem Geriátrica Hartford (ver a lista de Recursos *online*). Os enfermeiros devem ser hábeis para com potenciais situações de abuso. Detectado o abuso, o enfermeiro tem de coletar dados do grau de perigo imediato e agir de forma adequada. Os indivíduos abusados devem ser tranquilizados no sentido de que sua situação não piorará pelo fato de o abuso ter vindo a público. Essas pessoas podem preferir sofrer ameaças verbais ou ter o dinheiro pego por outros a morar em uma instituição ou outro tipo de alojamento (Ver o Cap. 8 sobre considerações legais relativas ao abuso de idosos).

A família precisa de empatia, e não de ser julgada pelo enfermeiro. Embora algumas pessoas sejam mal-intencionadas e abusivas para levarem vantagem, em geral os abusadores são indivíduos com algum problema, enfrentando, de forma ineficiente, situações estressantes de cuidados. O abuso também pode estar associado a um padrão familiar de violência, disfunção emocional ou cognitiva do abusado ou do abusador, história de

ESTUDO DE CASO

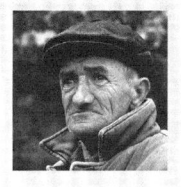

Maria tem 45 anos de idade e é mãe solteira. É ela quem sustenta a si e aos três filhos adolescentes. Anos atrás, providenciou a mudança de seu pai para um apartamento no mesmo conjunto habitacional em que mora, pois ele havia sido diagnosticado com demência. O estado do pai piorou desde então: atualmente ele está incontinente e é incapaz de alimentar-se ou vestir-se sem assistência. Já ocorreram incêndios no apartamento, e ele foi encontrado perambulando nas áreas externas do prédio em horários noturnos diversos. Maria decidiu transferi-lo para o próprio apartamento de três dormitórios. As duas filhas usam um deles, o filho usa o outro e ela tem o quarto próprio. Dessa forma, colocou o pai no quarto do filho, o que em nada agradou ao rapaz. Na verdade, ele diz não suportar o cheiro de urina do avô e os ruídos que ele faz; começou a dormir no sofá da sala e a ficar na casa de amigos sempre que pode. A pensão do pai de Mary não é suficiente para pagar os custos adicionais de um apartamento maior por causa das despesas com medicação e com os itens de cuidado para incontinência.

Entre o estresse e a atividade noturna do pai, Maria não consegue mais descansar de forma adequada, atrasando-se para o trabalho e mostrando sonolência nas atividades profissionais em consequência disso. O empregador conhece sua situação, mas informa que seu trabalho pode estar em risco se ela não conseguir desempenhar as tarefas e ser uma funcionária na qual se possa confiar. Embora os filhos de Maria entendam que o avô não tem quem cuide dele, estão chateados com a forma como essa situação mudou suas vidas. Não se sentem mais confortáveis ao trazer os amigos para casa; deixam de ir a atividades sociais para ajudar nos cuidados do avô e têm menos dinheiro para gastar. Juntos, os filhos confrontam a mãe e sugerem que o avô seja colocado em uma casa de longa permanência. Ela fica triste e responde: "Como vocês têm coragem de sugerir que alguém que tem seu sangue seja colocado em um lugar assim? A menos que eu não esteja mais aqui, jamais colocarei meu pai em uma instituição dessas".

DESENVOLVENDO O PENSAMENTO CRÍTICO

- Descrever os problemas reais e potenciais associados aos cuidados do pai de Maria.
- Discutir o impacto dessa situação em cada membro da família.
- Descrever os métodos que podem ser usados para apresentar a Maria outras opções de cuidados, inclusive aqueles em uma casa de longa permanência.
- Elaborar um plano de cuidados para ajudar essa família.

dependência do abusador em relação à vítima, ou retaliação por uma história de abuso anterior. Uma eficaz obtenção da história familiar ajuda na compreensão da dinâmica da família que pode contribuir para o abuso.

O abuso pode ser interrompido e a saúde familiar pode ser restaurada quando a família é auxiliada a encontrar formas eficazes de controlar sua situação, por exemplo, a oferta de conselhos ou períodos de descanso para o cuidador. O enfermeiro deve levar em conta que os **encargos do cuidador** costumam aumentar com o tempo; portanto, há necessidades de, após a solução do episódio imediato, intervenções contínuas para a prevenção de abuso futuro.

RECOMPENSAS PELOS CUIDADOS NA FAMÍLIA

Uma família carinhosa e interessada é um dos recursos mais valiosos que uma pessoa pode ter na velhice. Em contrapartida, o amor e a riqueza da experiência que o idoso traz acrescentam uma profundidade e um sentido únicos à família. As experiências de cuidados criam oportunidades para os parentes aprender mais sobre cada um como pessoas e sentirem-se gratificados com o reconhecimento, por parte dos mais jovens, do sacrifício que as pessoas mais velhas podem ter feito por eles. Os enfermeiros gerontólogos precisam encarar os idosos no contexto de suas unidades familiares e estruturar os cuidados de modo a fortalecer a capacidade funcional de todos os membros da família.

Resumo do capítulo

Uma vez que cresce o número de pessoas que chegam a idades avançadas, as famílias veem-se diante dos desafios de cuidar dos parentes com mais idade. Essa situação ficou mais complicada pela maior quantidade de mulheres trabalhando, pela mobilidade das famílias e pela complexidade das estruturas familiares em razão de divórcios e novos casamentos.

Há grande diversidade entre famílias e pessoas que não seus membros tradicionais podem ter papéis importantes nas vidas de idosos. Ao coletar dados sobre uma família, os enfermeiros têm de indagar sobre as pessoas próximas que oferecem apoio físico, emocional, social, espiritual e financeiro.

É frequente que vários integrantes de uma família assumam determinados papéis em consequência de seu processo de socialização e das necessidades e expectativas da família; esses papéis podem incluir o de tomador de decisões, o de cuidador, o de desviado, o de dependente e o da vítima. Os enfermeiros têm de ser sensíveis ao fato de que alguns papéis "negativos" podem não causar os efeitos adversos previstos na unidade familiar; da mesma forma, os papéis "positivos" podem não ser bem recebidos pela família. Vale coletar dados sobre a dinâmica familiar porque ela pode ter efeitos positivos ou negativos na pessoa idosa. Conhecer as relações familiares pode também ajudar a compreender as responsabilidades, as satisfações e as preocupações que os idosos possam ter.

Mais de dez milhões de pessoas estão envolvidas nos cuidados de um dos pais e quase metade desses cuidadores também é de pessoas com mais idade. Pessoas que cuidam de idosos podem ter também responsabilidades com filhos e netos, o que cria encargos potencialmente prejudiciais para sua saúde. A saúde e o bem-estar dos cuidadores devem ser investigados regularmente. Os enfermeiros deveriam conversar com os cuidadores sobre a importância do próprio cuidado, ajudando-os a encontrar apoio e assistência sempre que necessário.

Disfunção familiar ocorre de várias maneiras. Pode ser um problema novo ou que exista há longo tempo. Abusar de um idoso é uma forma de disfunção que aumentou em anos recentes, podendo existir de várias maneiras. Indícios sutis de abuso incluem desnutrição, falhas na melhora, lesões, sedação excessiva e depressão. Os enfermeiros têm de ficar atentos a sinais de abuso, ajudando a família a encontrar formas que funcionem para controle dos problemas.

Embora possa ser desafiador e desgastante, cuidar de um parente traz satisfação também. Pelo oferecimento de instrução, assistência e orientação, o enfermeiro promove uma experiência benéfica ao idoso e ao cuidador – experiência esta que promove lembranças da experiência que mais acentua satisfações do que encargos.

APLICANDO CONHECIMENTO NA PRÁTICA

Strategies for Sustaining Self Used by Family Caregivers for Older Adults with Dementia

Fonte: Bull, M. J. (2014). Journal of Holistic Nursing, 32(2), 127–135.

Pesquisas indicam que cuidadores em uma família que dão atendimento aos parentes idosos com demência passam períodos crescentes de tempo nessas atividades e têm mais depressão do que quem cuida de membros idosos nas famílias com prejuízo cognitivo. Pesquisas anteriores também descobriram que fatores como resiliência, enfrentamento, apoio social e forte sentimento de espiritualidade auxiliam cuidadores na família a proteger-se de resultados de saúde negativos. Essas pesquisas deram pouca atenção à resiliência, um processo dinâmico e oscilante, que auxilia as pessoas no enfrentamento, apesar das situações de estresse. A única pesquisa que examinou a resiliência descobriu que quem, na família, cuida de pessoas com demência e que apresentou escores mais elevados em testes de resiliência, informou menos sintomas de depressão. A resiliência foi ainda associada a níveis mais altos de bem-estar psicológico.

A pesquisa quis descrever estratégias usadas por cuidadores na família para manter as atividades de cuidado de parentes com demência, apesar dos desafios, e pretendeu também descrever sua resiliência e sofrimento psicológico. Os dados foram coletados por entrevistas via telefone, com 18 cuidadores em famílias moradoras de área urbana. Mediu-se a resiliência com uma escala de resiliência validada com

25 itens. Os achados mostraram existirem quatro estratégias usadas pelas famílias para, com eficiência: contar com experiências de vida anteriores; encontrar formas de revigorar-se pelo envolvimento em atividades que restaurem energias; recorrer à espiritualidade, encontrando sentido na vida e sustento na fé; e buscar informações sobre a demência.

Esta pesquisa reforça a importância da investigação do bem-estar dos cuidadores nas famílias. Os enfermeiros devem inquirir os cuidadores sobre suas estratégias de autoalimentação, além das origens de sua força. E mais, os enfermeiros devem dar informações que melhor capacitem os cuidadores nas famílias para que compreendam e ofereçam os cuidados de que necessitam seus parentes.

APRENDENDO NA PRÁTICA

Com 70 anos, sr. Walter recebeu alta do hospital recentemente com uma nova colostomia. Na primeira visita domiciliar, o enfermeiro descobre que sr. Walter mora sozinho, em uma casa muito suja; há evidências de fezes de baratas e de roedores. A casa está abarrotada de objetos e precisando de muito de consertos.

Preocupado, o profissional pergunta ao sr. Walter se ele tem parentes ou amigos que possam ajudá-lo. "Não," ele responde, "Não tenho vínculo com vizinhos, e estou divorciado há mais de 30 anos. Tenho dois filhos, mas eles já têm coisas demais a fazer para me ajudarem".

Quando sr. Walter menciona os nomes do filho e da filha, o enfermeiro logo os identifica, pois são ricos e conhecidos. Pergunta ao paciente se consegue fazer contato com eles, que confirma dizendo "Mas não vai ser bom. São esnobes, egoístas".

Quando o enfermeiro telefona para os filhos do sr. Walter, surpreende-se com sua reação. O filho informa não ter interesse em conversar com o enfermeiro. A filha não fala com o profissional. "Meu pai não é uma pessoa boa," diz a filha. "Abusou de minha mãe e nada fez para nos ajudar. Houve épocas em que não tínhamos o que comer e fomos despejados de casa porque meu pai jogava e bebia, gastando todo o dinheiro. É difícil descrever sua crueldade. Minha mãe deixou-o logo que saímos de casa. Se tivesse permanecido com ele, possivelmente teria sido morta pelo marido. Meu pai jamais quis algum relacionamento conosco quando nos tornamos adultos. Lamento saber de sua situação, mas meu irmão e eu tiramos nosso pai de nossas vidas há anos".

O que você faria se fosse este enfermeiro?

EXERCITANDO O PENSAMENTO CRÍTICO

1. Descrever as mudanças potenciais que a média das famílias enfrentará se, repentinamente, tiver de cuidar de um parente idoso.
2. Discutir as satisfações e os benefícios que os familiares podem obter com o cuidado de parentes idosos.
3. Identificar recursos na comunidade para auxiliar as famílias nas tarefas de cuidados.

Recursos *online*
Children of Aging Parents
www.caps4caregivers.org
Clearinghouse on Abuse and Neglect of the Elderly
http://www.elderabusecenter.org
ElderWeb
http://www.elderweb.com
Family Caregiver Alliance
www.caregiver.org
Family Caregiving 101
www.familycaregiving101.org
Hartford Institute for Geriatric Nursing
Try This: Best Practices in Nursing Care to Older Adults
Elder Mistreatment Assessment
http://consultgerirn.org/uploads/File/trythis/try_this_15.pdf
National Alliance for Caregiving
www.caregiving.org
National Association of Professional Geriatric Care Managers
http://www.caremanager.org
National Center on Elder Abuse
http://www.ncea.aoa.gov
National Council on Family Relations
http://www.ncfr.com
National Eldercare Locator
http://www.eldercare.gov
National Family Caregivers Association
http://www.nfcacares.org
Well Spouse Association
www.wellspouse.org

Bibliografia
Centers for Disease Control and Prevention. (2015). Elder abuse prevention. Recuperado de http://www.cdc.gov/features/elderabuse/index.html.

Fulmer, T. (2012). Elder mistreatment assessment. *ConsultGeri, Issue 15*. Hartford Institute for Geriatric Nursing. Recuperado de https://consultgeri.org/try-this/general-assessment/issue-15.

National Institute on Aging. (2015). So far away. *Twenty questions and answers about long distance caregiving*. Recuperado de https://www.nia.nih.gov/health/publication/so-far-away-twenty-questions-and-answers-about-long-distance-caregiving/getting.

U.S. Department of Health and Human Services. (2016). *Administration on aging, National Family Caregiver Support Program*. Recuperado de http://www.aoa.gov/AoA_programs/HCLTC/Caregiver/index.aspx.

CAPÍTULO 36

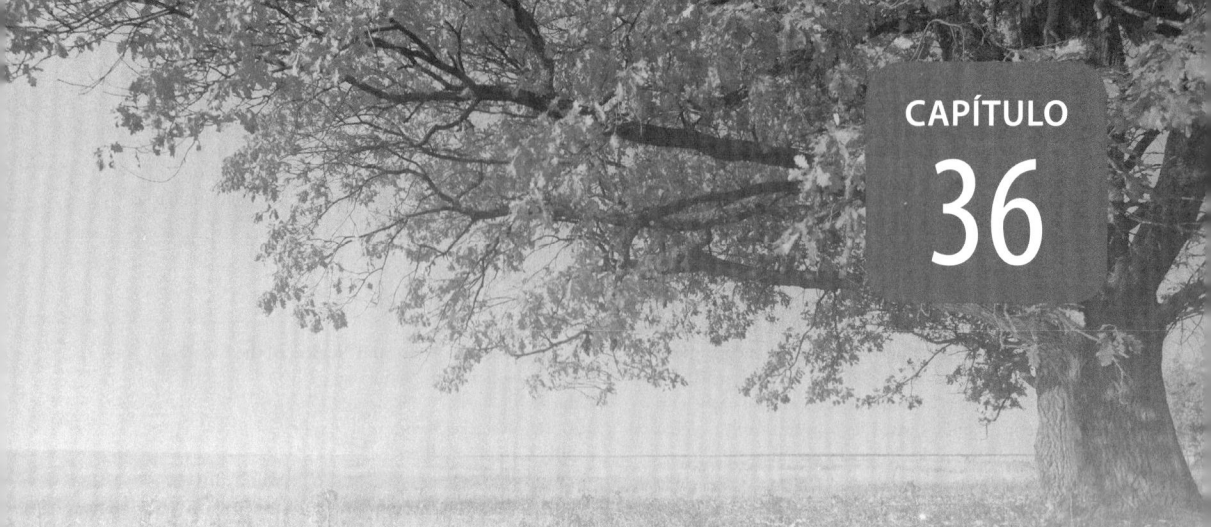

Cuidados no final da vida

VISÃO GERAL

Definições de morte

Experiência da família com o processo de morte

Apoio ao indivíduo que está morrendo
- Estágios do processo de morte e intervenções de enfermagem relacionadas
- Suicídio racional e suicídio assistido
- Desafios dos cuidados físicos
- Necessidades de cuidados espirituais
- Sinais de morte iminente
- Orientações antecipadas

Apoio à família e aos amigos
- Apoio durante os estágios do processo de morte
- Ajuda à família e aos amigos após a morte

Apoio à equipe de enfermagem

OBJETIVOS DE APRENDIZAGEM

A leitura deste capítulo possibilitará a você:

1. Discutir a dificuldade que as pessoas podem encontrar ao enfrentar a morte.
2. Descrever os estágios pelos quais costumam passar as pessoas diante da morte e descrever as intervenções de enfermagem associadas.
3. Listar as necessidades de cuidados físicos das pessoas que estão morrendo e as intervenções de enfermagem associadas.
4. Discutir como os enfermeiros podem oferecer apoio à família e aos amigos de pessoas que estão morrendo.
5. Discutir como os enfermeiros podem oferecer apoio a colegas que lidam com pacientes à morte.

TERMOS PARA CONHECER

Suicídio assistido: suicídio cometido com a ajuda de outra pessoa

Decisão de não reanimar: prescrição médica que aconselha profissionais de saúde a não iniciar reanimação cardiopulmonar diante de parada respiratória ou cardíaca

Final de vida: período em que a recuperação de uma doença já não é mais esperada, a morte é prevista e o foco é o conforto

Cuidados de final de vida em instituição: programa que oferece cuidados paliativos e apoio a pessoas que estão morrendo, bem como a familiares e cuidadores

Cuidados paliativos: cuidados que aliviam o sofrimento e oferecem conforto quando não há possibilidade de cura

Suicídio racional: decisão de pessoa competente, com uma doença terminal, de tirar a própria vida

A morte é uma experiência inevitável, inequívoca e universal, comum a todos os indivíduos, e pode ser de difícil enfrentamento. Embora seja uma certeza, a interrupção da vida costuma ser tratada com inquietação e medo. Os seres humanos podem relutar muito em aceitar sua mortalidade.

É comum os enfermeiros gerontólogos enfrentarem a realidade da morte porque mais de 80% das mortes ocorrem na velhice. Além do enfrentamento dessa realidade, esses profissionais precisam aprender a lidar com todo o processo de morte – a complexidade de experiências por que passam as pessoas à morte, sua família, amigos e todos os outros envolvidos com eles. Trabalhar com indivíduos que vivem esse processo complicado exige um misto de sensibilidade, percepção e conhecimentos sobre o assunto complexo da morte para que possam ser diagnosticados problemas de enfermagem e implementadas intervenções eficazes.

DEFINIÇÕES DE MORTE

Término da vida, interrupção de todas as funções vitais, ato ou fato de morrer – as definições de morte encontradas em dicionários – tentam dar explicações breves dessa experiência complexa. No entanto, costumamos relutar em aceitar tamanha simplicidade. Por exemplo, a literatura traz muitas expressões eloquentes sobre o assunto morte:

> Não entre sem luta nessa boa noite/
> A velhice deve arder e delirar no fim do dia/
> Vocifere, vocifere contra a morte da luz
> —Dylan Thomas

> Cada um nasce com o bem mais valioso – seu último suspiro.
> Mark Twain

> A morte é fortuita para a criança,
> amarga para o jovem,
> tardia demais para o velho.
> Publilius Syrus

> O homem pode morrer apenas uma vez:
> Devemos uma morte a Deus.
> Shakespeare, Henrique IV

A literatura científica atual não acrescenta muito mais às definições específicas de morte. A United Nations Vital Statistics Division define a morte como a cessação das funções vitais, sem possibilidade de reanimação. Termos como "morte cerebral" (morte de células cerebrais, determinada por um eletroencefalograma [ECG] sem oscilações), "morte somática" (determinada pela ausência de função pulmonar e cardíaca) e "morte molecular" (determinada pela interrupção da função celular), porém, confundem o assunto. A controvérsia reside em decidir por qual conceito de morte os indivíduos são considerados mortos. Em algumas situações, uma pessoa com um ECG, sem oscilação ainda tem a função cardíaca e a respiratória, poderia ser considerada morta? Em outras, pessoas com ECG sem oscilações e sem as funções cardiopulmonares têm células vivas que permitem o transplante de seus órgãos; elas estão realmente mortas com as células ainda com vida? As respostas a essas perguntas não são simples. Muitas ideias e pesquisas modernas têm o foco na necessidade de um único critério para que a morte seja determinada.

EXPERIÊNCIA DA FAMÍLIA COM O PROCESSO DE MORTE

Na cultura ocidental atual, muitas pessoas têm experiências bastante limitadas com a morte ou com o processo da morte, embora nem sempre tenha sido assim. Essa mudança resulta, em parte, das reduções na taxa de mortalidade ao longo dos anos (Fig. 36.1). Antes, a alta taxa de mortes tornava mais comuns as experiências com o processo de morte. Além disso, havia menos hospitais e outras instituições em que as pessoas poderiam morrer. Atualmente, o atendimento de saúde e clínico está facilmente disponível e acessível, e novos fármacos, intervenções terapêuticas e tecnologias de salvamento de vidas reduziram a mortalidade.

Talvez as mudanças nos locais e nas circunstâncias da morte sejam ainda mais importantes para a limitação da exposição ao processo de morte. Antes encarados como processos naturais, a maior parte dos nascimentos e das mortes era presenciada por pessoas conhecidas, em locais conhecidos. É possível que a família obtivesse algum conforto e proximidade estando com a pessoa cuja vida começava ou estava chegando ao fim e fazendo algo por essa pessoa.

Famílias nucleares, hoje em dia, têm maior mobilidade, sendo frequentemente formadas por pessoas jovens; os pais e avós idosos vivem em outros locais, normalmente em partes diferentes do país. Além disso, a maioria das mortes ocorre em uma instituição ou em um hospital. É raro a família e os amigos ficarem com a pessoa ou testemunharem o processo de morte.

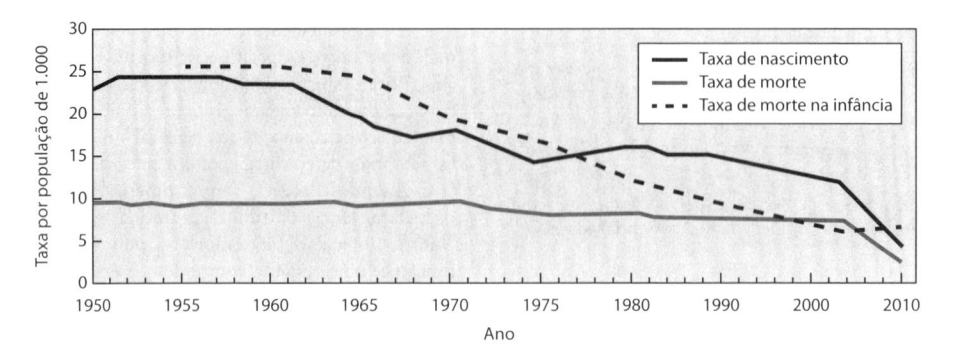

FIGURA 36.1 ● Mudanças nas taxas de nascimento e mortalidade de 1950 a 2013 (Chong Y, Tejada Vera B, Lu L, Anderson RN, Arias E, Sutton PD. (2015). *Deaths in the United States, 1900–2013*. Hyattsville, MD: National Center for Health Statistics. Recuperado em http://blogs.cdc.gov/nchs-data-visualization/deaths-in-the-us/)

> **CONCEITO-CHAVE**
>
> Com cada vez menos indivíduos morrendo jovens, comparativamente ao passado, e com a maioria das mortes ocorrendo em hospitais ou casas de repouso, as pessoas têm envolvimento direto mínimo com os indivíduos que vivem o processo de morte.

A separação das pessoas de seus entes queridos e dos ambientes conhecidos, durante o processo de morte, parece desconfortável, estressante e injusto. Quanta desumanidade no ato de afastar os indivíduos que estão à morte do envolvimento íntimo com seus sistemas de apoio, no momento em que mais precisam dele! Com a redução das experiências diretas com o processo de morrer e da morte, esta passou a ser um acontecimento mais impessoal e incomum. É difícil internalizar sua realidade.

É possível que isso explique por que muitas pessoas têm dificuldade de aceitar a própria mortalidade. Evitar falar sobre a morte e não preparar um testamento ou outros planos referentes à própria morte são indicadores da falta de internalização da própria mortalidade.

> **PARA REFLETIR**
>
> Você preparou um testamento em que explica seus desejos quanto a cuidados dos filhos, distribuição de seus bens e providências para seu enterro? Em caso negativo, por quê?

Os enfermeiros que compreendem a própria mortalidade estão mais à vontade para ajudar as pessoas durante o processo de morte. Negar a própria mortalidade ou ter raiva dela leva os enfermeiros a evitar pessoas à beira da morte, a desencorajar suas tentativas dessas pessoas para lidar, de forma realista, com a própria morte, ou a instilar falsas esperanças nelas e em suas famílias. O processo difícil de confrontar e de dar-se conta da própria mortalidade não precisa ser encarado como deprimente pelo enfermeiro; pode ser uma oportunidade de uma avaliação mais completa da vida e para o impulso para aproveitar ao máximo todos os dias de vida.

> **CONCEITO-CHAVE**
>
> Compreender a própria mortalidade pode ser terapêutico para o enfermeiro, além de útil aos cuidados dos pacientes à beira da morte.

APOIO AO INDIVÍDUO QUE ESTÁ MORRENDO

Por muito tempo, os enfermeiros estiveram mais preparados para lidar com os cuidados do corpo de um morto do que com a dinâmica envolvida no processo de morte. Além de ser rara a conversa franca sobre a morte iminente de alguém, o normal era essa pessoa ser separada e isolada durante suas poucas horas finais de vida. Se a família estivesse presente, normalmente ela era deixada sozinha com o paciente à morte, sem o benefício do apoio de um profissional. Em vez de planejar a presença de mais profissionais de apoio ao paciente e à família, a preocupação dos enfermeiros era com a possibilidade de o paciente sobreviver ao turno seguinte quando, então, precisaria dos cuidados pós-morte. Quando a morte ocorria, o corpo era removido da unidade, discretamente, para que outros pacientes não percebessem o acontecimento. Os enfermeiros eram desestimulados a mostrar sua emoção diante da morte de um paciente. Promovia-se uma objetividade desapegada como parte dos cuidados de paciente à morte.

Hoje em dia, a abordagem dos enfermeiros é mais humana ao cuidarem de pacientes que estão morrendo. A ênfase em atender a todas as necessidades do indivíduo, de forma holística, estimulou uma preocupação maior com o atendimento psicossocial e espiritual do paciente à morte. Além disso, há, atualmente, o reconhecimento de que familiares e pessoas próximas e queridas desempenham um papel fundamental no processo de morte, devendo ser considerados pelo enfermeiro. Aumentaram os conhecimentos no campo da tanatologia (o estudo da morte e do processo de morte) e mais enfermeiros são expostos a esses conhecimentos. Cuidados em **instituições para pacientes à morte**, que dão apoio a suas famílias ao longo do processo de morte, tornaram-se uma especialidade (Quadro 36.1). A enfermagem deu-se conta de que o profissionalismo não pode excluir as emoções humanas da relação enfermeiro-paciente. Esses fatores contribuíram para o aumento do envolvimento dos enfermeiros com o indivíduo que está mais próximo da morte.

Considerando-se que o processo de morte é único a cada ser humano, as intervenções i de enfermagem devem ser individualizadas. As experiências anteriores do paciente com a morte, suas crenças religiosas e espirituais, sua filosofia de vida, idade e estado de saúde estão entre os vários fatores complexos que influenciam o processo de morte. A Tabela 36.1 lista uma variedade de diagnósticos de enfermagem associados à morte e ao processo de morte, além de fatores causais. Com cuidado, o enfermeiro deve investigar as experiências, atitudes, crenças e valores específicos de cada indivíduo com relação a seu processo de morte. O suporte mais terapêutico e individualizado pode ser oferecido à pessoa em estado terminal apenas por meio dessa coleta de dados.

Alerta de domínio conceitual

Depressão, ansiedade, medo e isolamento são todas as características de alguém que envelhece, com processos de pensamento alterados. Conhecimento deficiente não costuma ser associado a processos de pensamento alterados ou a medo.

CONCEITO-CHAVE

As reações dos pacientes à morte são influenciadas por experiências prévias de morte, idade, estado de saúde, filosofia de vida e crenças religiosas, espirituais e culturais.

Estágios do processo de morte e intervenções de enfermagem relacionadas

Embora o processo de morte seja peculiar a cada pessoa, foi observada a ocorrência de reações comuns que compõem uma base para a compreensão do processo. Após vários anos de experiências com pacientes à morte, Elisabeth Kübler-Ross elaborou uma estrutura conceitual que descreve os mecanismos de enfrentamento da morte em

---

QUADRO 36.1 Local de cuidados a pacientes terminais

Cuidar de pacientes terminais implementa atendimento a pessoas terminalmente e a suas famílias. Embora a maior parte desses cuidados ocorra em casa, eles também são necessários em casas de repouso. O primeiro programa desse tipo ocorreu em Londres, no St. Christopher´s Hospice. Nos Estados Unidos, a primeira iniciativa aconteceu no Hospice, Inc., em New Haven, Connecticut, em 1974. A National Hospice Organization elaborou padrões de cuidados para pacientes à morte, como orientação aos programas locais; estimulam-se, porém, a individualidade e a autonomia de cada programa de cuidados.

O atendimento no processo de morte auxilia a adicionar qualidade e sentido ao que resta de vida. O atendimento envolve esforços interdisciplinares para o atendimento de necessidades físicas, emocionais e espirituais. Inclui:

- alívio da dor
- controle de sintomas
- atendimento domiciliar e institucional coordenado entre membros de uma equipe interdisciplinar
- serviço social e de aconselhamento
- equipamento e suprimentos médicos
- assistência e apoio de voluntários
- acompanhamento e aconselhamento no processo do luto

Mais informações podem ser obtidas com *a* National Hospice & Palliative Care Organization (NHPCO), 1731 Diagonal Road Suite 625, Alexandria, VA 22314, 703-837-1500. HelpLine 800-658-8898, http://www.nhpco.org.*

---

*N.de R.T. Conforme mencionado no Capítulo 28, no Brasil, para pacientes com câncer temos o INCA. Existem Unidades de Cuidados Paliativos e cursos de especialização para formação de profissionais de saúde para atendimento destes pacientes.

---

cinco estágios, hoje considerados clássicos (Kübler-Ross, 1969; Kübler-Ross e Byock, 2014). É necessário que os enfermeiros conheçam esses estágios e entendam as intervenções de enfermagem mais terapêuticas para cada um. Nem todas as pessoas que estão morrendo passarão por esses estágios em uma sequência ordenada. E nem todos passarão por todos esses estágios. No entanto, conhecer a estrutura descrita pela autora pode ajudar o enfermeiro a oferecer apoio às pessoas no processo de morte conforme elas evidenciem reações complexas à morte. Uma rápida descrição desses estágios, acompanhada de considerações de enfermagem pertinentes, é oferecida a seguir.

TABELA 36.1	Diagnósticos de enfermagem relacionados à morte e ao processo de morte
Causas ou fatores causais	Diagnóstico de enfermagem[a,*]
Depressão, fadiga, dor, tratamentos, imobilidade	Falta de condicionamento físico
Separação dos entes queridos, perda de função ou parte do corpo, percepção da morte iminente, preocupação com o tratamento antes da morte e no processo de morte	Ansiedade
Narcóticos, imobilidade, dieta, estresse	Constipação
Estresse, antibióticos, alimentações por sonda, câncer, impactação fecal	Diarreia
Insuficiência cardíaca congestiva, choque cardiogênico, anemia, desequilíbrios hidroeletrolíticos, fármacos, estresse	Débito cardíaco diminuído
Câncer, exames diagnósticos, posicionamento insatisfatório, excesso de atividades	Dor (aguda, crônica)
Dor, fármacos, fadiga	Comunicação verbal prejudicada
Mudanças na integridade do corpo, separação de ente querido, enfrentamento familiar ineficaz, desesperança, impotência	Enfrentamento individual ineficaz
Morte iminente de ente querido, falta de conhecimento ou de apoio	Enfrentamento familiar ineficaz
Hospitalização, demandas do tratamento, depressão	Falta de condicionamento físico
Perda de membro da família, mudanças nos papéis, custos dos cuidados	Processos familiares alterados
Tratamentos, dor, morte	Medo
Choque, febre, infecção, anorexia, incapacidade de beber com independência, depressão	Volume de líquidos deficiente
Câncer, insuficiência renal, tratamentos, imobilidade, baixa resistência, fármacos (p. ex., antibióticos, esteroides), desnutrição	Potencial para infecção
Alteração da capacidade de proteger-se, dor, fármacos, fadiga	Potencial para lesão
Exames diagnósticos, tratamentos, fármacos, manejo da dor	Conhecimento deficiente
Fraqueza, dor, repouso ao leito	Mobilidade física prejudicada
Negação, falta de conhecimentos, capacidade funcional prejudicada	Falta de comprometimento
Câncer, infecção, fármacos, desnutrição, desidratação, respiração pela boca, higiene insatisfatória	Mucosa oral alterada
Dependência, incapacidade, limites institucionais, incapacidade de reverter a condição	Impotência
Secreções espessas, dor, ansiedade, fármacos, imobilidade, menor elasticidade e atividade dos pulmões, respiração pela boca	Padrão respiratório ineficaz
Dor, fraqueza, incapacidade	Déficit no autocuidado (banho, vestir-se, alimentar-se, uso do vaso sanitário)
Perda de funcionalidades ou de parte do corpo, institucionalização, dor	Distúrbio na percepção da imagem corporal
Separação do parceiro, dor, fadiga, depressão, fármacos, tratamentos, hospitalização	Disfunção sexual
Imobilidade, infecções, edema, desidratação, definhamento	Integridade da pele prejudicada
Imobilidade, dor, ansiedade, depressão, fármacos, novo ambiente	Padrão de sono perturbado
Perda de função ou parte do corpo, depressão, ansiedade	Interação social prejudicada
Hospitalização, incapacidades, deformação, desconforto dos outros	Isolamento social
Perda de função ou parte do corpo, barreiras impostas pelos tratamentos ou a hospitalização, sentimentos relativos ao processo de morte	Sofrimento espiritual
Depressão, ansiedade, medo, isolamento	Processos do pensamento alterados

[a]NANDA-International (NANDA-I). (2014). *Nusing diagnoses: Definitions and classification, 2015–2017*. West Sussex, UK: Wiley-Blackwell.
*N. de R.T. A autora não utiliza, nesta obra, a terminologia proposta pela NANDA 2015–2017 porque esta classificação ainda não contempla o idoso em todas as suas dimensões. Por esse motivo, é feita uma adaptação do modelo proposto pela NANDA para contemplar as características identificadas no idoso a partir de sua prática profissional. Vale mencionar que a NANDA 2018–2020 (Porto Alegre: Artmed Editora, 2018) também segue esse modelo.

Negação

Diante da conscientização da morte iminente, a maior parte das pessoas, em um primeiro momento, reage negando a situação. Entre os comentários que refletem essa negação, encontram-se: "Não é verdade" e "Deve haver algum erro". Muitas vezes, os pacientes "vão em busca" de um médico que sugira um diagnóstico diferente, ou investem em curandeiros ou modismos que prometem um resultado mais favorável. Negar atende a várias finalidades úteis para a pessoa que está morrendo. É um elemento de absorção do choque causado pela informação difícil da existência de uma condição terminal; cria a oportunidade de testar a certeza dessa informação e proporciona algum tempo para internalizá-la e mobilizar as defesas individuais.

Embora sua necessidade seja mais enfática no começo, os pacientes à morte podem usar a negação em vários momentos durante a doença. Podem oscilar entre querer discutir a morte iminente e negar sua realidade. Ainda que tal contradição possa confundir, o enfermeiro precisa ser sensível à necessidade que o paciente tem de defender-se e, ao mesmo tempo, deve estar pronto para participar das conversas sobre morte, quando a pessoa quiser fazer isso. O enfermeiro deve tentar aceitar o uso que a pessoa à morte faz das defesas e não se concentrar nas mensagens conflitantes. A filosofia de vida do paciente, seus mecanismos pessoais de defesa e seus conhecimentos da condição determinam o momento em que a negação será substituída por mecanismos de defesa menos radicais. É possível que a ação de enfermagem mais importante nesse estágio seja aceitar as reações do paciente à morte e abrir as portas para diálogos francos.

Raiva

O estágio de negação e da reação "Não eu!" é substituído, pouco a pouco, pela reação por meio da pergunta "Por que comigo?". Esse segundo estágio, o da raiva, costuma ser muito difícil para as pessoas que estão junto daquela que está morrendo já que costumam ser as vítimas frequentes do deslocamento da raiva. Nesse estágio, aquele que está à morte expressa o sentimento de que nada está certo. Por exemplo, os enfermeiros não respondem à campainha na hora certa; a comida tem gosto ruim; os médicos não sabem o que fazem, e as visitas ficam tempo demais ou de menos. Colocando-se no lugar do paciente que sofre o processo, compreende-se sua raiva. Por que as pessoas se ressentiriam por não ter o que querem no momento em que querem isso e quando não têm muito tempo? Por que não ter inveja dos que terão um futuro que elas nunca viverão? Muita raiva pode ser causada pelos desejos não satisfeitos e os negócios inconclusos na vida. Suas queixas e demandas talvez sejam usadas para lembrar aos que estão junto do paciente à morte que ele ainda é um ser humano.

É nesse período que a família pode se sentir culpada, envergonhada, em luto ou com raiva ao reagir à raiva do paciente à morte. Os familiares podem não compreender por que suas intenções não são compreendidas, ou seus atos são desvalorizados. Não é raro o questionamento de estarem ou não fazendo as coisas certas. O enfermeiro deve ajudar a família a compreender o comportamento do doente, o que pode aliviar seu desconforto e, assim, criar um ambiente mais benéfico para o paciente. Quando os familiares entendem que as reações dessa pessoa são à morte iminente e não a eles, fica mais fácil uma relação de maior apoio.

Cabe ainda ao enfermeiro proteger-se de reagir à raiva do doente, não a entendendo como afronta pessoal. Os melhores esforços do enfermeiro podem ser criticados como insuficientes; manifestações de alegria podem ser recebidas com escárnio; a campainha pode ser acionada sempre que o enfermeiro sair do quarto. É importante que o profissional avalie tal comportamento e compreenda que pode refletir a raiva do segundo estágio do processo de morte. Em vez de reagir à raiva, o enfermeiro deve aceitá-la, deixando implícito ao paciente que evidenciar esses sentimentos é normal. O enfermeiro prever necessidades, lembrar-se das preferências do paciente e manter uma atitude agradável com ele podem contrabalançar as perdas de quem está à morte, perdas estas cada vez mais aparentes para o paciente. Pode ajudar a discussão dos sentimentos dos enfermeiros com um colega mais objetivo, capaz de funcionar como uma caixa de ressonância, para que a relação enfermeiro-paciente continue terapêutica.

Barganha

Após reconhecer que a negação ou a raiva modificarão a realidade da morte iminente, as pessoas que estão morrendo podem tentar negociar o adiamento do inevitável. Podem concordar em ser cristãos melhores se Deus permitir que passem vivos mais um Natal; podem prometer cuidar melhor de si mesmos se o médico iniciar alguma terapia agressiva para prolongar a vida; podem prometer qualquer coisa para ter mais tempo de vida. A maioria das barganhas é feita com Deus, normalmente, mantidas em segredo. Esses acordos, em alguns momentos, podem ser partilhados com religiosos. O enfermeiro deve saber que o paciente pode estar desapontado por não ver atendida sua barganha ou se sentir culpado porque, com o tempo de vida aumentado, quer estender ainda mais a vida, mesmo havendo concordado que o primeiro pedido seria o último. É importante que esses sentimentos comumente encobertos sejam investigados com a pessoa à morte.

Depressão

Quando um paciente é hospitalizado com cada vez mais frequência e apresenta declínio na capacidade funcional e mais sintomas, fica mais clara a realidade do processo de morte. O paciente idoso pode já apresentar várias perdas e depressão. O dinheiro poupado por toda a vida, os passatempos agradáveis e um estilo de vida normal pertencem ao passado; funções e partes do corpo podem ter sido perdidas. Entende-se que tudo isso pode deprimir. Diferentemente de outras formas de depressão, a da pessoa que está à morte pode não se beneficiar com estímulos e tranquilizações. Estimular o paciente a alegrar-se e a olhar para o lado brilhante das coisas implica que ele não deve se concentrar em sua morte iminente. É irreal acreditar que aqueles que estão morrendo não estejam profundamente tristes por perderem o que há de maior valor – a vida.

A depressão de quem está morrendo costuma ser silenciosa. É importante que o enfermeiro compreenda que palavras de ânimo podem não ter significado nenhum para esses indivíduos que preferem que alguém segurem sua mão ou que se sente ao seu lado em silêncio (Fig. 36.2). Ficar com o paciente à morte que, de forma explícita ou discreta, analisa o futuro, é uma ação importante da enfermagem nesse estágio. Em geral, há um interesse pelas orações e um desejo de visitas de sacerdotes ou pastores nesse estágio. Espera-se que o enfermeiro seja especialmente sensível às necessidades religiosas do paciente e facilite a relação, de todas as formas possíveis, entre ele e o representante da fé que segue.

O enfermeiro pode precisar ajudar a família a entender essa depressão, explicando que suas tentativas de animar o paciente à morte podem mais impedir do que reforçar seu preparo emocional. A família pode precisar ser tranquilizada diante da impotência vivida nesse período. O enfermeiro pode destacar que esse tipo de depressão é necessária, para que o paciente possa se aproximar da morte em um estágio de aceitação e paz.

Aceitação

Para muitas pessoas que estão morrendo, chega um momento em que a luta cessa e surge o alívio. É como se ocorresse um descanso final para obtenção de forças para uma longa jornada. Essa aceitação não deve ser confundida com estado de alegria; implica a aceitação da morte e o encontro de uma sensação de paz. Nesse estágio, os pacientes podem se beneficiar mais com a comunicação não verbal do que com a verbal. É importante que seu silêncio e retraimento não resultem em isolamento do contato humano. Tocar, oferecer conforto e estar perto são ações de enfermagem muito valiosas. Uma tentativa de simplificar o ambiente pode ser necessária à medida que diminui o círculo de interesses do paciente. Não é incomum a família necessitar de muita assistência para aprender a compreender e a apoiar seu ente querido durante esse estágio.

É importante que a esperança permeie todos os estágios do processo de morte. A esperança pode ser usada como uma forma temporária, mas necessária, de negação, como uma racionalização de terapias prolongadas desagradáveis, além de fonte de motivação. Ela pode criar a sensação, em quem transmite esperança, de que se está imbuído de uma missão especial de confortar uma pessoa em seus últimos dias. Um confronto realista com a morte iminente não nega a presença de esperança.*

> **CONCEITO-CHAVE**
>
> Os cinco estágios do processo de morte incluem negação, raiva, barganha, depressão e aceitação.

Suicídio racional e suicídio assistido

Há uma aceitação crescente do **suicídio racional,** uma situação em que um adulto competente decide, depois de refletir, encerrar a própria vida relativamente sem dor e enquanto está cognitivamente intacto por meio do suicídio (Brauser, 2015) ou do **suicídio assistido,** em que a pessoa que tomou essa decisão a executa com o auxílio de outra pessoa. O suicídio assistido já está legalizado em alguns estados (norte-americanos), como Novo México, Óregon, Vermont, Washington; é realizado, algumas vezes, com assistência de um profissional clínico, que pode aconselhar a pessoa sobre doses letais de fármacos ou mesmo fornecê-los. Pode-se dizer que evitar o suicídio de uma pessoa racional que não vê sentido na vida ou está no final da vida seja uma forma indireta de paternalismo legal (Schramme, 2013). Ainda que alguém possa apresentar o suicídio como uma opção racional, planos para suicidar-se só devem ser aceitos com uma investigação dos fatores que levaram a essa decisão.**

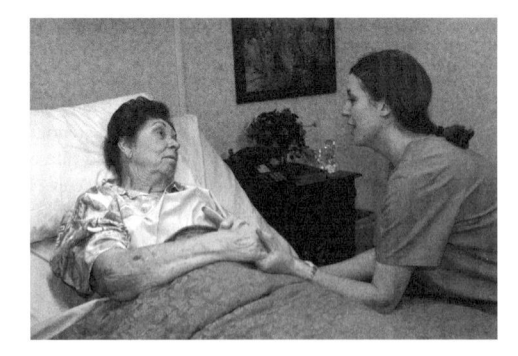

FIGURA 36.2 • Tocar, confortar e estar perto do paciente que está morrendo são ações importantes dos enfermeiros.

*N. de R.T. É importante ressaltar que, segundo Elisabeth Kübler-Ross (1969), tanto a família como a equipe de profissionais podem passar por esses estágios em momentos diferentes daquele vivido pelo paciente.

**N. de R.T. No Brasil, não existe legislação que permita a morte assistida.

> **DICA DE COMUNICAÇÃO**
>
> Quando um indivíduo competente, sem história psiquiátrica, alude ao suicídio, mesmo no final da vida, é bom perguntar-lhe:
> - Por que está fazendo essa escolha?
> - Quais são suas preocupações? Está preocupado em sentir dor que não possa ser controlada, em ser uma carga para a família, ou em atravessar um processo de morte que não seja controlado conforme seu desejo?
> - Tem planos para executar isso e, em caso positivo, quais são?
> - Há alguém que concordou em ajudá-lo nisso?
>
> Perguntar e conversar a respeito deve ser feito sem julgamento sobre a decisão.
>
> As respostas devem ser documentadas e debatidas com uma equipe interdisciplinar. O fato de a pessoa ter uma justificativa razoável para o suicídio não significa que aconselhar, oferecer apoio e serviços de auxílio com os cuidados não possam melhorar o bem-estar emocional e a qualidade de vida de forma suficiente para alterar a visão pessoal.
>
> Diante de alguma dúvida de que a pessoa não está pensando com racionalidade, ou de sinais de depressão, alertar rapidamente o profissional clínico e conversar sobre a necessidade de precauções contra o suicídio. Só pelo fato de a pessoa estar perto do final de sua vida não significa que se suicidar seja a melhor decisão.

Desafios dos cuidados físicos

Dor

Preocupação com o grau de dor que será vivida e seu controle pode ser fonte considerável de sofrimento para pessoas à morte; os enfermeiros são capazes de reduzir tal sofrimento, dando informações reais sobre a dor. Pacientes com câncer têm maior probabilidade de ter dor forte do que aqueles que morrem por outras razões. Mesmo entre pacientes com câncer terminal, a dor pode ser controlada com eficiência.

Os enfermeiros gerontólogos devem ter consciência de que os indivíduos percebem e expressam a dor de formas diversas, de acordo com o diagnóstico médico, estado emocional, função cognitiva, antecedentes culturais e outros fatores. Queixas de dor ou desconforto, náusea, irritabilidade, inquietação e ansiedade são indicadores comuns de dor. A ausência dessas manifestações não significa, todavia, que não haja dor. Há pacientes que não manifestam abertamente a dor; nessas pessoas, sinais como perturbações do sono, redução da atividade, diaforese, palidez, perda de apetite, expressões faciais e retraimento podem ser indicações da sua presença. Em determinadas circunstâncias, confusão pode estar associada à dor.

Cuidados paliativos são os que evitam e aliviam a dor, em pessoas com condições incuráveis. Ainda que o atendimento paliativo possa ser dado a pessoas que não estão à morte, é um elemento importante da assistência a pessoas nessa condição. Com regularidade, os enfermeiros devem coletar dados sobre a dor porque ela pode aumentar ou diminuir com o tempo. Os pacientes devem ser estimulados a informar assim que ela surgir e a discutir suas preocupações a respeito de maneira franca. Pode ser útil classificarem a dor, em uma escala de 0 a 10 (com 0 significando ausência de dor e 10, a dor mais intensa). Os enfermeiros devem registrar essa avaliação dos pacientes, além de outros fatores, em um fluxograma.

No caso do paciente à morte, a meta do controle da dor é *prevenir* sua ocorrência, mais do que reagir a ela após sua ocorrência. Prevenir a dor ajuda os pacientes a evitar desconforto e, em última instância, reduz a quantidade de analgésicos utilizados. Após ser avaliado o padrão de dor, pode ser elaborada uma agenda de administração de analgésicos. O tipo de medicamento usado dependerá da intensidade da dor, variando do ácido acetilsalicílico ou do acetaminofen para dor leve, passando pela codeína ou oxicodona para dor moderada e chegando à morfina ou à hidromorfona para dor grave. Meperidina e pentazocina são contraindicadas para o controle da dor nos idosos em virtude da elevada incidência de efeitos adversos, em especial psicose, com doses relativamente baixas. Os enfermeiros devem anotar e orientar os pacientes a informar a ineficiência dos analgésicos, ou a agenda de administração, dosagem excessiva e reações adversas (Quadro 36.2).

> **CONCEITO-CHAVE**
>
> Para o paciente à beira da morte, a meta do controle da dor é prevenir que ela ocorra, e não tratá-la após instalar-se.

Alternativas aos medicamentos devem ser incluídas no programa de controle da dor dos pacientes à morte. Essas medidas incluem imagens orientadas, hipnose, exercícios de relaxamento, massagem, acupressão, acupuntura, toque terapêutico, lazer e aplicação de calor ou frio. Mesmo que elas não substituam os medicamentos, podem reduzir a quantidade deles utilizada ou potencializar seus efeitos.

Sofrimento respiratório

O sofrimento respiratório é um problema comum em pacientes que estão em processo de morte. Além do desconforto físico resultante de dispneia, os pacientes podem ter muito sofrimento psicológico associado a

> **QUADRO 36.2** **Controle da dor para paciente que está morrendo**
>
> O sr. Luigi é um doente terminal, em uma instituição especial, sofrendo de dor secundária à metástase de um câncer de pulmão na coluna. Sua dor está sendo controlada com um fármaco anti-inflamatório não esteroide, administrado quando necessário, embora os enfermeiros achem que o medicamento não está mais agindo, pois o paciente faz, periodicamente, expressões faciais de dor durante o dia. Uma revisão do seu prontuário de administração de medicamentos revela que, às vezes, ele pede fármacos para dor a intervalos de 6 a 8 horas, embora possa recebê-los a cada quatro horas. Os enfermeiros observam que o paciente tem mais queixas de dor durante a semana do que nos finais de semana, quando recebe visita dos familiares.
>
> Os enfermeiros podem considerar o seguinte para ajudar a controlar melhor a dor do paciente:
>
> - Coletar dados do padrão e da gravidade da dor; dar ao sr. Lugi um cartaz para que registre sua dor; orientar o paciente a classificar a dor com uma escala de 0 a 10, com 0 significando ausência de dor e 10, dor intensa. Analisar o padrão.
> - Recomendar que o sr. Lugi tome o analgésico com regularidade, e não esporadicamente. Mais do que mudar o tipo ou a dose do analgésico a esta altura, determinar se uma agenda regular de administração pode melhorar o controle da dor. Com frequência, as doses administradas com regularidade podem manter um nível de analgesia que previne a dor e traz alívio maior. Quando esta forma de administração não for eficiente, pode-se avaliar mudança da dose ou do tipo de analgésico.
> - Verificar o que o sr. Lugio entende sobre o uso de analgésicos. Ele precisa entender que dependência ou "uso excessivo" de um analgésico não é a preocupação principal, devendo ser estimulado a informar os enfermeiros sobre a necessidade de alívio da dor sempre que necessário.
> - Analisar o impacto dos fatores psicológicos na dor física do paciente. A piora de sua dor, quando a família não está presente, pode ter relação com ansiedade, aborrecimento, ou outros fatores psicológicos. Desconforto psicológico pode intensificar ou exacerbar desconforto físico. O sr. Lugi pode se beneficiar com alguém que o escute; com conselhos, atividades recreativas ou visitas mais frequentes dos parentes.
> - Usar medidas não farmacológicas de alívio da dor. Massagens nas costas, toque terapêutico, imagens orientadas, exercícios de relaxamento e conselhos podem ser eficientes para controlar a dor. Profissionais treinados podem empregar a acupressão, a acupuntura e a hipnose. Essas medidas devem ser analisadas com o médico.

medo, ansiedade e desamparo resultantes da ideia de sufocação. As causas de sofrimento respiratório podem variar de efusão pleural a deterioração dos níveis de gases no sangue. Intervenções como erguer a cabeceira da cama, espaçar as atividades, ensinar exercícios de relaxamento e administrar oxigênio podem trazer benefícios. Atropina ou furosemida podem ser administradas para reduzir secreções brônquicas; podem ser usados narcóticos, pois conseguem controlar os sintomas respiratórios, enfraquecendo a resposta medular.

Constipação

Ingestão reduzida de alimentos e líquidos, sedentarismo e efeitos dos medicamentos fazem da constipação um problema para a maioria dos pacientes à morte – problema este que pode aumentar o desconforto que eles experimentam. Sabendo ser alto o risco de o paciente ter esse problema, os enfermeiros devem agir para promover a evacuação intestinal regular. Aumento das atividades e da ingesta de líquidos e fibras traz benefícios. Laxantes costumam ser administrados regularmente e os padrões de evacuação intestinal devem ser registrados e avaliados. Não se pode esquecer que aquilo que pode parecer diarreia pode ser, na verdade, saída involuntária de dejetos líquidos em torno de uma impactação fecal.

Ingestão nutricional insatisfatória

Muitos pacientes à morte têm anorexia, náusea e vômito que podem impedir a ingestão dos nutrientes mais básicos. Além disso, fadiga e fraqueza podem transformar o ato de alimentar-se em uma tarefa muito difícil. Servir refeições pequenas, com aparência e cheiros agradáveis, pode estimular o apetite, da mesma forma que oferecer alimentos de que o paciente gosta. Uma bebida alcoólica antes das refeições pode aumentar o apetite de algumas pessoas. Náusea e vômito podem ser controlados usando-se antieméticos e anti-histamínicos; gengibre tem obtido sucesso em muitas pessoas como um antiemético natural. Também são úteis as medidas básicas de enfermagem, como ajudar na higiene oral, oferecer um ambiente limpo e agradável durante as refeições, proporcionar uma companhia agradável durante as refeições e auxiliar o ato alimentar, quando necessário.

> **CONCEITO-CHAVE**
>
> O gengibre tem se mostrado eficiente no controle da náusea em algumas pessoas, sem os efeitos colaterais dos medicamentos antieméticos.

Necessidades de cuidados espirituais

Os norte-americanos têm uma variedade de crenças religiosas. Cada religião tem as próprias práticas relacionadas à morte, e os enfermeiros devem respeitar essas práticas a fim de promover a satisfação das necessidades espirituais dos pacientes. A Tabela 36.2 lista algumas diferenças elementares entre práticas e crenças religiosas associadas à morte. Os enfermeiros devem ser sensíveis às diferenças e garantir que jamais sejam desrespeitadas, mesmo não intencionalmente, as crenças religiosas dos pacientes e seus familiares.

Pelo fato de ser bastante provável que a importância da religião na vida dos pacientes à morte reflita o papel da religião ao longo de suas vidas, uma avaliação deve investigar não apenas a religião a que o paciente pertence, mas suas práticas religiosas. Além disso, os enfermeiros precisam admitir que religião e espiritualidade não são sinônimos (ver o Cap. 15). Religião é apenas um aspecto da espiritualidade; os pacientes podem ser bastante espiritualizados sem pertencer a alguma religião. Para determinar a importância da espiritualidade e das necessidades espirituais dos pacientes, os enfermeiros podem fazer perguntas do tipo:

- O que lhe dá forças para enfrentar os desafios da vida?
- Você sente alguma conexão com um ser ou um espírito superior?
- O que confere sentido à sua vida?

Sacerdotes ou pastores, bem como membros da congregação a que pertence o paciente, devem ser convidados para um envolvimento ativo com o paciente e a família, conforme seu desejo. Quando os enfermeiros se sentem à vontade com a prática, podem se oferecer para rezar com o paciente ou ler textos religiosos. É claro

TABELA 36.2	Crenças e práticas religiosas relacionadas à morte
Religião	**Crenças e práticas relacionadas à morte**
Batista	Oração, comunhão
Budista	Ritos finais por religioso budista
Católica	Oração, ritos finais pelo padre
Ciência Cristã	Visita do leitor da ciência cristã
Episcopal	Oração, comunhão, confissão, ritos finais
Amigos (Quakers)	A pessoa comunica-se direto com Deus, sem crença na vida posterior
Ortodoxa Grega	Oração, comunhão, ritos finais pelo padre
Hindu	Visita do religioso para fazer o rito de atar os nós ao redor do pescoço ou do pulso, colocação de água na boca, limpeza do corpo pela família após a morte; a cremação é aceita
Judaica	Após a morte, o corpo é lavado por um religioso
Luterana	Oração, ritos finais
Mórmon	Batismo e oração pelo falecido
Muçulmana	Confissão, orações do Corão, família prepara o corpo após a morte, o morto deve ter o rosto voltado para Meca
Pentecostal	Oração, comunhão
Presbiteriana	Oração, ritos finais
Ortodoxa Russa	Oração, comunhão, ritos finais pelo padre
Cientologista	Confissão, visita de conselheiro religioso
Adventista do Sétimo Dia	Batismo, comunhão
Unitária	Oração; a cremação é aceita

que os enfermeiros devem garantir que as orações sejam coerentes com o sistema de crenças do paciente.

Sinais de morte iminente

Quando a morte se aproxima, as funções do corpo desaceleram e podem ocorrer alguns sinais e sintomas, inclusive:

- declínio da pressão sanguínea
- pulso rápido e fraco
- dispneia e períodos de apneia
- resposta pupilar mais lenta à luz ou ausência dessa resposta
- transpiração abundante
- extremidades frias
- incontinência da bexiga e dos intestinos
- palidez e aparecimento de manchas na pele
- perda da audição e da visão

Identificar a aproximação da morte possibilita aos enfermeiros a garantia de avisar a família a iminência do fim e a oportunidade de repartir com o paciente os momentos finais de sua vida. Quando a família não estiver presente, um enfermeiro pode permanecer com o paciente. Dependendo dos desejos do paciente e da família, um padre ou pastor pode ser chamado para uma visita nesse momento. É importante que o paciente não fique sozinho nessa ocasião; mesmo que ele pareça não reagir, deve-se conversar com ele e tocá-lo.

Orientações antecipadas

Um paciente é capaz de manifestar, por meio de um documento legal de orientações antecipadas, seus desejos quanto ao cuidado terminal e a medidas de manutenção da vida,. Todas as instituições de saúde e agências que recebem recursos do *Medicaid* e do *Medicare* devem dar aos pacientes informações sobre o Ato do Paciente de autodeterminação, uma lei que confere às pessoas o direito de expressar suas preferências sobre cuidados médicos e cirúrgicos e de tê-las respeitadas quando, posteriormente, não puderem se comunicar. Os enfermeiros devem analisar esse assunto com os pacientes assim que forem admitidos no hospital ou na instituição de cuidados especiais e discutir a importância da expressão dos desejos do paciente de forma que tenha valor legal. Para muitos idosos e suas famílias, abordar assuntos relativos à morte é desconfortável. Iniciando e orientando a conversa com sensibilidade, os enfermeiros podem auxiliar essas pessoas a tratar desses assuntos importantes com a garantia de que os desejos do paciente serão conhecidos. Já havendo alguma orientação antecipada, o enfermeiro precisa revisá-la com o paciente para assegurar-se de que ainda reflete sua preferência e colocar uma cópia no seu prontuário a fim de informar todos os membros da equipe interdisciplinar (o Cap. 8 trata de forma mais detalhada as questões legais associadas à morte e ao ato de morrer).

> **CONCEITO-CHAVE**
> Uma orientação antecipada protege o direito do paciente de tomar decisões sobre cuidados terminais, reduzindo os encargos da família durante esse momento difícil.

APOIO À FAMÍLIA E AOS AMIGOS

O comentário de Thomas Mann de que "a morte de um homem é assunto mais para quem fica do que para quem se vai" é um lembrete de que a família e os amigos devem ser levados em consideração nos cuidados de enfermagem do paciente que está prestes a morrer. Eles, sem dúvida, têm necessidades que requerem intervenções terapêuticas durante o processo de morte do parente querido. Dar apoio adequado durante esse processo pode evitar tensão desnecessária e oferecer muito conforto aos envolvidos com o paciente à morte.

Apoio durante os estágios do processo de morte

Da mesma forma que os pacientes têm reações diversas quando diante da realidade da morte iminente, os familiares e os amigos vivem os estágios de negação, raiva, barganha e depressão antes de estarem prontos para aceitar o fato de que alguém importante nas suas vidas está morrendo.

No estágio de negação, eles podem desencorajar o paciente a conversar e pensar na morte; visitá-lo com menor frequência; afirmar que o paciente estará melhor assim que voltar para casa, que começará a alimentar-se, livra-se dos cateteres intravenosos e assim por diante. Podem procurar um médico ou hospital para encontrar uma cura especial para a doença terminal.

As reações durante o estágio de raiva podem incluir críticas aos profissionais em relação ao atendimento dado, reprovação a um membro da família por não ter prestado atenção mais cedo ao problema do paciente e questionamento dos motivos pelos quais alguém que teve uma vida tão boa pode estar passando por essa situação.

A família e os amigos podem tentar barganhar para evitar ou retardar a morte do ente querido. Podem dizer aos profissionais de saúde que, se puderem levar o paciente para casa, saberão como melhorar sua condição. Por meio de orações ou manifestação clara, podem prometer cuidar melhor do paciente se tiverem outra oportunidade. Podem consentir com a realização de algum ato especial (p. ex., ir à igreja com regularidade, fazer trabalho voluntário, deixar de beber) se o paciente tiver uma nova oportunidade para viver.

Ao iniciar o estágio de depressão, a família e os amigos podem ficar mais dependentes dos profissionais de saúde. Podem começar a chorar e a limitar os contatos com o paciente.

No estágio de aceitação, podem reagir, desejando passar a maior parte do tempo com o paciente, contando aos profissionais de saúde as boas experiências que tiveram com ele e o quanto sentirão sua falta. Podem pedir que os enfermeiros façam coisas especiais para o paciente (p. ex., conseguir sua comida preferida, eliminar alguns procedimentos, oferecer outras medidas de conforto). Podem, com frequência, lembrar os profissionais que não se esqueçam de contatá-los "quando a hora chegar". Podem começar a tomar providências especiais para as próprias vidas sem o paciente (p. ex., mudar de moradia, planejar o destino da casa, fortalecer outras relações de apoio).

É claro que o tipo de apoio de enfermagem será variado, dependendo do estágio em que, supostamente, está o familiar ou o amigo. Embora as ações de enfermagem descritas para o paciente à morte em cada estágio sejam aplicáveis aos familiares e amigos, os estágios por estes vividos podem não coincidir com o momento em que o paciente se encontra. Por exemplo, os pacientes podem já ter ultrapassado os vários estágios, estar aceitando a realidade da morte e prontos para uma conversa franca sobre o impacto de sua morte, fazendo planos para os que ficarem aqui. Os familiares, todavia, bem como os amigos, podem estar em um estágio diferente, não ainda prontos para lidar com a aceitação do paciente. Cabe ao enfermeiro ficar atento a esses descompassos nas condições, oferecendo intervenções terapêuticas individualizadas. Concomitantemente ao apoio adequado à família e aos amigos durante esses estágios, o enfermeiro pode dar ao paciente a oportunidade de uma discussão franca, com alguma pessoa que esteja receptiva, sobre sua morte.

Ajuda à família e aos amigos após a morte

Quando os pacientes morrem, é útil que o enfermeiro esteja disponível para dar o apoio necessário à família e aos amigos. Há os que desejam vários minutos sozinhos com o paciente que morreu para vê-lo e tocá-lo. Outros preferem que o enfermeiro os acompanhe para verem o falecido. Há ainda aqueles que podem não querer entrar no quarto de forma alguma. Os enfermeiros devem respeitar as preferências de cada um e ter o cuidado para não julgar as reações dos familiares com base em suas próprias atitudes e crenças. Estimular a família e os amigos a expressar seu luto abertamente traz benefícios. Chorar e gritar pode ajudar a enfrentar os sentimentos sobre a morte, trabalhando-os, o que é muito mais benéfico do que os suprimir para ter uma atitude calma.

As providências para o velório e o enterro podem requerer orientação profissional. Os sobreviventes podem sentir pesar, culpa ou ter outras reações que os colocam em posição vulnerável. Nesse momento, estão especialmente suscetíveis a propostas que procurariam fazer uma equivalência entre seu afeto pelo falecido e os custos do enterro. A família pode precisar que planos extravagantes de um funeral sejam confrontados com perguntas realistas relativas ao impacto financeiro do enterro. Seja o enfermeiro, o padre, ou um vizinho, vale identificar alguém que possa defender a família nesse momento difícil, evitando que ela seja explorada. Os familiares devem ser estimulados a entenderem um pouco a indústria dos funerais e planejar antecipadamente as providências. Além de livros sobre o assunto, há locais específicos que podem ajudar nesse planejamento.

ESTUDO DE CASO

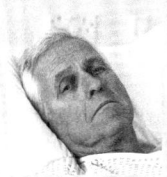

Aos 70 anos, sr. Ângelo tem um câncer no fígado raro. É viúvo e mora com a filha e a família dela. A quimioterapia que tem feito o deixa tão enfraquecido e desconfortável que ele passa a maior parte do tempo fortemente medicado, deitado no sofá ou dormindo em sua cama.

Durante a visita de hoje ao consultório, o oncologista informa ao paciente e à filha que a quimioterapia não está controlando o câncer, ele está sofrendo metástase. Recomenda início dos cuidados de paciente com doença terminal. Antes que sr. Ângelo consiga reagir, a filha repentinamente termina a consulta, dizendo "Não é o momento dessa conversa. Pensaremos a respeito". Leva, então, o pai com ela.

Fora do consultório, preparando-se para partir, a filha diz à enfermeira que "não consegue entender o médico, basicamente desistindo de seu pai". Sr. Ângelo interpõe-se, dizendo achar que o médico tem razão, mas a filha o interrompe e diz "Pai, você vai vencer essa coisa. Deixa a quimioterapia agir. E há outros tratamentos para se tentar".

PENSAR DE FORMA CRÍTICA

- Quais reações sr. Ângelo e a filha estão evidenciando? Por quê?
- Qual resposta a enfermeira pode dar?
- Quais são os resultados potenciais dessa situação?

Após a agitação da cerimônia de enterro e a redução das visitas e telefonemas de pêsames, pode ser sentido, pela primeira vez, o impacto total da morte. Quando o luto mais intenso ocorrer, alguns recursos devem estar disponíveis para oferecer apoio. O enfermeiro gerontólogo pode conseguir um enfermeiro domiciliar, um religioso, um assistente social ou outra pessoa para ter contato com os familiares por várias semanas após a morte para prevenir alguma crise. Grupos de viúvos e grupos similares podem oferecer apoio àqueles que vivem o processo do luto. Pode ainda ser benéfico dar o número do telefone de uma pessoa que a família possa procurar se precisar de ajuda.

Há algumas décadas, Edwin Schneidman realizou um grande trabalho "pós-evento" com pessoas sobreviventes a esses eventos e ofereceu a orientação resumida a seguir para um trabalho com familiares e amigos de indivíduos falecidos. Ainda hoje importam estas orientações (Schneidman, 1994)*:

- A totalidade dos cuidados de uma pessoa que está morrendo têm de incluir contato e *rapport* (confiança recíproca) com aqueles que convivem com ela.
- No trabalho com vítimas que sobreviveram a mortes trágicas, o melhor é começar logo após a tragédia; se possível, nas primeiras 72 horas.
- É impressionante a pouca resistência encontrada nas vítimas sobreviventes; a maior parte delas quer conversar com um profissional, em especial, as que perderam seu eixo e chão.
- O papel das emoções negativas contra o falecido – irritação, raiva, inveja, culpa – deve ser investigado, mas não no início.
- O profissional tem um papel importante de alguém que testa a realidade – nem tanto o de eco da consciência, mas o da voz silenciosa da razão.
- É fundamental a avaliação médica dos sobreviventes. Deve-se estar atento a um possível declínio da saúde física e do bem-estar geral da saúde mental.

APOIO À EQUIPE DE ENFERMAGEM

Profissionais da enfermagem que trabalham com pacientes à morte têm seu próprio conjunto de sentimentos sobre essa experiência significativa. Pode ser bastante difícil para eles não apenas aceitar a morte de determinado paciente, mas ainda trabalhar bem toda a questão da morte. Há os que têm dificuldades, como tantas pessoas, para dar-se conta da própria mortalidade. Esses profissionais tiveram experiências limitadas com a morte e pouca exposição ao assunto na vida de estudante. Na área da saúde, com maior ênfase na "cura", a morte pode ser entendida como fracasso que traz insatisfação. Os enfermeiros podem se sentir impotentes, quando percebem que tudo o que fizeram de pouco valeu para vencer a realidade da morte iminente. Não é raro um enfermeiro envolvido com um paciente à morte passar também pelos estágios do processo de morte descritos por Elisabeth Kübler-Ross. Esses profissionais costumam evitar contato com os pacientes que estão morrendo. Dizem-lhes que "se animem", não pensem na morte e continuam a praticar medidas "heroicas" embora estejam perto de morrer, e sofrem pela morte de um paciente. Os enfermeiros podem estar limitados em sua capacidade de oferecer apoio aos pacientes e às famílias, quando se encontram em um estágio diferente do deles.

Os profissionais que trabalham com um paciente na terminalidade precisam de muito apoio. Deve haver ajuda de colegas na investigação das próprias reações aos pacientes que estão prestes a morrer e o reconhecimento de quando essas reações interferem na relação terapêutica profissional–paciente. A atitude dos colegas e o ambiente devem ser tais que os enfermeiros consigam escapar de uma situação não terapêutica para eles ou para o paciente. Estimular o enfermeiro a chorar ou a mostrar as emoções de formas diferentes pode trazer muitos benefícios. Recorrer a tanatologistas, profissionais que trabalham com **pacientes que estão morrendo** e de outros profissionais habilitados pode ser valioso na promoção do apoio aos enfermeiros, enquanto estes dão assistência a pacientes que passam pelo processo de morte.

> **CONCEITO-CHAVE**
> Os enfermeiros devem ser estimulados a expressar os próprios sentimentos sobre a morte dos pacientes.

Resumo do capítulo

Em razão da realidade de que a maioria das mortes ocorre entre pessoas com mais idade, enfermeiros gerontólogos precisarão de competência para auxiliar pessoas no processo de morrer. Há necessidade de uma abordagem holística – em que o enfermeiro garante às pessoas que estão morrendo e a seus entes queridos o oferecimento de suporte físico, emocional e espiritual. As experiências anteriores do paciente com a morte, suas crenças religiosas e espirituais, sua filosofia de vida, idade e estado de saúde estão entre os vários fatores complexos que devem ser levados em conta no oferecimento de suporte e atendimento.

Kübler-Ross propõe uma estrutura conceitual para que se compreendam os mecanismos de enfrentamento durante o processo de morte. Nem todas as pessoas que estão à morte passarão por todos os estágios delineados, nem evoluirão por eles de forma sequencial. Os enfermeiros precisam conhecer as intervenções adequadas a cada estágio.

---

*N. de R.T. Sobreviventes foi o nome dado por Edwin Schneidman aos amigos e familiares de pessoas que morreram por suicídio. Tais orientações ainda hoje são úteis para o conforto de familiares e amigos, não só em situação de suicídio, mas morte de um ente querido, independentemente da situação.

Mais recentemente, vem ocorrendo uma crescente aceitação do suicídio racional, pelo qual um adulto competente toma uma decisão pensada de pôr fim à própria vida, enquanto cognitivamente intacto e relativamente sem dor, além do suicídio assistido. Ainda que mais e mais aceita e em voga, a decisão de um paciente de dar fim à sua vida exige investigação e avaliação. É possível que conselhos, apoio e oferecimento de serviços que ajudem nos cuidados melhorem o bem-estar emocional e a qualidade de vida do paciente de tal forma que ele mude de ideia.

Com a proximidade da morte, as necessidades físicas devem ser atendidas, o que inclui controle da dor, prevenção e alívio de sofrimento respiratório, oferecimento de alimentação adequada e prevenção e controle da constipação. Devem também ser levadas em conta as necessidades espirituais, de receber apoio, reconhecendo-se que a religião é um dos aspectos da espiritualidade, que as pessoas de uma mesma religião podem praticar a fé de forma diversificada e que os pacientes podem ser altamente espiritualizados mesmo sem, eventualmente, pertencerem a alguma religião.

Aproximando-se a morte, as funções do organismo desaceleram e aparecem alguns sinais e sintomas, incluindo pressão arterial mais baixa, pulso fraco e rápido, dispneia, períodos de apneia, resposta pupilar à luz lenta ou ausente, extremidades frias, incontinência, palidez e manchas na pele e perda da audição e da visão. A família precisa ser informada para que possa partilhar os minutos finais da vida do paciente; se não disponíveis os familiares, um elemento da equipe funcional deve permanecer com o paciente.

Familiares e amigos da pessoa à morte, que podem passar por muito sofrimento, podem se beneficiar do encaminhamento a grupos de apoio. Igualmente, integrantes da equipe funcional que cuidaram da pessoa que está morrendo podem passar por um luto e se beneficiar da procura por apoio.

APLICANDO CONHECIMENTO NA PRÁTICA

Staff Nurses' Perceptions Regarding Palliative Care For Hospitalized Older Adults

Fonte: O'Shea, M. F. (2014). American Journal of Nursing 114(11):26–34.

Enquanto os cuidados de pacientes terminais referem-se a atendimento que dá apoio a pacientes e suas famílias durante o processo de morte, cuidados paliativos envolvem atendimento que evita e alivia sintomas de pessoas com condições incuráveis, que não estão, necessariamente, morrendo. A ausência de clareza sobre os dois tipos de atendimento pode ser uma barreira ao uso de medidas de atendimento paliativo. Essa pesquisa qualitativa e descritiva foi feita para determinar as percepções da equipe funcional sobre os cuidados paliativos a adultos idosos hospitalizados.

Dezoito enfermeiros participaram do grupo-foco, com entrevistas que foram gravadas e analisadas. Cinco categorias de temas que revelaram as percepções dos enfermeiros foram identificadas: ambiguidade do conceito de cuidados paliativos, desafios de comunicação, sensação de defesa informada, dissonância cognitiva e emocional ao cuidar desses pacientes e limites do sistema de saúde.

Os enfermeiros precisam compreender as diferenças entre cuidados a pacientes terminais e cuidados paliativos de modo a garantir que as necessidades dos pacientes sejam atendidas corretamente. A identificação correta das necessidades, o alívio da dor e do sofrimento, o tratamento respeitoso, a obtenção de retorno e os encaminhamentos a serviços de utilidade são universais e não se limitam aos cuidados de pacientes em situação terminal.

APRENDENDO NA PRÁTICA

Com 78 anos de idade, sr. Haroldo é residente, há muito tempo, de uma comunidade de aposentados. Ainda que mentalmente perfeito, sua condição física declinou nos meses anteriores e ele foi diagnosticado com câncer de pâncreas. Não quis ser tratado, dizendo que compreende o prognóstico ruim e prefere passar o tempo de vida que lhe resta sem ter de se preocupar com o estresse e os efeitos secundários de um tratamento.

No mês passado, sr. Haroldo foi transferido para um setor de um lar para idosos, pertencente à comunidade de aposentados. Você notou que várias pessoas visitam o sr. Haroldo regularmente e soube por outro residente que elas integram um grupo de apoio ao suicídio assistido.

Poucos dias depois, ao entrar no quarto desse paciente na ronda matinal, você o encontra morto. Junto à cama há vários documentos que citam pessoas a contatar e descrevem planos a seguir. Você sabe que as pessoas que visitavam sr. Haroldo estiveram com ele na noite anterior, passando bastante tempo em uma reunião particular com ele.

Um dos residentes comenta que sr. Haroldo "saiu conforme desejava". Parece que vários residentes apoiam essa opção; na verdade, trata-se de suicídio.

O que fazer nessa situação?

EXERCITANDO O PENSAMENTO CRÍTICO

1. Discutir os fatores que dificultam as pessoas conversarem sobre a sua morte ou de familiares e, consequentemente, de planejarem questões como testamento, tratamento, etc.
2. Ao conversar com um grupo de idosos de um centro para idosos, quais exemplos você pode oferecer em apoio aos benefícios da elaboração de uma orientação antecipada?
3. Citar alguns exemplos de comportamentos que demonstrem reações de enfermeiros à morte de um paciente que teve cuidados prolongados.

Recursos *online*

Advance Directives (by State)
http://www.caringinfo.org
American Hospice Foundation
http://www.americanhospice.org
End of Life/Palliative Education Resource Center
www.aacn.nche.edu/elnec/curriculum.htm
Family Hospice & Palliative Care
http://www.familyhospice.com
Cuidados ao paciente à morte
http://www.hospicenet.org
Hospice Foundation of America
http://www.hospicefoundation.org
International Association for Hospice & Palliative Care
http://www.hospicecare.com
National Hospice and Palliative Care Organization
http://www.nhpco.org

Bibliografia

Brauser, D. (2015). 'Rational suicide' talk increasing among 'healthy' elderly. *Medscape Nurses*. Recuperado de http://www.medscape.com/viewarticle/842819?nlid=79427_2822&src=wnl_edit_medp_nurs&uac=95177PN&spon=24#vp_3.

Kübler-Ross, E. (1969). *On death and dying*. New York, NY: Macmillan.

Kübler-Ross, E., & Byock, I. (2014). *On death and dying: What the dying have to teach doctors, nurses, clergy, & their own families*. New York, NY: Scribner.

Schneidman, E. S. (1994). Postvention and the survivor-victim. In E. S. Schneidman (Ed.), *Death: Current perspectives* (4th ed.). New York, NY: Aronson Jason.

Schramme, T. (2013). Rational suicide, assisted suicide, and indirect legal paternalism. *International Journal of Law and Psychiatry, 36*(5), 477–484.

Índice

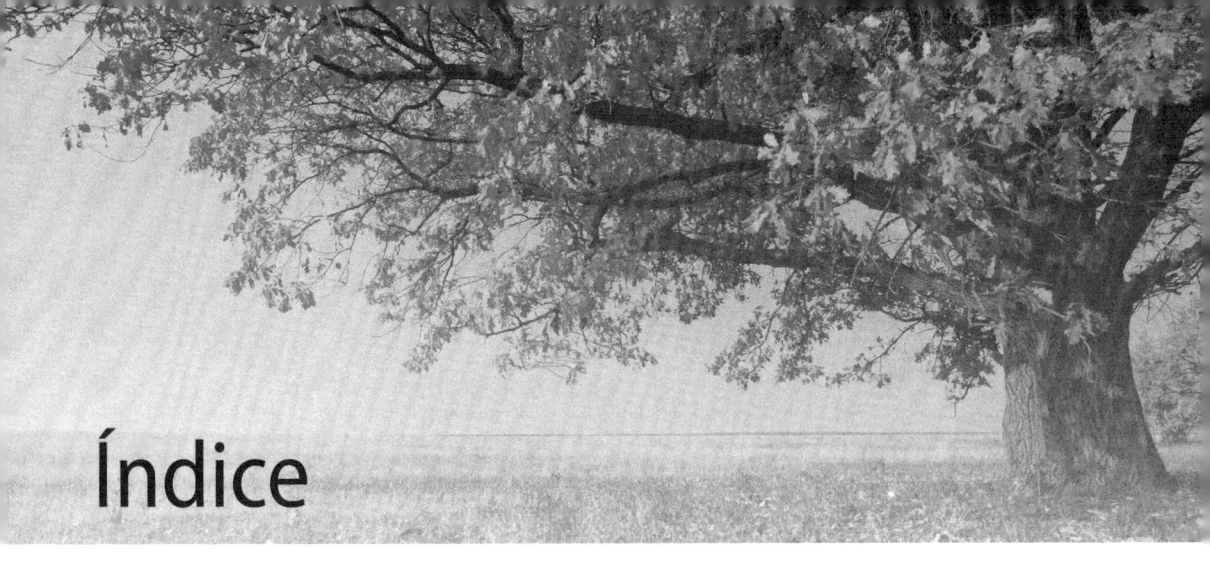

Nota: localizadores seguidos de "f" e "t" referem-se a figuras e tabelas, respectivamente

A

AARP. *Ver* American Association of Retired Persons (AARP)
Abscesso, pulmonar, 264–265
Absolutismo, 119
Abuso
    de álcool, 421–423
    de idoso, 115–116
    disfunção familiar e, 510–512
Abuso de álcool, 421–423
Abuso de idoso, 503
Acarbose, 385–386
ACE. *Ver* Inibidores da enzima conversora em angiotensina (ACE)
Acidentes vasculares-encefálicos, 360–363
Ácido fólico, 272–273
Aconselhamento, 130–131
ACTH. *Ver* Hormônio adrenocorticotrópico (ACTH)
Acupressão, 173–175, 452–453
Acupuntura, 173, 267–268, 452–453
Adventistas do Sétimo Dia, crenças e práticas, 204
Ageísmo, 37–38
Agentes anti-inflamatórios, interações de fármacos com, 228–229t
Agressão, 108
AIDS, 436–437
    nos negros norte-americanos, 27–28
Aipo, efeitos adversos do, 229–230t
Alcance da atenção, alterações associadas ao envelhecimento no, 68–70
Alcance da vida, 2, 4
Alcohol Use Disorders Identification Test (AUDIT), 421–422
Alcoolismo, cognição prejudicada e, 431
Aldosterona, 65–66
Alergia, a fármacos, 233–234
Alho, efeitos adversos, 230–231t
Alimentar-se. *Ver também* Dieta; Nutrição
    coleta de dados das atividades da vida diária e, 462–463t
    com disfagia, 150–151
Alimentos, 130
Almshouse (Casa de Caridade), 490
Alterações associadas ao envelhecimento
    e resposta sexual, 212
    Intervenção com a Hatha Ioga, 70–71
    na aparência física, 55–56, 55f
    na aprendizagem, 67–69
    na audição, 64–66
    na inteligência, 67–68
    na memória, 67–68
    na personalidade, 67–68
    na termorregulação, 66–67
    na visão, 63–65
    nas células, 55
    nas implicações de enfermagem, 68–71, 69–71t
    no alcance da atenção, 68–69
    no paladar e no olfato, 65–66
    no sistema cardiovascular, 57–59, 57f
    no sistema endócrino, 65–66
    no sistema gastrintestinal 58–60, 58–59f
    no sistema imunológico, 66–67
    no sistema musculoesquelético, 61–62, 61f
    no sistema nervoso, 62–63, 63f
    no sistema reprodutor, 60–61, 61f
    no sistema respiratório, 56–57, 56f
    no sistema urinário, 59–61, 60–61f
    no sono, 159–160
    nos órgãos dos sentidos, 63–66, 64–65f
Alterações auditivas associadas ao envelhecimento, 64–66
Altura, medida da, 153–155
Ambiente
    cobertura do assoalho, 185–187
    considerações psicossociais, 188–190
    controle de ruídos, 186–188
    cores, 185–186
    estimulação sensorial, 186–187
    hierarquia de Maslow, 182t
    iluminação, 183–185
    impacto ambiental potencial, 182t–184t
    lista de verificação na coleta de dados, 183–184
    mobiliário, 186–187
    odores, 185–186
    para a saúde e o bem-estar, 180–182
    perigos de incêndio, 187–189
    perigos no banheiro, 187–188
    temperatura, 183–186
American Association of Retired Persons (AARP), 32, 130–131, 195–196
American Journal of Nursing, 75
American Nurses Association (ANA), 75, 76, 119
Amor, espiritualidade e, 200

Analgésicos, 238–240
Andadores, 469–471
Andropausa, 209, 216
Anemia
　cognição prejudicada e, 431
　relacionada a fármacos, 151–152
Aneurismas aórticos abdominais, 286
Aneurismas, 286
Angina, 282
Anorexia, 143, 150–152, 294, 300
　associada a fármacos, 150–152
Ansiedade, 420–422
Antiácidos, 239–241
　interações de alimentos/fármacos com, 228–230t
Antibióticos, 240–241
Anticoagulantes, 240–242
　interações de fármacos com, 228–229t
Anticonvulsivantes, 241–243
Antidepressivos tricíclicos, interações de fármacos com, 228–229t
Antidepressivos, 248–249
　interações de fármacos com, 228–229t
Anti-histaminas, alimentos e interações de fármacos com, 228–229t
Antipsicóticos, 248–249
　interações de fármacos com, 228–229t
Aparelhos auditivos, 377, 377f. *Ver também* Visão e audição
　modelo para dentro do ouvido, 377f
　modelo para trás das orelhas, 377f
Aparência física, alterações associadas ao envelhecimento na, 55–56, 55f
Apendicite, 306–308
Apetite, função gastrintestinal e, 297
Apoio social e atividades, 130–131
Aposentadoria, 37–38, 42–44
　perda do papel profissional, 42–43
　renda diminuída, 43–44
Aprendizagem, mudanças associadas ao envelhecimento na, 67–69
Aromaterapia, 173, 452–453
Arritmias cardíacas, 259–260
Arritmias, 270, 284
Artrite reumatoide, 346–348
Asiático-americanos, 28–30
Asma, 259–**260**
Ataques isquêmicos transitórios (TIAs), 359–361
Atelectasia, 481t
Atendimento hospitalar, 136–138
Aterosclerose, 270
Atividade e exercícios, 331–333. *Ver também* Segurança
　apoio social e, 130–131
　criatividade, 338
　efeitos da inatividade, 338
　envelhecimento e riscos, 332
　flexibilidade, 332
　frequências cardíacas durante, 333
　mobilidade física prejudicada, 339
　prevenção da inatividade, 338–341
　resistência cardiovascular, 331–332
　treinamento de força, 332–333
Atividades da vida diária (AVDs/ADLs), 458, 461–462, 462–463t
Autoaceitação, 215

Autocuidado e cultivo (nutrir), 82–86
Autonomia, 118, 120
Avanço de fase, 159

B

Baby boomers
　geração dos, 213
　impacto dos, 8
Batistas, crenças e práticas, 203
Beneficência, 118, 120
Bengalas, 468–471
Biogerontologia, 14–15
Bissexual, 24, 25
Boca seca (xerostomia), 299
Bócio, 390–391
Bradicinesia, 357–359
BRCA, 403, 405
Broncodilatadores, 267–268
Bronquite, crônica, 260
Budistas, crenças e práticas relativas à morte

C

Cadeiras de rodas, 470–471
Cálcio, 272–273
　fontes de, 340–341t
　ingesta recomendada de, 146t
　suplementos, interações alimentos/fármacos com, 230–231t
Cálculos renais, 318
Calos, 348–350
Calos, 349–350
CAM. *Ver* Medicina complementar (MCA/CAM)
Câncer
　CAM/MCA, 407
　colorretal, 303–304, 405, 406
　de endométrio, 325
　de esôfago, 301
　de estômago, 302
　de mama, 326–327
　de pâncreas, 306–308
　de pele, 393
　de próstata, 326–328
　de pulmão, 263–265
　dos ovários, 325
　envelhecimento e, 404
　fatores de risco, prevenção e sondagem, 404–406
　idosos com, 408–410
　sondagem de, 406
　terapia complementar, 407
　tratamento convencional, 406–407
　vaginal, 324–325
Câncer colorretal, 303–304, 405, 406
Câncer de bexiga, 318
Câncer de esôfago, 301
Câncer de mama, 326–327
Câncer de pele, 396–398, 397–398f
　melanoma de disseminação superficial, 397–398
　melanoma *lentigo maligna*, 397–398
　melanoma nodular, 397–398
　melanoma, 397–398
Câncer de pulmão, 263–265
Câncer do endométrio, 325

Câncer vaginal, 324–325
Capacidade total dos pulmões, 254
Capacidade vital, 254
Carboidratos, ingesta recomendada de, 146t
Cartas, escrita de, 50–51
Cáscara sagrada, efeitos adversos da, 229–230t
Catarata, 370–371
Cavidade oral
   alterações associadas ao envelhecimento na, 69–70t
   coleta de dados da, 153–154
   exame físico da, 297–298
Celecoxib, 244–245
Células, alterações associadas ao envelhecimento nas, 55
Ceratose seborreica, 396–397, 396–397f
Ceratose, 395–396, 396–397f
Cérviz, problemas da, 324–325
Church of the Brethren, crenças e práticas, 203
Church of the Nazarene, crenças e práticas, 203
Ciclos circadianos de sono-vigília, 159
Cifose, 254, 255
Cimetidina, interações de alimentos e fármacos com, 228–229t
Circulação. *Ver* Sistema cardiovascular
Circunferência da porção intermediária do braço, 153–155
Citrato Sildenafil (Viagra), 220–221
Clonidina, interações de alimentos e fármacos com, 228–229t
Colchicina, interações de alimentos e fármacos com, 229–230t
Colelitíase, 294, 306–308
Comorbidade, 2, 7
Competência do paciente, 111–112
Competências, 75, 77–78
   enfermagem gerontológica, 75–77
   paciente, 111–112
   sobrevivente, 50–51
Complicações iatrogênicas, 475
Comportamento e papéis sexuais, 211–212
Compras a partir de casa, 130–132
Compressão da morbidade, 2, 5
Comunidades de aposentados com cuidados continuados (CCRCs), 130
Concepções errôneas, 211
Condição da pele
   manchas da Mongólia, 395–396
   turgor da pele, 395–396
Condições de saúde mental
   abuso de álcool, 421–423
   autoconceito positivo, 423–425
   considerações de enfermagem para, 423–427
   controle de problemas comportamentais, 423–427, 425–427t
   depressão, 414–421
      risco de suicídio, 418–421
      sinais e sintomas, 416–420
      tratamento, 418–420
   drogas e comportamento, 424t
   em pessoas idosas, 413–414
   envelhecimento e saúde mental, 413
   monitoração de medicamentos, 423–425, 424t
   paranoia, 422–425
   problemas comportamentais, 423–427, 425–427t
   transtornos de ansiedade, 420–422
Condições podiátricas, 348–351
Conexões, estratégias nos idosos, 223–224
Confidencialidade (sigilo), 110, 118, 120

Conforto, 169. *Ver também* Dor
   acupressão, 174–175
   massagem, 174–175
   tempo de qualidade com o paciente, 176–178
   terapias do toque, 174–175
Confrei, efeitos adversos do, 230–231t
Cônjuge, perda do, 41–42, 41f
Consentimento do paciente, 110–111
Consentimento informado, 110, 110f
Consentimento, 106, 107
Constipação crônica, 304–306
Constipação, 151–152, 304
   crônica, 304–306
   na pessoa à morte, 521–523
   relacionada a fármacos, 151–152
Contínuo dos cuidados, 127–141
   combinação de serviços e necessidades em, 138–139
   para pessoas idosas, 128f
   serviços complementares e alternativos, 136–138
   serviços completos e continuados de cuidados, 136–138
   serviços de apoio e prevenção, 129–132
   serviços parciais e intermitentes de cuidados, 131–137
Contratura de Dupuytren, 390–391
Contraturas, 482–483t
Cotovelo
   amplitude de movimentos do exercícios de, 467–468f
   investigação da, 468–471t
   investigação física do, 342–343
Crenças e práticas religiosas
   da Igreja Ortodoxa Oriental, 204
   das Testemunhas de Jeová, 204
   do Budismo, 205–206
   do Catolicismo Romano, 204
   do Hinduísmo, 205–206
   do Islamismo (muçulmanos), 205–206
   do Judaísmo, 204–206
   do Protestantismo, 203–204
   do Unitarismo, 204
   dos Mórmons, 204
Criação de filhos, 40
Critérios de Beers, 226, 232–233
Cromo, 272–273
Cuidado de crianças, pelos avós, 506f
Cuidadores, instrução a, 78, 85–89
Cuidados cirúrgicos, 477–484
   considerações de cuidados operatórios, 479–484
   considerações de cuidados pós-operatórios, 479–484
   considerações de cuidados pré-operatórios, 477–480
   diagnóstico de enfermagem, 478–479, 478–479t
   riscos em, 477–478
Cuidados de adultos na criação, 133–134
Cuidados de emergência, 480–486, 481t–483t
Cuidados de pacientes terminais, 128, 135–137, 515
Cuidados de qualidade, enfermagem gerontológica, 88–90
Cuidados de saúde, 130
   domiciliares, 130–132
Cuidados em instituição, 453–454. *Ver também* Instituições de atendimento prolongado
Cuidados em lares adotivos, 133–134
Cuidados holísticos, 91, 92
   cuidados gerontológicos, 91
   exemplos de casos de, 95

levantamento de necessidades, 92–95
necessidades associadas a desafios de saúde, 94–95, 96–97f
necessidades relacionadas à promoção da saúde, 93–94, 93f
plano de cuidados de enfermagem, 97–104t
Cuidados na folga do cuidador, 128, 134–136
Cuidados no final da vida, 514–528. *Ver também* Morte e processo de morte
  alterações nas taxas de nascimento e morte, 516f
  apoio à família e aos amigos, 524–526
  apoio à pessoa à morte, 516–524
  apoio aos enfermeiros, 525–527
  cuidados a pacientes terminais, 517
  definições de morte, 515
  experiência da família com o processo de morte, 515–516
Cuidados paliativos, 515
  enfermeiros, 526–527
Cuidados subagudos, 490
Cuidar de crianças (Babysitting), 40
Cultura, 24–25
Cumulative Index to Nursing Literature, 75
Curador (tutela), 111–112
Custos dos cuidados de saúde, enfermagem gerontológica, 88–90

D

Dados laboratoriais, monitoração de, 237–238
Dano a tecido profundo, 400–401
Dedo do pé em martelo (digiti flexus), 349–350
Dedos das mãos, investigação física dos, 342–343
Dedos dos pés
  amplitude de movimentos dos, 468–471t
  exercícios para, 467–468f
  investigação física dos, 342–343
Defensor, enfermeiro como, 82–84
Deficiências intelectuais ou de desenvolvimento, dor e, 170–172
Degeneração macular, 374, 375f
Delirium, 429–434, 482–483t
  vs. demência, 430t
Delito por omissão, 108
Demência do corpo de Lewy, 436–437
Demência frontotemporal, 435–437
Demência relacionada ao HIV, 211
Demência vascular, 436–437
Demência, 429
  AIDS, 436–437
  corpo de Lewy, 436–437
  cuidado de pessoas com, 437–442, 440–442t
  cuidados físicos, 438–439
  doença de Alzheimer, 432–437
  doença de Creutzfeldt–Jakob, 439–442
  encefalopatia de Wernicke, 436–437
  família do paciente, 438–442
  frontotemporal, 435–437
  relacionada ao HIV, 211
  respeito ao indivíduo, 438–439
  segurança do paciente, 437–438
  síndrome do pôr-do-sol, 429, 437–438
  técnicas de comunicação, 438–439
  terapia e atividade, 437–439
  terapias complementares e alternativas, 438–439
  trauma e toxinas, 436–437

vascular, 436–437
  vs. delirium, 430t
Dente-de-leão, efeitos adversos do, 230–231t
Depressão, 414–421, 519–521
  antidepressivos, 418–420
  cuidado de pacientes deprimidos, 420–421
  escala da depressão geriátrica, 418–419
  fármacos capazes de causar depressão, 418–419
  risco de suicídio, 418–421
  sinais e sintomas, 416–420
  tratamento, 418–420
Descondicionamento físico, 270
Desidratação, cognição prejudicada e, 431
Desnutrição, 151–153, 481t
  cognição prejudicada e, 431
Desvantagem, 459
Dever, 106, 108
Diabetes melito (DM), 221–222t, 381–389
  autocuidado e monitoração do paciente, 386–387
    método da picada no dedo, 386–387
    monitoração de triglicerídeos, 386–387
  complicações, 387–389
  conteúdo para educar paciente diabético, 382–383
  contratura de Dupuytren, 390–391
  controle da doença, 382–384
  diagnóstico de enfermagem, 382–384
  diagnóstico, 381–383
  exercício e alimentação, 386–388, 386–387f
  farmacoterapia, 382–385
  HbA1c, 386–387
  metas do plano de cuidados, 388–389
  orientações gerais para a educação do paciente, 384–386
  síndrome metabólica, 386–387
  sobrepeso e pessoas obesas, 161
  tipo 2, 390–391
Diagnóstico de enfermagem
  de morte e processo de morte, 518t, 522–524t
  para cirurgia, 478–479t
  para constipação, 304
  para disfunção sexual, 217, 217t
  para dor crônica, 173
  para estado nutricional, 144
  para lesão, 191–192
  para mobilidade física prejudicada, 339
  para padrão respiratório ineficaz, 259
  para problemas crônicos, 446t
  para problemas dermatológicos, 396–397
  para problemas gastrintestinais, 299t
  para problemas musculoesqueléticos, 340–341, 341–342t
  para repouso e sono, 159t, 162
  para sofrimento espiritual, 201–202
  para volume de líquidos deficiente, 149–150
Diários, por enfermeiros, 50–51
Diarreia, associada a fármacos, 151–152
Dieta de Ornish, 272–273
Dieta Kosher, 30
Dieta. *Ver também* Nutrição
  cuidado oral após derrame, 364–365
  de Ornish, 272–273
  durante a menopausa, 215
  Kosher, 30
  reversa, 272–273
Difamação de caráter, 108

Digestão e eliminação intestinal. *Ver* Sistema gastrintestinal
Digitálico, interações entre alimentos e fármacos com, 228–230t
Dignidade, espiritualidade e, 200
Digoxina, 245–247
Dilemas éticos, 121–125
Direito privado, 107
Direito público, 107
Disfagia de esôfago, 294, 300
Disfagia orofaríngea, 295
Disfagia, 143, 151–152, 294, 300–301
    esofágica, 300
    orofaríngea, 295
Disfunção erétil, 209, 326–327
Disfunção sexual, 219–223
    barreiras psicológicas, 217–221
    ciclo de resposta sexual, 213t
    condições médicas, 220–221
    disfunção erétil, 220–223
    efeitos adversos de medicamentos, 221–222t, 222–223
    envelhecimento e riscos, 217
    fatores causadores e contribuintes, 219
    indisponibilidade de um parceiro, 217
    prejuízo cognitivo, 222–223
    saúde sexual, 218
Dispareunia, 209, 325
Disparidade de saúde, 33–34
Distúrbios da marcha, 342–343
Diuréticos, 246–247
Diversidade, 24–35
    considerações de enfermagem relativas a cuidados culturalmente sensíveis, 32–33
    crescente, 25
    LGBT, 32–35
    medicina chinesa, 28
    nos Estados Unidos, 25–31
Diverticulite, 294, 314
Doença cardíaca
    dieta e, 146
    em mulheres, 148–149
Doença crônica
    atendimento institucional, 453–454
    aumento do conhecimento de, 450–451
    coleta de dados de, 448–449
    cuidados contínuos na família, 453–454
    escolha do médico, 449
    fatores psicossociais, 452–454
    fatores que afetam, 452–454
    grupo de apoio a, 450–451
    instrutor para doenças crônicas, 449, 450–451f
    mecanismos de defesa e implicação, 452–453
    metas em, 445–448
    opções inteligentes de vida, 450–451
    terapias complementares e alternativas para, 450–453
Doença da artéria coronária, 282–283
    angina, 282
    infarto do miocárdio, 282–283
    programas de aptidão física, 283
Doença de Alzheimer (DA/AD), 211, 432–437
    adulto idoso com, 440–442
    causas possíveis, 434–435
    estágios da, 435–436f
    prejuízo cognitivo leve, 434–435
    sintomas da, 434–436
    tratamento, 435–437
Doença de Creutzfeldt–Jakob, 436–437, 439–442
Doença de Parkinson, 357–360, 359–360f
    exercícios com movimento, 359–360
    tensão e frustração, 359–360
Doença diverticular, 303
Doença do refluxo gastroesofágico (GERD), 300
Doença do trato biliar, 306–308
Doença pulmonar obstrutiva crônica (DPOC/COPD), 254, 259–260, 451–452, 454–455
    asma, 259–260
    bronquite crônica, 260
    câncer de pulmão, 263–265
    enfisema, 260
    idoso com, 261–263
Doença vascular periférica
    aneurismas, 285–286
    arteriosclerose, 284
    problemas especiais associados ao diabetes, 284–285
    tromboembolia venosa, 286–287
    veias varicosas, 286
Dor crônica, 168, 170, 172–173
Dor neuropática, 168–170
Dor nociceptiva, 168, 169
Dor persistente, 168, 170
Dor sem alívio, 170
Dor somática, 169
Dor visceral, 169
Dor, 168–178
    aguda, 168, 170
    alterações na alimentação, 174–176
    cognição prejudicada e, 431
    como confortar, 176–178
        ciclo da, 177–178f
    controle da, 165–167
    em pessoas com prejuízos cognitivos, 171
    em pessoas idosas, 169–170
    investigação da, 170–172
        escala análoga visual da, 172
        escala de classificação numérica da, 172
        McGill Pain Questionnaire, 172
    medicação, 174–177
    neuropática, 168–170
    nociceptiva, 168, 169
    percepção, 170
    persistente ou crônica, 168, 170, 173
    programa de controle, 172–178
    sem alívio, 170
    somática, 169
    terapias complementares, 172–176
    visceral, 169
Drogas psicoativas, 247–249

E

Educação de adultos, 130–131
Educador, enfermeiro como, 82–83
Efedra, efeitos adversos do, 230–231t
Egoísmo, 119
Elastose solar, 393
Elementos de contenção, 112–114, 179, 189–193
Eliminação intestinal. *Ver* Sistema gastrintestinal

Eliminação urinária
 cálculos renais, 318
 câncer da bexiga, 318
 cateteres em pessoas idosas, 319
 com o envelhecimento e problemas urinários, 312, 312t
 efeitos do envelhecimento, 310–311
 função da, 311–312
 glomerulonefrite, 318
 idoso com, 316–317
 incontinência, 314–317
 promoção da saúde para, 311
E-mails, 50–51
Embolia
 pulmonar, 280–282
 venosa, 286–287
Embolia pulmonar, 280, 282
Emprego, 5–6, 130
Encefalopatia de Wernicke, 436–437, 439–442
Encolhimento elástico, 254, 255
Enfermagem geriátrica, 74, 75
Enfermagem gerontológica, 75
 atendimento qualificado, 88–90
 autocuidado e atenção (*Ver* Autocuidado e atenção)
 cenários e papéis, 138–140
 como cuidadora, 82–83
 como defensora, 82–84
 como educadora, 82–83
 como inovadora, 82–84
 como integralizador da saúde do indivíduo, 81–83
 competências, 77–78
 crenças e práticas religiosas, 203–206
 cuidadores que educam, 87–89
 cuidados integrados, 87–88
 custos do atendimento de saúde, 88–90
 desenvolvimento da, 75–77
 dilemas éticos, 121–125
 estrutura, 80–81
 ética baseada em evidências, 74, 77, 86–87
 ética na, 119–121
 funções da, 139–140
 futuro da, 85–90
 holística, 92
 leis que regulam a, 107
 locais de atendimento prolongado e de casos graves, 89–90
 marcos no crescimento da, 76
 necessidades, 80–81
 novos papéis, surgimento de, 88–89
 orientações antecipadas, 114–115f
 padrões de prática da ANA, 77
 padrões, 77
 papéis, 81–84, 81f
 plano de cuidados de enfermagem, 97–104t
 prática e pesquisas avançadas, 82–86
 princípios, 78–81
 processos, 95
 Program of All-Inclusive Care for the Elderly (PACE), 104–105
 responsabilização legal, 108
 riscos legais na, 107–116
 salvaguardas legais, 115–117
 saúde excelente e integralidade, 81
 sistema de informações da, 79f
Enfisema, 260

Envelhecimento. *Ver também* Alterações associadas ao envelhecimento
 acúmulo mutacional, 13
 ambientais, 16–17
 Baby Boomers, impacto do, 8
 competências do sobrevivente, 50–51
 construção de, 21–22
 continuidade de, 17–18
 desafios psicossociais do, 20–21
 desconstrução, 21–22
 desvinculação, 16–17
 efeitos do, 227–233, 227f
 elo cruzado, 13
 estocástico, 11–15
 evolutivas, 13–15
 fatores que influenciam, 80–81
 genéticas, 14–16
 não-estocásticas, 14–17
 neuroendócrinas e neuroquímicas, 15–16
 nutrição, 16–17
 oferecimento e pagamento de serviços, 9
 prática da enfermagem, 19–22
 processo natural, 80–81
 psicológico, 18–19
 radiação, 15–16
 radicais livres e lipofucina, 13
 reconstrução, 21–22
 reminiscência, 47
 sociológico, 16–18
 soma descartável, 14–15
 subcultura, 17–18
 tarefas do desenvolvimento, 18–19
 teorias do, 11–23
  atividade, 16–18
  biológicas, 12–17, 12f
  estratificação etária, 17–18
  pleiotropia antagonista, 13
  transcendência geriátrica, 18–20
  vida longa e saudável, 20–21
Epiderme, 396–397
Episcopais, crenças e práticas dos, 203
 em relação à morte, 522–524t
Equação de Harris–Benedict, 145
Escala análoga visual, 172
Escala de clasificação numérica, 172
Escroto, tumores de, 328
Espancamento, 108
Esperança, espiritualidade e, 200
Espiritualidade, 199–208
 coleta de dados de, 201
 como abordar uma necessidade espiritual, 201–208
 esperança, 205–207
 importância de cuidados espirituais, 207–208
 necessidades espirituais, 200–201
Estados de confusão, graves, 482–483t
Estelionato, 108
Estimulação elétrica, 173
Estresse, emocional, cognição prejudicada e, 431
Estrogênio, interações de alimentos e fármacos com, 230–231t
Ética, 118
 aumento de idosos, 123
 código de, 119
 conflito de interesses, 123

definição, 119
Limites fiscais, 123
na enfermagem gerontológica, 119–121
padrões externos e internos, 119–120
papel ampliado dos enfermeiros, 123
princípios de, 120, 121f
suicídio assistido, 123
tecnologia médica, 123
Etnocentrismo, 24
Exame da hemoglobin A1c (HbA1c), 386–387
Exercícios de Buerger-Allen, 284–285
Exercícios de Kegel, 315
Exercícios de respiração profunda, 343–344
Exercícios, 173, 215, 331–333
    amplitude de movimentos, 463–467, 468–471t
        coleta de dados da, 468–471t
        exercícios para, 467–468f
    cálculo das frequências cardíacas, 333
    de Kegel, 315
    envelhecimento e riscos, 332
    flexibilidade, 332
    para fazer no leito, 336
    para fazer quando quiser, 336, 336f–337f
    programas para pessoas idosas, 333–335
    resistência cardiovascular, 331–332
    treinamento da força, 332–333
Exército da Salvação, crenças e práticas, 204
Expectativa de vida, 2, 4–5, 5t

F

Família e amigos, 38–41, 524–526
    ajuda após a morte, 525–526
    estágios do processo de morte, 524–526
    orientação concisa, 525–526
    paternidade/maternidade, 39
    Schneidman, orientação, 525–526
    ser avô/avó, 39–41
Fármaco(s), 226–251
    absorção, 230–231
    administração segura e eficaz, 233–237
    alternativas aos, 237–239
    Critérios de Beers, 232–233
    de plantas selecionadas, 229–231t
    dicas de, 238–239
    distribuição, 230–232
    efeitos do envelhecimento, 227–233, 227f
    ensino do paciente, 236–238
    farmacocinética, 230–233
    farmacodinâmica, 232–233
    fatores de risco de erros medicamentosos, 237–238
    grupos de fármacos populares, 227, 228–229t
    interações entre alimentos e fármacos, 228–229t
    metabolismo, desintoxicação, e excreção, 231–233
    monitoração de dados laboratoriais, 237–238
    necessidade e eficácia de, 232–236
    polifarmácia e interações, 227, 228–229t
    revisão de fármacos selecionados, 238–250
    risco de reações adversas, 232–233
Farmacocinética, 226, 227, 230–233
    absorção, 230–231
    distribuição, 230–232
    metabolismo/desintoxicação/excreção, 231–232

Farmacodinâmica, 226
Fármacos antiansiedade (ansiolíticos), 247–249
    interações de fármacos com, 228–229t
Fármacos antidiabéticos (hipoglicêmicos), 242–243
    interações de fármacos com, 228–229t
Fármacos anti-hipertensivos, 242–244
    interações de fármacos com, 228–229t
Fármacos anti-inflamatorios não-esteroidais (FAINEs/NSAIDs), 174–176, 243–245
Fármacos fomentadores da cognição, 245–246
Fármacos que reduzem o colesterol, 244–246
Fascite plantar, 331–333
Fatores psicossociais, 452–454
Fé, espiritualidade e, 201
Federal Old Age Insurance Law, 3, 75
Ferida
    deiscência, 481t
    evisceração, 481t
Ferro, ingestão recomendada de, 146t
Fidelidade, 118, 120
Flato (gases), 294, 305–306
Flatulência, 305–306
Flavonoide, 368
Fluoroquinolonas, efeitos adversos das, 240–241
Folato, ingesta recomendada de, 146t
Fotoenvelhecimento (elastose solar), 393
Fototerapia, 452–453
FPS (SPF), 404, 405
Fragilidade, 459
Fraturas, 340–344
Fraude, 108
Fumar cigarros, doença cardiovascular e, 272–273
Fumar, 258
Função cardíaca, diminuída, cognição prejudicada e, 431
Função renal, cognição prejudicada diminuída e, 431
Funeral, 525–526

G

Gasto de energia em repouso. *Ver* Equação de Harris–Benedict
Gay, 24, 25
Gay, lésbica, bissexual e idosos transgêneros (LGBT), 32
Gengivite, 294, 300
Geração sanduíche, 504
Gerenciamento de caso, 127, 135–136
Ginkgo biloba, 149–150t, 230–231t, 290
Glaucoma, 371–373
    crônico, 372–373
    cuidados e prevenção de complicações, 372–373
    grave, 372
    idoso com glaucoma de ângulo aberto, 373–374
    pressão intraocular, medida da, 372f
Glibenclamida, 382–384
Glomerulonefrite, 318
Gota, 348–349
Gratidão, espiritualidade e, 200–201
Gratificação, 80–81
Grupos étnicos, 25

H

Hallux valgus. *Ver* Calos

Health Insurance Portability and Accountability Act (HIPAA), 106, 110
Hemiplegia, 360–361
Hérnia de hiato, 294, 301, 302
Hérnia de períneo, 325
Hérnia, perineal, 301, 325
Hidratação. *Ver* Nutrição
Hidroterapia, 452–453
Hill–Burton Hospital Survey and Construction Act, 492–493
Hipercalcemia, cognição prejudicada e, 431
Hiperemia, 400–401
Hiperglicemia, 382–383
   cognição prejudicada e, 431
Hiperlipidemia, 283–284
Hiperplasia, prostática benigna, 321
Hipertensão, 27, 27f, 270, 274, 278–279
Hipertermia, cognição prejudicada e, 431
Hipertireoidismo, 389–391
   bócio, 390–391
   sintomas, 389–390
   tratamento, 390–391
Hipnose, 173
Hipnoterapia, 452–453
Hipnóticos, 250
Hipocalcemia, cognição prejudicada e, 431
Hipocondríase, 413, 421–422
Hipoglicemia, cognição prejudicada e, 431
Hipotensão postural, 279
Hipotensão, 279
   cognição prejudicada e, 431
Hipotermia incidental, 482–483t
Hipotermia, cognição prejudicada e, 431
Hipotireoidismo, 389–390
   cognição prejudicada e, 431
   hormônio estimulador da tireoide (HET/TSH), 389–390
   sintomas, 389–390
   tratamento, 389–390
Hipoxia, cognição prejudicada e, 431
Hispano-americanos, 26–27
História de vida, 47–49
Homens, 326–328
   câncer de próstata, 326–328
   disfunção erétil, 326–327
   hiperplasia benigna de próstata, 326–327
   idoso que se recupera de cirurgia de próstata, 327–328
   pênis/testículos/escroto, tumores de, 328
   tumores testiculares, 328
Homeopatia, 174, 215, 452–453
Homeostase emocional, 413
Hormônio adrenocorticotrópico (ACTH), 65–66
Hormônio estimlante da tireoide (TSH), 389–390
Hospitalização
   qualidade do atendimento na, 136–137
   riscos da, 476–478, 476t, 477–478f

I

Ibuprofeno, 174–176, 244–247
Idoso, 2–10
   antitrombóticos, 250–251
   características do, 3–6
   cirurgia de próstata no, 327–328
   com acidente vascular-encefálico, 361–363
   com câncer, 408–410
   com DPOC, 261–263
   com glaucoma de ângulo aberto, 373–374
   com hérnia de hiato, 302
   com incontinência urinária, 316–317
   com insuficiência cardíaca, 280–281
   com osteoartrite, 345–347
   condições crônicas e, 7, 445
   contínuo de cuidados para, 128–138, 128f
   cuidados hospitalares, 136–138
   defesa do, 89–90
   dor no (*Ver* Dor)
   educação do, 9
   ensino do, 82–83
   expectativa de vida, 2, 4–5, 5t
   fármacos inapropriados para uso no, 233–234, 235–236t
   hospitalização do, 476–478
   incapacidade e cuidados, 139–140
   necessidades de hidratação do, 148–150
   necessidades nutricionais do, 144–149
   no processo decisório, 124
   planejamento da alta para, 486–489, 487–488f
   planos de saúde, 6–8
   práticas de saúde oral para, 296
   principais causas de morte, 8t
   programas de exercício para, 334
   providências de vida, 5
   receita e emprego, 5–6
   repouso e sono no (*Ver* Sono)
   sexo no, 211–212
   situação conjugal e providências de vida, 5
Imagens orientadas, 173, 215, 452–453
Impactação fecal, 306–307
Imperícia, 106–109
   redução do risco de, 109
Implicações de enfermagem, alterações associadas ao envelhecimento nas, 68–71, 69–71t
Imunossenescência, 54, 66–67
Incapacidade, 458
Incontinência de esforço, 314
Incontinência de urgência, 314
Incontinência estabelecida, 309, 314
Incontinência fecal, 294, 306–307
Incontinência funcional, 309, 314
Incontinência mista, 314
Incontinência neurogênica (reflexa), 310, 314
Incontinência por transbordamento, 314
Incontinência transitória, 314
Incontinência, 314–317
   de esforço, 314
   de urgência, 314
   estabelecida, 309, 314
   exercícios de Kegel, 315
   fatores que investigam a, 315
   fecal, 294, 306–307
   funcional, 309, 314
   idoso com, 316
   mista, 314
   neurogênica (reflexa), 310, 314
   passageira, 314
   por transbordamento 314
Indigestão e intolerância alimentar, 150–151
Infarto do miocárdio, 282–283

Infecções pelo HIV, nos negros norte-americanos, 28
Infecções, 485–487
    alto risco de, 486–487
    cognição prejudicada e, 431
    infecção do trato urinário, 486–487
    pneumonia bacteriana, 485–487
Inibidores da ciclo-oxigenase-II (COX-2), 243–244
Inibidores da enzima conversora da angiotensina (ACE), 218, 243–244, 278
Injeção de tecido embrionário, 12
Injeção intramuscular, 233–236
Injeções
    de botox, 12
    de tecido embrionário, 12
    intramusculares, 233–236
Injeções de botox, 12
Inovador, enfermeiro como, 82–84
Insônia, 158–161
Instituição de vida assistida, 127, 134–135
Instituições de atendimento prolongado
    casa para idosos
        internação 496
        padrões, 493–494
        residentes, 493–497, 499–500f
        seleção de, 496–499
    comunidades de vida assistida, 498–499
    desenvolvimento de, 491–494
    Eden Alternative, 500–501
    higiene, 499–500
    holismo e integralização da saúde individual, 499–500
    movimento de mudança cultural, 500–501
    papéis e responsabilidades da enfermagem, 496–499
    residentes de instituições, 493–499
Instituições para idosos, 128, 136–138 M
Instrutor em doenças crônicas, 449–451
Insuficiência cardíaca congestiva, 280
    cognição prejudicada e, 431
Insuficiência cardíaca, 482–483t
Integralizar a saúde individual (curar), enfermeiro, 81–83
Integralizar a saúde, 444, 445
Inteligência cristalizada, 54, 67–68
Inteligência, alterações associadas ao envelhecimento na, 67–68
Intimidade, 212
Invasão de privacidade, 108
Iodo, ingestão recomendada de, 146t
Ioga, 173, 215, 335, 452–453
    idosos, 136–138f
    no controle da dor, 173
Isoniazida, efeitos adversos da, 240–243
Isquemia, 400–401

J

Joanetes, 349–350
Joelho
    amplitude de movimentos do
        exercícios para, 467–468f
        investigação de, 468–471t
    investigação física do, 342–343
Journal of Gerontological Nursing, 75
Judeus americanos, 30
Judeus, crenças e práticas relativas à morte, 522–524t
Justiça, 118, 120

L

Lar com lacuna geracional, 504
Latência, 158
Laxantes, 246–248
    interações de alimentos com, 230–231t
    interações de fármacos com, 229–231t
Lesão por pressão, 398–401, 398–400f
    dano a tecido profundo, 400–401
    estágios de, 398–399
    hiperemia, 400–401
    isquemia, 400–401
    necrose, 400–401
    PSST, 400–401
Lesão, 106, 109, 180, 181
Lésbica, 25
Lesões vasculares, 397–398
    úlceras de estase, 397–398
Líquido
    corporal, 255
    desequilíbrio eletrolítico e, 481t
        associado a fármacos, 150–151
        cognição prejudicada e, 431
    inteligência, 54, 67–68
Líquido corporal, 255
Luteranos, crenças e práticas, 203

M

Ma huang, efeitos adversos de, 230–231t
Macroambiente, 180
Magnésio, 272–273
    ingestão recomendada de, 146t
Maleficência, 108
Mal-estar gastrintestinal, associado a fármacos, 151–152
Malignidade, cognição prejudicada e, 431
Manchas da Mongólia, 395–396
MAP (the Movement Advancement Project), 32
Marcha parkinsoniana, 342–343t
Massagem, 173
    conforto, 174–175
    terapia, 452–453
McGill Pain Questionnaire, 172
Mecanismos de defesa, 444, 452–455
Medicamentos, 173. *Ver também* Fármaco(s)
Medicina Ayurvédica, 452–453
Medicina chinesa, 28
Medicina com plantas, 173, 452–453
Medicina complementar e alternativa (MCA/CAM), 403–404, 407
    apoio, 407
    conforto, 407
    cuidados centrados nos relacionamentos, 407
    esperança, 407
    parcerias na integralização da pessoa (cura), 407
Medicina naturopática, 452–453
Meditação, 215, 452–453
    com a mente atenta, 205–206
    concentrada, 205–206
    transcendental, 205–206
Meia-vida biológica, 226
Melanócitos, 393
Melanoma *lentigo maligna*, 397–398

Melanoma nodular, 397–398
Melanoma superficial disseminado, 397–398
Melanoma, 397–398
   disseminação superficial, 397–398
   lentigo maligna, 397–398
   nodular, 397–398
Memória, alterações associadas ao envelhecimento na, 67–68
Menonitas, crenças e práticas dos, 204
Menopausa, 210, 212–216
   alterações e resposta sexual associadas ao envelhecimento, 212
   andropausa, 216
   autoaceitação, 215
   comportamento e papéis sexuais, 211–212
   controle de sintomas, 211–215
   educação do paciente, 214–215
   Education Program, 216
   intimidade, 212
   métodos complementares e alternativos, 215
Metodistas, crenças e práticas dos, 204
Método da picada no dedo, 386–387
Microambiente, 180
Mioclonia noturna, 158, 161
Monitoração de triglicerídeos, 386–387
Monitoração do domicílio, 131–134
Moradia (abrigo), 130
Moradias para grupos, 133–134
Mortalidade, percepção da, 46–47
Morte cerebral, 515
Morte e processo de morte, 113–116, 516–524. *Ver também* Mortalidade, percepção da
   ajuda após a morte, 525–526
   apoio da família, 524–526
   apoio de amigos, 524–526
   controle da dor, 521–522
   cuidados a pacientes terminais na, 516–517
   desafios de cuidados físicos
      constipação, 521–523
      dor, 521–522
      ingesta nutricional insatisfatória, 521–523
      sofrimento respiratório, 521–523
   diagnóstico de enfermagem, 518t
   estágios de
      aceitação, 520–521
      barganha, 519
      depressão, 519–521
      negação, 517–519
      raiva, 519
   necessidades de atendimento espiritual em, 521–524, 522–524t
   orientação concisa, 525–526
   orientações antecipadas, 522–524
   Schneidman, orientação, 525–526
   sinais de, 522–524
Morte somática, 515
Movimentos repentinos e descoordenados das pernas. *Ver* Síndrome das pernas inquietas
Muçulmano, crenças e práticas relativas à morte dos, 522–524t
Mulheres, 322–327
   câncer de mama, 326–327
   câncer do endométrio, 325
   câncer vaginal, 324–325
   cérviz, problemas da, 324–325
   dispareunia, 325
   hérnia de períneo, 325
   ovários, câncer de, 325
   vaginite, 324–325
   vulva, infecções e tumores da, 322–325

N

Nacionalidade, 24
Nada pela via oral (NPO), 478–479
Não-maleficência, 118, 120
Nativos norte-americanos, 30–31
Naturopatia, 173
Náusea e vômito, associados a fármacos, 151–152
Necessidades associadas a desafios de saúde, 94–95, 96–97f
Necessidades calóricas, quantidade/qualidade de, 144–146
Necessidades espirituais, 200–202
   amor, 200
   dignidade, 200
   esperança, 200
   expressão de fé, 201
   gratidão, 200–201
   perdão, 200
   proximidade e confiança, 201–202
   sentido e finalidade, 200
   solidão, 201–202
   transcendência, 201
   valorização de crenças e práticas, 201–202
Necrose, 400–401
Negligência criminosa, 108
Negligência, 107–108
Negros norte-americanos, 27–28
Niacina, 244–245
   ingestão recomendada de, 146t
Nictúria, 310
Nightingale, Florence, 81
NSAIDs. *Ver* Fármacos anti-inflamatórios não-esteroidais (FAINEs/NSAIDs)
Nutrição, 143–156
   ameaças à boa nutrição, 150–153
   anorexia, 150–152
   constipação, 151–152
   desnutrição, 151–153
   disfagia, 151–152
   em pessoas idosas, 144–149, 145f, 152–154
   envelhecimento e riscos à, 144
   indigestão e intolerância alimentar, 150–151
   ingestão excessiva, 147t
   interações plantas-fármacos, 148–149t
   necessidades especiais de mulheres, 148–149
   para a saúde cardiovascular, 272–273
   porções alimentares recomendadas, 144t
   promoção da saúde oral, 149–151
   riscos associados a, 152–153t
   suplementos, 147–149, 452–453
   teorias, 16–17
   volume de líquidos deficiente, 149–150

O

Obstrução intestinal, 305–307
Odores
   ambientais, 185–186
   na aromaterapia, 185–186

Oferecimento de cuidados, 506–509
    alcance do, 506–507
    dinâmica e relações familiares, 505–506
    disfunção e abuso na família, 510–512
    estratégias de enfermagem, 510
    família do idoso, 506f
    membro de uma família
        identificação, 504
        papéis, 504–505
    processos familiares alterados, 508–509
    proteção da saúde, 507–510
    recompensas do, 511–512
Older Americans Act, 3
Óleo de peixe, 272–273
Olfato, alterações associadas ao envelhecimento no, 65–66
Olhos
    função sensorial, 369
    na investigação nutricional, 153–154
Ombro
    amplitude de movimentos do
        coleta de dados da, 468–471t
        exercícios para, 467–468f
    investigação física do, 341–342
Omnibus Budget Reconciliation Act (OBRA), 112
Oração, 174–175
Ordem de não reanimar (DNR), 113–114, 514
Órgãos dos sentidos, alterações associadas ao envelhecimento nos, 63–66, 64–65f
Orientação para a realidade, 471–473
Orientações antecipadas, 113–116
Ortodoxos russos, crenças e práticas relativas à morte, 522–524t
Osteoartrite, crepitação, 344–347
Osteopatia, 173, 452–453
Osteoporose, 347–348
    fatores de risco de, 347–348
Ovários, câncer de, 325
Oxifenbutazona, 240–241

P

Padrão, 77
    de cuidados, 107
Paladar, alterações relativas ao envelhecimento no, 65–66
Paranoia, 422–425
Parkinsonismo, 221–222t
Paternidade/maternidade, 39
Pelos
    investigação nutricional, 152–153
    nas extremidades, 275
Pênis, tumores do, 328
Pentazocina, 174–176
Pentecostais, crenças e práticas, 203
    relacionadas à morte, 522–524t
Perdão, espiritualidade e, 200
Perigos de incêndio, 187–189
Perimenopausa, 210
Periodontite, 295
Personalidade, alterações associadas ao envelhecimento na, 67–68
Perturbações do sistema nervoso central, cognição prejudicada e, 431

Pescoço
    amplitude de movimentos do
        coleta de dados da, 468–471t
        exercícios de, 467–468f
    investigação física do, 342–343
Peso do corpo, medida do, 153–155
Pioglitazona, 385–386
Planejamento da alta, 486–489
Plano de cuidados de enfermagem, 97–104t
Planos, de saúde, 6–8
Pneumonia, 481t
Polegar, exercício de amplitude de movimentos do, 468–471t
    exercícios para, 467–468f
Polifarmácia, 226–227, 228–229t
Posição lateral, 463–464f
Pós-menopausa, 210
Potássio, 272–273
    suplementos, interações alimentos/fármacos com, 230–231t
Prática baseada em evidências, 74, 77
Práticas de controle do estresse, 215
Prejuízo cognitivo, 429, 430, 437–438
Prejuízo, 459
Presbiacusia, 54, 64–66, 70–71t
Presbiesôfago, 55, 59–60, 295
Presbiopia, 55, 63, 367
Presbiterianos, crenças e práticas, 204
    associadas à morte, 522–524t
Prescrições por telefone, 113–114
Pressão sanguínea
    diminuída, 277–278, 282
    elevada, 58–59, 236–237, 264–265, 278
    monitoração em negros norte-americanos, 27, 27f
Pressure Sore Status Tool (PSST), 400–401
Previdência social, 3, 6
Prisão falsa, 108
Probenecida, interações de alimentos e fármacos com, 229–230t
Problemas dentários, 299–300
Procuração legal, 111
Programas com religiosos e com enfermeiros paroquiais em comunidades religiosas, 135–136
Programas de aptidão física, 283
Programas de hospital-dia, 134–135
Programmed theory of aging, 14–15
Prostatectomia de tipo "aberto", 221–222t
Proteção legal. *Ver* Guardão legal
Prurido, 394–396
Pseudodemência, 413, 418–419
Pulso braquial, 276
Pulso *dorsalis pedis*, 276
Pulso femoral, 276
Pulso poplíteo, 276
Pulso radial, 276
Pulso temporal, 276
Pulso tibial posterior, 276
Pulso ulnar, 276
Punho
    amplitude de movimentos
        exercícios para, 467–468f
        investigação da, 468–471t
    investigação física do, 342–343

Q

Qigong, 452–453
Quadril
    amplitude de movimentos do
        coleta de dados da, 468–471t
        exercícios para, 467–468f
    exame físico do, 342–343
Quaker (Friends), crenças e práticas, 204
Qualidade de vida associada à saúde (HRQOL - Health-related quality of life), 9
Questões financeiras, que afetam os idosos, 139–140
Questões legais, 107–116
    abuso de idosos, 115–116
    agressão, 108
    competência do paciente, 111–112
    confidencialidade (sigilo), 110
    consentimento do paciente, 110–112
    difamação de caráter, 108
    elementos de contenção, 112–114
    espancamento, 108
    estelionato, 108
    fraude, 108
    imperícia, 108–109
    invasão de privacidade, 108
    maus tratos a residente idoso (R-REM), 116–117
    medicamentos, 112
    na morte e no processo de morrer, 113–116
    negligência, 108
    ordens de não reanimar, 113–114
    orientações antecipadas, 113–116, 114–115f
    prescrições via telefone, 113–114
    prisão ilegal, 108
    supervisão do corpo funcional, 112–114
Quiropatia, 452–453
Quiroprático, 173

R

Raça, 25, 32
Racismo, 24
Reabilitação
    atividades da vida diária, 462–463t
    ensino de auxiliares da mobilidade e tecnologia auxiliar, 464–471
    exercícios de amplitude de movimentos, 463–467, 463–468f, 468–471t
    investigação funcional e, 461–464
    manutenção e promoção do funcionamento mental, 471–473
    posicionamento, 463–464
    princípios da, 461–462
    recursos, 472–473
    treino intestinal e urinário, 468–472
    vida com incapacitação, 460–462
Refeições entregues em domicílio, 131–132
Regulamentos, 490
    relativas à morte, 522–524t
Relativismo, 119
Relaxamento progressivo, 452–453
Relaxamento, progressivo, 173
Religião, 199
Relógio biológico, 14–15
Reminiscências, 47, 471–472
Renda (receita), 5–6
Repouso, 158–167. *Ver também* Sono
Respiração. *Ver também* Sistema respiratório
    função cardiovascular, 275
    função respiratória, 256–257
    padrão, ineficaz, 259
    sintomas de insônia, 166–167
    sono prejudicado, 279
Resposta sexual
    alterações associadas ao envelhecimento e, 212
    ciclo, 213t
Retina descolada, 374–375
Retorno (*biofeedback*), 173, 452–453
Revisão analítica da vida, 37, 47–49
Riboflavina, 387–388
    ingestão recomendada de, 146t
Rigidez articular, 482–483t
Ritmos circadianos, 159, 164–165
Rolfing, 267–268
Rosiglitazone, 385–386
Ruibarbo, efeitos adversos do, 230–231t

S

SAGE (Services and Advocacy for Gay, Lesbian, Bisexual, and Transgender Elders), 32
Sarcopenia, 331, 459
Saúde da pele
    câncer de pele, 396–398, 397–398f
    ceratose seborreica, 396–397, 396–397f
    ceratose, 395–396, 396–397f
    como promover a normalidade, 400–402
    efeitos do envelhecimento na, 393
    lesão por pressão, 398–401
    lesões vasculares, úlceras por estase, 397–398
    melanócitos, 393
    promoção da saúde da, 393–394
        câncer de pele, 393
        condição da pele, 395–396
        diagnóstico de enfermagem, 396–397
    prurido, 394–396
    risco de úlcera de pressão, 401–402
    terapias alternativas, 401–402
Saúde oral, 149–151
Scope and Standards of Gerontological Nursing, 107
Sedativos, 250
    interações de fármacos com, 228–229t
Segurança, 179–198
    coberturas do piso, 185–187
    como monitorar a temperatura corporal, 194–195
    como promover a segurança ao dirigir veículo automotivo, 195–196
    considerações psicossociais, 188–190
    controle de ruídos, 186–188
    cores, 185–186
    déficits sensoriais, 193–194
    elementos de contenção e, 189–193
    envelhecimento e riscos à, 180, 181t
    esquiva de crimes, 195–196
    estimulação sensorial, 186–187
    fragrâncias, 185–186
    iluminação, 183–185

impacto ambiental, 182t–184t
infecção, prevenção de, 194–195
limitações da mobilidade, 193–195
limitações físicas, 182t–184t
medicamentos, 194–196
mobiliário, 186–187
perigos de incêndio, 187–189
perigos no banheiro, 187–188
prejuízo funcional, 196–197
problemas, detecção precoce de, 195–197
quedas e, 189–195
redução de riscos, 192–194
roupas, 194–195
temperatura, 183–186
Selênio, 272–273, 368
Sene, efeitos adversos de, 230–231t
Ser avô/avó, 39–41, 40f
Serviços financeiros, 129
Serviços legais e de impostos, 130–131
Serviços-dia para adultos, 127, 133–135, 134–135f
Sexualidade e intimidade, 209–225
   barreiras à atividade sexual, 219–223
   como promover função sexual saudável, 222–225
   menopausa, 210, 212–216
Sinal de Homans, 270
Síndrome da imunodeficiência adquirida (AIDS), 211
Síndrome das pernas inquietas, 158, 161
Síndrome do pôr-do-sol, 437–438
Síndrome metabólica, 386–387
Sino-americanos, 28–29
Sino-americanos, 29
Sistema cardiovascular
   alterações associadas ao envelhecimento no, 57–59, 58–59f
   aneurismas, 285–286
   angina, 282
   arritmias, 270
   aterosclerose, 270
   condições selecionadas, 274–292
   cuidado dos pés, 289
   descondicionamento físico, 270
   doença da artéria coronariana, 282–283
   doença vascular periférica, 289–290
   doenças e mulheres, 274
   educação do paciente, 287
   efeitos do envelhecimento, 271
      boa saúde tissular, 271
      e riscos para uma circulação adequada, 271t
   embolia pulmonar, 280–282
   hiperlipidemia, 283–284
   hipertensão, 270
   hipotensão, 270
   infarto do miocárdio, 282–283
   insuficiência cardíaca congestiva, 279–280
   prevenção de complicações em, 270
   promoção da circulação, 288–289
   promoção da normalidade, 290
   promoção da saúde, 271–274
      controle do estresse, 272–273
      dieta de Ornish, 272–273
      dieta invertida (da inversão), 272–273
      evitar uso do cigarro, 272–273
      exercícios adequados, 272–273
      intervenções proativas, 272–274
      nutrição adequada, 272–273
   Sondagem da proteína reativa C, 274
   terapias complementares para, 290
Sistema endócrino
   alterações associadas ao envelhecimento no, 65–66
   diabetes melito, 381–389
   efeitos do envelhecimento no, 381
   hipertireoidismo, 389–391
   hipotireoidismo, 389–390
   realidades práticas, 390–391
Sistema gastrintestinal
   alterações associadas ao envelhecimento no, 58–60, 58–59f
   apendicite aguda, 306–308
   boca seca (xerostomia), 299
   câncer colorretal, 303–304
   câncer de esôfago, 301
   câncer de estômago, 302
   câncer de pâncreas, 306–308
   colelitíase, 306–308
   constipação crônica, 304–306
   constipação, 304
   disfagia, 294, 300–301
   doença diverticular, 303
   doença do trato biliar, 306–308
   efeitos do envelhecimento em, 295
   flatulência, 305–306
   funções de, 297–298
   GERD, 300
   hérnia de hiato, 301
   impactação fecal, 306–307
   incontinência fecal, 306–307
   obstrução intestinal, 305–307
   práticas de saúde oral para pessoas idosas, 296
   problemas dentários, 299–300
   promoção da saúde para, 295–297
   selecionado, 299–308
   úlcera péptica, 296
Sistema imune, alterações associadas ao envelhecimento no, 66–67
Sistema musculoesquelético, 340–351
   alterações associadas ao envelhecimento no, 61, 61f–62f
   artrite reumatoide, 346–348
   calos, 349–350
   calosidades, 348–350
   como controlar a dor, 350–351
   como prevenir lesão, 350–352
   como promover a independência, 351–352
   conexão mente-corpo, 326–328, 335–338
   dedo do pé em martelo (digiti flexus), 349–350
   diagnóstico de enfermagem, 341–342
   dispositivos de autocuidado, 351–352f
   efeitos da inatividade, 338
   exercício físico, 331–333
   exercícios com jogos de vídeo (exergaming) e cognição de pessoas idosas, 350–352
   fascite plantar, 349–350
   fraturas, 340–344
   função musculoesquelética, 341–343
   gota, 348–349
   inatividade, prevenção de, 338–339
   infecções, 349–351

joanetes (*hallux valgus*), 349–350
mobilidade física prejudicada, 339
nutrição, 340–341
osteoartrite, 344–347
osteoporose, 347–349
perturbações da marcha, 342–343
programas de exercício, 333–336, 336f–337f
unhas encravadas (onicocriptose*)*, 350–351
Sistema nervoso, alterações relativas ao envelhecimento no, 62–63, 63f
Sistema neurológico, 356–358
acidentes vasculares-encefálicos, 360–363
ataques isquêmicos transitórios (TIAs), 359–361
cuidado oral após derrame, 364–365
desempenho intelectual, 355
diagnóstico de enfermagem, 357–359t
doença de Parkinson, 357–360
efeitos do envelhecimento, 355
indicações de, 356
prevenção de lesões, 361–365
promoção da independência, 361–363
promoção da saúde neurológica, 355
Sistema reprodutor
alterações associadas ao envelhecimento no, 60–61, 61f–62f
efeitos do envelhecimento, 322
feminino, 322–327
câncer de endométrio, 325
câncer de mama, 326–327
câncer vaginal, 324–325
cérviz, problemas da, 324–325
dispareunia, 325
hérnia perineal, 325
ovários, câncer de, 325
problemas do, 322–327
vaginite, 324–325
vulva, infecções e tumores da, 322–325
masculino, 326–328
câncer de próstata, 326–328
disfunção erétil, 326–327
hiperplasia benigna da próstata, 326–327
pênis/testículos/escroto, tumores de, 328
problemas do, 326–328
recuperação de cirurgia de próstata, 327–328
tumores testiculares, 328
promoção da saúde do, 322
sondagem de câncer de próstata, 328–329
Sistema respiratório, 256–257
abscesso pulmonar, 264–265
administração de oxigênio, segura, 265–269, 265–266f
autocuidado, 267–269
drenagem postural, 265–267
estímulo à, 268–269
terapias complementares, 266–268
tosse produtiva, 266–267
alterações associadas ao envelhecimento no, 56–57, 56f
câncer de pulmão, 263–265
considerações de enfermagem, 264–265
como evitar complicações, 264–265
como reconhecer sintomas, 264–265
diminuída, cognição prejudicada e, 431
DPOC, 259–260
efeitos do envelhecimento na, 255

redução de líquidos corporais, 255
vias aéreas superiores, 255
envelhecimento e riscos do, 256–257t
padrão respiratório ineficaz, 259
promoção da saúde em, 255–259
exercícios respiratórios, 256–257f
fatores ambientais, 258
fumar, 258
imobilidade, 258
Sistema tegumentar, 393, 395–396
alterações associadas ao envelhecimento no, 66–67
Sistema urinário, alterações associadas ao envelhecimento no, 59–61, 60–61f
Sobrecarga do cuidador, 503
Sofrimento espiritual, 199, 201–202
Solidão, espiritualidade e, 201–202
Sondagem da proteína reativa C, 274
Sono
alterações associadas ao envelhecimento no, 159–160
apneia, 158, 161
ciclos circadianos sono-vigília, 159
condições médicas que afetam, 161–162
controle da dor, 165–167
eficiência e qualidade, 159–160
em pessoas idosas, 162–167
estágios, 159, 160t
fármacos que afetam, 162
fatores que afetam, 162
insônia, 160–161
latência, 158
medicas não-farmacológicas, 163–166
medidas farmacológicas, 162–164
mioclonia noturna, 161
perturbações, 160–162
síndrome das pernas inquietas, 161
Sono no estágio dos movimentos rápidos dos olhos (REM), 159
Sonoterapia, 452–453
Standards for Geriatric Nursing Practice, 75
Substâncias tóxicas, cognição prejudicada e, 431
Supervisão do corpo funcional, 112
Supplemental Security Income (SSI), 6

T

T'ai chi, 215, 335, 452–453
Tadalafil (Cialis), 222–223
Tarefas desenvolvimentais de Erikson, 18–19t
Tecnologia auxiliar, 458
Temperatura corporal
alterações associadas ao envelhecimento na, 66–67, 183–186, 194–195
na doença cardiovascular, 288
Teoria do erro, 14–15, 14–15f
Teorias ambientais, 16–17
Teorias biológicas, 12–17, 12f
Teorias da atividade, 16–18
Teorias da continuidade, 17–18
Teorias da desvinculação, 16–17
Teorias da pleitropia antagonista, 13
Teorias da radiação, 15–16
Teorias da transcendência gerontológica, 18–20
Teorias das tarefas do desenvolvimento, 18–19

Teorias de acúmulo de mutações, 13
Teorias de estratificação da idade, 17–18
Teorias de prática de enfermagem, 19–22
Teorias de subcultura, 17–18
Teorias descartáveis *soma*, 14–15
Teorias do elo cruzado, 13
Teorias dos radicais livres e da lipofucina, 13
Teorias estocásticas, 11–15
Teorias evolutivas, 13–15
Teorias genéticas, 14–16
Teorias não-estocásticas, 11, 14–17
Teorias psicológicas, 18–19
Teorias sociológicas, 16–18
Terapia anti-hipertensiva agressiva, 278
Terapia de reposição hormonal (TRH/HRT), 209
Terapias alternativas e complementares
    câncer, tratamento do, 407
    contínuo de cuidados, 136–138
    demência, 438–439
    doença crônica, 450–453
    menopausa, 215
    saúde da pele, 401–402
Terapias complementares. *Ver* Terapias alternativas e complementares
Terapias do calor e do frio, 173
Terapias do toque
    conforto, 174–175
    ioga, 173
Termorregulação, alterações relativas ao envelhecimento na, 66–67
"The Old Nurse", 75
Tiamina, ingestão recomendada de, 146
Tiazidas
    interações de alimentos com, 230–231t
    interações de fármacos com, 229–231t
Tinea pedis, 350–351
Tioridazina, interações de alimentos e fármacos com, 229–230t
Tomada de decisão ética, 124–125
Tópicos do consumidor, 130–131
Toque terapêutico, 452–453
Tornozelo
    amplitude de movimentos
        exercícios de, 467–468f
        investigação da, 468–471t
        investigação física do, 342–343
Tosse, produtiva, 266–267
Trabalho voluntário, 130–131
Tranquilização por telefone, 133–134
Transcendência, 51–53
    espiritualidade e, 201
Transgênero, 25
Transgressão, 108
Transições da vida, 37–53
    aposentadoria, 42–44
    como provocar histórias de vida, 48–49
    desempenho ineficaz de papel, 44
    encolhimento do mundo social, 45–46
    mortalidade, percepção da, 46–47
    papéis/relações familiares, alterações em, 38–41
    perda de cônjuge, 41–42
    preconceito de idade, 37–38
    resposta às, 47–52
        autorreflexão, 48–50
        fortalecimento dos recursos internos, 50–52
        revisão analítica da vida e história de vida, 47–49
    saúde e funcionamento, alterações em, 44–45
Transporte, 130–131
Tratamento-dia, 134–135
Trauma
    cognição prejudicada e, 431
    e toxinas, 439–442
Trevo, efeitos adversos do, 230–231t
Tumores testiculares, 328
Turgor, 395–396

U

Úlcera péptica, 301–302
Úlceras de pressão, 481t
    alterações associadas eo envelhecimento em, 70–71t
    PSST, 400–401
    ulceração, 398–401
Unha-de-cavalo (Coltsfoot), efeitos adversos de, 230–231t
Unhas encravadas (onicocriptose*)*, 350–351
Utilitarismo, 119

V

Vaginite, 324–325
Vardenafil (Levitra), 222–223
Veracidade, 118, 120
Visão
    alterações associadas ao envelhecimento na, 63–65
    normal, 375f
Visão e audição
    considerações de enfermagem, 378
    deficiências auditivas, 376–378
        aparelhos auditivos, 377–378, 378f
        cuidados do paciente, 376–377
        problemas que afetam os ouvidos, 376f
    deficiências visuais, 370–375
        catarata, 370–371
        degeneração macular, 374–375
        descolamento da retina, 374–375
        glaucoma, 371–373, 375f
        úlcera de córnea, 375
    efeitos do envelhecimento, 367
    promoção da saúde, 367–370
        como investigar problemas, 368–370
        como promover a audição, 368
        como promover a visão, 367–368
        nutrientes benéficos à visão, 368
Vitaminas, 272–273, 368
Viuvez, 41–42
Vulva, infecções e tumores da, 322–325

Z

Zinco, 146t, 368